Bildgebung HNO-Heilkunde

Sabrina Kösling • Friedrich Bootz
Hrsg.

Bildgebung HNO-Heilkunde

3. Auflage

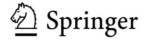

Hrsg.
Sabrina Kösling
Universitäts- u. Poliklinik für Radiologie
Universitätsklinikum Halle (Saale)
Halle (Saale), Deutschland

Friedrich Bootz
Ehemaliger Direktor der Klinik und
Poliklinik für Hals-Nasen-Ohrenheilkunde
Universitätsklinikum Bonn
Bonn, Deutschland

ISBN 978-3-662-68342-2   ISBN 978-3-662-68343-9 (eBook)
https://doi.org/10.1007/978-3-662-68343-9

Die Deutsche Nationalbibliothek verzeichnet diese Publikation in der Deutschen Nationalbibliografie; detaillierte bibliografische Daten sind im Internet über http://dnb.d-nb.de abrufbar.

© Der/die Herausgeber bzw. der/die Autor(en), exklusiv lizenziert an Springer-Verlag GmbH, DE, ein Teil von Springer Nature 2010, 2015, 2024

Das Werk einschließlich aller seiner Teile ist urheberrechtlich geschützt. Jede Verwertung, die nicht ausdrücklich vom Urheberrechtsgesetz zugelassen ist, bedarf der vorherigen Zustimmung des Verlags. Das gilt insbesondere für Vervielfältigungen, Bearbeitungen, Übersetzungen, Mikroverfilmungen und die Einspeicherung und Verarbeitung in elektronischen Systemen.
Die Wiedergabe von allgemein beschreibenden Bezeichnungen, Marken, Unternehmensnamen etc. in diesem Werk bedeutet nicht, dass diese frei durch jedermann benutzt werden dürfen. Die Berechtigung zur Benutzung unterliegt, auch ohne gesonderten Hinweis hierzu, den Regeln des Markenrechts. Die Rechte des jeweiligen Zeicheninhabers sind zu beachten.
Der Verlag, die Autoren und die Herausgeber gehen davon aus, dass die Angaben und Informationen in diesem Werk zum Zeitpunkt der Veröffentlichung vollständig und korrekt sind. Weder der Verlag noch die Autoren oder die Herausgeber übernehmen, ausdrücklich oder implizit, Gewähr für den Inhalt des Werkes, etwaige Fehler oder Äußerungen. Der Verlag bleibt im Hinblick auf geografische Zuordnungen und Gebietsbezeichnungen in veröffentlichten Karten und Institutionsadressen neutral.

Springer ist ein Imprint der eingetragenen Gesellschaft Springer-Verlag GmbH, DE und ist ein Teil von Springer Nature.
Die Anschrift der Gesellschaft ist: Heidelberger Platz 3, 14197 Berlin, Germany

Wenn Sie dieses Produkt entsorgen, geben Sie das Papier bitte zum Recycling.

Kinder sind Gegenwart und Zukunft
Für meine liebe Tochter Doreen Kösling
und
meine lieben Söhne Philip und Robert Bootz

Vorwort

Aufgrund fortbestehender sehr guter Resonanz und hoher Nachfrage haben wir uns zu einer Überarbeitung und Aktualisierung der 2. Auflage unseres Buches „Bildgebung HNO-Heilkunde" entschlossen. Trotz Veränderungen im Layout sind Aufbau, Systematik und Grundkonzept beibehalten worden. Modernes Standardwissen wird in knappem Text zusammengefasst und durch repräsentatives Bildmaterial veranschaulicht. Möglichkeiten und Grenzen der Bildgebung werden aufgezeigt. Eine wesentliche Grundlage des Werkes bilden Fachkompetenz und Erfahrung, gewonnen durch eine jahrelange enge Zusammenarbeit der Autoren mit Kollegen der jeweiligen HNO- und MKG-Universitätskliniken.

Durchgängig wurden Klassifikationen aktualisiert sowie Bezeichnungsänderungen und neue Erkenntnisse zu einzelnen Entitäten berücksichtigt. Im Schläfenbein-Kapitel konnte in enger Kooperation mit den Kolleginnen und Kollegen der HNO-Klinik des Universitätsklinikums Halle (Saale) ein Abschnitt zur Menière-Krankheit eingefügt werden (Abschn. 1.10), wofür wir insbesondere Herrn Prof. Stefan K. Plontke und Frau Dr. Gerrit Götze herzlich danken. Das Spektrum an Normvarianten und seltenen Entitäten wurde erweitert. Der gegenwärtige Stellenwert physiologischer Verfahren in der MRT- und PET-Bildgebung wird erläutert.

Unser besonderer Dank gilt allen Autorinnen und Autoren, die trotz hoher Arbeitsbelastung und anderweitiger Verpflichtungen erneut ihre Kapitel entsprechend den neuen Erkenntnissen in der Bildgebung überarbeitet und bereichert haben. Wir danken ferner den Mitarbeiterinnen und Mitarbeitern des Verlags Springer Medizin für die professionelle Gestaltung, den Druck und die elektronische Verbreitung des Buches.

Wir hoffen, mit dieser 3. Auflage unseren Leserinnen und Lesern ein Nachschlagewerk zur Verfügung zu stellen, welches einerseits die Orientierung in der komplexen, für den Radiologen relevanten Kopf-Hals-Anatomie erleichtert, andererseits die speziellen Fragestellungen der überweisenden Ärzte verdeutlicht und somit die Beurteilung von HNO-Bildmaterial unterstützt.

Sabrina Kösling, Halle
Friedrich Bootz, Bonn

Abkürzungsverzeichnis

ACC	A. carotis communis	KHBW	Kleinhirnbrückenwinkel
ACE	A. carotis externa	KM	Kontrastmittel
ACI	A. carotis interna		
ADC	„apparent diffusion coefficient", scheinbarer Diffusionskoeffizient	LEDS	„large endolymphatic duct and sac syndrome", Syndrom der erweiterten Ductus und Saccus endolymphaticus
a.-p.	anterior-posterior		
c-MRA	„contrast enhanced magnetic resonance angiography", kontrastgestützte MR-Angiografie	LK	Lymphknoten
		LVAS	„large vestibular aqueduct syndrome"
CI	Cochlea-Implantat	MALT	„mucosa associated lymphoid tissue", mukosaassoziiertes lymphatisches Gewebe
CISS	„constructive-interference in steady state", 3D-Gradientenechotechnik in hoher Auflösung unter Einsatz zweier Akquisitionen mit unterschiedlicher Anregung zur Vermeidung von Interferenzeffekten	MIP	Maximumintensitätsprojektion(en)
		MPR	multiplanare Rekonstruktion(en)
		MRA	MR-Angiografie
		MRT	Magnetresonanztomografie, Magnetresonanztomogramm
CT	Computertomografie, Computertomogramm	MZCT	Mehrzeilen-CT
CTA	CT-Angiografie		
CUP	„cancer of unknown primary", Krebs unbekannter Ursache	NNH	Nasennebenhöhle(n)
		NHL	Non-Hodgkin Lymphom
DD	Differenzialdiagnose, differenzialdiagnostisch	PET	Positronenemissionstomografie
		PORP	„partial ossicular replacement prosthesis", Teilersatz der Gehörknöchelchen
DSA	digitale Subtraktionsangiografie		
DVT	digitale Volumentomografie, digitales Volumentomogramm		
DWI	„diffusion weighted imaging", Diffusionsbildgebung	SI	Signalintensität
		T1-w	T1-Wichtung, T1-gewichtet
EPI	„echo planar imaging", echoplanare Bildgebung	T2-w	T2-Wichtung, T2-gewichtet
		TOF	„time of flight", Einstromangiografie mit schneller Protonenbewegung im Gefäßlumen
FDG	Fluordesoxyglukose		
FLAIR	„fluid attenuated inversion recovery", MRT-Sequenz zur Differenzierung zwischen freier und gewebsgebundener Flüssigkeit	TORP	„total ossicular replacement prosthesis", Totalersatz der Gehörknöchelchen
FOV	„field of view", Bildfeld	UICC	Union Internationale Contre le Cancer
FS	Fettsuppression		
		US	Ultraschall
GPA	Granulomatose mit Polyangiitis		
		V. a.	Verdacht auf
HE	Hounsfield-Einheit	VJI	V. jugularis interna
HN	Hirnnerv, Hirnnerven	VRT	„volume rendering technique", 3D-Nachbearbeitungstechnik zur Oberflächendarstellung
HR	„high resolution", Hochauflösung, hochauflösend		
i. v.	intravenös	Z. n.	Zustand nach

Inhaltsverzeichnis

1	**Schläfenbein und hintere Schädelbasis**	1
	Prof. Dr. med. Sabrina Kösling	
1.1	**Untersuchungstechnik**	2
1.1.1	CT	2
1.1.2	DVT	5
1.1.3	MRT	6
1.2	**Anatomische Strukturen in der Schnittbildgebung**	8
1.2.1	Äußerer Gehörgang, Mittelohr, Warzenfortsatz	8
1.2.2	Innenohr, innerer Gehörgang	10
1.2.3	N. facialis	12
1.2.4	Foramina der posterioren Schädelbasis	14
1.2.5	Nähte und feine Kanäle	16
1.3	**Normvarianten**	18
1.3.1	Variable Pneumatisation des Schläfenbeins	18
1.3.2	Variables Erscheinungsbild des inneren Gehörgangs	20
1.3.3	Seitendifferentes Foramen jugulare	20
1.3.4	Varianten des Bulbus venae jugularis	22
1.3.5	Varianten des Sinus sigmoideus	24
1.3.6	Emissarium mastoideum	24
1.3.7	Persistierender Sinus petrosquamosus	25
1.3.8	Persistierende Vena lateralis	26
1.3.9	Lageabweichung der A. carotis interna	26
1.3.10	Prominenter Canaliculus subarcuatus	28
1.3.11	A. stapedia persistens	28
1.3.12	Gefäß-Nerven-Kontakt im Kleinhirnbrückenwinkel und im inneren Gehörgang	28
1.3.13	Varianten des N. facialis	28
1.3.14	Knöcherne Dehiszenzen	32
1.3.15	Variable Septen	34
1.3.16	Tiefer Sinus tympani	34
1.3.17	Varianten am Dach des Mittelohrs	34
1.3.18	Globuli ossei bzw. Interglobularräume	35
1.3.19	Normvarianten des Clivus	35
1.4	**Fehlbildungen**	38
1.4.1	Fehlbildungen von äußerem Gehörgang und/oder Mittelohr	38
1.4.2	Fehlbildungen von Innenohr und/oder innerem Gehörgang und/oder N. cochlearis	44
1.4.3	Angeborene Liquorfisteln	51
1.4.4	Eagle-Syndrom	53
1.5	**Traumatisch bedingte Erkrankungen**	55
1.5.1	Längsfrakturen	55
1.5.2	Querfrakturen	57
1.5.3	Gemischte Frakturen	57
1.5.4	Gehörknöchelchenläsionen	57
1.5.5	Contusio labyrinthi	62
1.6	**Entzündungen**	62
1.6.1	Otitis externa necroticans	63
1.6.2	Chronische Mittelohrentzündungen	66
1.6.3	Cholesterolgranulom	76
1.6.4	Tympanosklerose	78
1.6.5	Komplikationen	78
1.6.6	Labyrinthitis	85
1.7	**Periphere Fazialisparese**	87

1.8	**Tumoren und tumorähnliche Erkrankungen**	89
1.8.1	Schwannome	89
1.8.2	Paragangliome	99
1.8.3	Meningeome der Kleinhirnbrückenwinkelregion	105
1.8.4	Epidermoide	107
1.8.5	Karzinome	109
1.8.6	Gehörgangsexostosen	111
1.8.7	Fibröse Dysplasie	112
1.8.8	Chondrosarkome	114
1.8.9	Metastasen	118
1.8.10	Perineurale Tumorausdehnung	118
1.9	**Otosklerose**	120
1.10	**Menière-Krankheit**	124
1.11	**Posttherapeutische Bildgebung**	126
1.11.1	Zustand nach Mastoidektomie	126
1.11.2	Zustand nach Tympanoplastik	130
1.11.3	Zustand nach Stapesplastik	132
1.11.4	Zustand nach Tumorchirurgie	134
1.11.5	Sonstiger postoperativer Status	137
1.12	**Cochlea-Implantat**	139
	Weiterführende Literatur (Auswahl)	141
2	**Nasennebenhöhlen, vordere und zentrale Schädelbasis**	145
	Prof. Dr. med. Holger Greess, Prof. Dr. med. Wolfgang Wüst,	
	Prof. Dr. med. Sabrina Kösling	
2.1	**Untersuchungstechniken**	146
2.1.1	Konventionelle Röntgenaufnahmen	146
2.1.2	Schnittbilduntersuchungstechnik	146
2.2	**Anatomische Strukturen in der Bildgebung**	148
2.2.1	Nasenhöhle	148
2.2.2	NNH und zugehörige Knochen	148
2.2.3	Vordere und zentrale Schädelbasis	152
2.2.4	Parazentrales Kompartiment der zentralen Schädelbasis	154
2.3	**Normvarianten**	154
2.3.1	Septumdeviation	156
2.3.2	Concha bullosa media	156
2.3.3	Paradox gebogene mittlere Nasenmuschel	156
2.3.4	Varianten des Processus uncinatus	158
2.3.5	Haller-Zelle	158
2.3.6	Ethmomaxillärer Sinus	158
2.3.7	Große Bulla ethmoidalis	158
2.3.8	Große Agger-nasi-Zelle	160
2.3.9	NNH-Pneumatisationsvarianten	160
2.3.10	Dehiszenzen	164
2.3.11	Sternberg-Kanal	164
2.3.12	„Gefährliches" Siebbein	166
2.3.13	„Gefährliches" Stirnbein	166
2.3.14	„Gefährliche" Varianten für den N. opticus	166
2.3.15	„Gefährliche" Varianten der A. carotis interna	168
2.3.16	Weitere Varianten	169
2.4	**Fehlbildungen**	170
2.4.1	Zephalozelen	170
2.4.2	Nasales Gliom	172
2.4.3	Nasaler Dermalsinus	174

2.5	**Mittelgesichtstraumata**	177
2.5.1	Infrazygomatikale Frakturen	178
2.5.2	Zentrale oder pyramidale Mittelgesichtsfrakturen	180
2.5.3	Zentrolaterale Frakturen	181
2.5.4	Laterale Mittelgesichtsfrakturen	182
2.5.5	Fraktur des Nasenskeletts	184
2.5.6	Orbitafrakturen	184
2.5.7	Impressionsfrakturen des Os frontale	186
2.5.8	Unterkieferfrakturen	186
2.5.9	Begleitverletzungen	188
2.6	**Entzündungen**	190
2.6.1	Akute Rhinosinusitis	190
2.6.2	Chronische Rhinosinusitis	192
2.6.3	Spezielle chronische Entzündungen	194
2.6.4	Pilzbedingte Sinusitis	196
2.6.5	Entzündliche sinugene Komplikationen	200
2.7	**Tumoren und tumorähnliche Erkrankungen**	210
2.7.1	Invertiertes Papillom	211
2.7.2	Venöse Malformation	212
2.7.3	Osteom	216
2.7.4	Ossifizierendes Fibrom	218
2.7.5	Morbus Paget	220
2.7.6	Karzinome	221
2.7.7	Ästhesioneuroblastom	226
2.7.8	Malignes Melanom	228
2.7.9	Non-Hodgkin-Lymphom	228
2.7.10	Rhabdomyosarkom	232
2.7.11	Chondrosarkom	234
2.7.12	Osteosarkom	236
2.7.13	Metastasen	238
2.8	**Postoperative Bildgebung**	241
2.8.1	Verlassene bzw. nur noch selten durchgeführte Operationen	244
2.8.2	Endonasale NNH-Chirurgie	246
2.8.3	„Midfacial degloving"	248
2.9	**Kieferläsionen**	248
2.9.1	Kieferzysten	248
2.9.2	Solide und solid-zystische Läsionen	252
2.9.3	Läsionen erhöhter Knochendichte	258
	Weiterführende Literatur (Auswahl)	263
3	**Mundhöhle und Pharynx**	265
	Prof. Dr. med. Michael Lell	
3.1	**Untersuchungstechnik**	266
3.1.1	CT	266
3.1.2	MRT	268
3.1.3	PET-CT und PET-MRT	270
3.2	**Anatomische Strukturen und Normvarianten in der Bildgebung**	270
3.2.1	Nasopharynx	272
3.2.2	Oropharynx	276
3.2.3	Hypopharynx	278
3.2.4	Mundhöhle	280
3.3	**Fehlbildungen**	282
3.3.1	Choanalatresie	282
3.3.2	Pharynxdivertikel	284

3.4	**Entzündungen**	284
3.4.1	Mundbodenphlegmone und -abszess	284
3.4.2	Retropharyngealabszess	288
3.4.3	Tonsillar- und Peritonsillarabszess	292
3.5	**Tumoren und tumorähnliche Erkrankungen**	295
3.5.1	Juveniles Nasenrachenfibrom	295
3.5.2	Hyperplastische Rachenmandel	298
3.5.3	Antrochoanalpolyp	300
3.5.4	Ektopes Schilddrüsengewebe	302
3.5.5	Karzinome	304
3.5.6	Perineurale Tumorausdehnung	340
3.6	**Posttherapeutische Bildgebung**	341
3.6.1	Normale postoperative Veränderungen	342
3.6.2	Radiogene Veränderungen	348
3.6.3	Pathologische posttherapeutische Befunde	353
	Weiterführende Literatur (Auswahl)	356
4	**Larynx**	**359**
	Prof. Dr. med. Holger Greess, Prof. Dr. med. Michael Lell	
4.1	**Schnittbilduntersuchungstechnik**	360
4.1.1	CT	360
4.1.2	MRT	360
4.1.3	PET-CT	362
4.2	**Anatomische Strukturen**	362
4.2.1	Räume, Regionen und Bezirke	362
4.2.2	Schnittbildanatomie	363
4.3	**Entzündungen**	366
4.3.1	Epiglottitis und Epiglottisabszess	367
4.3.2	Granulomatöse Entzündungen	368
4.3.3	Larynxbeteiligung bei Kollagenosen	370
4.3.4	Refluxlaryngitis	371
4.3.5	Hereditäres Angioödem	372
4.4	**Tumoren und tumorähnliche Erkrankungen**	372
4.4.1	Laryngozele	372
4.4.2	Stimmlippenpolyp	374
4.4.3	Vaskuläre Raumforderungen	377
4.4.4	Lipom	378
4.4.5	Chondrom	379
4.4.6	Larynxkarzinom	381
4.4.7	Chondrosarkom	391
4.5	**Posttherapeutische Bildgebung**	393
4.5.1	Postradiogene Veränderungen	393
4.5.2	Postoperative Veränderungen	395
4.5.3	Rezidive	397
4.6	**Stimmlippenlähmung**	397
4.7	**Trauma**	399
4.8	**Erworbene Trachealstenose**	403
	Weiterführende Literatur (Auswahl)	406
5	**Speicheldrüsen**	**407**
	Prof. Dr. med. Christian Czerny	
5.1	**Untersuchungstechnik**	408
5.1.1	Sonografie	408
5.1.2	CT, PET-CT und MRT	408
5.1.3	Sialografie	409
5.1.4	Feinnadelaspirationsbiopsie	409

5.2	**Normalanatomie**	410
5.2.1	Glandula parotidea	410
5.2.2	Glandula submandibularis	412
5.2.3	Glandula sublingualis	412
5.2.4	Kleine Kopfspeicheldrüsen	412
5.2.5	Varianten	414
5.3	**Entzündungen**	414
5.3.1	Akute bakterielle Sialadenitis	415
5.3.2	Chronische Entzündungen	418
5.3.3	Autoimmun bedingte Sialadenitis	420
5.4	**Sialolithiasis**	422
5.5	**Sialadenose**	422
5.6	**Tumoren und tumorähnliche Läsionen**	424
5.6.1	Pleomorphes Adenom	426
5.6.2	Papilläres Zystadenolymphom	430
5.6.3	Weitere gutartige Tumoren und tumorähnliche Läsionen	432
5.6.4	Mukoepidermoides Karzinom	434
5.6.5	Adenoid-zystisches Karzinom	436
5.6.6	Weitere Karzinome	438
5.6.7	Lymphominfiltration	440
5.6.8	Metastatische Absiedlungen	442
5.6.9	Zystische Läsionen	442
5.6.10	Periglanduläre tumoröse Veränderungen	446
5.7	**Posttherapeutische Veränderungen**	446
5.7.1	Strahlentherapeutisch bedingte Veränderungen	446
5.7.2	Postoperative Veränderungen	446
	Weiterführende Literatur (Auswahl)	450
6	**Hals**	453
	Prof. Dr. Gabriele A. Krombach	
6.1	**Schnittbilduntersuchungstechnik**	454
6.2	**Anatomische Strukturen in der Bildgebung**	456
6.2.1	Faszienräume	456
6.2.2	Weitere Räume	460
6.2.3	Lymphknoten	462
6.3	**Entzündungen**	467
6.3.1	Parapharyngealer Abszess	467
6.3.2	Nekrotisierende Fasziitis	470
6.3.3	Lymphadenitis colli	472
6.3.4	Aktinomykose	474
6.4	**Tumoren und tumorähnliche Erkrankungen**	476
6.4.1	Tornwaldt-Zyste	476
6.4.2	Laterale Halszysten und -fisteln	478
6.4.3	Mediane Halszysten	480
6.4.4	Hämangiome	482
6.4.5	Venöse Malformationen	484
6.4.6	Lymphatische Malformationen	486
6.4.7	Epidermoide und Dermoide	489
6.4.8	Schwannome	491
6.4.9	Neurofibrome	493
6.4.10	Paragangliome	495
6.4.11	Tumoren des Parapharyngealraums	497
6.4.12	Fibromatosis colli	499
6.4.13	Lipome	501
6.4.14	Maligne Lymphome	503
6.4.15	Rhabdomyosarkome	505

6.4.16	Neuroblastome	507
6.4.17	Lymphknotenmetastasen	509
6.5	**Gefäßassoziierte Veränderungen**	514
6.5.1	Normvariante Gefäße	514
6.5.2	Aneurysmen	516
6.5.3	Thrombophlebitis und Thrombose der V. jugularis interna	517
6.5.4	Retropharyngeale Hämatome	519
	Weiterführende Literatur (Auswahl)	521

Serviceteil
Stichwortverzeichnis 524

Autorenverzeichnis

Prof. Dr. med. Sabrina Kösling   Universitäts- u. Poliklinik für Radiologie, Universitätsklinikum Halle (Saale), Halle (Saale), Deutschland

Prof. Dr. med. Christian Czerny   Klinische Abteilung für Neuroradiologie und Muskuloskelettale Radiologie, Universitätsklinikum AKH Wien, Wien, Österreich

Prof. Dr. med. Holger Greess   Klinik für Diagnostische Radiologie, Medius Klinik Ostfildern-Ruit, Ostfildern, Deutschland

Prof. Dr. Gabriele A. Krombach   Klinik für Diagnostische und Interventionelle Radiologie, Universitätsklinikum Gießen, Gießen, Deutschland

Prof. Dr. med. Michael Lell   Institut für Radiologie und Nuklearmedizin, Klinikum Nürnberg, Nürnberg, Deutschland

Prof. Dr. med. Wolfgang Wüst   Institut für Radiologie, Krankenhaus Martha-Maria Nürnberg, Nürnberg, Deutschland

Schläfenbein und hintere Schädelbasis

Prof. Dr. med. Sabrina Kösling

Inhaltsverzeichnis

1.1 Untersuchungstechnik – 2

1.2 Anatomische Strukturen in der Schnittbildgebung – 8

1.3 Normvarianten – 18

1.4 Fehlbildungen – 38

1.5 Traumatisch bedingte Erkrankungen – 55

1.6 Entzündungen – 62

1.7 Periphere Fazialisparese – 87

1.8 Tumoren und tumorähnliche Erkrankungen – 89

1.9 Otosklerose – 120

1.10 Menière-Krankheit – 124

1.11 Posttherapeutische Bildgebung – 126

1.12 Cochlea-Implantat – 139

Weiterführende Literatur (Auswahl) – 141

1.1 Untersuchungstechnik

In der Bildgebung des Schläfenbeins sind die derzeit am häufigsten eingesetzten radiologischen Methoden die CT und MRT. Als weitere Verfahren, die Schnittbilder mit hervorragender Hochkontrastauflösung erzeugen können, stehen die digitale Volumentomografie (DVT) und die 3D-Rotationsangiografie zur Verfügung. Alle Verfahren und die entsprechenden Aufnahmetechniken unterliegen einer raschen Weiterentwicklung. Um dieser Entwicklung gerecht zu werden, wird im Folgenden nur Prinzipielles dargestellt.

Konventionelle Röntgenuntersuchungen spielen aufgrund bekannter Überlagerungen und einem erheblichen Unsicherheitsfaktor in der Bildinterpretation heute praktisch keine Rolle mehr. Sie sollten nur noch als modifizierte Stenvers- oder Altschulaufnahme zur postoperativen Lagedokumentation von Cochlea-Implantaten (CI) durchgeführt werden. Auf ihre Darstellung wird verzichtet.

1.1.1 CT

Für die Schläfenbeindiagnostik sind nur Geräte, die einen Volumendatensatz mit isotropen Voxeln erzeugen können, anzuwenden.

- Kopf möglichst flach lagern, Kinn leicht anheben – dadurch liegt Augenlinse nicht im direkten Strahlengang; auf Seitensymmetrie achten – hilft, den Untersuchungsumfang und damit die Strahlenexposition zu begrenzen
- Planung am seitlichen Übersichtsbild: Untersuchungsumfang von der Schläfenbeinoberkante bis zur Mastoidspitze
- Axialer dünnschichtiger Spiraldatensatz mit engstmöglicher Kollimation in High-resolution(HR)-Technik von beiden Schläfenbeinen, daraus Erstellung eines 2. und 3. Datensatzes vom rechten bzw. linken Schläfenbein getrennt mit hohem Zoom – verbessert die Ortsauflösung deutlich
- MPR-Erstellung aus diesen Volumendaten in axialer und koronarer Ebene – für eine bestmögliche Vergleichbarkeit von Untersuchungen aus verschiedenen Einrichtungen wird dabei eine Angulierung axialer MPR parallel zum horizontalen Bogengang (Abb. 1.1A, B) und koronarer MPR rechtwinklig (Abb. 1.1A, C) dazu empfohlen; seitensymmetrische MPR erleichtern die Aufdeckung von subtilen Befunden
- Befund- und frageabhängig Anfertigung von weiteren MPR parallel und/oder rechtwinklig zu den zu beurteilenden Strukturen (Abb. 1.1D–J), von Maximumintensitätsprojektionen (MIP; Abb. 1.1K) oder von 3D-Oberflächenrekonstruktionen (Abb. 1.1L) an Workstations oder anhand entsprechender Software-Möglichkeiten im PACS
- Selten i.v. Kontrastierung, dann primär bei Tumoren und entzündlichen Komplikationen, die aller Voraussicht nach keiner zusätzlichen MRT-Untersuchung zugeführt werden – hier zusätzliche Bildberechnung im Standardalgorithmus
- Darstellung der HR-Bilder im weiten Knochenfenster:
  - Weite: > 4000 HE
  - Mitte: ca. 700 HE
- Soweit erforderlich (s. o.), Darstellung der Standardalgorithmusbilder im weiten Weichteilfenster:
  - Weite: ca. 450 HE
  - Mitte: ca. 60–80 HE

Tab. 1.1 fasst wesentliche CT-Untersuchungsparameter zusammen (s. auch Empfehlungen der Arbeitsgemeinschaft Kopf-Hals der Deutschen Röntgengesellschaft, einsehbar über ▶ www.drg.de).

1.1 · Untersuchungstechnik

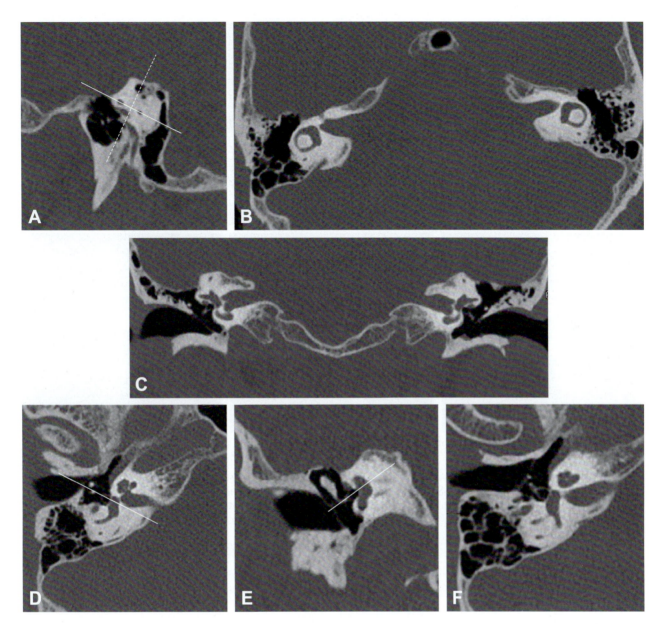

Abb. 1.1 A–L. Schläfenbeindarstellung im CT. **A–C** Seitensymmetrische Standard-MPR – Planung der Angulierung auf dem Sagittalbild (**A**): axial (**B**) parallel zum horizontalen Bogengang (Linie), koronar (**C**) rechtwinklig dazu (gestrichelte Linie) – die rechts deutlich tiefer stehende mittlere Schädelgrube ist ein bei der Mittelohrchirurgie zu beachtender Befund. **D–F** Optimierte Stapesdarstellung: zunächst Aufsuchen und Angulierung auf dem Axialbild mittig durch den Stapes (Linie in **D**), danach Angulierung auf dem Koronarbild parallel zum Stapes mittig durch das ovale Fester (Linie **E**). Im Ergebnis sind alle Stapesstrukturen in einem Bild erkennbar (**F**). ▶

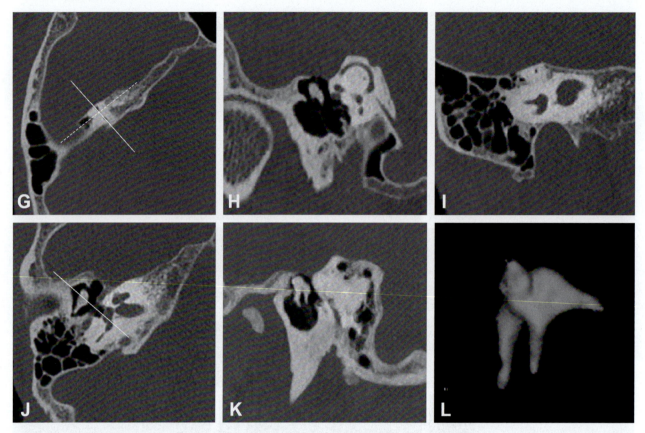

Abb. 1.1 (*Fortsetzung*) **G–I** Optimierte Darstellung des oberen Bogenganges: Angulierung auf dem Axialbild (**G**) parallel (Linie in **G**, Ergebnis in **H**) und rechtwinklig (gestrichelte Linie in **G**, Ergebnis in **J**) zu dessen Zirkumferenz – erleichtert die Beurteilung hinsichtlich einer knöchernen Dehiszenz (hier nicht vorliegend). **J, K:** Sagittale 2 mm MIP von Hammer und Amboss (**K**), Angulierung auf dem Axialbild rechtwinklig zur Felsenbeinlängsachse (Linie in **J**). **L** 3D-Oberflächenrekonstruktion von Hammer und Amboss. *MIP* Maximumintensitätsprojektion; *MPR* multiplanare Rekonstruktion

Tab. 1.1 CT-Untersuchungstechnik des Schläfenbeins

CT-Parameter	≥ 16 Mehrzeilen-CT
Spannung	120–140 kV
Stromstärke × Rotation	≤ 180 eff. mAs
Schichtdicke der Akquisition (engstmöglich)	≤ 0,75 mm
Kern	Knochen (Weichteil)[1]
Schichtdicke Spiralrekonstruktionen (kleinstmöglich)[2]	≤ 0,8 mm
Normierter Pitch	≤ 1,0
Rekonstruktionsintervall[2]	≤ 0,5 mm
MPR axial (parallel zu horizontalem Bogengang)	0,6 mm Schichtdicke/0,5 mm Schichtabstand
MPR koronar (rechtwinklig zu axialer MPR)	0,6 mm Schichtdicke/0,5 mm Schichtabstand
Kontrastmittel[3] (Konzentration: 300 mg Jod/ml)	100 ml, Injektionsrate 2,5 ml/s, Verzögerung 60–80 s Glomustumor: 60 ml, Injektionsrate 4 ml/s, Verzögerung 20 s

[1] bei primärer i.v. Kontrastierung
[2] 3 Spiraldatensätze für MPR: beide Schläfenbeine zum Seitenvergleich, rechts/links getrennt mit hohem Zoom für Feindetails (z. B. Stapes); ggf. Maximumintensitätsprojektionen (2–3 mm Schichtdicke) zur Verdeutlichung von Frakturen, Hammer-/Ambosspathologien, Prothesenlagen
[3] primär bei V. a. Abszess, Otitis externa necroticans, Sinusthrombose, Weichteiltumor
MPR multiplanare Rekonstruktionen

1.1.2 DVT

Bei der DVT wird in Kegelstrahlgeometrie ein Volumendatensatz erzeugt, aus dem Schnittbilder berechnet werden. Derzeitige Geräte unterscheiden sich in Aufnahmeverfahren sowie Bildqualität und Dosisbedarf deutlich.

— Die Ortsauflösung hängt stark vom gewählten „field of view" (FOV) ab: je kleiner es ist, desto höher ist sie und desto niedriger liegt die primäre Schichtdicke. Es wird empfohlen, beide Schläfenbeine getrennt mit einem FOV von 6 × 6 bis 8 × 8 cm zu untersuchen.

— Je nach gewähltem Aufnahmemodus beträgt die Röhrenrotationszeit zwischen 10–32 s. Eine gute Kopffixierung ist zwingend erforderlich.

— Analog zur CT können Bilder in verschiedenen Ebenen und Arten (MPR, MIP, 3D-Rekonstruktionen) sekundär erzeugt werden (◘ Abb. 1.2). Auch hier bietet sich eine interaktive Workstation-Darstellung bei der Bildauswertung an.

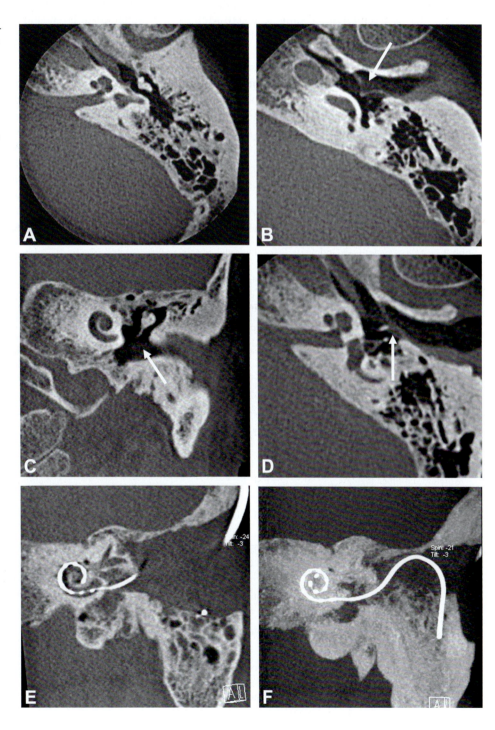

◘ **Abb. 1.2** A–F. Schläfenbeindarstellung im DVT. **A, B** Axiale MPR. **C** Koronare MPR. **D** Entlang der Stapeslängsachse angulierte schräg-axiale MPR. **E, F** Dokumentation der CI-Lage kurz postoperativ, keine Metallauslöschungsartefakte. **E** Schräg-koronare MPR, **F** schräg-koronare MIP. Die *Pfeile* markieren das Moiré-Muster, einen typischen, durch das Aufnahmeverfahren bedingten Artefakt. *CI* „cochlear implant", Cochlea-Implantat; *MIP* Maximumintensitätsprojektion; *MPR* multiplanare Rekonstruktion

- Bei Verwendung des Standardmodus, von 90 kV und 7 mA sowie eines FOV von 6 × 6 cm (0,13 mm primäre Schichtdicke) liegt die Strahlenexposition bei Untersuchung eines Schläfenbeins um etwa 2/3 niedriger verglichen mit einem Schläfenbein-HR-CT entsprechend den Angaben in ◘ Tab. 1.1 [Knörgen 2012].
- Die DVT kann alternativ zur CT eingesetzt werden, wenn lediglich eine Darstellung im Hochkontrastbereich erforderlich ist. Die Methode eignet sich nicht für eine Darstellung im Weichteilfenster bzw. für kontrastgestützte Untersuchungen.
- Insbesondere bei Vorliegen von Implantaten sind neben der höheren Ortsauflösung geringere Metallauslöschungsartefakte (◘ Abb. 1.2E, F) vorteilhaft gegenüber der CT.
- Ein spezieller Artefakt bei der DVT ist das Moiré-Muster durch Aliasing, ein im Aufnahmeprinzip enthaltener Fehler, der zu umschriebenen Dichteerhöhungen führt, die besonders in lufthaltigen Räumen auffällig sind (◘ Abb. 1.2).

1.1.3 MRT

Aufgrund der Vielfalt heute eingesetzter MRT-Geräte wird nur das Prinzip einer Schläfenbein MRT-Untersuchung erläutert (◘ Tab. 1.2).
- Geeignet und für die Anwendung am Menschen zugelassen sind 1,0- bis 3,0-T-Geräte – am gängigsten sind derzeit 1,5-T-Geräte unter Verwendung von Kopfspulen
- Das Protokoll sollte eine Übersichtssequenz des Neurokraniums zur Erfassung von Hirnpathologien beinhalten, die ggf. in einer separaten Schädel-MRT weiter abzuklären sind
- Untersuchungsumfang und Schichtorientierung analog zum CT
- Dünnschichttechnik
- Stark T2-w 3D-Sequenzen mit hohem Kontrast zwischen Flüssigkeiten und Gewebe im Submillimeterbereich zur Darstellung anatomischer Strukturen des Innenohres, inneren Gehörgangs und Kleinhirnbrückenwinkels (KHBW; ◘ Abb. 1.3A–C)
- T2-w FSE-Sequenz für die Detektion von Pathologien im Mittelohr und im Bereich des Foramen jugulare geeigneter als stark T2-w 3D-Sequenz (◘ Abb. 1.3G)
- Erzeugung von MPR oder MIP aus 3D-T2-w für spezielle Fragestellungen (◘ Abb. 1.3B)

◘ Tab. 1.2 MRT-Untersuchungstechnik des Schläfenbeins

Region	Sequenz	Bemerkungen
Hirnschädel	FSE T2	Übersichtssequenz
Innenohr, innerer Gehörgang, Kleinhirnbrückenwinkel	3D stark T2	Schichtdicke: ≤ 0,7 mm Axial, hohe Matrix MPR, MIP
	FSE T1, nativ	Schichtdicke: ≤ 2 mm Axial, hohe Matrix
	TSE T1, kontrastgestützt	Schichtdicke: ≤ 2 mm Axial und koronar, hohe Matrix Optional: Fettsättigung
Mittelohr, Foramen jugulare	FSE T2	Schichtdicke: 2–3 mm Axial und koronar
	FSE T1, nativ	Schichtdicke: 2–3 mm Axial, hohe Matrix
	FSE T1, kontrastgestützt	Schichtdicke: 2–3 mm Axial und koronar, hohe Matrix Optional: Fettsättigung
	Optional MRA	3D TOF, bzw. kontrastgestützte[1] oder zeitlich aufgelöste MRA[2]
	Optional Diffusionsbildgebung[3]	Schichtdicke: 2–3 mm Koronar

FSE Fast-Spinecho; *MIP* Maximumintensitätsprojektion; *MRA* MR-Angiografie; *MPR* multiplanare Rekonstruktion; *TOF* „time of flight"
[1] bei V. a. Gefäßpathologien, [2] bei V. a. Glomustumor, [3] zum Cholesteatomnachweis/-ausschluss

1.1 · Untersuchungstechnik

- Native T1-w FSE-Sequenz mit einer Schichtdicke von max. 2 mm zur Differenzierung von hohem Nativkontrast (blut-, fetthaltige Strukturen) und KM-Enhancement (○ Abb. 1.3D, H)
- Die T1-w-Sequenz mit KM (○ Abb. 1.3E) ist für den Läsionsnachweis am sensitivsten – eine zusätzliche Fettsättigung bewirkt einen höheren Kontrast, jedoch eine schlechtere Ortsauflösung bei geringerem Sequenzumfang und Anfälligkeit gegenüber Suszeptibilitätsartefakten; alternativ zur FSE-2D-Sequenz können auch ortsoptimierte 3D-T1-w-Sequenzen mit Fettsättigung nach KM eingesetzt werden
- Eine Verkleinerung des rectangular FOV auf die Schläfenbeinaußengrenzen und Einsatz eines entspre-

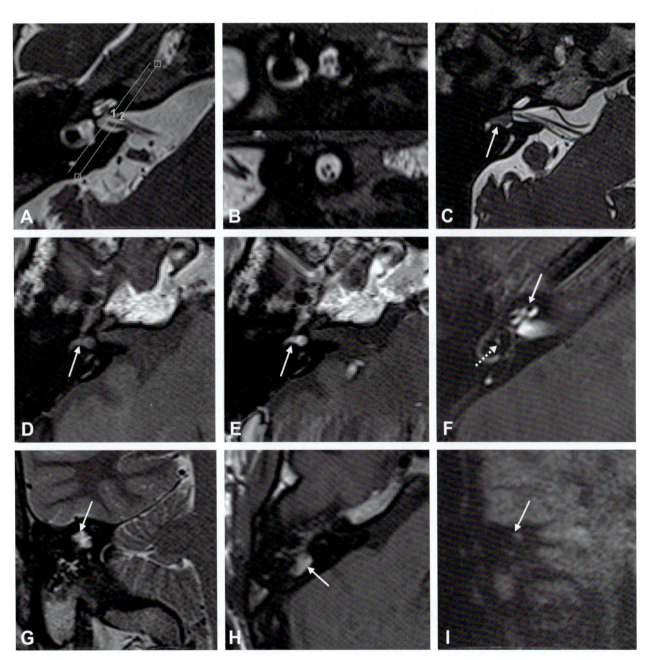

○ **Abb. 1.3 A–I.** Schläfenbeindarstellung im MRT an einem 3 T (A–F) bzw. 1,5 T Gerät (G–I), jeweils auf das rechte Schläfenbein vergrößert. **A, B** Normalbefund mit Querschnittsbildern (B) der Nerven im inneren Gehörgang. **C–E** Intralabyrinthäres Schwannom (*Pfeile*). **F** Endolymphatischer Hydrops, kochleär (*Pfeil*) und vestibulär (*gepunkteter Pfeil*). **G–I** Cholesteatomausschluss nach mehrfachen Mittelohroperationen, zuletzt vor 7 Jahren. Im Antrum liegt ein Cholesterolgranulom vor (*Pfeile*). **A, C** Axiales SPACE Bild. **B** Schräg sagittale Rekonstruktionen durch den inneren Gehörgang: oben entsprechend Linie 1, unten entsprechend Linie 2 in **A. D, H** Axiales T1-w Bild. **E** Axiales T1-w Bild mit KM. **F** Axiales FLAIR Bild 6 Stunden nach KM. **G** Koronares T2-w Bild. **I** Koronares single-shot HASTE Bild ohne Nachweis eines diffusionsgestörten Areals. *FLAIR* „fluid attenuated inversion recovery", *HASTE* „half fourier acquired single shot turbo spin echo", *SPACE* „sampling perfection with application optimized contrasts using different flip angle evolution"

chenden Oversampling verbessert die Ortsauflösung bei tolerabel erhöhtem Rauschen und verringert die Untersuchungszeit
- Diffusionsbildgebung („diffusion weighted imaging", DWI) zur Cholesteatomsuche: Die echoplanare Technik hat Limitationen aufgrund von Suszeptibilitätsartefakten und begrenzter Ortsauflösung. Wenn vorhanden, sollte die single-shot HASTE („half fourier acquired single shot turbo spin echo") Technik gewählt werden [De Foer 2006] (◘ Abb. 1.3I). Empfohlen werden die koronare Ebene, eine Schichtdicke von 2 mm und ein b-Wert von 1000 s/mm^2.

Zur Gefäßdiagnostik wird heute die CT- oder MR-Angiografie (CTA, MRA) genutzt, Letztere als 3D TOF („time of flight") oder kontrastgestützte MRA. Die DSA erfolgt nur noch im Zusammenhang mit Interventionen. Bei Glomustumorverdacht ist eine zeitlich aufgelöste MRA hilfreich.

In der Endolymphhydropsdiagnostik hat sich die i.v.-Kontrastierungsmethode und Darstellung des Schläfenbeins nach 4–6 Stunden mit einer speziellen, dünnschichtigen 3D-FLAIR-Sequenz („fluid attenuated inversion recovery") durchgesetzt. Dabei diffundiert das KM in die Perilymphe und der Endolymphraum wird indirekt abgebildet (◘ Abb. 1.3F).

1.2 Anatomische Strukturen in der Schnittbildgebung

Das Schläfenbein entwickelt sich embryologisch aus verschiedenen Geweben und setzt sich aus unterschiedlichen Teilen zusammen:
- Pars petrosa (Felsenbein): entsteht durch chondrale Ossifikation um die Labyrinthkapsel, welche aus der neuroektodermalen Ohrplakode hervorgeht
- Pars tympanica: entsteht durch Knochenanbau am bindegewebig-knöchernen Ring, in den das Trommelfell eingelassen ist
- Pars squamosa: entsteht aus Bindegewebeknochen
- Processus styloideus: entsteht wie der Steigbügel aus Skelettmaterial des 2. Kiemenbogens

Der Processus mastoideus wird ventral aus Teilen der Pars squamosa und dorsal aus Teilen der Pars petrosa gebildet. Nach der Geburt wird das Schläfenbein in den ersten 2 Lebensjahren zunehmend pneumatisiert. Der äußere Gehörgang erreicht ca. im 9. Lebensjahr seine endgültige S-Konfiguration. Form und Größe von Labyrinth und Gehörknöchelchen ändern sich nicht.

1.2.1 Äußerer Gehörgang, Mittelohr, Warzenfortsatz

Röntgenschnittbildverfahren bilden Normalstrukturen in diesem Bereich hervorragend ab. Die MRT hingegen kann dies nicht aufgrund fehlender Wasserstoffkerne in kompaktem Knochen und Luft.
- 1 Meatus acusticus externus (◘ Abb. 1.4B) – relevant für die Bildgebung sind die medialen knöchernen 2/3
  - 1.1 Scutum (= Attiksporn; ◘ Abb. 1.4A): Sporn an der Grenze zum Mittelohr – wichtig für die Diagnostik von Mittelohrcholesteatomen
- 2 Membrana tympani (◘ Abb. 1.4A): grenzt äußeren Gehörgang vom Mittelohr ab, Schallübertragung auf die Gehörknöchelchenkette, im CT als hauchdünne Linie teilweise erkennbar, nicht von direktem radiologischen Interesse – otoskopisch besser beurteilbar
- 3 Räume des Mittelohrs (3.1–3.3 sind am besten im koronaren Bild entlang der Verlängerungslinien des äußeren Gehörgangs abzugrenzen) – Lagebeschreibung von Pathologien
  - 3.1 Epitympanon (◘ Abb. 1.4B): auch Recessus epitympanicus oder Atticus genannt, oberer Teil der Paukenhöhle
  - 3.2 Mesotympanon (◘ Abb. 1.4B): hinter dem Trommelfell liegender Teil der Paukenhöhle
  - 3.3 Hypotympanon (◘ Abb. 1.4B): unterer Teil der Paukenhöhle
  - 3.4 Antrum mastoideum (◘ Abb. 1.4E): Vorhof der Mastoidzellen
  - 3.5 Prussak-Raum (◘ Abb. 1.4A): zwischen Pars flaccida des Trommelfells, Hammergriff und lateralem Hammerband – häufig Ausgangspunkt von Mittelohrcholesteatomen
  - 3.6 Sinus tympani (◘ Abb. 1.4I): Nische an der dorsomedialen Paukenhöhlenwand – Ausdehnung von Cholesteatomen und chronischen Entzündungen
  - 3.7 Recessus facialis (◘ Abb. 1.4H): Nische an der dorsolateralen Paukenhöhlenwand zwischen Trommelfell und Processus pyramidalis
- 4 Promontorium (◘ Abb. 1.4B): durch basale Schneckenwindung bedingte Vorwölbung der medialen Paukenhöhlenwand
- 5 Gehörknöchelchenkette (Ossikelkette)
  - 5.1 Malleus – liegt am weitesten ventral
    - 5.1.1 Caput (◘ Abb. 1.4A, E)
    - 5.1.2 Collum (◘ Abb. 1.4A, F)
    - 5.1.3 Manubrium (◘ Abb. 1.4A, H)
  - 5.2 Incus
    - 5.2.1 Corpus (◘ Abb. 1.4B, E)
    - 5.2.2 Crus breve (◘ Abb. 1.4E)
    - 5.2.3 Crus longum (◘ Abb. 1.4B, F)
    - 5.2.4 Processus lenticularis (◘ Abb. 1.4B, G) – häufig nur angedeutet erkennbar

1.2 · Anatomische Strukturen in der Schnittbildgebung

- **5.3** Stapes – am besten im schräg axialen Bild erkennbar (◘ Abb. 1.1F; ◘ Abb. 1.2D; ◘ Abb. 1.4 G)
  - **5.3.1** Crus anterior, Crus posterior (◘ Abb. 1.4B, G)
  - **5.3.2** Caput (◘ Abb. 1.4G, H) – häufig nur angedeutet erkennbar
  - **5.3.3** Basis – liegt im ovalen Fenster (◘ Abb. 1.4G)
- **5.4** Gelenke:
  - **5.4.1** Articulatio incudomalleolaris (◘ Abb. 1.4E)
  - **5.4.2** Articulatio incudostapedialis (◘ Abb. 1.4G) – häufig nur angedeutet erkennbar
- **5.5** Bänder zur Fixierung der Gehörknöchelchen – stärkste Fixierung hat der Hammer, Ambossbänder in der Regel nicht erkennbar, auch Hammerbänder meist nur bei Tympanosklerose abgrenzbar; in der entsprechenden Abbildung deutet der Pfeil auf die Lage hin, das Band selbst ist nicht erkennbar
  - **5.5.1** superiores Hammerband (◘ Abb. 1.4A)
  - **5.5.2** anteriores Hammerband (◘ Abb. 1.4E)
  - **5.5.3** laterales Hammerband (◘ Abb. 1.4A)
- **6** Muskeln zur Stabilisierung der Gehörknöchelchenkette und zur Trommelfellspannung
  - **6.1** M. tensor tympani (◘ Abb. 1.4F) – in knöchernem Kanal parallel zur Tuba auditiva, innerviert von einem Ast des N. mandibularis

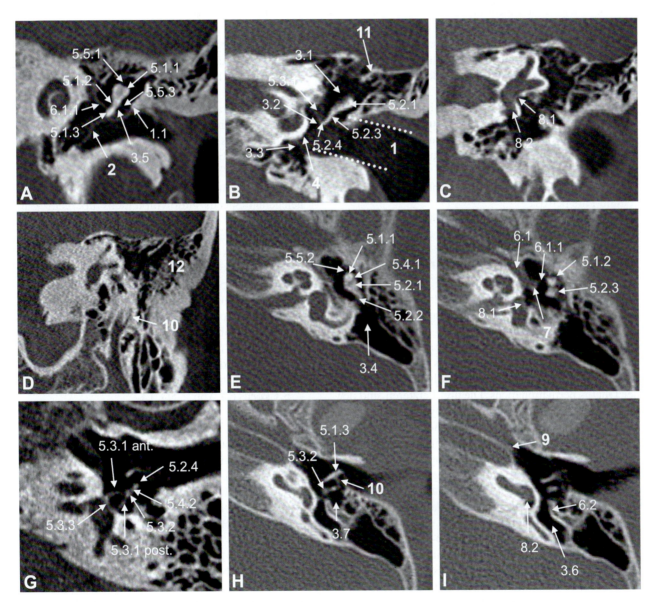

◘ **Abb. 1.4 A–I.** Anatomie des Mittelohrs in DVT (**A–D, G**) und CT (**E, F, H, I**). **A–D** Koronare Bilder von ventral nach dorsal. **E–I** Axiale Bilder von kranial nach kaudal. **G** Schräg axiale Stapes-MPR. Ziffern bezeichnen anatomische Strukturen; Erläuterungen s. Text (▶ Abschn. 1.2.1). *MPR* multiplanare Rekonstruktion

- **6.1.1** Sehne (◉ Abb. 1.4A, F) – biegt am Processus cochleariformis rechtwinklig um, inseriert am Hammerhals
- **6.2** M. stapedius (◉ Abb. 1.4I) – liegt in kleiner Grube an der Paukenhöhlenhinterwand medial des mastoidalen Fazialisabschnitts, innerviert von einem Ast des N. facialis, Sehne inseriert am Processus pyramidalis und zieht zum Stapesköpfchen (sehr selten angedeutet erkennbar)
- **7** Processus cochleariformis (◉ Abb. 1.4F): kleiner Knochenvorsprung an der medialen Paukenhöhlenwand
- **8** Fenster
  - **8.1** Fenestra ovalis (Fenestra vestibuli; ◉ Abb. 1.4C, F): Ankopplungsstelle der Schallwelle auf das flüssigkeitsgefüllte Innenohr
  - **8.2** Fenestra rotunda (Fenestra cochleae; ◉ Abb. 1.4C, I): ermöglicht Ausgleichbewegung der Flüssigkeitswelle im Innenohr (Schalldruckprotektion)
- **9** Tuba auditiva (◉ Abb. 1.4I) – Belüftung der Paukenhöhle, endet im Nasopharynx
- **10** Chorda tympani (◉ Abb. 1.4D, H) z. T. erkennbar im Eintritts-/Abgangsbereich in/aus dem N. facialis nahe des Foramen stylomastoideum, selten in posteriorer Paukenhöhle nahe des Manubrium mallei
- **11** Septum petrosquamosum (= Körner-Septum; ◉ Abb. 1.4B): an der Grenze zwischen Pars squamosa und Pars petrosa
- **12** Cellulae mastoideae (◉ Abb. 1.4D)

1.2.2 Innenohr, innerer Gehörgang

Röntgenschnittbildverfahren stellen das knöcherne Labyrinth dar, die MRT das flüssigkeitsgefüllte. Das häutige Labyrinth umschließt ein mit Peri- und Endolymphe gefülltes, in sich geschlossenes Hohlraumsystem. Dazu gehören die Bogengänge, der Utriculus und Sacculus, die Cochlea, der Ductus und Saccus endolymphaticus sowie der Ductus perilymphaticus. Die drei Letzteren sind der nichtsensorische Teil des häutigen Labyrinths. Eine Darstellung des Ductus cochlearis, zwischen Scala vestibuli und Scala tympani gelegen, gelingt mit derzeitigen bildgebenden Methoden in der Routinediagnostik nicht. Die Differenzierung von Peri- und Endolymphräumen und eine komplette Visualisierung des häutigen Labyrinths sind entsprechend nicht möglich. Die Perilymph- und indirekt die Endolymphräume können verzögert nach i.v. KM mittels einer dünnschichtigen 3D-FLAIR-Sequenz visualisiert werden (► Abschn. 1.1.3 und 1.10).

- **1** Vestibularorgan – Gleichgewichtssinn
  - **1.1** Vestibulum (◉ Abb. 1.5F, L) – auf stark T2-w Bildern sieht man im Vestibulum z. T. schattenartige Gebilde, die bezüglich Lage und Größe den Maculae entsprechen; Utriculus und Sacculus selbst sind nicht abgrenzbar
    - **1.1.1** Macula sacculi (◉ Abb. 1.5E)
    - **1.1.2** Macula utriculi (◉ Abb. 1.5E)
  - **1.2** Ductus semicirculares
    - **1.2.1** superior (auch anterior bezeichnet; ◉ Abb. 1.5B, D, L, M)
    - **1.2.2** lateral (auch horizontal; ◉ Abb. 1.5 F, L, M)
    - **1.2.3** posterior (◉ Abb. 1.5D, F, H, M)
- **2** Hörorgan – Schnecke (◉ Abb. 1.5K)
  - **2.1** Windungen (2½)
    - **2.1.1** basale (◉ Abb. 1.5H, L)
    - **2.1.2** mittlere (◉ Abb. 1.5F, D)
    - **2.1.3** apikale (◉ Abb. 1.5F)
  - **2.2** Lamina spiralis ossea (◉ Abb. 1.5C, E) – nur im MRT eindeutig darstellbar; trennt:
    - **2.2.1** Scala vestibuli (◉ Abb. 1.5G): Perilymphraum – liegt vorn
    - **2.2.2** Scala tympani (◉ Abb. 1.5G): Perilymphraum – liegt hinten
  - **2.3** Modiolus (◉ Abb. 1.5E) – liegt in der Schneckenachse, umschließt Nervenfasern und Ganglienzellen
  - **2.4** Apertura cochleae (◉ Abb. 1.5F) – Eintrittstelle für den N. cochlearis
- **3** Aquaeductus vestibuli (◉ Abb. 1.5D, F, H) – häufig im CT/DVT abgrenzbar; in ihm verläuft der Ductus endolymphaticus, der noch im Felsenbein in den an der Felsenbeinhinterkante zwischen den Durablättern gelegenen Saccus endolymphaticus übergeht – in axialen stark T2-w Bildern sind beide Strukturen im Normalfall häufig nicht abgrenzbar
- **4** Aquaeductus cochleae (◉ Abb. 1.5H, J) – immer an der Mündungsstelle abgrenzbar
  - **4.1** Ductus perilymphaticus (◉ Abb. 1.5I) verläuft im Aquaeductus cochleae von der Scala tympani in der Nähe des runden Fensters zum Foramen jugulare – ob beim Erwachsenen eine echte Kommunikation mit dem Subarachnoidalraum besteht, ist nicht eindeutig geklärt
- **5** Meatus acusticus internus
  - **5.1** Porus (◉ Abb. 1.5D, L)
  - **5.2** Fundus (◉ Abb. 1.5D, L)
  - **5.3** Nerven
    - **5.3.1** N. facialis (◉ Abb. 1.5C, N) – liegt in der Regel vorn und oben im inneren Gehörgang
    - **5.3.2** N. vestibulocochlearis (◉ Abb. 1.5E) – zweigt sich im inneren Gehörgang auf:
      - **5.3.2.1** Pars vestibularis superior (◉ Abb. 1.5C, N)
      - **5.3.2.2** Pars vestibularis inferior (◉ Abb. 1.5E, N)
      - **5.3.2.3** N. cochlearis (◉ Abb. 1.5E, N)

Durch den inneren Gehörgang verlaufen außerdem die A. und die V. labyrinthi, welche in der Regel zu dünn sind, um mittels Bildgebung visualisiert zu werden.

1.2 · Anatomische Strukturen in der Schnittbildgebung

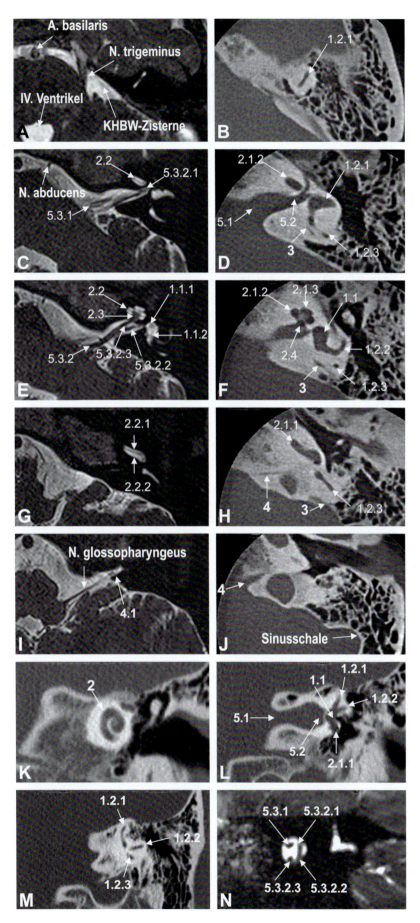

Abb. 1.5 A–N. MRT-, DVT-, CT-Anatomie des Innenohrs und des Kleinhirnbrückenwinkels. **A–J** Gegenüberstellung von jeweils einem axialen stark T2-w und einem DVT-Bild in selber Höhe zur Demonstration der Abbildungsmöglichkeiten beider Methoden; **K–M** Koronare CT-MPR. **N** MPR aus einem stark T2-w 3D-Datensatz durch den Fundus des inneren Gehörgangs rechtwinklig zu dessen Längsachse. Ziffern bezeichnen anatomische Strukturen; Erläuterungen s. Text (▶ Abschn. 1.2.2). *KHBW* Kleinhirnbrückenwinkel; *MPR* multiplanare Rekonstruktion

1.2.3 N. facialis

Vom Abgang aus dem Hirnstamm bis zum Austritt an der Schädelbasis durchläuft der N. facialis verschiedene Abschnitte:
- **1** zisternaler Abschnitt (◘ Abb. 1.6A, H) – in KHBW-Zisterne, zusammen mit dem N. intermedius
- **2** meataler (kanalikulärer) Abschnitt (◘ Abb. 1.6A) – im vorderen oberen Anteil des inneren Gehörgangs zusammen mit dem N. intermedius
- **3** labyrinthäre Strecke (◘ Abb. 1.6B) – kurz, durch Felsenbeinpyramide nach vorn seitlich, zusammen mit dem N. intermedius und dünnen arteriellen Zweigen
- **4** Fossa geniculata (◘ Abb. 1.6B): erstes Knie – abbiegen um ca. 90° nach dorsolateral; enthält weiterhin: Ggl. geniculi, Anfangsstrecken der Nn. petrosi major et minor, dünne arterielle Zweige
- **5** tympanale Strecke (◘ Abb. 1.6A, D) – entlang der medialen Paukenhöhlenwand, oberhalb des ovalen Fensters; Kanalwanddehiszenzen (freiliegender N. facialis) sind hier nicht selten
- **6** zweites Knie (◘ Abb. 1.6C, D): abbiegen um ca. 90° mit Übergang in die mastoidale Teilstrecke
- **7** mastoidale Strecke (◘ Abb. 1.6E–G) – vertikal durch Processus mastoideus, begleitet von A. tympanica posterior
- **8** Foramen stylomastoideum (◘ Abb. 1.6G): Austrittsstelle des N. facialis aus dem Mastoid

Mit HR-Oberflächenspulen und dem Einsatz höherer Gradienten gelingt im Gegensatz zu herkömmlichen Techniken z. T. eine Trennung von N. intermedius und N. facialis (◘ Abb. 1.6H).

Da der N. facialis ab dem labyrinthären Abschnitt, wenn auch unterschiedlich stark, von zarten Gefäßstrukturen umgeben ist, zeigt sich im MRT nicht selten ein diskretes physiologisches KM-Enhancement – am deutlichsten im Bereich der Fossa geniculata.

1.2 · Anatomische Strukturen in der Schnittbildgebung

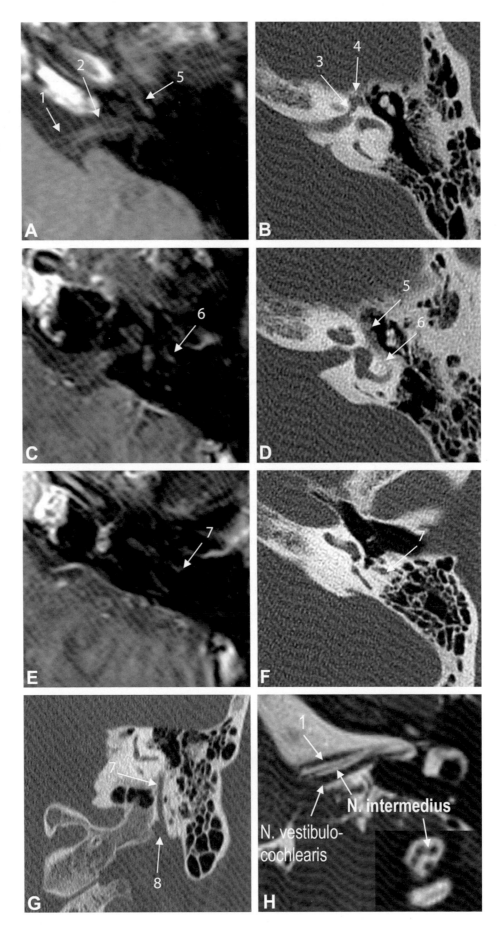

Abb. 1.6 A–H. CT- und MRT-Anatomie des N. facialis. **A–F** Gegenüberstellung von je einem axialen T1-w Bild mit KM und einem CT-Bild in etwa selber Höhe zur Demonstration der Darstellungsmöglichkeiten beider Methoden. **G** Koronare CT-Rekonstruktion durch den Warzenfortsatz. **H** Axiales stark T2-w Bild und Fundus-MPR (im Bild unten rechts, s. auch ◘ Abb. 1.5N) mit Erkennbarkeit des N. intermedius (3 T Gerät, 32 Kanalspule). Ziffern bezeichnen anatomische Strukturen; Erläuterungen s. Text (► Abschn. 1.2.3). *MPR* multiplanare Rekonstruktion

1.2.4 Foramina der posterioren Schädelbasis

Die Schädelbasis wird hauptsächlich von Knochen gebildet. Angrenzende Strukturen wie Dura, Öffnungen und Gruben mit Inhalt zählen jedoch auch dazu. In der Neuroradiologie untergliedert man die Schädelbasis in die vordere, mittlere und hintere Schädelgrube. Kopf-Hals-Radiologen teilen sie nach den sie bildenden Knochen ein, die nicht den Grenzen der Schädelgruben folgen. Die anteriore Schädelbasis (▸ Abschn. 2.2.3) formiert sich aus dem Dach des Ethmoids sowie entsprechenden Anteilen des Os frontale. Hauptbestandteil der zentralen Schädelbasis ist das Keilbein (▸ Abschn. 2.2.3). Die posteriore Schädelbasis setzt sich aus den basalen Teilen des Os temporale und Os occipitale zusammen. Die zum Ohr zählenden Strukturen des Schläfenbeins selbst werden auch als posterolaterale Schädelbasis bezeichnet.

In der Schädelbasis liegen zahlreiche Öffnungen, durch die Nerven und Gefäße hindurchtreten. Sie sind Verbindungswege von extra- nach intrakraniell, durch die sich Läsionen bevorzugt ausbreiten.

- 1 Foramen jugulare: Verbindung zwischen hinterer Schädelgrube und Karotisloge
  - 1.1 Pars vascularis (◘ Abb. 1.7B) – hinten gelegen; Inhalt: Bulbus venae jugularis, IX. Hirnnerv (HN)
  - 1.2 Pars nervosa (◘ Abb. 1.7B) – vorn gelegen; Inhalt: Sinus petrosus inferior, X., XI. HN
  - 1.3 Spina intrajugularis (◘ Abb. 1.7B): kleiner Sporn zwischen 1.1 und 1.2
- 2 Canalis caroticus: Verbindung zwischen mittlerer Schädelgrube und Karotisloge; Inhalt: Pars petrosa der A. carotis interna, Venenplexus, Nn. carotici
  - 2.1 Pars verticalis (◘ Abb. 1.7B, E)
  - 2.2 Pars transversalis (◘ Abb. 1.7A)
- 3 Foramen lacerum (◘ Abb. 1.7B) – Verbindung über Canalis pterygoideus, der sich dorsal in das Foramen öffnet, zur Fossa pterygopalatina sowie zur Pars transversalis der ACI; Inhalt: fibrokartilaginäres Gewebe, meningeale Äste der A. pharyngea ascendens, Nn. petrosus major et minor
- 4 Foramen ovale (◘ Abb. 1.7B): in der zentralen Schädelbasis gelegen; Verbindung zwischen mittlerer Schädelgrube und Mastikatorraum bzw. Fossa infratemporalis; Inhalt: N. mandibularis, V. emissaria
- 5 Foramen spinosum (◘ Abb. 1.7B): in der zentralen Schädelbasis gelegen; Verbindung zwischen mittlerer Schädelgrube und Mastikatorraum bzw. Fossa infratemporalis; Inhalt: A. meningea media, R. meningeus des N. mandibularis
- 6 Canalis nervi hypoglossi (◘ Abb. 1.7C, F): Verbindung zwischen Foramen magnum und Karotisloge; Inhalt: N. hypoglossus, venöse Begleitgefäße

Inkonstant, durchaus auch im Sinne von Normvarianten (▸ Abschn. 1.3) zu diskutieren, findet man folgende Öffnungen (absteigende Häufigkeit entspricht ansteigender Nummerierung):

- 7 Foramen Vesalii (◘ Abb. 1.7C): medial vor dem Foramen ovale in der zentralen Schädelbasis; Inhalt: emissarische Vene, die den Sinus cavernosus mit dem Plexus pterygoideus verbindet
- 8 Canalis condylaris posterior (◘ Abb. 1.7G): am Rand des Foramen magnum; Inhalt: emissarische Vene, die den Sinus sigmoideus bzw. Bulbus venae jugularis mit der V. cervicalis profunda verbindet
- 9 Canaliculus innominatus (= Foramen petrosum; ◘ Abb. 1.7D): in der zentralen Schädelbasis zwischen dem Foramen spinosum und ovale gelegen; Inhalt: N. petrosus minor – bei Fehlen des Canaliculus zieht der Nerv durch das Foramen ovale oder das Foramen lacerum
- 10 Foramen Huschke (Foramen tympanicum; ◘ Abb. 1.7H): Ossifikationslücke in der Vorderwand des äußeren Gehörgangs/Hinterwand des Kiefergelenks; sehr selten besteht dabei eine Fistel zum Kiefergelenk oder der Glandula parotidea

1.2 · Anatomische Strukturen in der Schnittbildgebung

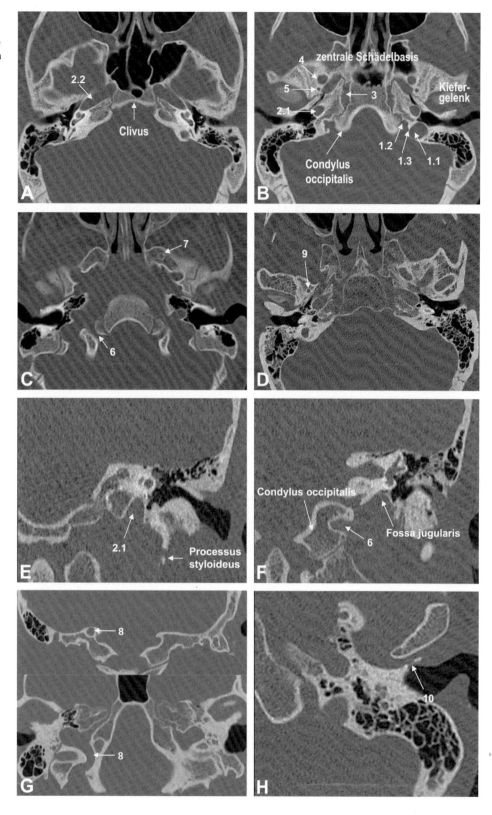

■ **Abb. 1.7** **A–H.** CT-Anatomie der Schädelbasis. Axiale (**A–D, G** *unten*, **H**) und koronare CT-Bilder (**E, F, G** *oben*). Ziffern bezeichnen anatomische Strukturen; Erläuterungen s. Text (▶ Abschn. 1.2.4)

1.2.5 Nähte und feine Kanäle

An den Verbindungsstellen der einzelnen Teile des Os temporale liegen Nähte, die unterschiedlich häufig im CT-Bild nachweisbar sind. Ebenso wie zahlreiche feine Kanäle können sie bei einem Trauma mit Frakturlinien verwechselt werden (Pseudofrakturen). Die Nachweisbarkeit dieser feinen Linien ist einerseits individuell unterschiedlich und andererseits von der CT-Schichtdicke abhängig.

- **1** Sutura occipitomastoidea (Abb. 1.8A) – immer erkennbar
- **2** Sutura sphenosquamosa (Abb. 1.8A) – häufig erkennbar
- **3** Sutura tympanosquamosa (Abb. 1.8A) – inkonstant erkennbar
- **4** Sutura tympanomastoidea (Abb. 1.8B) – selten erkennbar
- **5** Fissura petrotympanica (Abb. 1.8A) – Inhalt: A. tympanica anterior, Begleitvene, Chorda tympani
- **6** Fissura petrooccipitalis (Abb. 1.8A) – Inhalt: Sinus petrosus inferior, verläuft vom Sinus cavernosus entlang dieser Fissur zum Bulbus venae jugularis
- **7** Hiatus canalis facialis (Abb. 1.8E) – Inhalt: N. petrosus major (aus N. intermedius) und N. petrosus minor (aus N. tympanicus des N. glossopharyngeus) – beide ziehen nach vorn
- **8** Canaliculus subarcuatus (auch petromastoidaler Kanal; Abb. 1.8C) Inhalt: A. subarcuata (Ast zumeist der A. cerebelli inferior anterior), kleine Venen
- **9** Canaliculus nervi vestibularis superior (Abb. 1.8D)
- **10** Canalis nervi cochlearis (Abb. 1.8E, F), entspricht der Apertura cochleae
- **11a** Canaliculus nervi vestibularis inferior – oft nicht abgrenzbar (Abb. 1.8F); häufiger handelt es sich um den etwas weiter posterior gelegenen Canalis singularis (**11b**), in dem der N. ampullaris posterior verläuft, ein im inneren Gehörgang abzweigender Ast des N. vestibularis inferior (Abb. 1.8E, F)
- **12** Canaliculus mastoideus (Abb. 1.8G, H) – Inhalt: R. auricularis nervi vagi (Arnold-Nerv) mit variabler Zahl von Glomera
- **13** Canaliculus tympanicus inferior (Abb. 1.8G, I) – Inhalt: N. tympanicus (Jacobson-Nerv, Ast des N. glossopharyngeus) mit variabler Zahl von Glomera, A. tympanica inferior, Begleitvene

1.2 · Anatomische Strukturen in der Schnittbildgebung

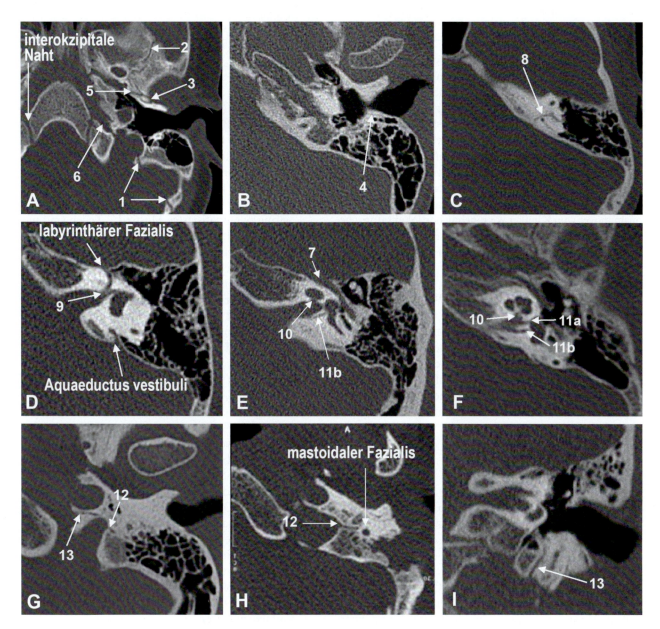

◘ Abb. 1.8 A–I. CT-Anatomie von Nähten und feinen Kanälen des Os temporale. Axiale (A–H) und koronare (I) MPR. Ziffern bezeichnen anatomische Strukturen; Erläuterungen s. Text (▶ Abschn. 1.2.5). *MPR* multiplanare Rekonstruktion

1.3 Normvarianten

Normvarianten sind Abweichungen von der normalen Morphologie ohne Funktionsstörungen. Bei einigen Normvarianten ist die pathogenetische Bedeutung nicht vollständig geklärt und der Übergang zur Pathologie fließend. Häufig handelt es sich um Zufallsbefunde. Normvarianten können Prädispositionen für Erkrankungen sowie Gefahrenpunkte für eine Operation sein. Bei der Bildinterpretation verursachen manche von ihnen diagnostische Schwierigkeiten. Im Fall des Vorliegens von pulsatilem Tinnitus erleichtert eine durch Provokations- und Rotationsmanöver vom Kliniker vorzunehmende lokalisatorische Eingrenzung (Ausgang von der venösen oder arteriellen Seite) die Wertung von Bildbefunden [Hofmann 2013].

1.3.1 Variable Pneumatisation des Schläfenbeins

Anzahl, Größe und Lokalisation pneumatisierter Zellen am Schläfenbein können interindividuell sehr unterschiedlich ausgeprägt sein. Bis auf den Bereich der Felsenbeinspitze liegt in der Regel eine Seitensymmetrie vor. Pneumatisierte Zellen können an folgenden Stellen gefunden werden:
- Periantral
- In der Squama ossis temporalis
- Im Mastoidfortsatz
- Perilabyrinthär (Abb. 1.9F)
- Infralabyrinthär/peritubal (Abb. 1.9E)
- In der Felsenbeinspitze (Abb. 1.9B, E, F, H)

Bei sehr starker Pneumatisation werden auch die Knochengrenzen überschritten. Zellen finden sich dann auch in der Okzipitalschuppe, dem Clivus, Jochbogen oder -bein. Sehr selten liegen atypische Pneumatisationen im Verlauf des Sinus sigmoideus (im Sinne einer intrakraniellen subperiostalen Pneumatozele [Schilde 2019]; Abb. 1.9I) oder in großen Gehörknöchelchen (Abb. 1.9J) vor.

- **Formen**
  - Pneumatisiert (Abb. 1.9A, B, E–J) – ca. 80 % der Schläfenbeine. Anhand von 2 Linien, gezogen (auf einem axialen Bild in Höhe von Hammer und Amboss in „Eistütenform") durch die Vorder- und Hinterwand der Sinusschale im 45°-Winkel zur Horizontalen (Abb. 1.9A), kann eine weitere Unterteilung vorgenommen werden in:
    - gering pneumatisiertes Mastoid – Zellen sind nur bis zur vorderen Linie vorhanden
    - normal pneumatisiertes Mastoid – Zellen reichen bis zur hinteren Linie (Abb. 1.9A)
    - stark pneumatisiertes Mastoid – Zellen überschreiten die hintere Linie (Abb. 1.9B, E)
  - Diploetisch (Abb. 1.9C): dichter Knochen, Räume mit Knochenmark, nur wenige Zellen
  - Sklerotisch (Abb. 1.9D): kompakter Knochen – sehr selten
  - Mischtyp von pneumatisiert und diploetisch oder sklerotisch

- **Relevanz**
  - Kenntnis notwendig bei transmastoidaler und retrosigmoidaler Chirurgie
  - Diagnostische Schwierigkeiten:
    - differenzialdiagnostisch verminderte Pneumatisation bei Otitis media chronica (eher einseitiger Befund, Anamnese hilfreich)
    - bei asymmetrischer Felsenbeinspitzenpneumatisation Fehlinterpretation des Fettmarksignals im MRT als pathologischer Befund mit z. T. falscher Biopsieempfehlung (Abb. 1.9G) – durch CT (Abb. 1.9H) oder Fettunterdrückung (MRT) einfach zu klären

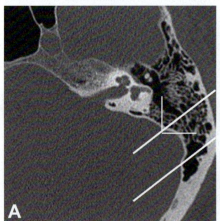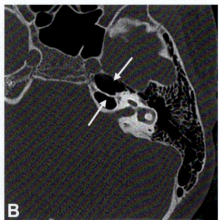

Abb. 1.9 A–J. Variable (**A–H**) und atypische (**I, J**) Pneumatisation des Schläfenbeins. **A** Normal pneumatisiertes Mastoid mit Linien zur Abschätzung des Pneumatisationsgrades. **B** Ausgeprägte, weit nach vorn in die Temporalschuppe reichende Pneumatisation und 2 große apikale Zellen (*Pfeile*). ▶

1.3 · Normvarianten

◘ **Abb. 1.9** (*Fortsetzung*) **C** Gering pneumatisiertes Mastoid, überwiegend diploetisch. **D** Gering pneumatisiertes Mastoid, überwiegend sklerotisch. **E** Starke Pneumatisation mit großer apikaler Zelle (*weißer Pfeil*), peritubären Zellen (*schwarzer Pfeil*) und Zellen am Kiefergelenk (*gepunkteter Pfeil*). **F** Starke Pneumatisation mit großer apikaler Zelle (*schwarzer Pfeil*) und perilabyrinthären Zellen (*weißer Pfeil*). **G, H** Seitendifferente Pneumatisation der Felsenbeinspitze (*Pfeil* in **H**) mit Ausbildung von Fettmark (*Pfeil* in **G**) links. **I** Intrakranielle subperiostale Pneumatozele (*Pfeil*) mit Verbindung zu Mastoidzellen. **J** Mehrere winzige Zellen im Ambosskörper (*Pfeil*).
A–E, H CT axial, **I** CT koronar; **F, J** DVT axial; **G** MRT T1-w axial

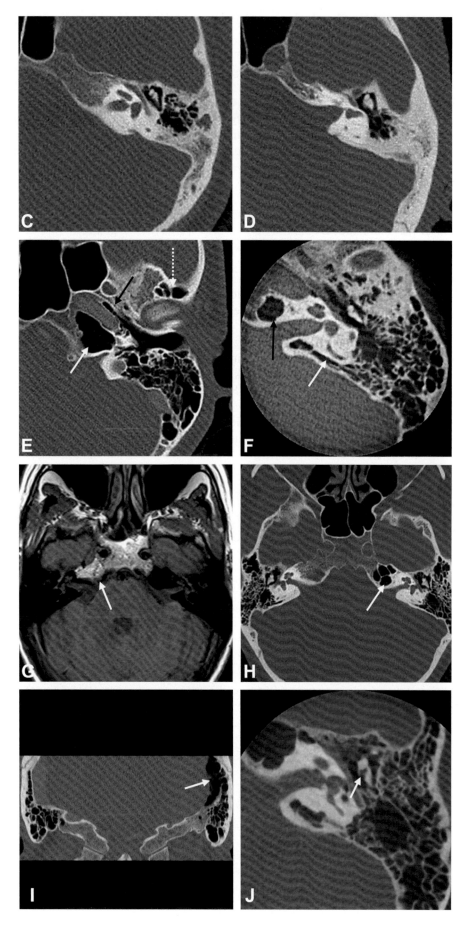

1.3.2 Variables Erscheinungsbild des inneren Gehörgangs

Form und Weite des inneren Gehörgangs können interindividuell deutlich variieren. In über 95 % der Fälle liegt jedoch eine Seitensymmetrie vor. Gelegentlich ist zumeist an der vorderen unteren Gehörgangswand eine kleine fokale Aussackung (Diverticulum) als harmlose Normvariante zu sehen (◘ Abb. 1.10F).

- **Formen**
- Normal (◘ Abb. 1.10A)
- Weit (> 8 mm; ◘ Abb. 1.10B), dann oft auch ampullär (◘ Abb. 1.10C, D)
- Schmal (◘ Abb. 1.10E) – seltener als weit

- **Relevanz**
- Kenntnis notwendig bei retrosigmoidalem und subtemporalem Zugang zum inneren Gehörgang
- Diagnostische Schwierigkeiten:
  - Fehlinterpretation als Fehlbildung oder im CT bei Seitenasymmetrie als tumorbedingt aufgeweitet (Fehlbildungen gehen mit Funktionsstörungen einher, ein Tumor kann mittels MRT ausgeschlossen werden)
  - im MRT ist bei engen inneren Gehörgängen die Beurteilbarkeit der in ihnen verlaufenden Nerven erschwert

1.3.3 Seitendifferentes Foramen jugulare

Das Foramen jugulare ist selten symmetrisch angelegt. Geringe bis mäßige Unterschiede in Form und Weite überwiegen eindeutig. Eine starke Seitendifferenz von > 20 mm (Addition von Längsdurchmesser des Foramen und Durchmesser von Pars vascularis und Pars nervosa) wird bei ca. 4 % der an der Schädelbasis mittels Schnittbildgebung Untersuchten festgestellt (◘ Abb. 1.11).

- **Relevanz**
- Kenntnis notwendig bei Chirurgie am Foramen jugulare
- Diagnostische Schwierigkeiten: Fehlinterpretation eines weiten Foramen jugulare als tumorbedingt aufgeweitet (bei weitem Foramen jugulare: glatte knöcherne Begrenzung, intakte Spina intrajugularis und regelrechte Mittelohrpneumatisation)

1.3 · Normvarianten

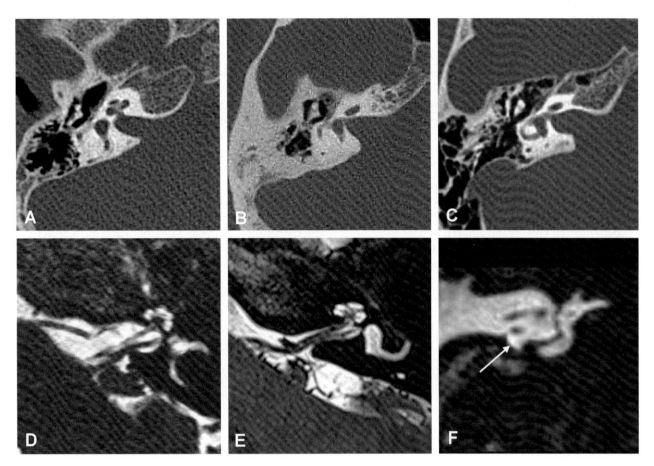

◘ **Abb. 1.10 A–F.** Variables Erscheinungsbild des inneren Gehörgangs. **A** Normal; **B** weit; **C, D** weit, ampullär; **E** schmal; **F** Diverticulum (*Pfeil*). **A–C** CT axial; **D–F** MRT stark T2-w: **D, E** axial, **F** koronar

◘ **Abb. 1.11 A, B.** Seitendifferentes Foramen jugulare, rechts deutlich weiter als links. **A** CT axial; **B** MRT T1-w KM axial

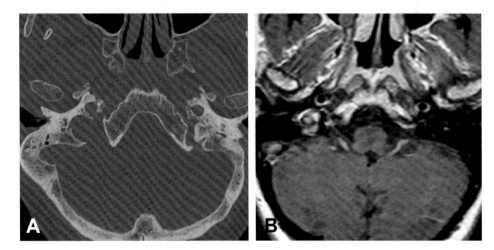

1.3.4 Varianten des Bulbus venae jugularis

Im Normalfall soll der Bulbus venae jugularis das Hypotympanon bzw. die untere Grenze des hinteren Bogenganges nach kranial nicht überschreiten. Bulbusvarianten liegen nicht selten seitendifferent vor und finden sich mit einer Häufigkeit von 6–24 %. Ein großer Bulbus wird auch als Megabulbus bezeichnet.

- **Formen**
- Hochstand (Abb. 1.12A–D) – kann bis an den inneren Gehörgang heranreichen und mit Dehiszenzen an labyrinthären Strukturen (Abb. 1.12C, D) oder dem inneren Gehörgang einhergehen
- Lateralisierung in das Mittelohr (Abb. 1.12E–G), meist verbunden mit einem Megabulbus – selten Kombination mit Dehiszenz der Fossa jugularis (Abb. 1.12H) oder des mastoidalen Fazialiskanals (Abb. 1.12F)
- Bulbusdivertikel (Abb. 1.12E–H; Abb. 1.13C): umschriebene Bulbuswandaussackung

- **Relevanz**
- Bei Änderung venöser Flussverhältnisse ggf. Ursache von pulsatilem Tinnitus
- Bulbusdivertikel sind prädisponierend für pulsatilen Tinnitus
- Verletzungsgefahr bei Chirurgie im KHBW-Bereich bzw. am Mittelohr
- Lateralisierung in das Mittelohr kann otoskopisch ein Paragangliom vortäuschen
- Eindeutige bildgebende Diagnose

1.3 • Normvarianten

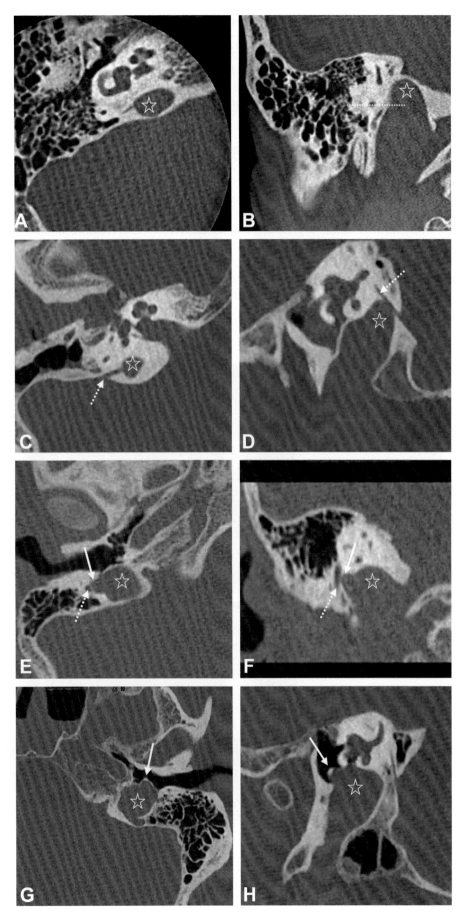

◘ **Abb. 1.12** **A–H.** Bulbusvarianten. **A, B** Bulbushochstand (*Sterne*), die Bulbusspitze überragt die Untergrenze des hinteren Bogengangs (*Linie* in **B**) deutlich. **C, D** Bulbushochstand (*Sterne*) mit Dehiszenz zum Aquaeductus vestibuli (*gepunktete Pfeile*). **E, F** Lateralisierter Megabulbus (*Sterne*) mit Divertikel (*Pfeile*), die knöcherne Begrenzung zum Fazialiskanal (*gepunktete Pfeile*) erscheint partiell dehiszent. **G, H** Lateralisierter Megabulbus (*Sterne*) mit Divertikel (*Pfeile*) und partiell dehiszenter Fossa jugularis. **A** DVT axial, **B** DVT koronar; **C, E, G** CT axial, **D, H** CT sagittal, **F** CT koronar

1.3.5 Varianten des Sinus sigmoideus

Normvarianten kommen am Sinus sigmoideus seltener vor als am Bulbus venae jugularis. Auch sie sind nicht selten seitenasymmetrisch ausgebildet. Sie finden sich häufiger bei Fehlbildungen des äußeren und des Mittelohrs.

- **Formen**
- Verlagerung nach lateral, dann häufig dünne Knochenabdeckung (◘ Abb. 1.13A)
- Verlagerung nach vorn in das Mastoid/Mittelohr, Dehiszenz an vorderer Begrenzung möglich
- Sinusdivertikel (◘ Abb. 1.13B, C) – MPR in mehreren Ebenen zur besseren Abgrenzung empfehlenswert

- **Relevanz**
- Verletzungsgefahr bei Mastoidektomie
- Sinusdivertikel sind prädisponierend für pulsatilen Tinnitus (◘ Abb. 1.13C)
- Eindeutige bildgebende Diagnose

1.3.6 Emissarium mastoideum

Inkonstant und häufig seitendifferent ist hinter dem Processus mastoideus ein Kanal für den Durchtritt der V. emissaria mastoidea als venöse Anastomose zwischen dem Sinus sigmoideus oder transversus und extrakraniellen Venen (V. occipitalis oder V. auricularis posterior) abgrenzbar. Er kann unterschiedliche Weiten aufweisen und selten auch mehrfach angelegt sein.

- **Relevanz**
- Als Ursache für pulsatilen Tinnitus in der Diskussion
- Ursache verstärkter Blutung bei Mittelohr- oder retrosigmoidaler Chirurgie
- Keimeinschleppung von extra- nach intrakraniell
- Diagnostische Schwierigkeiten: Pseudofraktur (◘ Abb. 1.14A) oder Fehldeutung als pathologische Kanalstruktur (◘ Abb. 1.14B–D; ◘ Abb. 1.15C, D)

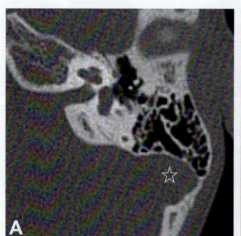
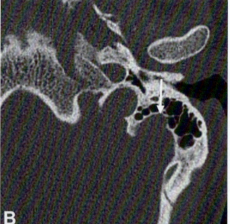
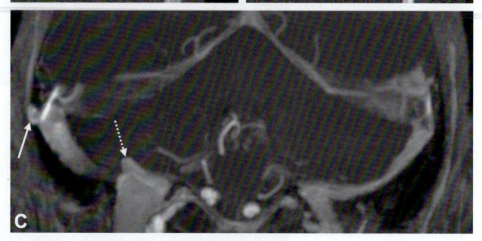

◘ **Abb. 1.13** A–C. Varianten des Sinus sigmoideus. **A** Lateralisiert (*Stern*). **B** Divertikel (*Pfeil*). **C** Divertikel am Sinus sigmoideus (*Pfeil*) und Bulbus v. jugularis (*gepunkteter Pfeil*) bei einem Patienten mit pulssynchronem, sich beim Vorbeugen verstärkenden Tinnitus rechts. **A, B** CT axial; **C** MRT koronare MIP aus 3D-T1-w KM FS. *MIP* Maximumintensitätsprojektion

1.3 · Normvarianten

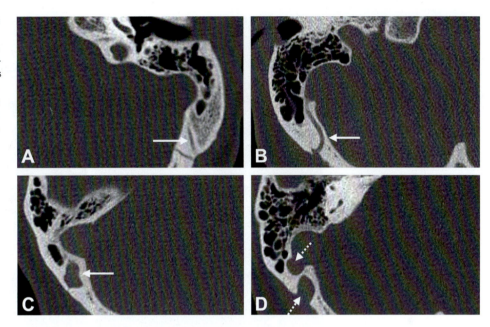

Abb. 1.14 A–D. Emissarium mastoideum. **A** Schmales Emissarium mastoideum (*Pfeil*). **B** Prominentes Emissarium mastoideum (*Pfeil*). **C, D** Sehr weites Emissarium mastoideum (*Pfeil*) mit gut erkennbarer Verbindung zum Sinus sigmoideus und nach extrakraniell (*gepunktete Pfeile*). CT axial

1.3.7 Persistierender Sinus petrosquamosus

Ein persistierender Sinus petrosquamosus ist eine nicht rückgebildete Verbindung zwischen dem extra- und intrakraniellen venösen System aus der Embryonalzeit. Er entspringt aus dem Sinus transversus am Übergang zum Sinus sigmoideus, zieht über die laterale kraniale Oberfläche des Schläfenbeins nach vorn und kann auf 2 Wegen nach extrakraniell drainieren: in die V. retromandibularis über ein hinter dem Kiefergelenk gelegenes Foramen retroarticulare oder in den Plexus pterygoideus über das Foramen ovale. Im Schläfenbein-CT ist bei Vorhandensein eines Sinus petrosquamosus ein Kanal im Verlauf der petrosquamösen Naht abgrenzbar – insgesamt selten: ca. 1 %; häufiger bei Patienten mit Fehlbildungen des Os temporale (Abb. 1.15).

- **Relevanz**
- Verletzungsgefahr bei Mittelohrchirurgie
- Diagnostische Schwierigkeiten: Fehldeutung als pathologische Kanalstruktur

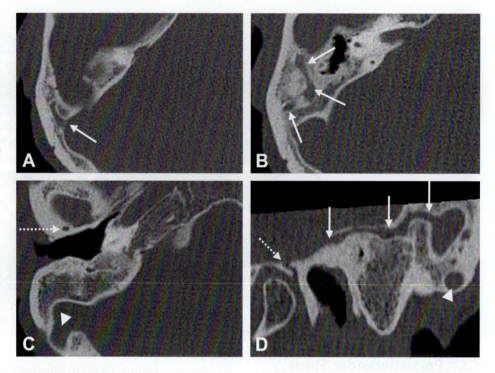

◘ **Abb. 1.15** A–D. Persistierender Sinus petrosquamosus (*Pfeile*) und weites Emissarium mastoideum (*Pfeilspitzen*). Schmaler Kanal im lateralen Schläfenbeindach mit Verbindung zum Sinus transversus (*Pfeil* in **A**) und Verlauf durch das Foramen retroarticulare (*gepunktete Pfeile*). **A–C** CT axial, **D** CT gekrümmte sagittale Rekonstruktion

1.3.8 Persistierende Vena lateralis

Hermans und Rensburg beschrieben im Jahr 2009 an 4 Patienten zufällig entdeckte Kanäle durch die Pars petrosa des Schläfenbeins mit Verbindung zum Sinus petrosus superior und Sinus sigmoideus und postulierten, dass es sich dabei um eine persistierende embryonale Vene handele. Auch ein Einmünden in den Bulbus venae jugularis sowie ein Kontakt zum Fazialiskanal wurden beobachtet.

- **Relevanz**
- Verletzungsgefahr bei retrosigmoidaler Chirurgie von intra- und extrameatalen Tumoren des Kleinhirnbrückenwinkels
- Diagnostische Schwierigkeiten: Fehldeutung als pathologische Kanalstruktur (◘ Abb. 1.16)

1.3.9 Lageabweichung der A. carotis interna

Es handelt sich um Abweichungen vom normalen Verlauf der ACI durch das Schläfenbein. Sie kommen wesentlich seltener als venöse Normvarianten vor.

- **Formen**
- In das Mittelohr lateralisiert, z. T. verbunden mit dehiszentem Karotiskanal (◘ Abb. 1.17A, B)
- Aberrant (◘ Abb. 1.17C–F): Das zervikale Segment der ACI ist embryonal nicht angelegt. Stattdessen zieht eine hypertrophierte A. tympanica inferior (Ast der A. carotis externa) durch einen erweiterten Canaliculus tympanicus inferior dorsal in die Paukenhöhle und verbindet sich mit der regelrecht angelegten Pars transversalis der ACI. An der Schädelbasis fehlt die Pars verticalis des Karotiskanals. Eine aberrante ACI kommt sehr selten vor (< 1 %).

- **Relevanz**
- Ursache von pulsatilem Tinnitus
- Gefahr für Mittelohrchirurgie – lebensgefährliche Blutung bei Verwechslung einer aberranten ACI mit einem Paragangliom
- Eindeutige bildgebende Diagnose

1.3 · Normvarianten

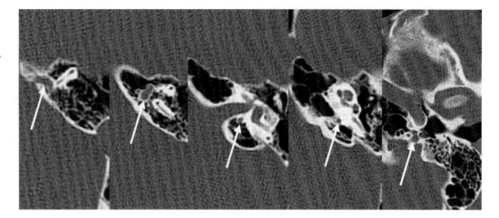

◘ **Abb. 1.16** Persistierende V. capitis lateralis (*Pfeile*). CT axial. Mit freundlicher Genehmigung von E. Hofmann, Fulda

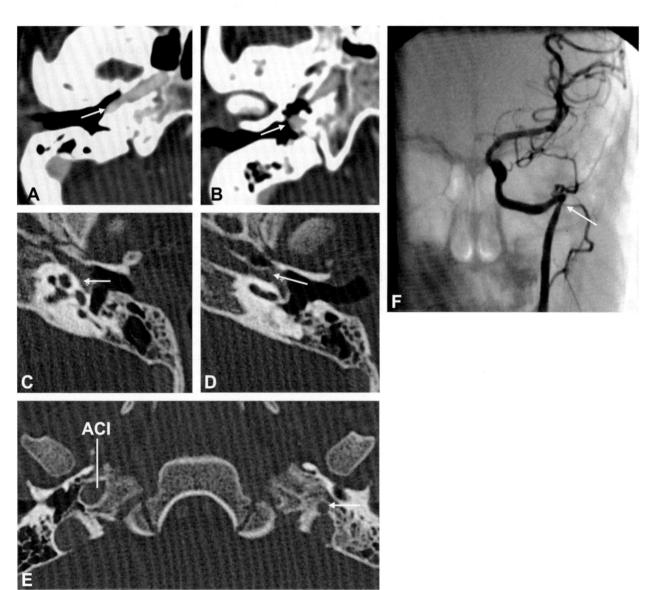

◘ **Abb. 1.17** **A–F.** Lageabweichung der ACI. **A, B** Lateralisierte, dehiszente ACI (*Pfeile*) – Zufallsbefund bei einer CT-Angiografie. **C–F** Aberrante ACI bei einem 3-jährigen Kind mit Stenosegeräusch über dem linken Ohr. **C** Hypertrophierte A. tympanica inferior, einen Glomustumor vortäuschend (*Pfeil*). **D** Verbindung mit regulärer Pars transversalis der ACI (*Pfeil*). **E** Erweiterter Canaliculus tympanicus inferior (*Pfeil*), links fehlender Kanal der Pars verticalis der ACI. **F** Der zervikale Abschnitt der ACI entspricht der hypertrophierten A. tympanica inferior, die an der Stelle, an der sie durch den Canaliculus tympanicus inferior zieht, eine Stenose (*Pfeil*) aufweist. **A–E** CT KM axial; **F** DSA der ACI p.-a. Projektion. *ACI* A. carotis interna

1.3.10 Prominenter Canaliculus subarcuatus

Normalerweise ist der Kanal, in dem die A. subarcuata zwischen den beiden Schenkeln des oberen Bogengangs verläuft, sehr schmal (◘ Abb. 1.8C). Seine endgültige Form soll im Alter von 5 Jahren ausgebildet sein. Bei jüngeren Kindern kann man sehr selten, dann oft seitensymmetrisch, einen deutlich erweiterten Kanal (> 2 mm) beobachten (◘ Abb. 1.18), ohne dass eine perilabyrinthäre Fistel (▶ Abschn. 1.4.3) besteht.

- **Relevanz**

Diagnostische Schwierigkeiten: Fehldeutung als pathologische Kanalstruktur.

1.3.11 A. stapedia persistens

Es liegt eine fehlende Rückbildung eines aus der ACI abgehenden schmalen Embryonalgefäßes vor. Dieses verläuft nahe der Stapesfußplatte entlang der medialen Paukenhöhlenwand, verlässt die Paukenhöhle am Hiatus facialis und wird zur A. meningea media (◘ Abb. 1.19). An der Schädelbasis fehlt das Foramen spinosum. Es handelt sich um eine seltene, meist einseitige Normvariante.

- **Relevanz**
— Ursache von pulsatilem Tinnitus
— Häufig Zufallsbefund bei Stapesplastik, dann in der Regel ohne Symptome
— Sie wird in der Bildgebung nicht selten übersehen

1.3.12 Gefäß-Nerven-Kontakt im Kleinhirnbrückenwinkel und im inneren Gehörgang

Eine enge Lagebeziehung von HN zu zumeist arteriellen Gefäßen in Liquorräumen, durch welche sie ziehen, ist ein häufiger Zufallsbefund im MRT, insbesondere auf dünnschichtigen T2-w Bildern. Ohne entsprechende neurovaskuläre Kompressionserscheinungen muss sie als Normvariante gewertet werden (◘ Abb. 1.20A–C). Eine Erwähnung im Befund empfiehlt sich, wenn große Gefäße (Aa. vertebrales, A. basilaris) einen HN an seiner Ein-/Austrittszone am Hirnstamm, wo er besonders vulnerabel ist, kontaktieren. Liegt ein zum Gefäß-Nerven-Kontakt passendes Kompressionssyndrom (Trigeminus-, sehr selten Vagus- oder Glossopharyngeusneuralgie; Hemispasmus facialis; vestibuläre Paroxysmie) vor, ist der Begriff „Gefäß-Nerven-Konflikt" zur Abgrenzung gegenüber der Normvariante passender.

- **Relevanz**
— Kenntnis notwendig bei Akustikusneurinomchirurgie
— Diagnostische Schwierigkeiten: Wird bei symptomatischen Patienten (◘ Abb. 1.20D–F) nach einer ursächlichen Lagebeziehung von Gefäßen und HN gesucht, kann die Differenzierung gegenüber einer Normvariante sehr schwierig bis nicht möglich sein. Eine Kaliberreduktion durch eine druckbedingte Atrophie kann nur bei kaliberstarken Nerven (N. trigeminus) mithilfe von Rekonstruktionen in mehreren Ebenen sicher nachgewiesen werden (◘ Abb. 1.20F). Der Nachweis setzt Dünnschichtung voraus. Zuverlässige Zusatzinformationen durch das „fibre tracking" mittels DWI sind für kaliberschwache Nerven derzeit nicht belegt.

1.3.13 Varianten des N. facialis

Abweichungen vom normalen Verlauf des N. facialis bzw. des Fazialiskanals, z. T. auch Dopplungen, sehr selten Dreiteilungen, sind von allen Teilabschnitten bekannt (◘ Abb. 1.21; ◘ Abb. 1.27A, F). Verlaufsvarianten gehen mit keiner Funktionseinschränkung einher. Sie liegen fast immer bei Ohrfehlbildungen vor, werden aber auch ohne diese gefunden – insgesamt bei bis zu ca. 5 % der untersuchten Fälle. Kanaldehiszenzen sind deutlich häufiger (ein- und beidseitig) anzutreffen. Aplasien in Kombination mit kongenitalen Fazialisparesen kommen extrem selten vor und sind Fehlbildungen, keine Normvarianten.

- **Formen**
— Kanalikulär: inferiore Position, separater Kanal
— Labyrinthär: Dopplung, erweiterter Kanal
— Tympanal: lateralisiert – oft dann auch dehiszent, vorzeitiges Eintreten in mastoidale Teilstrecke; im/unter dem ovalen Fenster; durch den Stapes; Überhang am ovalen Fenster
— Mastoidal: Dopplung, Dreiteilung, lateralisiert, nach vorn verlagert

- **Relevanz**
— Verletzungsgefahr bei Mittelohrchirurgie, vor allem bei tympanalen Varianten
— Operationserschwernis bei Fazialisüberhang am ovalen Fenster
— Bei tympanaler Kanaldehiszenz ist der Nerv im Rahmen von Entzündungen stärker exponiert
— Bildgebend nicht immer einfach zu diagnostizieren – zweite Ebene

1.3 · Normvarianten

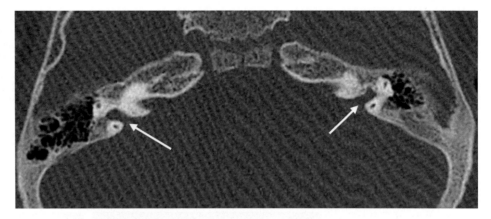

Abb. 1.18 Prominenter Canaliculus subarcuatus (*Pfeile*). Axiale CT bei einem 13 Monate alten Kind vor Insertion eines Cochlea-Implantates; intraoperativ lag kein Gusher-Phänomen vor

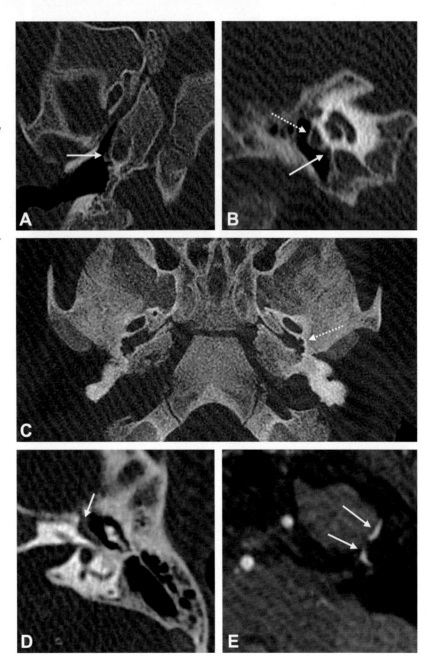

Abb. 1.19 A–E. Persistierende A. stapedia – Zufallsbefunde. **A–C** Abgang eines schmalen Gefäßes aus der Pars verticalis der ACI (*Pfeil* in **A**), Verlauf des Gefäßes am Promontorium (*Pfeil* in **B**) in Richtung auf den prominent wirkenden Fazialiskanal (*gepunkteter Pfeil* in **B**) – an der Schädelbasis fehlt auf der betroffenen im Gegensatz zur kontralateralen Seite das Foramen spinosum (*gepunkteter Pfeil* in **C**). **D, E** Weiter Hiatus facialis (*Pfeil* in **D**); ungewöhnlich kräftiges Gefäß an der hinteren Wand der mittleren Schädelgrube, das der zur A. cerebri media gewordenen persistierenden A. stapedia entspricht (*Pfeile* in **E**). **A, D** CT axial, **B** CT koronar, **C** CT MIP (4 mm) axial; **E** 3D „time of flight" MR-Angiografie axial. *ACI* A. carotis interna; *MIP* Maximumintensitätsprojektion

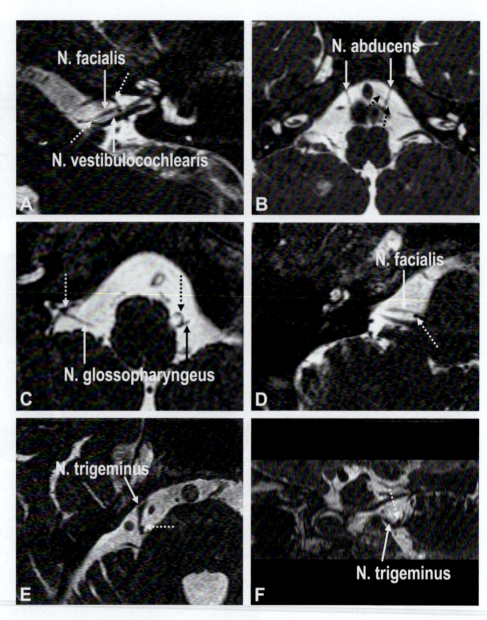

◘ **Abb. 1.20** **A–F.** Enge Lagebeziehungen von Gefäßen (*gepunktete Pfeile*) zu Hirnnerven. **A–C** Zufallsbefunde ohne Kompressionssymptome. **D** Verdacht auf Gefäß-Nerven-Konflikt bei Hemispasmus facialis rechts und Kontakt eines Gefäßes zum N. facialis am Hirnstamm. **E, F** Trigeminusneuralgie. Es besteht ein Gefäß-Nerven-Konflikt am Hirnstamm mit einer Verschmälerung des N. trigeminus. **A–E** MRT stark T2-w axial; **F** schräg-sagittale, durch die Mitte des zisternalen Nervenabschnitts angulierte Rekonstruktion aus einem stark T2-w 3D-Datensatz

1.3 · Normvarianten

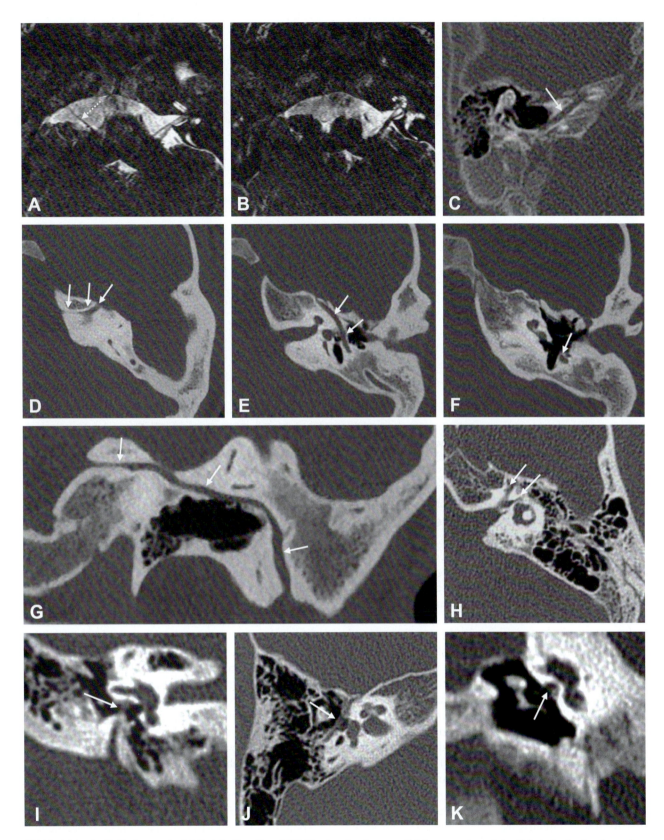

Abb. 1.21 A–Q. Varianten des N. facialis (jeweils mit *Pfeil[en]* markiert). **A–C** Bei einer Innenohraplasie (auch der VIII. Hirnnerv und der innere Gehörgang sind nicht angelegt). Zisternal verläuft der N. facialis noch normal (*gepunkteter Pfeil*); labyrinthär zieht er schräg durch die hypoplastische Pars petrosa (**C**). **D–G** Bei einer kombinierten Innen-/Mittelohrfehlbildung verläuft er in einem separaten Kanal (**D, E, G**) durch die Pars petrosa oberhalb des inneren Gehörgangs, dann lateralisiert durch eine hypoplastische Paukenhöhle (**E**) und normal durch das nicht pneumatisierte Mastoid (**F, G**). **H** Gedoppelte labyrinthäre Strecke. **I–N** Jeweils bei einer Mittelohrfehlbildung. Lateralisierte, verkürzte und dehiszente tympanale Strecke (**I, J**); Lage im (**K**) bzw. unter (**L**) dem ovalen Fenster sowie gedoppelte mastoidale Strecke (**N, M**, unterschiedliche Patienten). ▶

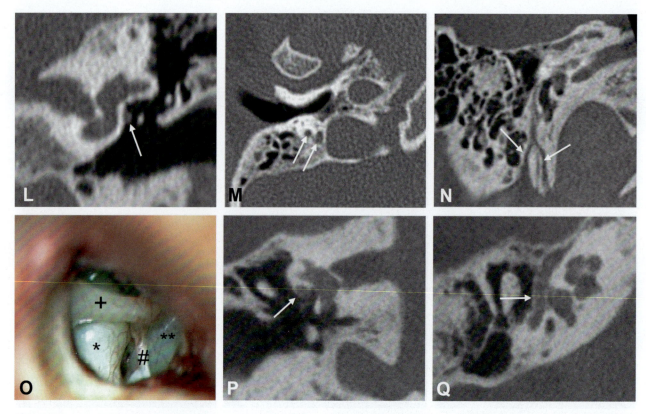

◘ **Abb. 1.21** (*Fortsetzung*) **O–Q** Fazialisüberhang am ovalen Fenster (**P, Q** selber Patient). **O** + langer Ambossschenkel, * N. facialis, # Stapediussehne, ** Promontorium. **A, B** MRT stark T2-w axial; **C–F, H, J, M** CT axial, **G** CT gekrümmt koronare Darstellung des Gesamtverlaufs durch das Schläfenbein; **I, K, L** CT koronar; **N, P** DVT koronar; **O** Operationssitus; **Q** DVT axial. **O** mit freundlicher Genehmigung von F. Bootz, Bonn

1.3.14 Knöcherne Dehiszenzen

Es handelt sich um umschriebene Knochenlücken in der Begrenzung labyrinthärer Strukturen zur angrenzenden Schädelgrube, zu Gefäß- oder sehr selten Nervenkanälen bzw. an den Außengrenzen des Schläfenbeins. Sie können sowohl angeboren als auch erworben sein. Zu beachten ist, dass knöcherne Bedeckungen sehr dünn (< 0,1 mm) sein können. Im Vergleich zu mikroskopischen Untersuchungen wird das Vorhandensein von Dehiszenzen bildgebend nach wie vor überschätzt. Bei geringerem Partialvolumeneffekt infolge geringerer Schichtdicke liefern die DVT (◘ Abb. 1.22 A–C) und 3D-Rotationsangiografie genauere Informationen als die CT.

Am bekanntesten ist eine fehlende knöcherne Bedeckung des oberen (◘ Abb. 1.22A–C) oder des hinteren Bogengangs, die manchmal bilateral vorkommt. Seltener ist ein dehiszenzbedingtes direktes Angrenzen des hinteren Bogenganges oder des Aquaeductus vestibuli an den Bulbus v. jugularis (◘ Abb. 1.12C, D), sehr selten des oberen Bogenganges an den Sinus petrosus superior (◘ Abb. 1.22D), der Schnecke an die ACI (◘ Abb. 1.22E, F) oder an den N. facialis.

Während Paukenhöhlendachdehiszenzen (◘ Abb. 1.22G; ▶ Abschn. 1.3.17) bei fehlenden Zellen zu den häufigen Normvarianten zählen, sind arachnoidale Granulationen (Pacchioni-Granulationen) im Bereich des Schläfenbeins Seltenheiten. Ihre Bedeutung ist wenig bekannt (s. unten). Die mit ihnen verbundenen, oft kleinen Einkerbungen an der Schläfenbeinhinterkante (◘ Abb. 1.22H, I) oder am -dach (◘ Abb. 1.22J–L) bedürfen einer gezielten Suche.

- **Relevanz**
- Nicht selten unbeachteter Zufallsbefund
- Sämtliche o. g. Knochenlücken zwischen labyrinthären und Nachbarstrukturen können auch ein „Dehiszenzsyndrom" („third window syndrome") verursachen Diese Diagnose kann nur bei Vorliegen charakteristischer klinischer Befunde gestellt werden. Es handelt sich dann um ein Krankheitsbild, keine Normvariante
- Besteht bei arachnoidalen Granulationen eine Verbindung zu lufthaltigen Räumen, kann daraus eine spontane Otoliquorrhö mit nachfolgender Meningitis resultieren
- Ob knöcherne Dehiszenzen eine pathologische Bedeutung haben, kann nur im klinischen Kontext festgestellt werden. Sie sollten stets im Befund erwähnt werden

1.3 · Normvarianten

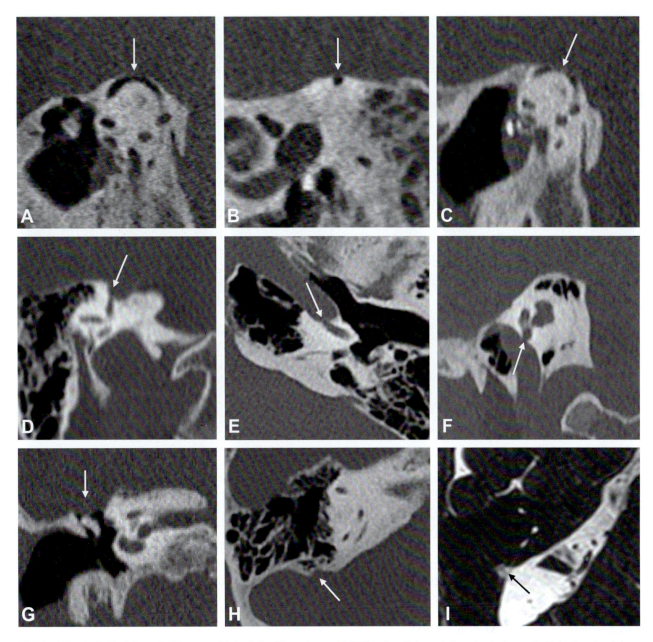

Abb. 1.22 A–O. Knöcherne Dehiszenzen (Befunde im Sinne eines 3. Fensters sind jeweils nicht bekannt) und weitere Normvarianten (jeweils mit *Pfeil* markiert). **A–C** Dehiszenter anteriorer Bogengang, bessere Erkennbarkeit in der DVT (**A, B**) verglichen mit der CT (**C**). **D** Dehiszenter anteriorer Bogengang mit Kontakt zum in der oben angrenzenden Grube verlaufendem Sinus petrosus superior. **E, F** Knochenlücke zwischen der Scala vestibuli der basalen Schneckenwindung und dem ACI-Kanal. **G** Dehiszentes Paukenhöhlendach bei fehlender tegmentaler Pneumatisation und tiefliegender mittlerer Schädelgrube. **H, I** Kleine arachnoidale Granulation an der Schläfenbeinhinterkante im CT- (**H**) und korrespondierendem MRT-Bild (**I**). ▶

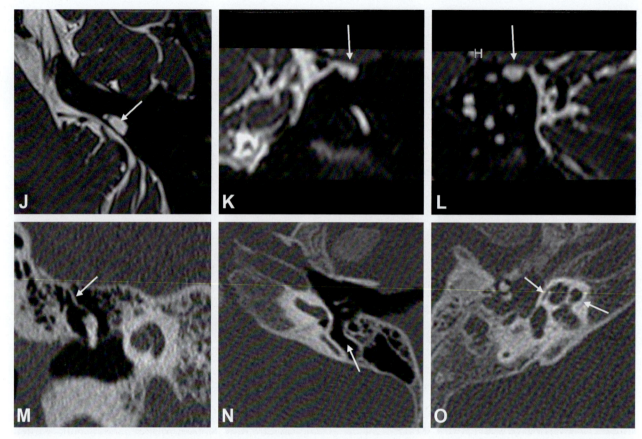

◘ **Abb. 1.22** (*Fortsetzung*) **J–L** Arachnoidale Granulation am Dach der Pars pertrosa. **M** Prominentes Körner-Septum. **N** Tiefer Sinus tympani. **O** Globuli ossei. **A** DVT schräg sagittal, **B** schräg koronar, rechtwinklig zu A; **C** CT schräg sagittal; **D, G, M** CT koronar; **E, H, N, O** CT axial; **F** CT sagittal; **I–L** MRT stark T2-w: **I, J** axial, **K** koronar, **L** sagittal. D Mit freundlicher Genehmigung von E. Hofmann, Fulda

1.3.15 Variable Septen

Das epitympanal gelegene Körner-Septum (Septum petrosquamosum) kann als prominente Knochenlamelle ausgebildet sein. Diese Variante ist am besten auf koronaren Bildern abgrenzbar (◘ Abb. 1.22M).

Zusätzliche zarte knöcherne Septen sind gelegentlich im hinteren Hypotympanon zu beobachten. Am bekanntesten ist dabei der Ponticulus. Er erstreckt sich zwischen der Eminentia pyramidalis und dem Promontorium.

- **Relevanz**
- Bei Operation Verwechslung eines prominenten Körner-Septums mit knöcherner Wand des Sinus sigmoideus möglich, dadurch fehlende intraoperative Orientierung bei Mastoidektomie möglich – dahinterliegende Entzündungen können sich der Sicht des Operateurs entziehen
- Kenntnis zusätzlicher hypotympanaler Septen für Operateur hilfreich; bei Ansatz am Stapes als seltene Ursache einer Schallleitungsschwerhörigkeit beschrieben [Pein et al. 2018]

1.3.16 Tiefer Sinus tympani

Hier besteht eine stärkere Ausbuchtung des Sinus tympani über seine normale Tiefe von 6 mm hinaus (◘ Abb. 1.22N).

- **Relevanz**
- Bei Operationen können sich darin befindliche Entzündungen der Sicht des Operateurs entziehen

1.3.17 Varianten am Dach des Mittelohrs

Das Paukenhöhlendach kann tief (◘ Abb. 1.1C) liegen, keine Pneumatisation aufweisen und/oder dehiszent sein (◘ Abb. 1.22G). Schmale Dehiszenzen werden in bis zu einem Drittel der Fälle beschrieben, bei kleinen Vorwölbungen ins Schläfenbein ist an herniierte arachnoidale Granulationen (▶ Abschn. 1.3.14) zu denken, die jedoch selten zugrunde liegen.

- **Relevanz**
- Gefahrenpunkt bei Operationen
- Spontane Otorhinoliquorrhö, Liquortympanon
- Raschere Fortleitung von Entzündungen nach intrakraniell (▸ Abschn. 1.6.5; ◘ Abb. 1.61H)
- Zum Nachweis ist ein koronares Bild erforderlich

1.3.18 Globuli ossei bzw. Interglobularräume

Es handelt sich um nicht ossifizierte Reste embryonalen Knorpels in der enchondralen Schicht des Labyrinths oder in einer kleinen Fissula vor dem ovalen Fenster (Fissula ante fenestram). Sie sind als zarte Linien verminderter Dichte vor allem bei jüngeren Kindern erkennbar (◘ Abb. 1.22O; ◘ Abb. 1.31A). Die im Bereich der Fissula ante fenestram gelegenen werden in der englischsprachigen radiologischen Literatur auch als „cochlear cleft" bezeichnet.

- **Relevanz**
- Diagnostische Schwierigkeiten: Fehldeutung als Otosklerose (Korrelation mit klinischem Bild)

1.3.19 Normvarianten des Clivus

Der Clivus steht bei der Schläfenbeinbildung nicht im zentralen Interesse, wird aber miterfasst. Er setzt sich vorn aus Anteilen des Keilbeinkörpers und hinten des Basiokziputs zusammen. Bei Kindern liegt zwischen beiden Teilen die sphenookzipitale Synchondrose (◘ Abb. 1.23B; ◘ Abb. 1.24A), die im Jugendalter verknöchert, sodass er bei Erwachsenen als durchgehende Struktur erscheint. Clivusnormvarianten präsentieren sich als (persistierende) Kanäle, Einkerbungen, Pneumatisationsvarianten der Keilbeinhöhle (▸ Abschn. 2.3.9) und Vorhandensein von Notochordresten bzw. Resten embryonalen Knorpels (▸ Abschn. 2.3.16). Im Folgenden werden die bekanntesten Normvarianten vorgestellt, wobei die Nomenklatur in der Literatur nicht immer einheitlich gehandhabt wird.

Fossa navicularis (◘ Abb. 1.23A, B): fokale Einkerbung an der Vorderkante des Basiokziputs, in die sich lymphatisches Gewebe oder eine Tornwaldt-Zyste einstülpen kann.

Foveola pharyngica (◘ Abb. 1.23C, D): sehr schmale Ausprägung der Fossa navicularis.

Canalis basilaris medianus (◘ Abb. 1.23E, F): variabel ausgeprägte Mittellininiendefekte.

Fissura basilaris transversa (Sauser-Fissur; ◘ Abb. 1.23G, H): horizontale ein- oder beidseitige Einkerbung ins Basiokziput, kann auch eine durchgängige Spalte sein, insbesondere beim CHARGE-Syndrom vorkommend.

Canalis craniopharyngealis persistens (◘ Abb. 1.23I, J): fehlende Rückbildung eines embryonalen Kanals, der vom Sellaboden zum Nasopharynx verläuft; bei einem Durchmesser von unter 1,5 mm als persistierender Hypophysenkanal bezeichnet; sehr selten; je nach seiner Weite und evtl. vorhandenem Inhalt (ektope Hypophyse, Zephalozele, Tumor, auch kombiniert) werden weitere Subtypen differenziert.

Transklivale Venen (◘ Abb. 1.23K, L): meist gewunden durch den Clivus ziehende Gefäße mit Verbindung zu intrakraniellen venösen Strukturen (oft zum Plexus basilaris), auch die Ausbildung von Lakunen wie bei Diploevenen ist möglich.

Unvollständige Pneumatisation (◘ Abb. 1.23I; ◘ Abb. 1.24A–D): zeichnet sich durch das Vorhandensein von persistierendem atypischem Fettmark aus (im CT sklerosierter Rand und interne Verkalkungen, im MRT typisches Fettmarkverhalten mit hohem T1-Signal, welches bei Fettsuppression dunkel wird, keine KM-Anreicherung), hat keinen raumfordernden Effekt, unversehrte neurovaskuläre Strukturen.

Benigne notochordiale Zellläsion (◘ Abb. 1.24E–H): intraossäre, aus Notochordresten bestehende Mittellinienläsion ohne raumfordernden Charakter; in der CT nicht sichtbar oder gering ausgeprägte Sklerosezone; in T2-w hyperintens oder mit hyperintensen Anteilen, in T1-w hypointens, keine KM-Anreicherung.

Ecchordosis physaliphora (◘ Abb. 1.78I, ▸ Abschn. 1.8.8): kleine gallertige Mittellinienläsion, die aus ektopen Notochordresten besteht, intradural an der Clivushinterkante gelegen und mit ihr oft über einen schmalen Stiel verbunden ist.

Arachnoidale Granulationen (▸ Abschn. 1.3.14): bei starker Keilbeinhöhlenpneumatisation an der Hinterwand vorkommend.

- **Relevanz**
- Zufallsbefunde
- Diagnostische Probleme: bei nicht korrekter Einordnung unnötige Folgeuntersuchungen; bei Notochordresten falscher Tumorverdacht
- Besteht bei einem Canalis basilaris medianus eine Verbindung zum Pharynx, kann dies Eintrittspforte für eine bakterielle Meningitis sein
- Arachnoidale Granulationen der Keilbeinhöhlenhinterwand sind eine potenzielle Ursache für eine spontane Rhinoliquorrhö mit nachfolgender Meningitis

Abb. 1.23 A–L. Clivusvarianten (jeweils mit *Pfeil[en]* gekennzeichnet). **A, B** Fossa navicularis. Die *Pfeilspitze* markiert die noch nicht verknöcherte sphenookzipitale Synchondrose (5-Jähriger). **C, D** Foveola pharyngica. **E, F** Canalis basalis medianus. **G, H** Fissura basilaris transversa bei einem Patienten mit genetisch gesichertem CHARGE-Syndrom. ▶

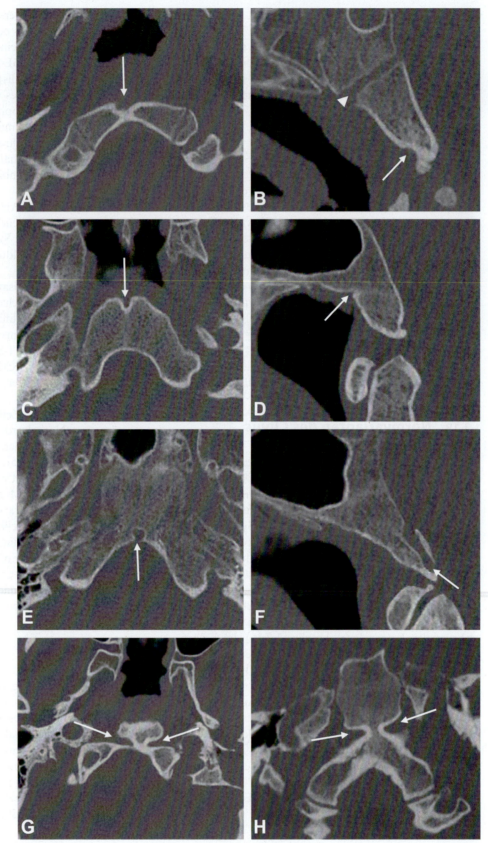

1.3 · Normvarianten

■ Abb. 1.23 (*Fortsetzung*)
I, J Canalis craniopharyngealis und persistierendes atypisches Fettmark (*gepunktete Pfeile*). **K, L** Transklivale Venen. **A, C, E, G, I** CT axial, **B, D, F, J** CT sagittal, **H** CT koronar; **K, L** MRT T1-w: **K** sagittal, **L** koronar. **K, L** mit freundlicher Genehmigung von R. Auer, München

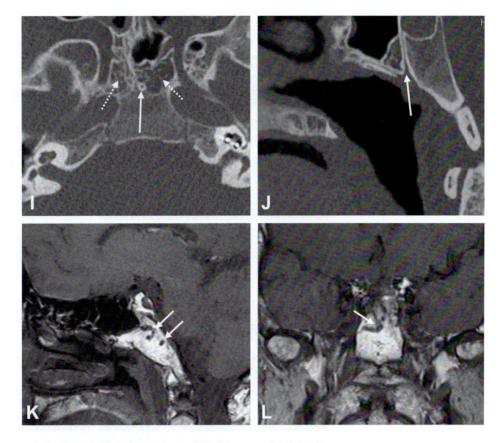

■ Abb. 1.24 **A–H.** Clivusvarianten (jeweils mit *Pfeil[en]* gekennzeichnet). **A–D** Fettmarkinsel bei unvollständiger Pneumatisation. **A** CT im Alter von 8 Jahren, noch nicht verknöcherte sphenookzipitale Synchondrose (*Pfeilspitze*); **B–D** MRT 4 Jahre später. ▶

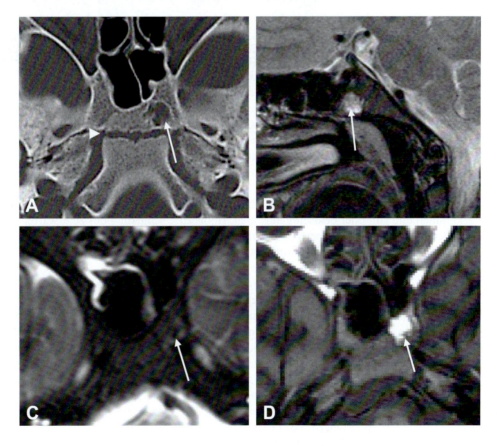

Abb. 1.24 (*Fortsetzung*)
E–H Benigne notochordiale Zellläsion bei einer 80-Jährigen. A, E CT axial; B–D, F–H MRT: B T2-w sagittal, C T2-w FS axial, D, G T1-w axial, F T2-w axial, H T1-w KM axial

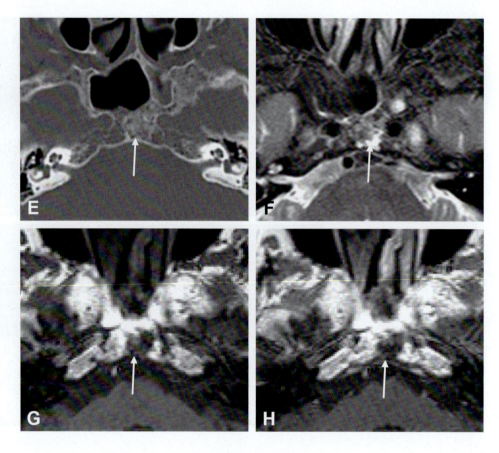

1.4 Fehlbildungen

Schläfenbeinfehlbildungen sind zumeist kongenitale Erkrankungen, die mit Abweichungen von der normalen makroskopischen und/oder mikroskopischen Morphologie und im Gegensatz zu Normvarianten auch mit Funktionseinbuße einhergehen. Sie können genetisch bedingt, prä- oder selten postnatal erworben sein, sporadisch oder im Rahmen von Syndromen zusammen mit anderen Organerkrankungen (Tab. 1.3; Abb. 1.28; Abb. 1.30A, I; Abb. 1.32A, B; Abb. 1.36A, B) vorkommen und ein- oder beidseitig auftreten. In bis zu 40 % der Fälle ist keine gesicherte Ursache feststellbar. Am Schläfenbein entwickeln sich äußeres, Mittel- und Innenohr aus unterschiedlichem Gewebe und zu verschiedenen Zeitpunkten. Eine Kombination von Fehlbildungen des äußeren und Mittelohrs liegt wesentlich häufiger vor als eine kombinierte Mittel- und Innenohrfehlbildung. Insgesamt handelt es sich um seltene Erkrankungen. Alle Fehlbildungen im Bereich des Schläfenbeins zeichnen sich durch eine hohe interindividuelle Variabilität aus. Manche Fehlbildungen, z. B. die präaurikuläre Fistel oder isolierte Ohrmuschelfehlbildungen, benötigen meist keine bildgebende Darstellung. Auf kongenitale Tumoren (Epidermoid, Dermoid, Lipom), die sich bildmorphologisch nicht von erworbenen unterscheiden, wird nicht eingegangen.

1.4.1 Fehlbildungen von äußerem Gehörgang und/oder Mittelohr

Diese Fehlbildungen manifestieren sich isoliert oder kombiniert an Ohrmuschel, äußerem Gehörgang, Mastoid und Mittelohr. Oft liegen auch anomale Verläufe des N. facialis vor. Entsprechende Veränderungen im knöchernen Anteil des äußeren Gehörganges, des Mittelohres und Mastoids bilden die DVT und CT sehr gut ab. Sie sind Grundlage für den teilweise präoperativ erstellten Prognoseindex nach Jahrsdoerfer, der eine Einschätzung des zu erwartenden postoperativen Ergebnisses ermöglicht. Die MRT spielt bei diesen Fehlbildungen keine Rolle.

- **Klinische Befunde**
- Fehlbildungen der Ohrmuschel: Mikrotie (Grad I–III) einschließlich Anotie, Aurikularanhängsel
- Gehörgangstenosen und -atresien
- Fehlgebildeter Hammergriff (Trommelfellbefund)
- Schallleitungs- oder (seltener) kombinierte Schwerhörigkeit
- Gestörte Sprachentwicklung bei bilateraler Hörstörung
- Auftreten im Rahmen von Syndromen

1.4 · Fehlbildungen

Tab. 1.3 Beispiele für syndromale Schwerhörigkeiten. (Zuordnung nach Schuknecht 1993)

Fehlbildung	Erbgang/Genveränderung	Betroffener Teil des Ohrs	Bildmorphologisches Korrelat
Waardenburg-Syndrom	Autosomal-dominant	IO	Ja
Alport-Syndrom	Zu 80 % X-chromosomal-dominant	IO	Nein
Usher-Syndrom	Autosomal-rezessiv	IO	Nein
BOR-Syndrom (branchiootorenales Syndrom)	Autosomal-dominant	ÄO, MO, IO	Ja
Refsum-Syndrom	Autosomal-rezessiv	IO	Nein
Goldenhar-Syndrom (okuloaurikulovertebrale Dysplasie)	Unklar bzw. irregulär	ÄO, MO, IO	Ja
Trisomien (13, 18, 21)	Chromosomenaberration	ÄO, MO, IO	Ja
Franceschetti-Treacher-Collins-Syndrom (Dysostosis otomandibularis)	Autosomal-dominant, unterschiedliche Expressivität	ÄO, MO, IO	Ja
Pendred-Syndrom	Autosomal-rezessiv	IO	Ja
Klippel-Feil-Syndrom	z. T. autosomal-rezessiv	ÄO, MO, IO	Ja
Crouzon-Syndrom (Dysostosis craniofacialis)	Autosomal-dominant	ÄO, MO	Ja
Camurati-Engelmann-Syndrom	Autosomal-dominant	MO, IO	Ja
Apert-Syndrom (Akrozephalosyndaktylismus)	Autosomal-dominant	IO, MO	Ja
Wildervanck-Syndrom (zervikookuloakustische Dysplasie)	z. T. autosomal-rezessiv	ÄO, MO, IO	Ja
CHARGE-Syndrom („retinal **c**olobom, **h**eart defect, choanal **a**tresia, **r**etarded growth, **g**enital hypoplasia, **e**ar malformation")	Autosomal-dominant	IO	Ja

ÄO äußeres Ohr; *IO* Innenohr; *MO* Mittelohr

■ **Diagnosesicherung**
— Bei Fehlbildungen des äußeren Ohres sind klinische und audiologische Befunde diagnoseweisend (◘ Abb. 1.25)
— CT oder DVT; die DVT erfasst Fehlbildungen der Gehörknöchelchen besser
— Tympanoskopie bei isolierten Gehörknöchelchenfehlbildungen (häufig Steigbügelfixation)

■ **Stellenwert von CT und DVT**
— Nachweis von Fehlbildungen am Mittelohr
— Bestimmung des Schweregrads der Fehlbildung zur Abschätzung der Möglichkeit einer gehörverbessernden Operation – verschiedene Klassifikationen:
  – Altmann-Klassifikation für die Atresia auris congenita (◘ Tab. 1.4; ◘ Abb. 1.26; ◘ Abb. 1.27; ◘ Abb. 1.28)
  – kleine/große Fehlbildung: isolierte Fehlbildungen der Gehörknöchelchen (◘ Abb. 1.29; ◘ Abb. 1.30D–F), hochgradige, kombinierte Fehlbildungen des äußeren und Mittelohrs (◘ Abb. 1.28)
  – Schweregradabschätzung nach Müller für Mittelohrfehlbildungen (◘ Tab. 1.5; ◘ Abb. 1.29)
  – Prognoseindex nach Jahrsdoerfer [Shonka 2008]

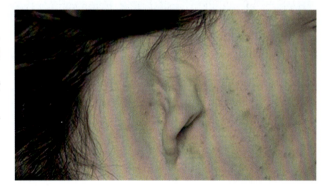

◘ **Abb. 1.25** Mikrotie III. Grades und Gehörgangsatresie

— Aufdeckung anderer Ursachen für die Schwerhörigkeit
— Schwierig bis nicht nachzuweisen sind:
  – Stapesfixationen durch Ringbandsklerosen (◘ Abb. 1.31A)
  – isolierte, geringfügig ausgeprägte Fehlbildungen der Gehörknöchelchen, besonders am Stapes

Tab. 1.4 Altmann-Klassifikation zur Schweregradeinteilung kombinierter Fehlbildungen von äußerem Gehörgang, Warzenfortsatz und Mittelohr [Altmann 1955]

Schweregrad	Morphologische Veränderungen
I: leicht	– Leichte Malformation des äußeren Gehörgangs (Gehörgangsstenose) – Hypoplasie der Pars tympanica und des Trommelfells – Normale oder leicht hypoplastische Paukenhöhle – Gehörknöchelchendysplasie – Normale Mastoidpneumatisation
II: mittelschwer	– Gewebige oder knöcherne Gehörgangsatresie – Schmale Paukenhöhle – Gehörknöchelchendysplasie und -fixation – Mäßige Mastoidpneumatisation
III: schwer	– Fehlender Gehörgang (Atresieplatte) – Hypoplastisches Mittelohr – Stark deformierte Gehörknöchelchen – Pneumatisationshemmung

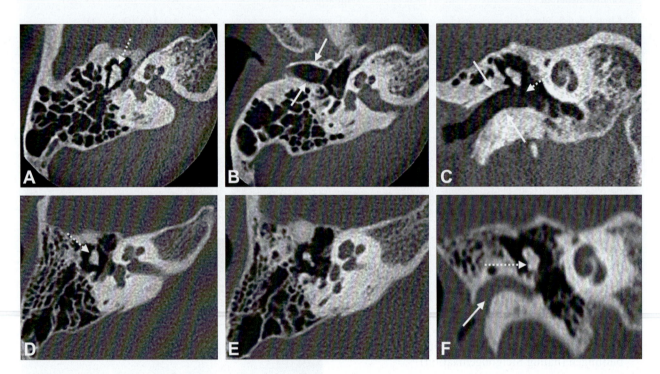

Abb. 1.26 A–F. Leichtgradige Fehlbildungen des äußeren und Mittelohrs, Grad I nach Altmann. **A–C** 13-Jähriger mit Ohranhängsel, Schallleitungsschwerhörigkeit von 45 dB rechts. Geringe Paukenhöhlenhypoplasie, Stenose des äußeren Gehörgangs (*Pfeile*), leicht dysplastischer Hammerkopf (*gepunkteter Pfeil* in **A**), fehlendes Manubrium (*gepunkteter Pfeil* in **C**). **D–F** 6-Jährige mit Mikrotie und Schallleitungsschwerhörigkeit rechts. Stenose und gewebige Atresie des äußeren Gehörgangs (*Pfeil*), hypoplastische Paukenhöhle, Dysplasie von Hammer und Amboss mit Fusion des Inkudomalleolargelenkes (*gepunktete Pfeile* in **D** und **F**). In beiden Fällen normaler Stapes. **A–C** DVT: **A, B** axial, **C** koronar; **D–F** CT: **D, E** axial, **F** koronar

1.4 · Fehlbildungen

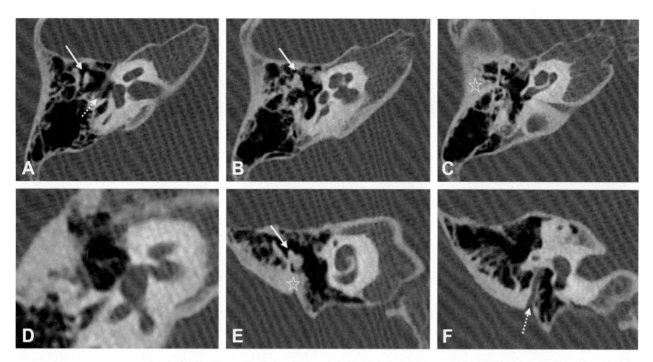

Abb. 1.27 A–F. Mittelgradige Fehlbildung des äußeren und Mittelohrs, Grad II nach Altmann. 3-Jähriger mit Mikrotie und Gehörgangsatresie rechts. Knöcherne Atresie des äußeren Gehörgangs (*Sterne*), hypoplastische Paukenhöhle, mäßig pneumatisiertes Mastoid, Hammer-, Ambossdysplasie mit Fixation an der lateralen Paukenhöhlenwand (*Pfeile*), geringe Stapeshypoplasie (**D**), atypischer tympanaler Fazialisverlauf (*gepunktete Pfeile*). CT: **A–C** axial, **D** schräg axiale Stapesrekonstruktion, **E, F** koronar

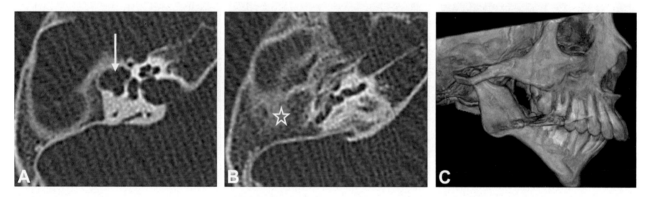

Abb. 1.28 A–C. Schwere syndromale Fehlbildung des äußeren und Mittelohrs, Grad III nach Altmann bzw. große Fehlbildung. 12-Jähriger mit rudimentärer Ohrmuschel und hochgradiger Schallleitungsschwerhörigkeit rechts bei Goldenhar-Syndrom. Äußerer Gehörgang und Warzenfortsatz bilden eine breite Atresieplatte (*Stern*), rudimentäre, verschattete Paukenhöhle (*Pfeil*), Gehörknöchelchenaplasie. Mandibuladysplasie (**C**). **A, B** CT axial; **C** CT 3D-Oberflächenrekonstruktion

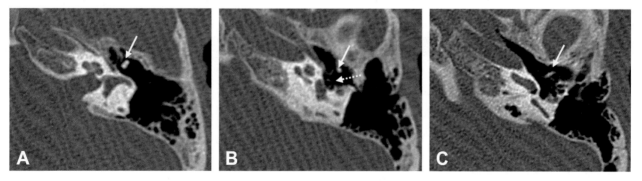

Abb. 1.29 A–C. Isolierte Fehlbildung eines Gehörknöchelchens bei einer 12-Jährigen mit Schallleitungsschwerhörigkeit links. Hammer (*Pfeile*) und Stapes (*gepunkteter Pfeil*) stellen sich normal dar, der Amboss fehlt (leichte Fehlbildung nach Müller bzw. kleine Fehlbildung). CT axial

42 Kapitel 1 · Schläfenbein und hintere Schädelbasis

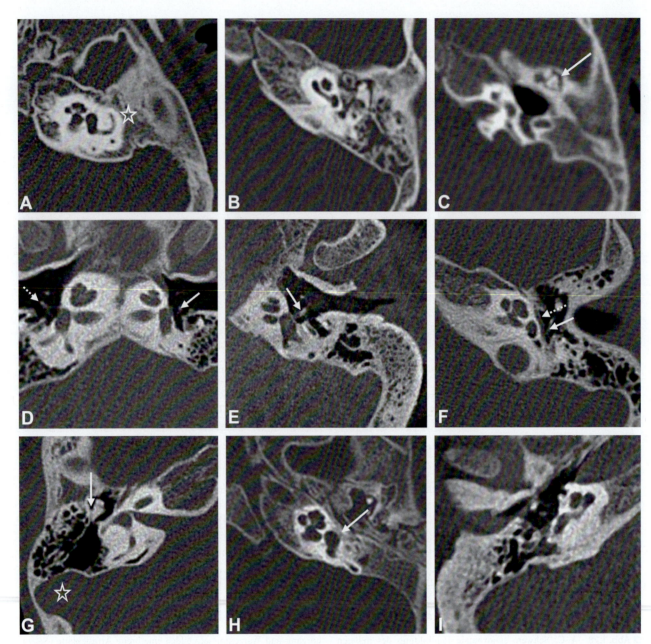

Abb. 1.30 A–I. Bildmorphologische Korrelate von Fehlbildungen des äußeren und Mittelohrs. **A** Paukenhöhlenaplasie (*Stern*) und Atresieplatte von äußerem Gehörgang und Mastoid (Goldenhar-Syndrom). **B** Verschattete, hypoplastische Paukenhöhle durchzogen von knöchernen Septen. **C** In einer separaten Höhle fehlliegende Gehörknöchelchen (*Pfeil*); zusätzlich Innenohrfehlbildung. **D** Hypoplastischer Stapes (*Pfeil*) linksseitig im Vergleich zum Normalbefund der Gegenseite (*gepunkteter Pfeil*). **E** Dysplastischer Stapes mit nur einem prominenten Schenkel (*Pfeil*). **F** Dysplastischer, im Sinus tympani fehlliegender Stapes (*Pfeil*); als Normvariante zu tief auf dem Promontorium verlaufender Fazialiskanal (*gepunkteter Pfeil*; selber Fall wie in ◘ Abb. 1.21L). **G** An der lateralen Paukenhöhlenwand fixierter Amboss (*Pfeil*); lateralisierter Sinus sigmoideus (*Stern*) als Normvariante. **H** Knöchern verschlossenes ovales Fenster (*Pfeil*). **I** Kombinierte Mittel- und Innenohrfehlbildung mit Aplasie des vestibulären Labyrinths und fehlendem ovalen Fenster (CHARGE-Syndrom). **A–C, F–H** CT axial, **D** CT Stapes MPR schräg axial; **E, I** DVT Stapes MPR schräg axial

1.4 · Fehlbildungen

Tab. 1.5 Schweregradeinteilung von Fehlbildungen des Mittelohrs nach Müller [Müller 1991]

Schwere-grad	Morphologische Veränderungen
Leicht	Normale Paukenhöhle Trommelfell- und Gehörknöchelchendysplasie
Schwer	Schmale Paukenhöhle Rudimentäre oder aplastische Gehörknöchelchen
Schwerst	Rudimentäre oder aplastische Paukenhöhle

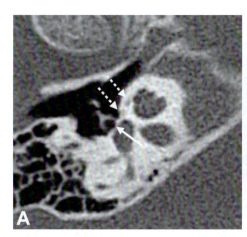 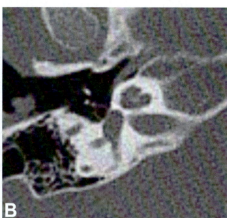

Abb. 1.31 A, B. Kongenitale Stapesfixation (**A**) bei Schallleitungsschwerhörigkeit, verdickte Fußplatte (*Pfeil*). Globuli ossei (*gepunktete Pfeile*) als Normvariante. Normalbefund (**B**) zum Vergleich. CT schräg axiale Stapes MPR

Bildgebende Befunde
- Höhergradige Fehlbildungen betreffen oft alle Strukturen, bei geringgradigen Fehlbildungen liegt ein Nebeneinander von normalen und abnormen Strukturen vor.
- Äußerer Gehörgang: Stenose (Abb. 1.26B, C, F), bindegewebige (Abb. 1.26F) oder knöcherne Atresie (Abb. 1.27C, E; Abb. 1.28B; Abb. 1.30A, H)
- Mastoidpneumatisation: reduziert (Abb. 1.27), fehlend (Abb. 1.28; Abb. 1.30A, H)
- Paukenhöhle: aplastisch (Abb. 1.30A), hypoplastisch (Abb. 1.26; Abb. 1.27; Abb. 1.30B, C) bis rudimentär (Abb. 1.28; Abb. 1.30H), zusätzliche Höhlenbildung (Abb. 1.30C), z. T. Septenbildung oder Verschattungen – entsprechen Fibrosesträngen oder bei sehr jungen Kindern nicht resorbiertem embryonalem Gewebe (Abb. 1.28; Abb. 1.30B)
- Gehörknöchelchen: Formabweichung (Dysplasie; Abb. 1.26A, C; Abb. 1.27A, B, E; Abb. 1.30E, F),), Hypoplasie (Abb. 1.27D; Abb. 1.30D), Aplasie (Abb. 1.28; Abb. 1.29), Fehllage (Abb. 1.30C, F), Fixation an der Paukenhöhlenwand (Abb. 1.27B; Abb. 1.30G), Gelenkfusion (Abb. 1.26D, F) oder -separation
- Fensternischen: eingeengt, knöchern verschlossen (Abb. 1.30H), fehlende Anlage bei Kombination mit einer Vestibulumaplasie (Abb. 1.30I)
- Fazialisverlaufsanomalien (▶ Abschn. 1.3.13; Abb. 1.21; Abb. 1.27A, F; Abb. 1.30F)

Bildgebende Differenzialdiagnosen
- Eine kaum vorhandene Pneumatisation im 1. Lebensjahr (Mastoidpneumatisation entwickelt sich post partum) kann als Fehlbildung fehlinterpretiert werden
- Eine leichte Dysplasie kann als Normalbefund fehlgedeutet werden
- Otosklerose: eine otoskleotisch bedingte Stapesfußplattenverdickung kann als kongenitale Stapesfixation gedeutet werden und umgekehrt (die Hörstörung bei Otosklerose ist erworben)
- Tympanosklerose: Verwechslung von Verknöcherungsprozessen mit Gehörknöchelchendysplasien (▶ Abschn. 1.6.4; Abb. 1.56)

Wichtige Punkte
- Kenntnis relevanter klinischer Befunde:
  – Art der Hörstörung – seit wann bestehend?
  – Syndrom? Welches?
  – Ohrmuscheldeformitäten?
  – Äußerer Gehörgang angelegt?
- Bei einseitigen Fehlbildungen Seitenvergleich zur Abschätzung der Weite von Paukenhöhle und äußerem Gehörgang hilfreich

- Exakte Beschreibung fehlgebildeter Strukturen, insbesondere:
  - Ausmaß des Mittelohrraums und der Mastoidpneumatisation
  - Anlage bzw. Nichtanlage von Gehörknöchelchen (besonders Stapes)
  - Vorhandensein bzw. Nichtvorhandensein der Fensternischen
- Analyse des Fazialisverlaufs

1.4.2 Fehlbildungen von Innenohr und/oder innerem Gehörgang und/oder N. cochlearis

Diese Fehlbildungen manifestieren sich an einzelnen, mehreren oder allen Strukturen des häutigen und/oder knöchernen Labyrinths. Der innere Gehörgang und VII. HN können zusätzlich oder isoliert betroffen sein. Die radiologische Nachweisbarkeit von Innenohrfehlbildungen ist deutlich geringer als die von Mittelohrfehlbildungen. Bei Verdacht auf eine Innenohrfehlbildung ist die MRT zu präferieren, da sie mehr Feindetails aufdeckt. Vor einer CI-Implantation ist zusätzlich die CT oder DVT erforderlich. Es existiert keine Korrelation zwischen dem Grad der radiologisch nachweisbaren Fehlbildung und dem Grad der Funktionsstörung. Zu Innenohrfehlbildungen existieren verschiedene Klassifikationen und Bezeichnungen, die in der Vergangenheit gelegentlich widersprüchlich verwendet wurden. Derzeit aktuelle Einteilungen fokussieren auf die Hörrehabilitation mittels CI oder ABI („auditory brainstem implantation"). Im Mittelpunkt steht dabei die Cochlea [Sennaroglu 2017]. Die Jackler-Klassifikation [Jackler 1987] basiert auf der Abfolge der embryonalen Entwicklung des Innenohrs. Sie stellt charakteristische Schädigungsmuster zusammen, die Rückschlüsse auf den Zeitpunkt der Schädigung zulassen sollen, was wissenschaftlich interessant, jedoch für praktische Belange von untergeordneter Bedeutung ist.

- **Klinische Befunde**
- Konstante, fluktuierende oder progrediente sensorineurale Schwerhörigkeit bzw. Taubheit
- Rezidivierende Hörstürze im Kindes- und Jugendalter: charakteristisch für das „large" Aquaeductus-vestibuli-Syndrom (s. unten) – meist kein echtes Syndrom, da eine Kombination mit anderen Organerkrankungen oft nicht vorliegt
- Vestibuläre Unter- bis Unerregbarkeit – inkonstanter Befund

- **Diagnosesicherung**
- Anamnese und klinische Befunde beim Aquaeductus-vestibuli-Syndrom diagnoseweisend
- MRT und/oder CT bzw. DVT
- Bei Syndromen genetische Testung

- **Stellenwert der Bildgebung**
- CT bzw. DVT und MRT in Vorbereitung auf eine CI-Insertion bei hochgradiger sensorineuraler Schwerhörigkeit: Morphologie des flüssigkeitsgefüllten Labyrinths, des Mittelohrs und des Warzenfortsatzes, Beschaffenheit des VIII. HN, Hinweise für Gusher-Phänomen (▶ Abschn. 1.4.3), Fazialisnormvarianten (▶ Abschn. 1.3.13) insbesondere im tympanalen Segment
- Innenohrfehlbildungen sind radiologisch nur teilweise nachweisbar – Fehlbildungen im Bereich des Neuroepithels des häutigen Labyrinths, wie z. B. die Scheibe- oder die Alexander-Dysplasie, Atrophien des Corti-Organs oder der Stria vascularis sowie Veränderungen der Reissner-Membran können nicht visualisiert werden

- **Bildgebende Befunde**
- Komplette Labyrinthaplasie (Michel-Fehlbildung): Fehlen des Labyrinths, des inneren Gehörgangs und VIII. HN – extrem selten (◯ Abb. 1.21A–C)
- Rudimentäre Otozyste: Anstelle des Labyrinths ist nur ein Bläschen von wenigen Millimetern vorhanden, der innere Gehörgang ist nicht angelegt – sehr selten
- Schneckenaplasie: Fehlen der Cochlea, das hintere Labyrinth (Vestibulum, Bogengänge) befindet sich in regulärer Position – es ist normal ausgebildet oder dilatiert (◯ Abb. 1.32A, B) – sehr selten
- Common-cavity-Fehlbildung: Verschmelzung von Schnecke und Vestibulum zu einer Kammer, in die der innere Gehörgang mittig mündet (◯ Abb. 1.32C–E); erhöhtes Risiko für Gusher (▶ Abschn. 1.4.3) – laut Literatur ¼ aller Schneckenfehlbildungen [Sennaroglu 2017]
- Schneckenhypoplasie: unterschiedliche Ausprägungsgrade [Sennaroglu 2017]
  - Schnecke lediglich als Bläschen angelegt („cochlear bud"; ◯ Abb. 1.33A; ◯ Abb. 1.36C)
  - zystisch hypoplastische Schnecke ohne Binnenstruktur mit breiter Verbindung zum inneren Gehörgang (Parallelen zu inkompletter Partition Typ I; ◯ Abb. 1.33B)
  - Schnecke mit weniger als 2 Windungen und kurzem Modiolus
  - Schnecke mit hypoplastischer apikaler und mittlerer bei normaler basaler Windung (◯ Abb. 1.33C, D)
- Inkomplette Cochlea-Partition [Sennaroglu 2010]:
  - Typ I: zystische kochleovestibuläre Malformation – zystisch hypoplastische Schnecke und dilatiertes Vestibulum (◯ Abb. 1.34F), verursacht Gusher (▶ Abschn. 1.4.3), gelegentlich erweiterter Aquaeductus vestibuli – unter den Innenohrmalformationen häufiger

- Typ II: Defekt des apikalen Modiolus und interskalaren Septums, sodass die apikale und mittlere Schneckenwindung miteinander verschmelzen (die basale ist normal), oft kombiniert mit dilatiertem Vestibulum und erweitertem Aqueductus vestibuli (Mondini-Malformation; ◘ Abb. 1.34A–E); Gusher (▶ Abschn. 1.4.3) oder Oozer (langsamer Liquoraustritt bei Labyrintheröffnung) sind möglich, treten aber nicht regelmäßig auf – häufigste der Schneckenfehlbildungen
- Typ III: Cochlea mit interskalaren Septen, jedoch komplett fehlendem Modiolus bei X-chromosomaler Schwerhörigkeit (nur bei männlichen Patienten, endgültige Diagnose durch Gendefektnachweis), verursacht Gusher (▶ Abschn. 1.4.3), bulbäre Erweiterung des inneren Gehörganges mit fehlender knöcherner Abgrenzung zur Schnecke, erweiterter labyrinthärer Fazialiskanal (◘ Abb. 1.34G–J) – Rarität
— Erweiterter Aqueductus vestibuli: Die früher geltende „midpoint" Grenzweite wurde von Boston [2007] von ursprünglich 1,5 auf 0,9 mm korrigiert, die der Apertura externa ist bei 2 mm geblieben. Beide Werte werden im axialen CT-Bild ermittelt (◘ Abb. 1.35A). Exakte Messungen sind aufgrund der sehr geringen Größe schwierig. Für die visuelle Abschätzung gilt, dass der Aquaeductus vestibuli im Normalfall nicht weiter als der posteriore Bogengang ist. Ein erweiterter Aquaeductus vestibuli im CT bzw. ein erweiterter Ductus/Sacus endolymphaticus im MRT gilt als die häufigste radiologisch sichtbare Manifestation einer Innenohrfehlbildung – isoliert (◘ Abb. 1.35) oder häufiger kombiniert mit anderen Innenohrfehlbildungen (◘ Abb. 1.33B; ◘ Abb. 1.34A–E; ◘ Abb. 1.34G–J; ◘ Abb. 1.36B; ◘ Abb. 1.37E, F) vorkommend. Von einem „large" Aquaeductus-vestibuli-Syndrom (LAVS) bzw. einem „large endolymphatic duct and sac syndrome" (LEDS) spricht man bei einer nicht selten fluktuierenden Schwerhörigkeit und einer Erweiterung dieser Strukturen. Wenn der Ductus endolymphaticus in der stark T2-w 3D-Sequenz eindeutig abgrenzbar ist, ohne o. g. Grenzwerte zu erreichen, und eine anderweitig nicht erklärbare sensorineurale Schwerhörigkeit im Kindes- und Jugendalter vorliegt, muss der Verdacht auf ein LEDS geäußert werden (◘ Abb. 1.35D, E)
— Fehlbildungen von Vestibulum, Bogengängen: Aplasie (◘ Abb. 1.30I; ◘ Abb. 1.36A, B), Hypoplasie (◘ Abb. 1.36A–C), Dilatation (◘ Abb. 1.33B; ◘ Abb. 1.34A, F, H; ◘ Abb. 1.36D–F) oder Verschmelzung von Bogengängen (zumeist des late-

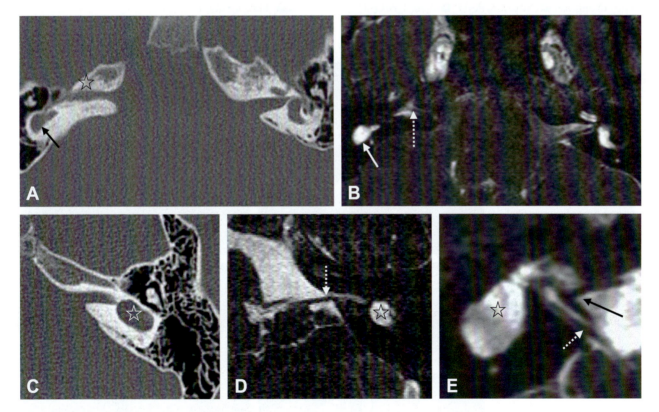

◘ **Abb. 1.32** A–E. Aplasie der Cochlea (A, B) und Common-cavity-Fehlbildung (C–E) (Sterne) mit jeweils nur einem Nerv im inneren Gehörgang (*gepunktete Pfeile*) bei fehlender Fazialisparese. A, B 9-Jähriger, rechts taub, Rubinstein-Taybi-Syndrom. Zusätzlich zur Aplasie der rechten Schnecke besteht eine Vestibulumdilatation (*Pfeile*), ein enger innerer Gehörgang und eine Gehörknöchelchendysplasie. C, D 5-Jährige, links nahezu taub. Sehr enger innerer Gehörgang. E 12-Jährige mit zufällig entdeckter hochgradiger sensorineuraler Schwerhörigkeit rechts. Sehr weiter innerer Gehörgang, Gefäßschlinge als Normvariante (*Pfeil*). A, C CT axial; B, D, E MRT stark T2-w axial

ralen) mit dem Vestibulum (◻ Abb. 1.33B) sind Manifestationsformen. Fehlbildungen des hinteren Labyrinths können zusammen mit anderen Innenohrfehlbildungen oder isoliert vorkommen und dabei alle oder nur einzelne Strukturen betreffen. Sie sind nicht selten bei Syndromen anzutreffen, für das CHARGE-Syndrom gelten Aplasien aller 3 Bogengänge als typisch [Morimoto 2006]. Das Ausmessen der zentralen Knocheninsel („central bony island"; ◻ Abb. 1.36F) kann beim Aufdecken diskreterer Malformationen des Vestibulums und/oder lateralen Bogengangs hilfreich sein – ein Wert unter 3 mm ist hinweisend für eine Fehlbildung [Purcell 2003]. Von allen Bogengängen ist der laterale am häufigsten fehlgebildet.

- Malformationen der Apertura cochleae: Stenose (z. T. auch als Hypoplasie bezeichnet; ◻ Abb. 1.36G) bei einer Breite < 1,5 mm [Wilkins 2012]; Aplasie bei einem knöchernen Verschluss (◻ Abb. 1.36H), dann ist der N. cochlearis nicht angelegt – zusätzlich kann jeweils der innere Gehörgang (s. u.) eingeengt sein
- Anomalien des inneren Gehörgangs:
  - Aplasie: extrem selten (◻ Abb. 1.21A–C)
  - enger innerer Gehörgang: Breite < 2,5 mm in Gehörgangsmitte [Sennaroglu 2017] oft verbunden mit Hypo- oder Aplasie des N. cochlearis (MRT-Diagnose; ◻ Abb. 1.32A–D; ◻ Abb. 1.36G–I)
  - Teilung in 2 separate Kanäle: der VII. HN ist gewöhnlich immer vorhanden und verläuft im anterosuperioren Kanal, der VIII. HN kann im posteroinferioren Kanal fehlen (◻ Abb. 1.36J, K)
  - fehlende knöcherne Separierung der Cochlea am Fundus des inneren Gehörgangs (◻ Abb. 1.33B; ◻ Abb. 1.34F, G, I) als Hinweiszeichen für Gusher-Phänomen (▶ Abschn. 1.4.3; ◻ Abb. 1.37F, H)
- Fehlbildungen nervaler Strukturen im inneren Gehörgang: oft bei Stenosen des inneren Gehörgangs, aber auch bei dessen normaler oder sehr weiter Ausprägung (◻ Abb. 1.32E) möglich – zusammen mit Fehlbildungen anderer Innenohrstrukturen oder isoliert; direkt nur im MRT zu sehen; am häufigsten ist der N. cochlearis betroffen, sehr selten die Pars superior und/oder inferior des N. vestibularis; Fazialisfehlbildungen mit kongenitalen Funktionsstörungen sind Raritäten (Möbius-Syndrom)
  - Aplasie (◻ Abb. 1.36L, M)
  - Hypoplasie: Verschmälerung des Nervendurchmessers – im Querschnittsbild schmaler als der N. facialis (◻ Abb. 1.36N)
  - „common nerve": im inneren Gehörgang ist nur ein Nerv abgrenzbar – bei fehlender Fazialisparese und vestibulokochleärer Restfunktion ist von Fasern des VII. und VIII. HN auszugehen (◻ Abb. 1.32D, E)

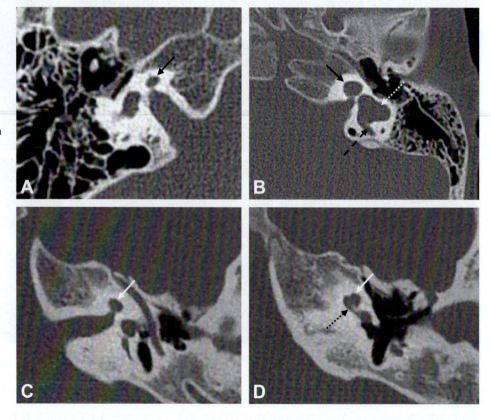

◻ **Abb. 1.33** A–D. Schneckenhypoplasie unterschiedlicher Ausprägung (*Pfeile*). **A** Kochleäres Bläschen; 18-Jähriger, kombinierte Schwerhörigkeit. **B** Zystisch hypoplastische Schnecke; 4-Jährige, beidseitige Taubheit. Zusätzlich dilatiertes, mit dem horizontalen Bogengang verschmolzenes Vestibulum (*gepunkteter Pfeil*) und erweiterter Aquaeductus vestibuli (*gestrichelter Pfeil*). **C, D** Hypoplasie der apikalen und mittleren Windung bei normaler basaler Windung (*gepunkteter Pfeil*); 22-Jährige, kombinierte Schwerhörigkeit. CT axial

1.4 · Fehlbildungen

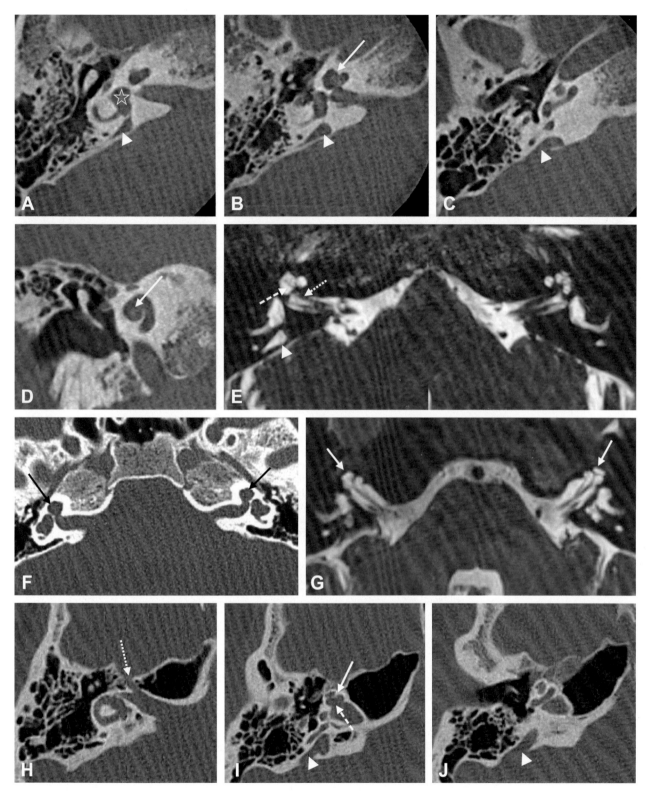

◘ **Abb. 1.34 A–J.** Inkomplette Cochlea-Partition (*Pfeile*). **A–E** Typ II als häufigste Form. Zusammen mit einem dilatierten Vestibulum (*Stern*) und erweiterten Aquaeductus vestibuli bzw. Ductus endolymphaticus (*Pfeilspitzen*) liegt eine Mondini-Fehlbildung vor. Im MRT ist die Modiolushypoplasie (*gestrichelter Pfeil*) besser und zusätzlich ein verschmälerter N. cochlearis (*gepunkteter Pfeil*) erkennbar. 53-Jährige, rechts fast taube CI-Kandidatin. **F** Typ I mit zystischer Schnecke und dilatiertem Vestibulum; 16-Jähriger, beidseitige Taubheit. **G–J** Typ III bei X-chromosomaler Schwerhörigkeit. Schnecke mit regulärer Windungszahl, fehlendem Modiolus, zarter interskalarer Septierung (im MRT erkennbar), breiter Verbindung zum bulbär konfigurierten inneren Gehörgang (*gestrichelter Pfeil*). Leichte Dilatation des Vestibulums und horizontalen Bogengangs. Erweiterter labyrinthärer Fazialiskanal (*gepunkteter Pfeil*) und Aquaeductus vestibuli (*Pfeilspitzen*). **A–D** DVT: **A–C** axial, **D** koronar; **E, G** MRT stark T2-w axial; **F, H–J** CT axial. *CI* Cochlea-Implantat

48   Kapitel 1 · Schläfenbein und hintere Schädelbasis

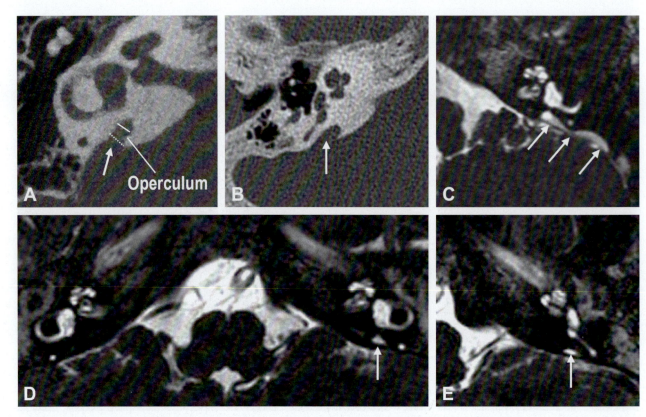

Abb. 1.35 A–E. Erweiterter Aquaeductus vestibuli bzw. Ductus/Saccus endolymphaticus (*Pfeile*). **A** 79-Jähriger, seit Kindheit rechts taub. Die „midpoint" Weite wird an der Hälfte der Strecke zwischen Crus commune/Vestibulumhinterwand und der Apertura externa gemessen (*Linie*); die Weite der Apertura externa am Operculum rechtwinklig zur Felsenbeinhinterkante (*gepunktete Linie*), bei Messungen in mehreren Schichten gilt der größte Wert. **B** 58-Jährige, fluktuierende, progressive SNS; beidseits ähnliche Bildbefunde. Mehrere Hörstürze, davon einer während der Geburt ihres Kindes. **C** 1-Jährige mit schwerer SNS. **D, E** 5-Jähriger mit kombinierter Schwerhörigkeit links, rechts Normalgehör. Der Ductus endolymphaticus erreicht noch nicht die in der Literatur zu findende kritische Grenze, dennoch ist der Befund im Sinne eines LEDS zu werten. **A** DVT axial; **B** CT axial; **C–E** MRT stark T2-w axial. *LEDS* „large endolymphatic duct and sac syndrome"; *SNS* sensorineurale Schwerhörigkeit

1.4 · Fehlbildungen

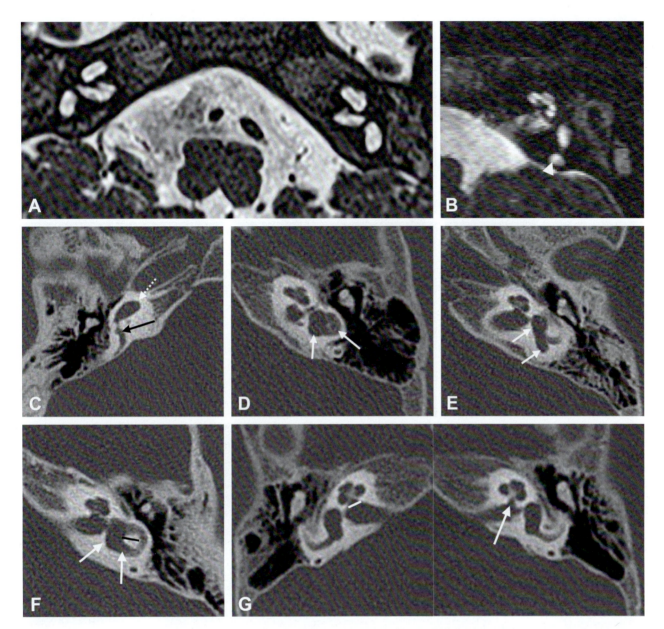

Abb. 1.36 A–N. Fehlbildungen des posterioren Labyrinths (**A-F**), der Apertura cochleae (**G, H**), des inneren Gehörgangs (**I–K**) und des N. cochlearis (**L-N**). Nur in **C** liegt auch eine Schneckenfehlbildung vor. **A, B** CHARGE-Syndrom mit Fehlen aller Bogengänge und hypoplastischem Vestibulum bei einem 9 Monate (**A** beidseits tauben) bzw. einem 5 Monate alten Mädchen (**B** beidseits schwerhörig, seitensymmetrische Fehlbildung, nur links abgebildet) – in **B** zusätzlich erweiterter Ductus endolymphaticus (*Pfeilspitze*). **C** 10-Jähriger, kombinierte Schwerhörigkeit und Mikrotie rechts. Fehlbildung aller 3 Ohranlagen: Atresia auris congenita Altmann Typ II, hypoplastisches Vestibulum (*Pfeil*), bläschenförmige Cochlea (*gepunkteter Pfeil*). **D** 15 Monate alter Junge, links taub. Dilatation von Vestibulum und lateralem Bogengang (*Pfeile*; außerdem Stenose des inneren Gehörgangs und Aplasie des N. cochlearis – nicht abgebildet). **E** 3-jährige CI-Kandidatin mit hochgradiger SNS. Dilatation von Vestibulum und hinterem Bogengang (*Pfeile*). **F** 4-Jähriger mit hochgradiger SNS. Dilatation von Vestibulum und lateralem Bogengang (*Pfeile*). Mit 2,7 mm verkürzte zentrale Knocheninsel (*Linie*). **G** 1-Jähriger, links taub. Hochgradige Stenose der Apertura cochleae (*Pfeil*), im MRT Fehlen des N. cochlearis (nicht abgebildet). Rechts Normalbefund mit Messlinie für die Breitenbestimmung der Apertura. ▶

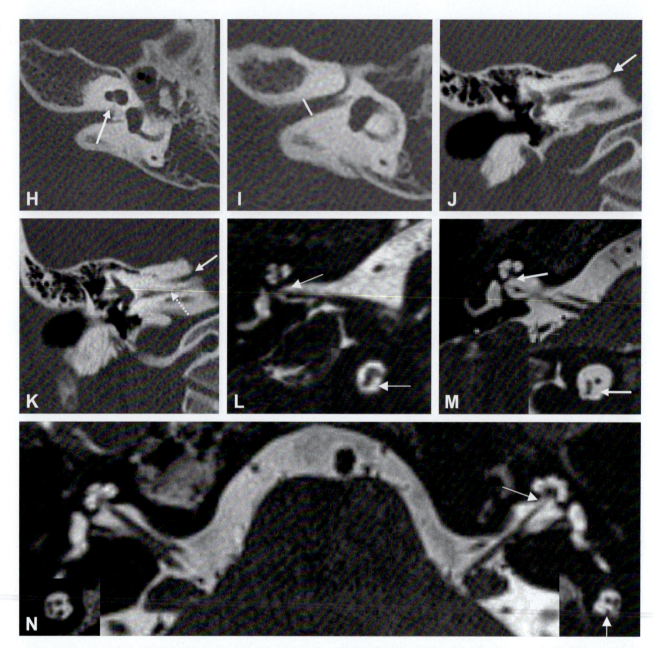

Abb. 1.36 (*Fortsetzung*) **H, I** 5-Jähriger, an Taubheit grenzende Schwerhörigkeit links. Aplasie der Apertura cochleae (*Pfeil*) und mit 2,3 mm (*Linie*) enger innerer Gehörgang. **J, K** 13-Jährige, rechts taub. Zweiteilung des inneren Gehörgangs. Im etwas weiteren Kanal (*Pfeile*) verläuft bei fehlender Parese sehr wahrscheinlich der N. facialis, im sehr schmalen (*gepunkteter Pfeil*) fehlt sehr wahrscheinlich der VIII. HN. **L, M** Isoliertes Fehlen des N. cochlearis rechts (*Pfeile*) bei einem 5-Jährigen mit höchstgradiger SNS und Stenose des inneren Gehörgangs (**L**) bzw. einem 32-Jährigen mit Taubheit und ampullärem inneren Gehörgang (**M**). **N** Hypoplastischer N. cochlearis (*Pfeile*) links, gut erkennbar im Vergleich zur gesunden Gegenseite, bei einer 58-Jährigen, anamnestisch seit Kindheit Taubheit links. **A, B, L–N** MRT stark T2-w axial, **L–M** Querschnittsrekonstruktion durch den inneren Gehörgang in den unteren Bildecken; **C–K** CT: **C–I** axial, **J, K** koronar. *SNS* sensorineurale Schwerhörigkeit

1.4 • Fehlbildungen

- **Bildgebende Differenzialdiagnosen**
- Normalbefund: bei bildmorphologisch diskret ausgeprägten, isolierten Fehlbildungen (Ossikelfehlbildungen, erweiterter Aquaeductus vestibuli, Schneckenfehlbildungen, Dilatationen des posterioren Labyrinths) wird nicht selten ein Normalbefund erhoben
- Fibrosierende oder ossifizierende Veränderungen als Folge einer Labyrinthitis/Meningitis (▶ Abschn. 1.6.6; ◘ Abb. 1.62J, K) oder einer Felsenbeinquerfraktur (▶ Abschn. 1.5.2; ◘ Abb. 1.40I) → Anamnese

- **Wichtige Punkte**
- Kenntnis relevanter klinischer Befunde:
   - Art der Hörstörung – seit wann bestehend?
   - vestibuläre Störung?
   - Syndrom? Welches?
   - Z. n. Meningitis?
- Exakte Beschreibung fehlgebildeter Strukturen wichtiger als Verwendung von Eigennamen und Klassifikationen
- Bei CI-Kandidaten besonders Schnecke und Hörnerv analysieren sowie überprüfen, ob Hinweise für Gusher bestehen

1.4.3 Angeborene Liquorfisteln

Am Schläfenbein können bei Fehlbildungen oder Normvarianten sehr selten fakultativ Liquorfisteln auftreten, die wiederum imstande sind, rezidivierende Meningitiden zu verursachen (▶ Abschn. 1.3.14; ▶ Abschn. 1.3.17). Sie manifestieren sich häufiger als translabyrinthäre oder seltener als perilabyrinthäre Fisteln.

- **Klinische Befunde**
- Rhinoliquorrhö (bei intaktem Trommelfell) über die Tuba auditiva, als falsche Rhinoliquorrhö bezeichnet
- Otoliquorrhö (bei perforiertem Trommelfell)
- Gusher-Phänomen (bei translabyrinthärer Fistel): massiver Austritt von Liquor während einer Stapedotomie oder CI-Elektrodenplatzierung
- Rezidivierende Meningitis – eher bei perilabyrinthärer Fistel
- Hörstörung/Schwindel möglich

- **Stellenwert der Bildgebung**
- Perilabyrinthäre Fistel: Lokalisation des Defekts zur chirurgischen Abdeckung – CT zur Aufdeckung knöcherner Defekte, MRT zur Darstellung des Inhalts
- Translabyrinthäre Fistel: Hinweis auf Fehlbildungen, die intraoperativ ein Gusher-Phänomen zur Folge haben können
- Fußplattendefekte können nicht ausreichend sicher entdeckt werden

- **Diagnosesicherung**
- Sicherung des Liquorausflusses mittels Bestimmung von β-2-Transferrin
- CT und MRT – bei nicht eindeutiger Klärung Wiederholung der Bildgebung nach intrathekaler Gabe von KM

- **Bildgebende Befunde**
- Folgende Hinweise für Verbindungswege zwischen Subarachnoidalraum und temporalen Lufträumen (perilabyrinthäre Fisteln) bzw. Perilymphraum (translabyrinthäre Fisteln) sind aus zumeist wenigen Fallbeschreibungen bekannt:
   - perilabyrinthäre Fisteln:
      - Dehiszenzen am Dach der Paukenhöhle (◘ Abb. 1.22G; ◘ Abb. 1.37A) oder am sinoduralen Winkel, z. T. mit Meningoenzephalozele oder arachnoidalen Granulationen (◘ Abb. 1.22H–L)
      - dehiszente Riesenzellen in der Felsenbeinspitze
      - Hyrtl-Fissur (persistierender embryonaler Gang, der die hintere Schädelgrube mit dem Hypotympanon verbindet, extrem selten, verläuft parallel zum Aquaeductus cochleae, mündet unterhalb des runden Fensters in die Paukenhöhle [◘ Abb. 1.37B, C])
      - aufgeweiteter Canaliculus subarcuatus (◘ Abb. 1.37D)
      - aufgeweiteter labyrinthärer Fazialiskanal (◘ Abb. 1.34H)
   - translabyrinthäre Fisteln:
      - fehlende knöcherne Separierung des inneren Gehörgangs von Schnecke/Vestibulum oder defekter Modiolus (◘ Abb. 1.34F, G, I; ◘ Abb. 1.37E–H)
      - abnorm patenter Ductus perilymphaticus wird diskutiert
      - Fußplattendefekte sind bei dieser Fistelform die häufigste Austrittsstelle, bildgebend jedoch nicht sicher nachweisbar

- **Bildgebende Differenzialdiagnosen**
- Normvarianten

- **Wichtige Punkte**
- Die unter den perilabyrinthären Fisteln aufgeführten möglichen Liquoraustrittsstellen sind viel häufiger Normvarianten
- Bei Innenohrfehlbildungen Fundus des inneren Gehörgangs und Modiolus genau analysieren

Abb. 1.37 A–H. Auf Liquorfisteln hindeutende Veränderungen. **A** Defekt am Tegmen tympani (*Pfeil*), Arrosion und Verbreiterung der Fossa geniculata (*Stern*) – operativ bestätigte Liquorfistel bei einem 10-jährigen Mädchen mit rezidivierenden Meningitiden. **B, C** Hyrtl-Fissur (*Pfeile*). **D** Aufgeweiterter Canaliculus subarcuatus bei einem Erwachsenen (*Pfeil*). **E–H** Veränderungen im Rahmen einer komplexen Innenohrfehlbildung: Dehiszenz am Fundus des inneren Gehörgangs (*Pfeile*), fehlender Modiolus (*Pfeilspitze*) – das Auftreten eines Gusher-Phänomens, beispielsweise bei Insertion eines Cochlea-Implantates, ist sehr wahrscheinlich. **A** CT koronar; **B** DVT axial, **C** DVT koronar; **D–G** CT axial; **H** MRT stark T2-w axial

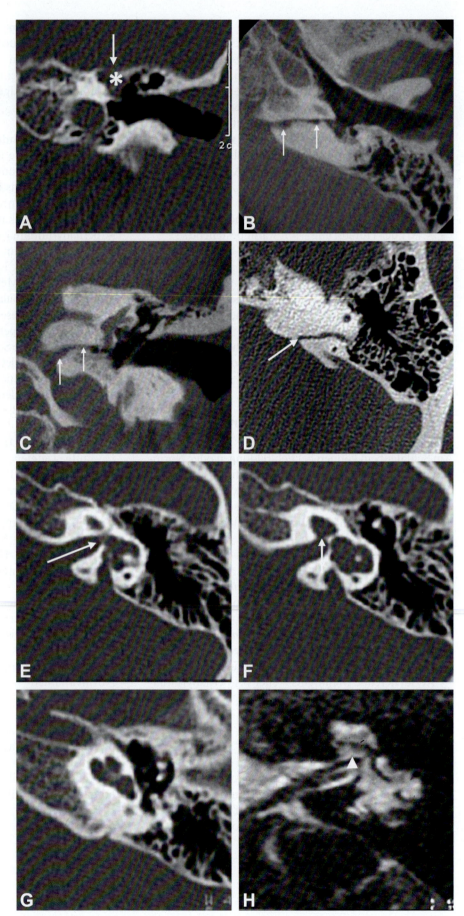

1.4.4 Eagle-Syndrom

Bei diesem Syndrom, benannt nach seinem Erstbeschreiber Watt Weems Eagle, werden unten aufgeführte Beschwerden durch einen verlängerten Processus styloideus und/oder Ossifikationen der stylohyoidalen Kette (Processus styloideus mit Basis und eigentlichem Fortsatz, Lig. stylohyoideum, kleines Horn des Zungenbeins) insbesondere durch Druck auf die in der Karotisloge verlaufenden Nerven bzw. Gefäße hervorgerufen. Die Pathogenese der Ossifikationen ist nicht endgültig geklärt. Da das Syndrom in allen Altersgruppen auftreten kann, ist die Theorie einer reaktiven Hyperplasie und Metaplasie plausibel. Danach persistiert embryonales Gewebe mit kartilaginärem/ossärem Potenzial im Verlauf der stylohyoidalen Kette. Als Trigger für die Ossifikation werden vor allem Traumata und endokrinologische Erkrankungen diskutiert. Sie können aber auch bei diesbezüglich leerer Anamnese vorkommen. Der Processus styloideus entwickelt sich nachgeburtlich, somit liegt keine angeborene Veränderung vor.

Ossifikationen der stylohyoidalen Kette werden radiologisch nicht selten beobachtet. Wesentlich häufiger handelt es sich um asymptomatische Zufallsbefunde im Sinne einer Normvariante als um symptomatische Fälle.

- **Klinische Befunde**
- Rezidivierende, dumpfe Halsschmerzen mit Verstärkung beim Schlucken
- Fremdkörpergefühl
- Gesichtsschmerzen
- Sehr selten transitorische ischämische Attacken oder pulsatiler Tinnitus
- Palpation eines verlängerten Processus styloideus in der Tonsillengrube mit Schmerzprovokation

- **Stellenwert der Bildgebung**
- Diagnosesicherung: CT besonders geeignet; DVT kann Weichteilstrukturen schlecht differenzieren
- Unerlässlich für Therapieentscheid; bei Resektion für Zugangsplanung

- **Bildgebende Befunde**
- Verlängerter (> 30 mm), z. T. verdickter Processus styloideus – Messung am besten auf angulierten sagittalen Rekonstruktionen (Abb. 1.38E, F, K, L)
- Ossifikationen des Ligamentum stylohyoideum unterschiedlichen Ausmaßes: komplett, segmentiert, z. T. Pseudogelenkbildung zwischen einzelnen Bestandteilen der stylohyoidalen Kette (Abb. 1.38D–F)
- Enger Bezug von ossifizierten Anteilen der stylohyoidalen Kette zur Karotisloge (Abb. 1.38B)

- **Bildgebende Differenzialdiagnosen**
- Keine

- **Wichtiger Punkt**
- Bezug zur Karotisloge am besten auf kontrastgestützten axialen Bildern (alternativ natives MRT) abschätzbar

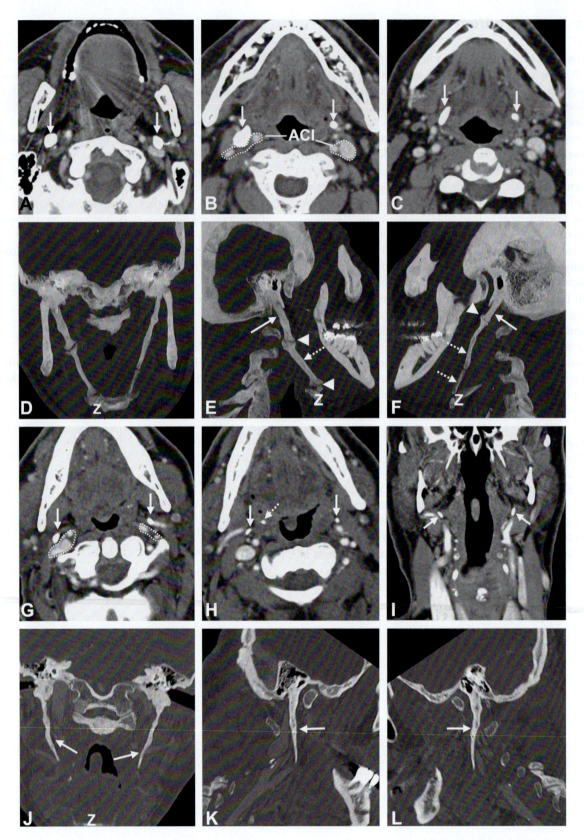

Abb. 1.38 A–L. Ossifikationen der stylohyoidalen Kette. **A–F** Lig. stylohyoideum beidseits verknöchert (*gepunktete Pfeile*) – links segmentiert; Processus styloideus (*Pfeile*) rechts verdickt und verlängert; Pseudogelenke (*Pfeilspitzen*). Eagle-Syndrom mit Schmerzen der rechten Halsseite, starken Schluckbeschwerden, hervorgerufen durch Druck des rechten Processus styloideus auf die Karotisscheide (*gepunktete Linie*), links kein Kontakt. **G–L** Beidseits mit > 45 mm deutlich verlängerter Processus styloideus; zufallsbefundlich entdeckt; kein Kontakt zur Karotisloge. Tonsillenkalk (*gepunkteter Pfeil*) als weiterer Zufallsbefund. **A–C, G, H** CT KM axial; **I** CT KM koronar; **D–F, J–L** MIP: **D, J** koronar, **E, F, K, L** schräg-sagittal. *ACI* A. carotis interna; *MIP* Maximumintensitätsprojektion; *Z* Zungenbein

1.5 Traumatisch bedingte Erkrankungen

Bei manchen traumatisch bedingten Erkrankungen des Schläfenbeins wird keine bildgebende Diagnostik benötigt bzw. sind von der Bildgebung keine wegweisenden Befunde zu erwarten. Dazu zählen:
— Verletzungen des äußeren Ohres
— Baro-, Knall- und Explosionstrauma
— Akutes und chronisches Lärmtrauma

Für die Bildanalyse relevante Verletzungsarten sind Frakturen, Verletzungen der Gehörknöchelchenkette, Fazialisläsionen und die Contusio labyrinthi. Frakturen des Schläfenbeins, auch als otobasale Frakturen bezeichnet, können isoliert oder im Rahmen von Polytraumata vorkommen. Beim Polytrauma werden sie z. T. erst zeitversetzt diagnostiziert, da von ihnen keine vitale Bedrohung ausgeht. Trotz neuerer Frakturklassifikationen verwendet man im klinischen Alltag nach wie vor die Einteilung in Längs-, Quer- und gemischte Frakturen. Klassische Frakturverläufe sind seltener anzutreffen. Dennoch lassen sich bei erweiterter Frakturlinieninterpretation alle Schläfenbeinfrakturen einem dieser 3 Typen zuordnen. Klinisch bedeutsam ist die Stellungnahme, ob die Fraktur durch das Labyrinth verläuft oder nicht.

1.5.1 Längsfrakturen

Längsfrakturen sind mit ca. 70 % die häufigsten Frakturen des Schläfenbeins. Sie entstehen durch seitlich einwirkende Gewalt. Die Frakturlinien verlaufen in Richtung der Längsachse der Felsenbeinpyramide – es kommt zu einer Schädigung des Mittelohrs. Fazialisparesen (in ca. 10 – 20 % vorkommend) finden sich hier seltener als bei Querfrakturen. Duraeinrisse mit nachfolgender Liquorrhö sistieren oft spontan. Als Spätfolge kann es zur Ausbildung von Cholesteatomen kommen.

- **Klinische Befunde**
— Stufenbildung am äußeren Gehörgang (◘ Abb. 1.39A)
— Trommelfellperforation (meist randständig) mit Blutung aus dem Ohr oder Hämatotympanon bei intaktem Trommelfell
— Schallleitungsschwerhörigkeit
— Otoliquorrhö oder bei intaktem Trommelfell und Abfluss über die Tuba auditiva „falsche" Rhinoliquorrhö
— Seltener periphere Fazialisparese, häufig verzögert einsetzend (Spätparese)

- **Stellenwert der Bildgebung**
— CT zur Sicherung der Diagnose; die DVT ist aufgrund fehlender Darstellbarkeit von gleichzeitig möglichen intrakraniellen Verletzungen nur bei klinisch eindeutig isoliertem Schläfenbeintrauma, Verdacht auf isolierte Gehörknöchelchenläsionen oder im Verlauf vor CI-Indikation (◘ Abb. 1.41A–F) zum Ausschluss von Labyrinthossifizierungen empfehlenswert
— Darstellung von Frakturverläufen und Fragmentdislokationen
— Aufdeckung potenzieller Komplikationen: Läsionen am Fazialis- und/oder Karotiskanal (Fazialisparese bzw. Karotisdissektion) bzw. am Paukenhöhlendach (Liquorrhö)

- **Diagnosesicherung**
— Klinisch-anamnestische Befunde einschließlich Otoskopie sind diagnoseweisend
— CT
— Sicherung des Liquorausflusses mittels Bestimmung von β-2-Transferrin
— Gegebenenfalls Gefäßdarstellung (CTA)

- **Bildgebende Befunde**
— Vorderer Subtyp (häufiger; ◘ Abb. 1.39B–F): Frakturlinien durch vordere bis mittlere Temporalschuppe, vorderen äußeren Gehörgang und Fossa geniculata/tympanalen Fazialis sowie an der Vorderseite der Pars petrosa
— Hinterer Subtyp (◘ Abb. 1.39G, H): Frakturlinien durch hintere Temporalschuppe oder Processus mastoideus, hinteren äußeren Gehörgang, zweites Fazialisknie und Umgebung des Foramen lacerum
— Bei beiden Subtypen:
  – Beteiligung des Dachs von Paukenhöhle/Mastoid (◘ Abb. 1.39H)
  – Frakturlinien bis in Tuba auditiva und Karotiskanal (◘ Abb. 1.39E, G) möglich
  – Verschattung (Dichteerhöhung) von Paukenhöhle, Mastoid und äußerem Gehörgang, z. T. Spiegelbildungen im Sinne von Einblutungen (◘ Abb. 1.39C–H)
  – Gehörknöchelchenläsionen (▸ Abschn. 1.5.4)
  – seltener intrakranielle Luftansammlung (◘ Abb. 1.39B) als Zeichen einer offenen Schädelbasisfraktur

- **Bildgebende Differenzialdiagnosen**
— Normale feine Gefäß- oder Nervenkanäle bzw. Nähte (Pseudofrakturen; ◘ Abb. 1.8; ◘ Abb. 1.14A)

- **Wichtige Punkte**
— Kenntnis klinischer Befunde
— Seitenvergleich oft zur Differenzierung von Fraktur und Pseudofraktur hilfreich
— Exakte Analyse des Daches von Paukenhöhle und Mastoid im koronaren Bild (◘ Abb. 1.39H); ausgedehnte Frakturen können Zephalozelen (◘ Abb. 1.39I) oder Dehiszenzen mit daraus resultierenden Meningitiden zur Folge haben

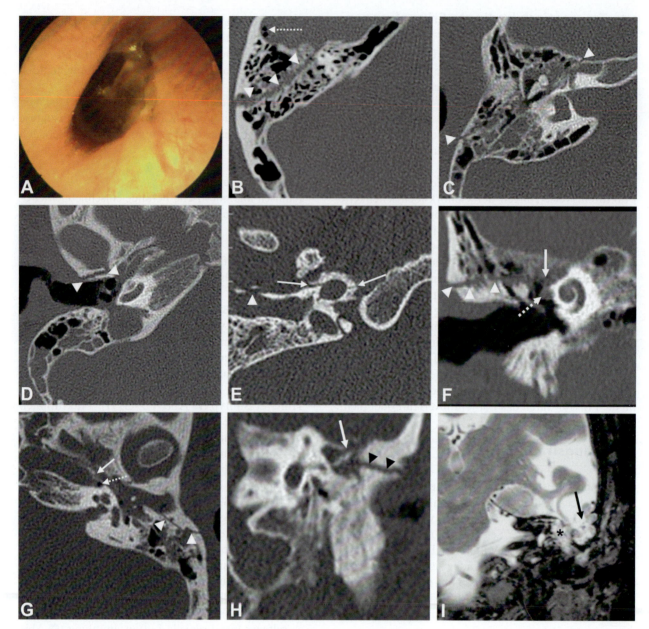

Abb. 1.39 A–I. Längsfrakturen. **A** Stufe im äußeren Gehörgang. **B–F** Vorderer Subtyp mit Frakturlinien durch die Temporalschuppe (*Pfeilspitzen* in **B, C** und **F**), den vorderen äußeren Gehörgang (*Pfeilspitzen* in **D** und **E**) und den Karotiskanal (*Pfeile* in **E**). Umschriebene intrakranielle Luftansammlung (*gepunkteter Pfeil* in **B**). Durch Hämatomdruck (*Pfeil* in **F**) am dehiszenten Fazialiskanal (*gepunkteter Pfeil* in **F**) bedingte Fazialisspätparese. **G, H** Hinterer Subtyp mit Frakturlinien durch den Processus mastoideus (*Pfeilspitzen*). Fraktur des Karotiskanals mit geringer Dislokation (*Pfeil* in **G**) und Luftbläschen im Kanal (*gepunkteter Pfeil* in **G**). Erhebliche Eintrümmerung des Mastoiddachs (*Pfeil* in **H**). **I** Meningoenzephalozele (*Pfeil*) als Spätfolge nach Trauma. Teile des atrophischen Temporallappens prolabieren in das Mastoid. Z. n. versuchter Antrotomie ohne vorherige Bildgebung unter Entzündungsverdacht, dabei massiver Flüssigkeitsaustritt mit nachfolgender Tamponade (*Stern*). **A** Otoskopiebild. **B–E, G** CT axial; **F, H** CT koronar; **I** MRT T2-w koronar. **A** Mit freundlicher Genehmigung von F. Bootz Bonn

- Exakte Analyse des Fazialis- bzw. Karotiskanals – Frakturlinien in diesen Strukturen haben jedoch nicht zwangsläufig eine Fazialisparese oder eine Gefäßverletzung zur Folge
- Rückschlüsse auf den genauen Ort einer Fazialisläsion sind mittels CT nur indirekt möglich: Frakturlinien oder Fragmentdislokationen im Bereich des Fazialiskanals bzw. umschriebene Verschattung am Fazialisverlauf (◘ Abb. 1.39F) als Ausdruck eines Hämatomdrucks von außen

1.5.2 Querfrakturen

Querfrakturen, auch transversale Frakturen genannt, werden durch frontale oder okzipitale Gewalteinwirkung verursacht und betreffen ca. 20 % aller Frakturen des Schläfenbeins. Die Frakturlinien verlaufen senkrecht zur Längsachse der Felsenbeinpyramide. In der Regel kommt es zu einer Schädigung des Innenohrs. Fazialisparesen finden sich zu 40–50 %. Beim lateralen Subtyp können Labyrinthfisteln resultieren. Labyrinthossifizierungen und -fibrosierungen sind mögliche Spätfolgen (◘ Abb. 1.40I).

- **Klinische Befunde**
- Schallempfindungsschwerhörigkeit/Taubheit
- Schädigung des Vestibularorgans (Drehschwindel, Erbrechen, Spontannystagmus zur Gegenseite)
- Periphere Fazialisparese, meist als Sofortparese
- Rhinoliquorrhö bei zusätzlicher vorderer Schädelbasisfraktur möglich

- **Diagnosesicherung/Stellenwert der Bildgebung**
- Wie bei Längsfraktur
- Lokalisation der Schädigung des N. facialis bei Sofortparese: MRT zur Identifizierung eines intra- bzw. perineuralen Ödems bei fehlendem Nachweis dislozierter Knochenfragmente im CT ist empfehlenswert – hat sich bisher aber nicht durchgesetzt

- **Bildgebende Befunde**
- Lateraler Subtyp (häufiger; ◘ Abb. 1.40A–D, G–I):
  - Frakturlinien lateral des inneren Gehörgangs durch die Pars petrosa des Schläfenbeins von der Oberkante zur Basis, häufig durch Anteile des knöchernen Labyrinths und die mediale Paukenhöhlenwand
  - Einbezug des N. facialis labyrinthär, tympanal (◘ Abb. 1.40G, H) und am ersten Fazialisknie (◘ Abb. 1.40A)
  - Pneumolabyrinth (◘ Abb. 1.40B, C) und umschriebener Flüssigkeitsspiegel im Sinus tympani als indirektes Hinweiszeichen für eine Labyrinthfistel
- Medialer Subtyp (◘ Abb. 1.40E, F): Frakturlinien durch die Pars petrosa medial vom Fundus des inneren Gehörgangs
- Bei beiden Subtypen:
  - Einbezug von Karotiskanal (◘ Abb. 1.40F) und Foramen jugulare (◘ Abb. 1.40C) möglich
  - bei schweren Traumata Frakturlinien bis in hintere und/oder mittlere (◘ Abb. 1.40E) sowie selten vordere Schädelgrube verfolgbar
  - selten Verschattung (Dichteerhöhung) von Paukenhöhle und Mastoid im Sinne von Einblutungen
  - selten Pneumenzephalus
  - sehr selten Gehörknöchelchenläsionen (▶ Abschn. 1.5.4)

- **Bildgebende Differenzialdiagnosen**
- Wie bei Längsfraktur

- **Wichtige Punkte**
- Wie bei Längsfraktur
- Frakturlinien durch Labyrinth und mediale Paukenhöhlenwand oder Fenster können Labyrinthfisteln nach sich ziehen

1.5.3 Gemischte Frakturen

Gemischte oder komplexe Frakturen zeichnen sich sowohl durch longitudinale als auch transversale Frakturkomponenten aus. Sie kommen häufig bei schweren Schädel-Hirn-Traumata vor und weisen typische klinische und bildgebende Charakteristika auf (▶ Abschn. 1.5.1, ▶ Abschn. 1.5.2; ◘ Abb. 1.41). MIP von 2–4 mm Schichtdicke helfen, Frakturlinienverläufe plastischer hervorzuheben (◘ Abb. 1.41D–F).

1.5.4 Gehörknöchelchenläsionen

Läsionen der Gehörknöchelchenkette treten am häufigsten durch Schlag auf die Temporal-, Parietal- oder Okzipitalregion auf und sind häufig mit Längs- oder komplexen Frakturen kombiniert. Selten liegen andere Verletzungsmuster zugrunde, wie Querfrakturen, indirekte Gewalt durch Explosionstraumata oder direkte mechanische Gewalteinwirkung. Prinzipiell können alle Gehörknöchelchen traumatisiert werden. Aufgrund unterschiedlicher Fixierung und Ausrichtung sind die einzelnen Gehörknöchelchen jedoch nicht in gleicher Häufigkeit betroffen. Gehörknöchelchenfrakturen kommen wesentlich seltener vor als Dislokationen.

- **Klinische Befunde**
- Schallleitungsschwerhörigkeit oder kombinierte Schwerhörigkeit
- Seltener Schwindel und/oder Tinnitus
- Trommelfellruptur möglich

- **Diagnosesicherung**
- Persistierende Schallleitungsschwerhörigkeit von > 20 dB ist diagnoseweisend und stellt eine Indikation zur Tympanoskopie dar – hier exakte Beurteilung der Ossikel inklusive deren Beweglichkeit

- **Stellenwert von CT und DVT**
- Mittels optimaler Untersuchungstechnik können viele, jedoch nicht alle Läsionen der Gehörknöchelchenkette aufgedeckt werden
- Die DVT ist in der Detektion von Gehörknöchelchenläsionen der CT überlegen

58 Kapitel 1 · Schläfenbein und hintere Schädelbasis

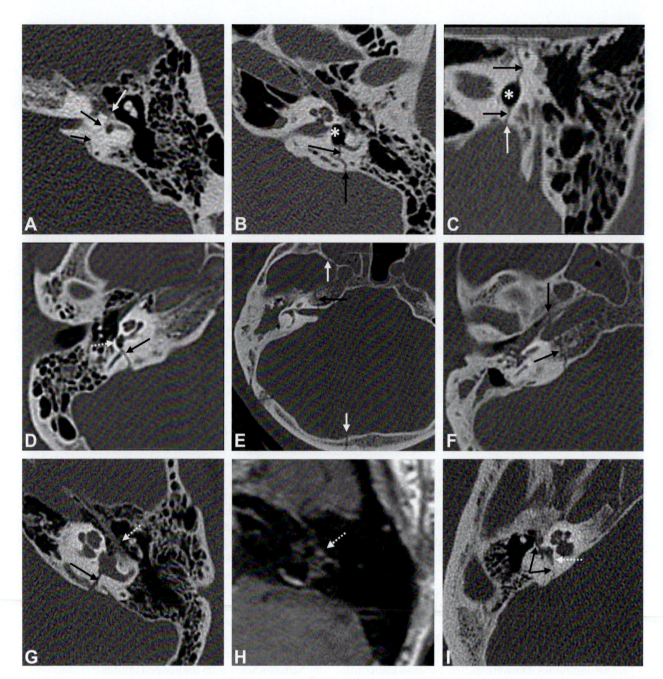

■ **Abb. 1.40** A–I. Querfrakturen. Frakturlinien (*schwarze Pfeile*) jeweils durch die Pars petrosa. **A–D, G–I** Lateraler Subtyp unter Einbezug von erstem Fazialisknie (*weißer Pfeil* in **A**), Vestibulum (**B, C, G–I**), Foramen jugulare (*weißer Pfeil* in **C**), Schnecke und rundem Fenster (*gepunkteter Pfeil* in **D**). Pneumolabyrinth (*Sterne*). **E, F** Medialer Subtyp durch den inneren Gehörgang (**E**), Frakturen durch Keilbeinhöhle und Okzipitalschuppe (*weiße Pfeile*) bei schwerem Schädel-Hirn-Trauma. Einbezug des Karotiskanals (**F**). **G, H** Z. n. Unfall – Taubheit, Fazialisparese. Ein Einbezug des Fazialiskanals nahe der ovalen Fensternische ist im CT zu vermuten (*gepunkteter Pfeil* in **G**) – im MRT zeigt sich an dieser Stelle ein Enhancement (*gepunkteter Pfeil* in **H**). **I** Z. n. Schläfenbeintrauma vor Jahren. Noch immer erkennbare Querfrakturlinien (*schwarze Pfeile*) und partielle Ossifizierung von Bogengängen und Vestibulum (*gepunkteter Pfeil*). **A, B, D–G, I** CT axial; **C** CT koronar; **H** MRT T1-w KM axial

1.5 · Traumatisch bedingte Erkrankungen

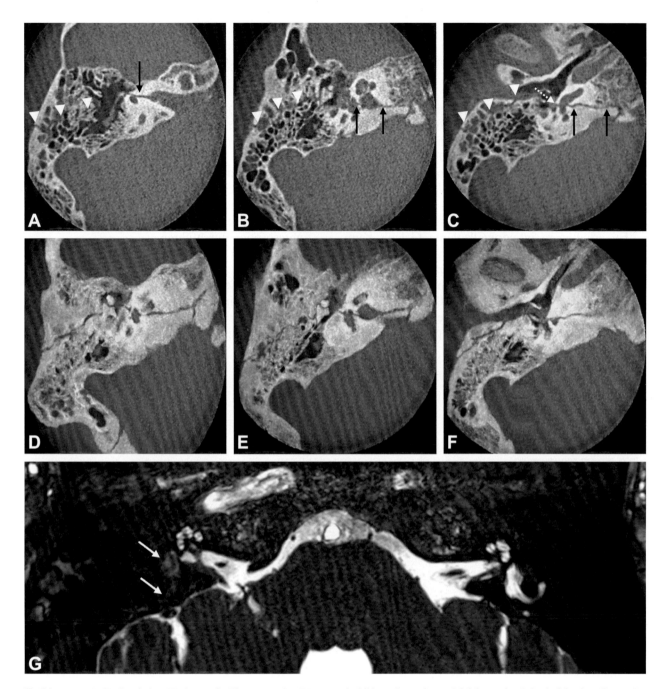

Abb. 1.41 A–G. Gemischte Fraktur mit Elementen der Längs- (weiße *Pfeil*spitzen) und Querfraktur (*schwarze Pfeile*). Z. n. offenem Schädelhirntrauma vor 1,5 Monaten; Ertaubung und Vestibularisausfall rechts; Bildgebung vor CI-Implantation. MIP (**D–F**) verdeutlichen insbesondere die bei stark pneumatisiertem Schläfenbein auf den MPR (**A–C**) schlecht erkennbare Längsfrakturkomponente. Bei Frakturverlauf durch die Schnecke und das Promontorium mit Stufenbildung (*gepunkteter Pfeil*) kann eine Labyrinthfistel vorliegen. Ossifizierungen sind im Labyrinth nicht erkennbar. Das stark abgesenkte labyrinthäre Flüssigkeitssignal (*Pfeile* in **G**) deutet auf Fibrosierungen hin. **A–C** DVT axial; **D–F** DVT MIP schräg axial; **G** MRT stark T2-w axial. *CI* Cochlea-Implantat; *MIP* Maximumintensitätsprojektion; *MPR* multiplanare Rekonstruktion

- **Bildgebende Befunde**
- Separation im inkudomalleolären Gelenk (häufig): Lücke im Gelenk zwischen Hammerkopf und Ambosskörper (◘ Abb. 1.42A, F)
- Separation im inkudostapedialen Gelenk (häufig): Vergrößerung des Abstands von Stapesköpfchen und Processus lenticularis (◘ Abb. 1.42B)
- Incusdislokation (wesentlich häufiger als Malleusdislokation, da Hammer fester an Bänder fixiert ist): Y-Konfiguration des inkudomalleolären Komplexes im koronaren Bild durch eine Dislokation des Ambosses nach lateral (◘ Abb. 1.42C, D)
- Dislokation des inkudomalleolären Komplexes: bei erhaltenem inkudomalleolären Gelenk kann der Hammer-Amboss-Komplex in unterschiedliche Richtungen dislozieren, z. T. kommt es zur konsekutiven Ruptur im inkudostapedialen Gelenk
- Stapediovestibuläre Dislokation: Bruch der Stapesfußplatte mit Verlagerung der Stapessuprastrukturen in Richtung Vestibulum – Perilymphfistel als mögliche Folge (◘ Abb. 1.42E)
- Ossikelfrakturen (sehr selten; ◘ Abb. 1.42D, F) und -fissuren (◘ Abb. 1.42G) – z. T. schwierig bis nicht nachweisbar, letzteres betrifft besonders Stapesschenkelfrakturen

- **Bildgebende Differenzialdiagnosen**
- Normalbefund
- Fehlbildung: andere klinische Befunde

- **Wichtige Punkte**
- Das Vorliegen eines Hämatotympanons erschwert besonders die Beurteilung des Stapes; daher bei Frage nach Ossikelverletzungen Bildgebung nach Hämatomresorption durchführen
- Seitenvergleich besonders zur Überprüfung von Fehllagen hilfreich
- Exakte Analyse des ovalen Fensters
- Luft im Labyrinth als indirekter Hinweis auf Läsion im Bereich der Fensternischen bzw. traumatisch bedingte Perilymphfistel (◘ Abb. 1.42E)

1.5 · Traumatisch bedingte Erkrankungen

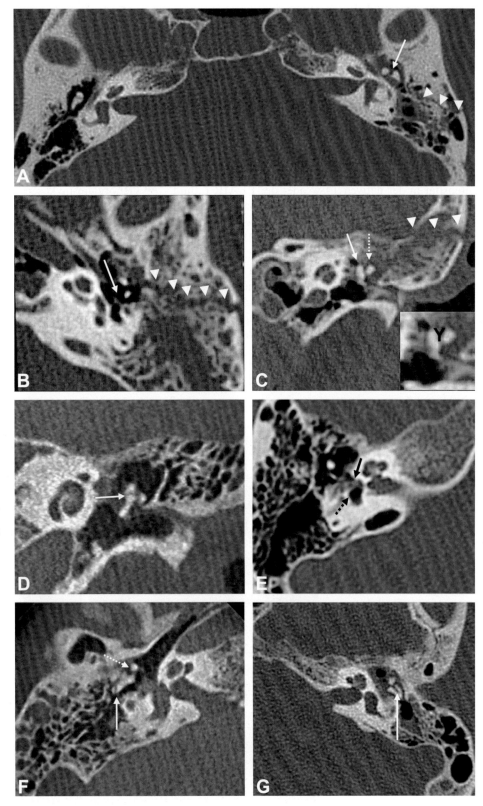

Abb. 1.42 A–G. Gehörknöchelchenverletzungen. **A** Deutlicher Spalt im Gelenk zwischen Hammer und Amboss (*Pfeil*) im Sinne einer inkudomalleolären Separation bei Längsfraktur (*Pfeilspitzen*). **B** Fehlende Verbindung vom Stapes zum Amboss (*Pfeil*) im Sinne einer inkudostapedialen Separation bei Längsfraktur (*Pfeilspitzen*). **C** Durch Verlagerung des Incus (*gepunkteter Pfeil*) nach lateral bei normaler Hammerposition (*Pfeil*) entsteht eine Y-artige Konfiguration (Verdeutlichung in starker Vergrößerung in rechter unterer Ecke) bei Längsfraktur (*Pfeilspitzen*). **D** Gleichsinnige Läsion wie in **C**, zusätzlich ist eine Fraktur am Hammerkopf (*Pfeil*) erkennbar. **E** Verlagerung der Stapessuprastrukturen in Richtung Vestibulum (*Pfeil*) im Sinne einer stapediovestibulären Dislokation. Luft im Vestibulum (*gepunkteter Pfeil*) als indirektes Perilymphfistelzeichen. **F** Inkudomalleoläre Separation (*gepunkteter Pfeil*) und Fraktur am kurzen Ambossschenkel (*Pfeil*). Die im Operationsbericht beschriebene Luxation der Stapesfußplatte nach anterior ist auch retrospektiv nicht erkennbar. **G** Fissur im Incus (*Pfeil*) nach Stich mit einem Schraubenzieher durch den äußeren Gehörgang in das Mittelohr. Angrenzende Verschattung und dorsaler Spiegel in der Paukenhöhle im Sinne einer Einblutung. **A, B, E, G** CT axial; **C** CT koronar; **D** DVT koronar, **F** DVT axial

1.5.5 Contusio labyrinthi

Eine Labyrinthkontusion ist eine traumatische Innenohrschädigung unterschiedlichen Grades ohne Nachweis einer Schläfenbeinfraktur. Anhand der CT kann man nur indirekt aufgrund fehlender Frakturlinien auf sie schließen, gelegentlich liegt eine Verschattung pneumatisierter Räume vor (◘ Abb. 1.43A). Wenn es bei einer Contusio labyrinthi zu einer Labyrintheinblutung kommt, kann man sie im MRT im Methämoglobinstadium, d. h. frühestens eine Woche nach dem akuten Ereignis, als Hyperintensität in der nativen T1-w oder der FLAIR („fluid attenuated inversion recovery") Sequenz nachweisen (◘ Abb. 1.43B, C). Da keine unmittelbare Konsequenz für die Therapie abzuleiten ist, wird die MRT unter dieser Fragestellung nur selten durchgeführt. Im Rahmen von Gutachten kann der Nachweis jedoch von Relevanz sein. Aus der Labyrintheinblutung kann sich im Verlauf eine Fibrosierung oder Ossifizierung entwickeln. Falls bei persistierender hochgradiger Hörstörung ein CI eigesetzt werden soll, muss präoperativ eine entsprechende Bildgebung erfolgen.

1.6 Entzündungen

Entzündungen sind die häufigsten Erkrankungen des Schläfenbeins. Eine Bildgebung wird vergleichsweise selten benötigt. Im Fall akuter oder blander chronischer Entzündungen des äußeren Gehörgangs und des Mittelohrs liefern in der Regel klinische Untersuchungsmethoden die therapeutisch notwendigen Informationen. Dazu zählen:
- Unspezifische, akute oder zirkumskripte Entzündungen des äußeren Gehörgangs
- Zoster oticus
- Gehörgangsmykosen und -ekzeme
- Akuter Tuben-Mittelohr-Katarrh (Serotympanon)
- Akute Mittelohrentzündungen

Beim chronischen, meist einseitigen Serotympanon kann die Bildgebung im Einzelfall zum Ausschluss eines Nasopharynxtumors gefragt sein. Indiziert ist die Bildgebung bei chronisch aggressiven Entzündungsformen – in erster Linie zur Beurteilung des Entzündungsausmaßes, weniger zur Diagnosestellung. Weitere Indikationen bestehen bei Komplikationsverdacht und diagnostisch nicht eindeutigen Fällen.

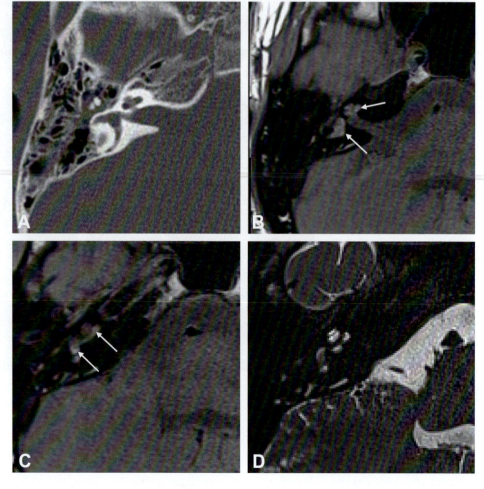

◘ Abb. 1.43 A–D. Labyrinthkontusionen. Beide Patienten (A bzw. B–D) wiesen nach einem Trauma eine sensorineurale Schwerhörigkeit auf. A Keine Frakturen, nur umschriebene Verschattung in Paukenhöhle und Mastoid im Sinne einer Einblutung. Kein Korrelat für eine Innenohrschädigung. B, C Leichte fokale labyrinthäre T1-Hyperintensitäten (*Pfeile*) bei nur geringer T2-Absenkung (D) im Sinne einer spät subakuten Einblutung 1,5 Monate nach dem Unfall. A CT axial; B–D MRT: B, C T1-w axial, D MRT stark T2-w axial

1.6 · Entzündungen

1.6.1 Otitis externa necroticans

Die Otitis externa necroticans, früher als Otitis externa maligna bezeichnet, ist eine seltene, schwere, fortschreitende nekrotisierende Gehörgangsentzündung, die Knorpel, Knochen und angrenzende Weichteile einbezieht und insbesondere bei älteren Diabetikern sowie bei immunsupprimierten Patienten auftritt. In der Regel, aber nicht obligat, wird sie durch eine Pseudomonas-aeruginosa-Infektion hervorgerufen.

- **Klinische Befunde**
- Starke Otalgie mit therapieresistenter Schwellung des äußeren Gehörgangs
- Otorrhö
- Schwerhörigkeit möglich
- Schlechter Allgemeinzustand
- Später: Hirnnervenausfälle (zunächst N. facialis, dann basale HN)

- **Diagnosesicherung**
- Otoskopie: granulierende Entzündung, besonders am Gehörgangsboden, sowie evtl. freiliegender Knochen
- Abstrich
- Probenentnahme zum Karzinomausschluss
- Labordiagnostik
- Bildgebung

- **Stellenwert der Schnittbildgebung**
- Ausbreitungsdiagnostik
- Aufdeckung von Komplikationen: Schädelbasisosteomyelitis (▶ Abschn. 1.6.5; ◘ Abb. 1.60), Thrombosen großer venöser Blutleiter (◘ Abb. 1.44D)
- Bei klinisch unklaren Fällen Beitrag zur Diagnosefindung

- **Bildgebende Befunde**
- KM-anreicherndes, sich flächig vom äußeren Gehörgang aus bevorzugt nach kaudal (Prä- und Paravertebralraum, Parapharyngealraum, Karotisloge) ausbreitendes Weichteilgewebe, z. T. mit umschriebenen Einschmelzungen (◘ Abb. 1.44C–F) – manchmal Einbezug von Foramen jugulare, Hypoglossuskanal, Mastikatorraum und Parotisloge

- CT:
  - meist randständige bis subtotale Verschattung (Dichteanhebung) des äußeren Gehörgangs und angrenzender Mastoidzellen – Einbezug des Mittelohrs möglich (◘ Abb. 1.44A)
  - Arrosion/Destruktion: Gehörgangswand, mastoidale Septen, Kortex des Warzenfortsatzes (◘ Abb. 1.44B), posteriore Schädelbasis (◘ Abb. 1.44B–D), selten Kiefergelenk
- MRT: Gewebestrukturen von mittlerer Signalintensität (SI) in T2-w, muskelisointens in T1-w

- **Bildgebende Differenzialdiagnosen**
- Gehörgangskarzinom: ähnlicher klinischer Befund – flächige Ausdehnung nach kaudal spricht eher für Otitis externa necroticans
- Erworbenes Gehörgangscholesteatom:
  - in der Regel differentes otoskopisches Bild
  - bevorzugt an inferiorer posteriorer Gehörgangswand mit umschriebener Destruktion angrenzender Mastoidzellen (◘ Abb. 1.45A–D)
  - z. T. winzige knöcherne Verdichtungen enthaltend (◘ Abb. 1.45B–D)
- Benigne Gehörgangsraumforderungen (◘ Abb. 1.45E–H):
  - differenter klinischer Befund
  - anderes otoskopisches Bild
  - nach außen sich vorwölbende raumfordernde Läsion ohne knöchernen Destruktionen
- Postinflammatorische meatale Fibrose (PIMF, postentzündliche Narbe, Gehörgangssegel):
  - differenter klinischer Befund
  - anderes otoskopisches Bild
  - umschriebene, nach innen eingezogene Weichteilstruktur ohne knöcherne Destruktionen (◘ Abb. 1.45I, J)

- **Wichtige Punkte**
- Einbezug klinischer Daten (Schmerzen, Diabetes mellitus, Abwehrlage, Abstrichbefunde)
- Ausbreitungsmuster
- Exakte Analyse von Kortikalis und Knochenmark (*Cave*: Osteomyelitis) – Seitenvergleich
- Analyse hinsichtlich eines möglichen Einbezugs des Fazialis-, Hypoglossus- und Karotiskanals sowie des Foramen jugulare
- Der Einsatz der DVT kann bei diesem Krankheitsbild nicht empfohlen werden, da die Schnittbilddiagnostik kontrastgestützt erfolgen muss

64 Kapitel 1 · Schläfenbein und hintere Schädelbasis

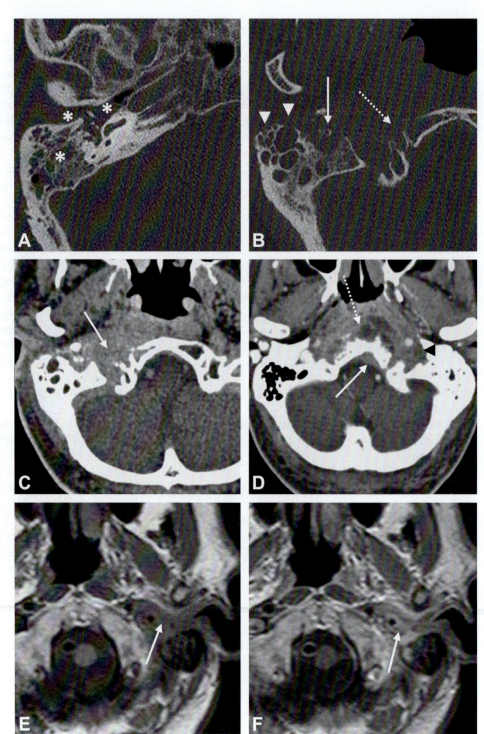

Abb. 1.44 A–F. Otitis externa necroticans. **A–C** 92-Jähriger mit Otitis externa und peripherer Fazialisparese seit 2 Wochen. Verschattung von äußerem Gehörgang, Mittelohr und Mastoid (*Sterne*) sowie Destruktionen am Warzenfortsatzkortex (*Pfeilspitzen*), Foramen stylomastoideum (*Pfeil* in **B**) und Basisokziput (*gepunkteter Pfeil*). KM anreicherndes Gewebe in Karotisloge und Prävertebralraum bis zum Foramen jugulare (*Pfeil* in **C**). **D** 78-Jähriger mit Otorrhö bei bekanntem Diabetes mellitus. Zunehmende Hirnnervenausfälle. KM anreicherndes Weichteilgewebe mit Einschmelzungen im Paravertebralraum (*gepunkteter Pfeil*) und in beiden Karotislogen, sich über den Hypoglossuskanal epidural in die hintere Schädelgrube ausdehnend (*Pfeil*). Arrosionen am angrenzenden Basisokziput. Thrombose der V. jugularis interna (*Pfeilspitze*). **E, F** 75-Jähriger mit V. a. Otitis externa necroticans. Entzündliches Gewebe am Warzenfortsatz, Ausdehnung in die Karotisloge (*Pfeile*). **A, B** CT axial, **C, D** CT KM axial; **E** MRT T1-w axial, **F** MRT T1-w KM axial

1.6 · Entzündungen

Abb. 1.45 A–J. Differenzialdiagnosen zur Otitis externa necroticans. **A–D** Gehörgangscholesteatom (*Pfeile*), in **B–D** mit typischen winzigen Verdichtungen. **E** Gehörgangspolyp (*Pfeil*), dahinter Pars-tensa-Cholesteatom (*Stern*) – Operationsbefund. **F–H** Cholesterolgranulom (*Pfeile*). ▶

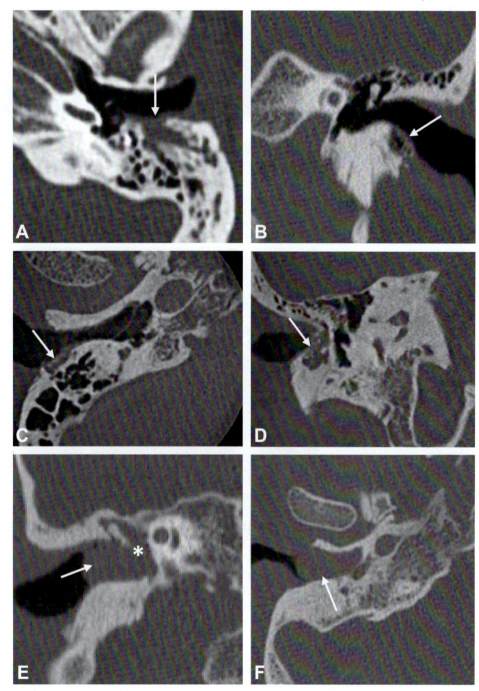

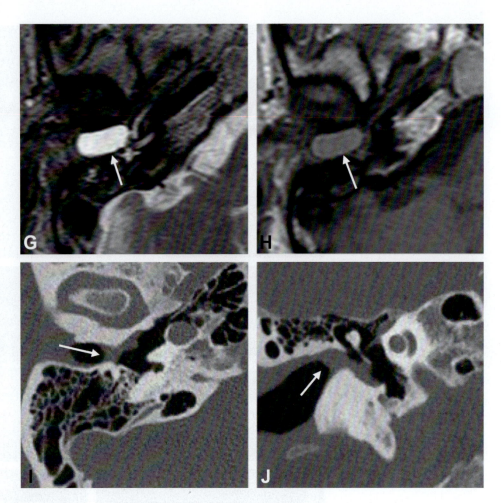

Abb. 1.45 (*Fortsetzung*) F–H Cholesterolgranulom (*Pfeile*). I, J Gehörgangssegel (*Pfeile*). A, F, I CT axial; B, E, J CT koronar; C DVT axial, D DVT koronar; G MRT T2-w axial, H MRT T1-w axial

1.6.2 Chronische Mittelohrentzündungen

„Otitis media chronica" ist ein Oberbegriff für verschiedene chronisch-entzündliche Prozesse mit unterschiedlicher Ätiologie, Pathogenese, klinischer Symptomatik und Verlaufsform. Als Formen zählen hierzu:
- Chronischer Tuben-Mittelohr-Katarrh (chronische seromuköse Otitis media)
- Chronische Schleimhauteiterung (Otitis media chronica mesotympanalis)
- Cholesteatom (chronische Knocheneiterung, Otitis media epitympanalis)
- Granulierende Entzündungen

Otitis media chronica mesotympanalis
Diese Form der chronischen Mittelohrentzündung wird häufig durch eine Minderbelüftung der Paukenhöhle verursacht und geht mit einer Schleimhautmetaplasie sowie einer Schleimsekretion einher. Sie ist oft die Folge rezidivierender Tubenfunktionsstörungen im Kindesalter mit später gehemmter Pneumatisation des Warzenfortsatzes.

- **Klinische Befunde**
- Rezidivierende Otorrhö
- Schallleitungsschwerhörigkeit
- In der Regel keine Schmerzen

- **Diagnosesicherung**
- Otoskopie: zentrale Trommelfellperforation, schleimige Sekretion, im entzündungsfreien Intervall trockene Paukenhöhle

- **Stellenwert der Bildgebung**
- An sich keine Indikation zur Schnittbildgebung
- Erscheinungsbild sollte aus differenzialdiagnostischen Gründen bekannt sein

- **Bildgebende Befunde**
- Reduzierte Mastoidpneumatisation, Schleimhautschwellung, z. T. Sekretansammlung (Seromukotympanon)
- CT/DVT (Abb. 1.46A–E):
  – komplette oder umschriebene Verschattung von Mastoid und Paukenhöhle mit meist eingezogenem Trommelfell (bei chronischem Tuben-Mittelohr-Katarrh) – vorgewölbt bei Sekretion

1.6 · Entzündungen

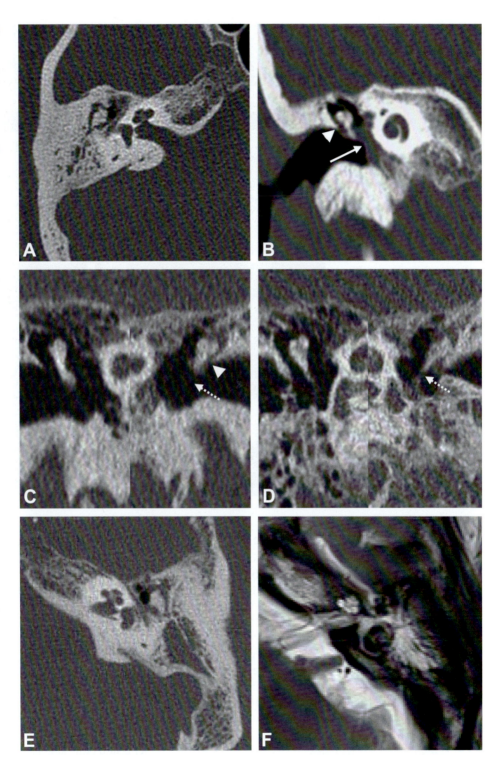

Abb. 1.46 A–J. Otitis media chronica mesotympanalis. Unterschiedlich stark ausgeprägte Verschattungsareale in der Paukenhöhle, Pneumatisationshemmung (**A**, **E**), intaktes Scutum (*Pfeilspitzen*), Trommelfell eingezogen (*Pfeil*). **A**, **B**, **E** intakte Gehörknöchelchen. **C**, **D** Im Vergleich zur gesunden Seite (rechtes Schläfenbein) Arrosionen (*gepunktete Pfeile*) am Manubrium mallei (**C**) und langen Ambossschenkel (**D**) bei langjährigem Verlauf. **E–H** Ebenfalls langjähriger Verlauf, im MRT weisen die im CT erkennbaren Verschattungsareale ein hohes Signal in T2-w und ein hirnisointenses in T1-w sowie fokal eine geringe KM-Anreicherung auf. ▶

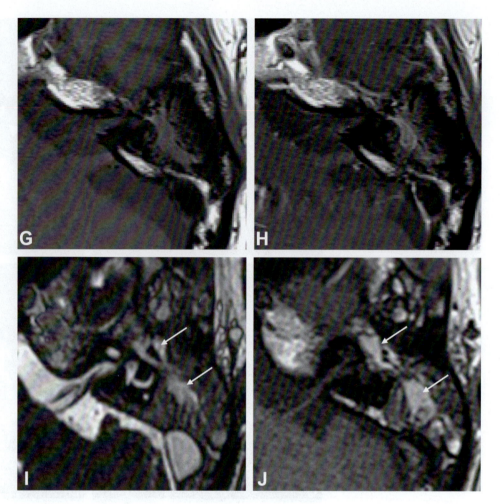

◘ **Abb. 1.46** (*Fortsetzung*) **I, J** Hohes T1- und T2-Mittelohrsekretsignal (*Pfeile*) als Hinweis für ein „glue ear". **A, E** CT axial, **B–D** CT koronar; **F–J** MRT axial: **F, I** T2-w, **G, J** T1-w, **H** T1-w KM

- keine Gehörknöchelchenläsionen – allenfalls bei lang andauernder Entzündung umschriebene Arrosionen (bevorzugt am langen Ambossschenkel)
- Scutum intakt
— MRT (◘ Abb. 1.46F–J):
  - in T2-w hyperintense Strukturen in Mastoid und Paukenhöhle
  - in T1-w hirnisointens oder leicht hyperintens (bei Sekret mit hohem Proteingehalt); liegt Sekret mit hohem T1- und T2-Signal ist dies hinweisend für ein „glue ear" (Leimohr; ◘ Abb. 1.46I, J)
  - Sekret ohne, veränderte Schleimhaut mit nur geringer KM-Anreicherung
  - keine Innenohrbeteiligung

▪ **Bildgebende Differenzialdiagnosen**
— Cholesteatom:
  - klein: typische Lokalisation von Pars-tensa- bzw. Pars-flaccida-Cholesteatomen und Skutumarrosion bei Letzterem
  - groß: Wandarrosionen, Gehörknöchelchendestruktionen, Trommelfellvorwölbung
— Granulierende Entzündung: Wandarrosionen, Gehörknöchelchendestruktionen, deutliche KM-Anreicherung im MRT
— Cholesterolgranulom (▶ Abschn. 1.6.3) als DD zum „glue ear"
— Granulomatöse Entzündung:
  - z. B. Granulomatose mit Polyangiitis, Tuberkulose
  - bei längerer Dauer Destruktionen
  - in früheren Stadien keine sichere Differenzierung möglich (◘ Abb. 1.47)
— Fungoide Entzündung: aggressiver, in früheren Stadien keine sichere Differenzierung möglich
— Mittelohradenom: sehr selten; umschriebene Weichteilläsion ohne köcherne Arrosionen oder Destruktionen, kann Ossikel umschließen; keine typische Entzündungsanamnese

▪ **Wichtige Punkte**
— Ohne Kenntnis des klinischen Bildes sollte bei bildgebend nicht eindeutigen Befunden nicht vorzeitig ein Cholesteatomverdacht geäußert werden – nur beim Cholesteatom besteht eine zwingende Operationsindikation

1.6 · Entzündungen

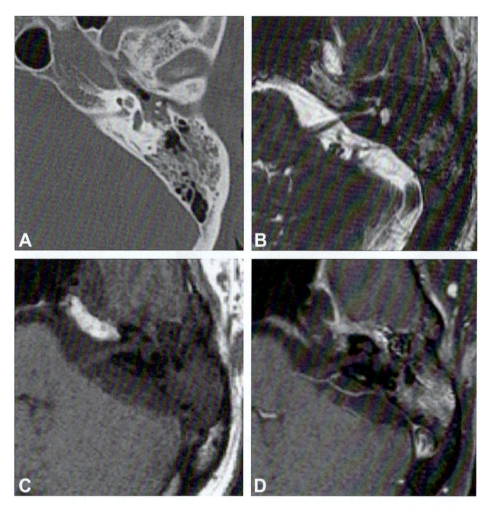

◘ Abb. 1.47 A–D. Schläfenbeinbefall bei Morbus Wegener (heute als Granulomtose mit Polyangiitis bezeichnet). 48-Jähriger mit Otalgie und Schallleitungsschwerhörigkeit. In CT und MRT Bild einer chronischen Mittelohrentzündung. Drei Wochen später beginnendes Nierenversagen und Hämoptysen. Anhand eines Thorax-CT wurde dann die korrekte Verdachtsdiagnose gestellt. A CT axial; B–D MRT axial: B T2-w, C T1-w, D T1-w KM FS. Mit freundlicher Genehmigung von A. Schlüter, Sangerhausen

Cholesteatom des Mittelohrs

Das Mittelohrcholesteatom ist eine chronisch-entzündliche Erkrankung, die nach der derzeit gängigsten Theorie durch eine Verschleppung von verhornendem Plattenepithel aus dem äußeren Gehörgang/Trommelfell ins Mittelohr ausgelöst wird und eine Knocheneiterung zur Folge hat.

Das Cholesteatom besteht aus zwiebelschalenartig geschichteten Epithelmassen, die von einer Perimatrix umgeben sind. Die Epithelverschleppung kann traumatisch, häufiger jedoch durch eine chronische Tubenventilationsstörung mit Trommelfellretraktion und erst späterer randständiger Trommelfellperforation (überwiegend an der Pars flaccida) verursacht sein.

Das in der Literatur z. T. beschriebene murale Cholesteatom kann man als „ausgebranntes" Cholesteatom verstehen, bei welchem nach Spontanentleerung der zentralen Massen (Trommelfellperforation oder Gehörgangsdefekt) nur noch die Rinde vorliegt – meist bei älteren Patienten mit langer Entzündungsanamnese.

Das Cholesteatom als häufigste raumfordernde Läsion des Mittelohrs tritt sowohl bei Kindern als auch bei Erwachsenen auf. Aufgrund der Gefahr erheblicher Komplikationen (► Abschn. 1.6.5) stellt es eine absolute Operationsindikation dar, wobei die Cholesteatommatrix komplett entfernt werden muss, da sonst zwangsläufig Rezidive entstehen.

Bei ähnlichen Bildcharakteristika und Entstehungsmechanismen wird das seltenere Gehörgangscholesteatom (► Abschn. 1.6.1 „Bildgebende Differenzialdiagnosen"; ◘ Abb. 1.45A–D) nicht unter einem gesonderten Punkt abgehandelt. Auf das kongenitale Cholesteatom wird bei den Tumoren eingegangen.

- **Klinische Befunde**
- Rezidivierende Otitiden in der Vorgeschichte
- Fötide Otorrhö
- Gelegentlich Ohr- oder Kopfschmerzen
- Progrediente Schallleitungsschwerhörigkeit
- Bei Komplikationen: kombinierte Schwerhörigkeit bis Ertaubung, Schwindel und Erbrechen bei Bogengangsarrosion, periphere Fazialisparese

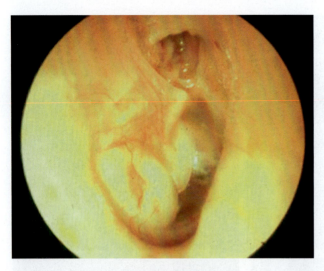

◘ **Abb. 1.48** Typisches Erscheinungsbild eines epitympanalen Cholesteatoms im otoskopischen Bild. Mit freundlicher Genehmigung von F. Bootz, Bonn

- **Diagnosesicherung**
- Otoskopie (in der Regel sichere Diagnose): weißliche Cholesteatomschuppen oder fötides Sekret aus randständiger Trommelfellperforation oder Retraktionstasche (◘ Abb. 1.48)
- Abstrich: meist Pseudomonas aeruginosa oder andere gramnegative Keime

- **Stellenwert der Bildgebung**
- Wird derzeit noch kontrovers gesehen: ein klinisch sicheres Cholesteatom ohne Komplikationsverdacht wird z. T. ohne Bildgebung operiert
- Erfolgt eine Schnittbildgebung, dient sie in erster Linie folgenden Aspekten:
  - Ausbreitungsdiagnostik (CT/DVT als Methode der ersten Wahl)
  - anatomische Informationen (Normvarianten)
  - Aufdeckung von Komplikationen (▶ Abschn. 1.6.5)
  - in klinisch unklaren Fällen Beitrag zur Diagnosefindung (MRT spezifischer, jedoch ohne CT/DVT schwierig zu interpretieren)

- **Bildgebende Befunde**
- Raumfordernde Läsion im Mittelohr, reduzierte Mastoidpneumatisation
- CT/DVT:
  - häufig komplette oder fast komplette Verschattung (Dichteanhebung) von Mastoid und Paukenhöhle mit Vorwölbung des Trommelfells und Fortsetzung der Verschattungsstrukturen in den äußeren Gehörgang, fehlende Gehörknöchelchen, Arrosion am Scutum und an den Paukenhöhlenwänden (◘ Abb. 1.49A, B; ◘ Abb. 1.51 A–C; ◘ Abb. 1.53C)
  - seltener umschriebene Verschattungsareale, z. T. rundlich konfiguriert mit Differenzierungsmöglichkeit:
    - Pars-flaccida-Cholesteatom: Verschattungsareal im Prussak-Raum mit Ausdehnung in das Antrum mastoideum, Verlagerung der Gehörknöchelchen nach medial, wesentlich häufiger vorkommend (◘ Abb. 1.50A, B)
    - Pars-tensa-Cholesteatom: Verschattungsareal im hinteren unteren Bereich der Paukenhöhle (besonders im Sinus tympani) medial der Gehörknöchelchen (◘ Abb. 1.50C; ◘ Abb. 1.52)
    - murales Cholesteatom: „Aushöhlung" des Mittelohrs/Mastoids ähnlich wie nach Mastoidektomie – ohne dass diese stattgefunden hat – mit umschriebenem Verschattungsprozess, in der Regel Gehörknöchelchendestruktion (◘ Abb. 1.53A, B)
  - selten:
    - Arrosionen des anterioren und/oder horizontalen Bogengangs (◘ Abb. 1.5B; ◘ Abb. 1.85A) oder am Fazialiskanal (◘ Abb. 1.53I)
    - Durchbruch am Dach (Tegmen) von Paukenhöhlen oder Mastoid (◘ Abb. 1.53I)
    - Ausdehnung in Pars petrosa des Schläfenbeins (◘ Abb. 1.53H, I)
- MRT:
  - T2-w: hyper- (◘ Abb. 1.49C; ◘ Abb. 1.52B; ◘ Abb. 1.85D) oder auch deutlich hypointens (◘ Abb. 1.53G; ◘ Abb. 1.85G)
  - T1-w: hirnisointens (◘ Abb. 1.49D; ◘ Abb. 1.5D)
  - T1-w KM: kein Enhancement der Cholesteatommatrix (◘ Abb. 1.49E; ◘ Abb. 1.51E; ◘ Abb. 1.85F), Rand-Enhancement in Perimatrix (ist vaskularisiert), Enhancement in Umgebung bei entzündlich veränderter Schleimhaut oder zusätzlich vorliegendem Granulationsgewebe (◘ Abb. 1.49E)
  - DWI: Diffusionsstörung: stark hyperintens im b = 1000-Bild (◘ Abb. 1.49F; ◘ Abb. 1.51F; ◘ Abb. 1.52C; ◘ Abb. 1.85E), abgesenkter ADC („apparent diffusion coefficient") Wert – aufgrund deutlich geringerer Verzerrungen und Artefakte sollte eine nicht echoplanare DWI-Technik gewählt werden (▶ Abschn. 1.1.3; vgl. ◘ Abb. 1.49F und ◘ Abb. 1.51F)

- **Bildgebende Differenzialdiagnosen**
- Kongenitales Cholesteatom: sehr selten, intaktes Trommelfell mit dahinter gelegenem weißlichen „Tumor", keine Entzündungsanamnese
- Otitis media chronica mesotympanalis: anderes klinisches Bild, Ossikelarrosionen hier seltener, keine komplette Destruktion der Ossikelkette, Scutum intakt

1.6 · Entzündungen

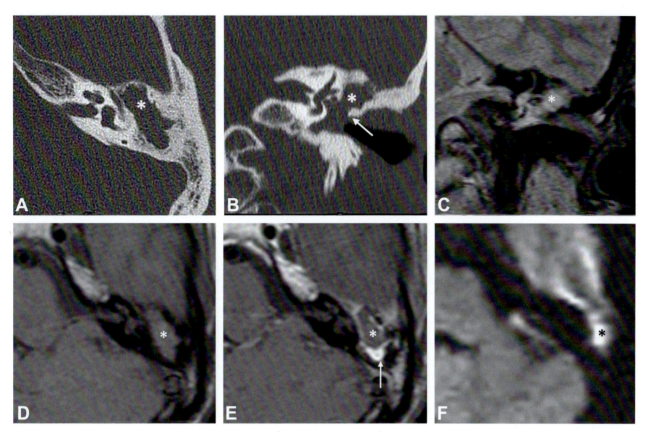

Abb. 1.49 A–F. Mittelohrcholesteatom. 30-Jähriger mit starker Otalgie und klinischem V. a. Cholesteatom. **A, B** Komplett verschattete Paukenhöhle (*Sterne*), Destruktion aller Gehörknöchelchen, Scutum abgerundet (*Pfeil* in **B**), Trommelfell vorgewölbt (**B**), reduzierte Pneumatisation. **C–F** Das Cholesteatom (*Sterne*) ist in T1-w hirnisointens (**D**), in T2-w (**C**) und im Diffusionsbild (**F**) hyperintens. Es zeigt kein Enhancement (**E**). Das KM-anreichernde Areal (*Pfeil* in **E**) entsprach intraoperativ stark blutenden Granulationen. **A** CT axial, **B** CT koronar; **C** MRT T2-w koronar, **D–F** MRT axial: **D** T1-w, **E** T1-w KM, **F** EPI-DWI, b = 1000

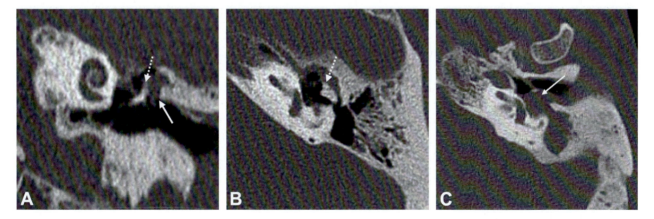

Abb. 1.50 A–C. Mittelohrcholesteatome. Klinisch jeweils fötide Otorrhö. **A, B** Pars-flaccida-Cholesteatom, Scutum abgerundet (*Pfeil*), Arrosionen am Hammerkopf (*gepunktete Pfeile*). **C** Pars-tensa-Cholesteatom (*Pfeil*). CT: **A** koronar, **B, C** axial

- Glomus-tympanicum-Tumor: anderes klinisches Bild (rötlicher Tumor hinter intaktem Trommelfell), Hypotympanon als Ausgangspunkt, starke KM-Aufnahme
- Cholesterolgranulom: anderes klinisches Bild, hohes Signal in allen Sequenzen
- Knochendestruierende Tumoren: z. B. Karzinom, Riesenzelltumor; alle Raritäten im Mittelohr, KM-Enhancement

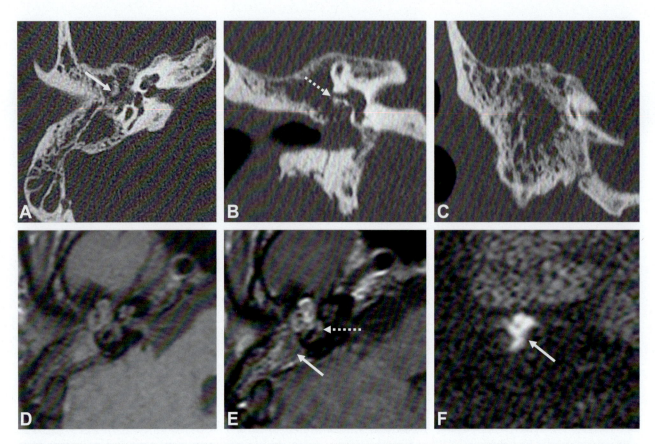

Abb. 1.51 A–F. Mittelohrcholesteatom. 19-Jähriger mit akutem Schwindel, klinisch Cholesteatom. **A–C** Komplette Verschattung von Paukenhöhle und Mastoid, Arrosionen an Gehörknöchelchen (*Pfeil*) und lateralem Bogengang (*gepunkteter Pfeil*). **D–F** Im Antrum liegt ein Areal ohne KM-Anreicherung vor (*Pfeil* in **E**), das Labyrinth reichert partiell KM an (*gepunkteter Pfeil*) als Ausdruck einer Reizlabyrinthitis. In der DWI zeigt sich ein großes diffusionsgestörtes Areal (*Pfeil* in **F**). **A–C** CT: **A** axial, **B, C** koronar; **D–F** MRT: **D** T1-w axial, **E** T1-w KM axial, **F** Non-EPI-DWI koronar, b = 1000. *DWI* „diffusion weighted imaging"

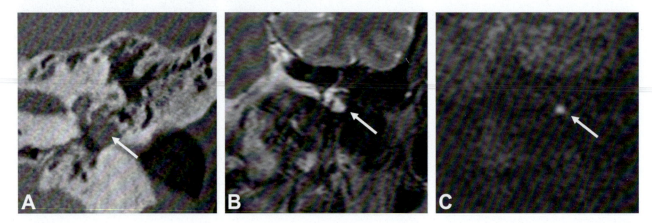

Abb. 1.52 A–C. 3 mm großes, im Sinus tympani gelegenes Pars-tensa-Cholesteatom (*Pfeile*). In der Bildgebung deutet insbesondere die Diffusionsrestriktion auf die Diagnose hin. **A** DVT koronar; **B, C** MRT koronar: **B** T2-w, **C** Non-EPI-DWI, b = 1000

- **Wichtige Punkte**
- Auf das, eine Verschattung verursachende Gewebe kann im CT nur indirekt geschlossen werden – bei einer kompletten Verschattung lässt sich auch Flüssigkeit nicht sicher abgrenzen
- Exakte klinische Befundübermittlung sehr wichtig
- Eine im CT nachgewiesene Bogengangsarrosion ist nicht gleichbedeutend mit einer Bogengangsfistel – das häutige Labyrinth kann intakt sein

1.6 · Entzündungen

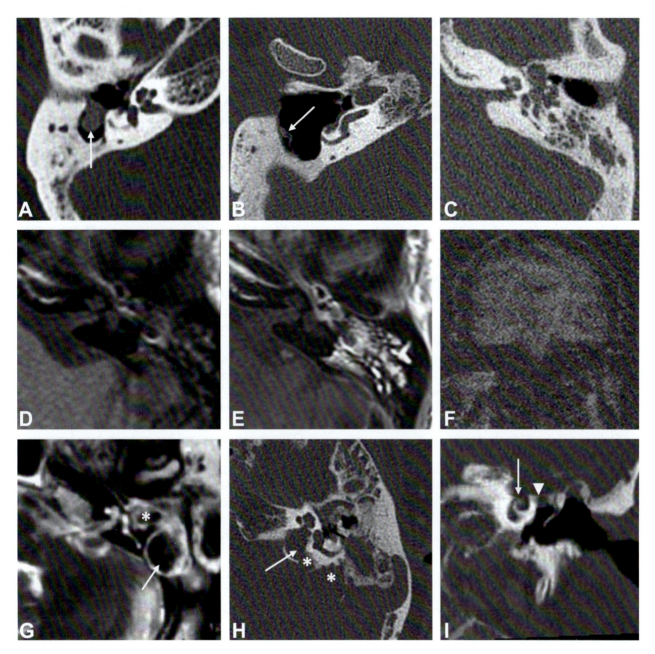

Abb. 1.53 A–I. Mittelohrcholesteatome. **A, B** Murales Cholesteatom (*Pfeile*), unterschiedliche Patienten, kein postoperativer Zustand. **C–F** Falsch-negatives Cholesteatom im MRT, im CT nicht weiter differenzierbare Verschattung von Paukenhöhle und Mastoid (**C**), im MRT keine Diffusionsrestriktion (**F**). Intraoperativ zeigten sich in der Paukenhöhle zäher Schleim und Plattenepithelmatrix im Sinne eines Cholesteatoms. **G** Ein größeres Cholesteatom im Antrum (*Pfeil*) und ein kleineres nahe der ovalen Fensternische (*Stern*) – beide in T2-w-Sequenz hypointens und umgeben von hyperintenser, chronisch-entzündlich veränderter Schleimhaut. **H, I** Cholesteatom mit Ausdehnung in die Pars petrosa (*Sterne*), dabei Durchbruch zum inneren Gehörgang (*Pfeil* in **H**) sowie Einbezug von Schnecke (*Pfeil* in **I**) und Fossa geniculata (*Pfeilspitze*). **A–C, H** CT axial; **D–G** MRT: **D** T1-w axial, **E** T1-w KM axial, **F** Non-EPI-DWI, b = 1000 koronar, **G** T2-w axial; **I** CT koronar

- Ein im CT/DVT nachgewiesener Cholesteatomdurchbruch in die mittlere Schädelgrube bedeutet nicht zwangsläufig eine Dura- (auch nicht bei duralem Enhancement im MRT) oder gar Hirninfiltration – beides ist beim Cholesteatom extrem selten
- Mittels DWI sind sowohl falsch-positive (Eiter, Blut, Malignom) als auch falsch-negative (sehr kleine Cholesteatomperlen, murale Cholesteatome mit nur noch wenig Epithelmassen, Suszeptibilitätsartefakt bei echoplanarer DWI besonders im Fall von unter dem Mastoid-/Paukenhöhlendach gelegenen flachen Cholesteatomen) Cholesteatomdiagnosen möglich (Abb. 1.53C–F)

Granulierende Entzündung des Mittelohrs

Die Ausbildung von Granulationsgewebe stellt eine relativ häufige Form eines entzündlichen Prozesses im Mittelohr dar – sowohl isoliert als auch in Kombination mit anderen Entzündungsprozessen wie Cholesteatomen. Floride Granulationen sind stark vaskularisiert und können zu knöchernen Arrosionen/Destruktionen führen. Granulationsgewebe findet sich auch als postoperative Reaktion. Aus floriden Granulationen kann sich fibröses Narbengewebe, jedoch auch eine Osteomyelitis (▶ Abschn. 1.6.5) entwickeln.

- **Klinische Befunde**
- Abhängig von Ort und Art des zugrunde liegenden Prozesses
- Bei chronisch-entzündlichen Veränderungen: Otorrhö, Schallleitungsschwerhörigkeit, Otalgie, selten kombinierte Schwerhörigkeit, Fazialisparese

- **Diagnosesicherung**
- Otoskopie: rötliche, leicht blutende, knötchenartige Schleimhautverdickungen (Granulationen)
- Tympanoskopie/Operation
- Postoperativ bedingte Granulationen sprechen in der Regel gut auf eine Steroidtherapie an

- **Stellenwert der Bildgebung**
- Wie bei Cholesteatom

- **Bildgebende Befunde**
- Flächig sich ausdehnendes Gewebe im Mittelohr und im äußeren Gehörgang, selten Ausdehnung in das Innenohr oder extradural in die hintere Schädelgrube (◘ Abb. 1.54H, I)
- CT/DVT (◘ Abb. 1.54A–C)
    - umschriebene oder komplette Verschattung von Paukenhöhle und Mastoid
    - knöcherne Arrosionen/Destruktionen wie beim Cholesteatom
- MRT:
    - T2-w: mäßig hyperintens (◘ Abb. 1.54E)
    - T1-w: hirnisointens (◘ Abb. 1.54F)
    - T1-w KM: deutliche Anreicherung (◘ Abb. 1.54D, G–I)
    - DWI: keine Diffusionsstörung

- **Bildgebende Differenzialdiagnosen**
- Cholesteatom: nur Rand-Enhancement (MRT)
- Weitere Differenzialdiagnosen wie beim Cholesteatom
- Granulomatöse Entzündung: bildgebend keine sichere Differenzierung möglich (◘ Abb. 1.47)

- **Wichtige Punkte**
- Anhand von CT-Bildern keine ausreichend sichere Differenzierung gegenüber anderen knochenzerstörenden Prozessen möglich
- Im CT ist die Beantwortung der Frage, ob die Erkrankung auf das Mittelohr begrenzt ist, wichtiger als Angaben zur vermutlich vorliegenden Entzündungsart
- MRT hilft bei Abgrenzung gegenüber einem Cholesteatom und Cholesterolgranulom

1.6 · Entzündungen

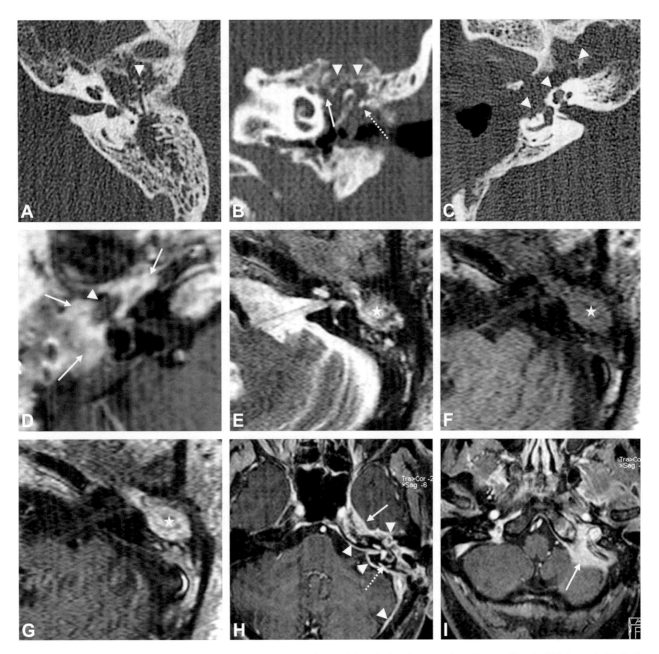

◘ **Abb. 1.54** **A–I.** Granulierende Mittelohrentzündungen. **A, B** 23-Jährige mit Otitis externa und Otitis media, wegen Stillens keine Antibiotikagabe seit 6 Wochen, aktuell Fazialisparese. Aggressives Entzündungsgewebe, das Gehörknöchelchen, Scutum (*gepunkteter Pfeil*), epitympanale Paukenhöhlenwänden (*Pfeilspitzen*) sowie die Fossa geniculata (*Pfeil*) arrodiert – rein bildmorphologisch nicht von einem Cholesteatom zu differenzieren. **C, D** Z. n. mehrfacher Mastoidektomie wegen einer chronisch-granulierenden Mittelohrentzündung. Aggressiver Entzündungsprozess mit Arrosionen/Destruktionen entlang der Paukenhöhlenwände (*Pfeilspitzen* in **C**), deutliches Enhancement (*Pfeile*). Wenig KM-anreichernde Areale entsprechen fibrösem Gewebe (*Pfeilspitze* in **D**). **E–G** Granulationen (*Sterne*) bei Z. n. Mastoidektomie. **H, I** 72-Jährige, Mastoidektomie vor 3 Monaten, aktuell Taubheit, progredienter Schwindel, ständiges Verschlucken, Rekurrensparese. Ausgedehnte Granulationen im Mittel- und Innenohr einschließlich Ductus endolymphaticus (*gepunkteter Pfeil*), Ausdehnung in inneren Gehörgang, epidural in hintere und mittlere Schädelgrube (*Pfeilspitzen*), Einbezug des Cavum Meckeli (*Pfeil* in **H**) und Foramen jugulare (*Pfeil* in **I**). **A, C** CT axial, **B** CT koronar; **D–I** MRT axial: **D, G** T1-w KM, **E** T2-w, **F** T1-w, **H, I** T1-w KM FS

1.6.3 Cholesterolgranulom

Beim Cholesterolgranulom (Synonyme: Cholesterolzyste, Cholesteringranulom, -zyste) handelt es sich um eine rundliche oder lobulierte, abgekapselte, zystische Struktur – bestehend aus bräunlicher Flüssigkeit, welche Blut und Cholesterinkristalle enthält. Prädilektionsorte am Schläfenbein sind das Mittelohr/Mastoid und die Felsenbeinspitze, welche als Voraussetzung für die Entstehung eines Cholesterolgranuloms pneumatisiert sein muss. Selten sind sie im äußeren Gehörgang anzutreffen (◘ Abb. 1.45F–H). Der Entstehungsmechanismus wird auf chronisch-entzündlicher Basis gesehen, wobei rezidivierende Einblutungen eine Rolle spielen. Die wesentlich häufigeren Cholesterolgranulome des Mittelohrs sind im Gegensatz zu Felsenbeinspitzencholesterolgranulomen weniger destruktiv und treten insbesondere nach vorausgegangenen Operationen auf.

- **Klinische Befunde**
- Mittelohr: chronische Entzündung bzw. Z. n. Mittelohroperation in der Anamnese
- Felsenbeinspitze: Schallempfindungsschwerhörigkeit, Tinnitus, selten Fazialisparese, Trigeminusneuralgie, Abduzensparese – z. T. auch asymptomatisch

- **Diagnosesicherung**
- Mittelohr: Histologie
- Felsenbeinspitze: MRT, nur bei Zweifel Histologie

- **Stellenwert der Bildgebung**
- Diagnosesicherung durch charakteristisches Signalverhalten im MRT – wird bei umschriebenen Mittelohrprozessen jedoch in der Regel nicht eingesetzt
- CT zur Darstellung der knöchernen Begrenzung
- MRT-Verlaufskontrolle bei asymptomatischem Zufallsbefund an der Felsenbeinspitze

- **Bildgebende Befunde**
- Glatt begrenzte, rundliche, nicht KM-anreichernde raumfordernde Läsion unterschiedlicher Größe in den genannten Lokalisationen
- CT/DVT:
  - Mittelohr: kleine raumfordernde Läsion bis ausgedehnte Verschattung von Mittelohr und Mastoid mit Druckarrosion am angrenzenden Knochen und Verlagerung sowie Destruktionen der Gehörknöchelchen (◘ Abb. 1.55A, K)
  - Felsenbeinspitze: glattrandige Osteolyse, Arrosion angrenzender Kanäle möglich (◘ Abb. 1.55F)
- MRT (◘ Abb. 1.55B–E, G–J, L): hohes Signal in T1- und T2-w, in T2-w z. T. dunkler Hämosiderinrand (◘ Abb. 1.55I); in Abhängigkeit vom Alter der Einblutung differentes Verhalten in der Diffusionsbildgebung (◘ Abb. 1.55C, H)

- **Bildgebende Differenzialdiagnosen**
- Mittelohr:
  - hochstehender Bulbus venae jugularis: im Verlauf als Gefäß identifizierbar
  - aberrante oder lateralisierte ACI: im Verlauf als Gefäß identifizierbar
  - Einblutung nach Trauma oder bei Entzündung: andere Anamnese, keine Druckerscheinung
  - Paragangliom: deutliches KM-Enhancement, in T1-w-Sequenz hypointens
  - „glue ear": kein raumfordernder Charakter, anhand SI nicht differenzierbar
- Mittelohr/Felsenbeinspitze:
  - Cholesteatom: in T1-w hypointens
  - Flüssigkeitsverhalt („trapped fluid"): Residuum von Entzündungen in Zellen der Felsenbeinspitze, kann sehr lange verweilen, keine raumfordernde Wirkung, allenfalls gegenüber Liquor leicht erhöhtes Signal in T1-w (◘ Abb. 1.74H, I)
- Felsenbeinspitze:
  - Mukozele: im Schläfenbein wesentlich seltener, bei hoher T1-SI bildgebend nicht differenzierbar
  - Tumor des endolymphatischen Sackes: wenn stark eingeblutet, keine Differenzierung möglich

- **Wichtige Punkte**
- Anhand CT allein keine sichere Zuordnung möglich
- Native T1-w zur Abgrenzung gegenüber KM-Enhancement sehr wichtig
- Diffusionsrestriktion möglich

1.6 · Entzündungen

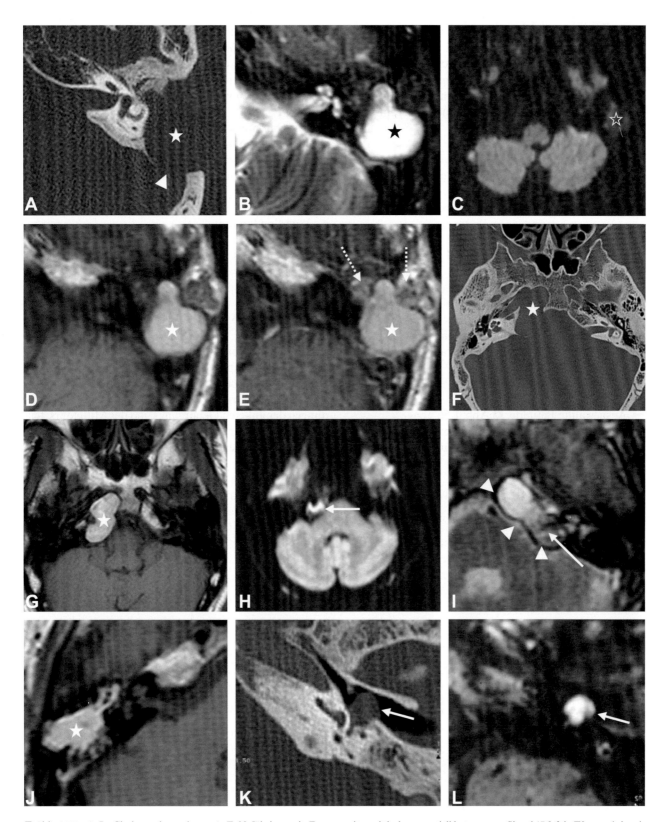

◘ **Abb. 1.55 A–L.** Cholesterolgranulome. **A–E** 38-Jähriger mit Z. n. Mittelohroperation bei Fehlbildung. Komplett verschattetes Mittelohr, breiter Defekt an Felsenbeinhinterkante (*Pfeilspitze*), große expansiv wachsende raumfordernde Läsion (*Sterne*) mit hohem Signal in T1- und T2-w ohne Diffusionsrestriktion; angrenzend KM-anreicherndes Granulationsgewebe (*gepunktete Pfeile*). **F–H** 42-Jähriger, Abduzensparese. Glatt begrenzte raumfordernde Läsion in der Felsenbeinspitze (*Sterne*) mit hohem Signal in T1-w, partielle Diffusionsrestriktion (*Pfeil*). **I** 26-Jähriger, Zufallsbefund: Raumfordernde Läsion der Felsenbeinspitze mit hohem, partiell heterogenen Signal (*Pfeil*) in T2-w und signallosem Rand (*Pfeilspitzen*). **J** 70-Jährige, bläulich livide Vorwölbung am Dach des äußeren Gehörganges bei Z. n. Mastoidektomie. Das hohe Signal in der nativen T1-w (*Stern*) ist diagnoseweisend. **K, L** 44-Jähriger mit Schallleitungsschwerhörigkeit bei bräunlich durchscheinender raumfordernder Läsion hinter dem Trommelfell. Glatt begrenzte, rundliche, in T1-w hyperintense raumfordernde Läsion im Hypotympanon (*Pfeile*). **A, F, K** CT axial; **B–E, G–J, L** MRT axial: **B, I** T2-w, **C, H** EPI-DWI, b = 1000, **D, G, J, L** T1-w, **E** T1-w KM

1.6.4 Tympanosklerose

Als Folge von abgelaufenen chronischen Mittelohrentzündungen kommt es zu Hyalinisierungen/Sklerosierungen im Mittelohrraum mit Verkalkung von Bandstrukturen sowie Ablagerungen von Plaques an Trommelfell und Gehörknöchelchen.

- **Klinische Befunde**
- Anamnestisch lang andauernde chronische Mittelohrentzündung
- Meist Schallleitungsschwerhörigkeit

- **Diagnosesicherung**
- Otoskopie: narbiges Trommelfell, tympanosklerotische Herde
- Audiogramm/Tympanogramm

- **Stellenwert von CT und DVT**
- Diagnosesicherung in unklaren Fällen
- Die MRT liefert bei dieser Erkrankung keinen diagnostischen Beitrag

- **CT- und DVT-Befunde**
- Ausgewählte Befunde: Abb. 1.56
- Ligamenta werden deutlich sichtbar
- Kalkplaques an Gehörknöchelchen, in der ovalen Fensternische
- Gehörknöchelchendeformierungen
- Verdicktes Trommelfell
- Verdickte Stapesfußplatte
- Residuen einer chronischen Otitis media: reduzierte Mastoidpneumatisation, Verschattung

- **Bildgebende Differenzialdiagnosen**
- Mittelohrfehlbildung: keine Entzündungsanamnese, isolierte Gehörknöchelchenfehlbildungen sind selten
- Otosklerose: keine Entzündungsanamnese, gute Mastoidpneumatisation

- **Wichtige Punkte**
- Anamnese
- Bei Nachweis von Kalzifizierungen sichere CT-Diagnose

1.6.5 Komplikationen

Entzündliche Komplikationen sind durch die gezielte Antibiotikatherapie selten geworden. Bei aggressiven Entzündungen, besonderer Keimvirulenz oder prädisponierenden Normvarianten können sich aus Entzündungen des äußeren Gehörgangs und des Mittelohrs, teilweise auch postoperativ, die im Folgenden dargestellten Komplikationen entwickeln.

1.6 · Entzündungen

■ **Abb. 1.56 A–H.** Tympanosklerose. **A–C** 79-Jähriger, präoperatives CT bei bekannter chronischer Otitis media mesotympanalis mit zentralem Trommelfelldefekt (**C**). Verkalktes anteriores Hammerband (*Pfeil* in **A**) und verdickte Stapesfußplatte (*Pfeil* in **B**). **D–F** Zwei ältere Patientinnen mit nicht eindeutig zu klärender Schwerhörigkeit. **D** Trommelfellverdickung (*Pfeil*). **E** Verkalkung der Sehne des M. tensor tympani (*Pfeil*). **F** Kalkplaque am verdickten Hammergriff (*Pfeil*). **G, H** 50-Jährige mit chronischer Otitis media und Z. n. Tympanoplastik Typ 1. Kalkplaques zwischen den Stapesschenkeln (*Pfeile*) und dadurch Verlegung des ovalen Fensters (Trommelfellverdickung durch Tympanoplastik). **A–F** CT axial; **G** DVT axial, **H** DVT koronar

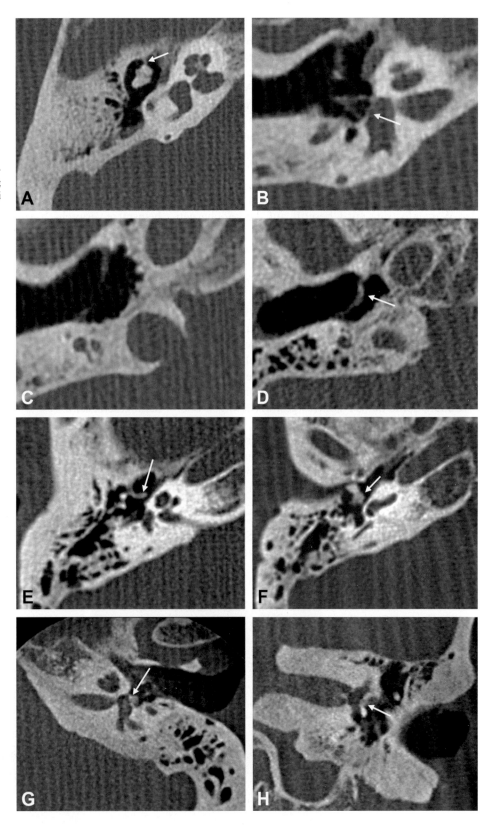

Mastoiditis

In der HNO-Heilkunde wird unter dem Begriff „Mastoiditis" eine akute Entzündung des Warzenfortsatzes mit knöcherner Einschmelzung verstanden. Sie ist die häufigste Komplikation einer akuten Mittelohrentzündung, insgesamt jedoch selten. Abzugrenzen ist eine akute Entzündung der Schleimhaut des Warzenfortsatzes (mit oder ohne Sekretansammlung) ohne knöcherne Einschmelzung, die im Rahmen einer Otitis media nicht selten auftritt.

Die Mastoiditis entsteht infolge einer Fortleitung und Abschottung von eitrigem Sekret aus dem Mittelohr in den Warzenfortsatz mit Übergriff auf die knöchernen Zellbälkchen – meist in der 3. Woche nach Beginn einer akuten Otitis, bevorzugt im Säuglings- und Kleinkindalter. Die Diagnose wird anhand der klinischen Symptomatik gestellt und durch eine typische Konstellation der Entzündungsparameter gestützt.

Bei Eindeutigkeit klinischer Befunde (◘ Abb. 1.57) wird z. T. ohne vorherige Bildgebung therapiert. Wird die Bildgebung eingesetzt, ist es wichtig, die Unversehrtheit der knöchernen Begrenzung des Schläfenbeins zum Endokranium hin zu prüfen – dazu ist die CT am besten geeignet. Werden weitere Komplikationen vermutet (s. unten), sollte die CT kontrastgestützt erfolgen oder die MRT eingesetzt werden (◘ Abb. 1.58).

Cave! Im MRT des Schädels sind nicht selten zufallsbefundlich Schleimhauthyperplasien oder umschriebene Sekretansammlungen im Mastoid zu sehen, die auf keinen Fall als Mastoiditis bezeichnet werden dürfen.

Bezold-Abszess

Infolge einer Mastoiditis kann sich ein Senkungsabszess von der Mastoidspitze in die Halsfaszienlogen entwickeln. Bei der Bildgebung muss KM eingesetzt werden (◘ Abb. 1.59A).

Petrositis/Gradenigo-Syndrom

Es handelt sich um eine Entzündungsfortleitung in die Zellen der Felsenbeinspitze. Prädisponierend ist eine starke Felsenbeinspitzenpneumatisation. Liegen eine Abduzensparese und Trigeminusreizung gemeinsam vor, spricht man vom Gradenigo-Syndrom. Die MRT ist bezüglich des Nachweises sensitiver (◘ Abb. 1.59B). Residuen können lange bestehen (◘ Abb. 1.59C, D) und sollten nicht mit raumfordernden Läsionen der Felsenbeinspitze verwechselt werden.

Labyrinthitis

Eine Labyrinthitis (▶ Abschn. 1.6.6) entwickelt sich, wenn die Entzündung in die Labyrinthkapsel einbricht – insbesondere bei Cholesteatomen (◘ Abb. 1.53H, I), chronisch-granulierenden Entzündungen (◘ Abb. 1.54H; ◘ Abb. 1.60F) oder inkomplett behandelter Otitis media. Durch die CT können entsprechende knöcherne Arrosionen nachgewiesen werden, durch die MRT ein entzündlich bedingtes starkes (akute Phase) bzw. geringes (Fibrosierungsphase) Enhancement. Das T2-Signal kann herabgesetzt sein.

Periphere Fazialisparese

Diese tritt meist in langsam progredienter Form infolge einer Penetration von Entzündungsmediatoren durch den Fazialiskanal auf. Prädisponierend sind Dehiszenzen der tympanalen Strecke des Fazialiskanals. Die Bildgebung erfolgt zur Ausdehnungsbestimmung des verursachenden Entzündungsprozesses.

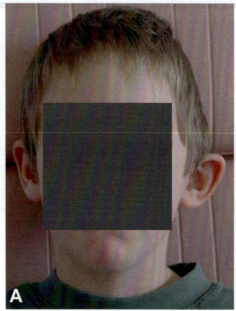
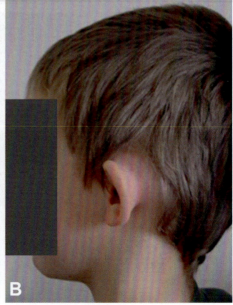

◘ Abb. 1.57 A, B. Abstehen des Ohres durch retroaurikuläre Schwellung mit starker Druckempfindlichkeit bei Mastoiditis. Ansicht von vorn (A) und von der Seite (B). Mit freundlicher Genehmigung von F. Bootz, Bonn

1.6 · Entzündungen

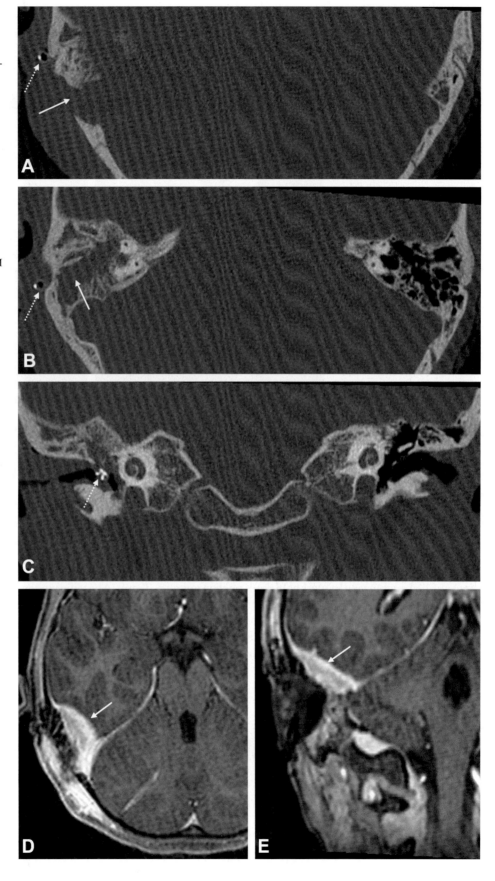

◨ **Abb. 1.58 A–E.** Mastoiditis im Gefolge einer akuten Otitis media mit endokranieller Komplikation. 8-Jährige, auswärts erfolgte die Drainage eines retroaurikulären Abszesses (*gepunkteter Pfeil* in **A** und **B**) sowie die Einlage eines Paukenröhrchens (*gepunkteter Pfeil* in **C**). Neben Verschattungen im Tympanon und Mastoid sind Zelldestruktionen (*Pfeil* in **B**) sowie ein breiter knöcherner Kalottendefekt retromastoidal (*Pfeil* in **A**) im CT erkennbar. Das MRT deckt eine breitflächige, epidurale Ausdehnung von floriden Granulationen auf (*Pfeil* in **D** und **E**). **A–C** CT: **A, B** axial, **C** koronar; **D, E** MRT T1-w KM FS: **D** axial, **E** koronar

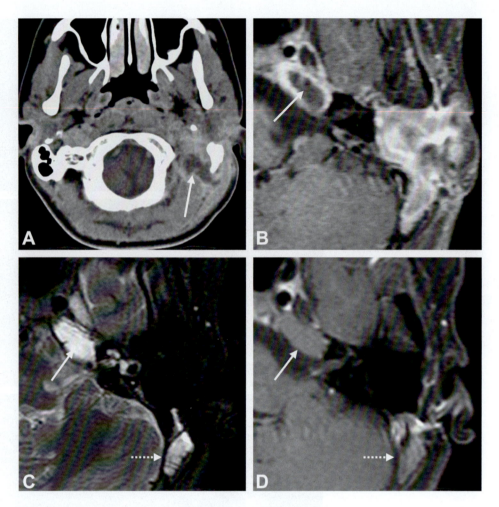

◘ **Abb. 1.59** **A–D.** Entzündliche Komplikationen. **A** Bezold-Abszess (*Pfeil*) im Gefolge einer Mastoiditis. **B–D** 12-Jährige mit Z. n. Mastoidektomie bei Mastoiditis, aktuell Aduzensparese. Akut entzündliches Geschehen mit Einschmelzung in der Felsenbeinspitze (*Pfeil* in **B**). Residuen waren hiervon (*Pfeile* in **C** und **D**) ebenso wie vom mastoidalen Entzündungsprozess (*gepunktete Pfeile*) noch nach einem Dreivierteljahr bei inzwischen völliger Beschwerdefreiheit nachweisbar. **A** CT KM axial; **B–D** MRT axial: **B**, **D** T1-w KM FS, **C** T2-w

Schädelbasisosteomyelitis

Auslösend sind am Schläfenbeinbein v. a. die Otitis externa necroticans und chronisch granulierende Mittelohrentzündungen. Per continuitatem dehnt sich die Entzündung auf den angrenzenden markhaltigen Knochen aus. Bildgebend zeigen sich im Knochen Dichteminderungen und Destruktionen (◘ Abb. 1.60A; ◘ Abb. 1.85J) sowie bei lang andauernden Verläufen auch Sklerosierungen (CT) sowie Hypointensitäten des Knochens im nativen T1-w-Bild (◘ Abb. 1.60B, D; ◘ Abb. 1.85K) und ein deutliches KM-Enhancement (◘ Abb. 1.60C, E; ◘ Abb. 1.85L). Begleitend finden sich in angrenzenden Weichteilen ausgedehnte entzündliche Veränderungen, z. T. mit Abszedierungen (◘ Abb. 1.60C). Sequestrierungen sind an der Schädelbasis selten zu beobachten. In Kombination von CT/MRT mit entsprechenden klinischen Daten kann bildgebend sehr sicher eine korrekte Verdachtsdiagnose gestellt werden.

1.6 · Entzündungen

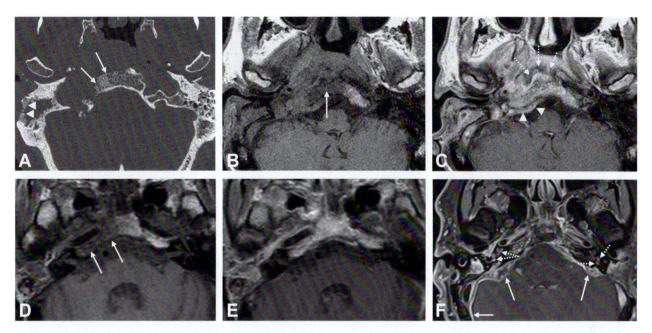

Abb. 1.60 A–F. Schädelbasisosteomyelitis. **A–C** 70-Jähriger mit Z. n. Mastoidektomie wegen Gehörgangspolypen vor einem halben Jahr, aktuell starke Otalgie und progrediente Hirnnervenausfälle. Umschriebene Dichteminderung im Warzenfortsatz (*Pfeilspitzen* in **A**), Aufweitung des Foramen jugulare, Arrosionen am Basiokziput (*Pfeile* in **A**). In T1-w partiell hypointenses Basiokziput (*Pfeil* in **B**) mit KM-Anreicherung (**C**). KM-anreicherndes Weichteilgewebe im Foramen jugulare, im Prävertebralraum mit umschriebener Einschmelzung (*gepunktete Pfeile*), in der Karotisloge sowie epidural (*Pfeilspitzen* in **C**). **D–F** 69-Jähriger, Z. n. geschlossener Mastoidektomie bei granulierender Mittelohrentzündung. **D, E** 2,5 Monate nach Operation, Fazialisparese; **F** 1,5 Jahre nach Erstoperation, Ertaubung, Schwindel, Gangunsicherheit. Hypodensität im Basiokziput in T1-w (*Pfeile* in **D**), deutliche KM-Anreicherung (**E**). Im Verlauf trotz Therapie Ausdehnung der Entzündung nach intrakraniell mit Übergriff auf die Gegenseite (*Pfeile* in **F**) und Innenohrbeteiligung (*gepunktete Pfeile* in **F**). Im klinischen Kontext entsprechen diese Befunde einer per continuitatem ausgelösten Schädelbasisosteomyelitis. **A** CT axial; **B–F** MRT axial: **B, D** T1-w, **C, E** T1-w KM, **F** T1-w KM FS

Endokranielle Komplikationen

Bei V. a. endokranielle Komplikationen ist die sensitivere MRT zu bevorzugen, dies gilt besonders für epidurale und subdurale Pathologien (Abb. 1.58D, E; Abb. 1.60C, F). Hirnabszesse sind bei otogenen Komplikationen im Temporallappen bzw. im Kleinhirn zu suchen (Abb. 1.61A). Sinusthrombosen können mit der MRT (Abb. 1.61D–F), aber auch sehr gut mit der KM-gestützten MZCT (Abb. 1.61G) dargestellt werden. Jede bakterielle Meningitis unklarer Ursache muss auf otogene oder rhinogene Ursachen hin abgeklärt werden. Die CT deckt dabei prädisponierende Normvarianten wie Paukenhöhlendachdehiszenzen (Abb. 1.61H) auf.

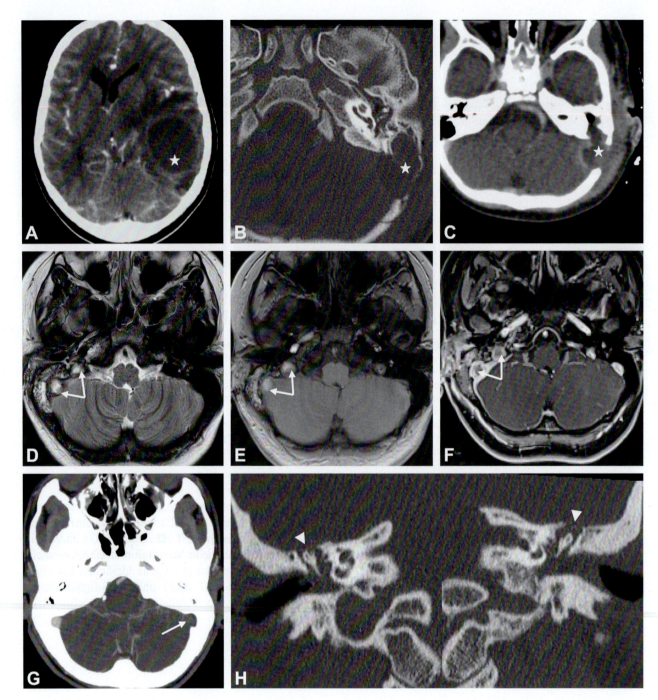

Abb. 1.61 A–H. Entzündliche Komplikationen. **A** 6-Jähriger mit Temporallappenabszess nach Mastoiditis. **B, C** 1-Jährige, Mastoiditis mit Durchbruch in die hintere Schädelgrube und Ausbildung eines retromastoidalen Abszesses (*Sterne*) lateral des komprimierten Sinus sigmoideus. **D–F** 14-Jähriger, Thrombose des Sinus sigmoideus bis in den Bulbus venae jugularis reichend (*Pfeile*) bei Mastoiditis. **G** 29-Jährige, Sinusthrombose (*Pfeil*) infolge eines Cholesteatoms. **H** 25-Jähriger mit Pneumokokkenmeningitis. Bei komplett verschatteter Paukenhöhlen und Paukenhöhlendachdehiszenzen (*Pfeilspitzen*) ist von einem otogenen Ursprung auszugehen. **A–C, G** CT KM axial; **D–F** MRT axial: **D** T2-w, **E** T1-w, **F** T1-w KM FS; **H** CT koronar

1.6.6 Labyrinthitis

Es handelt sich um eine durch unterschiedliche Noxen (pathogene Keime, Trauma, Toxine, Operation, Einblutung) ausgelöste entzündliche Erkrankung des Innenohrs. Zusammen mit einer Keratitis ist sie Ursache für den Hörverlust bei dem sehr seltenen Cogan-Syndrom. Labyrinthitiden viraler (z. B. Mumps, Masern), medikamentenbedingter, traumatischer oder postoperativer Genese benötigen in der Regel keine bildgebende Diagnosesicherung. Wird im Rahmen einer Meningitis eine otogene Ursache oder eine tympanogen ausgelöste Labyrinthitis vermutet, ist die Indikation zur Bildgebung gegeben. Ebenso ist sie einzusetzen, wenn sich im Verlauf einer Labyrinthitis ein hochgradiger Hörverlust einstellt bzw. persistiert und die Indikation zur Insertion eines Cochlea-Implantates gestellt wird.

■ **Klinische Befunde**
- Schwindel, Übelkeit, Erbrechen
- Rasch zunehmende sensorineurale Schwerhörigkeit bis hin zur Ertaubung
- Ggf. Tinnitus
- Spontannystagmus in das gesunde Ohr, ggf. Fistelsymptom

■ **Diagnosesicherung**
- Klinische Befunde
- Ggf. Bildgebung

■ **Stellenwert der Bildgebung**
- Ursachenabklärung bei V. a. otogene Meningitis
- Nachweis einer tympanogen bedingten Labyrinthitis
- Nachweis von Folgezuständen einer Labyrinthitis

■ **Bildgebende Befunde**
- MRT:
  - führendes, jedoch nicht für eine bestimmte Noxe spezifisches Zeichen ist eine KM-Anreicherung von Teilen oder des gesamten Labyrinths (Störung der hämatoperilymphatischen Schranke oder hypervaskularisiertes Entzündungsgewebe), die unterschiedlich ausgeprägt sein kann (◘ Abb. 1.62C, H; s. auch: ◘ Abb. 1.51E; ◘ Abb. 1.54H; ◘ Abb. 1.60F)
  - bei traumatisch bedingten Labyrinthitiden oder spontaner Einblutung (Koagulopathie oder Antikoagulanzientherapie) SI-Erhöhung in der späten akuten und subakuten Phase im nativen T1-w und im FLAIR-Bild (◘ Abb. 1.62I; ▶ Abschn. 1.5.5; ◘ Abb. 1.43B, C; ◘ Abb. 1.67)
  - labyrinthäres Flüssigkeitssignal in T2-w bei viralen Labyrinthitiden normal, bei bakteriellen Labyrinthitiden mäßig abgesenkt und bei Fibrosierung deutlich abgesenkt (◘ Abb. 1.62A, F, J; ◘ Abb. 1.41G)
- CT:
  - in der akuten Phase negativ (◘ Abb. 1.62D)
  - partielle oder komplette Ossifizierung von Innenohrstrukturen als Labyrinthitisfolge, auch als Labyrinthitis ossificans bezeichnet (◘ Abb. 1.62K; ◘ Abb. 1.40I; ◘ Abb. 1.89H; ◘ Abb. 1.90A)
  - selten in subakuter Phase Arrosionen oder Aufweitungen von knöchernen Innenohrkanälen (bei granulierender Labyrinthitis; ◘ Abb. 1.62E)

■ **Bildgebende Differenzialdiagnosen**
- Intralabyrinthäre Tumoren:
  - Lipome (extrem selten im Labyrinth, hohes natives T1-Signal; von einer Blutung nur durch eine Verlaufsuntersuchung oder fettunterdrückte Sequenz zu differenzieren)
  - Intralabyrinthäre Schwannome (zeigen oft eine lokalisiertere und deutlichere KM-Anreicherung, z. T. Einbezug des inneren Gehörgangs; ◘ Abb. 1.65)
- Innenohrfehlbildung: als Differenzialdiagnose zur Labyrinthossifizierung – differente Anamnese

■ **Wichtige Punkte**
- Bei Schichtdicken von > 2 mm können labyrinthäre Veränderungen im MRT übersehen werden
- Labyrintheinblutungen können Ursache eines Hörsturzes sein

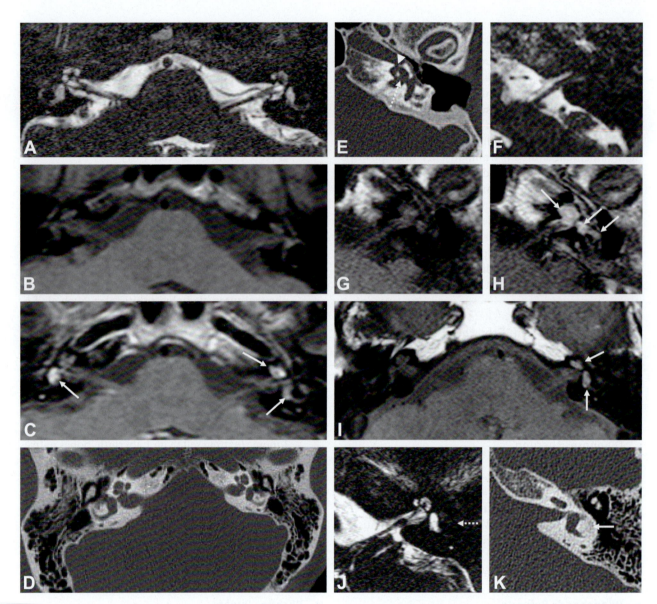

◘ Abb. 1.62 A–K. Labyrinthitis und ihre Folgen. A–D 41-Jähriger, Taubheit beidseits nach Meningitis, Begleitlabyrinthitis. KM-Anreicherung von Teilen des Labyrinths (*Pfeile*), in T2-w hier nur partielle, diskrete Signalabsenkung, unauffällige Abbildung des knöchernen Labyrinths. E–H 54-jährige komatöse Frau mit Meningitis. Regulärer Befund bei Z. n. Mastoidektomie (vor Jahren). Deutliche Aufweitung von Schnecke und Vestibulum mit partieller Unterbrechung der Kontur zum Karotiskanal (*Pfeilspitze*), breiter knöcherner Defekt am Fundus des inneren Gehörgangs (*gepunkteter Pfeil*). In T2-w sind Labyrinth und Fundus des inneren Gehörgangs nicht abgrenzbar. Nach KM-Gabe deutliches Enhancement von Anteilen des Labyrinths und der Dura im inneren Gehörgang (*Pfeile* in H). Nach einem Meningitisrezidiv wurde eine Petrosektomie durchgeführt und florides Granulationsgewebe im Labyrinth nachgewiesen. I 47-Jährige, seit 14 Tagen zunehmender Hörverlust, starker Drehschwindel, Antikoagulanziendauertherapie wegen Pfortaderthrombose. Intralabyrinthär hohes Signal in nativer T1-w (*Pfeile*), in T2-w (nicht abgebildet) Signalabsenkung im Sinne einer Einblutung. J, K 26-Jähriger mit sensorineuraler Schwerhörigkeit und Gleichgewichtsstörungen im Dunkeln. Fehlende Abgrenzbarkeit des horizontalen Bogengangs in T2-w (*gepunkteter Pfeil*) und fast komplette Ossifizierung im CT (*Pfeil*) als Folgezustand nach Labyrinthitis. A–C, F–J MRT axial: A, F, J stark T2-w, B, G, I T1-w, C, H T1-w KM; D, E, K CT axial

1.7 Periphere Fazialisparese

Mit 60–80 % ist die Bell-Parese (idiopathische Fazialisparese), deren Ursache bisher nicht geklärt ist, die häufigste Form der peripheren Fazialisparese. An zweiter Stelle folgen entzündlich bedingte Paresen, wobei hier die Varicella-zoster-Virus-Infektion überwiegt. Beim Zoster oticus liegt eine Reaktivierung des Varicella-zoster-Virus im Verlauf des VII. und VIII. Hirnnervs vor. Sind beide Hirnnerven betroffen, spricht man auch vom Ramsey-Hunt-Syndrom – andere Autoren beschreiben eine Beteiligung weiterer Hirnnerven (V, IX, X). Zahlreiche weitere Erreger, u. a. das Herpes-simplex-Virus und Spirochäten (Borreliose), sowie Verletzungen (▶ Abschn. 1.5.1; ▶ Abschn. 1.5.2; ▶ Abschn. 1.5.3) und Mittelohrentzündungen (▶ Abschn. 1.6.2) kommen ebenfalls als Verursacher einer Fazialisparese infrage. Bei einer akut einsetzenden, nicht traumatisch bedingten peripheren Fazialisparese ohne Anhalt für entzündliche Veränderungen am Mittelohr/Mastoid ist ein frühzeitiger Einsatz der Bildgebung nicht sinnvoll. Bildet sich die Fazialisparese innerhalb von 6 Wochen nicht ausreichend zurück, sollte zunächst eine MRT zum Tumorausschluss veranlasst werden, wobei tumorbedingte Fazialisparesen eher einen langsam progredienten Verlauf zeigen.

- **Stellenwert der Bildgebung**
- Ursachenabklärung bei langsam progredienter Fazialisparese bzw. im Intervall nach 6 Wochen bei akut einsetzender peripherer Fazialisparese:
  - CT/DVT bei V. a. Mittelohrentzündung
  - MRT bei V. a. Schläfenbein-/KHBW- oder Parotistumor

- **Bildgebende Befunde**
- CT: Fazialiskanalarrosionen oder -aufweitungen bei entzündlichen (◘ Abb. 1.53I) oder tumorösen Läsionen (◘ Abb. 1.68H; ◘ Abb. 1.80C–E) bzw. durch Hämatomdruck oder im Frakturverlauf bei Trauma (◘ Abb. 1.39F; ◘ Abb. 1.40G)
- MRT:
  - T1-w mit KM: Enhancement des N. fazialis (◘ Abb. 1.63A–D, F–H)
  - T2-w: nervale Verdickung im zisternalen und kanalikulären Abschnitt (nur in dünnschichtigen Sequenzen zu identifizieren – inkonstanter Befund), Hyperintensität als Ausdruck eines Ödems (◘ Abb. 1.63E) – sehr selten zu sehen
  - Entzündungsnachweis (▶ Abschn. 1.6)
  - Tumornachweis (▶ Abschn. 1.8)

- **Bildgebende Differenzialdiagnosen**
- Physiologisches Fazialis-Enhancement (◘ Abb. 1.63I) – nicht im zisternalen und kanalikulären Abschnitt
- Infiltration des N. facialis bei malignen Lymphomen – sehr selten isoliert (◘ Abb. 1.68I)
- Enhancement des III., VII. und VIII. HN beim Miller-Fisher-Syndrom, einer seltenen regionalen Variante des Guillain-Barré-Syndroms

- **Wichtige Punkte**
- Das KM-Enhancement des N. facialis im T1-w-Bild ist ein unspezifischer Befund, der anhand des klinischen Bildes weiter einzuordnen ist (◘ Abb. 1.63G, H)
- Bei einem Enhancement mehrerer Hirnnerven (auch ohne entsprechende Paresen) immer an eine Borreliose denken (◘ Abb. 1.63J–L)

88 Kapitel 1 · Schläfenbein und hintere Schädelbasis

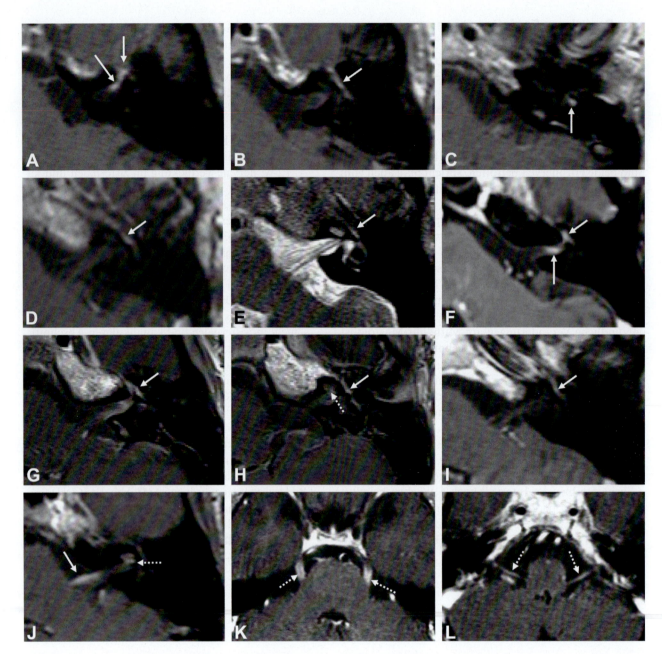

Abb. 1.63 A–L. Bildgebende Befunde bei akut einsetzender peripherer Fazialisparese und Differenzialdiagnosen (**G–L**). **A–F** jeweils ohne Tumor- und Entzündungsnachweis im Sinne einer Bell-Parese; **A–C** 22-Jährige mit rezidivierender Fazialisparese. Fazialis-Enhancement (*Pfeile*) vom Fundus des inneren Gehörgangs bis in das Mastoid hinein. **D, E** 15-Jährige, Fazialisparese seit 3 Monaten, nur geringe Besserung. Enhancement (*Pfeil* in **D**) und in T2-w hohes Signal des N. facialis (*Pfeil* in **E**) im tympanalen Abschnitt. **F** 74-Jährige, Z. n. Kolonkarzinom. Enhancement vom Fundus des inneren Gehörganges bis zum tympanalen N. facialis (*Pfeile*). **G, H** 14-Jähriger mit folgenden klinischen Angaben: akute Fazialisparese, Zoster oticus, Borrelientiter, Herpesnachweis im Liquor. Das Enhancement des Fazialis (*Pfeile*) im inneren Gehörgang und kochleär (*gepunkteter Pfeil*) kann kausal nicht zweifelsfrei zugeordnet werden. **I** Physiologisches Fazialis-Enhancement (*Pfeil*), keine Fazialisparese. **J–L** 39-Jähriger, MRT wegen Hörminderung, keine Hirnnervenparesen. Enhancement des N. facialis zisternal (*Pfeil* in **J**), von Schneckenanteilen (*gepunkteter Pfeil* in **J**), des N. trigeminus (*gepunktete Pfeile* in **K**) und des N. glossopharyngeus (*gepunktete Pfeile* in **L**) – dringend verdächtig auf Borreliose (bestätigt). MRT axial: **A–D, F–L** T1-w KM, **E** T2-w

1.8 Tumoren und tumorähnliche Erkrankungen

Tumoren und tumorähnliche Erkrankungen sind im Schläfenbein nur selten anzutreffen. Weitaus häufiger als maligne Neoplasien finden sich benigne Tumoren wie Paragangliome und Schwannome, die typische Ausgangslokalisationen haben. Tumoren lassen sich unter verschiedenen Gesichtspunkten abhandeln (Dignität, Lokalisation, Histologie). Hier wurde zunächst eine Einteilung nach der Tumorhistologie gewählt, wobei teilweise eine weitere Untergliederung nach Region oder bei Schwannomen nach der nervalen Zugehörigkeit erfolgt.

1.8.1 Schwannome

Schwannome (klinisch auch als Neurinome bezeichnet) gehen von den Nervenscheiden (Schwann-Zellen) aus und sind die häufigsten Tumoren am Schläfenbein. Sie sind von einer echten bindegewebigen Kapsel umgeben. Prädilektionsorte sind der innere Gehörgang/KHBW. Hier liegen in ca. 80 % der raumfordernden Läsionen – Vestibularisschwannome, nicht „Akustikusneurinome" – vor. Eine seltene Unterform sind intralabyrinthäre Schwannome (Innenohrschwannome), die von peripheren Aufzweigungen des VIII. HN im Labyrinth ausgehen. Ferner finden sich Schwannome im Bereich des Foramen jugulare (ausgehend von einem der durchziehenden Hirnnerven, meist N. vagus), im Verlauf des N. facialis und sehr selten im Hypoglossuskanal.

Vestibularisschwannome weisen eine unterschiedliche Wachstumstendenz auf von oft sehr langsamem Wachstum, seltener keiner erkennbaren oder dazu im Gegensatz rascher Tumorvergrößerung bis hin zu spontaner Verkleinerung in Einzelfällen. Wird bei kleinen Tumoren die Strategie „wait and scan" favorisiert, empfiehlt sich, die erste Kontrolluntersuchung nach einem halben Jahr durchzuführen. Ein bilaterales Auftreten ist verdächtig auf eine Neurofibromatose Typ 2 – hiervon sind besonders jüngere Patienten betroffen (◘ Abb. 1.66A, B).

- **Diagnosesicherung**
- Histologie
- Die Zuordnung zum Ausgangsnerv kann am sichersten (jedoch auch nicht immer) intraoperativ erfolgen und nur bei kleineren Tumoren durch die Bildgebung richtig vermutet werden
- Bei der Entscheidung gegen eine Operation Erhärtung des bildgebenden Verdachts durch Verlaufsbeobachtungen

- **Stellenwert der Bildgebung**
- Tumornachweis und -charakterisierung: MRT (durch Lokalisation relativ sicher), CT zusätzlich bei Lokalisation im Foramen jugulare sowie im Mittelohr/Mastoid
- Bestimmung der Ausbreitung
- Präoperativ: Lage des Bulbus venae jugularis; falls Aussagen zur Schläfenbeinpneumatisation gewünscht werden, kann dies nur durch die CT erfolgen

Vestibularis- und intralabyrinthäre Schwannome

- **Klinische Befunde**
- Langsam progrediente, in der Regel unilaterale sensorineurale Schwerhörigkeit (retrokochleäre Hörstörung), z. T. klinisches Bild wie bei rezidivierenden Hörstürzen (besonders bei intralabyrinthären Schwannomen); kleine intrameatale Tumoren können bereits zu einer deutlichen Hörminderung führen, große extrameatale hingegen beeinträchtigen das Gehör kaum
- Tinnitus
- Pathologischer hirnstammaudiometrischer Befund
- Gleichgewichtsstörungen (besonders bei intralabyrinthären Schwannomen)
- Selten:
  - Fazialisparese
  - bei großen Tumoren: Kleinhirn-, Hirnstammsymptome, Sensibilitätsstörungen im Gesicht (N. trigeminus), Hirndrucksymptomatik

- **Bildgebende Befunde**

Schwannome mit Ausgang im inneren Gehörgang/KHBW
- Glatt begrenzte, oft ovoide raumfordernde Läsion im KHBW, intra- und/oder extrameatal (◘ Abb. 1.64; ◘ Abb. 1.66 A, B), unterschiedlich groß (s. u. Koos-Einteilung)
- MRT:
  - T2-w: hyper- bis isointens im Vergleich zum umgebenden Weichteilgewebe
  - T1-w: intermediär
  - T1-w KM: starke KM-Anreicherung, größere Tumoren z. T. mit intratumoralen hypointensen Arealen (◘ Abb. 1.64B), die Einblutungen, Nekrosezonen, Fibrosearealen oder Zysten entsprechen können, große randständige Zysten sind seltener (◘ Abb. 1.64C–E)
  - Entsprechend ihrer Ausdehnung werden diese Tumoren nach Koos in 4 Grade eingeteilt: I intrameatal (◘ Abb. 1.64G–I), II Vorwölben in den KHBW (◘ Abb. 1.64J), III mit zusätzlichem Kontakt zum Hirnstamm/Kleinhirn (◘ Abb. 1.64K), IV Letztere werden komprimiert (◘ Abb. 1.64A–E)

90   Kapitel 1 · Schläfenbein und hintere Schädelbasis

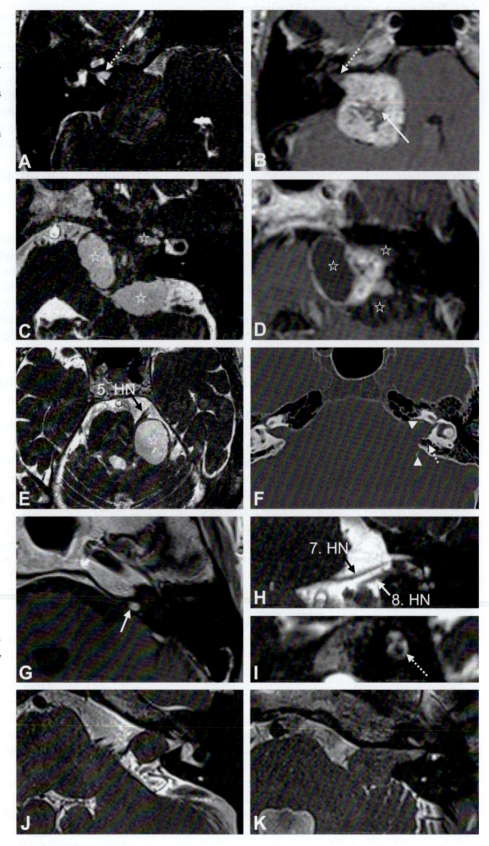

Abb. 1.64 A–K. Vestibuläre Schwannome. **A, B** 35-Jährige mit progredienter Schwerhörigkeit rechts. Intra- und extrameatal gelegene raumfordernde Läsion im KHBW mit erhaltenem Flüssigkeitssignal im Fundus des inneren Gehörgangs (*gepunktete Pfeile*), deutlicher Hirnstammkompression und intratumoralen Hypointensitäten nach KM (*Pfeil*) – typische Konfiguration für ein Vestibularisschwannom. Der Ausgangsnerv (HN VII oder VIII) kann bei der Tumorgröße nicht angegeben werden. Koos Grad IV. **C–F** 69-Jährige, Fazialisparese links. Weniger typisches Erscheinungsbild eines großen intra- und extrameatal gelegenen Vestibularisschwannoms mit mehreren Zysten (*Sterne*) und zarten Verkalkungen (*Pfeilspitzen*). Kranial tangiert es den N. trigeminus (*Pfeil* in **E**), der innere Gehörgang ist deutlich aufgeweitet (**F**), perilabyrinthäre Zellen reichen bis zur Hinterkante (*gepunkteter Pfeil*). Koos Grad IV. **G–I** 73-Jähriger, seit 3 Jahren an Schwankschwindel leidend. Anhand von Rekonstruktionen ist ein Ausgang des kleinen intrameatalen Tumors vom N. vestibularis inf. (*gepunkteter Pfeil*) am wahrscheinlichsten (operativ bestätigt). Koos Grad I. **J** 51-Jähriger, akuter Hörverlust links, progredienter Drehschwindel. Vorwölbung eines intrameatalen Tumors in den KHBW ohne Hirnkontakt – Koos Grad II. **K** 61-Jährige, ertaubt, rezidivierender Tinnitus links. Der intra-/extrameatale Tumor hat Kontakt zum Kleinhirn, jedoch ohne dieses zu komprimieren – Koos Grad III. **A–E, G–K** MRT: **A, C, E, J, K** stark T2-w axial, **B, D, G** T1-w KM axial, **H** schräg-koronare MPR, **I** schräg-sagittale MPR entlang der lateralen Tumorzirkumferenz aus dem stark T2-w 3D-Datensatz; **F** CT axial

1.8 · Tumoren und tumorähnliche Erkrankungen

- CT: zum Tumornachweis nur bei MRT-Kontraindikationen und dann kontrastgestützt durchzuführen – intrameatale Tumoren mit einer Größe von < 6 mm entziehen sich in der Regel dem Nachweis, größere führen zu einer Aufweitung des inneren Gehörgangs (◘ Abb. 1.64F) und zeigen die oben beschriebenen Lagecharakteristika

Intralabyrinthäre Schwannome
- Können nur durch eine Dünnschicht-MRT sicher detektiert werden
- Stark T2-w 3D-Sequenz: hypointens
- T1-w: intermediär bis leicht hyperintens, nach KM deutliche, homogene Anreicherung
- Lage- und Ausdehnungsbeschreibung (◘ Abb. 1.65): auf Schnecke (am häufigsten vorkommend)/auf Vestibulum und/oder Bogengänge begrenzt, in mehreren Labyrinthanteilen oder das Labyrinth komplett ausfüllend; transmodioläres (von der Cochlea durch den Modiolus über die Apertura cochleae) oder transmakuläres (vom Vestibulum über die Macula cribrosa) Vorwachsen in den inneren Gehörgang; in weit fortgeschrittenen Fällen kann es sowohl zu einer Ausdehnung in den inneren Gehörgang als auch in das Mittelohr kommen (transotisch)
- Bei intralabyrinthären Schwannomen mit Ausdehnung in den inneren Gehörgang ist ein umgekehrtes Wachstum mit Ausgang vom inneren Gehörgang nicht ausschließbar (◘ Abb. 1.65C, D)
- Auch ohne Vorliegen einer Neurofibromatose können intralabyrinthäre Schwannome isoliert an mehreren Stellen des Labyrinths oder zusammen mit Schwannomen des inneren Gehörgangs/KHBW vorkommen (◘ Abb. 1.65K–O)

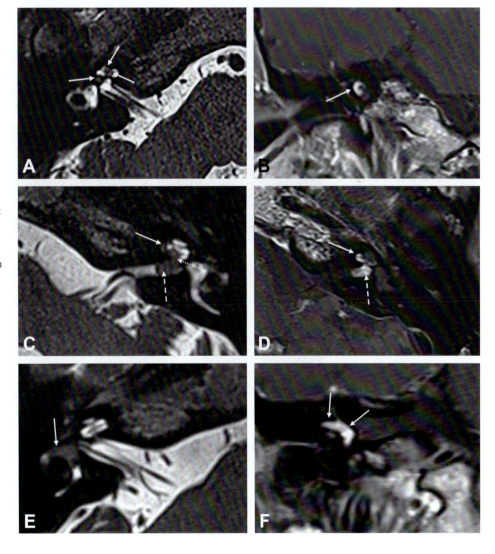

◘ **Abb. 1.65 A–O.** Intralabyrinthäre Schwannome. **A, B** 60-Jährige mit langsam progredienter Schwerhörigkeit und Ertaubung rechts. Tumor in Anteilen der apikalen und mittleren Schneckenwindung (*Pfeile*). **C, D** 58-Jährige, Taubheit links. Transmodioläre Ausdehnung eines Tumors (*gepunkteter Pfeil*) von der mittleren (*Pfeile*) und basalen (nicht dargestellt) Schneckenwindung in den inneren Gehörgangs (*gestrichelte Pfeile*). Ein umgekehrtes Wachstum ist nicht auszuschließen. **E, F** 62-Jährige, Schallempfindungsschwerhörigkeit rechts, rezidivierende Schwindelattacken. Seit 7 Jahren größenkonstanter Tumor im Vestibulum und in Anteilen des horizontalen Bogengangs (*Pfeile*). ▶

◘ **Abb. 1.65** (*Fortsetzung*)
G, H 25-Jähriger, nach Hörsturz rechts nahezu ertaubt. Tumor im Vestibulum und in Anteilen des horizontalen und oberen Bogengangs (*Pfeile*) mit beginnender transmakulärer Ausdehnung in den inneren Gehörgang (*gepunktete Pfeile*). **I, J** 53-Jähriger, vor 20 Jahren rechts ertaubt. Transotisches Schwannom mit kompletter Durchsetzung des Labyrinths, Ausdehnung in den inneren Gehörgang, KHBW (**I**) und über das runde Fenster in das Mittelohr (**J**). **K–M** 33-Jähriger mit Hörverschlechterung rechts. 5 Jahre zuvor Entfernungen eines Vestibularisschwannoms (**K**). Aktuell Nachweis eines intrachochleären Tumors (*Pfeil* in **M**), der zwar kleiner, aber retrospektiv auch schon im präoperativen MRT sichtbar war (*Pfeil* in **L**). **N, O** 51-Jährige, vor 20 Jahren nach Hörsturz rechts ertaubt. Seit 1,5 Jahren bekannte, größenkonstante, nicht miteinander in Verbindung stehende Tumoren in der Cochlea (*Pfeil* in **N**), im Vestibulum mit Bogengangsbeteiligung (*Pfeil* in **O**) und im inneren Gehörgang (*gepunkteter Pfeil*). **A–I, K–O** MRT: **A, C, E, G** stark T2-w axial, **B, F, H, N, O** T1-w KM koronar, **D, I, K–M** T1-w KM axial; **J** CT koronar. **H** modifiziert aus Plontke et al. 2020

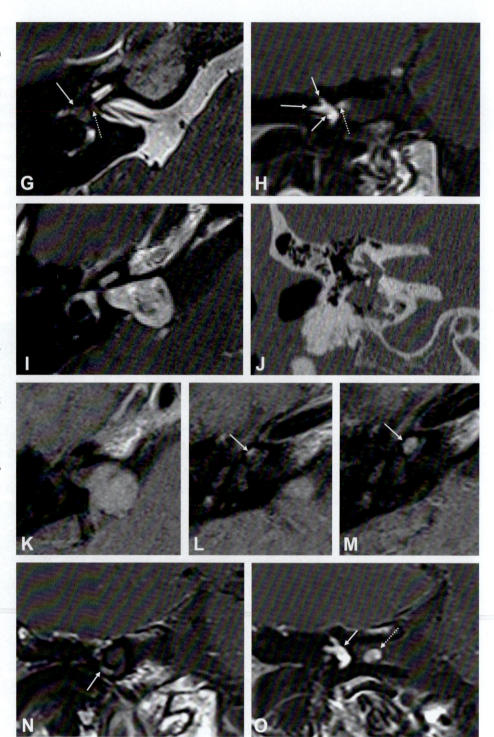

1.8 · Tumoren und tumorähnliche Erkrankungen

Bildgebende Differenzialdiagnosen
Schwannome mit Ausgang im inneren Gehörgang/KHBW
- Meningeom (◘ Abb. 1.66C–H): oft breit der Dura anhaftend, z. T. „dural tail sign", z. T. (CT) am benachbarten Knochen; Einbezug des Ductus perilymphaticus ist charakteristisch für Meningeome dieser Region
- Metastase (◘ Abb. 1.66I), Lymphominfiltrat (◘ Abb. 1.66J; ◘ Abb. 1.68I): bei isoliertem Vorkommen im KHBW/inneren Gehörgang und unbekanntem Grundleiden, schwierig bildgebend zu differenzieren – aggressiverer Verlauf, rasch auftretende Hirnnervenausfälle
- Fazialisschwannom (◘ Abb. 1.68A–E): wesentlich seltener, größerer Tumor oft nicht von einem Vestibularisschwannom, zu differenzieren – eine Tumorausdehnung in die labyrinthäre Fazialisstrecke bzw. die Fossa geniculata spricht eher für ein Fazialisschwannom
- Neuritis des VII./VIII. HN (◘ Abb. 1.63J) bzw. Entzündung im inneren Gehörgang (◘ Abb. 1.66K, L) – wenn isoliert, bei Erstuntersuchung nicht sicher abgrenzbar → Verlaufskontrolle
- Lipom (◘ Abb. 1.66M): absolute Rarität, hohes Signal im nativen T1-w-Bild – Abgrenzung einer fokalen Blutung durch Fettsättigung, HN verlaufen durch Lipome
- Prominentes Ganglion vestibulare (◘ Abb. 1.66N): schmale fundusnahe oväläre Verdickung des N. vestibularis superior oder inferior ohne KM-Anreicherung, Normvariante
- Aneurysma im inneren Gehörgang: ausgehend von der A. labyrinthi oder einer Schlinge der A. cerebelli inferior anterior; Rarität, die im Fall eines rupturierten Aneurysmas angiografisch detektiert, bei Nichtruptur präoperativ in der Regel nicht in Betracht gezogen wird

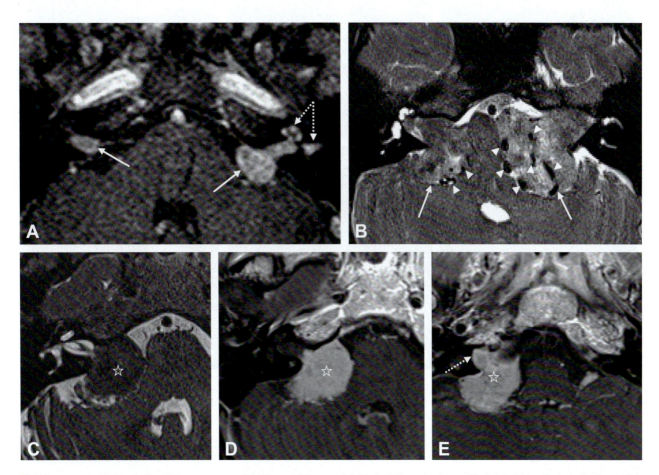

◘ **Abb. 1.66 A–N.** Vestibuläre Schwannome und Differenzialdiagnosen. **A, B** Neurofibromatose Typ 2, bilaterale Vestibularisschwannome (*Pfeile*) bei einem 36-Jährigen (**A**) bzw. einem 22-Jährigen (**B**). In **A** dehnt sich der linke Tumor in das Labyrinth aus (*gepunktete Pfeile*), in **B** liegt eine ungewöhnlich kräftige Vaskularisation (*Pfeilspitzen*) vor. **C–E** 48-Jährige, Hörstörung rechts. KHBW-Meningeom (*Sterne*) mit charakteristischer Ausdehnung in den Aquaeductus cochleae (*gepunkteter Pfeil*). ▶

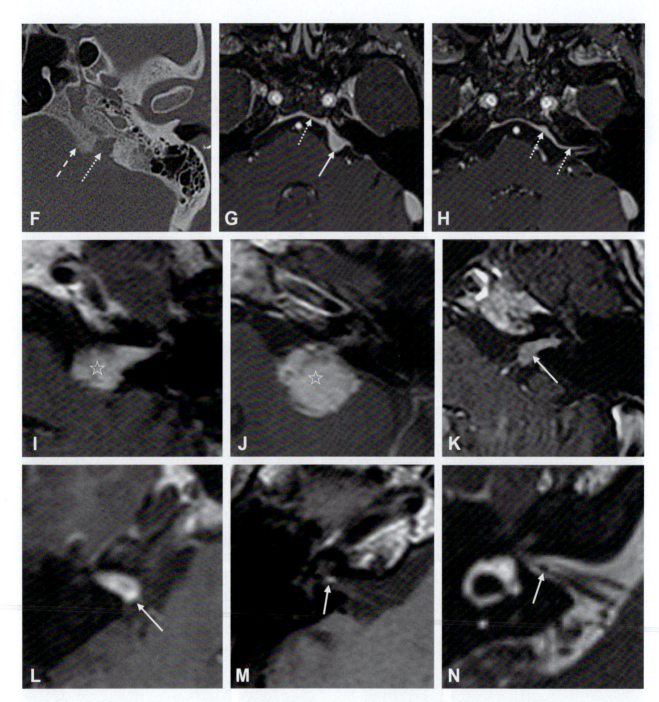

◻ **Abb. 1.66** (*Fortsetzung*) **F** Aufgeweiteter Aquaeductus cochleae (*gepunkteter Pfeil*) und fokale Hyperostose (*gestrichelter Pfeil*) bei einer 47-Jährigen mit einem Meningeom an der Felsenbeinhinterkante. **G, H** 47-Jähriger, Tumor an der Felsenbeinhinterkante (*Pfeil*). Bei langstreckiger Verdickung der angrenzenden Dura (*gepunktete Pfeile*) handelt es sich sehr wahrscheinlich um ein Meningeom. **I** 50-Jähriger, Metastase eines malignen Melanoms (*Stern*). **J** 66-Jähriger, Plasmozytominfiltrat (*Stern*). **K** 66-Jähriger, HN-Befall bei Sarkoidose (*Pfeil*). **L** 29-Jährige mit Ertaubung rechts vor 5 Jahren und sich langsam entwickelnder peripherer Fazialisparese. Operation bei V. a. Akustikusneurinom (*Pfeil*) – histologisch: granulomatöse Entzündung. **M** 50-Jähriger, Lipom (*Pfeil*) im Fundus des inneren Gehörganges. Im Kontroll-MRT 2 Jahre später konstanter Befund. **N** 29-Jährige, prominentes Ganglion vestibulare als Zufallsbefund. **A–E, G–N** MRT axial: **A, D, E, G–L** T1-w KM, **B, C, N** T2-w axial, **M** T1-w; **F** CT axial

1.8 · Tumoren und tumorähnliche Erkrankungen

Intralabyrinthäre Schwannome
- Labyrinthitis (▸ Abschn. 1.6.6; ◘ Abb. 1.62C, H): in T2-w nur leicht abgeschwächtes bis normales Signal; in Zweifelsfällen empfiehlt sich eine Verlaufskontrolle nach 3 Monaten – bei einem Schwannom bleibt die KM-Anreicherung im Labyrinth gleich, bei der Labyrinthitis wird sie weniger
- Labyrintheinblutung (◘ Abb. 1.67; ◘ Abb. 1.62I): kann sich wie Schwannome über einen Hörsturz und Gleichgewichtsstörungen manifestieren und bei Verzicht auf eine dünnschichtige native T1-w oder FLAIR-Sequenz (sensitiver [Wu 2014]; ◘ Abb. 1.67C, G) als Schwannom fehlinterpretiert werden; selten treten beide Pathologien gleichzeitig auf (◘ Abb. 1.67H–J)
- Intralabyrinthäres Lipom: extrem selten – Abgrenzung gegenüber Blutung durch Fettsättigung

■ **Wichtige Punkte**
- Statistisch gesehen liegt bei raumfordernden Läsionen im KHBW zu ca. 80 % ein Vestibularisschwannom vor
- Zu beschreiben sind:
  - Bezug zu anderen Hirnnerven (besonders N. trigeminus; ◘ Abb. 1.64E) und Hirnstamm (Kontakt/Kompression)
  - Zeichen eines Liquoraufstaus
  - Bezug zum Fundus des inneren Gehörgangs (wenn einbezogen, schlechte Prognose für Hörerhalt)
  - Einbezug des Labyrinths (◘ Abb. 1.66A)
- Stereotaktisch bestrahlte Vestibularisschwannome können innerhalb der ersten 2 Jahre eine Pseudoprogression aufweisen

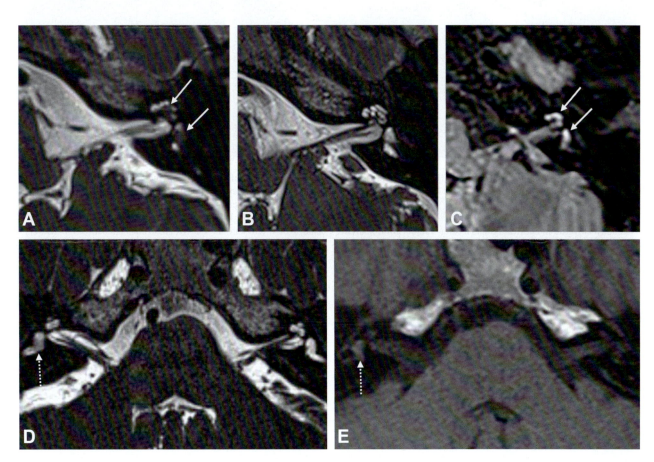

◘ **Abb. 1.67 A–J.** Labyrinthäre Blutung als Differenzialdiagnose zum intralabyrinthären Schwannom. **A–C** 47-Jähriger mit linksseitigem Hörverlust und Schwindel vor 2 Wochen. Es wurde keine native T1-w durchgeführt, eine intralabyrinthäre Läsion mit hohem T1-Signal nach KM (nicht dargestellt) und niedrigem T2-Signal (*Pfeile* in **A**) als intralabyrinthäres Schwannom gedeutet. 1 Monat später (**B, C**) war die Läsion in T2-w (**B**) fast nicht mehr sichtbar, im FLAIR-Bild lag ein hohes labyrinthäres Signal (*Pfeile* in **C**) im Sinne einer Methämoglobinansammlung vor. **D–G** 42-Jährige mit rezidivierenden labyrinthären Blutungen ohne Gerinnungsstörung, rechts bereits ertaubt, links aktuell Hörminderung und Drehschwindel. Im akut durchgeführten MRT (**D, E**) diskrete Zeichen einer früheren Einblutung rechts mit geringer Signalalteration im Vestibulum (*gepunktete Pfeile*), links Normalbefund. ▸

96 Kapitel 1 · Schläfenbein und hintere Schädelbasis

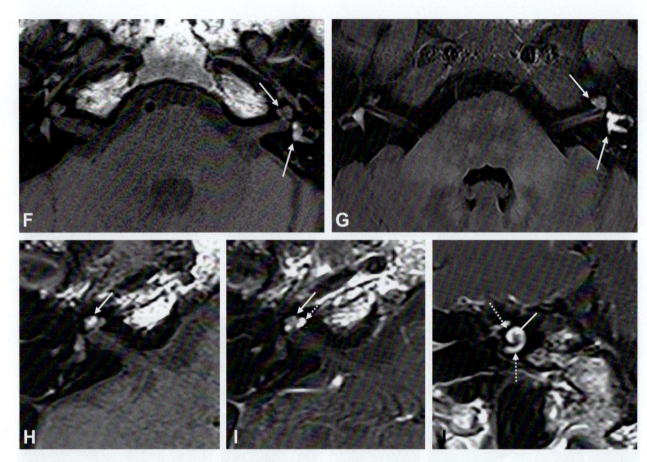

◻ **Abb. 1.67** (*Fortsetzung*) 15 Tage später (**F, G**) Methämoglobinnachweis auch im Labyrinth links (*Pfeile*). Das 1. MRT wurde für einen Blutungsnachweis zu früh durchgeführt. In der 3D FLAIR Sequenz (**G**) ist der Befund am besten erkennbar. **H–J** Verlaufskontrolle eines vor 4 Monaten auswärts entdeckten intrakochleären Tumors mit Lokalisation in der basalen und mittleren Windung (*gepunktete Pfeile*). Zusätzlich zu diesem liegt in der apikalen Windung (*Pfeile*) eine Einblutung mit hohem Nativ-T1-Signal vor. Befunde operativ bestätigt. MRT: **A, B, D** stark T2-w axial, **C, G** FLAIR axial, **E, F, H** T1-w axial, **I** T1-w KM axial, **J** T1-w KM koronar. FLAIR „fluid attenuated inversion recovery"

Fazialisschwannom

- **Klinische Befunde**
- Abhängig vom befallenen Fazialissegment – KHBW/innerer Gehörgang: sensorineurale Schwerhörigkeit, Vertigo
- In der Regel entwickelt sich eine Fazialisparese verzögert

- **Bildgebende Befunde**
- Zumeist ovoide raumfordernde Läsion im Fazialisverlauf, Zuordnung gelingt nur bei kleinen Tumoren
  – KHBW/innerer Gehörgang: dünnschichtige T2-w-Sequenz (◘ Abb. 1.68A–C; vgl. ◘ Abb. 1.64H, I)
  – Tumorausdehnung in labyrinthäre Fazialisstrecke bzw. Fossa geniculata: T1-w KM-Sequenz und CT (◘ Abb. 1.68D, E)
  – Mittelohr/Mastoid: CT (◘ Abb. 1.68F)
- Signal- und Kontrastierungsverhalten wie Vestibularisschwannom (◘ Abb. 1.64; ◘ Abb. 1.66A, B)

- **Bildgebende Differenzialdiagnosen**
- Vestibularisschwannom und dessen Differenzialdiagnosen (◘ Abb. 1.64; ◘ Abb. 1.66)
- Intermediusneurinom (◘ Abb. 1.68G, H) – extrem selten; präoperativ nicht vom Fazialisneurinom zu differenzieren
- Lymphominfiltration (◘ Abb. 1.68I) – kommt als sehr seltene Differenzialdiagnose stets infrage
- Venöse Malformation (Hämangiom; ◘ Abb. 1.68J–L) – extrem selten – dann zumeist an der Fossa geniculata; auch als intraossäres Hämangiom mit streifig-strähniger Knochenzeichnung

- **Wichtige Punkte**
- Beschreibung des Bezugs zu angrenzenden Strukturen wie bei Vestibularisschwannom
- Die für den Operateur relevante Unterscheidung zwischen einem Fazialis- und Vestibularisschwannom (bei Ersterem besteht eine deutlich größere Gefahr einer postoperativen Fazialisparese) kann nur bei kleinen Tumoren richtig vermutet werden

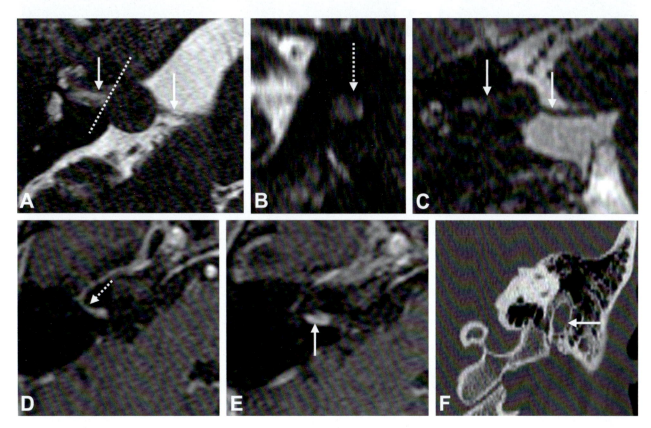

◘ **Abb. 1.68** A–L. Fazialisschwannom und Differenzialdiagnosen. A–C 67-Jähriger mit V. a. Akustikusneurinom, keine Fazialisparese. Der N. facialis (*Pfeile*) zieht in 2 Ebenen durch die raumfordernde Läsion, anhand der schräg sagittalen Rekonstruktion (**B**, Linie in **A** zeigt Lage der Schnittebene) ist ein Ausgang vom N. facialis (*gepunkteter Pfeil*) am wahrscheinlichsten (operativ bestätigt). **D, E** 52-Jährige, die Ausdehnung in die labyrinthäre Fazialisteilstrecke (*gepunkteter Pfeil*) legt bei dieser kleinen raumfordernden Läsion im Fundus des inneren Gehörgangs (*Pfeil*) ein Fazialisschwannom nahe. **F** 52-Jährige, Zufallsbefund im MRT, zusätzlich CT empfohlen. Glatt begrenzte, kleine raumfordernde Läsion in der mastoidalen Fazialisteilstrecke (*Pfeil*), am ehesten Fazialisneurinom – konstanter Befund nach einem Jahr, vorerst keine Operationsindikation. ▶

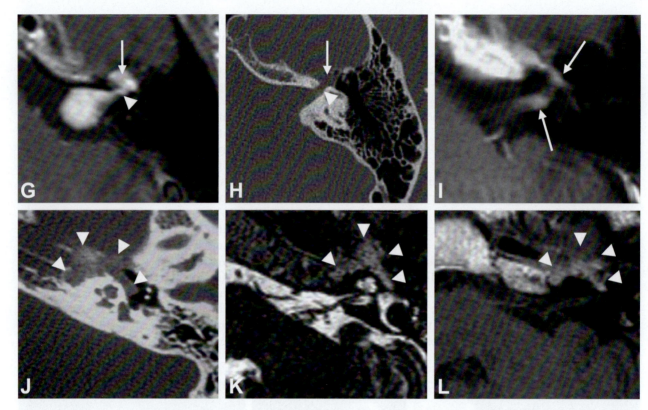

Abb. 1.68 (*Fortsetzung*) **G, H** 29-Jähriger mit Hypakusis und Tinnitus. Verdacht auf Fazialisschwannom bei Fortsetzung der Läsion in den aufgeweiteten labyrinthären Fazialiskanal (*Pfeilspitzen*) und die Fossa geniculata (*Pfeile*) – intraoperativ Intermediusschwannom. **I** 57-Jähriger, langsam progrediente Fazialisparese, anamnestisch Borreliose. Auftreibung und deutliches Enhancement entlang des N. facialis (*Pfeile*). Anhand Liquorspezialuntersuchung Sicherung eines follikulären B-Zell-NHL. **J–L** 62-Jährige, Fazialistic. Partiell knochendestruierende raumfordernde Läsion im Verlauf des labyrinthären und tympanalen N. facialis (*Pfeilspitzen*) – operativ/histologisch Fazialishämangiom. **A–E, G, I, K, L** MRT: **A, K** stark T2-w axial, **B** schräg sagittale MPR entlang der lateralen Tumorzirkumferenz aus 3D T2-w Datensatz, **C** schräg koronare MPR entlang des N. facialis aus 3D T2-w Datensatz, **D, E, G, I, L** T1-w KM axial; **F** CT koronar, **H, J** CT axial. **J–L** Mit freundlicher Genehmigung von C. Czerny, Wien

1.8.2 Paragangliome

Es handelt sich um benigne, langsam wachsende, aber lokal destruierende, stark vaskularisierte Tumoren, die im Kopf-Hals-Bereich von nichtchromaffinen Zellformationen (Paraganglien, Glomera – sich aus der primitiven Neuralleiste entwickelnde Chemorezeptoren) ausgehen und früher auch Chemodektome genannt wurden. Paragangliome sind die häufigsten Tumoren im Mittelohr und Foramen jugulare. Je nach Lokalisation bezeichnet man sie als:

- Glomus-tympanicum-Tumor (aus Glomera entlang des Jacobson-Nerven am Promontorium, auf Mittelohr begrenzt)
- Glomus-jugulare-Tumor (aus Paraganglien des Jacobson- oder Arnold-Nerven im Foramen jugulare)
- Glomus-jugulotympanicum-Tumor (Durchbruch eines großen Foramen-jugulare-Tumors ins Mittelohr)
- Glomus-vagale- bzw. Glomus-caroticum-Tumor (außerhalb des Schläfenbeins; ▶ Abschn. 6.4.10)

Eine hereditäre Prädisposition, zu 10 % ein multiples Vorkommen (▶ Abschn. 6.4.10; ▢ Abb. 6.40B–D), ein Altersgipfel zwischen 40 und 60 Jahren bei Bevorzugung des weiblichen Geschlechts und eine maligne Entartung in ca. 3 % der Fälle sind beschrieben. Für Glomus-tympanicum- und Glomus-jugulare-Tumoren wurden verschiedene Klassifikationen entwickelt, wobei die sich auf die Tumorausbreitung beziehende Fisch-Klassifikation (▢ Tab. 1.6) die klinisch gebräuchlichste ist.

Klinische Befunde
- Rötliche, pulsierende raumfordernde Läsion hinter dem vorderen unteren Trommelfellquadranten (▢ Abb. 1.69)
- Pulssynchroner Tinnitus
- Schallleitungsschwerhörigkeit zu Beginn, später zusätzlich sensorineurale Schwerhörigkeit möglich
- Selten periphere Fazialisparese
- Bei Glomus-jugulare-Tumor zusätzlich Neuropathien der Hirnnerven IX–XII möglich

Diagnosesicherung
- Histologie
- Ggf. Genanalyse bei V. a. hereditäre Prädisposition

Stellenwert der Bildgebung
- Tumornachweis
- Ausschluss einer Multizentrizität: MZCT oder MRT – zur Beurteilung einer Multizentrizität und zur Metastasensuche werden auch die Somatostatinrezeptorszintigrafie und 18F-Fluordesoxyglukose-(FDG-)PET eingesetzt
- Ausbreitungsdiagnostik einschließlich Bezug zur ACI
- Beurteilung der Durchgängigkeit des Sinus sigmoideus
- Tumorart kann bildgebend häufig richtig vermutet werden

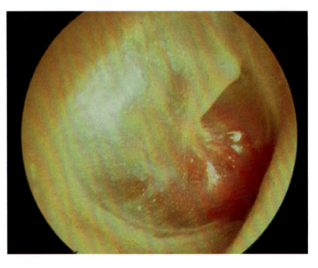

▢ **Abb. 1.69** Typisches Erscheinungsbild eines Glomus-tympanicum-Tumors im otoskopischen Bild. Mit freundlicher Genehmigung von F. Bootz, Bonn

▢ **Tab. 1.6** Einteilung von Glomus-tympanicum- und Glomus-jugulare-Tumoren nach Fisch

Typ	Lokalisation/Ausdehnung
A	Auf Mittelohr begrenzt (Glomus-tympanicum-Tumor)
B	Auf Tympanomastoid begrenzt, keine infralabyrinthäre Beteiligung
C	Infralabyrinthäre Beteiligung, Ausdehnung in die Felsenbeinspitze
C1	Zerstörung von Bulbus und Foramen jugulare, umschriebener Einbezug des vertikalen Karotiskanals
C2	Zerstörung des infralabyrinthären Anteils, Einbezug des vertikalen Karotiskanals
C3	Infralabyrinthäre und apikale Beteiligung, Einbezug des horizontalen Karotiskanals
D	Mit intrakranieller Ausdehnung
D1	< 2 cm
D2	> 2 cm
De	Extradural
Di	Intradural

- **Bildgebende Befunde**
- Glomus-tympanicum-Tumor:
  - stark arteriell vaskularisierte raumfordernde Läsion im Hypo- bis Mesotympanon mit einer Größe von wenigen Millimetern bis ca. 2 cm
  - CT:
    - breitbasig dem Promontorium aufsitzend, ohne Durchbruch des Paukenhöhlenbodens, oft keine Knochenarrosion (◘ Abb. 1.70A–C)
    - bei Durchbruch des Paukenhöhlenbodens liegt ein Glomus-jugulotympanicum-Tumor vor (◘ Abb. 1.70D)
    - bei größeren Tumoren komplette Verschattung des Mittelohrs – seltener durch komplette Tumordurchsetzung, häufiger durch begleitenden Erguss oder begleitende Entzündung
  - MRT:
    - T1-w mit KM: starkes Enhancement an charakteristischer Lokalisation (◘ Abb. 1.70E)
    - T2-w: bei Begleitentzündung grenzt sich der Tumor hypointenser ab
    - in der zeitlich aufgelösten MRA Kontrastierung wie arterielle Gefäße (im Gegensatz zu anderen u. g. DD; ◘ Abb. 1.70F)
  - DSA:
    - zur Diagnosestellung nicht notwendig
    - Glomus-tympanicum-Tumor für präoperative Embolisation oft zu klein; gefährliche Anastomosen zu intrakraniellen Arterien beachten
- Glomus-jugulare-Tumor:
  - stark KM-anreichernde raumfordernde Läsion im Foramen jugulare (◘ Abb. 1.71)
  - meistens liegt ein Jugulotympanicum-Tumor vor
  - charakteristische Ausbreitung: Durchbruch durch den Paukenhöhlenboden in das Mittelohr (◘ Abb. 1.71D, E, G, K), Arrosionen an Felsenbeinhinter- (◘ Abb. 1.71C) und -unterkante (◘ Abb. 1.71D), Ausdehnung in die hintere Schädelgrube sowie nach unten in die Karotisloge und den Parapharyngealraum (◘ Abb. 1.71A, E, F)
  - bei Diagnosestellung oft ausgedehnter Befund
  - CT: erweitertes Foramen jugulare mit unscharfer demineralisierter Begrenzung im Sinne einer permeativen Osteolyse (◘ Abb. 1.71B–D), fehlende Spina intrajugularis
  - MRT:
    - Salz-und-Pfeffer-Muster, wobei „Pfeffer" „flow voids" darstellt (◘ Abb. 1.71E, F)
    - T2-w: bei Begleitentzündung grenzt sich der Tumor hypointenser ab (◘ Abb. 1.71E)
  - DSA (◘ Abb. 1.71I):
    - Klärung der exakten Gefäßversorgung (Hauptzufuhr aus A. pharyngea ascendens, weitere Zuflüsse aus A. tympanica anterior und A. stylomastoidea, „feeder" aus ACI und A. vertebralis möglich)
    - präoperative Embolisation meistens notwendig; gefährliche Anastomosen zu intrakraniellen Arterien beachten

1.8 · Tumoren und tumorähnliche Erkrankungen

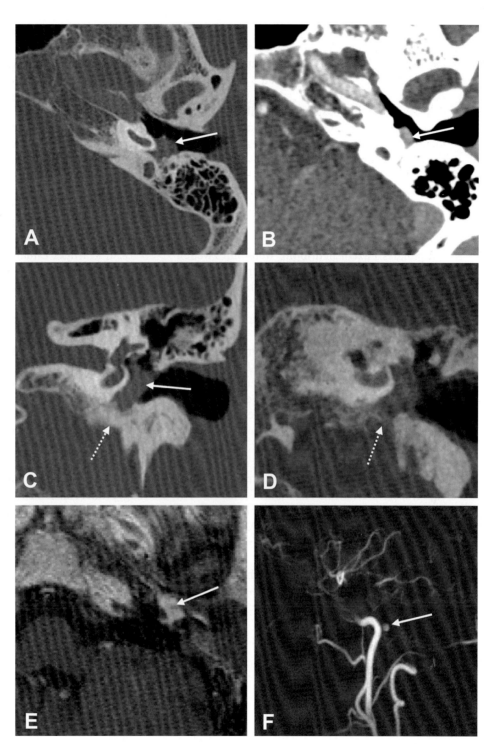

Abb. 1.70 A–F. Glomus-tympanicum-Tumoren. **A–C** 50-Jährige mit pulsatilem Tinnitus und rötlicher raumfordernder Läsion hinter dem Trommelfell. Deutlich KM-anreichernde raumfordernde Läsion am Promontorium (*Pfeile*) bei intaktem Paukenhöhlenboden (*gepunkteter Pfeil*). Im klinischen Kontext handelt es sich um einen Glomus-tympanicum-Tumor. Eine zusätzliche MRT ist nicht notwendig. **D** 72-Jährige, der Paukenhöhlenbodendurchbruch (*gepunkteter Pfeil*) deutet auf einen Glomusjugulotympanicum-Tumor hin. **E** 62-Jährige, bei Begleitentzündung hilft die MRT, den Tumor (*Pfeil*) abzugrenzen. **F** Zeitgleiche Kontrastierung zur ACI eines 5 mm großen Glomustympanicum-Tumors (*Pfeil*) bei einer 46-Jährigen. **A, B** CT KM axial, **C** CT KM koronar; **D** DVT koronar; **E, F** MRT: **E** T1-w KM axial, **F** zeitlich aufgelöste KM-MRA sagittal

- **Bildgebende Differenzialdiagnosen**
- Glomus-tympanicum-Tumor:
    - aberrante ACI (◘ Abb. 1.17C–F): im Verlauf als Gefäß identifizierbar, fehlende Pars verticalis der ACI
    - dehiszenter und hochstehender Bulbus venae jugularis (◘ Abb. 1.12G, H): im Verlauf als Gefäß identifizierbar, glatte knöcherne Begrenzung, klinisch oft asymptomatisch
    - lokalisiertes Granulationsgewebe → Entzündungsanamnese
    - kongenitales Mittelohrcholesteatom: nur Rand-Enhancement, weiße raumfordernde Läsion hinter dem Trommelfell (◘ Abb. 1.74G)
    - tympanales Fazialisneurinom: wenn am zweiten Knie, im nativen CT nicht zu differenzieren, ansonsten Punctum maximum oberhalb des Promontoriums, keine arterielle Vaskularisation, kein pulsatiler Tinnitus, bräunlich-weiße raumfordernde Läsion hinter dem Trommelfell
    - weitere Mittelohrtumoren wie Meningeome, Adenome, Hämangiome (◘ Abb. 1.68J–L) und Karzinome sind Raritäten – kein pulsatiler Tinnitus
    - Rhabdomyosarkom: häufigstes Weichteilmalignom des Kindesalters, sehr schnelles Wachstum, im Schläfenbein Rarität
- Glomus-jugulare-Tumor:
    - Foramen-jugulare-Schwannom: Foramen jugulare aufgeweitet, glatt begrenzt und randsklerosiert, raumfordernde Läsion ohne „flow voids" – z. T. intratumorale Hypodensitäten nach KM-Gabe, kein Einbruch in das Mittelohr (◘ Abb. 1.72A–C)
    - Hypoglossusschwannom: Aufweitung des Hypoglossuskanals (◘ Abb. 1.72D, E) – bei großen Tumoren schwierigerer anatomischer Bezug, in fortgeschrittenen Fällen Zungenatrophie
    - asymmetrisches Foramen jugulare: glatte Knochengrenzen, Spina intrajugularis vorhanden, im MRT Flussinhomogenitäten im Bulbus venae jugularis, keine „flow voids", Mittelohr intakt (◘ Abb. 1.11)
    - Foramen-jugulare-Meningeom: häufig hyperostotische Areale, „dural tail" Zeichen, Ausdehnung entlang der Meningen – nicht in das Mittelohr (◘ Abb. 1.72F)
    - Tumor des endolymphatischen Sackes (papilläre zystadenomatöse Tumoren neuroektdodermalen Ursprungs mit unterschiedlicher Zusammensetzung und Ausgang vom Ductus endolymphaticus, benigne, aber lokal aggressiv, Assoziation zum Von-Hippel-Lindau-Syndrom): Destruktionen an der Felsenbeinhinterkante im Verlauf des Aquaeductus vestibuli bzw. des Saccus endolymphaticus, z. T. kräftiges Enhancement, Einblutung möglich – extrem selten (◘ Abb. 1.72G)
    - Metastase: ebenfalls permeative Osteolyse möglich, hypervaskularisierte Metastasen können „flow voids" aufweisen, Ausbreitung in das Mittelohr hier weniger häufig, wesentlich rascheres Wachstum, klinisch aggressiver, rasch Hirnnervenausfälle (◘ Abb. 1.72H, I)

- **Wichtige Punkte**
- Ohne zusätzliche Mittelohrentzündung kann ein Glomus-tympanicum-Tumor bei typischem klinischem Bild durch die CT mit Kontrastierungsparametern entsprechend ◘ Tab. 1.1 aufgrund der charakteristischen Lage und starken KM-Anreicherung sicher zugeordnet werden
- CT sehr nützlich für die Abgrenzung von Glomus-jugulare-Tumoren gegenüber Foramen jugulare-Asymmetrien, Schwannomen und Meningeomen
- Die schwierigsten Differenzialdiagnosen von Glomus-jugulare-Tumoren sind Metastasen (anderes klinisches Bild)

◘ **Abb. 1.71** A–K. Glomus-jugulotympanicum-Tumoren. A–F 68-Jährige, seit vielen Jahren Tinnitus rechts. Große raumfordernde Läsion (*Sterne*) im Foramen jugulare mit starker KM-Anreicherung (**A, F**). Permeativ osteolytische Knochenveränderungen am Foramen (*Pfeilspitzen* in **B**), am Hypoglossuskanal (*Pfeil* in **B**) sowie an der Felsenbeinhinter- (*Pfeilspitzen* in **C**) und -unterkante (*Pfeilspitzen* in **D**). Durchbruch in das Mittelohr (*gepunkteter Pfeil* in **D**), Vorwölbung in den äußeren Gehörgang (*Pfeil* in **D**), extradurale Ausdehnung nach intrakraniell (**F**) und in die Karotisloge (**A, E, F**) mit Kontakt zur ACI. Ausdehnung in den Sinus sigmoideus (*Pfeil* in **A**). Kleine „flow voids" (**E, F**). G–I 68-Jähriger, seit 1 Jahr Tinnitus rechts, Hörminderung, Drehschwindel. Kleiner (ca. 1 cm im Durchmesser messender) Tumor im Foramen jugulare (*Pfeile* in **H** und **I**) mit Durchbruch in Mittelohr (*Pfeil* in **G**), der ausschließlich über die A. pharyngea ascendens vaskularisiert wird, die atypischerweise aus der A. maxillaris entspringt und in ihrem Abgangsbereich weitere Äste aufweist. Bei sehr schmalem Kaliber des tumorversorgenden Gefäßes gelang keine tumornahe Sondierung mittels Mikrokatheter, daher Verzicht auf eine präoperative Embolisation. J, K 58-Jähriger, auswärts CT-Nachweis einer destruktiven Foramen-jugulare-Läsion. Es liegen ein Durchbruch ins Mittelohr (*gepunkteter Pfeil*) und eine starke KM-Anreicherung (*Pfeile*) des ca. 23 mm großen Tumors vor. Da sich der Patient für eine strahlentherapeutische Behandlung entschied, Verzicht auf eine DSA. A–C CT KM axial, D CT KM koronar; E–H, J, K MRT: E T2-w axial, F–H T1-w KM axial, J zeitlich aufgelöste KM-MRA sagittal, K T1-w KM FS koronar; I DSA: A. pharyngea ascendens seitlich. *ACI* A. carotis interna

1.8 • Tumoren und tumorähnliche Erkrankungen

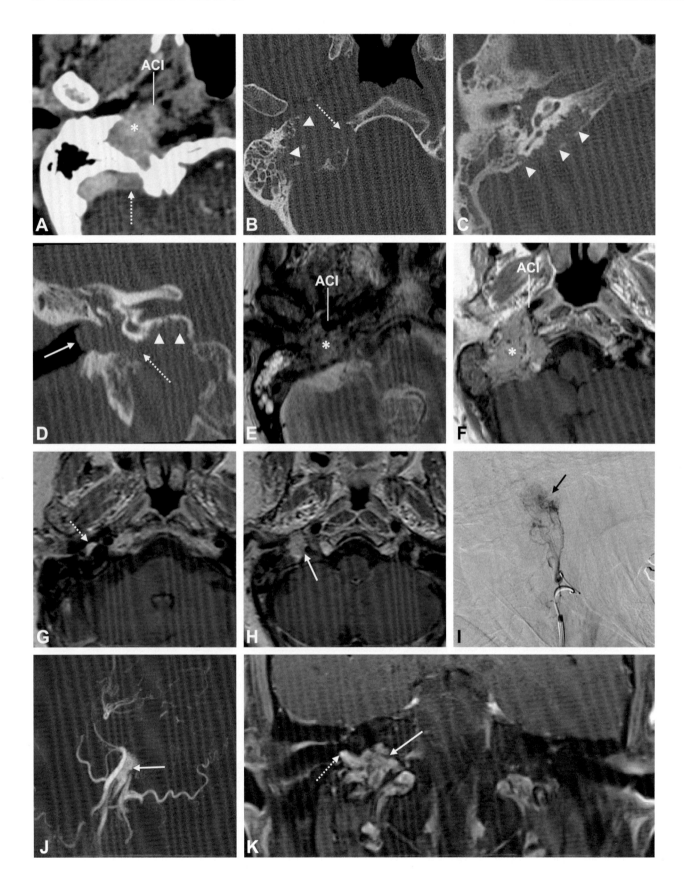

104   Kapitel 1 · Schläfenbein und hintere Schädelbasis

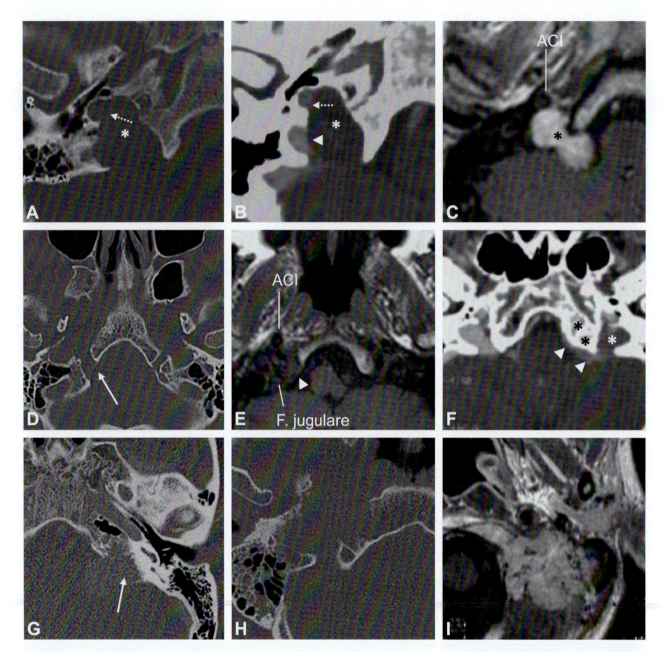

Abb. 1.72 A–I. Differenzialdiagnosen zum Glomus-jugulare-Tumor. A, B 58-Jährige, unspezifische Symptomatik. Typisches CT-Bild eines Foramen-jugulare-Schwannoms (*Sterne*): glatte Begrenzung mit partieller Randsklerose, fehlende Knochenlamelle zum Karotiskanal (*Pfeil* in A), sehr geringe KM-Anreicherung, kein Bezug zum Mittelohr, Kontakt zum Bulbus venae jugularis (*Peilspitze* in B) und zur ACI (*Pfeil* in B). Intraoperativ schien der Tumor vom N. glossopharyngeus auszugehen. C 50-Jährige, Zufallsbefund. Typisches MRT-Bild eines Foramen-jugulare-Schwannoms (*Stern*): hantelförmige, glatt begrenzte, homogen KM-anreichernde raumfordernde Läsion. D, E 71-Jährige mit herabgesetzter Zungenbeweglichkeit. Im aufgeweiteten Hypoglossuskanal (*Pfeil*) lässt sich eine kleine raumfordernde Läsion (*Peilspitze*) nachweisen, welche ventral die ACI tangiert – am ehesten Hypoglossusschwannom. Eine Operation wurde von der Patientin abgelehnt. F 67-Jährige mit einem Foramen-jugulare-Meningeom: breitbasig der Dura anhaftende, deutlich KM-anreichernde raumfordernde Läsion (*Pfeilspitzen*). Verdickung und Verdichtung des angrenzenden Knochens (*schwarze Sterne*), Thrombose der V. jugularis interna (*weißer Stern*). G 53-Jährige mit einer den Knochen arrodierenden, deutlich KM-anreichernden raumfordernden Läsion an der Felsenbeinhinterkante (*Pfeil*). Besonders die Lage deutet auf einen Tumor des endolymphatischen Sackes hin. H 70-Jähriger mit progredientem Ausfall mehrerer Hirnnerven bei Z. n. Tracheakarzinom. Osteolytische Veränderungen am Foramen jugulare wie bei einem Glomus-jugulare-Tumor, im klinischen Kontext eher Metastase (histologisch bestätigt). I 60-Jährige mit einer raumfordernden Läsion vom Salz-und-Pfeffer-Typ nahe des Foramen jugulare. Ohne Kenntnis der Vorgeschichte (Z. n. Nephrektomie bei Nierenzellkarzinom) kann die Metastase mit einem Glomus-jugulare-Tumor verwechselt werden. A, B, D, F–H CT KM axial; C, E, I MRT axial: C, I T1-w KM, E T1-w. *ACI* A. carotis interna

1.8.3 Meningeome der Kleinhirnbrückenwinkelregion

Es handelt sich um langsam wachsende Tumoren, die sich aus meningoepithelialen Zellen entlang der Meningen entwickeln. Sehr selten entstehen sie auch von diesen entfernt aus ektopen Zellen. Am Schläfenbein finden sie sich im KHBW/inneren Gehörgang entlang der Felsenbeinhinterkante, petroclival und im Foramen jugulare. Sehr selten brechen Meningeome von vorn oder oben ins Mittelohr ein (◘ Abb. 1.73D–H). Nicht selten sind sie asymptomatische Zufallsbefunde. Bei entsprechender Größe können sie durch Druck auf angrenzende Strukturen Neuropathien, Schwerhörigkeit, Kleinhirnsymptome und Hirndruck verursachen.

- **Diagnosesicherung**
- Histologie
- Bei Entscheidung gegen Operation oder Probeexzision Erhärtung des bildgebenden Verdachts durch Verlaufsbeobachtungen

- **Stellenwert der Bildgebung**
- Tumornachweis mittels MRT
- Tumorcharakterisierung durch Erscheinungsbild relativ sicher möglich, z. T. Zusatzinformation durch die CT
- Ausbreitungsdiagnostik

- **Bildgebende Befunde**
- Raumfordernde Läsion, die breitbasig an den Meningen anhaftet und sich pilzkappenartig nach intrakraniell vorwölbt (◘ Abb. 1.73A, F–I; s. auch ◘ Abb. 1.66C–E), „en-plaque-artig" die Meningen verdickt oder selten im KHBW ovoid erscheint – ein Einbezug des Ductus perilymphaticus/Aquaeductus cochleae ist typisch für Meningeome dieser Region (◘ Abb. 1.73C; s. auch ◘ Abb. 1.66E, F)

- MRT:
  - T1-w: hirnisointens, z. T. hypointense Areale (Verkalkungen, Fibrosierungen), angrenzendes Knochenmark kann hypointens sein
  - T1-w KM (◘ Abb. 1.73A, F–I): starke Anreicherung, in größeren raumfordernden Läsionen inhomogene Zonen, Verdickung der angrenzenden Dura („dural tail" Zeichen; ◘ Abb. 1.73A), eine KM-Anreicherung des in T1-w hypointensen Knochen (◘ Abb. 1.73F, G) deutet auf eine Meningeomdurchsetzung hin
  - T2-w: oft leicht hyper-, aber auch hirnisointens, bei großen raumfordernden Läsionen z. T. „flow voids" und im angrenzenden Hirngewebe umschriebenes Ödem
- CT:
  - häufig nativ hyperdens, kräftiges Enhancement (◘ Abb. 1.72F), z. T. Kalzifizierungen
  - teilweise hyperostotische bis verstärkt sklerosierte Areale im angrenzenden Knochen (kann Meningeomdurchsetzung entsprechen; ◘ Abb. 1.72F; ◘ Abb. 1.73B)

- **Bildgebende Differenzialdiagnosen**
- Sarkoidose: oft multifokal, z. T. Hypophysenstiel beteiligt
- Meningeosis carcinomatosa: diffuse meningeale Verdickung, Malignomanamnese
- Vestibularisschwannom und dessen Differenzialdiagnosen (◘ Abb. 1.64; ◘ Abb. 1.66)

- **Wichtige Punkte**
- Typisch für Meningeome ist eine breite Ausdehnung entlang der Dura
- Sklerosierungsareale im Knochen erhärten die Diagnose
- Auch große Meningeome sind nicht selten asymptomatisch (◘ Abb. 1.73I)

106 Kapitel 1 · Schläfenbein und hintere Schädelbasis

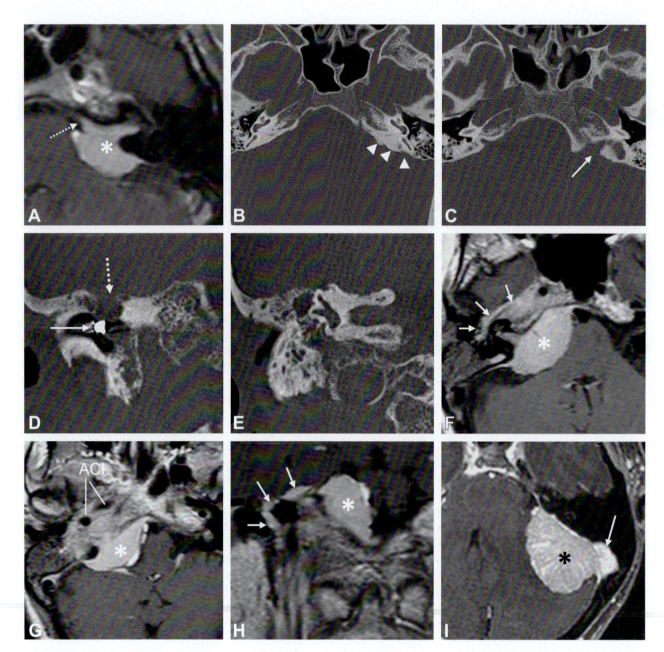

◘ **Abb. 1.73 A–I.** Meningeome (*Sterne*). **A–C** 43-Jährige mit V. a. Akustikusneurinom. Typische Bildmerkmale eines Kleinhirnbrückenwinkelmeningeoms: raumfordernde Läsion mit breitem Durakontakt, komplette Ausfüllung des inneren Gehörgangs, Aufweitung des Aquaeductus cochleae (*Pfeil* in **C**), „dural tail" Zeichen (*Pfeil* in **A**) und Hyperostose an der Felsenbeinhinterkante (*Pfeilspitzen*). **D–H** 50-Jährige, pulsatiler Tinnitus seit 1 Jahr, kombinierte Hörstörung, Paukendrainageröhrchen (*Pfeil* in **D**). Im DVT Zeichen, die im klinischen Kontext ein MRT zwingend erfordern: breiter Defekt am Paukenhöhlendach (*gepunkteter Pfeil* in **D**), partiell aufgelockerte Knochenstruktur der Pars petrosa. Im MRT zeigt sich ein petroklivales Meningeom mit Durchsetzung von Teilen der Pars petrosa, Ausdehnung in den inneren Gehörgang sowie in die mittlere Schädelgrube mit Einbruch ins Mittelohr (*Pfeile* in **F, H**) und „encasement" der A. carotis interna (**G**). **I** 48-Jährige, Zufallsbefund eines Meningeoms entlang der Felsenbeinhinterkante. Der Sinus sigmoideus ist gut abgrenzbar und durchgängig (*Pfeil*). **A, F–I** MRT T1-w KM: **A, F, G, I** axial, **H** koronar; **B, C** CT axial; **D, E** DVT koronar

1.8.4 Epidermoide

Epidermoide sind benigne, am Schläfenbein selten vorkommende, kongenitale Läsionen, die sich aus versprengten embryonalen Epithelresten entwickeln. Histologisch ähneln sie Cholesteatomen. Sie werden am häufigsten im KHBW, selten im Mittelohr und in der Felsenbeinspitze beobachtet. Eine sehr seltene Unterform ist das „weiße Epidermoid", wobei sich „weiß" auf das Erscheinungsbild in T1-w bezieht und Einblutungen und/oder Lipidakkumulationen entspricht.

- **Klinische Befunde**
- Abhängig von der Lage:
  - KHBW: uncharakteristisch – Schwindel, Kopfschmerzen, selten Neuralgien beteiligter Hirnnerven und sensorineurale Schwerhörigkeit
  - Mittelohr (meist jüngere Patienten betroffen): Druck im Ohr, keine Entzündungs- oder Traumaanamnese, weißliche raumfordernde Läsion hinter dem intakten Trommelfell, Schallleitungsschwerhörigkeit
  - Felsenbeinspitze: sensorineurale Schwerhörigkeit, Neuralgien beteiligter Hirnnerven, Kopfschmerzen, z. T. Zufallsbefund bei anderweitig indizierter Untersuchung

- **Diagnosesicherung**
- Bei größeren Läsionen sichere bildgebende Diagnose
- Histologie

- **Stellenwert der Bildgebung**
- Tumornachweis: KHBW/Felsenbeinspitze mittels MRT; Mittelohr mittels CT/DVT (MRT hier nur bei größeren raumfordernden Läsionen)
- Tumorcharakterisierung: bei größeren Läsionen sicher möglich
- Ausbreitungsdiagnostik
- An der Felsenbeinspitze: Verlaufsbeobachtung

- **Bildgebende Befunde**
- KHBW (Abb. 1.74A–C):
  - unregelmäßig begrenzte raumfordernde Läsion in der KHBW-Zisterne, die Gefäße und Nerven umschließt oder verdrängt
  - MRT:
    - T1- und T2-w: iso- bis leicht hyperintens im Vergleich zu Liquor
    - T1-w KM: allenfalls zartes Rand-Enhancement
    - FLAIR: leicht inhomogen, keine komplette Flüssigkeitsunterdrückung
    - DWI: Diffusionsstörung – hyperintens (b = 1000), abgesenkter ADC-Wert
  - CT: aufgeweiteter Liquorraum, selten zarte Randverkalkung, Druckerosion am benachbarten Knochen möglich – wenig aussagekräftig
- Mittelohr (Abb. 1.74G):
  - CT/DVT: glatt begrenzte, rundliche raumfordernde Läsion mit Vorzugslokalisation im Epitympanon, am inkudostapedialen Gelenk bzw. am Trommelfell, keine Entzündungszeichen
  - MRT: gleiche Charakteristika wie beim KHBW – wird bei kleinen Läsionen jedoch nicht durchgeführt
- Felsenbeinspitze (Abb. 1.74D–F):
  - CT: glatt begrenzte, z. T. randsklerosierte Osteolyse
  - MRT: gleiche Charakteristika wie beim KHBW

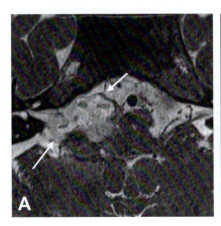 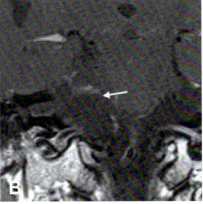 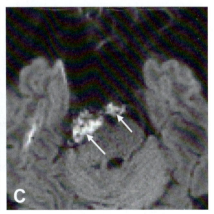

Abb. 1.74 A–L. Epidermoide (*Pfeile*) und Differenzialdiagnosen. A–C 76-Jähriger; in T1-w und T2-w nahezu liquorisointense raumfordernde Läsion im Kleinhirnbrückenwinkel bis nach präpontin ziehend, die anhand der Diffusionsbildgebung (C) sicher zugeordnet werden kann. ▶

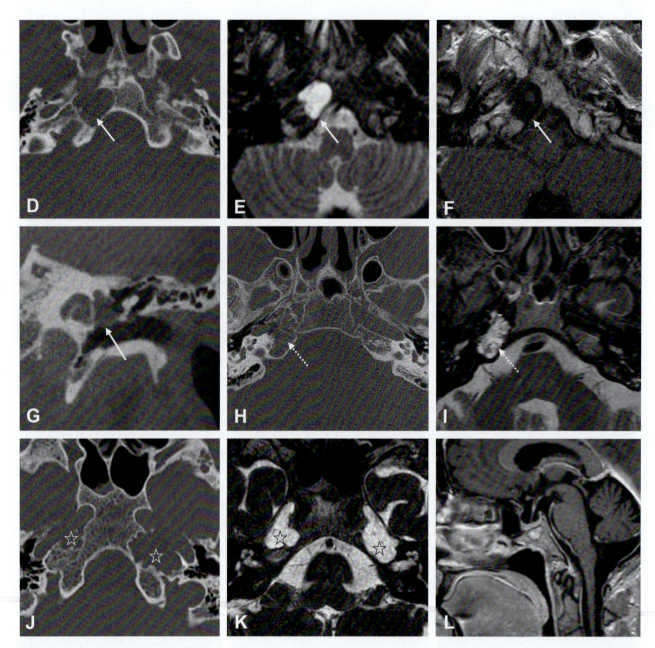

Abb. 1.74 (*Fortsetzung*) **D–F** 24-Jährige, Zufallsbefund. Expansiv wachsende raumfordernde Läsion in der Felsenbeinspitze mit Übergriff auf den Clivus, hohes T2-, niedriges T1-Signal, fehlendes KM-Enhancement. **G** 26-Jährige, seit 1 Jahr links ertaubt, keine Entzündungsanamnese, keine Ohroperation. In die Pars pertrosa einbrechende, meso- und epitympanale raumfordernde Läsion, im MRT (nicht dargestellt) diffusionsgestört. **H, I** 63-Jähriger, Zufallsbefund im MRT, das wegen Schwindel erfolgte. „Trapped fluid" in Zellen der rechten Schläfenbeinspitze (*gepunktete Pfeile*), kein raumfordernder Effekt, links keine Zellen angelegt. **J–L** 56-Jährige, intermittierende Otoalgie beidseits, Tinnitus links. Beidseitige Felsenbeinspitzenmeningozele (*Sterne*) und assoziierte „empty sella" (**L**). **A–C, E, F, I, K, L** MRT: **A, E, I, K** T2-w axial, **B** T1-w KM koronar; **C** EPI-DWI axial, b = 1000, **F** T1-w KM axial, **L** T1-w KM sagittal; **D, H, J** CT axial; **G** DVT koronar. **D–F** Mit freundlicher Genehmigung von C. Czerny, Wien

- **Bildgebende Differenzialdiagnosen**
- KHBW:
  - zystisches Vestibularisschwannom: hat KM-anreichernde Areale
  - Arachnoidalzyste: in allen Sequenzen, einschließlich DWI, liquorisointens
- Mittelohr: sekundäres Cholesteatom: Entzündungszeichen und -anamnese
- Felsenbeinspitze:
  - Mukozele: ohne DWI keine Differenzierungsmöglichkeit
  - Cholesterolgranulom: hohes Signal in T1-w (vgl. Abb. 1.55)
  - Flüssigkeitsretention („trapped fluid"; Abb. 1.74H, I): Zufallsbefund, Residuum früherer Entzündungen (vgl. Abb. 1.59B–D), kein raum-

fordernder Aspekt, wesentlich häufiger als Epidermoide
– Felsenbeinspitzenmeningozele (Abb. 1.74J, K): selten; Vorwölbung der Hirnhäute vom Cavum Meckeli in die Schläfenbeinspitze, daher Kommunikation mit ihm; glatter, oft gewellter Rand; liquorisointens, d. h. keine Diffusionsstörung; z. T. Assoziation mit einer „empty sella" (Abb. 1.74L); oft Zufallsbefund, bei ausgedehnten Befunden und/oder Arrosion angrenzender Kanäle auch symptomatisch (Tinnitus, Hörverlust, Otoliquorrhö, Trigeminusneuralgie)

- **Wichtige Punkte**
- DWI entscheidend für korrekte Diagnose (KHBW, Felsenbeinspitze) und Rezidivdiagnostik
- Am Mittelohr typischerweise fehlende Entzündungsanamnese

1.8.5 Karzinome

Karzinome sind epitheliale Tumoren, die von der Haut bzw. Schleimhaut ausgehen. Obwohl sie die häufigsten malignen Neoplasien im HNO-Bereich darstellen, kommen sie am Schläfenbein sehr selten vor. Vorzugslokalisation ist hier das äußere Ohr. Als Rarität entsteht ein Karzinom im Mittelohr. Die unter den Karzinomen dominierenden Plattenepithelkarzinome sind bildgebend nicht von Adenokarzinomen und adenoid-zystischen Karzinomen zu unterscheiden. Regionäre Lymphknotenmetastasen finden sich in ca. 20 % der Fälle. Karzinome sind Tumoren des höheren Lebensalters. Im Folgenden wird nur auf Karzinome des äußeren Gehörgangs eingegangen.

- **Klinische Befunde**
- Schnell, z. T. exophytisch wachsender, häufig ulzerierender Gehörgangstumor
- Otorrhö, Otalgie, Schallleitungsschwerhörigkeit
- In späten Stadien Fazialisparese, zusätzlich sensorineurale Schwerhörigkeit und Schwindel

- **Diagnosesicherung**
- Histologie

- **Stellenwert der Bildgebung**
- Ausbreitungsdiagnostik: CT – bei V. a. fortgeschrittene Stadien kontrastgestützt – oder MRT; DVT nur bei kleinen Tumoren
- Derzeit existiert keine T-Klassifikation nach UICC

- **Bildgebende Befunde**
- Stadienabhängig
- Raumfordernde Weichteilläsion im äußeren Gehörgang (Abb. 1.75), in fortgeschrittenen Stadien infiltrierend wachsend mit Ausdehnung in Ohrmuschel, Mastoid, Kiefergelenk und Glandula parotidea sowie in weit fortgeschrittenen Fällen in das Mittelohr (Abb. 1.75G–N), den Mastikator- (Abb. 1.75O) und den Parapharyngealraum
- z. T. vergrößerte LK: prä- und postaurikulär bzw. in der Glandula parotidea
- CT:
  – in fortgeschrittenen Stadien Knochendestruktion an Gehörgangswand, Kiefergelenkspfanne und Mastoid (Abb. 1.75D, F, M)
  – deutliche, z. T. inhomogene KM-Anreicherung
- MRT:
  – T2-w: hyperintens im Vergleich zur Muskulatur (Abb. 1.75E, I); bei Vorliegen einer zusätzlichen Entzündung jedoch hypointenser als diese (Abb. 1.75I, J)
  – T1-w: muskelisointens
  – T1-w KM: deutliche, z. T. inhomogene KM-Anreicherung

- **Bildgebende Differenzialdiagnosen**
- Gehörgangscholesteatom (Abb. 1.45A–D): nur Rand-Enhancement, im Nativ-CT keine sichere Differenzierung
- Otitis externa necroticans (Abb. 1.44): eher flächige Ausdehnung (klinisch schwer abzugrenzen, daher immer Histologie)
- Benigne Gehörgangstumoren, Polypen (Abb. 1.45E, F): differentes klinisches Bild, anderer otoskopischer Befund
- Postentzündliche Narbe (Abb. 1.45I, J):
  – differenter klinischer Befund, anderes otoskopisches Bild
  – CT: umschriebene, nach innen eingezogene Weichteilformation ohne knöcherne Destruktionen

- **Wichtige Punkte**
- In frühen Stadien ist eine Differenzierung zwischen Gehörgangskarzinom und anderen raumfordernden Weichteilläsionen im äußeren Gehörgang mittels CT/DVT nicht möglich
- Bezug zu Parotis, Kiefergelenk, Mandibula, Fazialiskanal und Parapharyngealraum analysieren
- Otitis externa und media liegt nicht selten zusätzlich vor
- Ein Einbezug des äußeren Gehörgangs durch Parotistumoren kommt häufiger vor als ein Gehörgangskarzinom

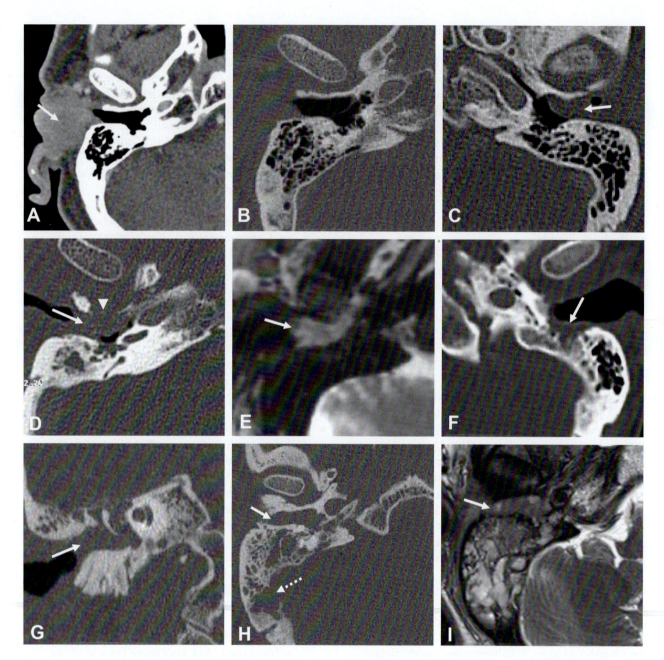

Abb. 1.75 A–O. Gehörgangskarzinome (*Pfeile*) in allen Fällen klinisch vermutet oder bereits histologisch gesichert. In **G–L** lag ein Adenokarzinom vor. Ansonsten handelte es sich um Plattenepithelkarzinome. **A, B** 68-Jähriger, großer Tumor der Ohrmuschel und des kartilaginären Anteils des äußeren Gehörgangs, keine Knochenarrosion. **C** 66-Jährige, komplette Ausfüllung des äußeren Gehörgangs, keine Knochenarrosion, keine Mittelohrbeteiligung. **D, E** 85-Jähriger, umschriebene Destruktion der Kiefergelenkspfanne (*Pfeilspitze*) ohne Gelenkinfiltration. **F** 62-Jährige, umschriebene Ausdehnung in das Mastoid mit Einbezug des Fazialiskanals. **G–L** 60-Jähriger, Adenokarzinomgewebe wurde im äußeren Gehörgang, Mittelohr, Anteilen des Mastoids und der Schnecke nachgewiesen. Zusätzlich lag eine ausgedehnte eitrige Mastoiditis vor mit knöchernen Destruktionen an der Sinusschale (*gepunkteter Pfeil* in **H**) und angrenzendem Thrombus im Sinus sigmoideus (*gepunkteter Pfeil* in **L**). Am Schläfenbeindach fanden sich ausgedehnte floride Granulationen (*gepunkteter Pfeil* in **K**). Der Tumor weist ein geringeres T2-Signal und eine diskret geringere KM-Anreicherung als die angrenzende Entzündung auf. ▶

1.8 • Tumoren und tumorähnliche Erkrankungen

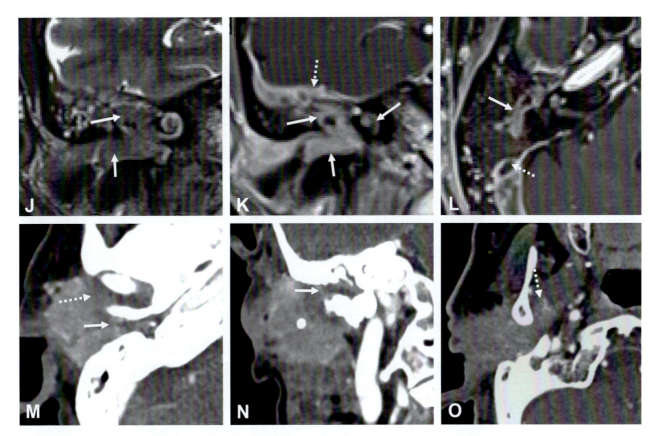

◘ **Abb. 1.75** (*Fortsetzung*) **M, N** 68-Jährige, deutlich KM-anreichernde raumfordernde Läsion im äußeren Gehörgang mit Ausdehnung ins Mittelohr und die Glandula parotidea; partielle Kiefergelenkspfannendestruktion (*gepunkteter Pfeil*), jedoch keine Ausdehnung ins Gelenk. **O** 75-Jähriger, Kieferklemme. Tumorausdehnung in die Ohrmuschel bis an die Haut und in den Mastikatorraum (*Pfeil*). **A–D, M, O** CT KM axial; **E, I, L** MRT axial: **E, I** T2-w, **L** T1-w KM FS; **F, H** CT axial; **G** CT koronar; **J, K** MRT koronar: **J** T2-w, **K** T1-w KM; **N** CT KM koronar

1.8.6 Gehörgangsexostosen

Benigne Knochenapposition in den medialen Anteilen des äußeren Gehörgangs, die diesen mehr oder weniger einengt. Ein periostaler Reiz, oft ausgelöst durch kaltes Wasser, wird als Entstehungsursache diskutiert. Exostosen werden vermehrt bei Schwimmern bzw. Tauchern beobachtet. Im Gegensatz zu den aus der Skelettradiologie bekannten Exostosen handelt es sich um keine Osteochondrome. Ein knorpliger Anteil liegt nicht vor.

■ **Klinische Befunde**
— Gehörgangsstenose – rezidivierende Gehörgangsentzündungen in der Anamnese
— In fortgeschrittenen Fällen Schallleitungsschwerhörigkeit möglich

■ **Diagnosesicherung**
— Klinische Diagnose
— Bildgebung in der Regel nicht notwendig

■ **Stellenwert der Bildgebung**
— Charakteristisches CT-/DVT-Bild
— z. T. Zufallsbefund

■ **CT- und DVT-Befunde**
— Konzentrische, breitbasige Hyperostose im äußeren Gehörgang (◘ Abb. 1.76A, B)
— Typische Lokalisation nahe der Trommelfellinsertion
— Oft beidseitig

■ **Bildgebende Differenzialdiagnosen**
— Osteom:
  – glatt begrenzte knöcherne raumfordernde Läsion mit schmaler (manchmal auch nicht erkennbarer) Basis, meist in den lateralen Anteilen des äußeren Gehörgangs (◘ Abb. 1.76C, D)
  – wesentlich seltener
  – in der Regel einseitig
  – wird gelegentlich auch an der Felsenbeinhinterkante beobachtet (◘ Abb. 1.76E), hier Einengung des inneren Gehörgangs möglich
  – im Mittelohr ist es eine Rarität (◘ Abb. 1.76F)

112 Kapitel 1 · Schläfenbein und hintere Schädelbasis

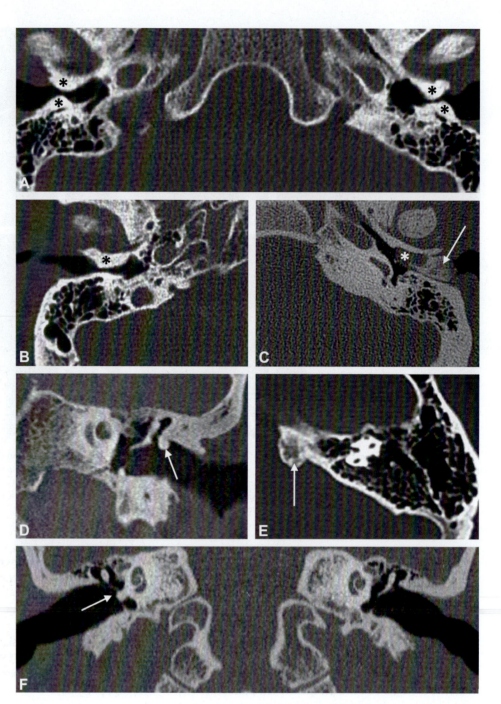

Abb. 1.76 A–F. Typische CT-Befunde bei benignen knöchernen Läsionen. **A** Zufallsbefund. Einengung des äußeren Gehörgangs durch Exostosen (*Sterne*). **B** Unilaterale, leicht exzentrische Exostose (*Stern*), Hörminderung. **C** 17-Jährige mit langsam progredienter Schallleitungsschwerhörigkeit. Gehörgangsosteom (*Pfeil*) und -cholesteatom (*Stern*). Letzteres wurde intraoperativ diagnostiziert. **D** 55-Jähriger, Zufallsbefund: kleines Osteom am Attiksporn (*Pfeil*). **E** Zufallsbefund: Osteom an der Felsenbeinhinterkante (*Pfeil*). **F** 62-Jährige, V. a. Mittelohrraumforderung, keine Hörminderung. Osteom am Promontorium rechts (*Pfeil*). **A–C, E** CT axial; **D** DVT koronar; **F** CT koronar. **E** Mit freundlicher Genehmigung von C. Czerny, Wien

- **Wichtige Punkte**
- Osteom als Differenzialdiagnose häufig nicht so homogen dicht wie Exostose

1.8.7 Fibröse Dysplasie

Bei dieser zu den tumorähnlichen Läsionen zählenden Erkrankung vornehmlich des Kindes- und Jugendalters kommt es zu einem Ersatz von Knochenmark durch fibröses Gewebe und unreifen Knochen (Geflechtknochen ohne Osteoblasten). Es besteht eine Bevorzugung des weiblichen Geschlechts. Die fibröse Dysplasie kann jeden Knochen des Körpers befallen, kraniofazial kommt sie isoliert zu 15–25 % vor. Neueren Erkenntnissen zufolge wird sie durch eine postzygotische Mosaikgenmutation verursacht und zu den kongenitalen Läsionen gezählt [Escoda 2020]. Bei der monossären Form stabilisieren sich die Umbauvorgänge meist nach der Pubertät. Das Schläfenbein ist häufiger monostisch als polyostisch betroffen. Eine Sonderform der polyostischen fibrösen Dysplasie ist das McCune-Albright-Syndrom mit endokriner Dysfunktion und Hauthyperpigmentierungen (Abb. 1.77D–F).

1.8 · Tumoren und tumorähnliche Erkrankungen

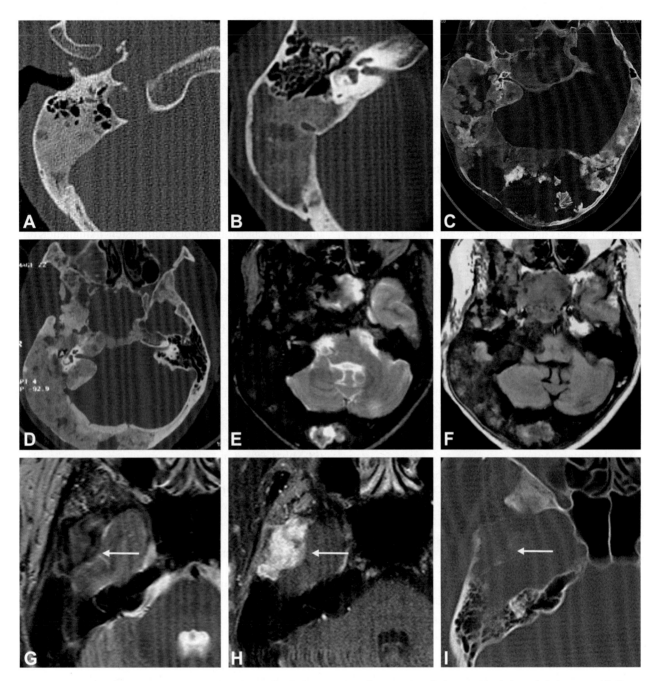

◘ **Abb. 1.77** **A–I.** Fibröse Dysplasie. **A** 24-Jährige, Zufallsbefund. Überwiegend milchglasartige Verdickung des Warzenfortsatzes. **B** 48-Jähriger mit seit mindestens 20 Jahren bestehender, harter, schmerzloser Vorwölbung hinter dem Ohr. Warzenfortsatzverdickung mit milchglasartigen und lytischen Anteilen. **C** 62-Jähriger mit seit vielen Jahren bestehender Schädeldeformität. Befall mehrerer Schädelknochen, die aufgetrieben und teils lytisch, sklerotisch bzw. milchglasartig verändert sind. **D–F** 36-Jährige mit bekanntem McCune-Albright-Syndrom. Verdickte Knochen mit ausgedehnten, stark hypointensen Arealen in T2-w (**E**), die im MRT auf eine fibroossäre Läsion hinweisen. **G–I** 63-Jährige, Zufallsbefund bei Schädel-MRT (*Pfeile*). Bei lytischer Veränderung keine eindeutige Klärung durch die CT, Diagnose bioptisch gesichert. **A–D, I** CT axial; **E–H** MRT axial: **E, G** T2-w, **F** T1-w, **H** T1-w KM FS

- **Klinische Befunde**
- Je nach Lokalisation:
  - harte, tastbare Vorwölbung
  - seltener Gehörgangsstenose
  - Vorwölbung hinter dem Trommelfell, Schwerhörigkeit, sehr selten Schwindel

- **Diagnosesicherung**
- CT/DVT – bei nicht eindeutigen Fällen Erhärtung des Verdachts durch Verlaufsbeobachtung
- Nur in unklaren Fällen Biopsie

- **Stellenwert der Bildgebung**
- In der Regel charakteristisches Bild in CT/DVT, z. T. Zufallsbefund
- Liegt ein MRT als Erstuntersuchung vor, wird mitunter ein falscher Tumorverdacht geäußert und eine Biopsie empfohlen

- **Bildgebende Befunde**
- Knochenverdickung, je nach Lokalisation mit Einengung von Kanälen
- CT (Abb. 1.77A–D, I):
  - Aufhebung der normalen Knochenstruktur durch milchglasartige, lytische und/oder sklerotische Areale, wobei die einzelnen Komponenten singulär oder in unterschiedlichem Maße gemischt vorkommen können
  - Knochenaußenkontur: meistens glatt und intakt – bei lytischen Arealen auch fehlend
- MRT (Abb. 1.77E–H):
  - häufig inhomogen in allen Sequenzen
  - T2-w: überwiegend stark hypointens, aber auch hyperintense Areale
  - T1-w: hypointens, intermediär, aber auch hyperintense Areale
  - T1-w KM: heterogene, z. T. deutliche Anreicherung (korreliert mit verstärkter Aktivität)

- **Differenzialdiagnosen**
- Ossifizierendes Fibrom: bildmorphologisch der fibrösen Dysplasie sehr ähnlich, bevorzugt in Maxilla/Mandibula
- Osteomyelitis: an Schädelbasis Knochen nicht aufgetrieben, anderes klinisches Bild
- Morbus Paget: sehr selten isoliert am Schläfenbein, im Frühstadium umschriebene Osteopenie, im Spätstadium baumwollartiger Knochen, Patienten in höherem Alter betroffen

- **Wichtige Punkte**
- CT/DVT sind spezifischer als die MRT – sicherstes Zeichen: verdickter, milchglasartig veränderter Knochen

- Bei allen unklaren Knochenveränderungen der Schädelbasis im MRT (besonders bei hypointensen Arealen in T2-w in einem verdickten Knochen) sollte zur Diagnoseerhärtung eine CT durchgeführt werden
- Eine rein lytische Form der fibrösen Dysplasie (eher im Kalottenbereich vorkommend) ist bildmorphologisch nicht sicher einzuschätzen (Abb. 1.77G–I)

1.8.8 Chondrosarkome

Chondrosarkome zählen neben dem multiplen Myelom und dem Chordom zu den häufigsten malignen Knochentumoren der Schädelbasis. Sie kommen hier jedoch sehr selten vor. Sie sind knorpelproduzierende Tumoren, die aus Resten embryonalen Knorpels oder Metaplasien meningealer Fibroblasten hervorgehen können. Neben verschiedenen histologischen Subtypen können Chondrosarkome in 3 Differenzierungsgrade mit differenter Malignität, unterschiedlicher Metastasierungsrate (10–71 %) und von Grad I zu Grad III abnehmender Prognose unterteilt werden. In der Low-grade-Variante weisen sie eine bessere Prognose auf als Chordome. Myxoide Subtypen wachsen langsam und sind bei der Entdeckung oft groß. Hauptausgangspunkt für Chondrosarkome der posterioren Schädelbasis ist die petrookzipitale Fissur (Abb. 1.78A–C).

- **Klinische Befunde**
- Langsam progrediente Abduzensparese (bei typischer Lage), ggf. andere Hirnnervenparesen (III, V, VII, VIII)
- Kopfschmerzen

- **Diagnosesicherung**
- Histologie

- **Stellenwert der Bildgebung**
- Läsionsnachweis (MRT)
- Ausdehnungsdiagnostik (MRT)
- Artdiagnostischer Hinweis (CT und MRT)

- **Bildgebende Befunde**
- Meist glatt begrenzte, häufig große raumfordernde Läsion
- CT:
  - zu ca. 50 % charakteristische chondroide Tumormatrixverkalkungen: ring-, bogenförmig, schollig
  - glattrandige Osteolyse ohne Randsklerose (Abb. 1.78A) – permeative Osteolyse stellt die Ausnahme dar

1.8 · Tumoren und tumorähnliche Erkrankungen

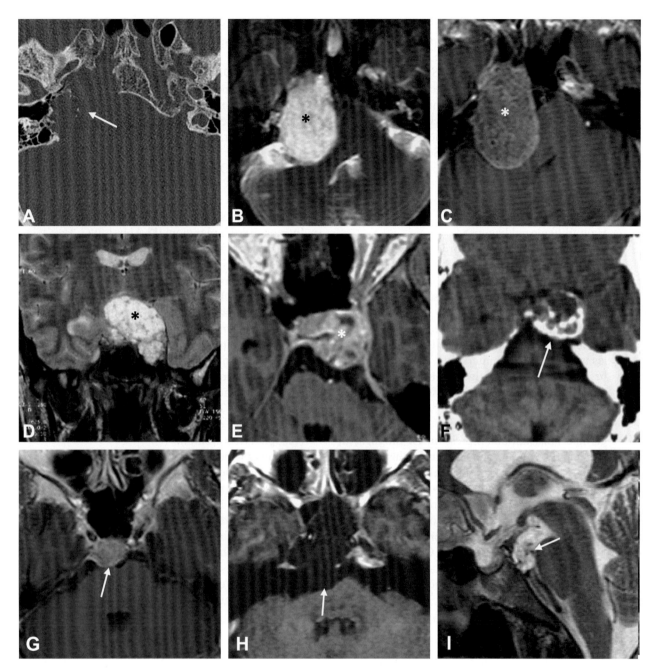

◘ **Abb. 1.78 A–I.** Chondrosarkom und Differenzialdiagnosen. **A–C** 76-Jährige, seit 3 Wochen bestehende Trigeminusneuropathie. Glattrandige Osteolyse mit Punctum maximum in der petrookzipitalen Fissur, geringe Matrixverkalkung (*Pfeil* in **A**). Läsion (*Sterne*) deutlich hyperintens in T2-w, mäßige KM-Anreicherung, feine Septierungen. Histologisch Low-grade-Chondrosarkom. **D, E** 21-Jährige mit Ptosis, Anisokorie und Abduzensparese. In T2-w deutlich hyperintense raumfordernde Läsion der zentralen Schädelbasis mit starkem, inhomogenem Enhancement (*Sterne*). Histologisch Chordom. **F** 48-Jährige, Clivuschordom (*Pfeil*) mit intratumoralen Verkalkungen. **G** 54-Jähriger, Zufallsbefund. Kleines Clivuschordom (*Pfeil*). **H** 49-Jähriger, Clivuschordom (*Pfeil*) mit sehr geringer septaler KM-Anreicherung und Hirnstammkompression. **I** 40-Jährige, Zufallsbefund, Ecchordosis physaliphora (*Pfeil*). **A, F** CT axial; **B, C, E, G, H** MRT axial: **B** T2-w, **C, E, G, H** T1-w KM, **D** MRT T2-w koronar, **I** MRT T2-w sagittal

- MRT:
  - T2-w: in der Regel deutlich hyperintens (◘ Abb. 1.78B); aggressive mesenchymale Chondrosarkome können auch ein intermediäres Signal aufweisen – signallose Areale bei Verkalkungen möglich
  - T1-w: hypointens bis hirnisointens – signallose Areale bei Verkalkungen möglich
  - T1-w KM: mäßige, inhomogene Anreicherung – Tumor erscheint oft von feinen Septen durchzogen (◘ Abb. 1.78C)

- **Bildgebende Differenzialdiagnosen**
- Chordom (◘ Abb. 1.78D–H):
  - Hauptdifferenzialdiagnose
  - destruktive, maligne raumfordernde Mittellinienläsion am Clivus mit Knochfragmentierungen, aber auch Kalzifizierungen
  - ebenfalls hohes Signal in T2-w, sehr unterschiedliche KM-Anreicherung
- Ecchordosis physaliphora (◘ Abb. 1.78I):
  - seltene notochordiale kongenitale Mittellinienläsion an der Clivushinterkante
  - besteht aus gelantineartigen Knoten
  - sehr langsames Wachstum, meist nicht größer als 2 cm
  - Vorwölben in die präpontine Zisterne – eine geringe Hirnstammkompression ist möglich; in T1- und T2-w liquorähnlich (wird daher in dickschichtigen MRTs z. T. übersehen), keine oder nur diskrete randständige KM-Anreicherung im Gegensatz zu echten Neoplasien; als charakteristisches CT-Merkmal gilt eine knöcherne stielartige Verbindung zum Clivus [Mehnert 2004]
- Weitere Knochentumoren wie Chondromyxoidfibrom, Chondroblastom (◘ Abb. 1.79A, B), Osteosarkom (◘ Abb. 1.79C–F) und Ewing-Sarkom (◘ Abb. 1.79J), Riesenzelltumor:
  - absolute Raritäten im Bereich von Schläfenbein/posteriorer Schädelbasis
  - Bildmorphologie der jeweiligen raumfordernden Läsion entspricht der aus anderen Regionen bekannten
  - bezüglich Dignität liefert die CT spezifischere Informationen (◘ Abb. 1.79C, D, J)
  - Diagnose wird histologisch gestellt
- Langerhans-Zell-Histiozytose:
  - Seltene Erkrankung, Schläfenbeinmanifestation ist eine Rarität
  - irreguläre Osteolyse ohne Randsklerose im CT (◘ Abb. 1.82E, F)
  - Deutliche KM-Anreicherung; keine charakteristische Bildmorphologie
- Intraossäres Hämangiom (◘ Abb. 1.79G–I):
  - nach der Wirbelsäule ist der Schädelknochen die zweithäufigste Lokalisation, am Schläfenbein vornehmlich in der Felsenbeinspitze vorkommend
  - im CT umschriebene lytische Läsionen mit oft verstärkter Trabekulierung (getupftes oder Speichenrad-Erscheinungsbild)
  - variable SI in T1-w abhängig vom Fettgehalt, deutlich KM-Anreicherung, hyperintens in T2-w
- Metastase: weniger hyperintens in T2-w – bei unbekanntem Primum, singulärem Befall und ähnlicher Lokalisation Differenzierung schwierig (◘ Abb. 1.79K, L)
- Nasopharynxkarzinom:
  - weniger hyperintens in T2-w
  - Arrosion/Destruktion besonders der zentralen, seltener der posterioren Schädelbasis von unten

- **Wichtige Punkte**
- Eine T2-hyperintense raumfordernde Läsion mit septierter Erscheinung und Osteolyse an der petrookzipitalen Fissur spricht für ein Chondrosarkom
- Chondroide Verkalkungen als wichtiger Diagnosehinweis sind nur im CT eindeutig erkennbar

◘ **Abb. 1.79** A–L. Weitere Differenzialdiagnosen zu Chondrosarkomen. A, B 51-Jähriger, Chondroblastom (*Pfeilspitzen*) der posterioren Schädelbasis. C 55-Jähriger, osteoblastisches Osteosarkom der Felsenbeinspitze. Die angedeutet radiären Spiculae (*Pfeile*) gestatten noch am ehesten eine Vermutung der Tumorart. D–F 38-Jährige, 10 Jahre nach Operation und Bestrahlung (bis 60 Gy) eines adenoidzystischen Karzinoms der Gl. parotidea rechts. Hochmalignes Osteosarkom des gesamten Schläfenbeins. G–I 60-Jährige, typisches intraossäres Hämangiom (*Pfeile*) als Zufallsbefund. 10-jährige Größenkonstanz. J Ewing-Sarkom der Felsenbeinspitze mit mottenfraßähnlicher Osteolyse (*Pfeile*). K, L 83-Jährige, Metastase eines Schilddrüsenkarzinoms. Der gesamte Clivus und beide Felsenbeinspitzen sind von einer deutlich KM-anreichernden raumfordernden Läsion durchsetzt. Niedrigeres T2-Signal als bei knorpelproduzierenden Neoplasien. A, B, F, H, I, K, L MRT axial: A, K T2-w FS, B, F, L T1-w KM, I T1-w KM FS, H T2-w; C, G, J CT axial, D CT koronar; E MRT T2-w koronar. C, J Mit freundlicher Genehmigung von C. Czerny, Wien

1.8 · Tumoren und tumorähnliche Erkrankungen

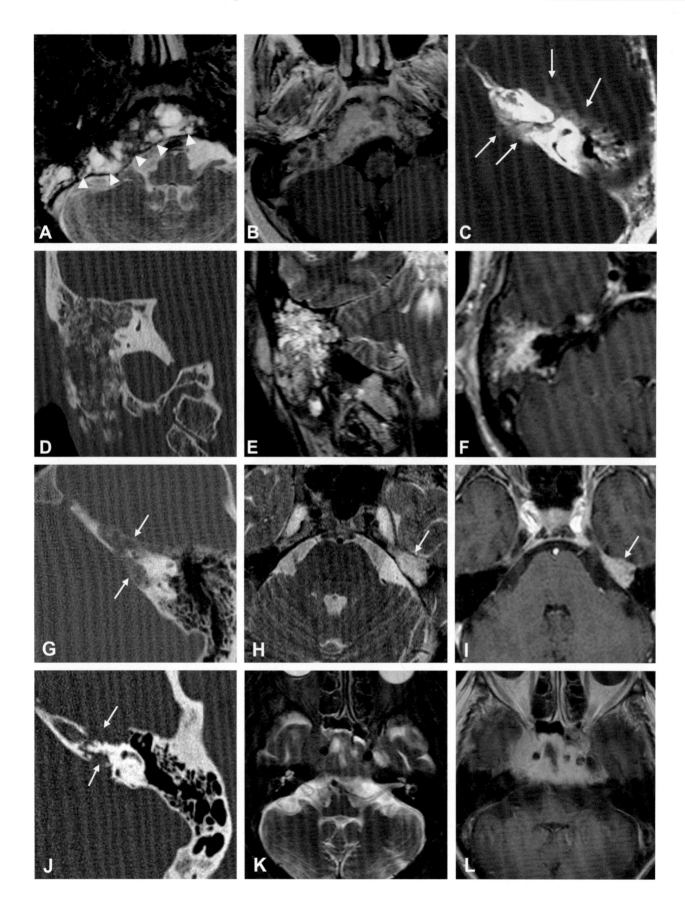

1.8.9 Metastasen

Eine Vielzahl maligner Tumoren kann in die Schädelbasis und damit auch in das Schläfenbein sowie angrenzende Regionen metastasieren. Metastasen kommen hier wesentlich häufiger vor als maligne Knochentumoren. Zahlenmäßig dominieren Metastasen von Malignomen der Mamma, der Niere, der Lunge und der Prostata. Als Differenzialdiagnose müssen Metastasen sowohl bei von den Weichteilen als auch vom Knochen ausgehenden raumfordernden Läsionen in Betracht gezogen werden (Abb. 1.66I; Abb. 1.72H, I; Abb. 1.79K, L). Im Vergleich zu benignen raumfordernden Läsionen weisen Metastasen eine kürzer andauernde und aggressivere Symptomatik auf.

Probleme in der Bildgebung treten dann auf, wenn ein Primum nicht bekannt ist und es sich um eine singuläre Läsion handelt. Die histologische Zuordnung wird immer angestrebt.

1.8.10 Perineurale Tumorausdehnung

Bei einer perineuralen Tumorausdehnung verlässt ein Tumor seinen Ursprungsort, dehnt sich selektiv entlang von Nerven (auch Gefäßen) in ante- oder retrograde Richtung aus und siedelt sich in entfernten Regionen erneut an. Eine perineurale Ausdehnung wird häufig beim adenoidzystischen Karzinom, aber auch anderen malignen und benignen Tumoren oder aggressiven Entzündungen beobachtet. Sie hat einen negativen Einfluss auf die Behandlung sowie Prognose und kann Ursache eines Therapieversagens sein.

- **Klinische Befunde**
- Langsam progrediente Hirnnervenparesen (im Schläfenbein meist N. facialis betroffen)
- In bis zu 30–45 % der Fälle anfänglich klinisch stumm

- **Diagnosesicherung**
- Histologie – jedoch nicht immer möglich

- **Stellenwert der Bildgebung**
- Feststellung einer perineuralen Tumorausdehnung

- **Bildgebende Befunde**
- CT/DVT (Abb. 1.80C–F): Aufweitung des Foramen stylomastoideum, der Fossa geniculata und des Fazialiskanals bzw. einzelner Abschnitte
- MRT (Abb. 1.80G, H):
  - T2-w: Verdickung des Nervs – erkennbar jedoch nur im zisternalen und kanalikulären Abschnitt
  - Obliteration des den HN z. T. umgebenden Fettsignals
  - T1-w KM: verstärkte KM-Anreicherung des Nervs, raumfordernde Läsion entfernt vom Ursprungstumor

- **Bildgebende Differenzialdiagnosen**
- Physiologisches nervales Enhancement (Abb. 1.63I): kein Tumornachweis
- Bell-Parese (Abb. 1.63A–F): akut einsetzende Fazialisparese, kein Tumornachweis
- Entzündlich bedingtes Enhancement: kein Tumornachweis (Abb. 1.63G, H, J–L)

- **Wichtige Punkte**
- Ohne Dünnschichttechnik und gezielte Suche kann eine perineurale Tumorausdehnung leicht übersehen werden
- Die mittlere Schädelgrube (N. petrosus major), das Fazialiskerngebiet und die Region des Foramen stylomastoideum müssen in die Untersuchungsregion eingeschlossen werden

1.8 · Tumoren und tumorähnliche Erkrankungen

◘ **Abb. 1.80 A–H.** Perineurale Tumorausdehnung. 66-Jähriger mit Z. n. Ohrmuschelbasaliom, seit 6 Wochen progrediente Fazialisparese. Tumorrezidiv mit Ausdehnung in den äußeren Gehörgang (*Pfeile* in **A** und **E**) und entlang der Schädelbasis bis zum Foramen stylomastoideum (*Sterne*). Das Mittelohr ist tumorfrei. Deutliche Aufweitung der Fossa geniculata (*Pfeilspitzen* in **C** und **E**) – im MRT hier deutliche KM-Anreicherung (*Pfeilspitze* in **G**) sowie Enhancement des N. facialis vom Foramen stylomastoideum bis zum labyrinthären Abschnitt (abgebildet und mit *Pfeil* in **H** markiert ist das Enhancement der tympanalen Strecke). Es liegen eine Tumorausdehnung entlang des N. facialis und eine Zweitabsiedlung in der Fossa geniculata vor. **A–D** CT KM axial, **E, F** CT KM koronar; **G, H** MRT KM T1-w axial

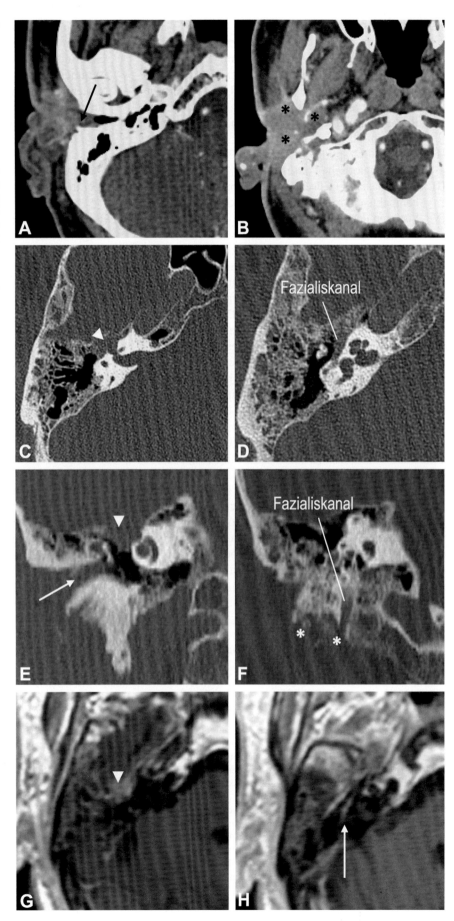

1.9 Otosklerose

Die Otosklerose ist durch einen herdförmigen Knochenumbau in der endochondralen Labyrinthkapsel gekennzeichnet, der laut histopathologischen Untersuchungen in 4 Stadien verläuft:

I: Resorption von Strähnenknochen der Labyrinthkapsel durch Osteoklasten
II: Ersatz durch spongiös vaskulären Geflechtknochen (otospongiotische Phase)
III: Osteoklastärer Geflechtknochenabbau, Ersatz durch kompakten Lamellenknochen (otosklerotische Phase)
IV: Sistieren der Umbauprozesse

Oft findet sich ein Nebeneinander von aktiver Resorption und Rekalzifizierung. Trotz verschiedener Theorien ist die Ätiologie bisher nicht geklärt. Anhand der Herdlage kann bei Otosklerose eine fenestrale, retrofenestrale und gemischte Form unterschieden werden. Dabei tritt die retrofenestrale Form selten ohne fenestrale Beteiligung auf und wird auch als Fortsetzung der fenestralen Otosklerose betrachtet. Die Erkrankung manifestiert sich meist in der 2.–5. Lebensdekade und befällt häufiger Frauen und die kaukasischstämmige Bevölkerung (Häufigkeit: 6–10 %). Sie kann aber auch schon bei älteren Kindern auftreten.

Die Erkrankung zählt zu den Osteodystrophien, Knochenumbaustörungen oft unklarer Ätiologie, unter denen sie am Schläfenbein die absolut häufigste Form darstellt. Andere Osteodystrophien, wie die fibröse Dysplasie (▶ Abschn. 1.8.7), kommen am Schläfenbein deutlich seltener vor bzw. sind isoliert am Schläfenbein absolute Raritäten, wie die Osteitis deformans (Morbus Paget), die Osteogenesis imperfecta und die Osteopetrosis (Mamorknochenerkrankung, Morbus Albers-Schönberg).

- **Klinische Befunde**
- Normaler Trommelfellbefund
- Leere Anamnese bezüglich Mittelohrentzündungen
- Langsam progrediente Schallleitungsschwerhörigkeit, auch kombinierte Schwerhörigkeit, sehr selten reine sensorineurale Schwerhörigkeit – meist beidseits, oft asymmetrisch
- Aufgehobener Stapediusreflex
- Tinnitus möglich

- **Diagnosesicherung**
- Typische klinische Befunde bei der fenestralen und gemischten Form
- Operationssitus

- **Stellenwert der Bildgebung**
- Diagnosesicherung in unklaren Fällen und bei der retrofenestralen Form durch DVT/CT sehr oft möglich
- Darstellung des Ausmaßes der Knochenumbauten

- **Bildgebende Befunde**
- DVT/CT (◘ Abb. 1.81): Herde homogen verminderter, inhomogener oder hoher Dichte, Letztere nur bei zusätzlichem Gewebeplus als Knochenwülste abgrenzbar, an typischen Stellen:
  – Fissula ante fenestram: vorn am ovalen Fenster (90 %) – fenestrale Otospongiose (◘ Abb. 1.81A, B, F)
  – rundes Fenster und Umgebung einschließlich Promontorium (40 %) – fenestrale Otospongiose (◘ Abb. 1.81H)
  – bandförmig oder fleckförmig um Schnecke (Valvassori-Doppelring-Zeichen; ◘ Abb. 1.81G) bzw. vestibuläre Strukturen (ca. 30 %) und am inneren Gehörgang – retrofenestrale Otospongiose (◘ Abb. 1.81D–H)
  – Verdickung der Basis stapedis – fenestrale Otospongiose (◘ Abb. 1.81B, F)

Als Spätzeichen wurden bei bis zu einem Drittel der Patienten kavitäre Plaques (divertikelartige Einkerbungen geringer Dichte), bevorzugt an der anteroinferioren Wand des inneren Gehörgangs (◘ Abb. 1.81J, K),

◘ **Abb. 1.81 A–L.** Otosklerose. **A** 44-Jährige mit Schallleitungsschwerhörigkeit und fehlendem Stapediusreflex beidseits. Umschriebener otospongiotischer Herd an der Fissula ante fenestram (*Pfeil*). **B** 34-Jährige mit Z. n. Stapesoperation kontralateral. Minimaler Otoskleroseherd am ovalen Fenster (*Pfeil*) sowie diskrete Stapesfußplattenverdickung. **C** 55-Jährige mit Z. n. dreimaliger Stapesoperation bei Otosklerose rechts. Persistierender Schwindel nach der letzten Operation. Deutlich sich in das Vestibulum vorwölbender otosklerotischer Block (*Pfeil*). **D** 73-Jährige CI-Kandidatin ohne Angabe zur Ursache der Schwerhörigkeit, otosklerotische Zonen um Schnecke (*Pfeile*) und anteriorem Bogengang (*gepunkteter Pfeil*). **E–I** 61-Jährige, unklare hochgradige Hörstörung. Ausgeprägte gemischte Otosklerose mit Plaques um sämtliche Innenohrstrukturen (*Pfeile*), den Fazialiskanal (*gepunktete Pfeile* in **E** und **G**), an der Fissula ante fenestram (*Pfeilspitze*) sowie eingemauertem Stapes mit verdickter Fußplatte (*gepunkteter Pfeil* in **F**). Ein Plaque engt das runde Fenster und damit die bevorzugte Stelle für die Einführung des CI-Elektrodenträgers ein (*gepunkteter Pfeil* in **H**). Einige der Plaques weisen ein deutliches KM-Enhancement im MRT auf (*Pfeile* in **I**). **J, K** 56-Jährige, Verdacht auf Dislokation einer vor 24 Jahren bei Otosklerose eingesetzten Stapesprothese. Kavitärer Plaque anteroinferior am inneren Gehörgang (*Pfeile*), gemischter Otoskleroseherd am Vestibulum (*gepunkteter Pfeil*). **L** 63-Jähriger, Otosklerose-bedingter Herd an basaler Schneckenwindung (*gepunkteter Pfeil*), Separation (*Pfeil*) im Hammer-Amboss-Gelenk. **A–C, L** CT axial; **D–F, J** DVT axial, **G, H, K** DVT koronar; **I** MRT T1-w KM axial. *CI* Cochlea-Implantat

1.9 • Otosklerose

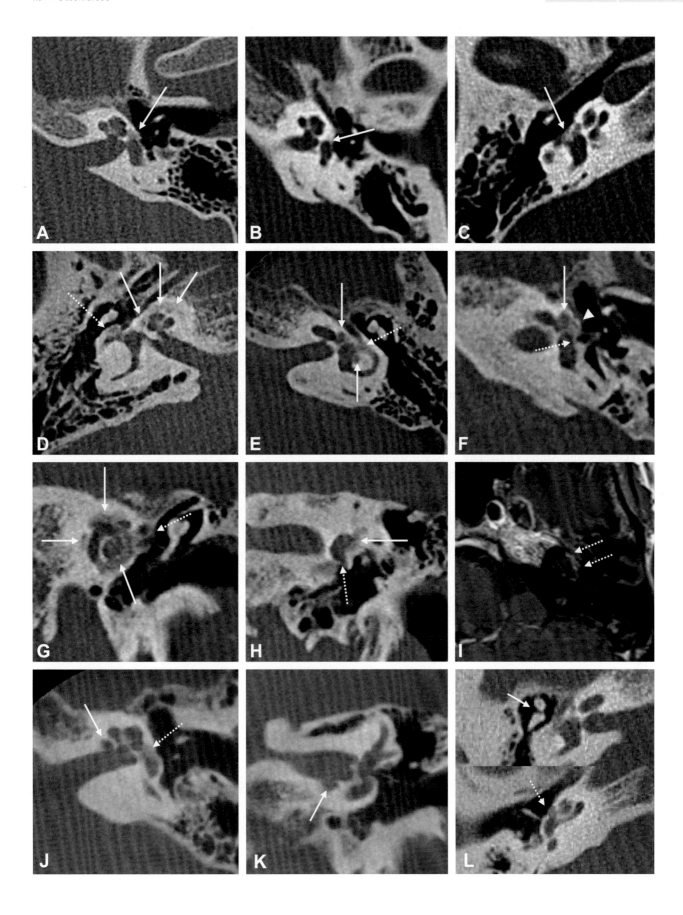

beobachtet [Puac 2018]. Sehr selten kann es bei der Otosklerose zu einer inkudomalleolären Separation (◘ Abb. 1.81L) kommen.
- MRT:
    - nur in Zusammenschau mit CT/DVT exakt interpretierbar
    - oben genannte Herde zeigen teilweise ein KM-Enhancement als Zeichen einer aktiven Umbauphase (◘ Abb. 1.81I)

- **Bildgebende Differenzialdiagnosen**
- Morbus Paget (◘ Abb. 1.82A): die Labyrinthkapselveränderungen können der Otosklerose, die auch als lokalisierter Morbus Paget bezeichnet wird, täuschend ähnlich sein; in der Regel liegen beim Morbus Paget jedoch weitere Manifestationen in der Schädelbasis oder Kalotte vor, außerdem höheres Manifestationsalter
- Globuli ossei (◘ Abb. 1.22O; ◘ Abb. 1.31A): Normvariante, häufiger im Kindesalter beobachtet, asymptomatisch
- Osteogenesis imperfecta tarda (◘ Abb. 1.82B–D): zur otospongiotischen Phase ähnliche Labyrinthkapselveränderungen, differente Gehörknöchelchenveränderungen (Stapesschenkel stark verdünnt – z. T. veränderte Kontur, Areale verminderter Dichte in Hammer und Amboss möglich); stets Mitbeteiligung anderer Knochen, Manifestation im Kindesalter, blaue Skleren
- Fibröse Dysplasie: nicht herdförmig, spart oft Labyrinthkapsel aus
- Infektion des knöchernen Labyrinths (Otosyphilis): in Industrieländern heute sehr selten; Knochendestruktion
- Eosinophiles Granulom (◘ Abb. 1.82E, F): geografische Osteolyse, deutliches Enhancement, ein isolierter Felsenbeinbefall ist eine Rarität

- **Wichtige Punkte**
- Rein sklerotische Herde sind schwierig bis nicht nachweisbar, d. h. man findet nicht in jedem Fall ein bildmorphologisches Korrelat
- Aufdeckung der z. T. winzigen Herde erfordert Dünnschnitttechnik und genaue Analyse der Fensterregion
- Die bildgebend schwierige Differenzialdiagnose zwischen der retrofenestralen Otospongiose und einem isolierten Morbus Paget des Schläfenbeins ist therapeutisch wenig relevant, da in beiden Fällen symptomatisch therapiert wird
- Die Obliteration des runden Fensters durch einen otosklerotischen Plaque ist ein wichtiger Befund bei CI-Kandidaten, da dadurch die Platzierung des Elektrodenträgers erschwert ist

1.9 · Otosklerose

Abb. 1.82 A–F. Differenzialdiagnosen zur Otosklerose. **A** 64-Jähriger mit hochgradiger Schwerhörigkeit. Aufgrund des höheren Alters und zusätzlicher Schädelbasisveränderungen wurde bei den Dichteminderungen am Schläfenbein (*Pfeile*) von einem Morbus Paget ausgegangen. **B–D** 31-Jährige, bekannte Osteogenesis imperfecta, kombinierte Schwerhörigkeit beidseits mit progredienter Schallleitungskomponente. Otospongiose-ähnliche Herde im knöchernen Labyrinth (*Pfeile*), hauchdünne kaum erkennbare Stapesschenkel, dichtegeminderte Areale in Hammer und Amboss (*gepunkteter Pfeil*). **E, F** 34-Jähriger mit Hochtonverlust. Anhand eines Rippenbefunds histologisch gesichertes eosinophiles Granulom. Umschriebene Osteolyse in der Labyrinthkapsel (*Pfeilspitzen*), wobei insbesondere die basale Schneckenwindung einbezogen ist. Im klinischen Kontext ist von einem weiteren Granulomherd auszugehen. CT axial (**C, D** schräg axiale Stapesrekonstruktion)

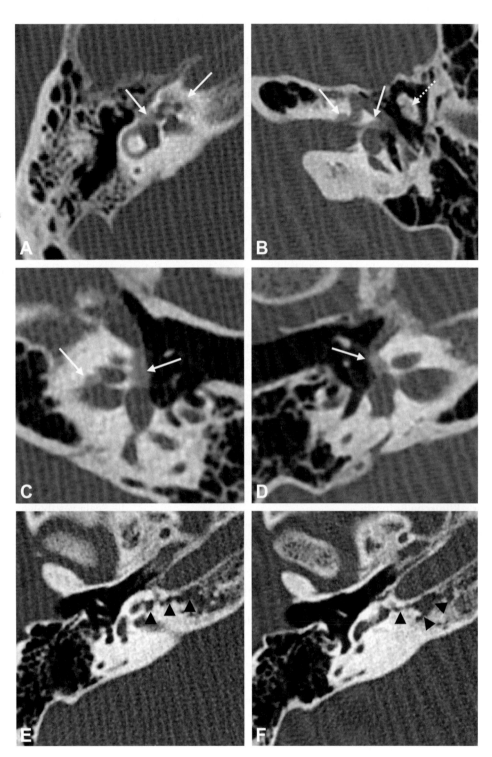

1.10 Menière-Krankheit

Es handelt sich um eine seltene, chronische Innenohrerkrankung, gekennzeichnet durch eine Symptomtrias von Schwindel, Hörminderung und Tinnitus, die Prosper Menière erstmals als solche erkannte. Aufgrund der unspezifischen Symptomatik wurden für die Erkrankung zwischenzeitlich mehrfach revidierte diagnostische Kriterien/Wahrscheinlichkeitsgrade erstellt. Derzeit ist in Europa eine von der Bárány Gesellschaft entwickelte vereinfachte Einteilung in einen definitiven und wahrscheinlichen Morbus Menière (MM) aktuell.

Der MM tritt häufiger einseitig, aber auch beidseitig, zumeist jenseits des 40. Lebensjahres auf. Als pathologisches Substrat gilt eine Erweiterung endolymphatischer Räume (Endolymphhydrops – EH) als gesichert. Jedoch sind auch asymptomatische EH-Fälle (◘ Abb. 1.83F) und MM-Fälle ohne EH-Nachweis bekannt. Wodurch ein EH entsteht, ist bisher nicht eindeutig geklärt. Zunehmend wird er auch in Zusammenhang mit anderen Erkrankungen des Innenohres/inneren Gehörgangs als sekundärer Endolymphhydrops gesichtet (◘ Abb. 1.83E, G).

Lange Zeit bestand die Rolle der Bildgebung bei vermutetem MM im Aufdecken von Erkrankungen, die eine ähnliche Symptomatik aufweisen können. Seit 2007 erschienen Publikationen mit EH-Darstellungen am Menschen unter Anwendung unterschiedlicher Methoden. Als auch für die Routinediagnostik praktikabel hat sich die im ▸ Abschn. 1.1.3 vorgestellte Technik erwiesen.

- **Klinische Befunde**
- Definitiver MM (bezogen auf betroffenes Ohr):
    - 2 oder mehr akute Schwindelattacken von mindestens 20 min bis zu 12 h Dauer
    - mindestens einmal audiometrisch bestätigte Tief- bis Mitteltonschwerhörigkeit vor/während oder nach einer Attacke
    - fluktuierende Ohrsymptome (Hörverlust, Tinnitus, Ohrdruckgefühl)
    - nicht erklärbar durch andere vestibuläre Diagnose
- Wahrscheinlicher MM (bezogen auf betroffenes Ohr):
    - 2 oder mehr Schwindelepisoden von 20 min bis 24 h Dauer
    - fluktuierende Ohrsymptome (Hörverlust, Tinnitus, Ohrdruckgefühl)
    - nicht erklärbar durch andere vestibuläre Diagnose

- **Diagnosesicherung**
- Typische Symptomatik und klinische Befunde bei Vorliegen eines definitiven MM ausreichend
- MRT in klinisch unklaren Fällen (nach gründlicher fachärztlicher HNO-Diagnostik)

- **Stellenwert der Bildgebung**
- EH-Nachweis und Gradabschätzung mittels MRT
- Nachweis anderer Ursachen für die Symptomatik (◘ Abb. 1.83H)
- Status endolymphatischer Räume vor medikamentöser/chirurgischer Labyrinthausschaltung

- **Bildgebende Befunde**

Durch Überwinden der Blut-Perilymph-Schranke reichert sich i.v. verabreichtes KM im Perilymphraum an, was 4–6 h später mit speziellen FLAIR-Sequenzen im Submillimeterbereich darstellbar ist. Die im Normalfall sehr subtilen endolymphatischen Räume bilden sich als Aussparungsfigur hypointens ab.

Grading der Weite endolymphatischer Räume in Schnecke und Vestibulum [Bernaerts 2019]:
- Grad 0: kein EH (◘ Abb. 1.83A)
    - Schnecke: in den Schneckenwindungen sind die Scala vestibuli (vorn) und Scala tympani (hinten) – zur anatomischen Orientierung vgl. ◘ Abb. 1.5 – durch die zarte Lamina spiralis ossea getrennt, die Scala media (Ductus cochlearis, liegt in der Scala vestibuli) ist allenfalls angedeutet, zumeist nicht erkennbar
    - Vestibulum: Sacculus und Utriculus sind als kleine rundliche Strukturen zu sehen, wobei der Sacculus kleiner ist
- Grad 1: geringgradiger kochleärer und vestibulärer EH (◘ Abb. 1.83B)
    - Schnecke: die Scala media wird sichtbar und engt die Scala vestibuli ein
    - Vestibulum: der Sacculus ist größer als oder gleich groß wie der Utriculus; beide Strukturen sind voneinander getrennt
- Grad 2: hochgradiger kochleärer und mittelgradiger vestibulärer EH (◘ Abb. 1.83C)
    - Schnecke: die Scala media obliteriert die Scala vestibuli und wird als durchgehendes hypointenses Band sichtbar
    - Vestibulum: Sacculus und Utriculus „verschmelzen" und nehmen mehr als 50 % der Vestibulumfläche ein
- Grad 3: hochgradiger vestibulärer EH (◘ Abb. 1.83D)
    - Vestibulum: Obliteration des Perilymphraums im Vestibulum

Im Fall von einseitigen Befunden erhärtet eine verstärkte perilymphatische KM-Anreicherung der betroffenen Seite die EH-Diagnose (◘ Abb. 1.83E) [Bernaerts 2019]. In hochgradigen Fällen sind z. T. die Bogengänge (besonders der laterale) nicht mehr abgrenzbar. KM-Anreicherungen bzw. -Akkumulationen finden sich auch in entzündlich veränderter Schleimhaut (Tympanon, Mastoid, NNH, selten im Ductus endolymphaticus) sowie oft im Fundus des inneren Gehörgangs und gelegentlich im Cavum Meckeli.

1.10 · Menière-Krankheit

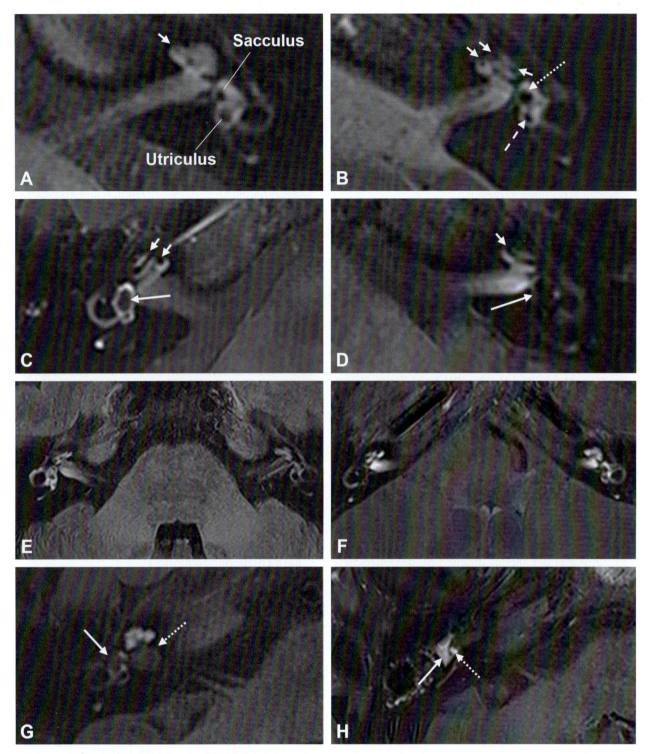

Abb. 1.83 A–H. MRT-Befunde bei Frage nach einem EH. **A** 62-Jähriger, wahrscheinlicher MM rechts. Links Normalbefund: Scala media (*kleiner Pfeil*) nicht sichtbar, der Utriculus ist größer als der Sacculus. **B** 53-Jähriger, definitiver MM. EH Grad 1 kochleär: sichtbare Scala media (*kleine Pfeile*); EH vestibulär Grad 1: Sacculus (*gepunkteter Pfeil*) größer als Utriculus (*gestrichelter Pfeil*). **C** 62-Jährige, definitiver MM. EH Grad 2 kochleär: obliterierte Scala media (*kleine Pfeile*); EH Grad 2 vestibulär: Sacculus und Utriculus nehmen mehr als 50 % der Vestibulumfläche ein (*Pfeil*). **D** 60-Jährige, rezidivierende Hörstürze links. Obliteration endolymphytischer Räume in Schnecke (*kleiner Pfeil*, EH Grad 2) und Vestibulum (*Pfeil*, EH Grad 3). **E** 24-Jähriger, bekanntes intravestibuläres Schwannom (s. Abb. 1.65G, H) rechts. Sekundärer geringgradiger kochleärer EH rechts, links Normalbefund. Die rechts stärkere perilymphatische KM-Anreicherung unterstreicht die Diagnose. **F** 79-Jährige, V. a. vestibuläre Dysfunktion, DD menieriform links. Links vestibulärer EH Grad 1. Auf der asymptomatischen rechten Seite hochgradiger kochleärer und vestibulärer EH. **G** 41-Jähriger, bekannter Koos-1-Tumor (*gepunkteter Pfeil*) und mittelgradiger vestibulärer EH (*Pfeil*) rechts. **H** 53-Jähriger, V. a. MM, DD vestibuläre Migräne, Z. n. 3-facher Tympanoplastik vor Jahrzehnten. Normal weite endolymphatische Räume (nicht abgebildet) und KM-Ansammlung am runden Fenster (*gepunkteter Pfeil*) und im Sinus tympani (*Pfeil*) im Sinne einer Perilymphfistel. MRT 3D-FLAIR axial. *EH* Endolymphhydrops, *MM* Morbus Menière

- **Differenzialdiagnosen**
  - Kleine intralabyrinthäre Pathologien (vor allem Schwannome), wenn zuvor kein Standard-Schläfenbein-MRT durchgeführt wurde

- **Wichtige Punkte**
  - Radiologisch kann nur festgestellt werden, ob eine EH vorliegt oder nicht. Die Diagnose MM stellt der HNO-Arzt
  - Ein EH muss in Schnecke und Vestibulum nicht denselben Grad aufweisen. Er kann auch nur in einer der beiden Strukturen vorliegen
  - Ein frühzeitiger EH-Nachweis hat keinen Einfluss auf die Stufentherapie
  - Schwindel unklarer Genese ohne ausreichende klinische Vordiagnostik ist keine Indikation für ein EH-MRT
  - Bogengangsampullen nicht mit Sacculus/Utriculus und Knochenleiste der mittleren Schneckenwindung nicht mit Einengung/Obliteration der Scala vestibuli verwechseln!

1.11 Posttherapeutische Bildgebung

Die posttherapeutische Bildgebung kann man entsprechend der Lokalisation durchgeführter Prozeduren (Mittelohr, Innenohr, Kleinhirnbrückenwinkel, Schädelbasis), der zugrundeliegenden Erkrankungen (Entzündung, Otosklerose, Tumor, Fehlbildung) oder der vorgenommenen Techniken (Mastoidektomie, Tympanoplastik, CI-Insertion etc.) betrachten.

Um posttherapeutische Bilder effizient und korrekt zu interpretieren, sind Informationen zu Grund, Art und Zeitpunkt der therapeutischen Maßnahme sowie zur aktuellen Symptomatik unerlässlich. Regelmäßige bildgebende Kontrollen werden nur bei Tumorpatienten durchgeführt. Im Vordergrund steht die Aufdeckung von Rezidiven und Komplikationen, wozu auch die bereits abgehandelten entzündlichen Komplikationen zählen (▶ Abschn. 1.6.5). Hinzu kommen prozedurabhängige spezifische Komplikationen wie Prothesen- und Elektrodenträgerfehllagen. Ein weiterer Punkt in der Bildgebung nach Tumorentfernung besteht im Nachweis oder Ausschluss von Tumorrestbefunden, wozu möglichst in selber Technik durchgeführte Voruntersuchungen notwendig sind.

Im Folgenden werden die in der Bildgebung am häufigsten anzutreffenden Prozeduren und die damit verbundenen Gesichtspunkte dargestellt. Auf die sehr seltene und individuell unterschiedliche Fehlbildungschirurgie wird nicht eingegangen.

1.11.1 Zustand nach Mastoidektomie

Mastoidektomien werden am häufigsten zur Sanierung einer chronischen Otitis media durchgeführt. Cholesteatome müssen radikal entfernt werden, da sich aus jeder verbliebenen Epithelzelle erneut ein Cholesteatom entwickeln kann. Weitere Mastoidektomieindikationen sind:
- Mastoiditis
- Mittelohrtumoren
- Exposition des N. facialis bei Trauma
- Zugangsweg für translabyrinthäre Vestibularisschwannomchirurgie, Saccus-endolymphaticus-Chirurgie und CI-Insertionen

Abhängig vom Ausmaß des zugrundeliegenden pathologischen Prozesses werden zwei Formen der Mastoidektomie unterschieden: die offene („canal wall down") und die geschlossene Technik („canal wall up"). Bei der offenen Technik wird die Gehörgangshinterwand entfernt. Dadurch entsteht eine breite Verbindung zwischen Mastoid und äußerem Gehörgang (Radikalhöhle). Entweder erfolgt eine Rekonstruktion der hinteren Gehörgangswand mit Ohrknorpel, eine Obliteration der Radikalhöhle z. B. mit Knorpelchips oder die Radikalhöhlen epithelisieren sich. Chronische Entzündungen mit Detritusbildung sind danach nicht selten – die Patienten müssen sich regelmäßig HNO-ärztlichen Kontrollen unterziehen. Die geschlossene Technik mit Erhalt der Gehörgangshinterwand ist mit einer höheren Cholesteatomrezidivrate verbunden, weshalb auch heute noch nach einer Cholesteatomentfernung eine Second-look-Operation zum Ausschluss von Rezidiven oder Resten durchgeführt wird.

- **Postoperatives Normalbild nach Entzündungschirurgie**
  - CT/DVT:
    - nach Abklingen postoperativer Veränderungen: luftgefüllter, glatt begrenzter Defekt im Mastoid ohne Verschattungen (◉ Abb. 1.84A–D, F)
    - kurz postoperativ: oft Verschattungen (◉ Abb. 1.84E) – Einblutungen, seröse Flüssigkeit, Epithelschwellungen –, keine Differenzierungsmöglichkeit gegenüber eventuell verbliebenen Resten von pathologischem Gewebe
    - bei offener Technik fehlende Gehörgangshinterwand (◉ Abb. 1.84A, B, F) – oder rekonstruierte Gehörgangshinterwand (◉ Abb. 1.84C)
    - bei geschlossener Technik erhaltene Gehörgangshinterwand (◉ Abb. 1.84D, E)
    - schmale, eingezogen wirkende, glatte, randständige oder strangförmige Verschattungen (◉ Abb. 1.84G, H) entsprechen in der Regel Narbengewebe

1.11 · Posttherapeutische Bildgebung

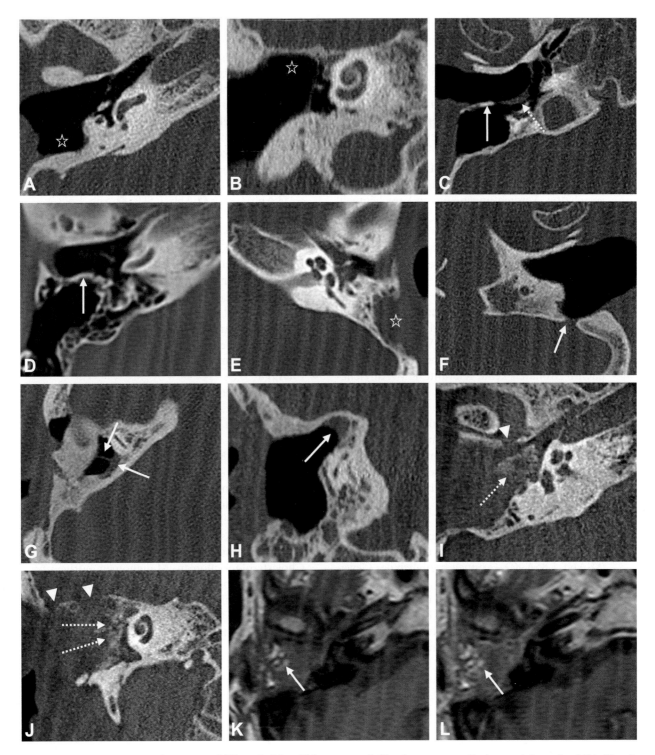

Abb. 1.84 A–L. Postoperatives Normalbild nach Mastoidektomie. **A, B** Z. n. radikaler Mastoidektomie bei Cholesteatom vor 12 Jahren. Luftgefüllte Radikalhöhle (*Sterne*) ohne Verschattung mit glatten Konturen. **C** Z. n. explantiertem Cochlea-Implantat und Cholesteatomoperation. Rekonstruktion der Gehörgangshinterwand (*Pfeil*), jetzt geschlossene, luftgefüllte Höhle, leichte Trommelfellverdickung (*gepunkteter Pfeil*). **D** Z. n. geschlossener Mastoidektomie bei Mastoiditis vor mehreren Jahren, erhaltene Gehörgangshinterwand (*Pfeil*). **E** Z. n. geschlossener Mastoidektomie bei Mastoiditis vor 2 Wochen. Zu diesem Zeitpunkt diagnostisch nicht sicher zu wertende Verschattungen von Pauken- und Operationshöhle (*Stern*). **F** Z. n. radikaler Mastoidektomie bei Cholesteatom. Typischer Defekt an der Radikalhöhlenhinterwand nach Sinuspunktion (*Pfeil*). **G, H** Narben (*Pfeile*) bei Z. n. Mastoidektomie wegen Cholesteatom. **I–L** Z. n. mehrfachen Mittelohroperationen wegen Cholesteatom und Komplikationen. Aktuell obliterierte Radikalhöhle, vorbestehende Defekte (*Pfeilspitzen*), Knochenmehl (*gepunktete Pfeile*), Fettanteile im Transplantat (*Pfeile*), sehr geringe KM-Anreicherung. **A, C–G** CT axial, **B, H** CT koronar; **I** DVT axial, **J** DVT koronar; **K** MRT T1-w axial, **L** MRT T1-w KM axial

- Defekte an den Wänden der Operationshöhle sind häufig vorbestehend (Vergleich mit Voruntersuchung) – an der Hinterwand finden sich z. T. umschriebene Defekte nach den früher oft durchgeführten intraoperativen Punktionen des Sinus sigmoideus (◘ Abb. 1.84F), bei Defekten am Dach kann bei der Erstoperation eine Duradeckung durchgeführt worden sein, die bildgebend nicht erkennbar ist
- obliterierte Radikalhöhlen (meist nach mehrfachen Voroperationen bei Komplikationen) – komplett verschattet, Verdichtungen können Knochenmehl entsprechen (◘ Abb. 1.84I, J)
- MRT:
    - signallose Mastoidektomiehöhle (da luftgefüllt, so gut wie nicht abgrenzbar) – eine Unterscheidung von offener und geschlossener Technik ist nicht möglich
    - Obliterierte Radikalhöhlen weisen in Abhängigkeit vom eingebrachten Material (Muskel, Bauchfett, Knochenmehl) unterschiedliche Signale in T1- und T2-w auf, zeigen keine Diffusionsrestriktion und nach 6 Monaten keine relevante KM-Anreicherung (◘ Abb. 1.84K, L)

■ **Pathologische Befunde nach Entzündungschirurgie**
- Das Erscheinungsbild von Entzündungsrest- bzw. -rezidivgewebe unterscheidet sich nicht vom Primärbefund (▶ Abschn. 1.6), als postoperative Komplikationen können im Wesentlichen die bereits Genannten vorkommen (▶ Abschn. 1.6.5)
- CT/DVT:
    - lobulierte, polypoide, rundliche Verschattungen in der Operationshöhle sind rezidivverdächtig (◘ Abb. 1.85A, C) – können bezüglich des Gewebes jedoch nicht eindeutig zugeordnet werden
    - eine Differenzierung innerhalb einer kompletten Operationshöhlenverschattung (◘ Abb. 1.85B, H) ist nicht möglich – oft liegt ein Nebeneinander von Narbe, Granulationen, Erguss und möglicherweise Cholesteatomrezidiv vor
    - Knochenarrosionen sprechen für aggressives Entzündungsgewebe (◘ Abb. 1.85A), Knochendemineralisationen angrenzend an Verschattungen für osteomyelitische Veränderungen (◘ Abb. 1.85J)
- MRT:
    - Bildcharakteristika: ▶ Abschn. 1.6
    - T1-w: hohes Nativsignal bei Cholesterolgranulomen (◘ Abb. 1.55D, G, J, L)
    - T1-w-KM: keine KM-Anreicherung im Cholesterolgranulom und Cholesteatom (◘ Abb. 1.85F; ◘ Abb. 1.49E; ◘ Abb. 1.51E), deutliche Anreicherung bei floriden Granulationen (◘ Abb. 1.54D, G–I), geringe Anreicherung bei Narben
    - DWI: Diffusionsrestriktion bei Cholesteatomen > 2–3 mm (nicht EPI-DWI; ▶ Abschn. 1.1.3; ◘ Abb. 1.85E; ◘ Abb. 1.51F; ◘ Abb. 1.52C)

■ **Stellenwert der Bildgebung**
- Mastoidektomiehöhlen sind besonders bei geschlossener Technik bzw. bei rekonstruierter Gehörgangshinterwand für den Kliniker schwierig einsehbar, weshalb die Bildgebung einen hohen Stellenwert in der Rezidivdiagnostik und der Ausdehnungsbestimmung besitzt. Als MRT-Kontrollintervalle nach Cholesteatomentfernung in geschlossener Technik werden 1, 3 und 5 Jahre postoperativ empfohlen [van der Toom 2022].
- CT/DVT:
    - bei fehlenden Verschattungen hoher negativer Vorhersagewert, nur im Einzelfall bei Cholesteatomlokalisation in der Tuba auditiva falsch-negative Resultate
    - Wände der Mastoidektomiehöhle und knöcherne Arrosionen sind sehr gut einschätzbar
- Die MRT kann die im CT/DVT sichtbaren Verschattungen bezüglich des Gewebes besser zuordnen und intrakranielle Komplikationen sensitiver erfassen. Eine Diffusionsrestriktion spricht nicht zwangsläufig für ein Cholesteatomrezidiv, sondern wird auch bei Cholesterolgranulomen, Malignomen, eitrigen Entzündungen/Abszessen und Einblutungen gefunden. Findet sich kein diffusionsgestörtes Areal, können trotzdem eine Cholesteatomperle, ein murales oder sehr flaches Cholesteatom vorliegen.

1.11 · Posttherapeutische Bildgebung

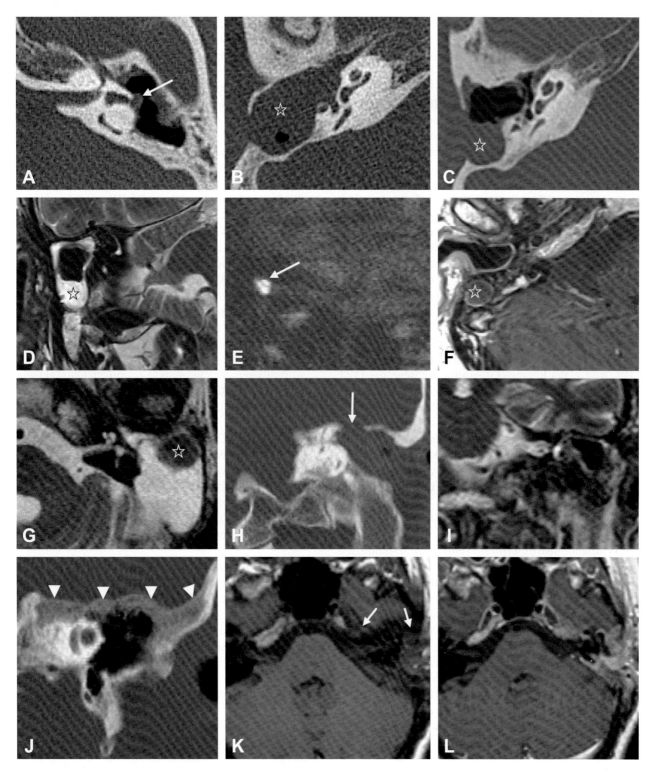

Abb. 1.85 A–L. Pathologische Befunde nach Mastoidektomie. **A** Zustand nach Cholesteatomoperation. Rezidivierende Otorrhö, jetzt Fistelsymptomatik. Defekt am vorderen Bogengang, direkt aufsitzend kleine kugelige Struktur (*Pfeil*), die verdächtig auf eine Cholesteatomperle ist. **B** Beinahe komplett verschattete Operations- und Paukenhöhle (*Stern*) bei Z. n. radikaler Mastoidektomie wegen Cholesteatom. Im CT keine sichere Gewebedifferenzierung. **C–F** Rezidivcholesteatom (*Sterne*) in Radikalhöhle mit Diffusionsrestriktion (*Pfeil*). **G** Zustand nach Mastoidektomie vor 44 Jahren, Vorwölbung am äußeren Gehörgang. In T2-w hypointenses Cholesteatom (vgl. **D**). Überwiegend flüssigkeitsgefüllte Mastoidektomiehöhle mit partiell aufgehobener Abgrenzung zum Liquorraum im Sinne einer Meningozele. **H, I** Zustand nach Mastoidektomie vor 17 Jahren. Komplett verschattete Radikalhöhle mit breitem Defekt am Dach (*Pfeil*). Im MRT (nach Höhlensäuberung und Entfernung von Cholesteatommassen) fand sich an keiner Stelle ein Durchbruch nach intrakraniell, sodass von einem vorbestehenden Defekt mit Duraplastik ausgegangen werden muss. **J–L** Z. n. Mastoidektomie bei granulierender Otitis media et externa vor 6 Monaten. Deutliche Knochendemineralisation am Schläfenbeindach (*Pfeilspitzen*), in T1-w hypointense Darstellung des Knochenmarks (*Pfeile*) mit deutlicher Anreicherung nach KM-Gabe (**L**) im Sinne osteomyelitischer Veränderungen. **A–C** CT axial; **D–G, I, K, L** MRT: **D, I** T2-w koronar, **E** Non-EPI-DWI, b = 1000 koronar, **F, L** T1-w KM axial, **G** T2-w axial, **K** T1-w axial; **H, J** CT koronar

1.11.2 Zustand nach Tympanoplastik

Die Tympanoplastik ist eine hörverbessernde Operation, die bei Schallleitungsschwerhörigkeit aufgrund von pathologischen, sehr häufig entzündlich bedingten Veränderungen am Schallleitungsapparat durchgeführt wird. Bei Entzündungen erfolgt sie stets nach der Sanierung der Grunderkrankung. Von den ehemals 5 Tympanoplastiktypen nach Wulstein werden heute im Wesentlichen nur noch 2 durchgeführt. Dem Typ I (Verschluss eines Trommelfelldefekts) begegnet man in der Bildgebung eher zufällig. Bei geschädigten Gehörknöchelchen wird der Typ III zur Wiederherstellung der Schallleitungskontinuität durchgeführt, wobei auch Prothesen (passive Mittelohrimplantate) zum Einsatz kommen. Die Bildgebung spielt dann eine Rolle, wenn Prothesenfehllagen vermutet werden. Früher verwendete Prothesen (◘ Abb. 1.86G, J) bilden sich ausnahmslos sehr gut in der DVT/CT ab; heutige zumeist aus Titan bestehende sind wesentlich subtiler, dadurch schlechter erkennbar und sollten anhand von schrägen, auf ihre Längsachse ausgerichteten MPR beurteilt werden (◘ Abb. 1.86B–F, H, I, K, L). Bei höherer Ortsauflösung weist die DVT Vorteile in der Darstellung von Prothesenfeindetails auf. Passive Mittelohrimplantate stellen keine Kontraindikation für eine MRT dar. Kann in seltenen Fällen eine eingesetzte Prothese nicht nachgewiesen werden, besteht bei den früher verwendeten Keramikprothesen die Möglichkeit, dass sie abgebaut wurden oder dass eine Prothese aus dem Mittelohr extrudiert ist (z. B. über einen Trommelfelldefekt).

- **Postoperatives Normalbild**
- Tympanoplastik Typ I: verdicktes Trommelfell (◘ Abb. 1.86A)
- Tympanoplastik Typ III ohne Prothesen nur erkennbar, wenn keine Verschattungen nahe des ovalen Fensters vorliegen – nach Entfernung von Hammer und Amboss wird das Trommelfell auf den Stapes aufgelegt, manchmal werden Knorpel oder auch intakte Gehörknöchelanteile zwischen Stapesköpfchen und Trommelfell interponiert (◘ Abb. 1.86B)
- Tympanoplastik Typ III mit PORP („partial ossicular replacement prosthesis", Teilimplantat):
  - verschiedene Prothesenarten bestehend aus Teller und Schaft sowie Glocke oder Clip
  - Stapes ist verblieben, Amboss fehlt (wurde entfernt) – in manchen Fällen auch der Hammerkopf, selten der gesamte Hammer
  - die Prothese sitzt dem Stapesköpfchen auf, der Teller hat Kontakt zum Trommelfell
  - bei regelrechter Position liegen Schaft bzw. Glocke mittig in Verlängerung der Längsachse des Stapes (◘ Abb. 1.86C, D), was nur in 2 Ebenen (axial und koronar) exakt eingeschätzt werden kann
- Tympanoplastik Typ III mit TORP („total ossicular replacement prosthesis", Totalimplantat):
  - besteht aus Teller und Schaft mit Fuß sowie teilweise einem Konnektor zwischen Fuß und Basis stapedis; stempelähnliches Aussehen, länger als PORP
  - Fehlen von Stapesoberbau, Amboss und Hammerteilen
  - Prothesenschaft bzw. Konnektor sitzt auf Basis stapedis, bildet zu ihr einen rechten Winkel und darf sie nicht überragen (sonst Fußplattenperforation bzw. -fraktur)
  - Prothesenausrichtung und Trommelfellkontakt wie bei PORP (◘ Abb. 1.86E, F)

- **Pathologische Befunde**
- PORP- oder TORP-Dislokation (◘ Abb. 1.86G–I, K, L) in verschiedene Richtungen in die Paukenhöhle (klinisch: Hörverschlechterung, sehr selten Fazialisparese)
- TORP-Dislokation in das Vestibulum (◘ Abb. 1.86J) – die Schaftspitze steckt im Vestibulum (klinisch Innenohrschwerhörigkeit und Schwindel möglich)

- **Stellenwert der Bildgebung**
- Die DVT, alternativ, wenn nicht vorhanden, die CT, ist die Methode der Wahl zur Visualisierung einer vermuteten Prothesenfehllage und zur Erhärtung der Indikation eines erneuten Eingriffs
- Das Ausmaß möglicherweise erneut bestehender entzündlicher Veränderungen kann gleichzeitig erfasst werden
- Die MRT kann Tympanoplastiken nicht visualisieren

1.11 · Posttherapeutische Bildgebung

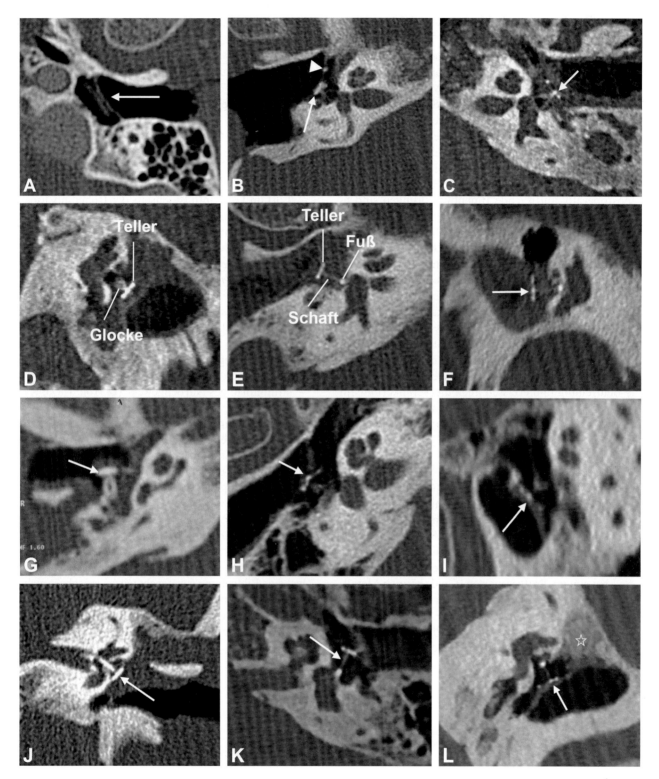

◘ Abb. 1.86 A–L. Zustand nach Tympanoplastik. A Typ I, Zufallsbefund. „Doppelt konturiertes" Trommelfell (*Pfeil*). B Typ III mit Ambossinterponat (*Pfeil*), Hammeranteil (*Pfeilspitze*) am Trommelfell verblieben. C, D Regelrechte Position eines PORP (*Pfeil*), 1 Monat nach Operation sind Verschattungen nicht als pathologisch wertbar. E, F Regelrechte Position eines TORP (*Pfeil*) 2 Tage postoperativ. G Z. n. Radikaloperation vor Jahren. PORP-Dislokation (älterer Prothesentyp) in die Paukenhöhle (*Pfeil*), entzündlich bedingte Verschattungen. H, I Nach kaudodorsal abgekippte Ossikelteilprothese (*Pfeile*). J TORP-Dislokation (älterer Prothesentyp) in das Vestibulum (*Pfeil*) infolge Cholesteatomrezidivs. K Nach medial abgekipptes TORP-Implantat (*Pfeil*) ohne regulären Kontakt zum Trommelfell. L Nach kaudal verlagertes TORP (*Pfeil*), Kontakt des Prothesenfußes zum Fazialis, epitympanale Verdichtung (*Stern*) nach Höhlenverkleinerung. A, G CT axial, B, E, H CT schräg axial; C, K DVT schräg axial, D DVT schräg koronar; F, I, L CT schräg koronar, J CT koronar. *PORP* „partial ossicular replacement prosthesis"; *TORP* „total ossicular replacement prosthesis"

1.11.3 Zustand nach Stapesplastik

Eine Stapesplastik wird zur Hörverbesserung bei Schwerhörigkeit hauptsächlich aufgrund einer Otosklerose durchgeführt. Die heute geläufigste Methode stellt die Stapedotomie dar. Dabei werden die Stapessuprastrukturen reseziert, die Fußplatte perforiert und in die geschaffene Öffnung eine Stapesprothese eingesetzt, deren Öse oder Clip am langen Ambossschenkel befestigt wird. In der unmittelbaren postoperativen Phase ist der Einsatz bildgebender Verfahren nur im Einzelfall indiziert – postoperativ auftretende Innenohrstörungen sind in der Regel passager bzw. unter konservativer Therapie rasch rückläufig. Bei stark progredienter Innenohrhörminderung wird insbesondere in Kombination mit fortbestehendem Schwindel ohne vorherige Bildgebung erneut operiert. Persistieren die Beschwerden oder treten sie im Intervall nach der Hospitalisierung wieder auf, kann durch die Bildgebung die Indikationsstellung für eine erneute Operation, die ein höheres Ertaubungsrisiko birgt, unterstützt werden. Heutige Prothesen sind MRT-tauglich. Im CT bilden sie sich als bandförmige, hyperdense Strukturen ab. Prothesenparallele MPR erleichtern die Beurteilung und erfassen auch die Verankerung am Amboss. Aufgrund geringerer Metallauslöschungsartefakte weist die DVT Vorteile in der Darstellung von Stapesprothesen auf.

- **Postoperatives Normalbild**
- DVT/CT:
    - Position der Prothesenspitze im hinteren Drittel der Stapesfußplatte im ovalen Fenster, ohne dieses wesentlich zu überragen (Abb. 1.87A, B); zur exakten Einschätzung sind Rekonstruktionen in schräg axialer und schräg koronarer Ebene notwendig
    - bei einigen Prothesenarten (Gold) können Metallauslöschungsartefakte die Beurteilbarkeit in der CT deutlich erschweren
    - in der frühen postoperativen Phase können sich Luft im Vestibulum sowie Verschattungen in der Paukenhöhle und im äußeren Gehörgang finden (Abb. 1.87D–F)
    - später muss sich die Luft im Vestibulum resorbiert haben und die Paukenhöhle frei belüftet sein (Abb. 1.87A, B, G–I)
- MRT: Prothese nicht beurteilbar

- **Pathologische Befunde**
- CT:
    - Dislokation der Prothese in das Vestibulum (Abb. 1.87C–F)
    - Luft im Labyrinth ist jenseits der frühen postoperativen Phase ein indirektes Hinweiszeichen für eine Perilymphfistel (Abb. 1.87C)
    - fehlender Kontakt der Prothesenspitze zum ovalen Fenster bei zu kurzer Prothese (Abb. 1.87G, H)
    - nicht mehr nachweisbarer/fadenförmiger langer Ambossschenkel bei Ambossnekrose, die Prothese kann dann in die Paukenhöhle (Abb. 1.87I) oder ins Vestibulum dislozieren; seltene Spätkomplikation
    - Konturunregelmäßigkeit der Prothese bei Prothesenbruch
    - strangförmiges Narbengewebe (Abb. 1.87J, K)
- MRT:
    - stark KM-anreicherndes Granulationsgewebe im ovalen Fenster und in der Umgebung (Abb. 1.87L)
    - sehr selten Granulationen im Innenohr, im inneren Gehörgang und im KHBW – können auch nach Rückbildung der Symptome noch lange nachweisbar sein

- **Stellenwert der Bildgebung**
- DVT/CT: Methoden der ersten Wahl in der Posthospitalisationsphase, wenn bei Schwindel oder Hörverlust eine Bildgebung gewünscht wird – jedoch ist nicht jede Perilymphfistel nachweisbar
- Bei unklaren Befunden/V. a. Granulationen liefert die MRT wertvolle Informationen

1.11 · Posttherapeutische Bildgebung

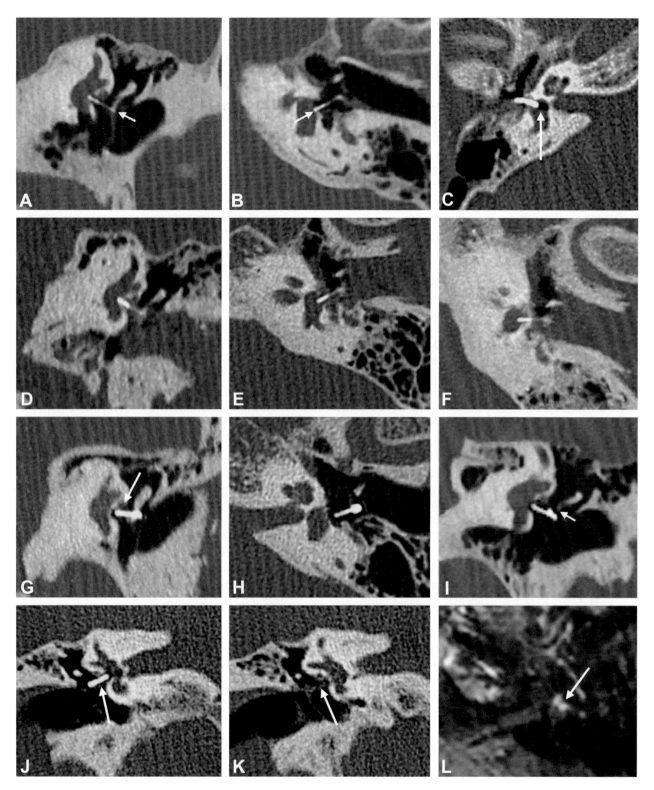

◘ **Abb. 1.87 A–L.** Zustand nach Stapedotomie. **A, B** Reguläre Prothesenposition (*Pfeile*) im hinteren Drittel des ovalen Fensters, ohne dieses wesentlich zu überragen. **C** Zu tief in das Vestibulum ragende Prothese mit kleiner Luftblase (*Pfeil*) bei Perilymphfistel. **D–F** Zu tief in das Vestibulum ragende Prothese – nicht eindeutige Befunde können durch MIP von 1–2 mm Dicke (**F**) verdeutlicht werden. **G, H** Zu kurze Prothese mit Kontakt zum N. facialis (*Pfeil*) bei dehiszentem Kanal. **I** Nekrose des langen Ambossschenkels (*Pfeil*) und Prothesendislokation in die Paukenhöhle 9 Jahre nach Stapesplastik. **J, K** Narbenstrang (*Pfeile*) von der Prothese zum Trommelfell mit starrer Verbindung, wodurch die Prothese bei hohen Tönen (intensive Trommelfellschwingung) tiefer in das Vestibulum eintaucht und dabei Schwindel ausgelöst wird (Tullio-Phänomen). **L** Postoperative Fazialisparese. Intraoperativ Fazialiskanal partiell dehiszent gesehen, im CT reguläre Prothesenlage. Deutlich KM-anreicherndes Gewebe in und um die ovale Fensternische (*Pfeil*) im MRT, sodass von einer Fazialisreizung durch Granulationen auszugehen ist. **A–K** CT: **A, D, I** schräg koronar, **B, E, H** schräg axial, **C** axial, **F** schräg axiale MIP, **G** schräg koronare MIP, **J, K** koronar; **L** MRT T1-w KM axial. *MIP* Maximumintensitätsprojektion

1.11.4 Zustand nach Tumorchirurgie

Die Art des chirurgischen Zugangs und damit verbundene postoperative Defekte hängen in erster Linie von Lokalisation und Ausdehnung des einzelnen Tumors ab. Sind dabei Mastoidektomien notwendig, werden die Höhlen teilweise mit Weichteilgewebe obliteriert. Tumorrezidive haben die gleichen bildgebenden Kriterien wie die Erstbefunde (▶ Abschn. 1.8). Sind Tumoren mit kritischen Strukturen (Hirnnerven, große Arterien) fest verbunden, kann intraoperativ ein Tumorrest belassen werden, was dem Radiologen zur Vermeidung einer Einschätzung als Rezidiv mitzuteilen ist.

- **Posttherapeutische Befunde**
- MRT:
    - mit Weichteilen obliterierte Mastoidektomiehöhle: oft heterogen, in T2-w überwiegend hyperintens (◘ Abb. 1.88B, H), in T1-w muskelisointens – z. T. mit hyperintensen Arealen, die Fett oder Metallabriebartefakten entsprechen (◘ Abb. 1.88C, I), ab 6 Monate postoperativ geringe KM-Anreicherung (◘ Abb. 1.82D, J)
    - eine stärkere KM-Anreicherung in knotig wirkenden Arealen ist verdächtig auf ein Tumorrezidiv oder einen Tumorrest (◘ Abb. 1.88E), kann aber auch Granulationen entsprechen (◘ Abb. 1.88K, L)
    - Narbengewebe zeigt eine geringe KM-Anreicherung
    - Rezividentifizierung insbesondere anhand des Vergleichs mit Voruntersuchung
    - sehr selten, wenn Hirn im Bestrahlungsfeld lag, Radionekrosen (◘ Abb. 1.88L)
    - bei Z. n. retrosigmoidaler KHBW-Chirurgie z. T. Erweiterung der Liquorräume an der betroffenen Kleinhirnhemisphäre (◘ Abb. 1.89A) sowie KM-Anreicherungen der angrenzenden Dura (◘ Abb. 1.89D, E), oft leicht knotig im Fundus des inneren Gehörgangs (◘ Abb. 1.89A) und flächig an dessen Hinterkante – Abgrenzung von Tumorresten über Verlaufskontrollen (◘ Abb. 1.89B, C); Labyrintheinblutung (dünnschichtige T1-w nativ oder FLAIR-Sequenz für Erfassung wichtig; ◘ Abb. 1.89F) und Labyrinthfibrosierung (◘ Abb. 1.89G) möglich

- CT/DVT:
    - kann Labyrinthossifizierung als Operationsfolge aufdecken (◘ Abb. 1.89H)
    - Nachweis eröffneter Zellen als Ursache für eine Liquorrhö nach retrosigmoidaler KHBW-Chirurgie (◘ Abb. 1.89J)
    - Visualisierung von Labyrinthverletzungen durch Wegbrechen der Hinterkante des inneren Gehörgangs (◘ Abb. 1.89I)
    - bei malignen Tumoren des äußeren Gehörgangs und des Mittelohrs Analyse hinsichtlich neu aufgetretener knöcherner Destruktionen im Vergleich zum posttherapeutischen Ausgangsbefund für Rezidiverkennung hilfreich

- **Stellenwert der Bildgebung**
- MRT:
    - Methode der ersten Wahl für posttherapeutische Kontrollen
    - leitlinienbasierte bzw. fächerübergreifende einheitliche Empfehlungen bezüglich des Zeitintervalls existieren nicht
    - empfohlen wird für radiologische Routinekontrollen maligner Tumoren:
        - Dokumentation des posttherapeutischen Ausgangsbefunds 3 Monate nach Beendigung der Therapie
        - erste Kontrolle nach einem halben Jahr
        - danach jährliche Kontrollen bis zum 5. Jahr
    - empfohlen wird für radiologische Routinekontrollen gutartiger Tumoren:
        - Dokumentation des posttherapeutischen Ausgangsbefunds nach 6 Monaten
        - erste Kontrolle nach einem Jahr
        - danach 2-jährliche Kontrollen bis zum 5. Jahr
    - Abweichung vom Schema bei Rezidivverdacht oder unklaren Beschwerden
- CT:
    - bei malignen Tumoren des äußeren Gehörgangs und des Mittelohrs, ansonsten in der Regel nur bei speziellen Fragestellungen (◘ Abb. 1.89H–J)

1.11 · Posttherapeutische Bildgebung

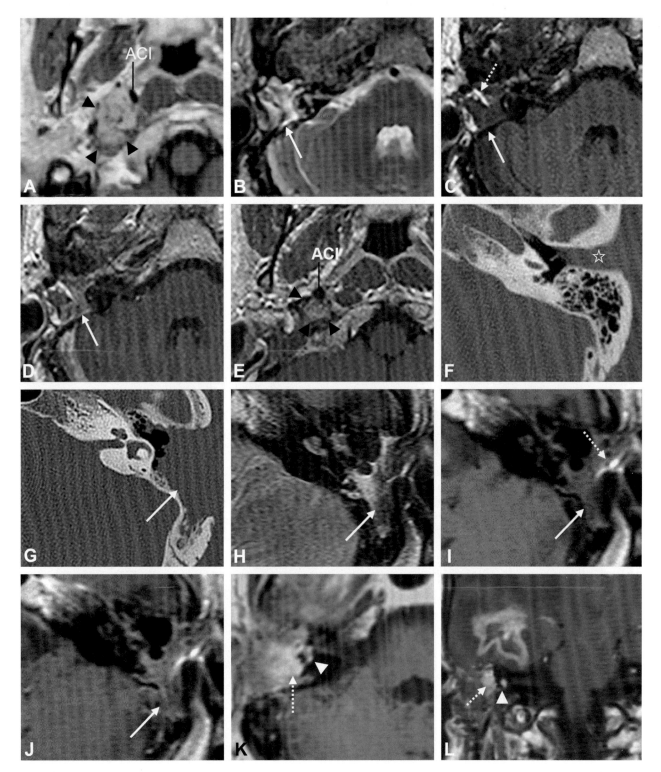

Abb. 1.88 A–L. Postoperative Befunde nach Tumorchirurgie. **A–E** Zustand nach Glomus-jugulare-Tumoroperation. Präoperativ deutliche Ausdehnung in die Karotisloge (*Pfeilspitzen* in **A**). Obliterierte Mastoidektomiehöhle (*Pfeile*) mit Fettanteilen (*gepunkteter Pfeil*); kleiner, der ACI anhaftender Tumorrest (*Pfeilspitzen* in **E**). **F–J** Zustand nach Gehörgangskarzinom. Obliterierte Mastoidektomiehöhle (*Pfeile*). Präoperativ keine Knochenbeteiligung (*Stern*). Im CT postoperativ partiell unscharfe Ränder, im MRT unauffälliges Erscheinungsbild, umschriebene Metallabriebartefakte (*gepunkteter Pfeil*). **K, L** Z. n. Operation und Bestrahlung eines adenoid-zystischen Gehörgangskarzinoms vor 18 Monaten. Deutliche KM-Anreicherung in der obliterierten Mastoidektomiehöhle (*gepunktete Pfeile*) und im Vestibulum (*Pfeilspitzen*) – histologisch Granulationen, kein Rezidiv. Die Veränderungen im Temporallappen erwiesen sich als Radionekrose. **A–E, H–K** MRT axial: **A, D, E, J, K** T1-w KM, **B, H** T2-w, **C, I** T1-w; **F, G** CT axial; **L** MRT T1-w KM koronar. *ACI* A. carotis interna

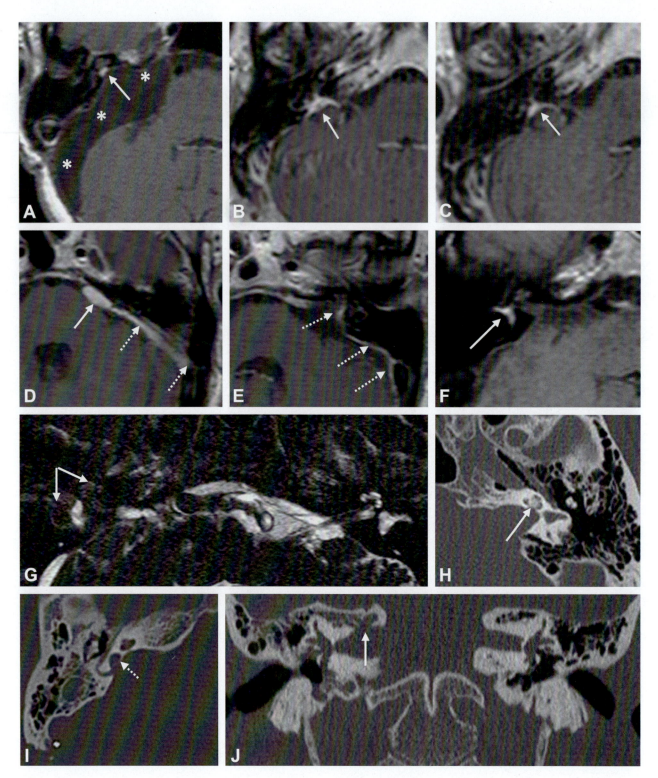

Abb. 1.89 A–J. Postoperative Befunde nach retrosigmoidaler Kleinhirnbrückenwinkelchirurgie. **A** Routinekontrolle 6 Monate postoperativ. Deutlich erweiterte Liquorräume (*Sterne*), KM-anreichernde Struktur im Fundus des inneren Gehörgangs (*Pfeil*). **B, C** Kontrolle 6 Monate postoperativ (**B**) und vorzeitige Kontrolle nach weiteren 6 Monaten (**C**). Die deutlich KM-anreichernde Struktur im Fundus des inneren Gehörgangs ist im Verlauf rückläufig, somit liegt kein Tumorrest vor (*Pfeile*). **D, E** Kontrolle 18 Monate postoperativ. Bekannter flacher Tumorrest am Hirnstamm (*Pfeil*), unverändert zur Voruntersuchung, persistierendes reaktives durales Enhancement (*gepunktete Pfeile*). **F** Hohes T1-Signal in Teilen des Labyrinths als Zeichen einer Einblutung (*Pfeil*). **G** Abgesenktes kochleäres Flüssigkeitssignal (*Pfeile*), das einer Fibrosierung oder Ossifizierung entsprechen kann. **H** Zustand nach Operation eines Akustikusneurinoms vor 10 Jahren. Partielle Ossifizierung der Schnecke (*Pfeil*). **I, J** Unmittelbar nach Entfernung eines großen Akustikusneurinoms aufgetretene Liquorrhö. Ursächlich war eine Verletzung von Zellen am Dach des inneren Gehörganges (*Pfeil*), zusätzlich Bogengangs- und Vestibulumeröffnung (*gepunkteter Pfeil*). **A–G** MRT axial: **A–E** T1-w KM, **F** T1-w, **G** stark T2-w; **H, I** CT axial, **J** CT koronar

1.11.5 Sonstiger postoperativer Status

In diesem Abschnitt soll kurz das Wichtigste zu Prozeduren aufgelistet werden, die dem Radiologen zufällig oder selten begegnen.

Paukenröhrchen:
- Einsatz ins Trommelfell (unten) zur Belüftung des Mittelohres und zum Abfluss von Flüssigkeit
- Unterschiedliche Größe/Form (Kragenknopf, T-Stück) und Material (z. B. Titan, Gold, Kunststoff) – im CT/DVT sichtbar (◘ Abb. 1.90A–F), im MRT nicht erkennbar
- Keine MRT-Kontraindikation
- Oft für Radiologen Zufallsbefund, da eine Mitteilung dazu auf dem Untersuchungsantrag vergessen wird
- Als Paukenröhrchen, nicht als Fremdkörper beschreiben!

Saccus-endolymphaticus-Chirurgie:
- Therapieoption bei Nichtansprechen der medikamentösen Menière-Stufentherapie
- Typischer operativ bedingter Defekt, der in der CT, durchgeführt aus anderer Indikation, auffällt
- CT/DVT: zusätzlich zur Mastoidektomiehöhle zeigt sich ein knöcherner Defekt in der posterioren Pars

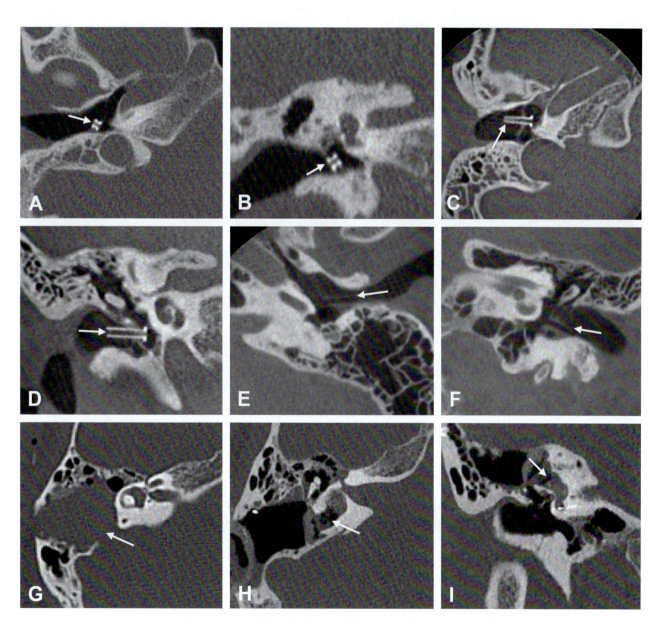

◘ **Abb. 1.90** **A–R.** Sonstiger postoperativer Status. **A–F** Paukenröhrchen (*Pfeile*). **A, B** Kragenknopfgoldröhrchen. **C–F** T-Stücke: **C, D** aus Metall nicht näher bekannter Art; **E, F** aus Silikon. **G** Typischer knöcherner Defekt (*Pfeil*) bei Z. n. Saccus-endolymphaticus-Chirurgie wegen Morbus Menière. **H, I** Abgedichteter knöcherner Defekt (*Pfeile*) bei Z. n. Teilpetrosektomie zur Entfernung eines Schwannoms aus dem Vestibulum und lateralen Bogengang sowie CI-Insertion. Die CT erfolgte 1 Tag postoperativ zur CI-Lagekontrolle (hier nicht abgebildet). ▶

138 Kapitel 1 · Schläfenbein und hintere Schädelbasis

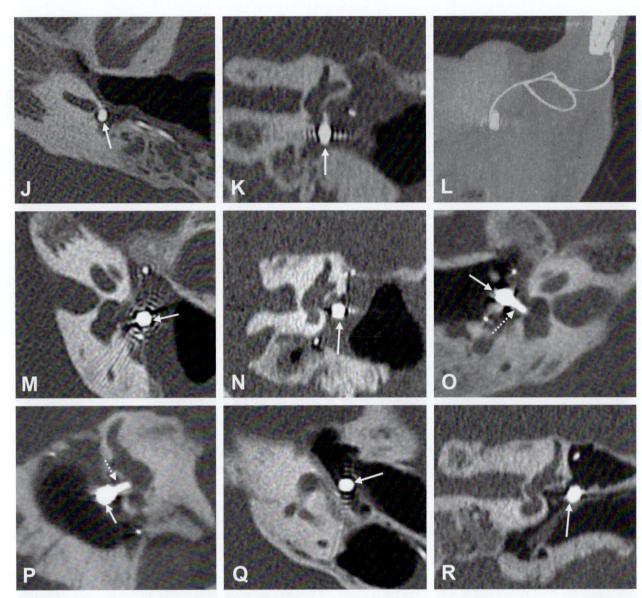

Abb. 1.90 (*Fortsetzung*) **J–R** Z. n. Vibroplastik. **J–L** „Round window vibroplasty" mit regelrechter Position des FMT-coupler-Elements (*Pfeile;* „coupler" nicht differenzierbar) und Darstellung der Verbindung zum Vibrant Soundbridge in der Schädelkalotte (**L**). **M, N** Regelrechter Z. n. Vibroplastik mit Clip-Coupler („coupler" vom FMT nicht differenzierbar; *Pfeile*), deutliche Metallartefakte. **O, P** Regelrechter Z. n. „oval window vibroplasty". Der „oval window coupler" (*gepunktete Pfeile*) ist vom FMT (*Pfeile*) differenzierbar. **Q, R** Lagekontrolle ohne nähere Angaben zur Vibroplastik. Das FMT (*Pfeile*) hat keinen Kontakt zum Felsenbein. Es ist von einer Dislokation auszugehen. **A, G, H, J, M, Q** CT schräg axial, **B, I, K, N, R** CT schräg koronar; **C, E, O** DVT schräg axial, **D, F, P** DVT schräg koronar; **L** Dickschicht-MIP aus CT-Datensatz koronar. *FMT* „floating mass transducer", *MIP* Maximumintensitätsprojektion

petrosa zwischen dem Sinus sigmoideus und dem posterioren Bogengang im Zugangsweg zum Saccus endolymphaticus (◘ Abb. 1.90G)

Petrosektomie:
- Entfernen zumeist von Anteilen der Pars petrosa/des Labyrinths in Abhängigkeit des Erkrankungsausmaßes
- Indikation: aggressive Mittelohrentzündungen oder große Tumoren mit Beteiligung des Felsenbeins; Labyrinthektomie bei der Menière-Krankheit; Zugang zum inneren Gehörgang bei Vestibularisschwannomen; partielle Laybrinthektomie bei intralabyrinthären Tumoren
- CT: zusätzlich zur Mastoidektomiehöhle variable Defekte der Pars petrosa (◘ Abb. 1.90H, I)
- MRT: zur Rezidivdiagnostik bei Tumoren und aggressiven Entzündungen

Vibrant Soundbridge (VSB):
- Aktives Mittelohrimplantat
- Beim Einsetzen (Vibroplastik) ist eine Mastoidektomie erforderlich

- Indikation: mittel- bis hochgradige sensorineurale Schwerhörigkeit; Schallleitungs- und kombinierte Schwerhörigkeit beim mehrfach voroperierten Ohr
- Ohrferne Komponenten ähnlich dem CI (▶ Abschn. 1.12) mit Audioprozessor, dem eigentlichen Vibrant Soundbridge in der Schädelkalotte, und Verbindungskabel zum Ohr; different ist Einsatz eines „floating mass transducer" (FMT – kleine vibrierende Spule, die Schwingungen auf die Innenohrflüssigkeit überträgt) ins Mittelohr
- Unterschiedliche Arten der Schwingungsübertrag: FMT-Platzierung auf das Promontorium oder über unterschiedliche „coupler" (Koppler) am langen Ambossfortsatz mit Verbindung zum Stapes oder am runden Fenster
- CT/DVT bei Verdacht auf FMT-Dislokation (Abb. 1.90J–R); DVT günstiger, da weniger Metallauslöschungsartefakte; zur Einschätzung sind klinische Angaben zum Ort der FMT-Platzierung und Art des „coupler" erforderlich
- MRT: Ohr/hintere Schädelgrube aufgrund von Artefakten nicht beurteilbar; bei anderer Indikation MRT-Tauglichkeit prüfen und Anweisungen des Implantatherstellers folgen

1.12 Cochlea-Implantat

Das Cochlea-Implantat („cochlear implant", CI) stimuliert durch ein in die Schnecke eingeführtes Elektrodenbündel den Hörnerv und löst dadurch eine Hörempfindung aus. Der Schall wird von einem kleinen, retroaurikulär angebrachten Mikrofon aufgenommen und an einen Sprachprozessor zur Transformation akustischer Information weitergeleitet. Von dort gelangen die kodierten Signale über eine externe Sendespule an das in der Tabula externa fixierte CI (Empfangsspule). Die hier erzeugte elektrische Energie stimuliert über eine Mehrkanalelektrode, die nach einer Mastoidektomie über das Mittelohr in die Cochlea geschoben wird, Hörnervenfasern. Voraussetzungen für ein CI sind:
- Beidseitig oder auch einseitig weitestgehend fehlende Schneckenfunktion unterschiedlicher Ursache (posttraumatisch, postentzündlich, Fehlbildung, Otosklerose, Tumor), die durch Hörgeräte hinsichtlich Hörgewinn und Sprachverständnis nicht mehr behandelbar ist
- Intakter Hörnerv
- Ausreichende Motivation und Intelligenz des Patienten für das notwendige Hör- und Sprachtraining

Präoperative Bildgebung

CT und MRT liefern ergänzend notwendige Informationen zur Mittel- und Innenohranatomie, zum Pneumatisationsgrad des Schläfenbeins und zu eventuellen Normvarianten (Bulbushochstand). Entzündliche Mittelohrerkrankungen müssen ausgeschlossen sein. Eine CI-Insertion ist nicht möglich bei einer kochleären Aplasie und erheblich erschwert bei Schneckenossifizierungen, insbesondere der basalen Schneckenwindung (Abb. 1.91A). Labyrinthossifizierungen können durch die MRT nicht ausreichend sicher abgeschätzt werden. Hierfür sind CT oder DVT erforderlich. Derzeit wird die Aplasie des N. cochlearis als CI-Kontraindikation angesehen, wobei Einzelfallberichte über eine erfolgreiche CI-Insertion bei Visualisierung von nur einem Nerv im inneren Gehörgang durch die MRT vorliegen. Das Ausmessen der Windungslänge für die Elektrodenauswahl führen derzeit nur einige Zentren mit unterschiedlichen Methoden durch. Hierzu wird auf die weiterführende Literatur verwiesen [Breitsprecher 2022, Oh 2021].

Postoperative Befunde
- DVT/CT:
  - korrekte CI-Lage: in der Scala tympani der Schnecke, alle Elektroden müssen intrakochleär liegen, Reichweite abhängig vom Modell bis in die apikale oder mittlere Schneckenwindung (Abb. 1.91 C–F)
  - eine schräg-koronare dickschichtige MIP erleichtert die Beurteilung der Elektrodenträgerkonfiguration (Abb. 1.91C, H rechts)
  - Elektrodenträgerfehlpositionen: Lage außerhalb der Schnecke, in der Scala vestibuli (vorn); ungenügende Insertionstiefe; Skalenwechsel; Umschlagen oder Schleifenbildungen (Abb. 1.91G–J)
  - Mastoidektomiehöhle: oft operationsbedingte Verschattungen bis zu 2 Monaten postoperativ (Abb. 1.91D–F, H, I), danach luftgefüllt (Abb. 1.91G, J); Obliterationen zumeist mit Fett werden selten durchgeführt
  - Ossifizierungen von Labyrinthanteilen sowie Verschattungen der Mastoidektomiehöhle nach den ersten postoperativen Monaten sind pathologisch (Abb. 1.91K, L)
  - koronare MPR reduzieren Metallartefakte im CT
- Röntgenspezialaufnahme nach Stenvers oder Altschul:
  - korrekte Elektrodenträgerlage: schneckenförmige Konfiguration in Projektion auf das knöcherne Labyrinth unterhalb des stets gut erkennbaren oberen Bogengangs (Abb. 1.91B)

Stellenwert der Bildgebung
- DVT/CT und MRT sind essenzieller Bestandteil der präoperativen Diagnostik
- Dokumentation der Lage des Elektrodenträgers unmittelbar intra- oder postoperativ:
  - Röntgenspezialaufnahme bildet Elektrodenträgerkonfiguration ab, CT erfasst intrakochleäre Lage
  - DVT ermöglicht Abschätzen der Lage in Scala vestibuli/tympani und Erkennen intrakochleärer Fehlpositionen

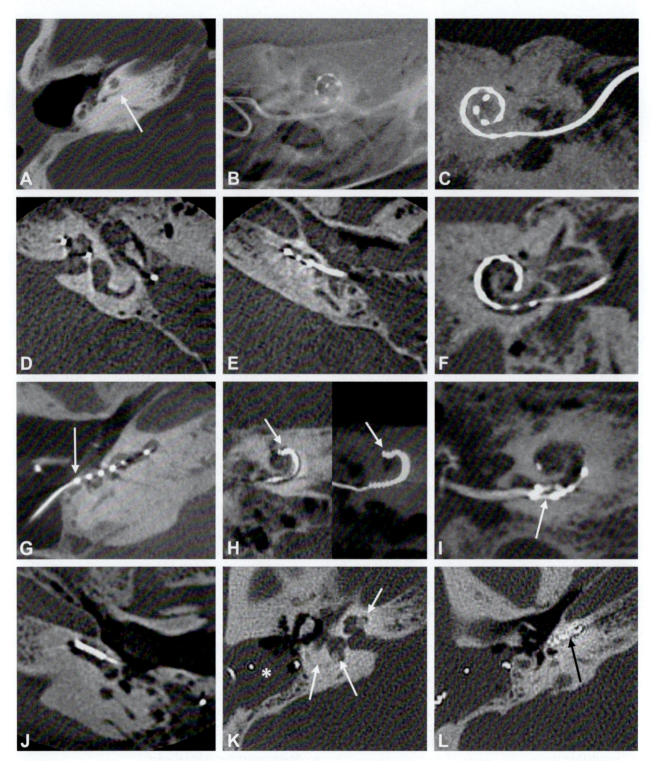

Abb. 1.91 A–L. Cochlea-Implantat Diagnostik. **A** Ossifizierung der Schnecke (*Pfeil*), Erschwernis (früher Kontraindikation) für Elektrodenträgerinsertion. **B** Reguläre CI-Konfiguration. **C–F** Reguläre Elektrodenträgerkonfiguration und Lage in der Scala tympani (hinten in den einzelnen Windungen). **G** Klinisch Fazialismiterregung bei CI-Nutzung. Dislokation von 4 Elektroden in die Paukenhöhle, die Letzte hat Kontakt zum 2. Fazialisknie (*Pfeil*). **H** Abknicken der Elektrodenspitze (*Pfeile*). **I** Schleifenbildung in der basalen Schneckenwindung (*Pfeil*). **J** Elektrodenlage in der Scala vestibuli. **K, L** 6 Monate postoperativ: die verschattete Mastoidektomiehöhle (*Stern*) und Labyrinthossifizierungen (*Pfeile* in **K**) sind als entzündlich bedingt zu werten. Elektrodenträger lediglich in basaler Schneckenwindung nachweisbar (*Pfeil* in **L**). **A, K, L** CT axial; **B** Röntgenspezialaufnahme nach Stenvers; **C–J** DVT: **C, H** (rechter Bildteil) MIP schräg koronar; **D, E, G, J** axial, **F, H** (linker Bildteil), **I** schräg koronar. *CI* Cochlea-Implantat; *MIP* Maximumintensitätsprojektion

- Die DVT ist aufgrund geringer Strahlenexposition, geringer Metallartefakte und besserer Ortsauflösung Methode der Wahl in der postoperativen CI-Bildgebung
- Ein CI war bisher eine MRT-Kontraindikation, bei vitaler Indikation musste der interne Magnet vorher operativ entfernt werden – mit der neuesten Implantattechnologie soll eine MRT bis 1,5 T ohne Einschränkung möglich sein → Einholen einer Herstellerauskunft stets empfohlen
- Nach einer CI-Insertion bestehen in der Schläfenbein- und Schädel-MRT ausgeprägte Verzerrungs- und Auslöschungsartefakte – bei Protokollanpassung (Turbospinechosequenzen, a.-p.-Phasenkodierrichtung, Angulierung des Schichtpaketes außerhalb der CI-Position) kann am Schläfenbein die klinische Fragestellung oft beantwortet werden

Weiterführende Literatur (Auswahl)

Boenninghaus HG, Lenarz T (2012) HNO, 14. Aufl. Springer, Berlin Heidelberg New York Tokio
Juliano AF, Ginat DT, Moonis G (2013) Imaging review of the temporal bone: Part I. Anatomy and inflammatory and noninflammatory nonneoplastic condidions. Radiol 269:17–33
Juliano AF, Ginat DT, Moonis G (2015) Imaging review of the temporal bone: Part II. Traumatic, postoperative and inflammatory and neoplastic processes. Radiol 276:655–672
Kösling S (2017) Moderne Schläfenbeinbildgebung. HNO 65:465–471
Koch BL, Hamilton B, Hudgins P et al (2016) Diagnostic imaging: head and neck, 3. Aufl. Elsevier
Som PM, Curtin HD (2011) Head and neck imaging, 5. Aufl. Mosby, St. Louis
Strutz J, Mann WJ (2017) Praxis der HNO-Heilkunde, Kopf- und Halschirurgie. Thieme, Stuttgart
Swartz JD, Loevner LA (2009) Imaging of the temporal bone, 4. Aufl. Thieme, Stuttgart New York

Untersuchungstechnik

Bernaerts A, Janssen N, Wuyts FL et al (2022) Comparison between 3D SPACE FLAIR and 3D TSE FLAIR in Menière's disease. Neuroradiol 64:1011–1020
De Foer B, Vercruysse JP, Pilet B et al (2006) Echo-planar diffusion-weighted magnetic resonance imaging versus non echo-planar diffusion-weighted magnetic resonance imaging in the detection of acquired middle ear cholesteatoma. Am J Neuroradiol 27:1480–1482
Henrot P, Iochum S, Batch T et al (2005) Current multiplanar imaging of the stapes. Am J Neuroradiol 26:2128–2133
Guenette JP, Hsu L, Czajkowski B et al (2019) Standardization of temporal bone CT planes across a multisite academic institution. Am J Neuroradiol 40:1383–1387
Knörgen M, Brandt B, Kösling S (2012) Qualitätsvergleich digitaler 3D-fähiger Röntgenanlagen bei HNO-Fragestellungen am Schläfenbein und den Nasennebenhöhlen. Fortschr Röntgenstr 184:1153–1160
Lane JI (2015) Multiplanar reconstruction in CT of the temporal bone. In: Lemmerling M, De Foer B (Hrsg) Temporal bone imaging. Springer, Heidelberg, New York, Dortrecht, London, S 367–380
Naganawa S, Yamazaki M, Kawai H et al (2010) Visualization of endolymphatic hydrops in Menière's disease with single-dose intravenous gadolinium-based contrast media using heavily T2-weighted 3D-FLAIR. Magn Reson Med Sci 9:237–242

Anatomische Strukturen in der Schnittbildgebung

Braitinger S, Pahnke J (1995) MR-Atlas der HNO-Anatomie. Schattauer, Stuttgart New York
Fish U, Mattox D (1988) Microsurgery of the skull base. Thieme, Stuttgart New York
Lang J (1992) Klinische Anatomie des Ohres. Springer, Berlin Heidelberg New York Tokio
Lang J (2001) Skull base and related structures. Schattauer, Stuttgart New York

Normvarianten

Atilla S, Akpek S, Uslu S et al (1995) Computed tomographic evaluation of surgically significant vascular variations related with the temporal bone. Eur J Radiol 20:52–56
Baldauf J, Rosenstengel C, Schroeder HWS (2019) Nervenkompressionssyndrome der hinteren Schädelgrube. Dtsch Ärztebl 116:54–60
Bhatt AA, Lundy LB, Middlebrooks EH et al (2021) Superior semicircular dehiscence. Clin Neuroradiol 31:933–941
Chadwell JB, Halsted MJ, Choo DI (2004) The cochlear cleft. Am J Neuroradiol 25:21–24
Gacek RR (1992) Evaluation and management of temporal bone arachnoid granulations. Arch Otolaryngol Head Neck Surg 118:327–332
Glasscock ME, Dickins JRE, Jackson CG et al (1980) Vascular anomalies of the middle ear. Laryngoscope 90:77–88
Hermans R, van Rensburg LJ (2009) An aberrant vascular channel in the petrous bone: persistent lateral capital vein? Eur Radiol 19:2958–2964
Ho M-L, Moonis G, Halpin CF et al (2017) Spectrum of third window abnormalities: semicircular canal dehiscence and beyond. Am J Neuroradiol 38:2–9
Hofmann E, Prescher A (2012) The clivus. Clin Neuroradiol 22:123–139
Hofmann E, Neumann-Haefelin T, Schwager K (2013) Leitsymptom pulssynchrones Ohrgeräusch. Dtsch Ärztebl 110:451–458
Kösling S, Kunkel P, Schulz T (2005) Vascular anomalies, sutures and small canals of the temporal bone on axial CT. Eur J Radiol 54:335–343
Lee MH, Kim HJ, Lee ICH et al (2008) Prevalence and appearance of the posterior wall defects of the temporal bone caused by presumed arachnoid granulations and their clinical significance: CT findings. Am J Neuroradiol 29:1704–1707
Leung JY, Ishak GE (2010) Prominent subarcuate canal in children: a normal variant. Pediatr Radiol 40(Suppl 1):161
Lo WWM, Solti-Bohman LG, McElveen JT (1985) Aberrant carotid artery: radiologic diagnosis with emphasis on high-resolution computed tomography. Radiographics 5:985–993
Louis RG Jr, Loukas M, Wartmann CT et al (2009) Clinical anatomy oft he mastoid and occipital emissary veis in a large series. Surg Radiol Anat 31:139–144
Marsot-Dupuch K, Gayet-Delacrois M, Elmaleh-Berges M et al (2001) The petrosquamosal sinus: CT and MR findings of a rare emissary vein. Am J Neuroradiol 22:1186–1193
Mihal IDC, Feng Y, Kodet ML et al (2018) Isolated internal auditory canal diverticula: a normal anatomic variant not associated with sensorineural hearing loss. Am J Neuroradiol 39:2340–2344
Minor LB, Solomon S, Zinreich JS et al (1998) Sound- and/or pressure-induced vertigo due to bone dehiscence of the superior semicircular canal. Arch Otolaryngol Head Neck Surg 124:249–258
Nager G, Proctor B (1991) Anatomic variations and anomalies involving the facial canal. Otolaryngol Clin North Am 24:531–553
Nishiguchi T, Mochizuki K, Ohsawa M et al (2011) Differentiating benign notochordal cell tumors from chordomas: radiographic features on MRI, CT, and tomography. Am J Neuroradiol 196:644–650

Padget DH (1955) The cranial venous system in man in reference to development, adult configuration, and relation to the arteries. J Neurosurg 12:307–355

Pein MK, Rahne T, Noll A et al (2018) Seltene Differentialdiagnose einer Schallleitungsschwerhörigkeit im Kindesalter. HNO 66:779–782

Schilde S, Plontke S, Seiwerth I et al (2019) Abnorme Mastoidpneumatisation. HNO 67:876–880

Sinnreich AI, Parisier SC, Cohen NL et al (1984) Arterial malformations of the middle ear. Otolaryngol Head Neck Surg 92:194–206

Syed AZ, Zahedpasha S, Rathore SA (2016) Evaluation of canalis basilaris medianus using cone-beam computed tomography. Imaging Sci Dent 46:141–144

Tomura N, Sashi R, Kobayashi M et al (1995) Normal variations of the temporal bone on high-resolution CT: their incidence and clinical significance. Clin Radiol 50:144–114

Wackym PA, Balaban CD, Zhang P et al (2019) Third window syndrome: surgical management of cochlea-facial nerve dehiscence. Front Neurol 10:1281

Fehlbildungen

Altmann F (1955) Congenital aural atresia of the ear in man and animals. Ann Otol Rhinol Laryngol 64:824–857

Boston M, Halsted M, Meinzen-Derr J et al (2007) The large vestibular aqueduct: A new definition based on audiologic and computed tomography correlation. Otolaryngol Head Neck Surg 136:972–977

Giesemann AM, Goetz F, Neuburger J et al (2011) Appearance of hypoplastic cochlea in CT and MRI: a new subclassification. Neuroradiol 53:49–61

Glastonbury CM, Davidson HC, Harnsberger HR et al (2002) Imaging findings of cochlear nerve deficiency. Am J Neuroradiol 23:635–643

Jackler RK, Luxford WF, House WF (1987) Congenital malformations of the inner ear: a classification based on embryonalogenesis. Laryngoscope 97:2–14

Jégoux F, Malard O, Gayet-Delacroix M et al (2005) Hyrtl's fissure: a case of spontaneous cerebrospinal fluid otorrhea. Am J Neuroradiol 26:963–966

Kösling S, Jüttemann S, Amaya B et al (2003) Stellenwert der MRT bei Verdacht auf Innenohrmissbildung. Fortschr Röntgenstr 175:1639–1646

Kösling S, Omenzetter M, Bartel-Friedrichs S (2009) Congenital malformations of the external and middle ear. Eur J Radiol 69:269–279

Kösling S, Rasinski C, Amaya B (2006) Imaging and clinical findings in large endolymphatic duct and sac syndrome. Eur J Radiol 57:54–62

Morimoto AK, Wiggins RH, Hudgins PA et al (2006) Absent semicircular canals in CHARGE syndrome: radiologic spectrum of findings. Am J Neuroradiol 27:1663–1671

Müller KHG (1991) Missbildungen des Schläfenbeins. In: Mödder U, Lenz M (Hrsg) Klinische Radiologie. Gesichtsschädel, Felsenbein, Speicheldrüsen, Pharynx, Larynx, Halsweichteile. Springer, Berlin Heidelberg New York Tokio, S 170

Pagarkar W, Gunny R, Saunders DE et al (2011) The bony cochlear nerve canal in children with absent or hypoplastic cochlear nerves. Intern J Pediatr Otorhinolaryngol 75:764–773

Phelps PD (1986) Congenital cerebrospinal fluid fistulae of the petrous bone. Clin Ototlaryngol Allied Sci 11:79–92

Purcell D, Johnson J, Fischbein N et al (2003) Establishment of normative cochlear and vestibular measurements to aid in the diagnosis of inner ear malformations. Otolaryngol Head Neck Surg 128:78–87

Ramadan SU, Gökharman D, Kosar P (2010) The sylohyoid chain: CT Imaging. Europ J Radiol 75:346–351

Schuknecht HF (1993) Developmental defects. In: Schuknecht HF (Hrsg) Pathology of the ear, 2. Aufl. Lea & Febinger, Philadelphia, S 115–193

Sennaroglu L (2010) Cochlear Implantation in inner ear malformations – a review article. Cochlear Implants Int 11:4–41

Sennaroglu L, Bajin DM (2017) Classification and current management of inner ear malformations. Balkan Med J 34:397–411

Shonka DC, Livingston WJ, Kesser BW (2008) The Jahrsdoerfer grading scale in surgery to repair congenital aural atresia. Arch Otolaryngol Head Neck Surg 134:873–877

Tang A (1994) X-linked progressive mixed hearing loss: computed tomography findings. Ann Otol Rhinol Laryngol 103:655–657

Wilkins A, Prabhu SP, Huang L et al (2012) Frequent association of cochlear nerve canal stenosis with pediatric sensorineural hearing loss. Arch Otolaryngol Head Neck Surg 138:383–388

Traumatisch bedingte Erkrankungen

Ishman SL, Fiedland DR (2004) Temporal bone fractures: traditional classification and clinical relevance. Laryngoscope 114:1734–1741

Little SC, Kesser BW (2006) Radiographic classification of temporal bone fractures. Arch Otolaryngol Head Neck Surg 132:1300–1304

Kösling S, Noll A (2015) Temporal bone trauma. In: Lemmerling M, De Foer B (Hrsg) Temporal bone imaging. Springer, Heidelberg, New York, Dortrecht, London, S 97–105

Lourenco MTC, Yeakley JW, Ghorayeb BY (1995) The „Y" sign of lateral dislocation of the incus. Am J Otol 16:387–392

Meriot P, Veillon F, Garcia JF et al (1997) CT appearances of ossicular injuries. Radiographics 17:1445–1454

Saraiya PV, Aygun N (2009) Temporal bone fractures. Emerg Radiol 16:255–265

Sartoretti-Schefer S, Scherler M, Wichmann W et al (1997) Contrast enhanced MR of the facial nerve in patients with posttraumatic peripheral facial nerve palsy. Am J Neuroradiol 18:1115–1125

Schuknecht B, Graetz K (2005) Radiologic assessment of maxillofacial, mandibular, and skull base trauma. Eur Radiol 15:560–556

Swartz JD (2001) Temporal bone trauma. Semin Ultrasound CT MR 22:219–228

Turetschek K, Czerny C, Wunderbaldinger P, Steiner E (1997) Schläfenbeintrauma und Bildgebung. Radiologe 37:977–982

Entzündungen

Castillo M, Albernaz VS, Mukherji SK et al (1998) Imaging of Bezold's abscess. Am J Radiol 171:1491–1495

De Foer B, Nicolay S, Vercruysse JP et al (2015) Imaging of cholesteatoma. In: Lemmerling M, De Foer B (Hrsg) Temporal bone imaging. Springer, Heidelberg, New York, Dortrecht, London, S 69–87

Fickweiler U, Müller H, Dietz A (2007) Die akute Mastoiditis heute. HNO 55:73–81

Mafee MF (1993) MRI and CT in the evaluation of acquired and congenital cholesteatoma of the temporal bone. J Otolaryngol 22:239–248

Mark AS, Fitzgerald D (1993) Imaging inflammatory disease of the inner ear and 8th nerve. In: Kaufman AI (Hrsg) Dizziness and balance disorders. Kugler, Amsterdam, New York, S 105–117

Sreepada GS, Kwartler JA (2003) Skull base osteomyelitis secondary to malignant otitis externa. Curr Opin Otolaryngol Head Neck Surg 11:315–323

Walshe P, Cleary M, McConn Walsh R et al (2002) Malignant otitis externa – a high index of suspicion is still needed for diagnosis. Ir Med J 95:14–16

Periphere Fazialisparese

AWMF online Leitlinien der Deutschen Röntgengesellschaft. Radiologische Diagnostik im Kopf-Hals-Bereich. Schläfenbein. Nichttraumatische periphere Fazialisparese. (www.awmf.org)

Horger M, Gohla G, Selo N et al (2023) MRT beim Guillain-Barré-Syndrom und seinen Varianten. Fortschr Röntgenstr. https://doi.org/10.1055/a-2015-0682

Weiterführende Literatur (Auswahl)

Tumoren und tumorähnliche Erkrankungen

Chong VFH, Khoo JBL, Fan YF (2002) Fibrous dysplasia involving the base of the skull. Am J Radiol 178:717–720

Eldevik OP, Gabrielsen TO, Jacobsen EA (2000) Imaging findings in schwannomas of the jugular foramen. Am J Neuroradiol 21:1139–1144

Erdem E, Angtuaco EC, Van Hermet R (2003) Comprehensive review of intracranial chordoma. Radiographics 23:995–1009

Escoda AP, Baudin PN, Mora P et al (2020) Imaging of skull vault tumors in adults. Insights Imaging 11(1):23. https://doi.org/10.1186/s13244-019-0820-9

Koos W, Day J, Matula C et al (1998) Neurotopographic considerations in the microsurgical treatment of small acoustic neurinomas. J Neurosurg 88:506–512

Lee KY, Oh YW, Noh HJ et al (2006) Extraadrenal paragangliomas of the body: imaging features. Am J Neuroradiol 187:492–504

Loewenheim H, Koerbel A, Ebener FH et al (2006) Differentiating imaging findings in primary and secondary tumors of the jugular foramen. Neurosurg Rev 29:1–11

Macdonald AJ, Salzman KL, Harnsberger HR (2004) Primary jugular foramen meningioma: imaging appearance and differentiating features. Am J Roentgenol 182:373–377

Mehnert F, Bechorner R, Küker W et al (2004) Retroclival ecchordosis physaliphora: MR imaging and review of the literature. Am J Neurorad 25:1851–1855

Nemzek WR, Hecht S, Gandour-Edwards R et al (1998) Perineural spread of head and neck tumors: how accurate is MR imaging? Am J Neuroradiol 19:701–706

Plontke SK, Rahne T, Pfister M et al (2017) Intralabyrinthäre Schwannome. HNO 65:419–433

Plontke SK, Caye-Thomasen P, Strauss C et al. (2020) Management transmodiolärer und transmakulärer Cochleariisschwannome mit und ohne Cochleaimplantation. HNO 68: 734–748

Razek AA, Huang BY (2012) Lesions of the petrous apex: classification and findings at CT and MR imaging. Radiographics 32:151–173

Schwarz R, Heckl S, Horger M (2019) Ecchordosis physaliphora. Fortschr Röntgenstr 191:7–11

Wu X, Chen K, Sun L (2014) Magnetic resonance imaging-detected inner ear hemorrhage as a potential cause of sudden sensorineural hearing loss. Am J Otolaryngol Head Neck Med Surg 35:318–323

Otosklerose

Goh JPN, Chan LL, Tan TY (2002) MRI of cochlear otosclerosis. Br J Radiol 75:502–505

Kösling S, Plontke SK, Bartel S (2020) Bildgebung der Otosklerose. Fortschr Röntgenstr 192:745–753

Metasch ML, Plontke SK, Zirkler J et al (2018) Diagnostik und operative Therapie der Otosklerose. Teil1: Grundlagen, Diagnostik und Differentialdiagnostik. Laryngo-Rhino-Otol 97:563–578

Puac P, Rodríguez A, Lin HC et al (2018) Cavitary plaques in otospongiosis: CT findings and clinical implication. AJNR 39:1135–1139

Purohit B, Hermans R, Op de Beeck K (2014) Imaging in otosclerosis: a pictorial review. Insights Imaging 5:245–252

Vincente AO, Yamashita HK, Albernaz OL et al (2006) Computed tomography in the diagnosis of otosclerosis. Otolaryngol Head Neck Surg 134:685–692

Menière-Krankheit

Baráth K, Schuknecht B, Naldi AM et al (2014) Detection and grading of endolymphatic hydrops in Menière disease using MR imaging. Am J Neuroradiol 35:1387–1392

Bernaerts A, Vanspauwen R, Blaivie et al (2019) The value of four stage vestibular hydrops grading and asymmetric perilymphatic enhancement in the diagnosis of Menière's disease on MRI. Neuroradiol 61:421–429

Lopez-Escamez JA, Carey J, Chung WH et al (2015) Diagnostic criteria for Menière's disease. J Vestib Res 25:1–7

Posttherapeutische Bildgebung

Bhatt PR, Alyono JC, Fischbein NJ (2022) Imaging of the postoperative temporal bone. Neuroimaging Clin N Am 32:175–192

Kösling S, Bootz F (2001) CT and MR imaging after middle ear surgery. Europ J Radiol 40:113–118

Kösling S, Woldag K, Meister EF et al (1995) Value of computed tomography in patients with persistent vertigo after stapes surgery. Invest Radiol 30:712–715

Mukherji SK, Mancuso AA, Kotzur I et al (1994) CT of the temporal bone: findings after mastoidectomy, ossicular reconstruction, and cochlear implantation. Am J Roentgenol 163:1467–1471

Panda A, Carlson ML, Diehn FE et al (2021) Beyond tympanomastoidectomy: a review of less common postoperative temporal bone CT findings. Am J Neuroradiol 42:12–21

Stone JA, Mukherji SK, Jewett BS et al (2000) CT evalutation of prosthetic ossicular reconstruction procedures: what the otologist needs to know. Radiographics 20:593–605

Tames HLVC, Padula M, Sarpi MO et al (2021) Postoperative imaging of the temporal bone. Radiographics 41:858–875

Thomassin JM, Braccini F (1999) Role of imaging and endoscopy in the follow up and management of cholesteatomas operated by closed technique. Rev Laryngol Otol Rhinol 120:75–81

van der Toom HFE, van Dinther JJS, Zarowski A et al (2022) Radiological follow-up after bony obliteration tympanoplasty in detecting residual cholesteatoma: towards an optimal MR imaging protocol. Otol Neurotol 43:e79–e87. https://doi.org/10.1097/MAO.0000000000003348

Vanden Abeele D, Coen E, Parizel PM et al (1999) Can MRI replace a second look operation in cholesteatoma surgery? Acta Otolaryngol 119:555–561

Williams MD, Antonelli PJ, Williams LS et al (2001) Middle ear prosthesis displacement in high-strength magnetic fields. Otol Neurotol 22:158–161

Cochlea-Implantat

Breitsprecher T, Dhanasingh A, Schulze M et al (2022) CT imaging-based approaches to cochlear duct length estimation – a human temporal bone study. Eur Radiol 32:1014–1023

Czerny C, Gstoettner W, Adunka O et al (2000) Postoperative imaging and evaluation of the electrode position and depth of insertion of multichannel cochlear implants by means of high-resolution computed tomography and conventional X-rays. Wien Klin Wochenschr 112:509–511

Oh J, Cheon J-E, Park J et al (2021) Cochlear duct length and cochlear distance on preoperative CT: imaging markers for estimating insertion depth angle of cochlear implant electrode. Eur Radiol 31:1260–1267

Sennaroglu L, Sarac S, Ergin T (2006) Surgical results of cochlear implantation in malformed cochlea. Otol Neurotol 27:615–623

Trimble K, Blaser S, James AL et al (2007) Computed tomography and/or magnetic resonance imaging before pediatric cochlear implantation? Developing an investigative strategy. Otol Neurotol 28:317–324

Verbist BM, Fijns JH, Geleijns J et al (2005) Multisection CT as a valuable tool in the postoperative assessment of cochlear implant patients. Am J Neuroradiol 26:424–429

Witte RJ, Lane JI, Driscoll CL et al (2003) Pediatric and adult cochlear implantation. Radiographics 23:1185–1200

Nasennebenhöhlen, vordere und zentrale Schädelbasis

Prof. Dr. med. Holger Greess, Prof. Dr. med. Wolfgang Wüst, Prof. Dr. med. Sabrina Kösling

Inhaltsverzeichnis

2.1 Untersuchungstechniken – 146

2.2 Anatomische Strukturen in der Bildgebung – 148

2.3 Normvarianten – 154

2.4 Fehlbildungen – 170

2.5 Mittelgesichtstraumata – 177

2.6 Entzündungen – 190

2.7 Tumoren und tumorähnliche Erkrankungen – 210

2.8 Postoperative Bildgebung – 241

2.9 Kieferläsionen – 248

Weiterführende Literatur (Auswahl) – 263

2.1 Untersuchungstechniken

In der heutigen Zeit wird in der Bildgebung nicht mehr das Stufenkonzept „von einfachen zu komplizierten Methoden" praktiziert, sondern es kommt primär diejenige Methode zum Einsatz, die das Optimum an therapeutisch notwendigen Informationen liefert. Dies hat zur Folge, dass konventionelle Röntgenaufnahmen in der Bildgebung der Nasennebenhöhlen (NNH) immer mehr in den Hintergrund treten. Durch das Vorhandensein sowohl von Luft als auch Knochen ist der Wert von Ultraschalluntersuchungen in dieser Region stark eingeschränkt. CT und MRT stellen ganz klar die dominierenden Verfahren dar. Die DVT kommt als weitere Untersuchungsmodalität hinzu.

2.1.1 Konventionelle Röntgenaufnahmen

Konventionelle Aufnahmen galten lange als Basis der NNH-Bildgebung. Sie sind einfach und schnell durchzuführen, haben aber aufgrund von Überlagerungs- und Projektionseffekten bei individuell sehr variabler Anatomie eine deutlich eingeschränkte Aussagekraft. Zudem sind sie Quelle von Fehlinterpretationen. Sie sollten heute nur noch zur Dokumentation isolierter Frakturen (z. B. Nasenskelettfrakturen) und der Materiallage nach operativ versorgten Mittelgesichts- und Unterkieferfrakturen eingesetzt werden.

Zu den konventionellen Standardaufnahmen gehören:
- Okzipitomentale Aufnahme. Diese wird am häufigsten durchgeführt. Der Zentralstrahl ist gegenüber einer Verbindungslinie zwischen dem Kanthus und dem Augenwinkel um 30° nach kraniokaudal gekippt. Die Aufnahme zeigt die Sinus frontales (werden auf dieser Aufnahme vergrößert dargestellt, da sie dem Film nicht direkt anliegen), die Sinus maxillares und den Sinus sphenoidalis in Projektion auf den geöffneten Mund
- Okzipitofrontale Aufnahme. Diese wird kaum noch durchgeführt. Der Zentralstrahl verläuft parallel zu einer gedachten Verbindung zwischen Kanthus und äußerem Augenwinkel. Es kommt eine Abbildung der Sinus frontales ohne Vergrößerung zur Darstellung, da die Stirn direkt der Filmebene anliegt
- NNH-Aufnahme „groß". Diese wird wie eine okzipitomentale Aufnahme eingestellt – mit der Abweichung, dass nach außen weiter aufgeblendet wird. Diese Aufnahme dient der Dokumentation der Materiallage nach operativ versorgten Mittelgesichtsfrakturen (◘ Abb. 2.1A)
- Nasenbeinspezialaufnahme. Dokumentation von Nasenskelettfrakturen (◘ Abb. 2.1B, ▶ Abschn. 2.5.5)

2.1.2 Schnittbilduntersuchungstechnik

Die CT ist im NNH-Bereich heutzutage für alle Indikationen die am häufigsten eingesetzte bildgebende Methode. Die DVT kann bei allen Fragestellungen, die nur eine Darstellung im Knochenfenster erfordern, anstelle der CT eingesetzt werden. Die MRT liefert bei großen, die NNH nach intrakraniell oder intraorbital durchbrechenden Tumoren oft relevante Zusatzinformationen. Sie kann bei Malignitätsverdacht auch primär zum Einsatz kommen. Weiterhin ist sie bei V. a. intrakranielle Komplikationen entzündlicher NNH-Erkrankungen zu bevorzugen.

Aufgrund der großen Vielfalt heute eingesetzter CT-, DVT- und MRT-Geräte sowie der rasch fortschreitenden technischen Entwicklung wird im Folgenden nur auf untersuchungstechnische Prinzipien eingegangen.

CT

Die NNH sollten in Spiral-CT-Technik untersucht werden. Dafür gilt:
- Planung am seitlichen Übersichtsbild: Untersuchungsumfang von Stirnhöhlenoberkante bis zum harten Gaumen
- Axiales Scannen in enger Kollimation
- Aus dem Rohdatensatz dünnschichtige Spiralrekonstruktion mit engem Bildabstand in HR- („high resolution") und indikationsabhängig in Weichteiltechnik als Grundlage für die Erzeugung seitensymmetrischer axialer (parallel zum harten Gaumen), koronarer (rechtwinklig zum harten Gaumen) und sagittaler multiplanarer Rekonstruktionen (MPR), deren Schichtdicke in Abhängigkeit von der Fragestellung bei 1–3 mm liegen sollte
- Low-dose-CT (ca. 0,1 mSv – entspricht Dosis von 3 NNH-Spezialaufnahmen) bei chronischer Sinusitis/Navigations-CT
- Bei Fragestellung Trauma und Weichteildarstellung (Tumoren, orbitale Komplikation bei Sinusitis) höhere Expositionswerte (ca. 0,8 mSv)
- Zur Vermeidung von Doppeluntersuchungen sollten CT-Datensätze bei Indikationen mit potenzieller operativer Konsequenz (chronische Sinusitis, Komplikationen, Tumoren) navigationsfähig sein, d. h. die Nasenspitze muss erfasst werden, kein Fremdmaterial auf dem Gesicht (z. B. Linsenschutz, Mund-Nasen-Schutz)
- Primäre i.v.-Kontrastierung bei Tumoren und entzündlichen Komplikationen, wenn aller Voraussicht nach keine zusätzliche MRT-Untersuchung erfolgt
- Darstellung der HR-Bilder im weiten Knochenfenster:
  – Weite: ca. 3200 HE
  – Mitte: 500–700 HE
- Darstellung der Standardalgorithmusbilder im Weichteilfenster:
  – Weite: ca. 350 HE
  – Mitte: ca. 40 HE

2.1 · Untersuchungstechniken

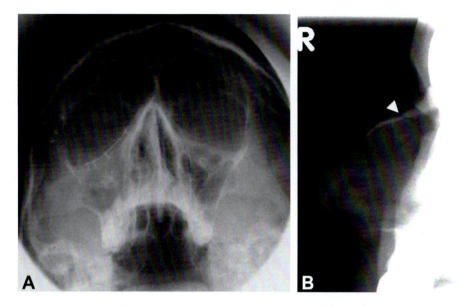

Abb. 2.1 A, B. Konventionelle Röntgenaufnahmen. **A** NNH-Spezialaufnahme „groß". Dokumentation der Materiallage nach Verplattung einer Orbitabodenfraktur und Sprengung der Sutura frontozygomatica rechts. **B** Nasenbeinaufnahme seitlich. Dokumentation einer Nasenskelettfraktur (*Pfeilspitze*)

Tab. 2.1 CT-Untersuchungstechnik der NNH

CT-Parameter		≥ 16 Mehrzeilen-CT
Spannung		100–120 kV
Stromstärke × Rotation:	Sinusitis	20–50 eff. mAs
	Trauma	100–120 eff. mAs
	KM-Untersuchung[1]	150–200 eff. mAs
Schichtdicke der Akquisition		≤ 0,75 mm
Schichtdicke der Spiralrekonstruktion		≤ 1 mm
Normierter Pitch		≤ 1
Rekonstruktionsintervall		0,6–0,8 mm
Kerne		„bone" – starke Kantenbetonung;
		„soft" oder „standard" – geringe Kantenbetonung
MPR axial, koronar, sagittal		1–3 mm Schichtdicke/0,8–2,5 mm Schichtabstand
Fenstereinstellung		Knochen- und Weichteilfenster

[1] 75–100 ml, Injektionsrate 2–3 ml/s, Verzögerung 60–80 s
MPR multiplanare Rekonstruktionen

- Nutzung der interaktiven Workstation-Darstellung für die Herausarbeitung von Feindetails (z. B. am Optikuskanal) mit Anfertigung zusätzlicher Ebenen sowie insbesondere in der Trauma- und Fehlbildungsdiagnostik mit Erzeugung von Maximumintensitätsprojektions (MIP)- und 3D-Darstellungen

Tab. 2.1 fasst wesentliche CT-Untersuchungsparameter zusammen (s. auch Empfehlungen der Arbeitsgemeinschaft Kopf-Hals der Deutschen Röntgengesellschaft).

DVT
Prinzipielles zur DVT wurde bereits beschrieben (▶ Abschn. 1.1.2). Die NNH können zumeist mit einem FOV von 10 × 10 cm untersucht werden. Muss bei sehr großen NNH ein größeres FOV gewählt werden, verschlechtert sich die Ortsauflösung. Folgende Untersuchungsparameter werden empfohlen:
- Standardmodus
- Röhrenspannung: 90 kV
- Röhrenstromstärke: 5 mA
- Rotationszeit: 17,5 s

Bei Anwendung des oben genannten FOV liegt die dünnste rekonstruierbare Schichtdicke bei 0,25 mm. Analog zur CT kann man aus diesen dünnschichtigen Bildern MPR und MIP in verschiedenen Ebenen sowie VRT-Bilder erzeugen.

MRT

Die Empfehlungen der Arbeitsgemeinschaft Kopf-Hals der Deutschen Röntgengesellschaft (▶ www.drg.de) umfassen für die MRT der NNH Folgendes:

- Verwendung der Kopfspule – wenn Halslymphknoten beurteilt werden müssen, zusätzlich Verwendung der Halsspule
- T2-w des Hirnschädels zur Erfassung möglicher Begleitbefunde
- Untersuchungsumfang analog zur CT
- Dünnschichttechnik (3 mm)
- Möglichst hochauflösende Matrix (512)
- T2-w Fast-Spinecho (FSE)-Sequenz in axialer und koronarer Ebene
- T1-w FSE-Sequenz in axialer Ebene
- Kontrastgestützte T1-w mit Fettsättigung (FS) in axialer und koronarer Ebene, bei Mittellinienprozessen zusätzlich sagittale Ausrichtung – bei unruhigen Patienten kann auch eine T1-w 3D-Sequenz mit FS mit anschließender Rekonstruktion der zweiten 2. und dritten 3. Ebene gewählt werden
- Halslymphknotendarstellung mit T2-w FSE-Sequenz mit FS in koronarer Ebene (Schichtdicke: 5 mm)
- Bei Liquorrhö: hochauflösende T2-w 3D-Sequenz in primär koronarer Ausrichtung

2.2 Anatomische Strukturen in der Bildgebung

Die CT bildet die knöchernen Strukturen der NNH sowie der vorderen und zentralen Schädelbasis einschließlich zahlreicher Kanäle, Fissuren und Nähte hervorragend ab. Mit der MRT können angrenzende Weichteile sowie die in den Schädelbasisperforationen verlaufenden Strukturen besser beurteilt werden. Das Zellsystem der NNH kommt „indirekt" über die Darstellung der Schleimhaut in dünnschichtigen MRT-Aufnahmen zur Abbildung. Im Folgenden werden die für die radiologische Befunderstellung wichtigen anatomischen Strukturen beschrieben.

2.2.1 Nasenhöhle

Gegenstand der radiologischen Diagnostik ist der knöcherne Anteil der Nasenhöhle. Über die Nasenhaupthöhle werden die NNH ventiliert, und in sie erfolgt deren Drainage.

- Unterteilt durch das Septum nasi (**1**; ◘ Abb. 2.2A, B) in rechte und linke Nasenhaupthöhle
- Dach: Lamina cribrosa (**2**; ◘ Abb. 2.2A)
- Boden: harter Gaumen (**3**; ◘ Abb. 2.2A)
- Dorsal: freie Verbindung über die Choanen (**4**; ◘ Abb. 2.2D) zum Nasopharynx
- Seitlich: Conchae nasales, die im zirkadianen Rhythmus eine unterschiedliche Schwellung aufweisen (Fehlinterpretationsmöglichkeit) und den jeweiligen Nasengang abgrenzen:
    - **5** Concha nasalis inferior (◘ Abb. 2.2A, D): begrenzt den unteren Nasengang (**5.1**; ◘ Abb. 2.2A, D), in den der Ductus nasolacrimalis (**5.2**; ◘ Abb. 2.2C) mündet
    - **6** Concha nasalis media (◘ Abb. 2.2A–C): begrenzt den mittleren Nasengang (**6.1**; ◘ Abb. 2.2A–C), in den die Stirn- und die Kieferhöhle sowie das vordere Ethmoid drainieren
    - **7** Concha nasalis superior (◘ Abb. 2.2A, B): begrenzt den oberen Nasengang (**7.1**; ◘ Abb. 2.2A, B), in den das posteriore Ethmoid und die Keilbeinhöhle drainieren
    - Concha nasalis suprema: inkonstant vorhandene, kleine, über der Concha nasalis superior gelegene, zusätzliche Nasenmuschel

2.2.2 NNH und zugehörige Knochen

Pneumatisation und Größenwachstum der einzelnen NNH verlaufen zu differenten Zeiten mit deutlicher interindividueller Varianz (◘ Abb. 2.3).

Die Kieferhöhle ist bereits in geringer Größe bei der Geburt vorhanden, wächst im Laufe der Zeit und vergrößert sich besonders während des Durchbruchs der bleibenden Zähne im 8. Lebensjahr, ihr Boden liegt dann etwa in Höhe des Nasenbodens. Ihre endgültige Größe erreichen die Kieferhöhlen erst im Erwachsenenalter mit einer Ausdehnung unter das Niveau des harten Gaumens.

Auch die Ethmoidalzellen sind bereits bei der Geburt vorhanden in Form mehrerer kleiner lufthaltiger Zellen, die durch dünne knöcherne Septen getrennt sind. Im Alter von 14 Jahren erreichen sie ihre endgültige Größe. Im Alter von ca. 7 Jahren erreicht die Pneumatisation die Grenzen des Siebbeins Richtung Stirnbein, Keilbein und Nasenmuscheln. Die frühe Entwicklung der Siebbeinzellen ist von klinischer Relevanz, da schon im 1. Lebensjahr von einer Ethmoiditis orbitale Komplikationen ausgehen können.

Die Stirnhöhle entwickelt sich im Os frontale ab dem 2. Lebensjahr. Bis zur endgültigen Größe gibt es eine große interindividuelle Variationsbreite.

Ab dem 4.–5. Lebensjahr entwickelt sich die Pneumatisation der Keilbeinhöhle im Keilbeinkörper. Ihre endgültige Größe erreicht sie im Erwachsenenalter.

Zwischen dem ersten und dem 3. Lebensjahr muss die Beurteilbarkeit der NNH aufgrund unterschiedlicher Pneumatisation kritisch gesehen werden.

2.2 · Anatomische Strukturen in der Bildgebung

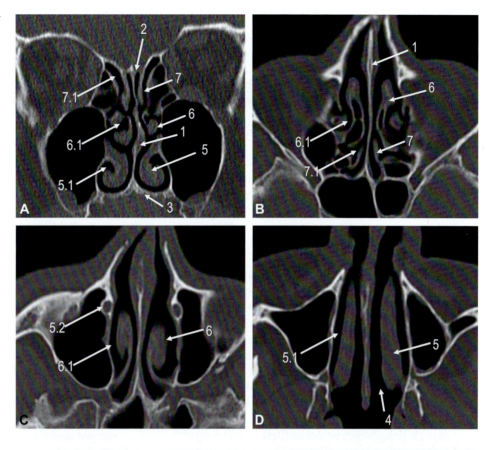

Abb. 2.2 A–D. Anatomie der Nasenhöhle im koronaren (**A**) und axialen CT-Bild (**B–D**). *Ziffern* bezeichnen anatomische Strukturen; Erläuterungen s. Text (▶ Abschn. 2.2.1)

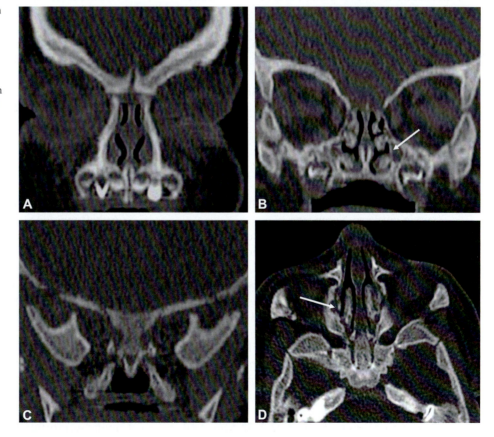

Abb. 2.3 A–D. Nasenhöhlen eines 2 Monate alten Säuglings. Beginnende Ausbildung der Kieferhöhlen (*Pfeile* in **B** und **D**), deren Verschattung keinem pathologischen Befund entspricht. **A–C** CT koronar von ventral nach dorsal; **D** CT axial

Bis auf die Keilbeinhöhle sind die NNH paarig angelegt und finden sich jeweils im gleichnamigen Knochen, den sie bei starker Pneumatisation auch überschreiten können. Alle NNH sind von Schleimhaut ausgekleidet, die sich im Normalfall bei der CT nicht abbildet. Bei der MRT – dünnschichtige Bilder vorausgesetzt – werden zarte Zellsysteme oder Septen durch die Schleimhaut überhaupt erst sichtbar. Eine Schleimhautdicke ≤ 3 mm wird als normal angesehen.

- **1 Stirnhöhle** (Sinus frontalis; ◻ Abb. 2.4A, B, E, I, J):
  - nicht selten asymmetrisch, beide Stirnhöhlen mittig durch ein Septum getrennt; häufig weitere, z. T. die Stirnhöhlen nicht komplett durchsetzende Septen
  - Begrenzung:
    - dorsal: vordere Schädelgrube
    - inferior: Orbita
  - nahe des Bodens: Foramen supraorbitale (**1.1**; ◻ Abb. 2.4A) mit dem N. supraorbitalis (Ast des Hirnnervs V_1)
  - Drainage: Die Stirnhöhle öffnet sich zumeist dorsal am Boden in den Recessus frontalis (**1.2**; ◻ Abb. 2.4F, J), dessen Verlauf durch different gestaltete Zellen im Drainageweg und unterschiedlichem Ansatz des Processus uncinatus eine hohe Variabilität aufweist und am besten auf sagittalen und koronaren Bildern zu beurteilen ist. Endpunkt des Drainageweges ist der mittlere Nasengang
- **2 Siebbeinzellen** (Sinus ethmoidalis) und Os ethmoidale:
  - variable Zellzahl und -größe
  - Unterteilung in vordere (**2.1**; ◻ Abb. 2.4C, J) und hintere Siebbeinzellen (**2.2**; ◻ Abb. 2.4C, G, J) entlang der 3. Grundlamelle (**2.3**; ◻ Abb. 2.4C, I; s. unten) – Grenze im koronaren Bild nicht eindeutig abschätzbar
  - Begrenzung:
    - medial: Nasenhaupthöhle
    - kranial: vordere Schädelgrube
    - lateral: Orbita
  - Drainage:
    - vordere Siebbeinzellen: über Infundibulum (s. unten) in mittleren Nasengang
    - hintere Siebbeinzellen: über Recessus sphenoethmoidalis (s. unten) in oberen Nasengang
  - Lamina papyracea (**2.4**; ◻ Abb. 2.4C, F, G): dünne laterale Wand des Siebbeinlabyrinths – entspricht medialer Orbitawand
  - Fovea ethmoidalis (**2.5**; ◻ Abb. 2.4G): Dach der Siebbeinzellen
  - Lamina cribrosa (**2.6**; ◻ Abb. 2.4G, I):
    - sehr dünne, horizontale Knochenplatte, die den kranialen Abschluss der Nasenhaupthöhle bildet
    - wird von zahlreichen Filae olfactoriae perforiert, die zum Bulbus olfactorius ziehen, welcher beidseits in der Fossa olfactoria (**2.7**; ◻ Abb. 2.4B, F) liegt
  - Lamina perpendicularis:
    - mittig gelegene, unpaare, vertikale Knochenplatte
    - bildet oberen und vorderen Abschnitt der knöchernen Nasenscheidewand
    - setzt sich intrakraniell in die Crista galli (**2.8**; ◻ Abb. 2.4A, F) fort
  - Foramen ethmoidale anterius (**2.9**; ◻ Abb. 2.4B) – Durchtritt von A. ethmoidalis anterior und N. ethmoidalis anterior
  - Foramen ethmoidale posterius (**2.10**; ◻ Abb. 2.4C) – Durchtritt von A. ethmoidalis posterior und N. ethmoidalis posterior
  - spezielle Siebbeinzellen:
    - Bulla ethmoidalis (**2.11**; ◻ Abb. 2.4F, J): größte Zelle des vorderen Ethmoids
    - Agger-nasi-Zelle (**2.12**; ◻ Abb. 2.4E, J): vorderste Siebbeinzelle, im Agger nasi (kleine Vorwölbung an der vorderen lateralen Nasenwand nahe der Fossa lacrimalis) gelegen
    - Haller- und Onodi-Zelle: ▶ Abschn. 2.3.5; ▶ Abschn. 2.3.14
    - frontoethmoidale Zellen (▶ Abschn. 2.3.16): Zellen anterior, posterior oder medial des Recessus frontalis, oberhalb von Agger-nasi-Zelle bzw. Bulla ethmoidalis – unterschiedliche Bezeichnungen und Klassifikationen in der Literatur
  - Grundlamellen des Siebbeins:
    - 1. Grundlamelle: zieht als Verlängerung des Processus uncinatus nach lateral vorn und oben
    - 2. Grundlamelle: unmittelbar hinter erster Grundlamelle als Verlängerung der Bulla ethmoidalis – entlang dieser Lamelle verläuft die A. ethmoidalis anterior (Ast der A. ophthalmica)
    - 3. Grundlamelle (**2.3**; ◻ Abb. 2.4C, I): zieht in Verlängerung ihrer Anheftungszone an der mittleren Nasenmuschel nach lateral zur medialen Orbitawand
    - 4. Grundlamelle: zieht entlang der Anheftungszone der oberen Nasenmuschel
    - 5. Grundlamelle: inkonstant; zieht entlang der Anheftungszone der Concha nasalis suprema
- **3 Kieferhöhle** (Sinus maxillaris; ◻ Abb. 2.4D–G) und Os maxillare:
- größte NNH
- Dach ist gleichzeitig Orbitaboden, mediale Wand ist laterale Nasenhöhlenwand
- laterale und anteriore Wand bilden die sog. faziale Wand, an welche die Wange angrenzt
- dorsal grenzt Fossa pterygopalatina (▶ Abschn. 6.2.2) an
- Drainage über Kieferhöhlenostium (**3.1**; ◻ Abb. 2.4F) und Infundibulum ethmoidale in den mittleren Nasengang
- Canalis infraorbitalis (**3.2**; ◻ Abb. 2.4D, F): im Dach des Sinus maxillaris, darin gleichnamiger

2.2 · Anatomische Strukturen in der Bildgebung

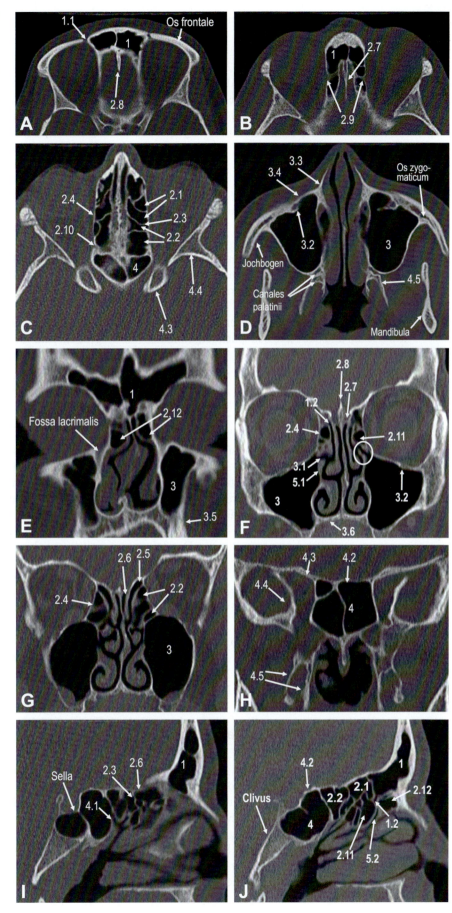

Abb. 2.4 A–J. Anatomie der NNH und benachbarter knöcherner Strukturen im axialen CT-Bild von kranial nach kaudal (**A–D**). Im koronaren CT-Bild von ventral nach dorsal (**E–H**) sowie im medianen (**I**) und paramedianen (**J**) CT-Sagittalbild. In **F** ist das Infundibulum ethmoidale durch einen *Kreis* markiert. Ziffern bezeichnen anatomische Strukturen; Erläuterungen s. Text (▶ Abschn. 2.2.2)

Nerv (Ast des N. maxillaris) und feine Gefäße verlaufend
- Fortsätze des Os maxillare:
  - Processus frontalis (**3.3**; ◘ Abb. 2.4D)
  - Processus zygomaticus (**3.4**; ◘ Abb. 2.4D)
  - Processus alveolaris (**3.5**; ◘ Abb. 2.4E)
  - Processus palatinus (**3.6**; ◘ Abb. 2.4F)
- **4** Keilbeinhöhle (Sinus sphenoidalis) und Os sphenoidale (◘ Abb. 2.4C, H, J):
  - Keilbeinhöhle:
    - Hauptteil des Keilbeinkörpers
    - variabler Pneumatisationsgrad (▶ Abschn. 2.3.9)
    - durch meist nicht mittig stehendes Septum in zwei Räume getrennt
    - häufig zusätzliche Septen
    - angrenzende Strukturen: kranial Hypophyse/mittlere Schädelgrube, anterior hintere Ethmoidalzellen, posterior Clivus, lateral Sinus cavernosus, inferior Nasopharynx
    - Drainage: über ein in der ventralen Wand gelegenes Ostium und den Recessus sphenoethmoidalis (**4.1**; ◘ Abb. 2.4I) in den oberen Nasengang
  - Planum sphenoidale (**4.2**; ◘ Abb. 2.4H, J): Dach der Keilbeinhöhle
  - Ala minor (**4.3**; ◘ Abb. 2.4C, H)
  - Ala major (**4.4.**; ◘ Abb. 2.4C, H)
  - Processus pterygoideus (**4.5**; ◘ Abb. 2.4D, H)
- **5** Infundibulum ethmoidale (Synonym: ostiomeataler Komplex; ◘ Abb. 2.4F):
  - Engstelle im NNH-System und finaler Drainageabschnitt von Kieferhöhle, anteriorem Ethmoid und z. T. Stirnhöhle – wichtig für funktionelle endoskopische NNH-Chirurgie
  - kommt am besten im koronaren Bild zur Darstellung
  - Begrenzungen:
    - Processus uncinatus (**5.1**; ◘ Abb. 2.4F): zum Ethmoid zählender, knöcherner Vorsprung auf der unteren Nasenmuschel
    - Kieferhöhlenostium (**3.1**; ◘ Abb. 2.4F)
    - mediale Orbitawand
    - Bulla ethmoidalis (**2.11**; ◘ Abb. 2.4F, J)
    - Hiatus semilunaris (**5.2**; ◘ Abb. 2.4J)

2.2.3 Vordere und zentrale Schädelbasis

Hauptbestandteil der Schädelbasis sind Knochen. Angrenzende Weichteilstrukturen (z. B. die Meningen) werden jedoch auch hinzugezählt. An der inneren Oberfläche der Schädelbasis erkennt man 3 Schädelgruben: vordere, mittlere und hintere. Basisnahe intrakranielle Pathologien werden in Bezug zu diesen Schädelgruben angegeben. Für die Analyse knöcherner Strukturen ist dieses Konzept nicht anwendbar, da die Knochen die Grenzen der Schädelgruben überlappen. Hier spricht man von der vorderen, zentralen und posterioren Schädelbasis (▶ Abschn. 1.2.4). An der vorderen Schädelbasis werden ein schmales, medianes Kompartiment, bestehend aus der Lamina cribrosa, und ein größeres, laterales Kompartiment, welches die Pars orbitalis des Os frontale darstellt, abgegrenzt. Die zentrale Schädelbasis wird in ein medianes (Keilbeinkörper, kleiner Keilbeinflügel), ein parazentrales (Sinus cavernosus, Cavum Meckeli) und ein laterales Kompartiment (großer Keilbeinflügel) unterteilt.

Man unterscheidet folgende Öffnungen der vorderen und mittleren Schädelbasis:
- **1** Canalis opticus (◘ Abb. 2.5B, C, G, K):
  - kurzer Kanal zwischen Keilbeinhöhle und kleinem Keilbeinflügel – Verbindung zwischen Orbitatrichter und suprasellärer Zisterne
  - Inhalt: N. opticus (**1.1**; ◘ Abb. 2.5D), A. ophthalmica
- **2** Fissura orbitalis superior (◘ Abb. 2.5B, C, G, J):
  - große Öffnung an der Orbitahinterwand zwischen großem und kleinem Keilbeinflügel – Verbindung zwischen Orbita und mittlerer Schädelgrube/Sinus cavernosus
  - Inhalt: Hirnnerven III, IV, V_1, VI und V. ophthalmica superior
- **3** Fissura orbitalis inferior (◘ Abb. 2.5B, F, J):
  - Öffnung an der laterokaudalen Orbitahinterwand – Verbindung zwischen Orbita und Fossa pterygopalatina sowie dem Mastikatorraum
  - Inhalt: N. zygomaticus, V. ophthalmica inferior
- **4** Foramen rotundum (◘ Abb. 2.5 F, G, K):
  - kurzer Kanal an der Wurzel des Keilbeinkörpers – Verbindung zwischen Fossa pterygopalatina und mittlerer Schädelgrube/Sinus cavernosus
  - Inhalt: Hirnnerv V_2, jeweils ein kleines arterielles und venöses Begleitgefäß
- **5** Canalis pterygoideus (◘ Abb. 2.5H, K, L; Synonyme: Canalis Vidianus, Canalis Vidii):
  - schmaler Kanal medial des Foramen rotundum unter/oder im Boden der Keilbeinhöhle – Verbindung zwischen Fossa pterygopalatina und Felsenbeinspitze/Foramen lacerum
  - Inhalt: N. Vidianus (Nn. petrosus major et profundus), schmales arterielles Gefäß
- **6** Foramen sphenopalatinum (◘ Abb. 2.5H, J): – durch eine dünne Bindegewebeplatte verschlossene Öffnung, die das Cavum nasi mit der
- **7** Fossa pterygopalatina (◘ Abb. 2.5F, H, J; ▶ Abschn. 6.2.2) verbindet
- **8** Foramen ovale (◘ Abb. 2.5H, L; ▶ Abschn. 1.2.4):
  - größere Öffnung am Boden der zentralen Schädelbasis
  - Inhalt: Hirnnerv V_3, venöses Emissarium, schmales arterielles Gefäß
- **9** Foramen spinosum (◘ Abb. 2.5H; ▶ Abschn. 1.2.4):
  - kleine Öffnung laterodorsal des Foramen ovale

2.2 • Anatomische Strukturen in der Bildgebung

◻ **Abb. 2.5** A–L. Öffnungen und Nähte der vorderen und zentralen Schädelbasis. **A, C, E, F, H** CT axial von kranial nach kaudal; **B** VRT-Bild mit Blick in die Orbita von vorn. **D** MRT axial T1-w in korrespondierender Lokalisation zu **C**. **G** VRT-Bild mit Blick von hinten oben auf die vordere und zentrale Schädelbasis. ▶

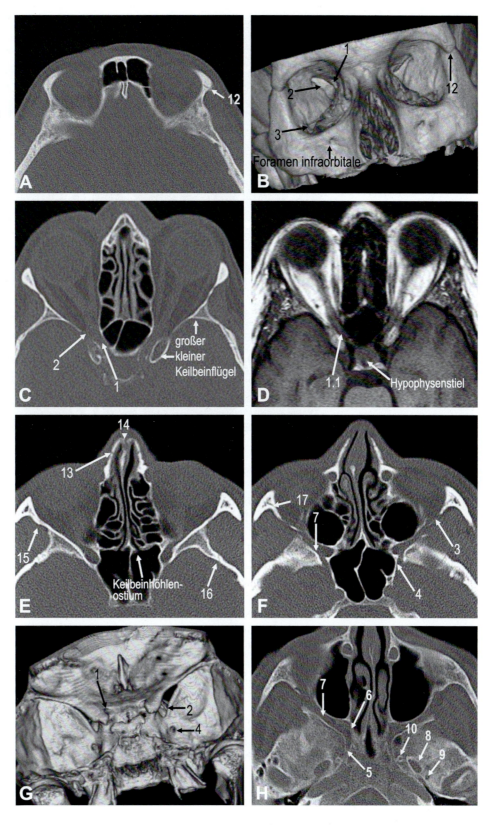

Abb. 2.5 (*Fortsetzung*) **I–L** CT koronar von ventral nach dorsal. Ziffern bezeichnen anatomische Strukturen; Erläuterungen s. Text (▶ Abschn. 2.2.3). *VRT* „volume rendering technique"

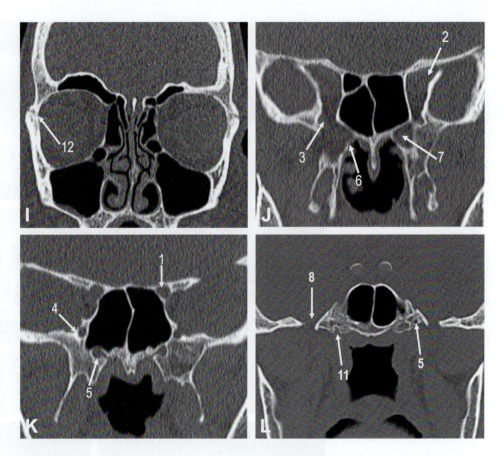

- Inhalt: A. meningea media, R. meningeus des N. mandibularis
- **10** Foramen Vesalii (○ Abb. 2.5H): inkonstant nachweisbares Foramen an der Wurzel des Pterygoidfortsatzes
- **11** Canalis palatovaginalis (○ Abb. 2.5L):
  - inkonstant nachweisbarer kleiner Kanal in Fortsetzung der Fossa pterygopalatina nach dorsal mit Mündung in den Nasopharynx
  - Inhalt: kleiner Ast der A. maxillaris, N. pharyngeus (vom Ganglion pterygopalatinum)

Regelmäßig erkennbare Nähte, die nicht mit Frakturlinien verwechselt werden dürfen, sind:
- **12** Sutura frontozygomatica (○ Abb. 2.5A, B, I)
- **13** Sutura frontonasalis (○ Abb. 2.5E)
- **14** Sutura internasalis (○ Abb. 2.5E)
- **15** Sutura sphenozygomatica (○ Abb. 2.5E)
- **16** Sutura sphenotemporalis (○ Abb. 2.5E)
- **17** Sutura zygomaticomaxillaris (○ Abb. 2.5F)

2.2.4 Parazentrales Kompartiment der zentralen Schädelbasis

- Sinus cavernosus (○ Abb. 2.6A, B):
  - schwammartiges, seitlich von Dura umgebenes Gebilde aus venösen Räumen beidseits lateral von Sella turcica und Keilbeinhöhle, von Bindegewebesträngen durchzogen
  - bildet mit den Sinus intercavernosi ein ringförmiges Venengeflecht
  - Zuflüsse: V. ophthalmica superior, V. ophthalmica inferior, V. cerebri media superficialis, Sinus sphenoparietalis
  - Abflüsse: Sinus petrosus superior, Sinus petrosus inferior, Plexus basilaris
  - hindurchziehend: A. carotis interna (ACI; umgeben von sympathischem Nervengeflecht), VI. Hirnnerv
  - in der Wand: Hirnnerven III, IV, V_1 und V_2
- Cavum Meckeli (○ Abb. 2.6C, D):
  - Synonyme: Cavum trigeminale, Cisterna trigemina
  - liquorgefüllte Duraausstülpung inferoposterior des Sinus cavernosus
  - Inhalt: Ganglion trigeminale

2.3 Normvarianten

Die NNH zeichnen sich durch eine große Formenvielfalt knöcherner Strukturen aus. Diese Varianten können, wenn sie einen entsprechenden Ausprägungsgrad aufweisen und im Verlauf von Drainage- und Ventilationswegen liegen, diese einengen und bei hinzukommender

2.3 · Normvarianten

Schleimhautschwellung, z. B. bei einer Rhinitis, eine Blockade sowie eine sekundäre Infektion der entsprechenden NNH auslösen. Bei Lage in der Nähe von Nerven oder der ACI stellen anatomische Varianten potenzielle Gefahrenpunkte für die funktionelle endoskopisch gestützte NNH-Chirurgie („functional endoscopic sinus surgery", FESS) dar – sind sie nicht bekannt, können schwere oder lebensbedrohliche Komplikationen die Folge sein. Aus diesem Grund wird heute vor jedem derartigen Eingriff eine Darstellung der individuellen Anatomie der NNH im Schnittbild (CT oder DVT als Methoden der Wahl) gefordert. Darüber hinaus finden sich oft Varianten, die klinisch als belanglos einzuschätzen sind.

Weisen normalerweise nicht lufthaltige knöcherne Strukturen eine Pneumatisation auf, sind die dadurch entstandenen Räume ebenfalls von Schleimhaut ausgekleidet. Häufig liegen mehrere Varianten gleichzeitig vor. In der Literatur findet man zu den einzelnen Normvarianten nicht immer einheitliche Definitionen und deutlich schwankende Häufigkeitsangaben.

Die Beurteilung, ob eine Variante vorliegt oder nicht, wird in der Routinediagnostik rein visuell vorgenommen. Die Bedeutung einer Normvariante muss dabei in Relation zu Lage, Form und Größe der Nachbarstrukturen abgeschätzt werden. Die Erhebung von Messwerten ist nicht hilfreich.

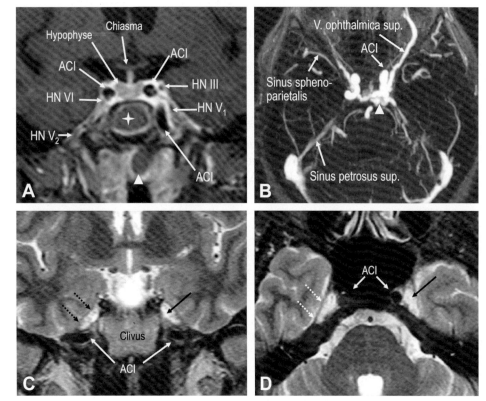

◘ **Abb. 2.6 A–D.** Anatomie des parazentralen Kompartiments der zentralen Schädelbasis. **A** Sinus cavernosus mit anliegenden bzw. durchziehenden Strukturen. Sekretgefüllte Keilbeinhöhle (*Stern*), nasopharyngeale Retentionszyste (*Pfeilspitze*). **B** Darstellung von Zu- und Abflüssen des Sinus cavernosus bei einer Patientin mit einer duralen Fistel am Sinus cavernosus (*Pfeilspitze*), der sich durch die in ihm verlaufende ACI markiert. **C, D** Cavum Meckeli (*Pfeile*). Die lateral angrenzende Dura ist gut als hypointense Linie (*gepunktete Pfeile*) erkennbar. **A** MRT koronar, T1-w KM FS; **B** kontrastgestützte MR-Angiografie axial; **C, D** MRT T2-w: **C** koronar, **D** axial. *ACI* A. carotis interna; *HN* Hirnnerv

2.3.1 Septumdeviation

Es handelt sich um eine Abweichung der Nasenscheidewand von der mittelständigen Lage nach rechts oder links, einfach oder doppelt gebogen bzw. S-förmig (◘ Abb. 2.7A, C). Sie kann sowohl das knorpelige als auch das knöcherne Septum betreffen, insbesondere auch die Prämaxilla. Die Septumdeviation ist die häufigste Normvariante. Die Ausbildung von Septumleisten oder -spornen ist möglich. Septumdeviationen können angeboren oder traumatisch erworben sein.

- Relevanz
— Vor allem bei zusätzlicher Leistenbildung erhebliche Obstruktion insbesondere des mittleren Nasengangs möglich
— Beeinträchtigung von Ventilation und Drainage des Infundibulums mit sekundärer Infektion nachgeschalteter Sinus

2.3.2 Concha bullosa media

Hier ist die mittlere Nasenmuschel im vertikalen oder horizontalen Muschelanteil oder in beiden Anteilen pneumatisiert (◘ Abb. 2.7A–F, H; ◘ Abb. 2.8B, C; ◘ Abb. 2.22B), wobei oft nur letztere Form als echte Concha bullosa angesehen wird. Sie zählt zu den häufigsten Varianten. Bei einer großen Concha bullosa media liegt nicht selten eine Septumdeviation zur Gegenseite vor.

- Relevanz
— Bei entsprechendem Ausmaß Infundibulumblockade möglich
— Entzündungen in einer Concha bullosa media als mögliche Ursache einer NNH-Reinfektion

2.3.3 Paradox gebogene mittlere Nasenmuschel

Bei dieser häufigen Variante besteht eine nach innen gerichtete Biegung der normalerweise nach außen gebogenen Nasenmuschel (◘ Abb. 2.7G, H).

- Relevanz
— In sehr ausgeprägten Fällen Alteration der Nasenatmung möglich
— In der Regel nur in Kombination mit anderen Varianten für die Genese einer chronisch-rezidivierenden Sinusitis bedeutsam

2.3 · Normvarianten

□ **Abb. 2.7 A–H.** Normvarianten. **A, C Septumdeviation** (*gepunktete Pfeile*), in **A** mit Spornbildung. **A–F Concha bullosa media** (*Pfeile*), in **B** und **C** gut erkennbares Ostium (*Pfeilspitzen*), in **D** septiert, in **E** mit kleinem Osteom und in **F** mit schmalem Sekretspiegel. **G, H Paradox gebogene Concha media** (*Pfeile*), Pneumatisation des vertikalen Muschelanteils (*Stern*) als belanglose Normvariante. Kleine Retentionszyste am Kieferhöhlenboden (*Stern* in **A**). **A, E, G, H** CT koronar; **B** CT axial; **C** DVT koronar, **D** DVT axial, **F** MRT T2-w koronar

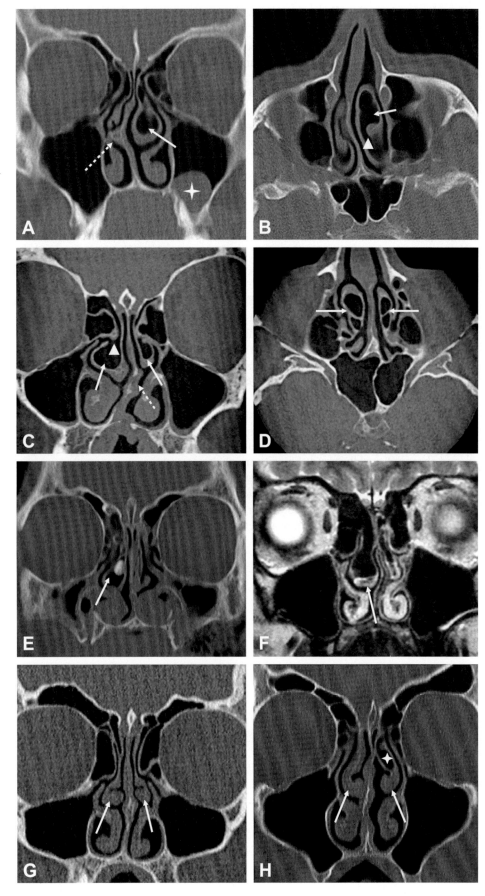

2.3.4 Varianten des Processus uncinatus

Abweichend von seiner im Normalfall leicht hakenförmigen Form finden sich am Processus uncinatus verschiedene anatomische Varianten (Abb. 2.8). Er kann sehr lang oder sehr steil nach oben, nach medial oder lateral ausgerichtet sein sowie umschriebene Pneumatisationen oder zusätzliche Fortsätze mit oft umschriebenen Schleimhautpolstern ausweisen. Auch Doppelungen sind bekannt. Zusammen betrachtet finden sich Varianten des Processus uncinatus häufig.

- **Relevanz**
- Bei entsprechendem Ausmaß Infundibulumblockade möglich

2.3.5 Haller-Zelle

Haller-Zellen sind häufig anzutreffende zusätzliche Zellen des anterioren Ethmoids unterschiedlicher Größe und Anzahl, die sich von medial unter den Orbitaboden schieben (Abb. 2.9A, B). Eine nach lateral offene Haller-Zelle wird als Recessus infraorbitalis (Abb. 2.9C) bezeichnet.

- **Relevanz**
- Bei entsprechendem Ausmaß Infundibulumblockade und chronisch-rezidivierende Sinusitis möglich
- Gefahrenpunkt für endonasale Chirurgie: bei intraoperativer Eröffnung kann es zu Verletzungen des Orbitabodens kommen – ein Ansatz einer Haller-Zelle am Canalis infraorbitalis ist zu beachten

2.3.6 Ethmomaxillärer Sinus

Bei dieser sehr seltenen Normvariante handelt es sich um hintere Siebbeinzellen, die sich in den oberen hinteren Anteil der Kieferhöhle schieben und über ein separates Ostium in den oberen Nasengang drainieren (Abb. 2.9D). Man findet dafür auch den Begriff der gedoppelten Kieferhöhle vom Schlungbaum-Typ.

- **Relevanz**
- Wenig bekannt

2.3.7 Große Bulla ethmoidalis

Es handelt sich um eine stark pneumatisierte, z. T. den Processus uncinatus und den Hiatus semilunaris überragende Bulla ethmoidalis (Abb. 2.8D). Diese Normvariante kommt relativ häufig vor.

- **Relevanz**
- Infundibulumblockade und chronisch-rezidivierende Sinusitis

2.3 · Normvarianten

Abb. 2.8 A–D. Normvarianten des **Processus uncinatus** und **große Bulla ethmoidalis** (*Stern*). Langer Processus uncinatus (*Pfeile*), in **B** mit pneumatisierter Spitze (*Pfeilspitze*). **C** Processus uncinatus mit kleinem Fortsatz (*gepunkteter Pfeil*). Zusätzlich Concha bullosa media (*Punkte*). **A, B** DVT koronar; **C, D** CT koronar

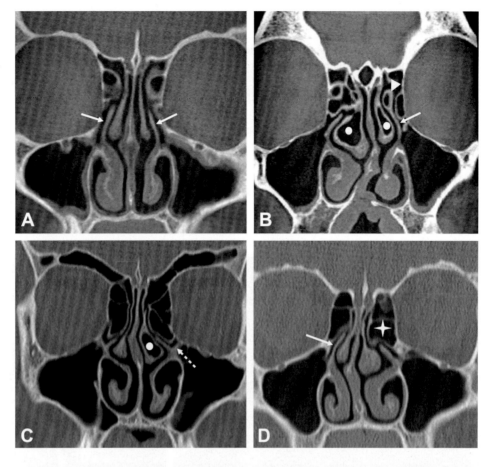

Abb. 2.9 A–D. Normvarianten. **A, B Haller-Zellen** (*Pfeile*), in **B** Ansatz einer großen Haller-Zelle am Canalis infraorbitalis (*Pfeilspitze*). **C Recessus infraorbitalis** (*Pfeile*), zusätzlich: kleine, irrelevante Bulla galli (*gepunkteter Pfeil*), **D Ethmomaxillärer Sinus** (*Pfeil*) mit Mündung in den oberen Nasengang. CT koronar

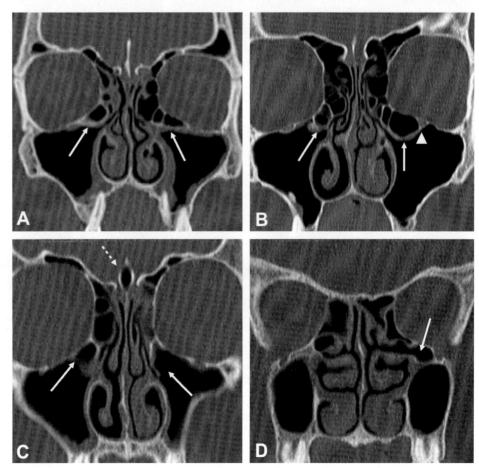

160 Kapitel 2 · Nasennebenhöhlen, vordere und zentrale Schädelbasis

2.3.8 Große Agger-nasi-Zelle

Der Agger nasi ist meistens pneumatisiert. Die entsprechende Zelle kann eine beachtliche Größe erreichen (◘ Abb. 2.10).

- **Relevanz**
- Drainage- und Ventilationsbehinderung des Sinus frontalis
- Durch enge Lagebeziehung zur Fossa lacrimalis Tränenwegreizungen bei Entzündung einer Agger-nasi-Zelle im Rahmen einer Sinusitis möglich

2.3.9 NNH-Pneumatisationsvarianten

Der Pneumatisationsgrad der einzelnen NNH und damit ihre Größe können sehr unterschiedlich ausgeprägt sein. Seitendifferenzen sind nicht selten.

- **Formen**
- Aplasie:
  - fehlende NNH; am häufigsten Stirnhöhlen, übrige NNH sehr selten betroffen
  - kann auch im Rahmen von Fehlbildungssyndromen oder der extrem seltenen Arhinie vorkommen – dann sind alle NNH betroffen
  - *Cave:* Patientenalter beachten (◘ Abb. 2.11A, B)

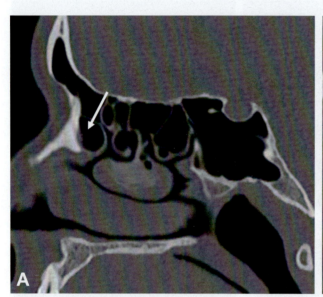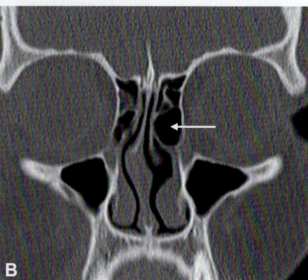

◘ **Abb. 2.10** A, B. Große Agger-nasi-Zelle (*Pfeile*). CT: **A** sagittal, **B** koronar

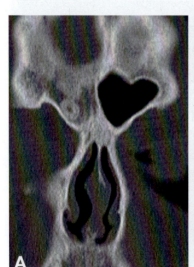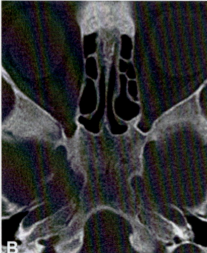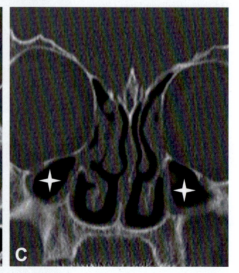

◘ **Abb. 2.11** A–C. Gering pneumatisierte NNH. **A** 62-Jähriger, Aplasie der rechten und Hypoplasie der linken Stirnhöhle. **B** 65-Jährige, Keilbeinhöhlenaplasie. **C** 62-Jähriger, Hypoplasie der Kieferhöhlen (*Sterne*), charakterisiert durch fehlende Ausdehnung in den maxillären Alveolarfortsatz. **A, C** CT koronar; **B** CT axial

2.3 · Normvarianten

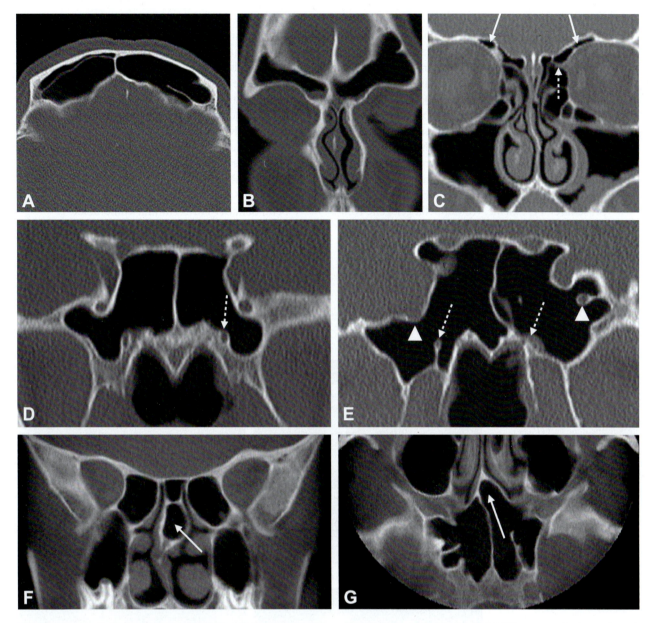

Abb. 2.12 A–G. **Stark pneumatisierte NNH.** A, B Stark pneumatisierte Stirnhöhlen, in A septiert. C Pneumatisiertes Planum ethmoidale (*Pfeile*), Dehiszenz des Kanals der A. ethmoidalis ant. (*gepunkteter Pfeil*). D, E Stark pneumatisierte Keilbeinhöhle mit Ausläufern in der Processus pterygoideus (genannt Recessus pterygoideus) und in den lateral angrenzenden großen Keilbeinflügel. Dehiszenzen am Canalis pterygoideus (*gepunktete Pfeile*) und am Foramen rotundum (*Pfeilspitze*). In E asymmetrische Keilbeinhöhlenpneumatisation und atypische Nervenverläufe: der N. maxillaris (*Pfeilspitzen*) wölbt sich rechts bei Kanaldehiszenz in die Keilbeinhöhle vor und verläuft links auf einer Leiste durch die Keilbeinhöhle; der N. Vidianus (*gepunktete Pfeile*) verläuft rechts auf einer Leiste durch die Keilbeinhöhle und links bei Kanaldehiszenz entlang ihres Bodens. F, G Sinus septalis (*Pfeile*). A–E CT: A axial; B–E koronar; F DVT koronar; G DVT axial

- Hypoplasie:
  - gering pneumatisierte, kleine NNH (**Abb. 2.11A, C**); häufiger als Aplasie
  - kann auch durch mangelnden Pneumatisationsreiz bei rezidivierenden Infektionen der oberen Atemwege (z. B. Kartagener-Syndrom, Mukoviszidose) von Kindheit an bedingt sein – dann oft mehrere NNH betroffen
  - typisch bei Down-Syndrom
  - *Cave:* Differenzialdiagnose Z. n. Kieferhöhlenoperation
- Normale Pneumatisation: Einschätzung wird visuell vorgenommen
- Starke Pneumatisation:
  - am häufigsten sind Stirn- und Keilbeinhöhle betroffen (**Abb. 2.12, Abb. 2.13A**); Sinus septalis (**Abb. 2.12F, G**): Ausdehnung der Keilbeinhöhle in das knöcherne Nasenseptum

- Differenzialdiagnose: Pneumatosinus dilatans (Abb. 2.13), sehr selten – durch Hyperpneumatisation kommt es zu fokaler Wandausdünnung und -vorwölbung; bei Befall von Keilbeinhöhle oder posteriorem Ethmoid ist Visusverlust möglich (Pathomechanismus unklar)
- Asymmetrische NNH-Anlage (Abb. 2.14) – leichte Asymmetrien sind sehr häufig, höhergradige selten
- Pneumatisationstypen der Keilbeinhöhle (Abb. 2.15): hinsichtlich Größe und Lage werden 4 Typen unterschieden – Auflistung nach zunehmender Häufigkeit:
  - konchaler Typ: rudimentäre Keilbeinhöhle
  - präsellärer Typ: kleine, vor der Sella gelegene Keilbeinhöhle
  - sellärer Typ: Keilbeinhöhle reicht maximal bis zum Dorsum sellae
  - postsellärer (Synonym: basilärer) Typ: sich über die Sellahinterkante hinaus in den Clivus erstreckende Keilbeinhöhle – Keilbeinhöhlenhinterwand kann dabei sehr dünn sein

- **Relevanz**
- Oft keine unmittelbare klinische Relevanz (außer beim endonasalen transsphenoidalen Zugang zur Hypophyse bei der Resektion von Adenomen)
- Ausgeprägte Pneumatisationen sollten präoperativ bekannt sein (postselläre Keilbeinhöhle mit einer Hinterwanddicke < 2 mm wird als kritisch für die endonasale Keilbeinhöhlenchirurgie angesehen)
- Asymmetrische Pneumatisationen können zu diagnostischen Irrtümern führen (vormals im Röntgen-, heute im MRT-Bild)
- Postselläre Keilbeinhöhle:
  - beim Schädel-Hirn-Trauma vulnerabler
  - blande Sekretretentionen können hier eher mit Mukozelen verwechselt werden, indem die dünne Wand als Ergebnis einer Druckatrophie gedeutet wird

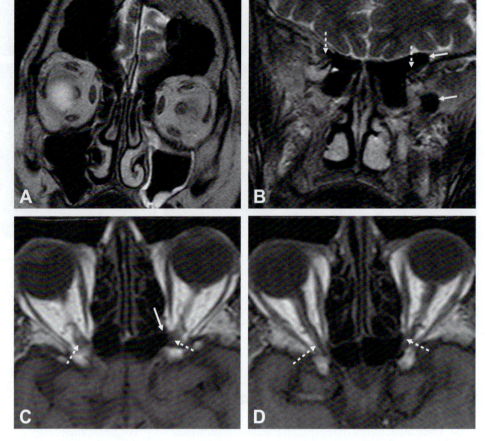

Abb. 2.13 A–D. Stark pneumatisierte Stirnhöhlen (**A**), **Pneumatosinus dilatans (B–D)** im Bereich der linken Keilbeinhöhle. Links ist die Keilbeinhöhle stärker pneumatisiert (*Pfeile*), wobei der N. opticus (rechts und links durch *gepunktete Pfeile* markiert) von Luft umgeben ist. Bei anderweitig nicht erklärbaren Kopfschmerzen, Visusverlust und Exophthalmus links wurde der V. a. einen Pneumatosinus dilatans gestellt. MRT: **A, B** T2-w koronar, **C, D** T1-w axial

2.3 · Normvarianten

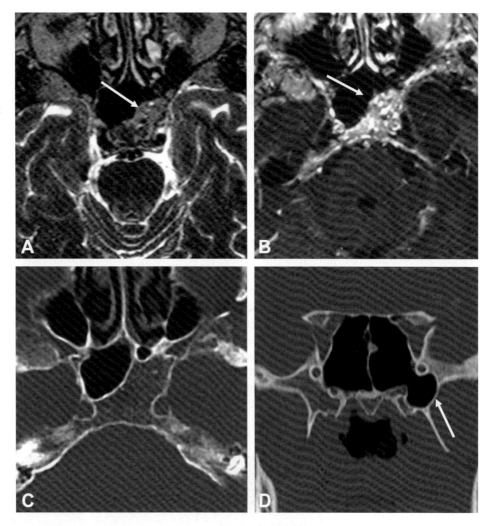

Abb. 2.14 A–D. Asymmetrisch pneumatisierte Keilbeinhöhle. A–C Klinikeinweisung zur Probeexzision einer in einem auswärtigen MRT vermuteten raumfordernden Läsion (*Pfeile*) in der Keilbeinhöhle – die präoperativ durchgeführte CT deckt die Normvariante auf. **D** Einseitige Ausbildung eines Recessus pterygoideus (*Pfeil*). **A, B** MRT axial: **A** T2-w; **B** T1-w KM; **C** CT axial; **D** CT koronar

2.3.10 Dehiszenzen

Unter Dehiszenzen versteht man an der Schädelbasis fehlende Knochenlamellen, welche in der Regel umschrieben an verschiedensten Stellen vorkommen können (◘ Abb. 2.12C, D, E; ◘ Abb. 2.16; ◘ Abb. 2.18C; ◘ Abb. 2.19D; ◘ Abb. 2.20B, C, E) – immer dort, wo der Knochen ohnehin dünn ist: z. B. an der Lamina cribrosa und papyracea, verschiedenen Nerven- und Gefäßkanälen, am Orbita- und Paukenhöhlendach, an den Bogengängen (▶ Abschn. 1.3.14, ▶ Abschn. 1.3.17). Eine Dehiszenz der medialen Kieferhöhlenwand unter der Ansatzstelle des Processus uncinatus wird als anteriore Fontanelle (◘ Abb. 2.16C) bezeichnet, liegt sie weiter hinten als posteriore Fontanelle (◘ Abb. 2.16D). Aufgrund des häufigeren Auftretens von Dehiszenzen in höheren Altersgruppen wird davon ausgegangen, dass ein Teil von Ihnen durch Druckpulsationen erworben ist.

Bildgebend sind Dehiszenzen am besten durch die DVT beurteilbar. Da Knochenlamellen eine Dicke von < 0,1 mm aufweisen können, kommt es auch heute noch bildgebend aufgrund des Partialvolumeneffekts zu falsch-positiven Einschätzungen. Dadurch erklären sich auch die prinzipiell niedrigeren Häufigkeitsangaben zu Dehiszenzen in histologischen Untersuchungen im Vergleich zu CT-Studien.

- **Relevanz**
- Häufig asymptomatisch
- Bei Angrenzung an den intrakraniellen Raum Schwachstellen für die Ausbreitung von Entzündungen und damit potenzielle Meningitisursache
- Hernierung von Weichteilstrukturen (orbitales Weichteilgewebe, arachnoidale Granulationen, Zephalozelen) in lufthaltige Räume, dadurch z. T. anomale Nervenverläufe (◘ Abb. 2.12E) mit erhöhter Verletzungsgefahr bei Operation in diesen Regionen

2.3.11 Sternberg-Kanal

Anhand von anatomischen Studien beschrieb Sternberg einen membranösen Kanal (Canalis craniopharyngealis lateralis) in der lateralen Wand der Keilbeinhöhle (◘ Abb. 2.17), der durch eine inkomplette Fusion der Keilbeinossifikationszentren entsteht. Der Sternberg-Kanal verläuft von der Verbindungsstelle des Keilbeinkörpers zum kleinen Keilbeinflügel medial des Foramen rotundum nach unten in den Pharynx oder in die laterale Keilbeinhöhlenwand. Bildgebend wird ein solcher Kanal sehr selten beobachtet [Baranano 2009] – zur eindeutigen Visualisierung sind dann spezielle Rekonstruktionen erforderlich.

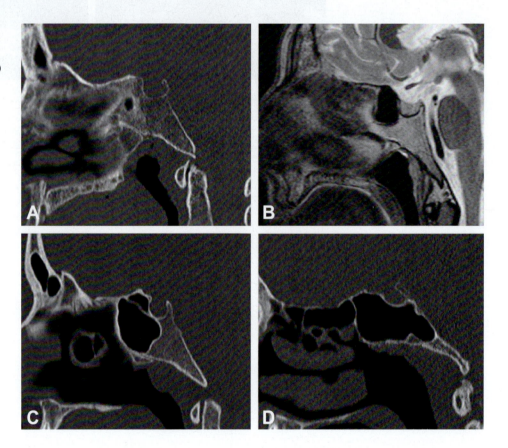

◘ **Abb. 2.15** A–D. Pneumatisationstypen der Keilbeinhöhle. Konchaler (**A**), präsellärer (**B**), sellärer (**C**) und postsellärer (**D**) Typ. **A, C, D** CT sagittal; **B** MRT T2-w sagittal

2.3 · Normvarianten

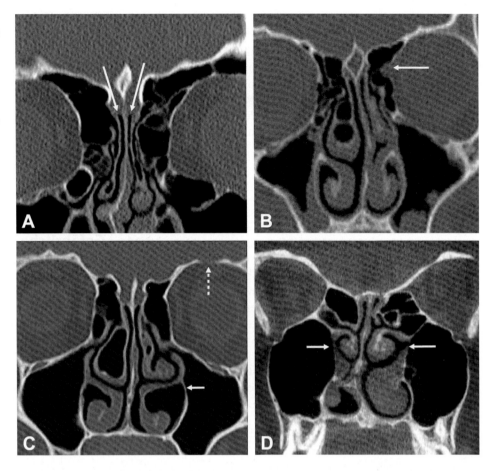

◻ Abb. 2.16 A–D. Dehiszenzen (*Pfeile*): **A** an der Lamina cribrosa beidseits, **B** an der medialen Orbitawand, **C** als anteriore Fontanelle, **D** als posteriore Fontanelle bds. In **C** zusätzlich starke Ausdünnung des Orbitadachs (*gepunkteter Pfeil*). **A–C** CT koronar; **D** DVT koronar

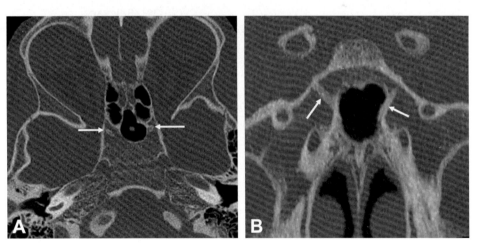

◻ Abb. 2.17 A, B. Sternberg-Kanal (*Pfeile*). Zufallsbefund bei einem 6-Jährigen mit noch nicht vollständig pneumatisierter Keilbeinhöhle. CT: **A** axial, **B** schräg koronar auf die Kanalverlaufsrichtung angulierte Maximumintensitätsprojektion

- **Relevanz**
  - Ein persistierender Sternberg-Kanal gilt als eine seltene Ursache für eine spontane Rhinoliquorrhö. Jedoch werden Dehiszenzen der lateralen Keilbeinhöhlenwand (zumeist lateral des Foramen rotundum gelegen) teilweise fälschlicherweise als Sternberg-Kanal angesehen. Sphenoidale Zephalozelen finden sich häufiger lateral des Foramen rotundum.

2.3.12 „Gefährliches" Siebbein

Normalerweise beträgt der Abstand zwischen Lamina cribrosa und Fovea ethmoidalis 4–7 mm (Keros Grad II). Ein kleinerer Abstand ist unbedenklich (Keros Grad I). Bei einem Abstand von > 8 mm spricht man von einer tief stehenden Rhinobasis oder einem gefährlichen Siebbein (Keros Grad III, Abb. 2.18A). Ein solches liegt auch bei starker Seitendifferenz zwischen linker und rechter Rhinobasis vor (Abb. 2.18B).

- **Relevanz**
  - Gefahrenpunkt für endonasale NNH-Chirurgie mit stärkerer Verletzungsgefahr der anterioren Schädelbasis

2.3.13 „Gefährliches" Stirnbein

Von einem gefährlichen Stirnbein spricht man bei einer Vorwölbung der Fossa olfactoria (Riechrinne) in die Stirnhöhle (Abb. 2.18C). Es kommt seltener vor als das gefährliche Siebbein.

- **Relevanz**
  - Gefahrenpunkt für endonasale NNH-Chirurgie – da der Knochen an dieser Stelle oft sehr dünn ist, besteht hier eine höhere Verletzungsgefahr der anterioren Schädelbasis als im Bereich der Lamina cribrosa

2.3.14 „Gefährliche" Varianten für den N. opticus

Varianten, bei denen der N. opticus einen sehr engen Kontakt zum Zellsystem der NNH hat, sind:
- Onodi-Zelle: Zelle des hinteren Ethmoids, die sich nach lateral ausdehnt und den N. opticus umgibt; sehr selten (Abb. 2.19C)
- Pneumatisierter Processus clinoideus anterior (auch Recessus sphenoopticus): häufig als Onodi-Zelle gedeutet (Abb. 2.19A, B)
- Verlauf des N. opticus durch die Keilbeinhöhle: sehr selten (Abb. 2.19D)
- Ansatz von Septen am Canalis opticus

- **Relevanz**
  - Gefahrenpunkt für endonasale Keilbeinhöhlenchirurgie mit Verletzungsgefahr für den N. opticus

2.3 · Normvarianten

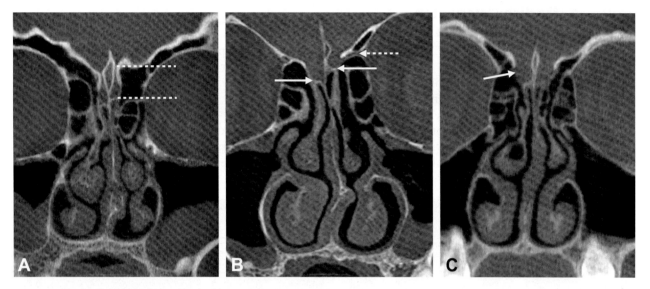

◘ **Abb. 2.18** A–C. **Gefährliches Sieb-** (A, B) und **Stirnbein** (C). **A** Der Abstand zwischen Planum ethmoidale und Lamina cribrosa (*Linien*) beträgt 12 mm. **B** Differente Höhe der rechten und linken Lamina cribrosa (*Pfeile*). Gut erkennbar ist der Kanal der A. ethmoidalis ant. (*gepunkteter Pfeil*). **C** Vorwölben der Fovea olfactoria in die Stirnhöhle bei umschriebener Wanddehiszenz (*Pfeil*). A–C DVT koronar

◘ **Abb. 2.19** A–D. Normvarianten mit **Gefahr für den N. opticus**. **A, B** Pneumatisierter Processus clinoideus anterior (*Pfeile*). **C** Onodi-Zelle (*Pfeil*). **D** Dehiszent durch die Keilbeinhöhle verlaufender N. opticus (*Pfeile*). **A, C** CT axial; **B, D** CT koronar

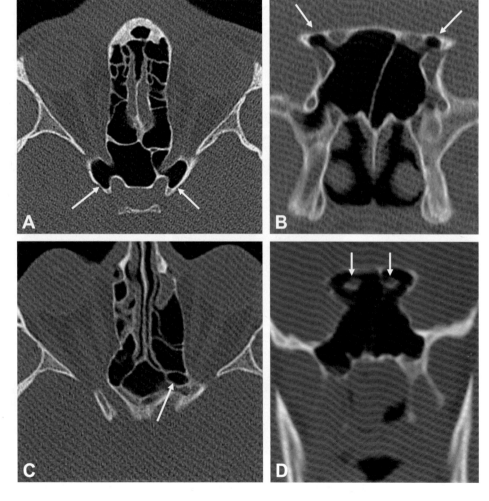

2.3.15 „Gefährliche" Varianten der A. carotis interna

Dazu zählen:
- Vorwölbung der ACI in die Keilbeinhöhle bei zusätzlich sehr dünner oder dehiszenter Wand (◘ Abb. 2.20A–C), bei kompletter Verschattung der Keilbeinhöhle und alleiniger Betrachtung im Knochenfenster auf dem CT-Bild schwierig zu erkennen (◘ Abb. 2.20D, E) – diese Variante sollte stets, auch bei nicht geplanter Operation, im Befund erwähnt werden
- Ansatz von Septen am Karotiskanal (◘ Abb. 2.20A, C)
- Medialisierter Verlauf der ACI durch die vordere Keilbeinhöhle – sehr selten

Relevanz
- Gefahrenpunkt für endonasale Keilbeinhöhlenchirurgie mit Verletzungsgefahr für die ACI, lebensbedrohliche Blutungen möglich

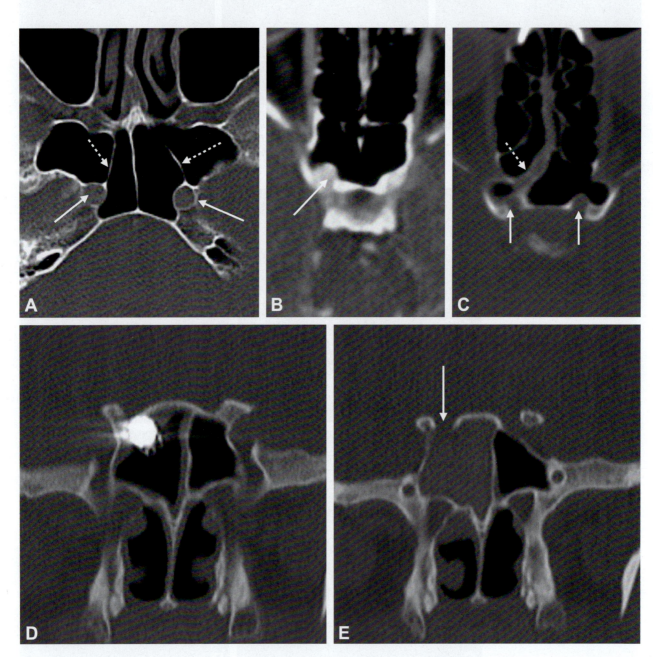

◘ Abb. 2.20 A–E. Normvarianten mit **Gefahr für die ACI**. A–C Verschiedene Patienten. Vorwölbung der ACI in die Keilbeinhöhle (*Pfeile*), partiell nicht erkennbarer knöcherner Kanal mit V. a. Dehiszenz in **B** (rechts) und **C** (links), Septenansatz am Karotiskanal (*gepunktete Pfeile*). D, E Zustand nach Coiling (**D**) einer intraoperativ verletzten ACI. Bei komplett verschatteter Keilbeinhöhle erkennt man präoperativ im Knochenfenster lediglich einen Defekt (*Pfeil*) am Dach der Keilbeinhöhle. **A, C** CT axial; **B** CT KM axial; **D, E** CT koronar. *ACI* A. carotis interna

2.3.16 Weitere Varianten

Von geringer klinischer Bedeutung sind bereits aufgezählte Varianten, wenn die zusätzliche Pneumatisation geringfügig ausgeprägt ist (◘ Abb. 2.7H; ◘ Abb. 2.8C).

Knorpelreste in der zentralen Schädelbasis (◘ Abb. 2.21): Zufallsbefund insbesondere bei Kindern mit Lage jenseits der Mittellinie hinter der sich entwickelnden Keilbeinhöhle in der zentralen Schädelbasis; kleine, glattbegrenzte, randsklerosierte, rundliche oder lobulierte Osteolyse, hyperintens in T2-w, liquorisointens in T1-w, geringes bis mäßiges KM-Enhancement; über Jahre Befundkonstanz.

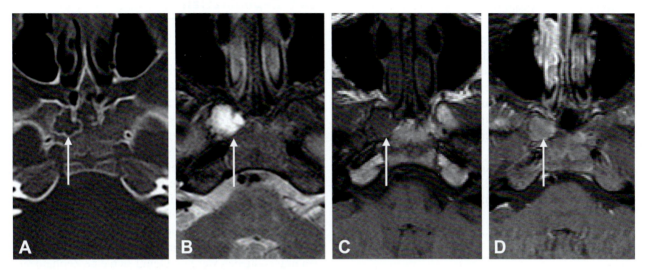

◘ Abb. 2.21 A–D. **Knorpelreste** in der zentralen Schädelbasis. Zufallsbefund bei einem 6-Jährigen. Auf dringenden elterlichen Wunsch erfolgte eine histologische Sicherung. Seit 10 Jahren Befundkonstanz. **A** CT axial; **B–D** MRT axial: **B** T2-w, **C** T1-w, **D** T1-w KM FS

Zu klinisch in der Regel belanglosen Varianten zählen weiterhin:
- Bulla galli: pneumatisierte Crista galli (Abb. 2.9C; Abb. 2.22A)
- Concha bullosa inferior, superior oder suprema (Abb. 2.22C, D) – Pneumatisationen können an allen Nasenmuscheln vorkommen, finden sich an der oberen und unteren jedoch selten und sind hier oft von geringem Ausmaß
- Kleine frontoethmoidale Zelle: in die Stirnhöhle vorgeschobene Siebbeinzelle ohne Einengung des Drainageweges (Abb. 2.22B)
- Pneumatisation im knöchernen oder Perforation im knorpeligen Nasenseptum – Letztere kann auch Folge eines Kokainabusus sein
- Zusätzliche, z. T. inkomplette Septen in den NNH, wenn sie nicht an Nerven- (Abb. 2.22E) oder Gefäßkanälen ansetzen
- Fonticuli: Knochenlücken an der medialen Kieferhöhlenwand (Abb. 2.22F) im Bereich der posterioren Fontanelle (▶ Abschn. 2.3.10)

2.4 Fehlbildungen

Fehlbildungen der Nase, der NNH sowie der vorderen und zentralen Schädelbasis können singulär oder im Rahmen von Syndromen auftreten. Sie umfassen Fehlanlagen der hinteren Öffnung der Nasenhaupthöhle (Choanalobstruktion oder -atresie; ▶ Abschn. 3.3.1), gliale Heterotopien (nasale und extranasale Gliome), Zephalozelen und mediane Nasenfisteln. Insgesamt sind diese Fehlbildungen selten. Eine absolute Rarität stellt die Arhinie, eine fehlende Anlage von Nase und NNH sowie des Bulbus olfactorius, dar.

2.4.1 Zephalozelen

Es handelt sich um eine kongenitale Herniation von Meningen und oft auch Liquorraum ohne (Meningozele) oder mit Hirngewebe (Meningoenzephalozele) durch einen mesodermalen Defekt der Schädelbasis. Herniert in sehr seltenen Fällen lediglich Hirngewebe (Enzephalozele), liegt zusätzlich ein Duradefekt vor. Benannt werden Zephalozelen nach ihrer Lokalisation. Im NNH-Bereich handelt sich um basale Zephalozelen – ihr Anteil unter allen Zephalozelen beträgt ca. 20 %. Vorrangig sind dies frontoethmoidale Zephalozelen, die in frontonasale (Defekt zwischen Os nasale und Os frontale), nasoethmoidale (Defekt im medialen Kompartiment der anterioren Schädelbasis) und nasoorbitale (Defekt an der oberen inneren Orbitawand) Zephalozelen unterschieden werden. Dehnt sich eine Zephalozele durch die Lamina cribrosa in die Nasenhöhle aus, wird sie auch als transethmoidale Zephalozele bezeichnet. Sehr selten finden sich transsphenoidale, transselläre, sphenoorbitale und sphenomaxilläre Zephalozelen.

2.4 · Fehlbildungen

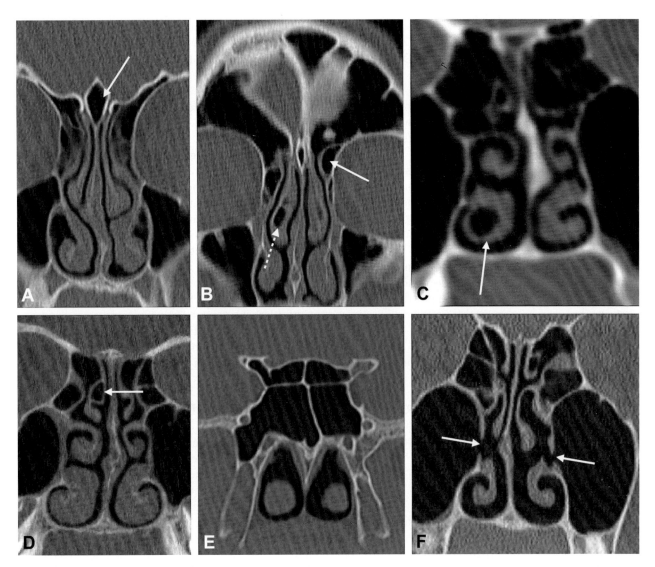

Abb. 2.22 A–F. Klinisch nicht bedeutsame Normvarianten. A Bulla galli (*Pfeil*). **B** Kleine anteriore frontoethmoidale Zelle (*Pfeil*), kleine Concha bullosa media (*gepunkteter Pfeil*). **C** Kleine Concha bullosa inferior (*Pfeil*). **D** Kleine Concha bullosa superior (*Pfeil*). **E** Septierte Keilbeinhöhle. **F** Fonticuli (*Pfeile*). **A–C, E, F** CT koronar; **D** DVT koronar

Zephalozelen können auch erworben sein, am häufigsten nach Trauma (Abb. 2.33D, E) oder Operation. Sie werden reseziert (mit anschließender Duraplastik).

Klinische Befunde
- Abhängig von der Lokalisation:
  - frontonasale Zephalozele: Weichteilschwellung oberhalb der Nasenwurzel – bereits beim Neugeborenen sichtbar (Abb. 2.23A)
  - nasoethmoidale Zephalozele: nasale raumfordernde Läsion, Nasenatmungsbehinderung, wird nicht immer bereits im Neugeborenenalter diagnostiziert, Fehlinterpretation als Polyposis möglich
  - nasoorbitale Zephalozele: Weichteilschwellung im inneren Augenwinkel
- Größenveränderung der raumfordernden Läsion beim Schreien oder beim Valsalva-Manöver
- Enzephalozelen: rezidivierende Liquorrhö, Meningitisgefahr

Diagnosesicherung
- Bildgebung – MRT als Methode der Wahl

Stellenwert der Bildgebung
- Als Vorbereitung für die chirurgische Resektion unabdingbar
- Nachweis/Ausschluss weiterer assoziierter Hirnfehlbildungen

Bildgebende Befunde
- Ausgewählte Befunde: Abb. 2.23
- Raumfordernde Läsion an einer der genannten Lokalisationen mit Verbindung zum intrakraniellen Raum: liquorintenses Signal (Meningozele) bzw. mit Hirnstrukturen (Meningoenzephalozele)
- MRT: Besonders gut in T2-w nachweisbar (frontonasale und nasoorbitale Zephalozelen auf sagittalen, nasoethmoidale Zephalozelen auf koronaren Bildern)
- CT: Darstellung des knöchernen Defekts; auf den Weichteilbildern zeigt sich eine hypodense oder heterogene raumfordernde Läsion mit direkter Verbindung nach intrakraniell

Bildgebende Differenzialdiagnosen
- Nasales Gliom: keine Verbindung nach intrakraniell
- Dermoid, Epidermoid: raumfordernde Läsion in Orbita oder Nase ohne Verbindung nach intrakraniell
- Dakrozystozele: glatt begrenzte, zystische raumfordernde Läsion in Fossa/Ductus nasolacrimalis ohne Verbindung nach intrakraniell

Wichtige Punkte
- Zur exakten Darstellung Dünnschichtung (≤ 3 mm) erforderlich
- Bei Entdeckung im Erwachsenenalter kann z. T. nicht zwischen angeborener und erworbener Zephalozele differenziert werden

2.4.2 Nasales Gliom

Das sehr seltene kongenitale nasale Gliom ist eine extrazerebrale gliale Heterotopie, die aus dysplastischem Gewebe besteht, welches keine Verbindung zum Hirngewebe hat und vom subarachnoidalen Raum getrennt ist. Es handelt sich nicht um eine Neoplasie. Das nasale Gliom kommt auf dem Nasenrücken oder in der Nasenhaupthöhle vor und wird in der Regel vor dem 5. Lebensjahr diagnostiziert. Extrem selten finden sich gliale Heterotopien in Ethmoid, Mittelohr und Pharynx. Therapie der Wahl ist die Resektion.

Abb. 2.23 A–L. Basale Zephalozelen (*Sterne*). **A** Klinisches Bild eines Säuglings mit frontonasaler Zephalozele. **B–E** 7-Jähriger, bei dem bei V. a. nasale Polypen eine präoperative CT durchgeführt wurde. Aufgrund der knöchern defekten Rhinobasis besteht die V. a. eine Zephalozele. Die MRT deckt eindeutig auf, dass zusätzlich zu Meningen und Liquor auch Hirn (*Pfeile*) herniert; Beurteilung: nasoethmoidale Meningoenzephalozele. **F, G** Nasoethmoidale Meningozele. **H, I** Transsphenoidale Meningozele. Im CT knöcherner Defekt (*Pfeil*) gut erkennbar. **J** Die Keilbeinhöhle komplett ausfüllende Meningozele. **K, L** 56-Jähriger mit spontaner Liquorrhö, kein Trauma in Anamnese. Umschriebene sphenoidale Meningozele, im CT Defekt an der Seitenwand der Keilbeinhöhle (*Pfeil*), auf der Gegenseite liegt eine Wanddehiszenz vor (*gepunkteter Pfeil*). Nicht zu klären war, ob die Zephalozele erworben ist. **A** Fotodokumentation; **B, I, K** CT: **B, K** koronar, **I** schräg-sagittal; **C, D, F–H, J, L** MRT: **C, J, L** T2-w koronar; **D** T1-w koronar; **F** T2-w FS axial; **G** T1-w KM FS sagittal; **H** T2-w axial; **E** Rhinoskopieaufnahme. **A** Mit freundlicher Genehmigung von F. Bootz, Bonn

2.4 · Fehlbildungen

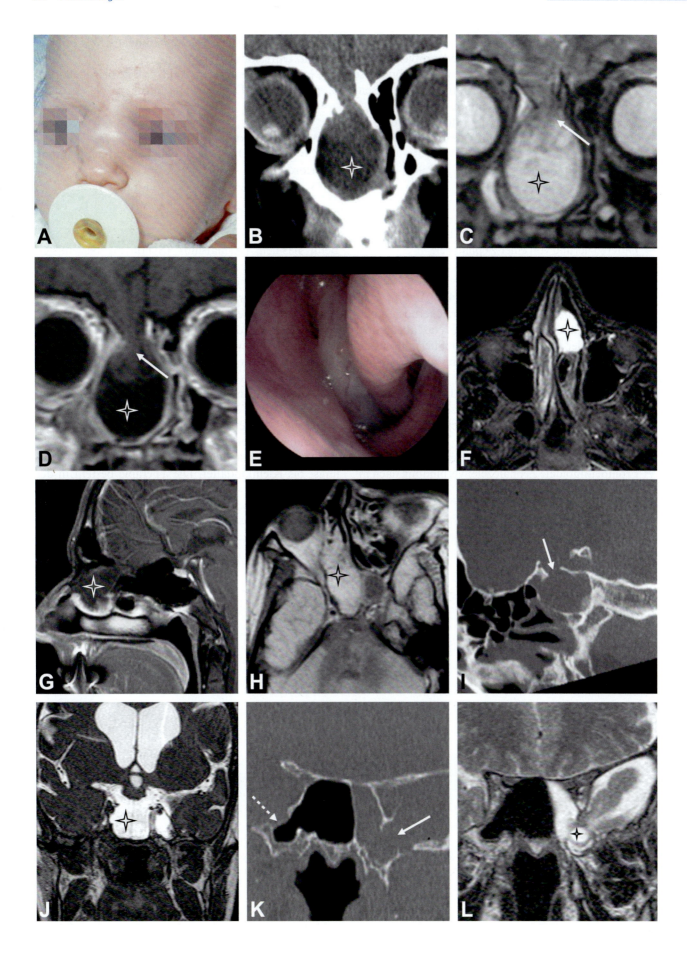

- **Klinische Befunde**
- Angeborene subkutane, bläuliche oder rötliche raumfordernde Läsion am Nasenrücken oder submuköse raumfordernde Läsion im Cavum nasi mit Nasenatmungsbehinderung bis Atemnot
- Keine Größenveränderung der raumfordernden Läsion beim Schreien oder beim Valsalva-Manöver

- **Diagnosesicherung**
- Histologie

- **Stellenwert der Bildgebung**
- Ausdehnung der raumfordernden Läsion
- Differenzierung von einer Zephalozele

- **Bildgebende Befunde**
- Ausgewählte Befunde: ◘ Abb. 2.24
- Glatt begrenzte, kaum KM-anreichernde, solide raumfordernde Läsion oberhalb des Nasenbeins oder innerhalb der Nasenhaupthöhle mit Stiel in Richtung Schädelbasis, aber ohne Verbindung zum Hirn
- CT: hirnisodense raumfordernde Läsion, Ausdünnung angrenzender Knochen und Defekte der Lamina cribrosa möglich, selten Kalzifizierungen
- MRT: signalarm in T1-w, signalreich in T2-w (Gliose)

- **Bildgebende Differenzialdiagnosen**
- Frontoethmoidale Zephalozele: Verbindung nach intrakraniell
- Dermoid: fetthaltig
- Epidermoid: Dichte/Signalintensität (SI) wie Flüssigkeit, Diffusionsstörung
- Nasale Polypen: andere Altersgruppe betroffen, peripheres Rand-Enhancement, nicht am Nasenrücken vorkommend

- **Wichtige Punkte**
- Zur exakten Darstellung Dünnschichtung (≤ 3 mm) erforderlich

2.4.3 Nasaler Dermalsinus

Beim nasalen Dermalsinus (Synonym: Nasenfistel) handelt es sich um einen ektodermalen Gang in der frontonasalen medianen Region, der bei der Rückbildung embryonaler Duradivertikel entsteht, wenn diese an der oberflächlichen Epidermis adhärieren. Der Gang dehnt sich von der Glabella (Region zwischen den Augenbrauen) bzw. vom Nasenrücken durch die frontonasale Naht zur Crista galli (die dann deformiert ist) oder darunter in den Raum zwischen den beiden Falxblättern aus. Er kann vollständig oder partiell offen sein. In seinem Verlauf können an verschiedenen Stellen oder den Gang komplett durchsetzend Dermoide oder Epidermoide vorliegen.

Die Diagnosestellung erfolgt in der Regel im Säuglings- bis Kleinkindalter. Die Therapie besteht in der Resektion.

2.4 · Fehlbildungen

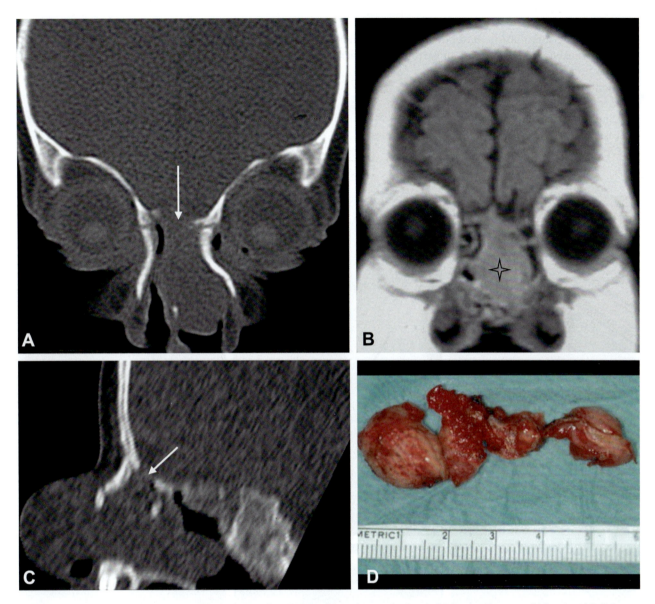

Abb. 2.24 A–D. Nasales Gliom. Glatt begrenzte, gering KM-anreichernde raumfordernde Läsion im Cavum nasi (*Stern*) und knöcherner Defekt an der anterioren Schädelbasis (*Pfeile*). **A** CT koronar; **B** MRT T1-w KM koronar; **C** CT sagittal; **D** Operationspräparat

Klinische Befunde
- Raumfordernde Läsion und/oder Fistel zwischen Nasenrücken und Glabella mit talgartiger (bei Superinfektion eitriger) Exkretion
- Meningitiden möglich

Diagnosesicherung
- Fistel auf dem Nasenrücken ist diagnoseweisend
- Operativer Situs und Histologie

Stellenwert der Bildgebung
- Bestimmung des intrakraniellen Ausmaßes
- MRT: Methode der Wahl
- CT: stellt durch den Sinus bedingte Knochendefekte besser dar

Bildgebende Befunde
- Ausgewählte Befunde: Abb. 2.25

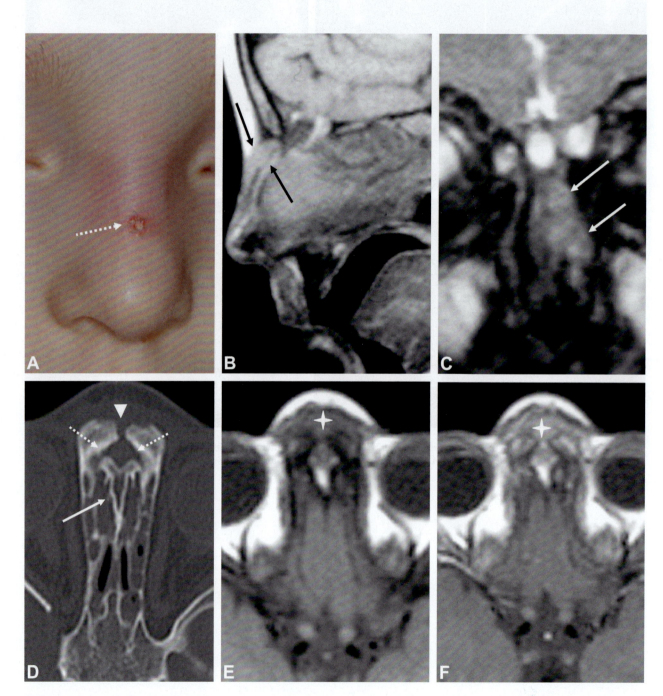

Abb. 2.25 A–I. Nasaler Dermalsinus, Patienten im Kleinkindalter. **A–C** Fistelöffnung auf dem Nasenrücken (*gepunkteter Pfeil* in **A**), Dermoid (*Pfeile* in **B** und **C**) im Verlauf des Sinus. **D–F** Infizierter Dermalsinus mit Eiterentleerung aus der Fistelöffnung. Erweitertes Foramen caecum (*gepunktete Pfeile* in **D**), erweiterte Sutura internasalis (*Pfeilspitze* in **D**), deformierte Crista galli (*Pfeil* in **D**) und mäßig KM-anreicherndes entzündliches Gewebe (*Sterne* in **E** und **F**) subkutan in der Glabellaregion mit Fortsetzung bis in das Foramen caecum. ▶

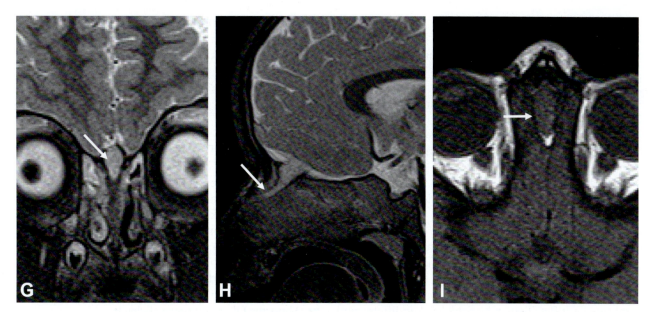

◘ **Abb. 2.25** (*Fortsetzung*) **G–I** Bis in die Christa galli reichender, ein Dermoid enthaltender Fistelgang (*Pfeile*). **A** Fotodokumentation; **B, C, E–I** MRT: **B** T1-w sagittal, **C** T2-w koronar, **E, I** T1-w axial, **F** T1-w KM axial, **G** T2-w FS koronar, **H** T2-w FS sagittal; **D** CT axial

- CT: erweitertes Foramen caecum, deformierte Crista galli, ggf. hypodense raumfordernde Läsion zwischen Nasenrücken und Crista galli
- MRT:
  - Epidermoid: glatt begrenzte, flüssigkeitsisointense raumfordernde Läsion (T1-w: hypointens; T2-w: hyperintens), Diffusionsstörung, keine KM-Anreicherung
  - Dermoid: je nach Zusammensetzung fetthaltige (hohe SI in T1-w und T2-w) bis heterogene raumfordernde Läsion ohne KM-Anreicherung
- Bei Superinfektion KM-Anreicherung

- **Bildgebende Differenzialdiagnosen**
- Fettmark in der Crista galli: Normvariante, keine solide raumfordernde Läsion, keine Fistelöffnung
- Nichtossifiziertes Foramen caecum (Verschluss normalerweise in den ersten 5 Lebensjahren): normale Crista galli, keine raumfordernde Läsion
- Basale Zephalozele (▶ Abschn. 2.4.1): Hernieren intrakranieller Strukturen nach extrakraniell
- Nasales Gliom (▶ Abschn. 2.4.2): in dieser Lokalisation selten

- **Wichtige Punkte**
- Typisches klinisches Profil

2.5 Mittelgesichtstraumata

Der Anteil von Mittelgesichtsverletzungen unter allen Verletzungen beträgt ungefähr 10 %. Am häufigsten werden sie durch Verkehrsunfälle (ca. 70 %) verursacht, zunehmend spielen auch Rohheitsdelikte (ca. 25 %) eine Rolle. Mittelgesichtsverletzungen können isoliert oder im Rahmen von Polytraumata vorkommen. Da der Gesichtsschädel der klinischen Untersuchung sehr gut zugänglich ist, werden Patienten vom Kliniker in der Regel mit gezielten Fragestellungen zur Bildgebung zugewiesen. Die häufigsten Frakturen sind solche des Nasenskeletts. Sie werden klinisch diagnostiziert. Aus forensischen Gründen wird oft immer noch zur Dokumentation eine Nasenskelettspezialaufnahme trotz des bekannten geringen diagnostischen Stellenwertes veranlasst (▶ Abschn. 2.5.5). Röntgenspezial- oder Orthopantomogrammaufnahmen werden ferner häufig zur Darstellung von Alveolarfortsatz-, Jochbogen- und Mandibulafrakturen sowie zur postoperativen Dokumentation der Materiallage verwendet. In der Primärdiagnostik sollten konventionelle Aufnahmen aufgrund der Unterschätzung des Frakturausmaßes und falsch-negativer Befunde nicht mehr zum Einsatz kommen. Die CT in Spiraltechnik ist hier heute das bildgebende Verfahren der Wahl. Zur Befunddemonstration und zur Darstellung komplexer Frakturen sind MIP oder 3D-Rekonstruktionen hilfreich, die Diagnostik erfolgt jedoch anhand dünnschichtiger MPR. Die MRT wird selten nachfolgend bei speziellen Fragestellungen eingesetzt.

Zu Mittelgesichtsfrakturen existiert eine unüberschaubare Anzahl verschiedenster Klassifikationen, die z. T. überlappend gebraucht werden. Weit verbreitet werden sie wie folgt eingeteilt:

- Zentrales Mittelgesicht:
  - infrazygomatikale Frakturen
  - zentrale oder pyramidale Frakturen
  - Frakturen des Nasenskeletts
  - nicht selten kommen hier auch irreguläre, nicht eindeutig klassifizierbare Frakturen vor
- Laterales Mittelgesicht:
  - Frakturen des zygomatikoorbitalen, zygomatikomaxillären oder zygomatikomandibulären Komplexes
  - orbitale Frakturen
- Kombiniertes zentrales und laterales Mittelgesicht: zentrolaterale Frakturen

In dieses Konzept sind traditionelle Frakturaufteilungen eingearbeitet (s. unten). Darüber hinaus können isolierte (z. B. Nasenskelett-, Jochbogen-, Orbitafrakturen) von komplexen bzw. kombinierten Frakturen und von Frakturen mit Beteiligung der Schädelbasis differenziert werden.

- **Diagnosesicherung**
- Eigen- oder Fremdanamnese über den Unfallhergang
- Klinische Untersuchung
- Bildgebung (s. oben)
- Bei V. a. Liquorrhö β-2-Transferrin-Bestimmung

- **Stellenwert der Bildgebung**
- Darstellung von Frakturverläufen, Fragmentdislokationen und frakturbedingten Defekten
- Diagnostik von Komplikationen: Ausschluss/Nachweis von
  - Hirnverletzungen
  - offenen Schädelbasisfrakturen (Frakturlinien in der Schädelbasis, epidurale Luft-ansammlungen)
  - Duraverletzungen (subdurale Luftansammlungen)
  - Optikuskompressionen
- Nachweis von begleitenden Weichteilverletzungen und Fremdkörpern (genaue Angaben zu Größe und Lokalisation)
- Fraktureinteilung, wenn möglich

- **Bildgebende Differenzialdiagnosen**
- Pseudofrakturen – Nähte und feine Knochenkanäle können mit Frakturen verwechselt werden

Im Folgenden werden die wichtigsten Frakturarten dargestellt.

2.5.1 Infrazygomatikale Frakturen

Bei diesen Frakturen verlaufen alle Bruchlinien unterhalb des Jochbeinansatzes. Zu ihnen zählen isolierte Frakturen des maxillären Alveolarfortsatzes und des dentoalveoären Komplexes sowie Le-Fort-I-Frakturen (Typ Ib nach Nigst).

- **Klinische Befunde**
- Verletzungen der Gesichtsweichteile
- Abnorme Oberkieferbeweglichkeit
- Kopfbiss (Schneidekanten der Frontzähne oder Höcker der Seitenzähne gehen in Okklusion), offener Biss, Zahnverlust
- Blutausfluss aus der Mundhöhle
- Stufenbildung an der Crista zygomaticoalveolaris

- **Bildgebende Befunde**
- Alveolarfortsatz- und dentoalveoäre Frakturen: isolierte Frakturen, häufig sagittal verlaufend, mit oder ohne Beteiligung der Zähne ein- oder beidseitig (Abb. 2.26A, B)
- Le-Fort-I-Fraktur (Typ Ib nach Nigst; Abb. 2.26C–E):
  - quere Frakturlinie durch Maxilla, Nasenhöhle (mit oder ohne Septumbeteiligung) und Processus pterygoideus, in klassischer Form beidseits
  - häufigster Le-Fort-Typ
  - oft Einblutungen in den Sinus maxillaris und dislozierte Fragmente

2.5 · Mittelgesichtstraumata

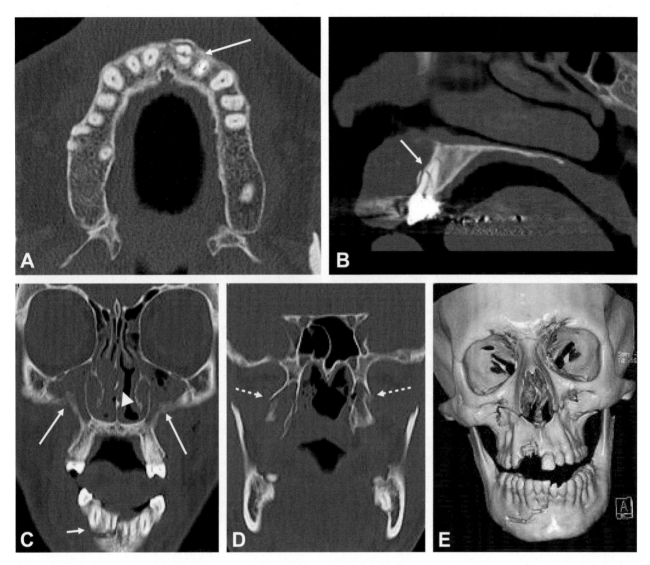

Abb. 2.26 A–E. Infrazygomatikale Frakturen. **A, B** Isolierte dentoalveoläre Fraktur bei Zahn 21 (*Pfeile*). **C–E** Le-Fort-I-Fraktur mit Frakturlinienverlauf durch beide Kieferhöhlen (*lange Pfeile* in **C**) und beide Processus pterygoidei (*gepunktete Pfeile* in **D**) sowie Nasenseptumfraktur (*Pfeilspitze* in **C**) und Verschattung beider Kieferhöhlen im Sinne von Einblutungen. Zusätzlich Schrägfraktur durch das Corpus mandibulae (*kurzer Pfeil* in **C**). CT: **A** axial; **B** sagittal; **C, D** koronar; **E** „volume rendering technique"

2.5.2 Zentrale oder pyramidale Mittelgesichtsfrakturen

Bei diesen Frakturen ist der Oberkiefer mit oder ohne Nasenbein vom Gesichtsskelett abgetrennt. Hierzu zählen Le-Fort-II- bzw. Nigst-IIa- sowie Wassmund-I- und -II-Frakturen. Diese Frakturen sind selten.

- **Klinische Befunde**
- Wie bei infrazygomatikalen Frakturen
- Zusätzlich Orbitahämatome, Chemosis (Schwellung der Bindehaut des Auges), infraorbitale Stufenbildung und Epistaxis

- **Bildgebende Befunde**
- Abriss des Oberkiefers unter Frakturbeteiligung der Kieferhöhle, der unteren Orbita (Canalis infraorbitalis ist häufig beteiligt), ggf. des Nasenskeletts (Frakturlinie kann auch darunter verlaufen) und der Siebbeine, des Processus frontalis und des Processus zygomaticus der Maxilla sowie der zygomatikomaxillären Naht, außerdem oft Einblutungen in den Sinus maxillaris und dislozierte Fragmente (◘ Abb. 2.27)
- In klassischer Form sind beide Seiten, wenn auch meist in unterschiedlichem Ausmaß, betroffen – oft finden sich einseitige bzw. einseitig betonte zentrale Mittelgesichtsfrakturen

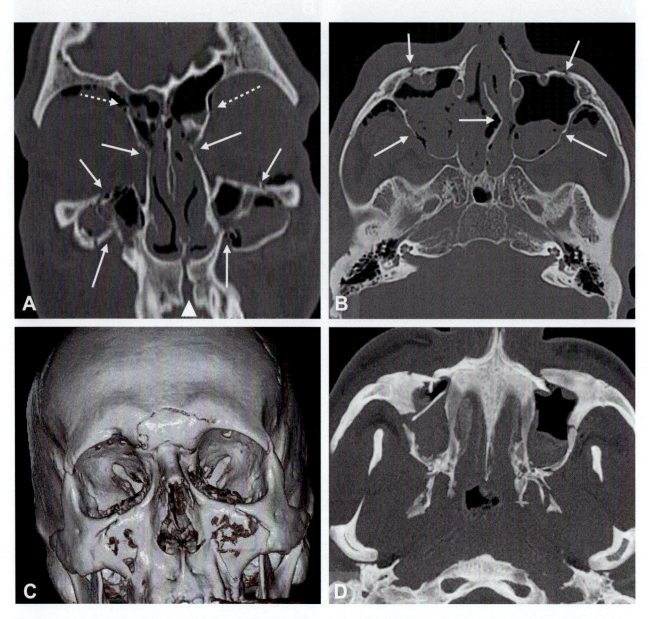

◘ **Abb. 2.27 A–D.** Le-Fort-II-Fraktur (*Pfeile*) und Stirnhöhlenfraktur (*gepunktete Pfeile*). Frakturlinienverlauf durch beide Kieferhöhlen, untere Orbitae und Siebbeine sowie das Nasenseptum; Einblutungen in beide Kieferhöhlen. Canalis incisivus (*Pfeilspitze*) als Normvariante. CT: **A** koronar, **B** axial; **C** VRT; **D** 3 mm MIP axial. *MIP* Maximumintensitätsprojektion, *VRT* „volume rendering technique"

2.5 • Mittelgesichtstraumata

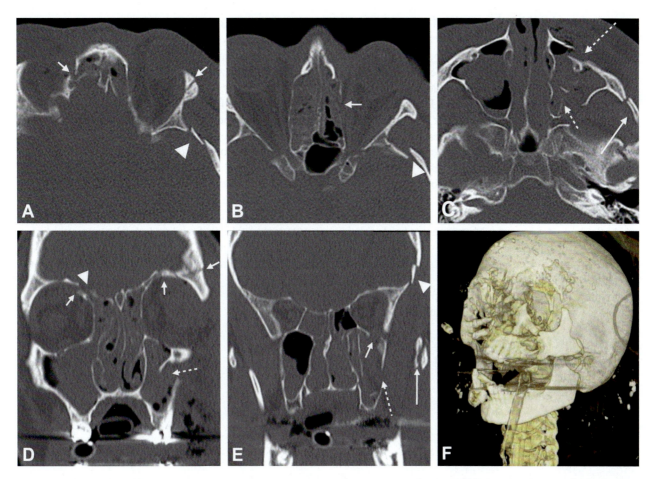

◘ **Abb. 2.28** A–F. Zentrolaterale Frakturen. A–E Frakturen im Bereich beider Orbitae (*kurze Pfeile* in **A, B, D** und **E**), des großen Keilbeinflügels (*Pfeilspitzen* in **A, B** und **E**), des Jochbogens (*lange Pfeile* in **C** und **E**) und der Kieferhöhle links (*gepunktete Pfeile* in **C–E**), außerdem Verletzung der Frontobasis rechts (*Pfeilspitze* in **D**). **F** Mittelgesichtstrümmerfraktur. CT: **A–C** axial; **D, E** koronar; **F** „volume rendering technique". **F** Mit freundlicher Genehmigung von T. Schulz, Cottbus

2.5.3 Zentrolaterale Frakturen

Gesichts- und Hirnschädel sind voneinander getrennt, wobei beide Jochbeinpfeiler frakturiert sind. Zu dieser Klasse werden Frakturen der Typen Le Fort III (dreieck- oder pyramidenförmiges Herausbrechen des Mittelgesichts), IV bzw. Nigst IIIa ohne Nasenskelettbeteiligung und Wassmund III bzw. Nigst IIIb mit Nasenskelettbeteiligung gezählt. Diese Frakturen sind in klassischer Form sehr selten.

■ **Klinische Befunde**
— Verletzungen der Gesichtsweichteile
— Schiefstand der Nase mit Krepitation, Epistaxis
— Orbitahämatom, Doppeltsehen, Augenverletzungen, Bulbushoch- oder -tiefstand
— Stufenbildung am lateralen Orbitarand

■ **Bildgebende Befunde**
— Fraktur durchzieht Nasenhöhle, Siebbeinzellen und interorbitalen Raum beidseits (mediale und laterale Orbitawand, auch Orbitaboden) und erfasst den Processus frontalis des Os zygomaticus (Sprengung der Sutura frontozygomatica) sowie den Jochbogen
— Beteiligung von großem Keilbeinflügel, Kieferhöhlen und Schädelbasis möglich
— In klassischer Form sind beide Seiten betroffen, wesentlich häufiger finden sich jedoch einseitige bzw. einseitig betonte zentrolaterale Mittelgesichtsfrakturen (◘ Abb. 2.28A–E)
— Bei Mittelgesichtstrümmerfrakturen (Smash-Frakturen) bilden 3D-Rekonstruktionen die Lage der multiplen Fragmente übersichtlich ab (◘ Abb. 2.28F)

■ **Wichtige Punkte**
— Ausschluss/Nachweis einer Fraktur der Frontobasis (Gefahr der Ausbildung einer Meningitis) sowie einer Fraktur im Orbitatrichter/Optikuskanal (drohender Visusverlust)
— Bei nach intrakraniell dislozierten Fragmenten des großen Keilbeinflügels liegt häufig angrenzend ein epidurales Hämatom vor

2.5.4 Laterale Mittelgesichtsfrakturen

Es handelt sich um Jochbein- und Jochbogenfrakturen (Typ IV nach Nigst) mit oder ohne Beteiligung benachbarter Knochen. Diese Frakturen zählen zu den häufigsten Mittelgesichtsfrakturen. Bei den Jochbeinfrakturen unterscheidet man Frakturen einzelner Pfeiler (Processus temporalis, Processus maxillaris, Processus frontalis) und Frakturen mit Beteiligung aller 3 Pfeiler (sog. Tripodfraktur; Synonym: zygomatikomaxilläre Fraktur). Der Anteil isolierter Jochbogenfrakturen beträgt ca. 10 %.

- **Klinische Befunde**
- Abflachung des lateralen Mittelgesichts bei Jochbeinimpressionsfraktur
- Infraorbitale Stufenbildung, Monokelhämatom, Augenlidschwellung
- Absinken des Augapfels, ggf. Enophthalmus
- Instabilität und Krepitation über dem Jochbein/Jochbogen
- Eindellung über dem Jochbogen, ggf. Mundöffnungsbehinderung bei Jochbogenfraktur

- **Bildgebende Befunde**
- Jochbogenfraktur: als einfache Fraktur oder Stückfraktur mit und ohne Dislokation der Fragmente (axiale Ebene zur Darstellung am günstigsten)
- Tripodfraktur: Sprengung der Sutura frontozygomatica oder Fraktur des Processus frontalis des Jochbeins, Jochbogenfraktur sowie Fraktur der posterolateralen Kieferhöhlenwand und des unteren Orbitarands/-bodens (Abb. 2.29)

- **Wichtige Punkte**
- Physiologische Sutur zwischen Processus temporalis des Os zygomaticum und Processus zygomaticus des Os temporale darf nicht als Frakturlinie fehlinterpretiert werden
- Bei starker Eintrümmerung Optikuskanal genau analysieren

2.5 • Mittelgesichtstraumata

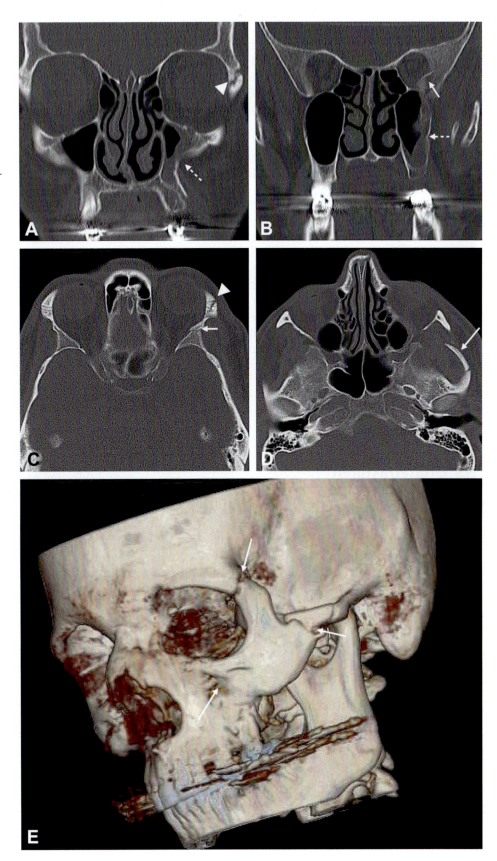

◻ **Abb. 2.29 A–E.** Tripodfraktur. Sprengung der Sutura frontozygomatica (*Pfeilspitzen* in **A** und **C**), dislozierte Jochbogenstückfraktur (*langer Pfeil* in **D**), Impression der fazialen Kieferhöhlenwand (*gepunktete Pfeile* in **A** und **B**), Fraktur der lateralen Orbitawand (*kurze Pfeile* in **B** und **C**). Markierung der 3 verletzten Pfeiler (*Pfeile* in **E**) im VRT-Bild. CT: **A, B** koronar; **C, D** axial; **E** VRT. *VRT* „volume rendering technique"

2.5.5 Fraktur des Nasenskeletts

Das Nasenskelett kann isoliert (Nigst-IIb-Fraktur) oder im Rahmen komplexer Mittelgesichtstraumata frakturieren. Nasenskelettfrakturen sind die häufigsten Mittelgesichtsfrakturen.

- **Klinische Befunde**
- Nasenasymmetrie/-schiefstand
- Druckschmerz, Krepitation, abnorme Beweglichkeit
- Epistaxis, Atemwegsverlegung

- **Bildgebende Befunde**
- Einfache, Mehrfragment- oder Trümmerfraktur des Nasenskeletts (Abb. 2.30A)

- **Wichtige Punkte**
- Nasenskelettspezialaufnahmen liefern nicht selten falsch-positive oder -negative Befunde: Nähte und Gefäß-Nerven-Kanäle (große Variabilität) werden mit Frakturen verwechselt, alte Frakturen als frisch gedeutet, nicht dislozierte Frakturen besonders des Nasenabhangs werden nicht erkannt
- Bei V. a. Beteiligung des Ethmoids oder der Maxilla (nasoethmoidale, nasomaxilläre Frakturen) CT einsetzen

2.5.6 Orbitafrakturen

Isolierte Orbitafrakturen entstehen durch lokalisierte Gewalteinwirkung auf das Auge. Zu > 50 % betreffen sie den Orbitaboden, seltener die mediale Wand und sehr selten das Dach oder die laterale Wand (Abb. 2.30B–H). Auch kombinierte Frakturen von Boden und medialer Wand sind anzutreffen. Bei einer Blow-out-Fraktur kommt es zur Herniation orbitaler Weichteile nach außen, meistens in die Kieferhöhle – bei einer Blow-in-Fraktur zu einer Fragmentverlagerung nach innen. Blow-in-Frakturen sind wesentlich seltener als Blow-out-Frakturen.

- **Klinische Befunde**
- Monokelhämatom, konjunktivale Blutungen
- Partielle Bewegungseinschränkung des Bulbus mit Doppelbildern, Bulbusfehlstellung (Abb. 2.30B)
- Hyp-/Anästhesie im Versorgungsgebiet des N. infraorbitalis
- Teilweise Lidemphysem

- **Bildgebende Befunde**
- Für die Diagnostik von Frakturen an Orbitaboden und -dach sind koronare Bilder unerlässlich
- Blow-out-Fraktur (Abb. 2.30B–D, F–H):
  – Frakturierung meist des Orbitabodens (*Cave*: Canalis infraorbitalis) mit Fragmentdislokation nach außen und Herniation orbitaler Weichteile (Fett, M. rectus inferior) in die Kieferhöhle
  – oft Lufteinschlüsse im Orbitatrichter
  – spontane Reposition mit Abschnürung hernierter Weichteile zum Zeitpunkt der Bildgebung möglich
  – häufiger Frakturtyp
- Blow-in-Fraktur (Abb. 2.30E):
  – Frakturierung meist des Obitabodens mit Fragmentdislokation nach innen
  – Verletzung des Augapfels möglich
  – seltener Frakturtyp

- **Wichtige Punkte**
- Orbitafrakturen können mit konventionellen Röntgenaufnahmen nicht sicher ausgeschlossen werden

2.5 · Mittelgesichtstraumata

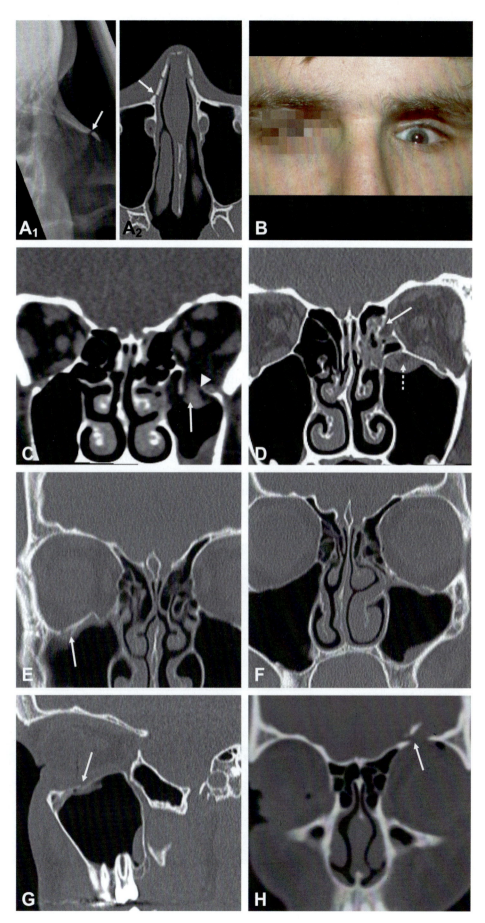

Abb. 2.30 A–H. Nasenskelett- (A) und Orbitafrakturen (B–F). Neben Nähten und Gefäß-Nerven-Kanälen im Röntgenbild gut erkennbare Fraktur des Nasenrückens (*Pfeil* in **A1**) sowie nur im CT erkennbare Fraktur des rechten Nasenabhangs (*Pfeil* in **A2**). **B** Bulbustiefstand nach Orbitabodenfraktur. **C** Blow-out-Fraktur mit Absinken des M. rectus inferior (*Pfeil*) in die Kieferhöhle, unmittelbar lateral davon liegt der Canalis infraorbitalis (*Pfeilspitze*). **D** Fraktur der medialen Orbitawand (*Pfeil*) mit Hernierung von orbitalem Fett in die Siebbeinzellen. Fettgewebe findet sich auch in der Kieferhöhle direkt unter dem Orbitaboden (*gepunkteter Pfeil*). **E** Blow-in-Fraktur (*Pfeil*). **F, G** Lediglich im sagittalen Dünnschichtbild eindeutig erkennbare Orbitabodenfraktur (*Pfeil* in **F**). Der Befund hat keine therapeutische Relevanz. **H** Isolierte Orbitadachfraktur (*Pfeil*) durch Verletzung mit einer Eisenstange. **A1** Nasenskelettspezialaufnahme; **A2, C–H** CT: **A2** axial, **C–F, H** koronar; **G** sagittal. **B** Fotodokumentation. **B** Mit freundlicher Genehmigung von F. Bootz, Bonn

2.5.7 Impressionsfrakturen des Os frontale

Bei diesem Frakturtyp sind in erster Linie Teile der Stirnhöhlenvorderwand nach innen imprimiert.

- **Klinische Befunde**
- Stirnplatzwunde, Weichteilhämatom über dem Os frontale
- Tastbare Stufe
- Epistaxis
- Rhinoliquorrhö (bei Duraverletzung)

- **Bildgebende Befunde**
- Ausgewählte Befunde: Abb. 2.31
- Impression eines Knochenfragments in die Stirnhöhle
- Weitere Frakturlinien entlang der Wände des Sinus frontalis mit oder ohne Fragmentdislokation, z. T. in die frontale Kalotte ausstrahlend
- Sinus teilweise oder komplett verschattet, oft mit Spiegelbildung
- Bei Hinterwandbeteiligung teilweise intrakranielle Luft

- **Wichtige Punkte**
- Ausschluss/Nachweis einer Fraktur der dorsalen Stirnhöhlenwand (Gefahr der Ausbildung einer Meningitis bzw. eines intrakraniellen Abszesses)
- Ausschluss/Nachweis einer Mitverletzung von Orbita und Os ethmoidale

2.5.8 Unterkieferfrakturen

Bei Gesichtsschädelverletzungen ist die Mandibula häufig beteiligt. Zu 30 % ist das Kieferköpfchen betroffen, zu 25 % der Kieferwinkel und zu 25 % das Corpus mandibulae. Selten frakturieren der Ramus mandibulae und der Processus muscularis. Mehrfachbrüche treten oft auf, 15 % aller Patienten mit einer Mandibulafraktur haben mindestens eine weitere Gesichtsschädelfraktur.

- **Klinische Befunde**
- Kiefersperre, Schiefstand des Unterkiefers, Stufenbildung, abnorme Beweglichkeit
- Okklusionsstörung, Gingivaeinriss, Zahndislokation, submuköses Hämatom
- Sensibilitätsstörungen im Versorgungsgebiet des N. alveolaris inferior

- **Bildgebende Befunde**
- Ausgewählte Befunde: Abb. 2.32
- Orthopantomogramm liefert gute Übersicht über Gesamtverlauf des Unterkiefers
- Aufgrund der halbringförmigen Konfiguration des Unterkiefers bricht er häufig an zwei Stellen oder es kommt kontralateral zur Luxation im Temporomandibulargelenk
- Mediane, paramediane oder schräg verlaufende Frakturen durch das Corpus mandibulae mit oder ohne Dislokation; im Kieferwinkel meistens Schrägfrakturen

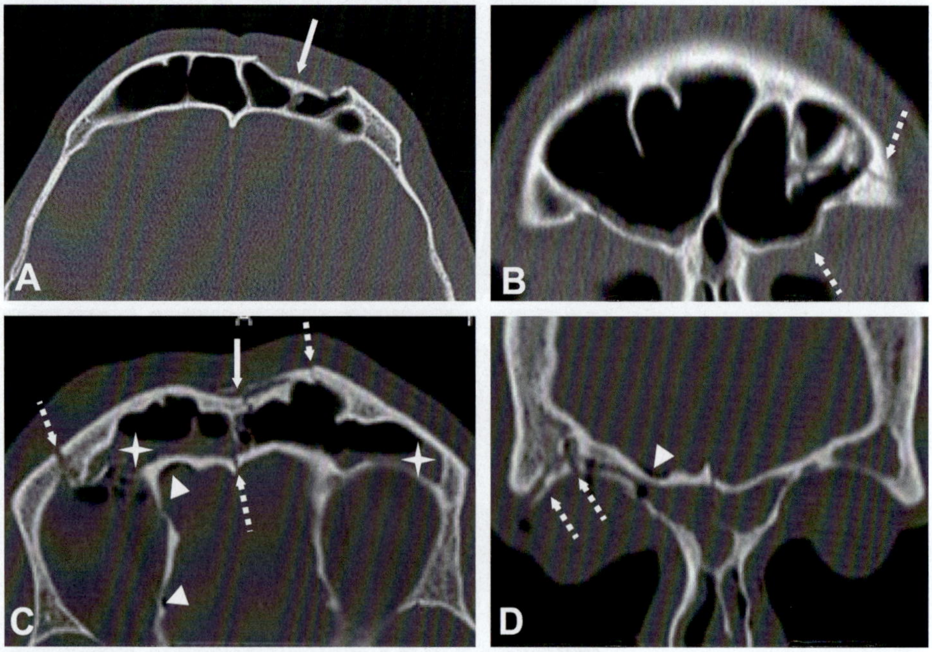

Abb. 2.31 A–D. Impressionsfrakturen des Os frontale. Fragmentdislokation in die Stirnhöhle (*Pfeile* in **A** und **C**), weitere Frakturlinien (*gepunktete Pfeile* in **B–D**). **A, B** Ohne Beteiligung der Stirnhöhlenhinterwand. **C, D** Mit Beteiligung von Stirnhöhlenhinterwand und Orbitadach. Epidurale Luftansammlungen (*Pfeilspitzen* in **C** und **D**), Spiegelbildung (*Sterne* in **C**). CT: **A, C** axial; **B, D** koronar

2.5 · Mittelgesichtstraumata

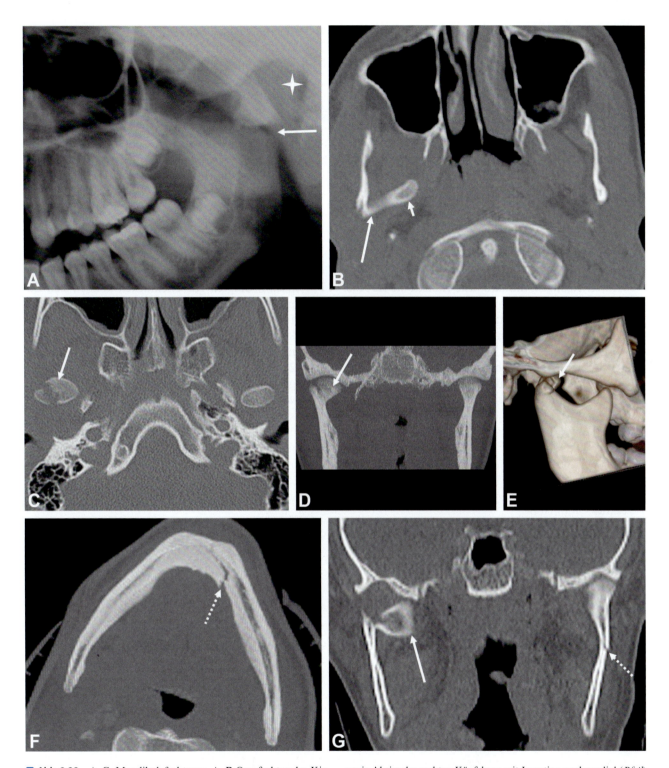

Abb. 2.32 A–G. Mandibulafrakturen. **A, B** Querfraktur des Kieferköpfchenhalses an der Collumbasis (*lange Pfeile* in **A** und **B**). Durch Zug der Pterygoidmuskulatur wird der Gelenkkopf nach medial luxiert (*kurzer Pfeil* in **B**). Leere Gelenkpfanne (*Stern* in **A**). **C–E** Luxation beider Kieferköpfchen nach anterior, rechts zusätzlich Abscherung der Gelenkwalze (*Pfeile*). **F, G** Schrägfraktur (*gepunktete Pfeile*) durch das Corpus mandibulae (**F**) und den linken Mandibulaast (**G**) sowie Abriss des rechten Köpfchens mit Luxation nach medial (*Pfeil*) infolge eines Hochrasanztraumas. **A** Seitliche Kiefergelenkaufnahme; **B–G** CT: **B, C** axial; **D** MIP koronar; **E** „volume rendering technique" des rechten Kiefergelenks; **F** MIP axial; **G** koronar. *MIP* Maximumintensitätsprojektion

- Frakturen des Gelenkfortsatzes mit (häufiger) oder ohne Luxation des Gelenkkopfes – Luxationen am häufigsten durch Zug der Pterygoidmuskulatur nach medial, seltener nach anterior, sehr selten nach hinten oder lateral
- Selten: Längs- oder Querfrakturen des Unterkieferastes, Abscherung des Processus muscularis

■ **Wichtige Punkte**
- Seitenvergleich zum Ausschluss von Luxationen oder Luxationsfrakturen
- Immer genaue Inspektion der kompletten Mandibula

2.5.9 Begleitverletzungen

- Hirnverletzungen, intrakranielle Hämatome (◻ Abb. 2.33C):
  - können im Gegensatz zu Mittelgesichtsfrakturen lebensbedrohend sein
  - sind im Rahmen von Polytraumata sowie bei allen schweren Mittelgesichtstraumata und Eintrümmerungen durch ein CT des Hirnschädels primär nachzuweisen (und zu versorgen) bzw. auszuschließen
- Verletzungen der Schädelbasis (◻ Abb. 2.33) einschließlich der Stirnhöhlenhinterwand und lateralen Keilbeinhöhlenwand:
  - Gefahr der aszendierenden Infektion
  - Verletzung der olfaktorischen Nerven und des Bulbus olfactorius mit partiellem oder totalem Riechverlust möglich
  - Knochenlücken bedeuten nicht automatisch, dass eine Duraverletzung vorliegt
  - bei Rhinoliquorrhö kann anhand eines nativen CT nicht immer auf den Ort des Lecks geschlossen werden – bildgebend (selten erforderlich) hier z. T. MRT mit stark T2-w dünnschichtigen 3D-Sequenzen oder CT/MRT nach intrathekaler KM-Applikation hilfreich
  - bei starken Fragmentdislokationen oder traumatisch bedingten Knochenlücken können sich Zephalozelen entwickeln (◻ Abb. 2.33D, E)
  - Fragmentdislokationen in den Sinus cavernosus können Dissektionen der ACI oder Karotis-Sinus-cavernosus-Fisteln zur Folge haben (◻ Abb. 2.33G–I)
  - genaue Analyse in dünnschichtigen Bildern notwendig

2.5 · Mittelgesichtstraumata

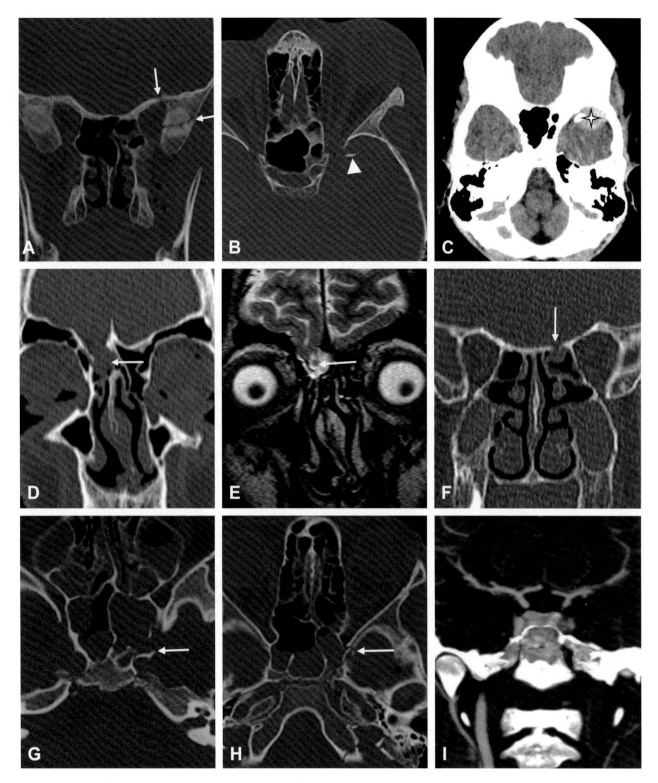

Abb. 2.33 A–I. Hirn- und Schädelbasisverletzungen bei Mittelgesichtstrauma. **A–C** Z. n. Verkehrsunfall. Keilbeinbeteiligung (*Pfeile*). Epidurales Hämatom (*Stern*) bei Fragmentdislokation aus dem großen Keilbeinflügel (*Pfeilspitze*) in die mittlere Schädelgrube. **D, E** Frontonasale Meningoenzephalozele (*Pfeile*) bei Mittelgesichtstrauma mit Stirnhöhleneintrümmerung. **F** Liquorrhö nach lateralem Mittelgesichtstrauma. Frakturlinien an der Frontobasis (*Pfeil*). **G** Fragmentdislokation in den Sinus cavernosus (*Pfeil*). **H, I** Fehlende Darstellung der ACI im zervikalen bis kavernösen Abschnitt im Sinne einer Dissektion bei schwerer lateraler Mittelgesichtsfraktur mit Einbezug der Keilbeinhöhle (*Pfeil*). **A, D, F** CT koronar; **B, C, G, H** CT axial; **E** MRT T2-w koronar; **I** CT-Angiografie koronar

- Visusverlust nach Mittelgesichtstrauma (◘ Abb. 2.34A–C):
    - bei Polytrauma oft verzögert diagnostiziert
    - genaue Analyse des N. opticus im gesamten Verlauf in dünnschichtigen Bildern erforderlich, und zwar zur Erfassung von:
        - Fragmenten im Optikuskanal und im posterioren Ethmoid
        - Optikusscheidenhämatomen
        - Zerrung des Nervs
    - Die Bildgebung kann die Ursache des Visusverlusts nicht immer aufdecken
- Verletzungen orbitaler Weichteile: im Weichteilfenster und in MPR sind subperiostale und intrabulbäre Hämatome, muskuläre Schwellungen und Einklemmungen gut durch die CT darstellbar (◘ Abb. 2.34B–D)
- Fremdkörpernachweis:
    - CT: Methode der Wahl
    - bis auf trockenes Holz (stark negative Dichtewerte) weisen fast alle Fremdkörper eine höhere Dichte als Weichteilstrukturen auf (◘ Abb. 2.34E–G)
- Verletzungen der Tränenwege: bei Frakturen im nasomaxillären Bereich; Fossa lacrimalis und Tränenwegkanal analysieren (◘ Abb. 2.34H, I)
- Verletzung des N. alveolaris inferior: bei Unterkieferfrakturen; Frakturverlauf in Bezug zum Canalis mandibulae beachten

2.6 Entzündungen

Bei entzündlichen Erkrankungen der Kopf-Hals-Region wird nur selten eine CT oder MRT benötigt. Eine Ausnahme hiervon stellen chronisch entzündliche Prozesse der NNH dar, insbesondere wenn eine funktionelle endoskopisch gestützte Operation durchgeführt werden soll. Die CT, heute möglichst als Low-dose-Mehrschicht-CT durchgeführt, simuliert anhand aus dem Volumendatensatz errechneter, koronarer Schichten die Sicht des Klinikers in den Operationssitus und ermöglicht eine detaillierte Operationsplanung. Gleichzeitig stellt sie die Grundlage der computerassistierten Operation der NNH dar. Das Risiko operativer Verletzungen nervaler Strukturen und großer Gefäße (▶ Abschn. 2.3.12 bis ▶ Abschn. 2.3.15) lässt sich durch die präoperative Kenntnis der individuellen Anatomie des Patienten deutlich reduzieren.

Die MRT spielt in der Diagnostik der Sinusitis aufgrund der schlechteren Differenzierung von Knochen und pneumatisierten NNH (beides signalarm) kaum eine Rolle. Bei Verdacht auf intrakranielle Komplikationen ist sie jedoch die Methode der ersten Wahl. Zudem kann sie bei V. a. orbitale Komplikationen eingesetzt werden.

2.6.1 Akute Rhinosinusitis

Eine akute Rhinosinusitis ist ein entzündlicher Prozess der sinonasalen Schleimhaut, bei dem die Symptomatik im Erwachsenenalter weniger als 12 Wochen lang andauert bzw. bei dem bis zu 4 Episoden pro Jahr auftreten können. Am häufigsten sind die Sinus ethmoidales und die Sinus maxillares betroffen. Die akute Rhinosinusitis ist eine häufige Erkrankung, in der Regel als Folge einer viralen Tröpfcheninfektion. Es kann zu einer bakteriellen Superinfektion kommen (durch Streptococcus pneumoniae oder Haemophilus influenzae). Die Diagnose einer akuten Rhinosinusitis wird klinisch gestellt, eine Bildgebung ist nur bei V. a. Komplikationen notwendig.

- **Klinische Befunde**
- Schmerzen und Druckempfindlichkeit in Abhängigkeit von der betroffenen NNH, bei Sinusitis maxillaris z. T. Wangenschwellung, bei Sinusitis frontalis z. T. Lidödem, bei Sinusitis sphenoidalis dumpfer Schmerz in der Schädelmitte, nach okzipital ausstrahlend – eher uncharakteristisch
- Nasenatmungsbehinderung
- Fieber, eitrige Rhinorrhö

2.6 · Entzündungen

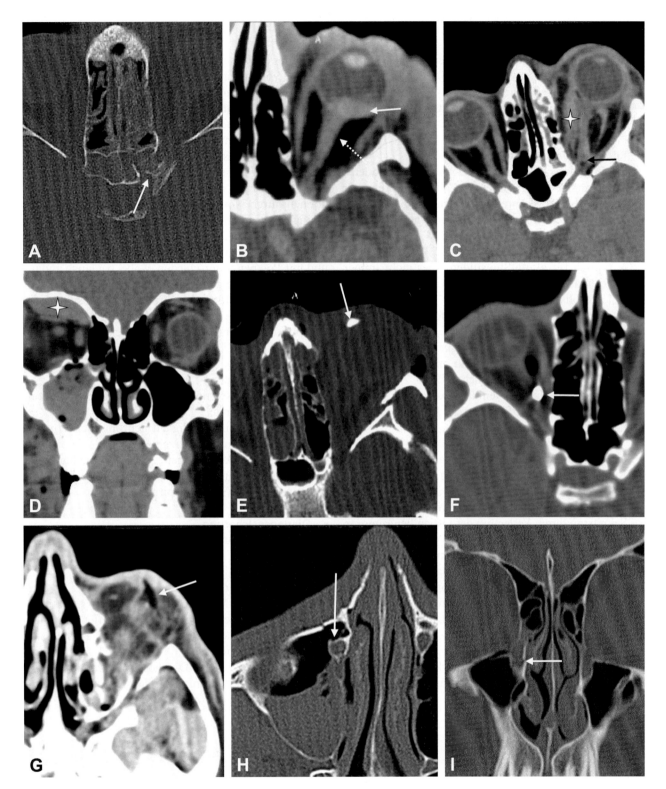

◘ **Abb. 2.34 A–I.** Begleitverletzungen bei Mittelgesichtstrauma. **A** Visusverlust nach lateralem Mittelgesichtstrauma. Fragment im Optikuskanal (*Pfeil*) sowie Fraktur der angrenzenden Keilbeinhöhle. **B** Traumatisch bedingte Netzhautablösung (*Pfeil*) und Optikusscheidenhämatom (*gepunkteter Pfeil*) bei isoliertem Orbitatrauma. **C** Optikusteilruptur (*Pfeil*), Einblutung in den M. rectus medialis (*Stern*) und retrobulbäres Hämatom. **D** Subperiostales Hämatom unter dem Orbitadach (*Stern*), Einblutung in die Kieferhöhle, ausgedehnte Hämatome und umschriebene Lufteinschlüsse in den Gesichtsweichteilen. **E** Glasfremdkörper (*Pfeil*) von Autoscheibe bei Verkehrsunfall. **F** Metallischer Fremdkörper am N. opticus (*Pfeil*), Glaskörpereinblutung. **G** Zustand nach Sturz in Rosenbusch 10 Tage vor der CT-Untersuchung. Holzfremdkörper (*Pfeil*) und Orbitaphlegmone. **H, I** Frakturierung des Tränengangkanals (*Pfeile*). CT: **A–C, E–H** axial; **D, I** koronar

- **Diagnosesicherung**
- Klinischer Befund
- Rhinoskopie: Eiterstraße im mittleren Nasengang

- **Stellenwert der Bildgebung**
- Bildgebung nur bei V. a. Komplikationen (▶ Abschn. 2.6.5)

- **Bildgebende Befunde**
- Schleimhautschwellungen (CT: iso- bis hypodens; MRT: in T2-w hyperintens, in T1-w isointens zur Muskulatur; KM-Anreicherung im Randbereich der verdickten Schleimhaut) unterschiedlichen Ausmaßes – kleine NNH oft komplett verlegt (◘ Abb. 2.35A, B)
- Flüssigkeits-Luft-Spiegel (◘ Abb. 2.35A, B):
  - typisch für akute Sinusitiden, aber nicht immer vorhanden
  - Lageabhängigkeit
  - gelegentlich oberhalb des Spiegels schaumiges Sekret
- Die Differenzierung von Flüssigkeitsansammlungen (Sekret/Eiter) ist bildgebend nur mittels DWI (Eiter: Diffusionsrestriktion) möglich (◘ Abb. 2.42H), dies kann auch für die Empyemdiagnostik herangezogen werden; Dichte und SI sind vom Proteingehalt abhängig

- **Bildgebende Differenzialdiagnosen**
- Retentionszysten: asymptomatisch, überwiegend am Boden der Kieferhöhle
- Einblutungen nach Trauma: andere Anamnese
- Sekretstau durch Verlegung der Ostien bei Tumoren oder posttraumatisch
- Sporadische Schleimhautschwellungen, Sekretretentionen (◘ Abb. 2.35C): asymptomatisch
- Schleimhautschwellung bei chronischer Sinusitis: wenn keine zusätzliche Wandverdickung vorliegt, bildgebend nicht sicher zu differenzieren

- **Wichtige Punkte**
- In der CT/MRT zufällig entdeckte Schleimhautschwellungen oder Sekretretentionen dürfen ohne einen entsprechenden klinischen Befund nicht als Sinusitis befundet werden

2.6.2 Chronische Rhinosinusitis

Unter der chronischen Rhinosinusitis versteht man eine Gruppe von entzündlichen Erkrankungen der Nasenhaupt- und -nebenhöhlen, bei denen die Symptomatik im Erwachsenenalter länger als 12 Wochen anhält bzw. mehr als 4 Episoden pro Jahr auftreten. Ursächlich für chronische Sinusitiden sind infektiöse (bakterielle; mykotische: ▶ Abschn. 2.6.4) und nichtinfektiöse Entzündungen (▶ Abschn. 2.6.3), allergische Erkrankungen und Fremdkörper. Chronisch-rezidivierende Sinusitiden können durch Normvarianten begünstigt werden. Am häufigsten sind die Ethmoidalzellen und Kieferhöhlen betroffen, seltener die Stirn- und Keilbeinhöhlen. Prinzipiell werden chronische Rhinosinusitiden ohne und mit Polypen unterschieden, wobei bei lange andauernden Entzündungen fast immer Polypen vorhanden sind. Eine Sonderform der chronischen Sinusitis ist die sinunasale Polyposis, zu der die bilaterale (eosinophile) Polyposis, unilaterale Polypen und der Antrochoanalpolyp (▶ Abschn. 3.5.3) zählen.

- **Klinische Befunde**
- Nasenatmungsbehinderung, schleimige Sekretion, Hyp- bis Anosmie
- Kopfschmerzen, Müdigkeit, chronischer Husten, Zahn- und Ohrenschmerzen
- Assoziierte Erkrankungen: Asthma bronchiale und Allergien, Zahnerkrankungen, Mukoviszidose, Immunschwäche (Aids), Aspirinintoleranz

- **Diagnosesicherung**
- Klinischer Befund
- Rhinoskopie

- **Stellenwert der Bildgebung**
- CT/DVT mit MPR in 3 Ebenen zur Operationsplanung zwingend erforderlich (Basis für computergestützte Operationen bzw. „computer assisted surgery", ▶ Abschn. 2.1.2)
- CT/MRT: Beitrag zur Diagnose, bei Granulomatosis mit Polyangiitis Monitoring des Verlaufs, bei Komplikationsverdacht, zum Tumorausschluss

2.6 · Entzündungen

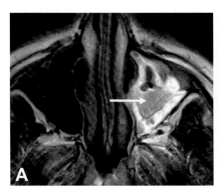 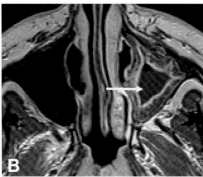 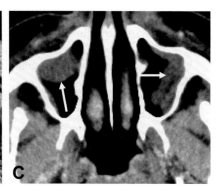

Abb. 2.35 A–C. Akute Sinusitis und Hauptdifferentialdiagnose. **A, B** Zirkuläre Schleimhautschwellung und Spiegelbildung (*Pfeile*) als Nebenbefund bei einer Schädel-MRT-Untersuchung. Beschwerden im Sinne einer akuten Sinusitis lagen vor. **C** Sporadische, bei einer Hals-CT zufällig entdeckte Schleimhautschwellungen (*Pfeile*), keine Sinusitissymptome. **A** MRT T2-w axial; **B** MRT T1-w KM axial; **C** CT axial

Bildgebende Befunde
- Schleimhautschwellungen wie bei akuter Sinusitis, z. T. polypoid oder den Sinus komplett ausfüllend – beidseitiger Befall spricht für eine chronische Sinusitis (Abb. 2.36A–D)
- Betroffene Sinus sind normal groß oder verkleinert (Abb. 2.36E)
- Verdickte, sklerosierte Sinuswände (wichtiges Kriterium), im CT gut (Abb. 2.36D, E); im MRT schwieriger erkennbar
- Bei lange bestehender Polyposis auch Knochendemineralisation (insbesondere im Ethmoid, Abb. 2.36A) und Bone Remodeling
- z. T. zusätzlicher Schleimverhalt (wie bei akuter Sinusitis: Abb. 2.36E; eingedickter Schleim kann selten Verkalkungen aufweisen)
- Unilaterale, große Entzündungspolypen können Tumoren vortäuschen (Abb. 2.36G–I)
- Ca. 30 % der chronischen Kieferhöhlenentzündungen sind dentogen bedingt (Abb. 2.36J–L)

Bildgebende Differenzialdiagnosen
- Akute Sinusitis: keine Wandverdickung, mehr Sekret, anderer klinischer Befund
- Sporadische Schleimhautschwellungen, Sekretretentionen (Abb. 2.35C): fehlende Symptome einer Sinusitis
- „Silent Sinus": Atelektase zumeist der Kieferhöhle durch Infudibulumverschluss mit Lateralisation des Processus uncinatus, welcher den Orbitaboden tangiert, sowie Retraktion aller oder mehrerer Sinuswände; durch Absinken des Orbitabodens Vergrößerung des orbitalen Volumens (klinisch Enophthalmus und Gesichtsasymmetrie); betroffene NNH zumeist verschattet (Abb. 2.36F)
- Maligne Tumoren: im fortgeschrittenen Stadium aggressive Wandzerstörung, oft mittlere SI in T2-w, Differenzialdiagnostik im Frühstadium schwierig bis unmöglich
- Fibröse Dysplasie: Knochenverdickung ohne Schleimhautbeteiligung

Wichtige Punkte
- Wandverdickung bei Schleimhautschwellung deutet auf chronische Entzündung hin
- Schleimhautveränderungen können besser endoskopisch eingeschätzt werden – die Bildgebung liefert selten Informationen zu deren Ätiologie/Pathogenese
- Ein Frühkarzinom (keine knöchernen Destruktionen) kann im CT nicht von entzündlichen/sporadischen Schleimhautschwellungen differenziert werden
- Keine Bildinterpretation ohne Kenntnis des klinischen Befundes, insbesondere nicht bei Kindern, wo asymptomatische Schleimhautschwellungen häufig vorkommen

2.6.3 Spezielle chronische Entzündungen

Systemische Erkrankungen wie Allergien, Immundefekte, Granulomatose mit Polyangiitis (GPA, granulomatöse Entzündung kleiner Gefäße, früher Morbus Wegener), Mukoviszidose, Sarkoidose, Ziliendysfunktion oder Xanthogranulomatose können mit chronischen nichtinfektiösen Entzündungen der NNH einhergehen. Die Diagnose basiert auf klinischen Untersuchungen, z. T. der Thoraxbildgebung und einer Biopsie. Sie ist in der Regel zum Zeitpunkt der Bildgebung bekannt. Deren Aufgabe ist es, das Entzündungsausmaß, den Einbezug kritischer Strukturen sowie Komplikationen zu erfassen bzw. präoperativ die individuelle Anatomie zu dokumentieren. Zum GPA-Monitoring sollten aus Gründen der Strahlenhygiene MRT-Verlaufskontrollen durchgeführt werden.

2.6 · Entzündungen

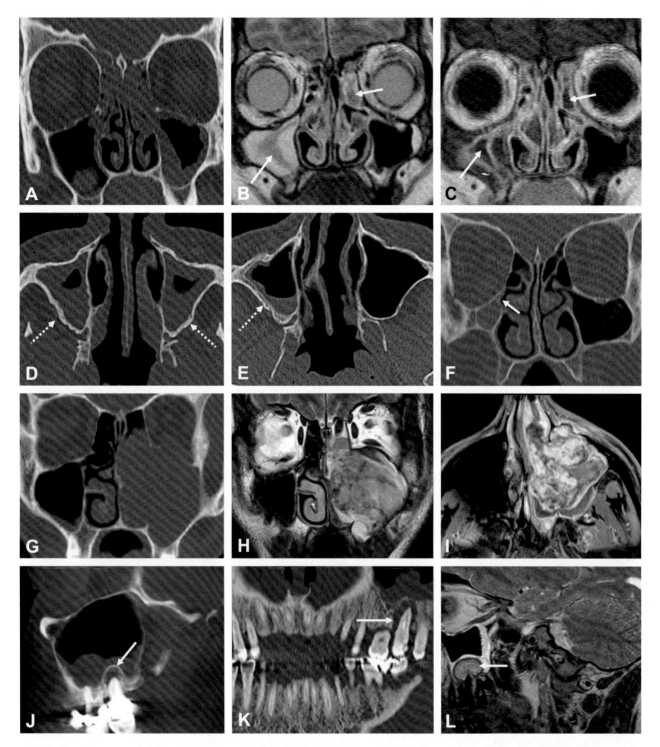

◘ **Abb. 2.36 A–L.** Chronische Sinusitis und Differenzialdiagnosen. **A** Schleimhautschwellung im Ethmoid und Kieferhöhlen beidseits, demineralisierte Siebbeinzellen. Histologisch: chronisch polypoid-hyperplastische Sinusitis allergischer Genese. **B, C** Ähnlicher Befund im MRT, hier zusätzlich Flüssigkeitsansammlungen erkennbar (*Pfeile*). **D** Subtotale, zirkuläre Verschattung beider Kieferhöhlen und Wandsklerosierungen (*gepunktete Pfeile*) im Sinne einer chronischen Sinusitis. **E** Verkleinerung der rechten Kieferhöhle, Wandsklerosierung (*gepunkteter Pfeil*), Flüssigkeits-Luft-Spiegel, diskrete Schleimhautschwellung bei chronischer Sinusitis maxillaris. **F** Silent Sinus mit charakteristischer Position des Processus uncinatus (*Pfeil*), deutlich verkleinerter Kieferhöhle und abgesunkenem Orbitaboden. **G–I** Sowohl anhand der CT als auch MRT wurde der V. a. einen Tumor geäußert. Histologisch: inflammatorische sinusoidale Polypose. **J–L** Dentogen bedingte (*Pfeile*) Sinusitis maxillaris: **J, L** bei radikulärer Zyste, die in **L** superinfiziert war; **K** bei Parodontitis marginalis. **A, F, G, K** CT koronar; **B, H** MRT T2-w koronar; **C** MRT T1-w KM koronar; **D, E** CT axial; **I** MRT T1-w KM FS axial; **J** DVT sagittal; **L** MRT T2-w sagittal

Granulomatose mit Polyangiitis

- Schleimhautschwellung (entsprechend ▶ Abschn. 2.6.2) mit Punctum maximum im Cavum nasi, im Verlauf oft beidseitige Ausdehnung nach lateral in die NNH und seltener in die Orbita (◘ Abb. 2.37A–F)
- Zunehmende Destruktion von Nasenseptum und -muscheln
- Knöcherne Arrosionen der Wände, im Spätstadium massive Wandsklerose (◘ Abb. 2.37E)
- Meningealer Befall, perineurale Ausdehnung und Beteiligung der Schädelbasis sind selten (◘ Abb. 2.37G–J)

Mukoviszidose

- Chronisch-rezidivierende Entzündungen und sinunasale Polyposis, dadurch geringerer Pneumatisationsreiz mit oft hypoplastischen NNH (◘ Abb. 2.37K)
- Keine Varianten mit verstärkter Pneumatisation (Concha bullosa media, große Agger-nasi-Zelle etc.)

Sarkoidose

- Sinunasale Beteiligung wesentlich seltener als bei GPA (◘ Abb. 2.37L)
- Schleimhautschwellung, die bildmorphologisch artdiagnostisch nicht sicher zuzuordnen ist

Xanthogranulomatose

- Extrem selten, kommt vorzugsweise bei Kindern vor
- Raumfordernde Läsion, die bildmorphologisch artdiagnostisch nicht sicher zuzuordnen ist (◘ Abb. 2.37M–O)

2.6.4 Pilzbedingte Sinusitis

Pilzbedingte Sinusitiden sind deutlich seltener als viral oder bakteriell ausgelöste NNH-Entzündungen. In Abhängigkeit der Infiltrationstiefe von Pilzhyphen werden nichtinvasive Formen ohne Mukosadurchdringung und invasive Formen, bei denen die Hyphen durch die Mukosa benachbarte Strukturen infiltrieren (Knochen, Weichteile einschließlich Gefäße und Nerven), unterschieden. Basierend auf der Ausprägungsform werden gegenwärtig 3 Unterformen der nichtinvasiven pilzbedingten Sinusitis differenziert: Fungusball (Myzetom), allergische Mykose und saprophytäre Sekretbesiedelung durch Pilzmaterial. Das Myzetom befällt oft nur einen Sinus, am häufigsten die Kieferhöhle, gefolgt von der Keilbeinhöhle. Bei allergischen pilzbedingten Sinusitiden liegen eine Hypersensitivität Typ I und eosinophiler Mukus vor, es sind oft mehrere NNH betroffen. Auch die invasive pilzbedingte Sinusitis wird in 3 Formen

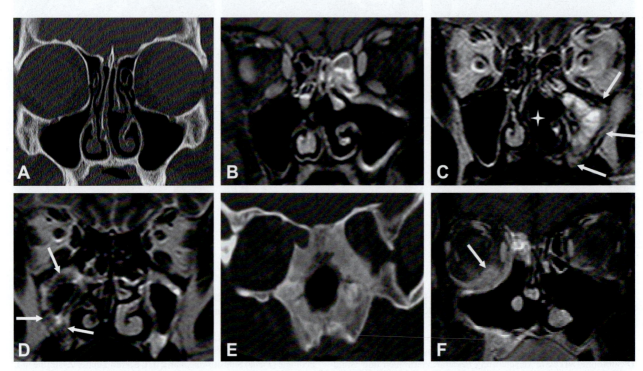

◘ **Abb. 2.37 A–O.** Spezielle chronische Entzündungen. **A–C** Verlaufsserie bei GPA: zum Zeitpunkt der ersten CT Diagnose seit 9 Jahren bekannt, histologisch durch Nierenbiopsie gesichert – allenfalls sehr diskrete Schleimhautschwellung im Cavum nasi (**A**). 1,5 (**B**) bzw. 2 (**C**) Jahre später Mitbeteiligung der linken Kieferhöhle, in **C** Destruktion knöcherner Strukturen im Cavum nasi (*Stern*), Schrumpfung und Wandsklerosierung der Kieferhöhle (*Pfeile*). **D** GPA, beidseitige chronische Sinusitis. Rechts stärker verdickte Schleimhaut mit hypointensen Arealen (*Pfeile*). **E** Spätverändungen bei GPA: massive Wandsklerosierungen, fehlende nasale Strukturen. **F** Orbitale Beteiligung (*Pfeil*) bei GPA. ▶

2.6 · Entzündungen

untergliedert, die sich in der Ausprägungsgeschwindigkeit, der Mortalitätsrate, im Immunstatus des Patienten und histologisch unterscheiden: die akut-invasive Form mit rapid fortschreitender Pilzinfektion, die chronisch-invasive mit weniger fulminanter Entwicklung und die chronisch-invasive granulomatöse, in westlichen Ländern selten vorkommende Form.

Alle Formen werden am häufigsten von Aspergillus fumigatus ausgelöst. Die nichtinvasive Form ist durch eine Exzision gut therapierbar. Die akut-invasive Form hat auch bei raschem Therapieeinsatz (aggressives chirurgisches Débridement, Antimykotika) eine schlechte Prognose. Für den Radiologen ist in erster Linie die Unterscheidung zwischen nichtinvasiven und invasiven Formen relevant.

- **Klinische Befunde**
- Nichtinvasive Form: Zeichen der chronischen Sinusitis oder über Jahre asymptomatisch, keine prädisponierenden Faktoren
- Invasive Form:
  - anfänglich Zeichen einer Sinusitis, dann Ausbildung von nekrotisch-gangränösem Gewebe im Sinunasaltrakt
  - Visusverlust
  - Hirnnerven- und fokale neurologische Ausfälle
  - reduzierter Allgemeinzustand
  - oft bei immunsupprimierten Patienten mit z. B. Diabetes mellitus, Leukämie, Knochenmarktransplantation, terminaler Niereninsuffizienz oder Langzeitkortisontherapie

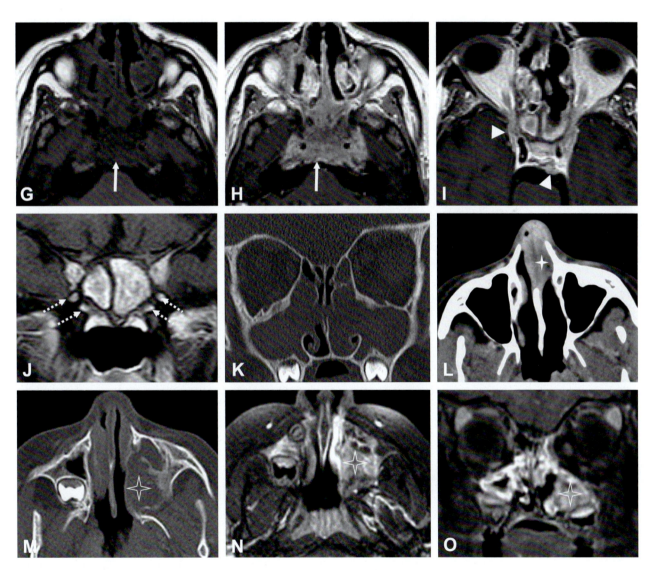

Abb. 2.37 (*Fortsetzung*) **G–J** Schädelbasisosteomyelitis (*Pfeile*, stark hypointenses Knochenmark in T1-w, deutliche KM-Anreicherung), meningealer Befall (*Pfeilspitzen*) und perineurale Ausdehnung (*gepunktete Pfeile*) als Komplikationen einer chronischen Sinusitis bei GPA. **K** Chronische Sinusitis bei bekannter Mukoviszidose. **L** Histologisch gesicherte granulomatöse Entzündung (*Stern*) bei bekannter Sarkoidose. **M–O** Histologisch gesicherte Xanthogranulomatose (*Sterne*). **A, E, K** CT koronar; **B, F, J, O** MRT T1-w KM FS koronar; **C, D** MRT T2-w koronar; **G** MRT T1-w axial; **H, I** MRT T1-w KM axial; **L** CT KM axial; **M** CT axial; **N** MRT T1-w KM FS axial. *GPA* Granulomatose mit Polyangiitis

- **Diagnosesicherung**
  - Klinischer Befund und Anamnese diagnoseweisend
  - Serologie, Histologie, Pilznachweis

- **Stellenwert der Bildgebung**
  - Ausdehnungsbestimmung (nichtinvasive Form: CT; invasive Form: CT und MRT)
  - Arthinweis (CT bei nichtinvasiver Form überlegen)

- **Bildgebende Befunde**
  - Nichtinvasive Form (Abb. 2.38A–D, G–I):
    - Schleimhautschwellung mit zentral sehr dichten/signallosen Anteilen (zwiebelschalenförmiges Pilzwachstum mit Kalksalz- und Schwermetalleinlagerungen), die jedoch nicht immer vorhanden sind und z. T. im Weichteilfenster besser erkannt werden können – zentraler Anteil kann im MRT für Luft oder eingedicktes Sekret gehalten werden
    - Verdickung der Sinuswände

2.6 · Entzündungen

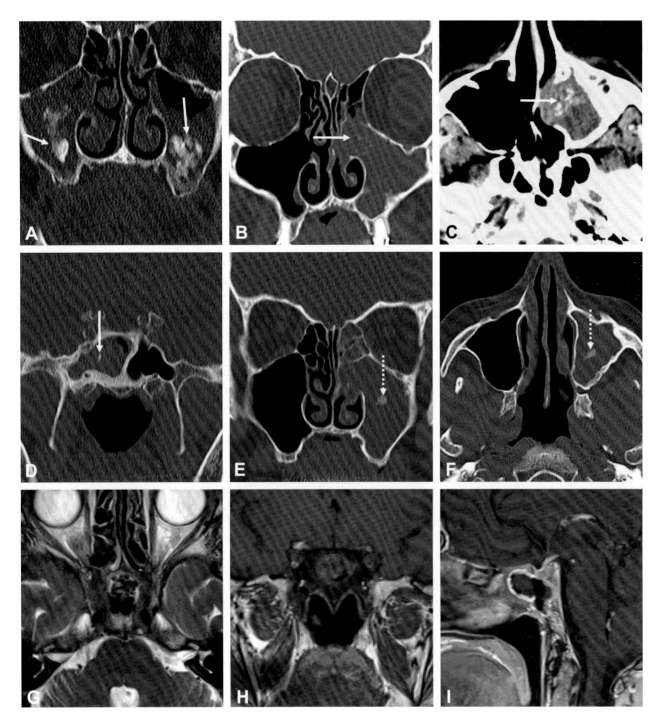

Abb. 2.38 A–I. Nichtinvasive pilzbedingte Sinusitiden und Differenzialdiagnose. **A** Areale starker Dichteerhöhung (*Pfeile*) in Verschattungen bei verstärkter Sklerosierung der Kieferhöhlenwände lenken den V. a. eine nichtinvasive Pilzsinusitis. Zufallsbefund bei dentaler CT. **B, C** Im Weichteilfenster sind die charakteristischen Dichteerhöhungen (*Pfeile*) besser erkennbar, histologisch: Aspergillom. **D** Zufallsbefundlich entdecktes Keilbeinhöhlenaspergillom, lediglich diskretes Areal erhöhter Dichte (*Pfeil*). **E, F** Silikonfremdkörper (*gepunktete Pfeile*), falsch als Hinweis für pilzbedingte Sinusitis gedeutet. **G–I** Keilbeinhöhlenaspergillom. Die Befunde sind im Vergleich zur CT weniger charakteristisch, auch die deutlich verdickte Keilbeinhöhlenwand ist weniger auffällig. **A, B, D, E** CT koronar; **C, F** CT axial; **G** MRT T2-w axial; **H** MRT T1-w koronar; **I** MRT T1-w KM sagittal

— Invasive Form (Abb. 2.39):
  – zusätzlich zu Sinusitiszeichen Knochenerosion (auch Nebeneinander von Wandsklerose und -lyse)
  – flächige Ausdehnung von KM-anreichernden Weichteilstrukturen in benachbarte Kompartimente – Befall von Meningen, Hirn- und orbitalen Strukturen, perineurale Ausdehnung, Gefäßbefall
  – nicht KM-anreicherndes Gewebe entspricht ischämisch bedingten Gewebenekrosen (Abb. 2.39K), bei Muschelbefall als Black-turbinate-Zeichen bezeichnet
  – Ausbildung von Aneurysmen, Dissektionen, Stenosen und Thrombosierungen möglich – Sinus-cavernosus-Thrombose als Komplikation bei Ausgang vom Sinus sphenoidalis

■ **Bildgebende Differenzialdiagnosen**
— Nichtinvasive Form:
  – chronische Rhinosinusitis – bei fehlenden sehr dichten Anteilen keine Unterscheidung möglich
  – invertiertes Papillom: raumfordernde Läsion, von der Nasenhöhlenseitenwand ausgehend mit sekundärer Ausdehnung in die NNH; fehlende zentrale Verdichtung
  – Fremdkörper (Abb. 2.38E, F): in die Kieferhöhle überpresstes Zahnfüllungsmaterial kann eine chronische Sinusitis verursachen und pilzbedingte Stoffwechselprodukte vortäuschen – keine Differenzierung durch Bildgebung möglich
— Invasive Form:
  – Komplikationen einer akuten Rhinosinusitis – keine Immunsuppression, andere klinische Situation
  – GPA – Grunderkrankung in der Regel bekannt
  – maligne Tumoren: umschriebene raumfordernde Läsion, Patienten meist nicht immunsupprimiert, bildgebend kann Differenzierung sehr schwierig bis nicht möglich sein
  – bei Ausgang von der Keilbeinhöhle: Tolosa-Hunt-Syndrom (schmerzhafte Ophthalmoplegie infolge einer granulomatösen Entzündung im Bereich von Sinus cavernosus, Orbitaspitze, evtl. auch Fissura orbitalis superior unklarer Ursache, spricht im Gegensatz zur Pilzsinusitis gut auf Kortison an); bei diskret ausgeprägten Veränderungen in der Keilbeinhöhle und fehlender CT-Untersuchung (Osteolysenachweis) ist eine Differenzierung nicht möglich

■ **Wichtige Punkte**
— Frage nach Immunsuppression
— Zentral dichte Areale (CT) als wichtigster Hinweis auf nichtinvasive Form
— Nebeneinander von verdickter Sinuswand und umschriebener Osteolyse sicherstes Hinweiszeichen (jedoch nicht immer vorhanden) für eine chronisch-invasive pilzbedingte Sinusitis

2.6.5 Entzündliche sinugene Komplikationen

Komplikationen entzündlicher sinunasaler Erkrankungen kann man in lokale (orbitale, ossäre, Mukozelen) und intrakranielle Komplikationen unterscheiden. Komplikationen können auch postoperativ auftreten.

Orbitale Komplikationen

Orbitale Komplikationen treten bei akuter Sinusitis (in ca. 3 % der Fälle) oder selten im Rahmen einer akuten Exazerbation einer chronischen Sinusitis auf, insbesondere wenn die Ethmoidalzellen betroffen sind. Es kommt zu einer Entzündungsausdehnung über feine Gefäße durch dünne Wände (Lamina papyracea) in die Orbita. Orbitale Komplikationen kommen besonders bei Kindern vor, da die Entzündungsausdehnung durch noch nicht verknöcherte Suturen erleichtert wird.

Die Diagnose „orbitale Komplikation" wird anhand eines typischen klinischen Bildes gestellt. Die Aufgabe der Bildgebung besteht in der Stadiendifferenzierung, welche Einfluss auf die Therapieplanung (konservative vs. operative Therapie) hat:
— Prä-/postseptales Ödem („cellulitis")
— Subperiostaler Abszess
— Intraorbitaler Abszess (intrakonal gelegene Abszesse sind sehr selten)
— Orbitaphlegmone

◘ **Abb. 2.39 A–L.** Invasive pilzbedingte Sinusitiden, alle Patienten immunsupprimiert. **A–F** Patient mit akutem Visusverlust und V2-Dysästhesie links. Im CT Verschattung von Keilbeinhöhle bei verdickter Wand (*Pfeil*), zusätzlich umschriebene Osteolyse (*Pfeilspitze*). Ausdehnung von in T2-w hypointensem, mäßig KM-anreicherndem Gewebe (*gepunktete Pfeile*) von der Keilbeinhöhle in die Orbitaspitze (**B, D**), den Sinus cavernosus (**E**), die Fossa pterygopalatina (**C, D**), die Kieferhöhle (**D**) und perineural entlang des N. Vidianus (**F**). Histologisch gesicherte invasive Aspergillose. **G–I** Seit Monaten progredienter Visusverlust. Histologisch gesicherte invasive Aspergillose mit Ausdehnung (*gepunktete Pfeile*) von der rechten Keilbeinhöhle in die Orbitaspitze (**G**), den Sinus cavernosus (**H**) und Mastikatorraum (**H**). 4 Wochen nach der Schnittbildgebung unter antimykotischer Therapie Subarachnoidalblutung mit Nachweis eines ACI-Aneurysmas (**I**). **J–L** Septische Orbitaphlegmone bei invasiver Mukormykosis. Neben diffus KM-anreichernden orbitalen Strukturen nekrotisches Gewebe (**K**, *Pfeile*) am Orbitaboden und im Cavum nasi. Trotz operativer Sanierung und antimykotischer Therapie Ausdehnung nach intrakranial (**L**, *gepunkteter Pfeil*). **A** CT axial; **B–H, K, L** MRT: **B** T2-w axial; **C, G** T1-w axial; **D** T1-w KM FS sagittal; **E, F, H, K** T1-w KM FS koronar; **L** T1-w KM axial; **I** DSA, Schrägbild der ACI, **J** CT KM koronar. *ACI* A. carotis interna

2.6 · Entzündungen

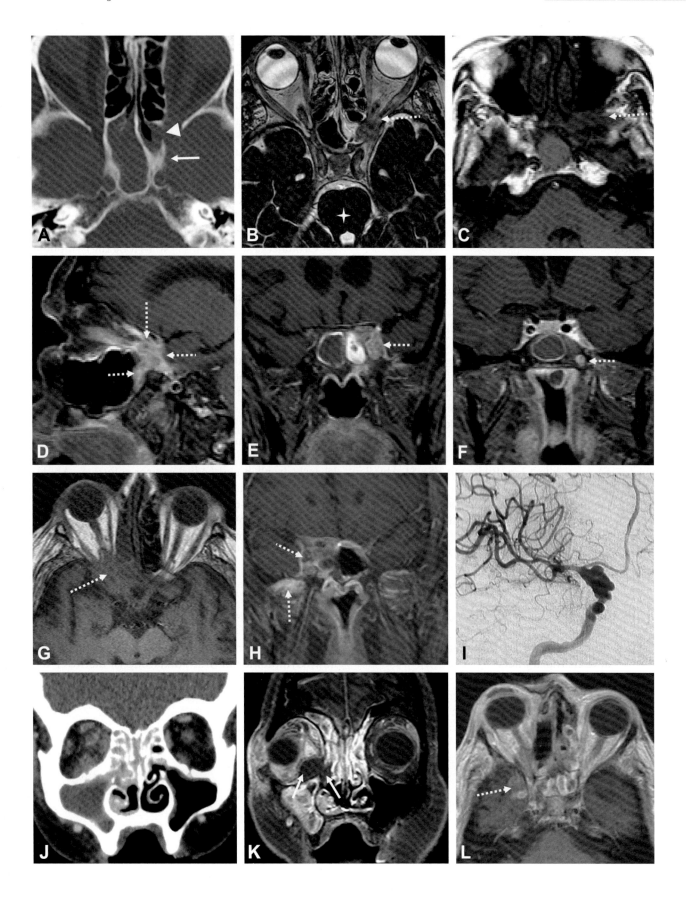

- **Klinische Befunde**
- Zusätzlich zu Sinusitiszeichen: stark geschwollenes, gerötetes Lid (◘ Abb. 2.40A); weitere Symptome abhängig vom Stadium: eingeschränkte Augenmotilität, Visusverlust bei Orbitaabzess oder -phlegmone

- **Diagnosesicherung**
- Klinischer Befund ist diagnoseweisend
- Bildgebung

- **Stellenwert der Bildgebung**
- Ausbreitungsdiagnostik
- Bestimmung des Stadiums der orbitalen Komplikation
- Stadien durch CT gut differenzierbar, MRT alternativ ebenfalls möglich

- **Bildgebende Befunde**
- Ödem (Zellulitis; ◘ Abb. 2.40B, C):
  - CT:
    - umschriebene Dichteerhöhung des extrakonalen Fettgewebes
    - Differenzierung in prä- und postseptal kann nur ungefähr abgeschätzt werden (anhand axialer Bilder), da das Septum orbitale bildgebend nicht darstellbar ist
  - MRT:
    - SI-Anstieg in T2-w (Bilder mit FS), SI-Abfall in T1-w
    - deutliche KM-Anreicherung im Fettgewebe (Befunde sehen im MRT wesentlich ausgeprägter aus als im CT)
- Subperiostaler Abszess (◘ Abb. 2.40C–H):
  - CT:
    - dichter Weichteilschatten, meist entlang der medialen Orbitawand, aber auch am Orbitadach, rein extrakonal gelegen, selten Lufteinschluss
    - nach KM-Gabe Demarkierung des nicht KM-anreichernden Eiters
  - MRT:
    - Abszessformation reichert peripher KM an
    - zentral in T1-w hypointens, in T2-w oft inhomogen signalreich, zentrale Diffusionsstörung
- Orbitale Phlegmone (◘ Abb. 2.40I):
  - CT/MRT:
    - diffuser, streifiger Dichte-/SI-Anstieg in T2-w bzw. -Absenkung in T1-w im orbitalen Fettgewebe (intra- und extrakonal)
    - Auftreibung der äußeren Augenmuskeln

- **Bildgebende Differenzialdiagnosen**
- Prä- und postseptales Ödem sind bei Beachtung des klinischen Befunds eindeutige Diagnosen
- Subperiostales Hämatom als DD zum subperiostalen Abszess: plötzlich auftretend, hohe Nativdichte im CT, fehlende Entzündungskonstellation
- Orbitaler Pseudotumor, Non-Hodgkin-Lymphom und Rhabdomyosarkom kommen als Differenzialdiagnosen zur orbitalen Phlegmone infrage – wenn durch klinischen Befund, Verlauf und Laborparameter keine Klärung möglich ist, muss diese durch eine Biopsie erfolgen

- **Wichtige Punkte**
- Rekonstruktionen bzw. Sequenzen in mehreren Ebenen erleichtern die Diagnosestellung

Intrakranielle Komplikationen

Intrakranielle Komplikationen kommen bei akuter oder chronischer Sinusitis sehr selten vor. Sie sind potenziell lebensbedrohlich und bedürfen einer sofortigen Abklärung und Befundübermittlung. Zu den sich in der Regel per continuitatem entwickelnden Komplikationen zählen:
- Epiduraler Abszess
- Subdurales Empyem
- Zerebritis
- Hirnabszess
- Sinus-cavernosus-Thrombose
- Meningitis
- Ventrikulitis

Nicht selten treten sie mit oder nach Abklingen der Sinusitissymptome auf. Zur Abklärung ist die MRT die Methode der Wahl.

Intrakranielle Komplikationen müssen vermutet werden bei:
- Erneutem Kopfschmerz und Fieber
- Schwindel

2.6 · Entzündungen

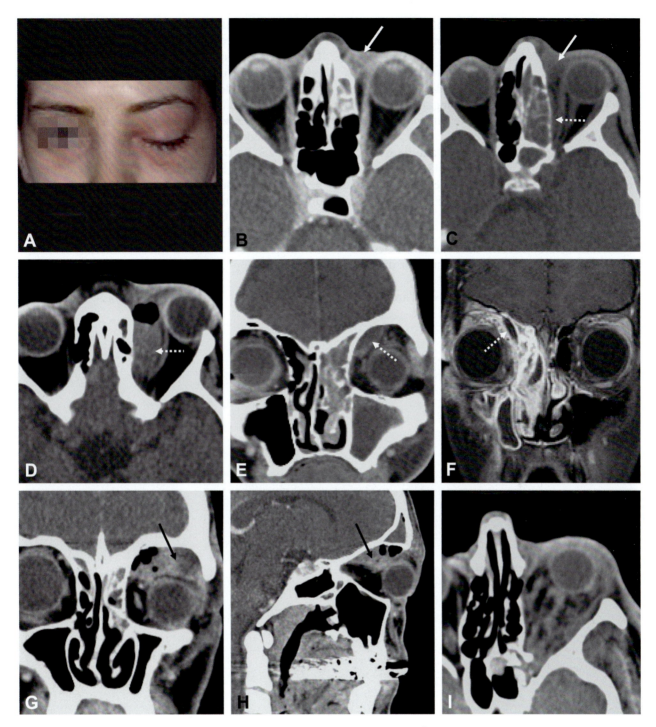

Abb. 2.40 A–I. Orbitale Komplikationen, in **A–H** bei akuter Sinusitis. **A** Typisches klinisches Erscheinungsbild. **B** Präseptales Ödem (*Pfeil*). **C** Prä- und postseptales Ödem (*Pfeil*), schmaler subperiostaler Abszess (*gepunkteter Pfeil*). **D** Ausgeprägter subperiostaler Abszess (*gepunkteter Pfeil*) mit Luft-Flüssigkeits-Spiegel. **E, F** Kleine subperiostale Abszesse (*gepunktete Pfeile*). Im MRT deutlichere Abbildung des entzündlichen Ödems. **G, H** Unter dem Orbitadach gelegener subperiostaler Abszess mit Lufteinschlüssen (*Pfeile*). **I** Orbitaphlegmone: hier nicht sinugen, sondern durch Holzfremdkörper nach Trauma bedingt. **B, I** CT KM axial; **C, D** CT axial; **E, G** CT KM koronar; **F** MRT T1-w KM FS koronar, **H** CT KM sagittal. **A** Fotodokumentation. Mit freundlicher Genehmigung von F. Bootz, Bonn

— Zeichen einer intrakraniellen raumfordernden Läsion (wie Übelkeit, Erbrechen und Somnolenz)
— Fokal neurologischen Ausfällen

Hinsichtlich bildgebender Befunde der einzelnen Entitäten verweisen wir auf neuroradiologische Lehrbücher. ◘ Abb. 2.41 demonstriert beispielhaft mögliche Komplikationen.

Dezidiert hingewiesen werden soll auf die extrem seltene, zu oft (auch ohne schweres Krankheitsbild und sich rasch entwickelnde Hirnnervenausfälle) vermutete Sinus-cavernosus-Thrombose (◘ Abb. 2.39H) mit folgenden bildgebenden Merkmalen:
— Auftreibung des Sinus cavernosus
— Ausfüllung mit nicht KM-anreicherndem Gewebe
— Verdickung der V. ophthalmica superior durch Abflussbehinderung
— Der Nachweis einer Sinus-cavernosus-Thrombose erfordert KM-Gabe.

Ossäre Komplikationen – Stirnbeinosteomyelitis

Über einen lang andauernden Entzündungsreiz oder eine besondere Keimvirulenz kann sich fortgeleitet in den die NNH umgebenden Knochen eine Osteomyelitis ausbilden. Letztendlich zählen dazu auch die als Zeichen chronischer Entzündungen beschriebenen Wandverdickungen, die extreme Ausmaße annehmen können (◘ Abb. 2.37E). Die Schädelbasisosteomyelitis, ausgelöst durch aggressive Schläfenbeinentzündungen, ist bereits beschrieben worden (▶ Abschn. 1.6.5). Sie kann ebenso durch Entzündungen der Keilbeinhöhle verursacht werden (◘ Abb. 2.37G, H).

Am Os frontale ist die Osteomyelitis meist Folge einer schweren Sinusitis frontalis, einer Bestrahlung oder einer Operation.

2.6 · Entzündungen

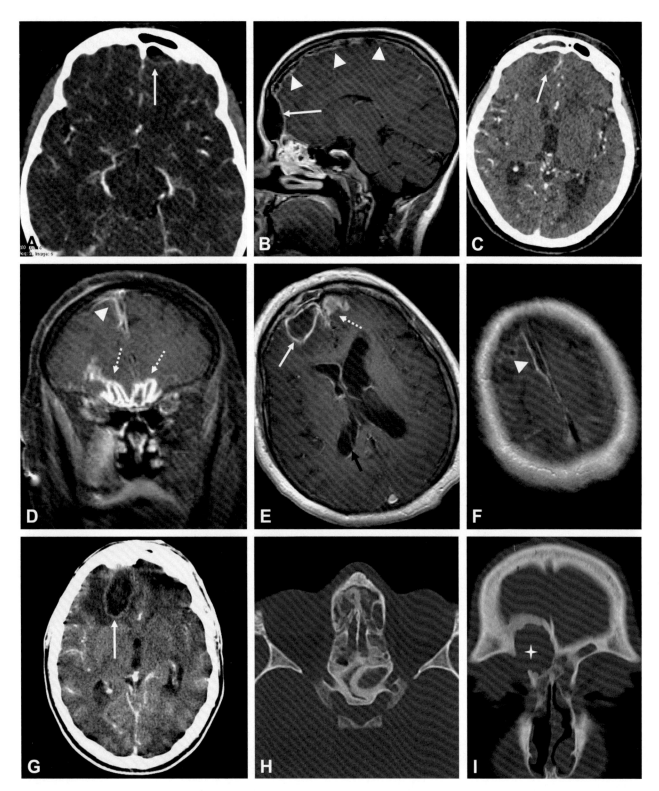

Abb. 2.41 A–I. Intrakranielle Komplikationen bei Sinusitis. **A, B** CT bei V. a. orbitale Komplikation (diesbezüglich kein Befund) bei seit einer Woche behandelter akuter Sinusitis. Nachweis eines Epiduralabszesses (*Pfeile*). Das MRT zeigt zusätzlich ein ausgedehntes, im CT nicht nachweisbares, subdurales Empyem (*Pfeilspitzen* in **B**). **C–F** CT als Notfalluntersuchung bei unklarer Bewusstlosigkeit. Partiell verschattete NNH, verstärktes leptomeningeales Enhancement, umschriebene Hypodensität rechts frontal (*Pfeil* in **C**). MRT 7 Tage später bei zwischenzeitlich nachgewiesener bakterieller Meningitis. Ausgedehnte Zerebritis (*gepunktete Pfeile*) mit Übergang in Abszessformation (*weißer Pfeil* in **E**), subdurales Empyem (*Pfeilspitzen*) und Ventrikulitis (*schwarzer Pfeil* in **E**). Befallsmuster und ermittelte Keime sprachen für eine sinugene Ursache. **G–I** Hirnabszess (*Pfeil*). Auf dem Boden einer chronisch-polypösen Pansinusitis (beachte die Wandverdickungen in **H**) hat sich eine Muko-/Pyozele (*Stern*) ausgebildet, die wiederum Auslöser für den Abszess war. **A, C, G** CT KM axial; **B, D–F** MRT T1-w KM: **B** sagittal; **D** FS koronar; **E, F** axial; **H** CT axial, **I** CT koronar

- **Klinische Befunde**
- Frontale Kopfschmerzen
- Blutige Rhinorrhö
- Teigige Schwellung der Stirnhaut, evtl. mit Fistelbildung nach außen (Abb. 2.42C)

- **Diagnosesicherung**
- Klinischer Befund
- CT/MRT, wobei dünne Knochen im MRT weniger gut beurteilbar sind
- Ggf. Szintigrafie

- **Stellenwert der Bildgebung**
- Ausdehnungsbestimmung
- Früher Einsatz der MSCT zur Entscheidung „Antibiotikatherapie vs. Operation"

- **Bildgebende Befunde**
- CT:
  - Fokale Osteolyse, Sequesterbildung, Knochendemineralisation im Sinne einer subakuten Osteomyelitis (Abb. 2.42A, B, D)
  - Irreguläre Knochenverdickung bei chronischer Osteomyelitis und reaktive Knochensklerose an den Rändern (Abb. 2.42E, F)
- CT/MRT:
  - Entzündliches Weichteilgewebe subkutan vor dem Os frontale („Pott's puffy tumour") bis hin zum subperiostalen Abszess (Abb. 2.42A, G, H)
  - Nach KM-Gabe kommt es im Randbereich zu einer KM-Aufnahme

- **Bildgebende Differenzialdiagnosen**
- Plattenepithelkarzinom: in der Stirnhöhle absolute Rarität, größerer Weichteilanteil
- Metastase – in der Regel Primum bekannt
- Eosinophiles Granulom: keine Sinusitissymptomatik
- Morbus Paget, fibröse Dysplasie: auf Knochen begrenzt

- **Wichtige Punkte**
- Klinisches Bild bei der Befundung beachten

Mukozele, Pyozele

Eine Mukozele entsteht durch eine chronisch-entzündliche, posttraumatische, postoperative oder tumorbedingte Verlegung eines Ostiums oder eines Teiles einer NNH. In diesen abgeschotteten Kompartimenten wird weiter Mukus gebildet, der sich ansammelt, wodurch zunehmend Druck auf angrenzenden Knochen ausgeübt wird – der Knochen dünnt aus, die NNH wirkt durch „bone remodeling" aufgetrieben.

Am häufigsten kommen Mukozelen in den Frontalsinus (60 %) und den Ethmoidalzellen (25 %) vor, selten in den Kieferhöhlen (8 %) und am seltensten in der Keilbeinhöhle. Eine superinfizierte Mukozele wird Pyozele genannt. Bei Muko- bzw. Pyozelen besteht eine Operationsindikation.

2.6 · Entzündungen

Abb. 2.42 A–H. Stirnbein-osteomyelitis. **A, B** Osteolyse (*gepunkteter Pfeil*), mehrere Sequester (*Pfeile*), subkutane Weichteilschwellung (*Stern*), Verschattung der Stirnhöhle. **C, D** Blutende Fistel (*gepunkteter Pfeil*) und Osteomyelitis mit Sequester (*Pfeil*) als Folge einer Bestrahlung. **E, F** Umschriebene Osteolyse (*Pfeil*), verdickter, dichtegeminderter Knochen (*Stern* in **E**) und erhebliche Weichteilschwellung (*Stern* in **F**) bei chronischer Polyposis. **G, H** Subkutaner Abszess (*Stern* in **G**) mit zentraler Diffusionsrestriktion (*Pfeil* in **H**) infolge eines Stirnhöhlenempyems. **A, B, D, E** CT axial; **C** Fotodokumentation; **F** CT koronar; **G, H** MRT axial: **G** T1-w KM, **H** DWI b = 1000

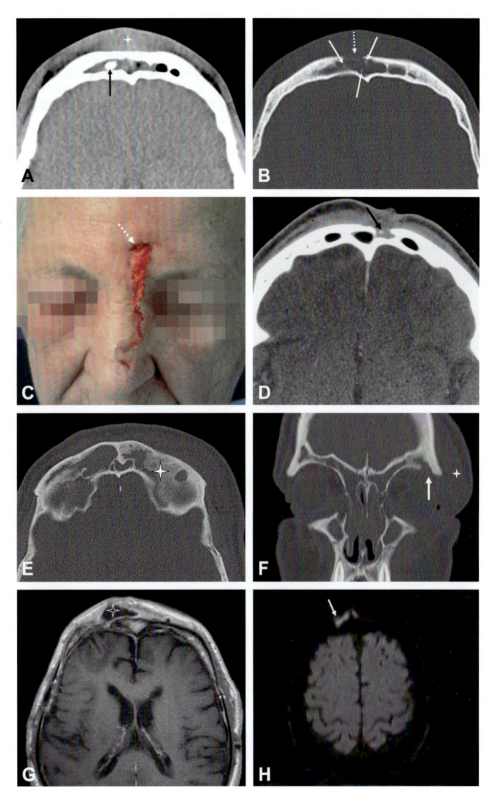

Klinische Befunde
- Abhängig vom Sitz der Mukozele:
  - Sinus frontalis: frontaler Kopfschmerz, bei Sitz im Recessus lateralis auch Abduzensparese, Bulbustiefstand, Exophthalmus (Abb. 2.43A)
  - Sinus ethmoidalis: Schwellung des inneren Augenwinkels, Exophthalmus, Bulbusmotilitätsstörung, Doppelbilder
  - Sinus maxillaris: oft lange symptomlos, Wangenschwellung, Nasenatmungsbehinderung bei Ausbreitung nach medial
  - Sinus sphenoidalis: Visusverlust, Okulomotoriusparese, Schmerz in der Schädelmitte

Diagnosesicherung
- Bildgebung
- Intraoperativer Befund

Stellenwert der Bildgebung
- Diagnosesicherung: CT oder MRT (Letztere bei Keilbeinhöhlenmukozelen günstiger)
- Exakte Lokalisierung zur Operationsplanung
- Ausschluss tumorbedingter Mukozelen (Abb. 2.43I–L; vgl. auch Abb. 2.45H)

Bildgebende Befunde
- Glatt begrenzte raumfordernde Läsion, die den entsprechenden Sinus bzw. abgeschottete Teile komplett verlegt, kein KM anreichert und Druck auf angrenzende Wände ausübt
- CT: hypo- bis leicht hyperdense raumfordernde Läsion mit Vorwölbung und Ausdünnung angrenzender Knochenwände – Knochenwände können teilweise auch fehlen (Abb. 2.43B–F)
- MRT: je nach Proteingehalt und Eindickungszustand sehr unterschiedliches Signal in den einzelnen Sequenzen (Abb. 2.43G–L), häufig stark hyperintens in T2-w

Abb. 2.43 A–L. Mukozelen. **A–C** Stirnhöhlenmukozele (*Sterne*) mit Vorwölbung von kranial in die Orbita, Verdrängung des Bulbus nach kaudal. **D** Siebbeinmukozele (*Stern*) mit Vorwölbung in die Orbita. **E** Kleine Mukozele in einem abgeschotteten Teil der Kieferhöhle (*Stern*), Ausdünnung des Orbitabodens. **F** Große Keilbeinhöhlenmukozele (*Stern*), partielle Wanddestruktion. **G, H** Mehrere Siebbeinmukozelen (*Sterne*), mit leicht unterschiedlicher Signalintensität in der T1-w bei Polyposis. **I–L** Mukozele des hinteren Ethmoids (*gepunktete Pfeile*) und der Keilbeinhöhle (*Pfeile*), verursacht durch ein oberflächlich wachsendes Nasopharynxkarzinom (*Pfeilspitze* in **K**), das sich bis zum Recessus sphenoethmoidalis (*Pfeilspitze* in **L**) erstreckt und diesen verlegt. **A** Klinisches Bild; **B, D, E** CT koronar; **C** CT KM axial; **F** CT KM koronar; **G–L** MRT: **G** T2-w FS axial; **H** T1-w KM axial; **I** T2-w axial; **J** T1-w KM sagittal; **K, L** T2-w koronar. **A** Mit freundlicher Genehmigung von F. Bootz, Bonn

2.6 · Entzündungen

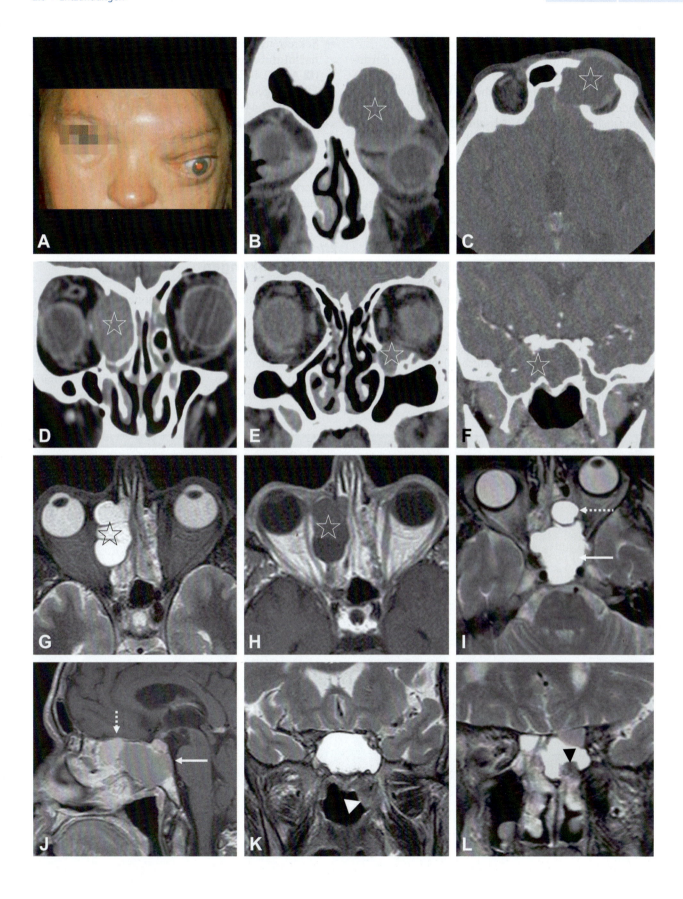

Bildgebende Differenzialdiagnosen
- Pneumozelen (Aerozelen): lufthaltige Erweiterungen einer gesamten NNH (insbesondere des Sinus frontalis) ohne umschriebene Wandvorwölbung oder -ausdünnung (im Gegensatz zum Pneumatosinus dilatans; ▶ Abschn. 2.3.9) durch einen Ventilmechanismus, dem auch eine abgeschottete lufthaltige Zelle unterliegen kann → Doppelwand (◘ Abb. 2.44A, B)
- Retentionszysten (◘ Abb. 2.44C):
  - entstehen durch verstopfte Drüsenausführungsgänge, am häufigsten am Boden der Kieferhöhle
  - keine Druckwirkung auf die Wand
  - Restbelüftung des Sinus vorhanden
- Polypen: bis auf den Antrochoanalpolyp, der eine typische Wachstumsrichtung aufweist (▶ Abschn. 3.5.3), füllt ein isolierter Polyp selten komplett einen Sinus aus
- Kieferzysten: zumeist radikuläre Zysten (umgeben Zahnwurzel), können bei entsprechender Größe (◘ Abb. 2.44D–F) eine Kieferhöhlenmukozele vortäuschen – „bone remodeling" am kranialen Zystenrand als Zeichen für eine Kieferzyste beachten
- Sekretretention in großer Keilbeinhöhle – besonders nach Intubation, keine Druckwirkung auf die Wand (◘ Abb. 2.44G, H)
- Überwiegend zystische oder eingeblutete Tumoren (◘ Abb. 2.44I–L): gezielt nach KM anreichernden soliden Anteilen suchen, die bei Mukozelen nicht vorhanden sind

Wichtige Punkte
- Verwechslung von Retentionszysten mit Mukozelen vermeiden

2.7 Tumoren und tumorähnliche Erkrankungen

Tumoren und tumorähnliche Läsionen kommen in der Nase und den NNH im Vergleich zu anderen Erkrankungen selten vor. Auf der einen Seite besteht eine große Vielfalt histologischer Tumortypen und auf der anderen Seite eine begrenzte Anzahl bildmorphologischer Muster. Auch ein Hinzuziehen von Lokalisation und epidemiologischen Daten kann eine Läsion oft nicht zweifelsfrei

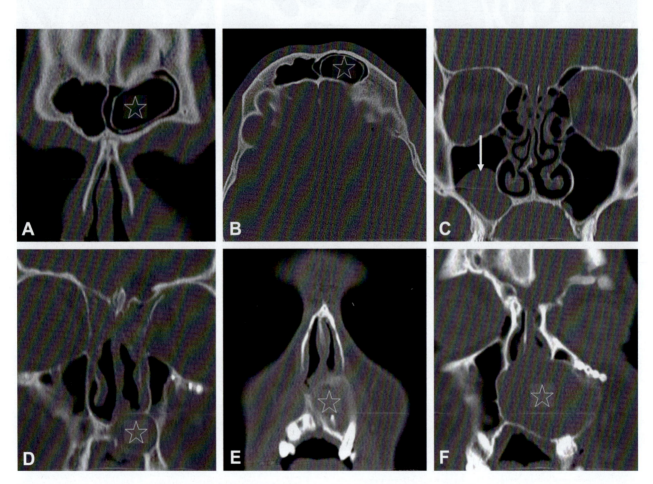

◘ Abb. 2.44 A–L. Differenzialdiagnosen zu Mukozelen. A, B Pneumozele (*Sterne*). C Operativ bestätigte Retentionszyste (*Pfeil*) in typischer Lokalisation am Boden der Kieferhöhle. D–F Operativ und histologisch bestätigte radikuläre Zyste (*Sterne*): Nebenbefund bei Mittelgesichtstrauma (D), Jahre später stark gewachsen (E, F). ▶

2.7 • Tumoren und tumorähnliche Erkrankungen

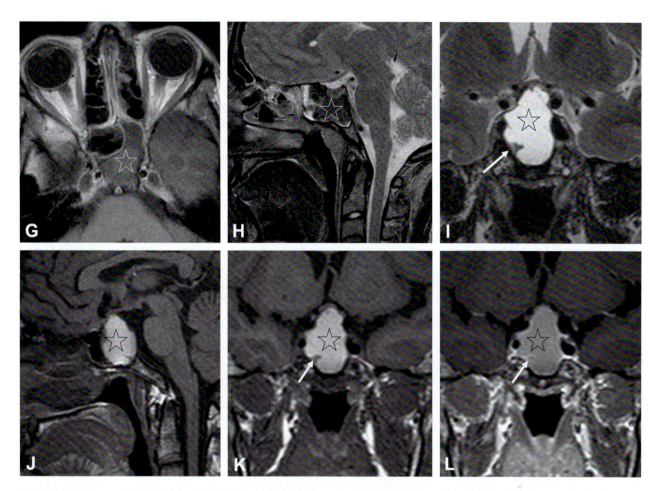

Abb. 2.44 (*Fortsetzung*) **G, H** Sekretretention in großer Keilbeinhöhle (*Sterne*) bei Z. n. Intubation. **I–L** Eingeblutetes, sich in die Keilbeinhöhle erstreckendes Hypophysenmakroadenom (*Sterne*). Umschriebene solide Anteile (*Pfeile*) finden sich in einer Mukozele nicht, zudem ist die Keilbeinhöhle restbelüftet (**J**) und der Tumor weist die für Hypophysenadenome typische birnenförmige Konfiguration auf. **A, C–F** CT koronar; **B** CT axial; **G–L** MRT: **G** T1-w KM axial, **H** T2-w sagittal, **I** T2-w koronar, **J** T1-w sagittal, **K** T1-w koronar, **L** T1-w KM koronar

eingrenzen. Die Berufsanamnese (insbesondere Holzstaubexposition) kann den Verdacht auf einen malignen Tumor lenken. Eine ausreichend sichere Zuordnung ist anhand der Bildgebung – besonders bei raumfordernden Weichteilläsionen – häufig nicht gegeben. Da eine Probenentnahme im sinunasalen Bereich nur in Ausnahmefällen problematisch ist, tritt das Abschätzen der möglicherweise vorliegenden Tumorart in den Hintergrund. Die Hauptaufgabe für den Radiologen besteht darin, die Ausbreitung so exakt wie möglich zu bestimmen.

Im Folgenden wird ein Überblick über Tumoren und tumorähnliche Erkrankungen, gegliedert nach ihrer Gewebezugehörigkeit, gegeben. Der Choanalpolyp und das juvenile Nasenrachenfibrom werden in ▸ Kap. 3 „Mundhöhle und Pharynx" abgehandelt (▸ Abschn. 3.5.1; ▸ Abschn. 3.5.3).

2.7.1 Invertiertes Papillom

Das invertierte Papillom ist ein epithelialer Tumor der nasalen Mukosa. Sein Anteil unter allen sinunasalen Tumoren beträgt ca. 5 %. Am häufigsten geht es von der Mukosa des mittleren Nasengangs aus und wächst dann in den Sinus maxillaris (69 %), den Sinus ethmoidalis (50–90 %), den Sinus sphenoidalis (10–20 %) und den Sinus frontalis (10–15 %) vor. Das Manifestationsalter liegt zwischen dem 40. und dem 70. Lebensjahr, Männer sind viermal häufiger betroffen als Frauen. In 5–15 % der Fälle kann es zu einer malignen Entartung kommen. Lokale Rezidive treten in ca. 20 % der Fälle auf.

- **Klinische Befunde**
  - Einseitige nasale Obstruktion
  - Epistaxis
  - Hyp-/Anosmie

- **Diagnosesicherung**
  - Rhinoskopie
  - Histologie

- **Stellenwert der Bildgebung**
  - Ausdehnungsbestimmung
  - Operationsplanung

- **Bildgebende Befunde**
- Expansiv wachsende Weichteilläsion, ausgehend von lateraler Nasenwand oder Kieferhöhle, nach KM-Gabe säulen- oder girlandenförmiges Enhancement (auch als zerebriformes Muster bezeichnet)
- CT: bei fehlender Begleitentzündung häufig lobulierte Oberfläche erkennbar, selten (10 %) Verkalkungen (◘ Abb. 2.45A)
- MRT: in T1-w isointens zu Weichteilgewebe; in T2-w inhomogen – jedoch hypointenser als entzündliche Schleimhautveränderungen (◘ Abb. 2.45B–F)

- **Bildgebende Differenzialdiagnosen**
- Choanalpolyp: homogen hohes Signal in T2-w
- Sinunasale Polyposis: häufig beidseitig, endoskopisch gut einschätzbar
- Maligne NNH-Tumoren: größere zeigen Malignitätskriterien, kleinere sind u. U. schwierig zu differenzieren – histologische Diagnose

- **Wichtige Punkte**
- Streng einseitiger Befund
- Bei großen Papillomen Bezug zur Rhinobasis beschreiben

2.7.2 Venöse Malformation

Es handelt sich um eine angeborene Gefäßdysplasie, die zu den Low-flow-Malformationen zählt und früher (histologisch) als Hämangiom bezeichnet wurde (▶ Abschn. 6.4.5). Im NNH-Bereich kommt sie nur selten vor und manifestiert sich oft erst im Erwachsenenalter. Sie ist gewöhnlich am Nasenseptum lokalisiert, seltener an der lateralen Nasenwand und den Nasenmuscheln.

- **Klinische Befunde**
- Epistaxis
- Nasale Obstruktion
- Bläulich schimmernde, submuköse raumfordernde Läsion

- **Diagnosesicherung**
- Rhinoskopie

- **Stellenwert der Bildgebung**
- Ausdehnungsbestimmung
- Operationsplanung

2.7 • Tumoren und tumorähnliche Erkrankungen

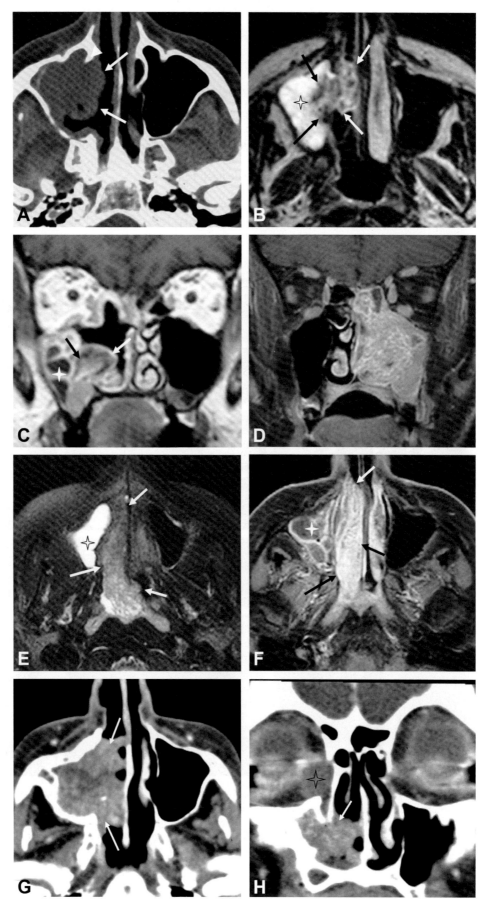

◘ **Abb. 2.45 A–H.** Invertierte Papillome (jeweils durch *Pfeile* markiert). Besonders in der T2-w gute Abgrenzung von Tumor und Begleitentzündung (*Sterne*). **A–C** Rest eines anoperierten invertierten Papilloms, ausgehend von der rechten Kieferhöhle mit lobulierter Oberfläche. **D** Sehr großes, sich in die Sinus maxillaris und ethmoidalis ausdehnendes Papillom mit girlandenförmiger KM-Anreicherung. **E, F** Sich im Cavum nasi bis zum Nasopharynx erstreckendes Papillom, auch hier girlandenförmige KM-Anreicherung. **G, H** CT bei V. a. einen Tränensacktumor. Diagnose einer Tränensackmukozele (*Stern*) verursacht durch einen Tumor im unteren Nasengang (*Pfeile*), der in die Kieferhöhle eingebrochen war. Histologisch ergab sich ein invertiertes Papillom. **A** CT axial; **B** MRT T2-w axial; **C** MRT T1-w KM koronar; **D** MRT T1-w KM FS koronar; **E** MRT T2-w FS axial; **F** MRT T1-w KM FS axial; **G** CT KM axial, **H** CT KM koronar

214 Kapitel 2 · Nasennebenhöhlen, vordere und zentrale Schädelbasis

- **Bildgebende Befunde**
- Expansiv wachsende raumfordernde Läsion, oft im Cavum nasi (◘ Abb. 2.46A–F)
- Homo- oder heterogene KM-Anreicherung (◘ Abb. 2.46A–C, F, I)
- CT:
  - homogene, bei Einblutungen inhomogene, glatt begrenzte raumfordernde Läsion (◘ Abb. 2.46A–C, G)
  - Phlebolithen (nicht immer vorhanden)
- MRT:
  - in T1-w intermediär (signalreiche Areale nach Einblutung)
  - in T2-w hyperintens, stark hypointense Areale entsprechen frischen Einblutungen (◘ Abb. 2.46H) oder Verkalkungen

- **Bildgebende Differenzialdiagnosen**
- Juveniles Angiofibrom: typische Geschlechts- und Altersverteilung sowie typisches Wachstumsmuster (► Abschn. 3.5.1)
- Hämangioperizytom: bildgebend nicht sicher differenzierbar
- Pleomorphes Adenom: selten im Nasenvorhof vorkommend, Diagnose wird histologisch gestellt
- Seltene Tumorentitäten im Cavum nasi (◘ Abb. 2.46J–L), histologische Diagnosen

- **Wichtige Punkte**
- Klinische Befunde weisen auf die Diagnose hin

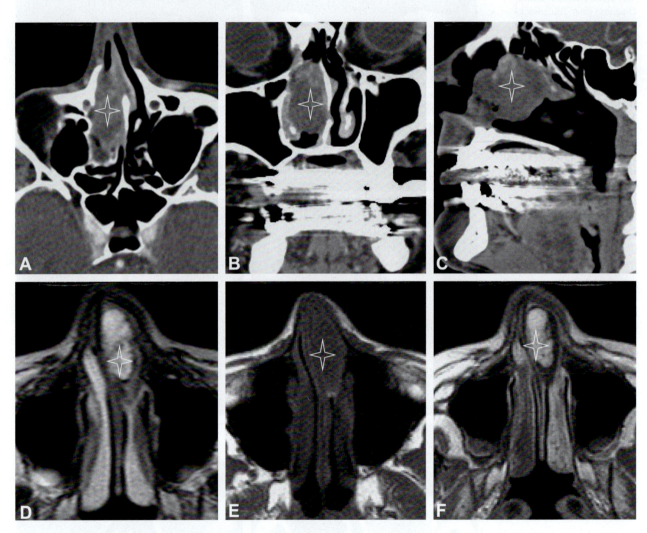

◘ **Abb. 2.46** A–L. Sinunasale venöse Malformationen (*Sterne*, alle histologisch ursprünglich als Hämangiome eingestuft) und Differentialdiagnosen. **A–C** Tumor im Cavum nasi mit Verdrängung der mittleren Nasenmuschel nach lateral, wenig im oberen Anteil KM anreichernd. Intraoperativ livid, leicht blutend, gestielt vom Nasenseptum ausgehend. **D–F** Klinisch Tumor im Nasenvorhof, bläulich, verkrustet, bildgebend benigne, umschriebene Läsion. Ein ähnliches Erscheinungsbild weisen in dieser Region auch vorkommende pleomorphe Adenome auf. ▶

2.7 · Tumoren und tumorähnliche Erkrankungen

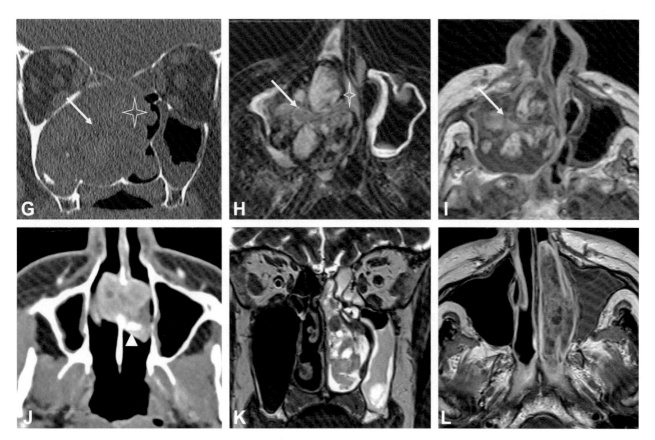

■ **Abb. 2.46** (*Fortsetzung*) **G–I** Große raumfordernde Läsion in rechter Kieferhöhle und Cavum nasi, bis an die Rhinobasis reichend. Im CT Nachweis eines expansiven Wachstums mit Zeichen von Druckarrosion und Remodeling. Im MRT ist die Läsion besonders in T2-w heterogen mit signallosem Rand. Die histologische Diagnose lautete: Hämangiom der Nasenhaupthöhle mit massiver Einblutung. Der Anteil in der Kieferhöhle (*Pfeile*) weist bildmorphologische Zeichen eines organisierten Hämatoms auf. **J** Kleiner Tumor mit fokaler Verkalkung (*Pfeilspitze*) beidseits im Cavum nasi mit Septumdestruktion an der Ansatzstelle, histologisch: Chondromyxoidfibrom. **K, L** Heterogene, das Cavum nasi fast komplett ausfüllende raumfordernde Läsion, histologisch: muzinöses Zystadenom. Schleimhautschwellung und Sekretretention in den obstruierten NNH, Kieferhöhle deutlich verkleinert als Zeichen für einen lang andauernden Verschluss. **A, J** CT KM axial; **B, G** CT KM koronar; **C** CT KM sagittal; **D** MRT T2-w axial; **E** MRT T1-w axial; **F, I, L** MRT T1-w KM axial; **H** MRT T2-w FS axial; **K** MRT T2-w koronar

2.7.3 Osteom

Osteome sind benigne, sehr langsam wachsende, knochenbildende, von den Wänden der NNH ausgehende, in die Sinus vorwachsende Läsionen. Sie zählen in den NNH zu den am häufigsten vorkommenden Tumoren und können sich aus kompaktem oder spongiösem Knochen oder aus beiden Knochenanteilen zusammensetzen. Osteome finden sich oft im Sinus frontalis (◘ Abb. 2.47A) und im Ethmoid, seltener in den anderen NNH. Sie können in die Orbita oder nach intrakraniell vorwachsen. Bei multiplen kraniofazialen Osteomen muss an ein Gardener-Syndrom gedacht werden (assoziiert mit Kolonpolypen und kutanen bzw. Weichteiltumoren).

- **Klinische Befunde**
- Meist asymptomatisch
- Selten Obstruktionssinusitis, Sehstörungen, Doppelbilder oder Augenmotilitätsstörungen

- **Diagnosesicherung**
- Artdiagnose anhand CT/DVT

- **Stellenwert der Bildgebung**
- In der Regel Zufallsbefund
- Bei symptomatischen Osteomen CT zur Operationsplanung
- Bei alleiniger MRT-Untersuchung können spongiöse Osteome als lipomatöser Tumor fehlgedeutet werden

- **Bildgebende Befunde**
- CT: glatt begrenzte, häufig lobulierte raumfordernde Läsion unterschiedlicher Größe mit Dichtewerten und Erscheinungsbild wie kortikaler oder spongiöser Knochen (◘ Abb. 2.47B–E, I)
- MRT:
  - nur aus kompaktem Knochen bestehende Osteome können sich in normal pneumatisierten NNH dem Nachweis entziehen
  - gemischte oder spongiöse Osteome sind in T1-w und T2-w signalreich sowie in fettunterdrückten Sequenzen signalarm und zeigen kein KM-Enhancement (◘ Abb. 2.47F–H)

- **Bildgebende Differenzialdiagnosen**
- Fibröse Dysplasie, ossifizierendes Fibrom: Knochenverdickung, kein umschriebenes Vorwachsen in den Sinus

- **Wichtige Punkte**
- Häufig asymptomatischer Zufallsbefund

2.7 • Tumoren und tumorähnliche Erkrankungen

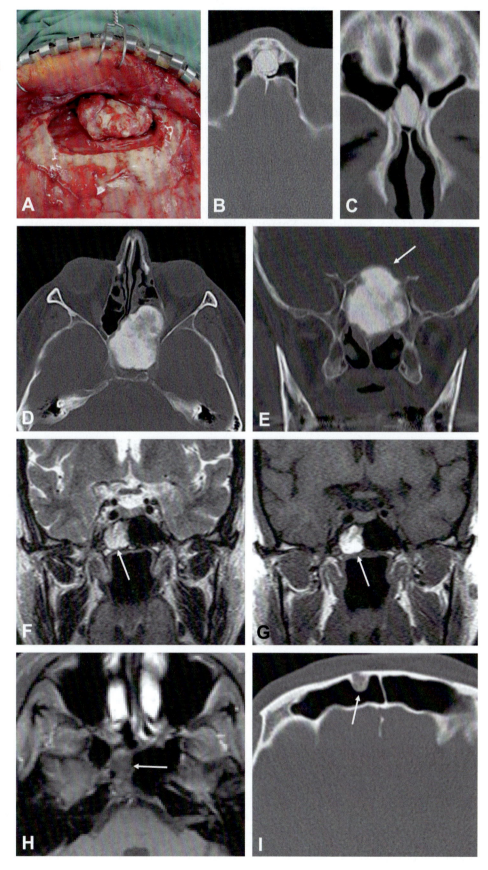

Abb. 2.47 A–I. Osteome. **A** Intraoperativer Situs nach Eröffnung der Stirnhöhle. **B, C** Kompaktes Stirnhöhlenosteom. **D, E** Großes, überwiegend kompaktes Osteom in Keilbeinhöhle und hinterem Ethmoid mit Vorwachsen nach intrakraniell (*Pfeil*). **F–H** Spongiöses Keilbeinhöhlenosteom (*Pfeile*), das im MRT als lipomatöser Tumor fehlgedeutet werden kann. **I** Kleines spöngioses Osteom (*Pfeil*) an der Stirnhöhlenvorderwand mit gleichem Erscheinungsbild wie die Diploe im Os frontale. **B, D, I** CT axial; **C, E** CT koronar; **F** MRT T2-w koronar; **G** MRT T1-w koronar; **H** MRT T1-w KM FS axial. **A** Mit freundlicher Genehmigung von F. Bootz, Bonn

2.7.4 Ossifizierendes Fibrom

Das ossifizierende Fibrom wird zu den tumorähnlichen, fibroossären Läsionen gezählt und weist im Gesichtsschädelbereich als Prädilektionsorte die Mandibula und die Maxilla auf, kann aber auch in den NNH auftreten. Der Häufigkeitsgipfel liegt zwischen dem 30. und 40. Lebensjahr. Es handelt sich um eine benigne Läsion, bestehend aus einer Mischung aus Bindegewebe und reifem Knochen mit der Tendenz zu lokaler Aggressivität. Im Gegensatz zur **fibrösen Dysplasie** (▶ Abschn. 1.8.7) tritt das ossifizierende Fibrom monoostisch auf. Nach unvollständiger Resektion kommt es zu hohen Rezidivraten. Das Risiko der malignen Entartung ist äußerst gering. Extrem selten ist das ossifizierende Fibrom mit einer aneurysmatischen Knochenzyste assoziiert (◘ Abb. 2.48G–L).

- **Klinische Befunde**
- Abhängig von der Lokalisation:
  - Sinusitissymptome bei Sinusobstruktion
  - harte Schwellung am Ober- oder Unterkiefer, Verlagerung von Zähnen
  - bei Orbitabeteiligung Doppelbilder und Exophthalmus möglich
  - z. T. asymptomatisch

- **Diagnosesicherung**
- Histologie

- **Stellenwert der Bildgebung**
- Diagnose einer fibroossären Läsion
- Ausbreitungsdiagnostik und Operationsplanung (CT als Methode der Wahl)

- **Bildgebende Befunde**
- Expansiv wachsende, den Knochen auftreibende raumfordernde Läsion mit glattem Rand aus gemischt ossärem und Weichteilgewebe
- CT: hypodenses Zentrum, umgeben von einem scharf begrenzten ossären Randsaum – aber auch Erscheinungsbild wie bei fibröser Dysplasie möglich (◘ Abb. 2.48A–C, G, H; ◘ Abb. 2.77D)
- MRT: in T1-w intermediär bis signalarm, in T2-w gemischt hohe und niedrige SI, heterogenes KM-Enhancement (◘ Abb. 2.48D–F, I–L)

◘ **Abb. 2.48** A–L. Ossifizierende Fibrome (*Sterne*). **A, B** Fibroossäre Läsion der rechten Kieferhöhle mit partiell scharf begrenztem ossären Saum (*Pfeile* in **B**). Teilweise auch an eine fibröse Dysplasie erinnerndes Bild mit zystisch-milchglasartigen Arealen. **C–F** Lediglich partiell und schwierig erkennbarer scharf begrenzter Randsaum (*Pfeile* in **C**). Im MRT keine Differenzierungsmöglichkeit zur fibrösen Dysplasie. **G–L** Aufgrund von Alter (12 Jahre) und partiell milchglasartigen Arealen (*Pfeile* in **G** und **H**) wurde eine fibröse Dysplasie bildgebend favorisiert. Histologisch handelte es sich um eine juvenile psammomatoide Variante eines ossifizierenden Fibroms mit Induktion einer aneurysmatischen Knochenzyste (im MRT fehlende charakteristische Spiegel). **A, C** CT axial; **B, G** CT koronar; **D–F, I–L** MRT: **D, I** T2-w koronar; **E** T1-w koronar; **F** T1-w KM koronar; **J** T1-w axial; **K** Subtraktionsbild T1-w nativ/KM axial, **L** T1-w KM FS koronar; **H** CT sagittal

2.7 · Tumoren und tumorähnliche Erkrankungen

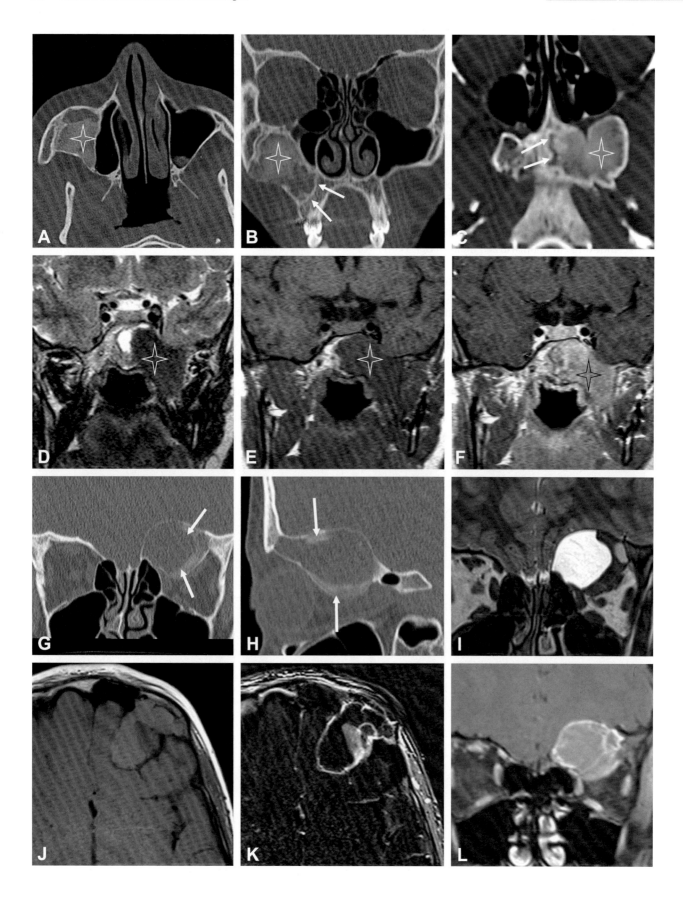

- **Bildgebende Differenzialdiagnosen**
- Fibröse Dysplasie (▶ Abschn. 1.8.7; ◘ Abb. 2.49A–C): kontinuierlicher Übergang in angrenzenden Knochen, Differenzialdiagnostik bildgebend nicht immer sicher möglich, alkalische Phosphatase erhöht
- Intraossäres Meningeom (◘ Abb. 2.49D–F): besonders am großen Keilbeinflügel vorkommend, stellt auch eine DD zur fibrösen Dysplasie dar, oft höheres Lebensalter, z. T. spikulierte Grenzen, im Gegensatz zu fibroossären Läsionen liegt ein extraossärer Weichteilanteil vor
- Osteom (▶ Abschn. 2.7.3): wächst in die Sinus hinein
- Zementoblastom (◘ Abb. 2.78E, F): dichte, ossäre raumfordernde Läsion des Zahnhalteapparats mit Verbindung zur Zahnwurzel, nicht in den NNH vorkommend
- Osteosarkom: aggressive, rasch progrediente raumfordernde Läsion mit extraossärem Weichteilanteil und periostaler Reaktion (Sunburst-Zeichen)
- Morbus Paget (▶ Abschn. 2.7.5): höheres Lebensalter betroffen, alkalische Phosphatase erhöht

- **Wichtige Punkte**
- Läsion unter Berücksichtigung sämtlicher klinischer Daten interpretieren

2.7.5 Morbus Paget

Der Morbus Paget (Ostitis deformans) ist eine progrediente Knochenumbauerkrankung, bei der Knochen durch Riesenosteoklasten resorbiert und danach als Geflechtknochen wieder aufgebaut wird. Letzterer kalzifiziert sekundär. Die Erkrankung tritt jenseits der 4. Dekade auf und kann mon- oder polyostisch vorkommen. Lokalisiert auf den Bereich der NNH sowie der vorderen/zentralen Schädelbasis ist sie sehr selten. Wesentlich häufiger wird die Schädelkalotte befallen. Männer erkranken 4-mal häufiger. Die Erkrankung wird symptomatisch therapiert.

- **Klinische Befunde**
- Lokale Schmerzen, z. B. beim Kauen
- Knochendeformität, erhöhte Frakturgefahr
- Nervenkompressionen
- Alkalische Phosphatase erhöht

- **Diagnosesicherung**
- CT
- In unklaren Fällen Histologie

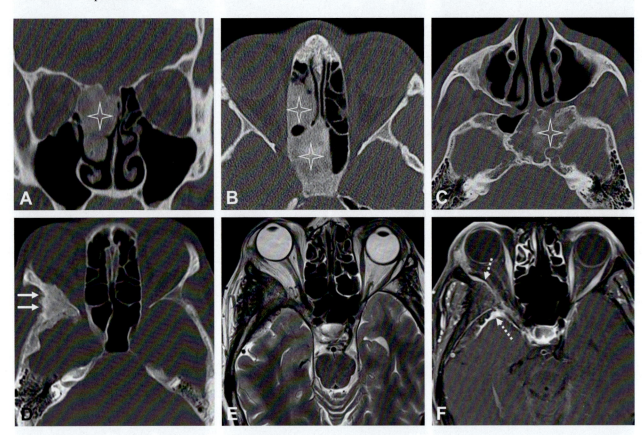

◘ Abb. 2.49 A–F. Differenzialdiagnosen zum ossifizierenden Fibrom. A–C Drei verschiedene Fälle einer fibrösen Dysplasie (*Sterne*). D–F Intraossäres Keilbeinflügelmeningeom (60-Jährige) mit geringem extraossärem Weichteilanteil (*gepunktete Pfeile*) und partiell spikulierten Grenzen (*Pfeile*). **A** CT koronar; **B–D** CT axial; **E, F** MRT axial: **E** T2-w, **F** T1-w KM FS

2.7 · Tumoren und tumorähnliche Erkrankungen

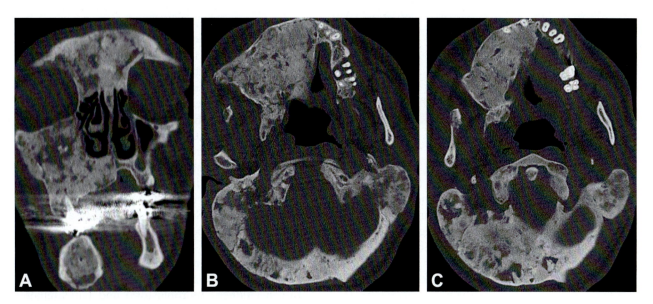

Abb. 2.50 A–C. Morbus Paget. In der Intermediärphase extreme Verdickung des Knochens mit inhomogenem Markraum. **A** CT koronar; **B, C** CT axial

- **Stellenwert der Bildgebung**
- Beitrag zur Diagnosesicherung
- Ausdehnungsbestimmung (CT)

- **CT-Befunde**
- Stadienabhängig:
  - Frühphase: Knochendemineralisation, Osteolyse
  - Intermediärphase: milchglasartige Veränderungen und Knochenverdickung (◘ Abb. 2.50)
  - Spätphase: Verdichtung und Deformierung des Knochens

- **Bildgebende Differenzialdiagnosen**
- Fibroossäre Läsionen: niedrigerer Altersgipfel
- Knochenmetastasen: Differenzialdiagnostik kann im osteolytischen Stadium und bei unbekanntem Primum schwierig sein → ggf. histologische Sicherung
- Chronische Osteomyelitis: begleitende Weichteilverdickung

- **Wichtige Punkte**
- Alter des Patienten und klinischen Verlauf beachten

2.7.6 Karzinome

Mit einem Anteil von 60–80 % ist das Plattenepithelkarzinom das häufigste NNH-Malignom. Der Altersgipfel liegt zwischen dem 55. und 65. Lebensjahr. Meist befällt es die Kieferhöhlen, gefolgt von Nasenhöhle und Ethmoid, extrem selten sind Stirn- und Keilbeinhöhle betroffen. Die lymphogene Metastasierungsrate ist niedriger als in anderen Kopf-Hals-Regionen.

Adenoid-zystische Karzinome (Zylindrome) und Adenokarzinome gehen von den submukösen Speicheldrüsen aus. Ihr Anteil unter den malignen NNH-Tumoren beträgt jeweils ca. 10 %. Für Adenokarzinome ist eine Induktion durch Holzstaub bekannt. Adenoidzystische Karzinome dehnen sich gehäuft perineural aus, weisen eine hohe Rezidivrate auf und metastasieren eher hämatogen in Lunge und Knochen.

Aufgrund zunächst geringer Symptome (besonders bei Kieferhöhlenkarzinomen) werden NNH-Karzinome nicht selten erst in fortgeschrittenen Stadien diagnostiziert. Häufig vorkommende Begleitentzündungen erschweren die Diagnostik zusätzlich.

- **Klinische Befunde**
- Nasale Obstruktion
- Epistaxis
- Zahnschmerzen im Oberkiefer
- Gesichtsasymmetrie

- **Diagnosesicherung**
- Histologie

- **Stellenwert der Bildgebung**
- Ausdehnungsbestimmung inklusive Staging (Tab. 2.2; Tab. 2.3) – in fortgeschrittenen Fällen MRT günstiger; die N-Klassifizierung entspricht der N-Klassifizierung von Mundhöhlen, p16-negativen Oro- und Hypopharynxkarzinomen (Tab. 3.6)
- Therapieplanung (s. unten)
- Verlaufskontrolle, Rezidivdiagnostik

- **Bildgebende Befunde**
- Keine charakteristischen Zeichen für Karzinome bzw. Karzinomarten
- Malignitätskriterien bei fortgeschrittenen Karzinomen:
  - aggressive Knochenzerstörung mit Fragmentierungen, unscharf begrenzte Osteolyse – mittels CT besser einschätzbar (Abb. 2.51A, B)
  - Infiltration benachbarter Weichteile – mittels MRT besser einschätzbar (Abb. 2.51C–F; Abb. 2.52A–E; Abb. 2.53)
  - oft einseitige raumfordernde Weichteilläsion, bei fortgeschrittenen Karzinomen Nekrosen und Einblutungen, variable KM-Anreicherung
  - MRT: in T1-w intermediär, in T2-w intermediär bis leicht hyperintens – Abgrenzung gegenüber entzündlicher Schleimhaut in T2-w am besten möglich (Abb. 2.52A, D)

- **Bildgebende Differenzialdiagnosen**
- Andere Weichteilmalignome: spezifische Lokalisationen (Ästhesioneuroblastom) und Patientenalter (Rhabdomyosarkom: jüngere Patienten) z. T. hilfreich; Histologie immer erforderlich
- Invasive pilzbedingte Sinusitis

Tab. 2.2 T-Klassifizierung maligner Kieferhöhlenneoplasien (außer malignes Lymphom und malignes Melanom) nach Union Internationale Contre le Cancer

Kategorie		Ausdehnung
T1		Tumor auf die antrale Schleimhaut begrenzt, ohne Arrosion oder Destruktion des Knochens
T2		Tumor mit Arrosion oder Destruktion des Knochens (ausgenommen posteriore Wand) einschließlich Ausdehnung auf harten Gaumen und/oder mittleren Nasengang
T3		Tumor infiltriert eine oder mehrere der folgenden Strukturen: – Knochen der dorsalen Wand der Kieferhöhle – Subkutangewebe – Boden oder mediale Wand der Orbita – Fossa pterygopalatina – Sinus ethmoidalis
T4	a	Tumor infiltriert eine oder mehrere der folgenden Strukturen: – Inhalt der vorderen Orbita – Wangenhaut – Processus pterygoideus – Fossa infratemporalis – Lamina cribrosa – Keilbeinhöhle – Stirnhöhle
	b	Tumor infiltriert eine oder mehrere der folgenden Strukturen: – Orbitaspitze – Dura – Gehirn – Mittlere Schädelgrube – Hirnnerven (ausgenommen des N. maxillaris) – Nasopharynx – Clivus

Tab. 2.3 T-Klassifizierung maligner Nasenhöhlen- und Siebbeinzellenneoplasien (außer malignes Lymphom und malignes Melanom) nach Union Internationale Contre le Cancer

Kategorie		Ausdehnung
T1		Tumor auf einen Unterbezirk der Nasenhöhle oder der Siebbeinzellen beschränkt, mit oder ohne Arrosion des Knochens
T2		Tumor in 2 Unterbezirken eines Bezirks oder Ausbreitung auf einen Nachbarbezirk innerhalb des Nasen-Siebbeinzellen-Areals, mit oder ohne Arrosion des Knochens
T3		Tumor breitet sich in die mediale Orbita oder den Orbitaboden oder in die Kieferhöhle, den harten Gaumen oder die Lamina cribrosa aus
T4	a	Tumor infiltriert eine oder mehrere der folgenden Strukturen: – Inhalt der vorderen Orbita – Haut von Nase oder Wange – Vordere Schädelgrube (minimale Ausbreitung) – Processus pterygoideus – Keilbeinhöhle – Stirnhöhle
	b	Tumor infiltriert eine oder mehrere der folgenden Strukturen: – Orbitaspitze – Dura – Gehirn – Mittlere Schädelgrube – Hirnnerven (ausgenommen N. maxillaris) – Nasopharynx – Clivus

2.7 • Tumoren und tumorähnliche Erkrankungen

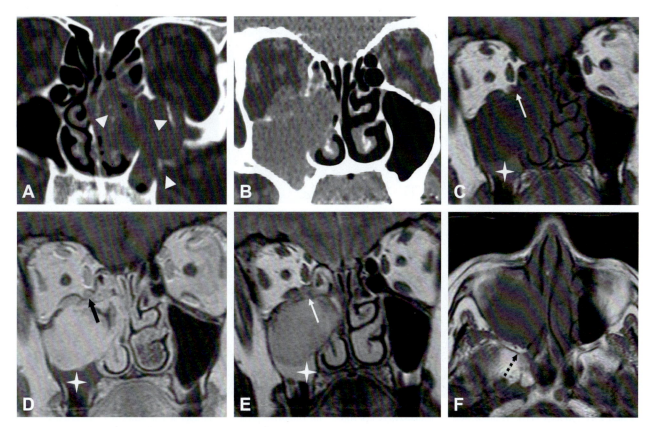

Abb. 2.51 A–F. Kieferhöhlenkarzinome. A Präoperatives CT bei chronischer Sinusitis. Einseitig destruierend wachsende raumfordernde Läsion mit Knochenfragmentierungen in Kiefer- und Nasenhöhle (*Pfeilspitzen*). Histologie: Plattenepithelkarzinom. Infiltration von Orbitaboden und Ethmoid, T3-Kategorie. **B–F** Adenoid-zystisches Karzinom. Anhand des CT-Bildes (**B**) ist der Bezug zum M. rectus inferior nicht klärbar. Im MRT hat der Tumor Kontakt zum Muskel. Keine Infiltration der Fossa pterygopalatina (*gepunkteter Pfeil* in **F**), umschrieben retiniertes Sekret (*Sterne*). Intraoperativ war die Periorbita medial des Muskels umschrieben durchbrochen (*Pfeile*), der Muskel nicht infiltriert. pT3-Kategorie. **A, B** CT koronar; **C–F** MRT: **C** T1-w koronar; **D** T1-w KM koronar; **E** T2-w koronar; **F** T1-w axial

- **Wichtige Punkte**
- Wichtig für Therapieoption/OP-Planung (gilt für alle NNH-Malignome):
  - Durainfiltration/-durchbruch, Hirninfiltration (Abb. 2.52E; Abb. 2.53A–E)
  - Ausmaß der Infiltration orbitaler Weichteile (Abb. 2.51B–E; Abb. 2.52D, E)
  - Knochenmarkinfiltration am Oberkiefer (Abb. 2.52A–C)
  - perineurale Tumorausdehnung (Abb. 2.53H, I)
  - Tumorausdehnung in den Sinus cavernosus und Bezug zur ACI (Abb. 2.53F)
  - Bezug zur Kutis (Abb. 2.52F)
- Mit Ausnahme des letzten Punktes können alle durch die MRT sensitiver beurteilt werden
- Häufig Begleitentzündungen, die die Indikation zur CT darstellen können
- Kleine Karzinome ohne Knochenbeteiligung können im CT nicht von Entzündungen abgegrenzt werden
- Eine zuverlässige Dignitätsabschätzung mittels DWI (maligner Tumor: eingeschränkte Diffusion; benigner ohne Diffusionseinschränkung) ist im Einzelfall nicht möglich (Abb. 2.53J)
- In Stirn- und Keilbeinhöhle sind Karzinome Raritäten (in der UICC-Klassifikation sind diese Regionen nicht aufgeführt) – hier handelt es sich wesentlich häufiger um entzündliche Veränderungen

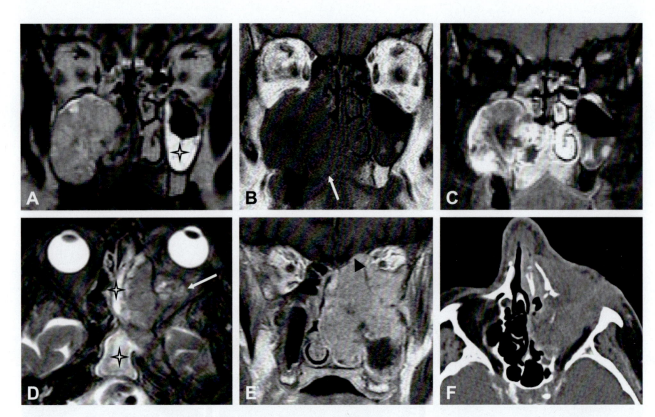

Abb. 2.52 A–F. NNH-Karzinome. **A–C** Adenoid-zystisches Karzinom der Kieferhöhle mit breiter Infiltration des harten Gaumens, die am deutlichsten in der T1-w-Nativsequenz (*Pfeil*) abschätzbar ist und noch der T2-Kategorie zuzuordnen wäre. Die Orbitabodeninfiltration ist entscheidend für die T3-Kategorie. In T2-w deutliche Unterscheidbarkeit zwischen Tumor und entzündlicher Schleimhautschwellung kontralateral (*Stern*). **D, E** Siebbeinadenokarzinom. Infiltration der inferioren Augenmuskeln und des M. rectus medialis (alle im Tumorpaket nicht mehr abgrenzbar) sowie der Orbitaspitze (*Pfeil*; T4b-Kriterium), der Kiefer- und der Keilbeinhöhle. Umschriebener Durchbruch der Schädelbasis (*Pfeilspitze*), keine Hirninfiltration. In der T2-w gute Unterscheidbarkeit zwischen Tumor und hyperintenser Begleitentzündung (*Sterne*). **F** Plattenepithelkarzinom der Kieferhöhle mit Hautinfiltration (T4a-Kriterium). **A–E** MRT: **A** T2-w koronar; **B** T1-w koronar; **C** T1-w KM FS koronar; **D** T2-w FS axial; **E** T1-w KM koronar; **F** CT axial

2.7 • Tumoren und tumorähnliche Erkrankungen

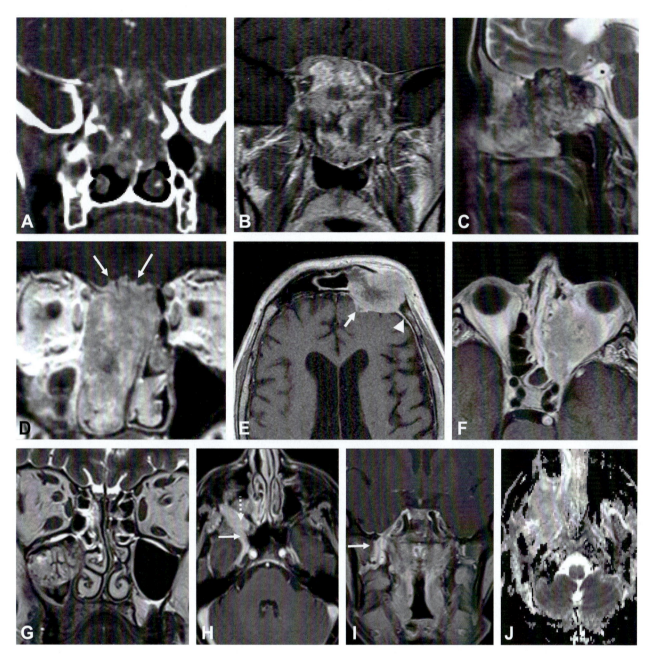

◘ **Abb. 2.53 A–J.** NNH-Karzinome. **A–C** Adenokarzinom in Ethmoid und Cavum nasi beidseits. Das Dach der Siebbeinzellen ist durchbrochen, die raumfordernde Läsion wölbt sich breit nach intrakraniell vor (T4b-Kriterium) – jedoch keine Zeichen einer Hirninfiltration (im MRT besser erkennbar). **D** Neuroendokrines Karzinom in Cavum nasi und Siebbein mit unscharfer Begrenzung zum Frontalhirn als Zeichen einer beginnenden Infiltration (*Pfeile*; pT4b-Kategorie). **E** Stirnhöhlenkarzinom mit kleinem, unscharf begrenzten Tumorzapfen im Frontalhirn (*Pfeil*) und angrenzend verdickter Dura (*Pfeilspitze*). Histologisch Hirn- und Durainfiltration. **F** Adenokarzinom (Patient von ◘ Abb. 2.52D, E), das in den Sinus cavernosus vorwächst und Kontakt zur A. carotis interna hat. **G–J** Adenoid-zystisches Karzinom der Kieferhöhle mit Durchbruch in die Fossa pterygopalatina (*gepunkteter Pfeil* in **H**) sowie perineuraler Ausdehnung entlang des N. maxillaris (*Pfeil* in **H**) in den Sinus cavernosus und entlang des N. mandibularis (*Pfeil* in **I**) in den Mastikatorraum (T4b-Kriterium). Der Tumor weist keine Diffusionsrestriktion auf (**J**). **A** CT KM koronar; **B–J** MRT: **B, D** T1-w KM koronar; **C** T2-w sagittal; **E, F** T1-w KM axial; **G** T2-w koronar, **H** T1-w KM FS axial; **I** T1-w KM FS koronar; **J** ADC-Karte (*ADC* „apparent diffusion coefficient") Karte

2.7.7 Ästhesioneuroblastom

Das zu den neurogenen Tumoren zählende Ästhesioneuroblastom (olfaktorisches Neuroblastom; sein Anteil beträgt < 5 % unter allen sinunasalen Tumoren) ist ein maligner Tumor des olfaktorischen Epithels der Nasenhöhle und der Lamina cribrosa, der sich im oberen Anteil der Nasenhöhle entwickelt und sich von hier aus in angrenzende NNH, Orbita und Rhinobasis ausdehnt. Die Rate lokaler Rezidive liegt bei > 50 %.

- **Klinische Befunde**
- Nasale Obstruktion
- Epistaxis
- Geruchsstörungen bis Anosmie
- Kopfschmerz
- Lokaler Schmerz
- Sehstörungen

- **Diagnosesicherung**
- Histologie

- **Stellenwert der Bildgebung**
- Ausdehnungsbestimmung für die Therapieplanung (▶ Abschn. 2.7.6)
- Verlaufskontrollen und Rezidivdiagnostik

- **Bildgebende Befunde**
- Ausgewählte Befunde: ◘ Abb. 2.54
- Wichtigster Hinweis auf diesen Tumor ist seine Lokalisation, spezifische Bildcharakteristika existieren nicht
- Raumfordernde Weichteilläsion in genannter Lokalisation mit gut abgrenzbaren Tumorrändern und eher expansivem Wachstum
- Größere Tumoren mit Verkalkungen, Blutungen, Nekrosen und Zysten im Tumorrandbereich, häufig inhomogen in T2-w

- **Bildgebende Differenzialdiagnosen**
- Neuroendokrines Karzinom (Synonyme: Haferzellkarzinom, atypisches Karzinoid, malignes Paragangliom, anaplastisches oder undifferenziertes Karzinom): ähnliche Bildcharakteristika wie Ästhesioneuroblastom, jedoch wesentlich aggressiver und schlechtere Prognose
- Karzinome, Lymphome, Melanome: wenn diese an ähnlicher Lokalisation auftreten, besteht keine Differenzierungsmöglichkeit
- Benigne Tumoren (extrakranielle Meningeome, Schwannome): insbesondere kleine Äthesioneuroblastome können davon nicht sicher abgegrenzt werden

- **Wichtige Punkte**
- Raumfordernde Läsion mit extra- und intrakraniellen Anteilen um die Lamina cribrosa

2.7 · Tumoren und tumorähnliche Erkrankungen

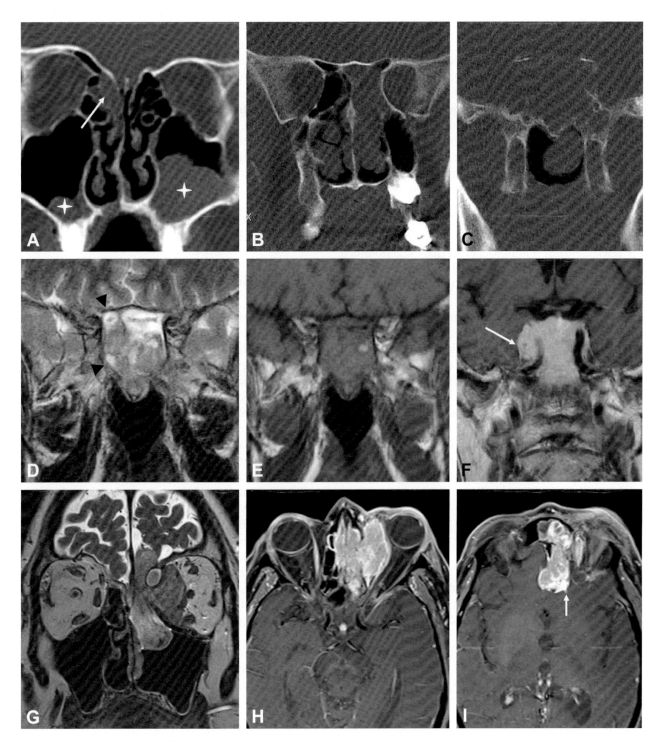

Abb. 2.54 A–I. Sinunasale Ästhesioneuroblastome. Diagnosestellung jeweils erst durch Histologie. **A** Umschriebene raumfordernde Läsion im oberen Nasengang (*Pfeil*). Nebenbefund: Retentionszysten (*Sterne*) in beiden Kieferhöhlen. **B–F** Glatt begrenzte, expansiv wachsende raumfordernde Läsion mit Punctum maximum in der Keilbeinhöhle und Einbruch in den Sinus cavernosus mit Umrandung der A. carotis interna (*Pfeil* in **F**). Zystische Areale im Tumorrandbereich (*Pfeilspitzen* in **D**). **G–I** Ästesioneuroblastomrezidiv beidseits der Lamina cribrosa mit Infiltration orbitaler Weichteile und des Hirns (*Pfeil* in **I**). **A–C** CT koronar; **D–I** MRT: **D, G** T2-w koronar; **E** T1-w koronar; **F** T1-w KM koronar; **H, I** T1-w KM FS axial. **B–E** Mit freundlicher Genehmigung von E. Kasten, Delitzsch

2.7.8 Malignes Melanom

Weniger als 1 % aller malignen Melanome (bösartigster Hauttumor) kommen in der Nasenhöhle und den NNH vor, wo sie von der Schleimhaut ausgehen. Sie treten eher bei älteren Patienten (5.–8. Lebensdekade) auf, und zwar häufiger bei Männern als bei Frauen sowohl in melanotischer als auch amelanotischer Form. Insgesamt hat das sinunasale maligne Melanom eine schlechte Prognose, mit einem mittleren Überleben von 24 Monaten nach der Diagnosestellung. Es metastasiert in Lunge, Lymphknoten und Hirn.

In die aktuelle Version der UICC-Klassifikation ist das „maligne Melanom des oberen Aerodigestivtrakts" als eigenständiger anatomischer Bezirk aufgenommen worden, für den keine T1- und T2-Kategorie existiert. T3-Tumoren sind auf das Epithel oder die Submukosa begrenzt (mukosale Erkrankung); T4a-Tumoren infiltrieren tiefere Weichgewebe, Knorpel, Knochen oder darüber liegende Haut. T4b-Tumoren infiltrieren eine oder mehrere der folgenden Strukturen: Dura, Hirn, Schädelbasis, untere Hirnnerven (IX–XII), Mastikatorraum, A. carotis, Prävertebralraum, Mediastinalstrukturen.

■ **Klinische Befunde**
– Nasale Obstruktion, Epistaxis, Geruchsstörungen
– Gesichtsdeformität, lokale Schmerzen
– Endoskopie: dunkel pigmentierte raumfordernde Läsion bei melanotischer Form

■ **Diagnosesicherung**
– Histologie

■ **Stellenwert der Bildgebung**
– Ausdehnungsbestimmung für Therapieplanung (▶ Abschn. 2.7.6)
– Verlaufskontrollen und Rezidivdiagnostik

■ **Bildgebende Befunde**
– Weichteildichte raumfordernde Läsion, häufiger im Cavum nasi, seltener in den NNH (◘ Abb. 2.55)
– Mäßiges bis deutliches KM-Enhancement
– Einblutung möglich
– CT: Knochenvorwölbung und Ausdünnung (◘ Abb. 2.55A, B)
– MRT:
  – melanotisches malignes Melanom: in T1-w nativ hohe SI, in T2-w niedrige SI (◘ Abb. 2.55C)
  – amelanotisches malignes Melanom: Verhalten wie andere Weichteiltumoren (◘ Abb. 2.55D–F)

■ **Bildgebende Differenzialdiagnosen**
Betrifft amelanotische Form:
– Maligne Tumoren mit ähnlicher Hauptlokalisation (Ästhesioneuroblastom, Melanoblastom, Non-Hodgkin-Lymphom), kleine Karzinome
– Schwannom: im sinunasalen Bereich sehr selten
– Chronische, aggressive entzündliche Erkrankungen (Granulomatose mit Polyangiitis, Sarkoidose) – häufiger bilateral
– Invasive fulminante pilzbedingte Rhinosinusitis

■ **Wichtige Punkte**
– Nur melanotische maligne Melanome weisen im MRT eine charakteristische SI auf

2.7.9 Non-Hodgkin-Lymphom

Ein primär extranodaler Befall des Sinunasaltraktes durch maligne Lymphome (▶ Abschn. 6.4.14) ist sehr selten. Dabei handelt es sich um Non-Hodgkin-Lymphome (NHL), eine sehr heterogene Gruppe, die sowohl niedrig- als auch hochmaligne Formen umfasst. Sinunasale NHL kommen in westlichen Ländern fast ausschließlich als B-Zell-Lymphome vor, T-/NK- („natural killer") Zell-Lymphome sind hier absolute Raritäten. Bevorzugt wird das Cavum nasi befallen. Die Erkrankung tritt in der Regel im höheren Lebensalter (jenseits der 6. Lebensdekade) auf.

Das Plasmozytom, die singuläre, sehr seltene Variante des multiplen Myeloms, infiltriert bevorzugt die zentrale Schädelbasis. Plasmozytom und multiples Myelom zählen nach der derzeit gültigen Version der WHO-Klassifikation lymphoider Erkrankungen von 2022 zu den NHL. Die Diagnose „Plasmozytom" wird durch Blut- und Urinuntersuchungen gestützt. Sie kann endgültig erst nach drei Jahren gestellt werden, wenn es tatsächlich singulär bleibt. Plasmozytome kommen in intra- oder extramedullärer Form vor. Ein Plasmozytom der Schädelbasis entwickelt sich fast immer im Laufe des ersten Jahres seiner klinischen Manifestation zum multiplen Myelom.

Zur Festlegung der Therapie ist eine genaue Typisierung des malignen Lymphoms erforderlich. Die Stadieneinteilung erfolgt nach der Lugano-Klassifikation, einer Modifikation der Ann-Arbor-Klassifikation.

■ **Klinische Befunde**
– Nasale Obstruktion mit sinusitisähnlichen Symptomen
– Fieber, Müdigkeit, Gewichtsverlust, Nachtschweiß

■ **Diagnosesicherung**
– Histologie
– Laboruntersuchungen

2.7 · Tumoren und tumorähnliche Erkrankungen

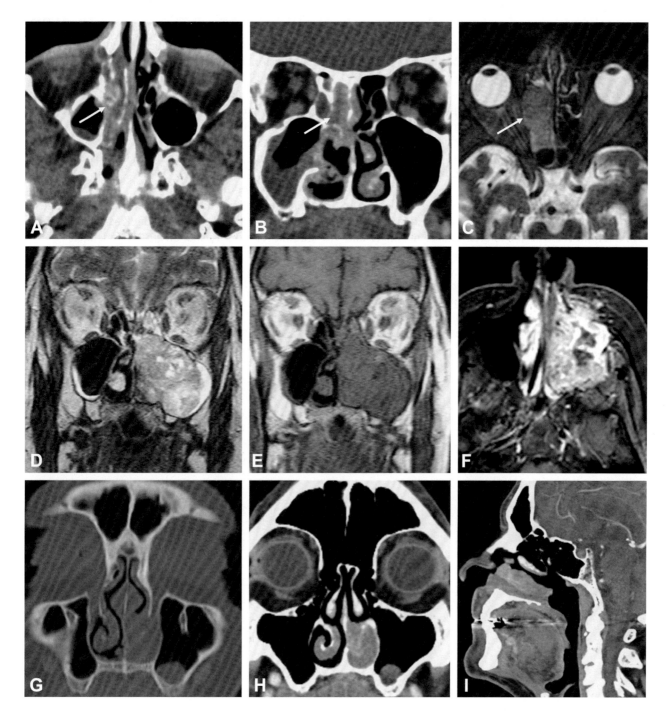

Abb. 2.55 A–I. Sinunasale maligne Melanome. **A–C** Weichteildichte raumfordernde Läsion im Cavum nasi (*Pfeile*) mit Knochenvorwölbung und mäßiger KM-Aufnahme, in T2-w hypointens. **D–F** Unspezifische Bildgebung bei amelanotischem Melanom von Kieferhöhle und Cavum nasi mit Einbruch in die Orbita (ohne Augenmuskelinfiltration), Fossa infratemporalis und Wange. **G–I** Tumor der unteren Nasenmuschel ohne Infiltration angrenzender Räume. Das CT ermöglicht keine Art- und Dignitätsaussage. **A** CT KM axial; **B, G, H** CT KM koronar; **C** MRT T2-w FS axial; **D** MRT T2-w koronar; **E** MRT T1-w koronar; **F** MRT T1-w FS axial; **I** CT KM sagittal

Stellenwert der Bildgebung
- Ausdehnungsbestimmung, Ganzkörper-Staging
- Verlaufskontrollen und Rezidivdiagnostik

Bildgebende Befunde
- B-Zell-NHL: lobulierte, glatt begrenzte, oft expansiv wachsende raumfordernde Läsion der Weichteile in der Nasenhaupthöhle und/oder den NNH mit mäßiger, homogener KM-Anreicherung (◘ Abb. 2.56A, G–I); seltener Knochendestruktion oder -penetration (◘ Abb. 2.56B, C)
- T-/NK-Zell-NHL: diffuser Befall der Schleimhaut zunächst im Cavum nasi, danach Ausdehnung auf NNH mit Destruktion angrenzender knorpliger und knöcherner Strukturen (früher als letales Mittelliniengranulom bezeichnet; ◘ Abb. 2.56J–L)
- Plasmozytom: singuläre, intra- oder extramedulläre raumfordernde Weichteilläsion mit kräftiger, homogener KM-Anreicherung (◘ Abb. 2.56D–F)
- MRT: in T1-w und T2-w intermediär, Diffusionsrestriktion

Bildgebend Differenzialdiagnosen
- Maligne Tumoren mit ähnlicher Hauptlokalisation (Ästhesioneuroblastom, sinunasale maligne Melanome und Melanoblastome), kleine Karzinome
- Chronische, aggressive entzündliche Erkrankungen (Granulomatose mit Polyangiitis, Sarkoidose) – häufiger bilateral; T-/NK-Zell-Lymphom nicht sicher abgrenzbar
- Invasive fulminante pilzbedingte Rhinosinusitis

Wichtige Punkte
- Bei Patienten im höheren Lebensalter mit expansiv wachsender, homogen nur mäßig KM-aufnehmender raumfordernder Läsion an ein NHL denken
- Zusätzliche Manifestationen erhärten den V. a. ein malignes Lymphom (◘ Abb. 2.56G, H)

◘ **Abb. 2.56 A–L.** Sinunasale Non-Hodgkin-Lymphome. **A** Lobulierte, expansiv wachsende raumfordernde Läsion in der rechten Kieferhöhle mit Einbruch in die Orbita, zusätzlich Sekretretention in der Kieferhöhle (*Stern*). Diffuses großzelliges B-Zell-Lymphom. **B, C** Selber Lymphomtyp wie in **A**. Hier permeative Knochenveränderungen (*gepunkteter Pfeil* in **B**) mit Knochenpenetration. **D** Extramedulläres Plasmozytom im Cavum nasi (*Stern*), in der Kieferhöhle Schleimhautschwellung (*Pfeil*). **E, F** Intramedulläres Plasmozytom der zentralen Schädelbasis (*Sterne*). In **D–F** wurde im Verlauf angesichts weiterer Manifestationen die Diagnose in multiples Myelom geändert. **G, H** Raumfordernde Läsion im Cavum nasi links mit intermediärer Signalintensität in der T2-w und mäßiger KM-Anreicherung. Bildcharakteristika, typische Lokalisation, weitere Manifestationen (*Pfeile*) und Alter des Patienten (91 Jahre) führten zum V. a. ein NHL. **I** Kleiner, in T2-w gut gegen die entzündlich veränderte Schleimhaut abgrenzbarer Tumor im Cavum nasi/Ethmoid (*Pfeil*), histologisch diffuses B-Zell-NHL. **J–L** Veränderungen wie bei aggressiver Entzündung mit knöchernen Destruktionen im Cavum nasi und am Nasenseptum (*Pfeil* in **J**). 10 Tage nach Krankenhausaufnahme verstarb die Patientin, es handelte sich um ein T-/NK-Zell-Lymphom. **A–D** CT KM koronar; **E, K** MRT T2-w FS axial; **F, H** T1-w KM axial; **G, I** MRT T2-w axial; **J** CT koronar; **L** MRT T1-w KM FS axial

2.7 · Tumoren und tumorähnliche Erkrankungen

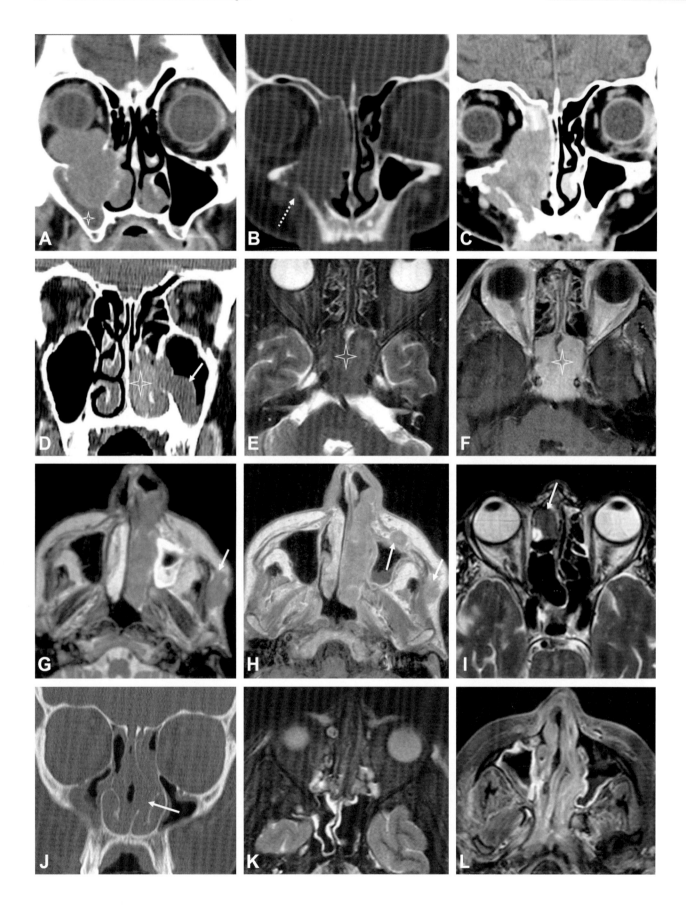

2.7.10 Rhabdomyosarkom

Rhabdomyosarkome sind bei Kindern mit 75 % die häufigsten Weichteilsarkome und haben einen Anteil von 5–15 % unter allen Tumoren im Kindesalter (s. auch ▶ Abschn. 6.4.15). Ein erster Altersgipfel liegt zwischen dem 2. und dem 5. Lebensjahr, ein zweiter zwischen dem 15. und dem 19. Lebensjahr. Im Erwachsenenalter sind diese Tumoren Raritäten. Charakteristisch ist ein sehr schnelles Wachstum.

- **Klinische Befunde**
- Obstruktion
- Sehstörungen
- Kopfschmerzen

- **Diagnosesicherung**
- Histologie

- **Stellenwert der Bildgebung**
- Ausdehnungsbestimmung für Therapieplanung (▶ Abschn. 2.7.6)
- Verlaufskontrollen und Rezidivdiagnostik

- **Bildgebende Befunde**
- Meist große raumfordernde Läsion mit Infiltration benachbarter Kompartimente (Orbita, anteriore Schädelbasis, Sinus cavernosus) und des Knochens
- Mäßige KM-Aufnahme
- CT: dünne Knochenwände oft komplett destruiert, unscharf begrenzte Arrosion an kräftigeren Knochen (◘ Abb. 2.57C, D)
- MRT: in T1-w intermediär, in T2-w leichte Signalanhebung (◘ Abb. 2.57A, B, E–H)

- **Bildgebende Differenzialdiagnosen**
- Im Erwachsenenalter (Diagnose wird jeweils histologisch gestellt):
    - Karzinome, malignes amelanotisches Melanom, andere Sarkome wie Fibro- oder Angiosarkom – Raritäten im sinunasalen Bereich
    - invasive fulminante pilzbedingte Rhinosinusitis

- **Schlüsselpunkte für die Befundung**
- Sehr schnelles Tumorwachstum als wichtiges Kriterium
- Charakteristisches Alter

2.7 • Tumoren und tumorähnliche Erkrankungen

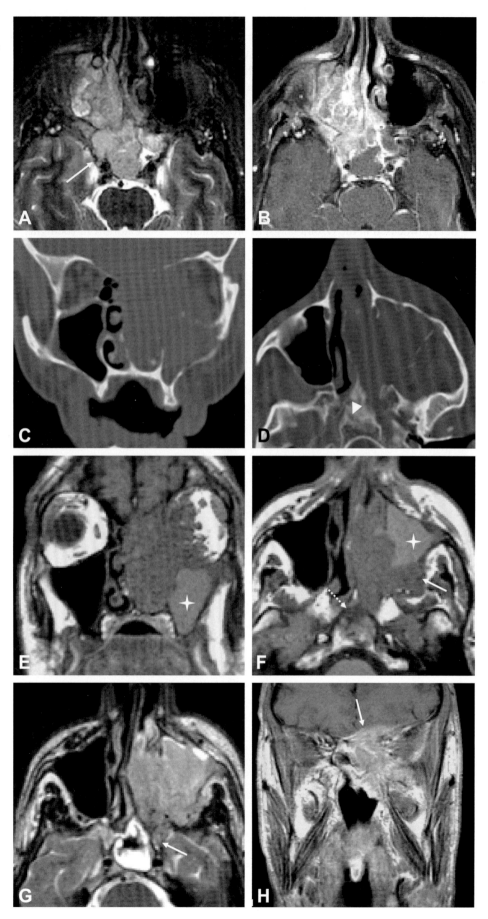

◘ **Abb. 2.57 A–H.** Sinunasale Rhabdomyosarkome:. **A, B** Große, mehrere NNH durchsetzende raumfordernde Läsion mit Einbruch in den Sinus cavernosus (*Pfeil*). **C–H** Ausgedehnte, vom Cavum nasi ausgehende, die Orbita, Kieferhöhle (zusätzlich hier proteinreiches Sekret; *Sterne*), vordere und zentrale Schädelbasis infiltrierende raumfordernde Läsion mit beinahe kompletter Auslöschung der medialen Orbita- und Kieferhöhlenwand sowie der knöchernen anterioren Schädelbasis. Unscharf begrenzte Arrosion am Clivus (*Pfeilspitze*) – in der MRT hier beginnende Knochenmarkinfiltration (*gepunkteter Pfeil*). Ausdehnung in Fossa infratemporalis (*Pfeil* in **F**) und Sinus cavernosus (*Pfeil* in **G**), breitflächige Durainfiltration (*Pfeil* in **H**). **A, B, E–H** MRT: **A** T2-w FS axial; **B** T1-w KM FS axial; **E** T1-w koronar; **F** T1-w axial; **G** T2-w axial; **H** T1-w KM koronar; **C, D** CT: **C** koronar; **D** axial

2.7.11 Chondrosarkom

Das Chondrosarkom (▶ Abschn. 1.8.8, ▶ Abschn. 4.4.7) findet man im sinunasalen Bereich am häufigsten im Cavum nasi (von den Muscheln oder dem Septum ausgehend) und im paramedianen Kompartiment der zentralen Schädelbasis. Andere Lokalisationen sind absolute Raritäten.

- **Klinische Befunde**
- Nasale Obstruktion
- Bei Einwachsen in den Alveolarkamm der Maxilla Biss- und Kauprobleme
- Bei Einwachsen in die Orbita langsam progredienter Exophthalmus
- Palpatorisch sehr derber Tumor

- **Diagnosesicherung**
- Histologie

- **Stellenwert der Bildgebung**
- Ausdehnungsbestimmung für die Therapieplanung (▶ Abschn. 2.7.6)
- Verlaufskontrollen und Rezidivdiagnostik

- **Bildgebende Befunde**
- Raumfordernde Läsion mit mäßiger, inhomogener KM-Anreicherung
- CT: in ca. 50 % der Fälle charakteristische chondroide Tumormatrixverkalkungen (ring- oder bogenförmig, schollig; ◘ Abb. 2.58A–F)
- MRT (◘ Abb. 2.58G, H):
  - in T2-w in der Regel deutlich hyperintens, seltener intermediäres Signal
  - oft keine Diffusionsstörung
  - in T1-w hypo- bis hirnisointens

- **Bildgebende Differenzialdiagnosen**
- Chondrom (benigne, bildet reifes Knorpelgewebe): im sinunasalen Bereich Rarität, scharf begrenzt mit Verkalkungen wie beim Chondrosarkom
- Chordom (bei Lage nahe des Clivus; ▶ Abschn. 1.8.8)
- Osteolytische Form des Osteosarkoms

- **Wichtige Punkte**
- Chondroide Tumormatrixverkalkungen – sofern vorhanden – sind diagnoseweisend
- Eine sichere Abgrenzung benigner und maligner chondroider Tumoren ist bildgebend nicht möglich

2.7 · Tumoren und tumorähnliche Erkrankungen

Abb. 2.58 A–H. Chondrosarkome sinunasal und der zentralen Schädelbasis. **A** Kleine raumfordernde Läsion (*Pfeil*), Diagnosestellung durch Histologie. Retrospektiv beginnende Matrixverkalkung erkennbar. In **B** und **C** bzw. **D–F** wurde aufgrund des typischen Verkalkungsmusters eine korrekte Verdachtsdiagnose gestellt. **G, H** Tumorrest eines myxoiden Chondrosarkoms mit Ausgang vom paramedianen Kompartiment der zentralen Schädelbasis: Durchsetzung des Sinus cavernosus, Encasement der A. carotis interna, hoher ADC-Wert (nicht abgebildet). Chondroide Matrixverkalkungen lagen im CT nicht vor. **A, C–F** CT koronar; **B** CT axial; **G, H** MRT: **G** T2-w koronar, **H** T1-w KM FS axial. *ADC* „apparent diffusion coefficient"

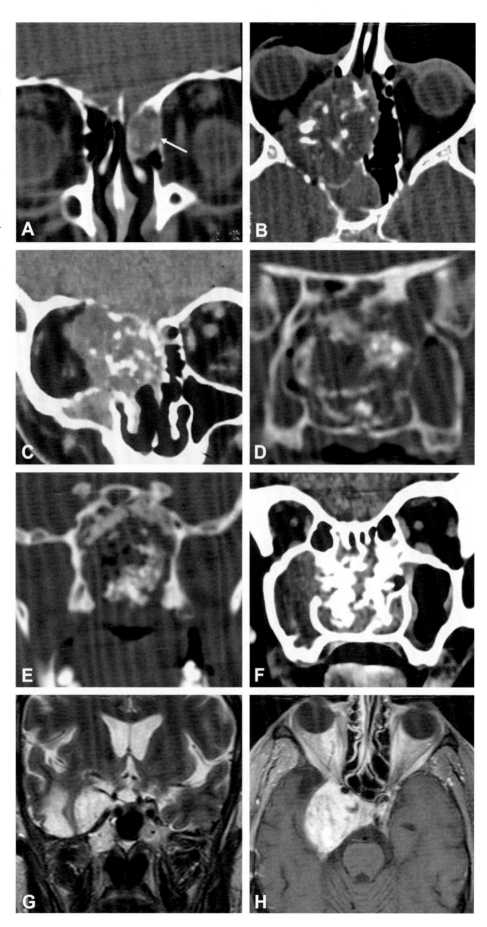

2.7.12 Osteosarkom

Das Osteosarkom ist nach dem multiplen Myelom der häufigste maligne Knochentumor. Von allen Osteosarkomen kommen ca. 0,7–3 % an kraniofazialen Knochen (Mandibula, Maxilla, NNH) vor. Der destruktiv-aggressiv wachsende Tumor geht mit einer Tumormatrixmineralisation und einer periostalen Reaktion einher und kann in osteolytischer sowie in osteoblastischer Form auftreten. Der Altersgipfel liegt zwischen dem 10. und dem 25. Lebensjahr. Typisch sind auch Sunburst-artige periostale Ausziehungen (vgl. Abb. 1.79C, Abb. 3.43J–L). Das Osteosarkom neigt zu Rezidiven.

- **Klinische Befunde**
- Nasale Obstruktion
- Knochendeformität
- Bissirregularitäten
- Kaustörungen

- **Diagnosesicherung**
- Histologie

- **Stellenwert der Bildgebung**
- Ausdehnungsbestimmung für die Therapieplanung (▶ Abschn. 2.7.6)
- Verlaufskontrollen und Rezidivdiagnostik

- **Bildgebende Befunde**
- Osteolysen mit über den Knochendefekt hinausgehendem Weichteilanteil, heterogene KM-Anreicherung – bei osteolytischer Form ist die Bildgebung unspezifisch (Abb. 2.59C–H)
- Osteoblastische Form mit Tumormatrixverkalkung und Sunburst-artigen periostalen Ausziehungen – mittels CT gut detektierbar (Abb. 2.59A, B)
- MRT: unspezifisch, erfasst Ausdehnung im Knochenmark besser

- **Bildgebende Differenzialdiagnosen**
- Osteom bei osteoblastischer Form
- Chondrosarkom
- Metastasen, Karzinome, amelanotische Melanome
- Ewing- und Rhabdomyosarkome: im Kindes- und Jugendalter

- **Schlüsselpunkte für die Befundung**
- Bei osteoblastischer Form ist die CT spezifischer
- Histologische Abklärung immer erforderlich

2.7 · Tumoren und tumorähnliche Erkrankungen

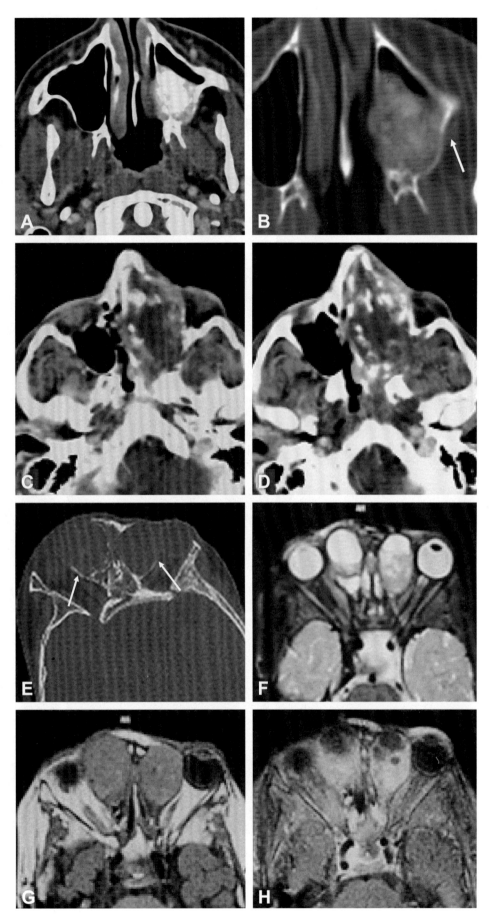

◻ **Abb. 2.59** **A–H.** Sinunasale Osteosarkome. **A, B** Osteoblastischer Typ, angedeutetes Sunburst-Zeichen (*Pfeil*). **C, D** Rezidiv vom überwiegend osteolytischen Typ – unspezifische Bildgebung. **E–H** 2,5 Jahre altes Mädchen. Osteolytischer Typ, unspezifische Bildgebung bei einer raumfordernden Läsion (*Pfeile*) beidseits im Cavum nasi mit Orbitaeinbruch. **A–D** CT KM axial; **E** CT axial; **F–H** MRT axial: **F** T2-w FS; **G** T1-w; **H** T1-w KM FS. **E–H** Mit freundlicher Genehmigung von N. Freling, Amsterdam

2.7.13 Metastasen

Im sinunasalen Bereich sind hämatogene Metastasen selten anzutreffen. Wesentlich häufiger finden sie sich in der zentralen Schädelbasis. Bevor bei maligne imponierenden Läsionen ein primär maligner Knochentumor in Erwägung gezogen wird, sollte an die deutlich häufiger vorkommenden Knochenmetastasen gedacht werden (◘ Abb. 2.60A–F). Hauptsächlich werden sie durch Nierenzell-, Bronchial-, Mamma- und Prostatakarzinome verursacht. Ist ein Primum nicht bekannt, können Metastasen ein breites Spektrum an Läsionen imitieren (◘ Abb. 2.60G–O). Bei Kenntnis eines primären Tumors ist die Diagnose naheliegend. Dennoch erfolgt in der Regel eine histologische Sicherung.

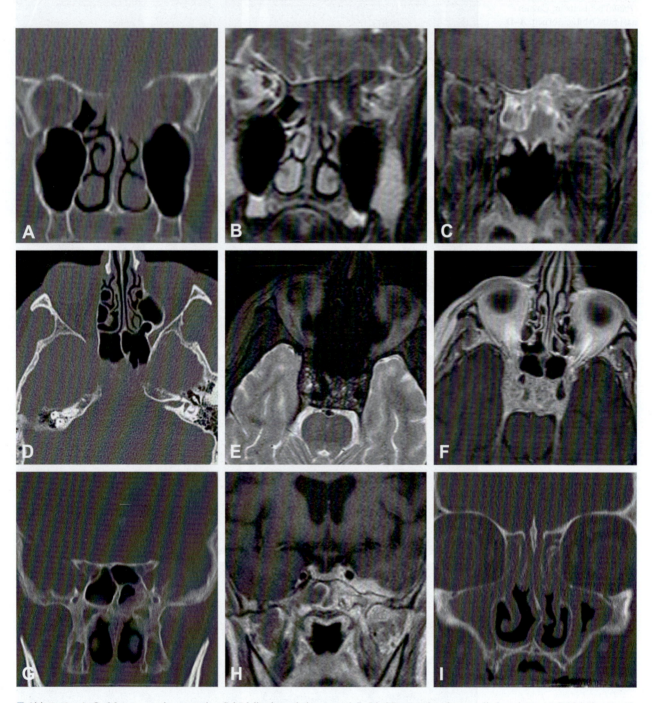

◘ **Abb. 2.60** A–O. Metastasen der zentralen Schädelbasis und der Nasennebenhöhlen: **A–C** bei Mammakarzinom; **D–F** bei Nierenzellkarzinom; **G, H** bei HCC, im MRT ein Schädelbasismeningeom imitierend; **I, J** bei Prostatakarzinom – die hypointensen Schleimhautareale erinnern an eine granulomatöse Entzündung bzw. an ein T-/NK-Lymphom; ▶

2.7 · Tumoren und tumorähnliche Erkrankungen

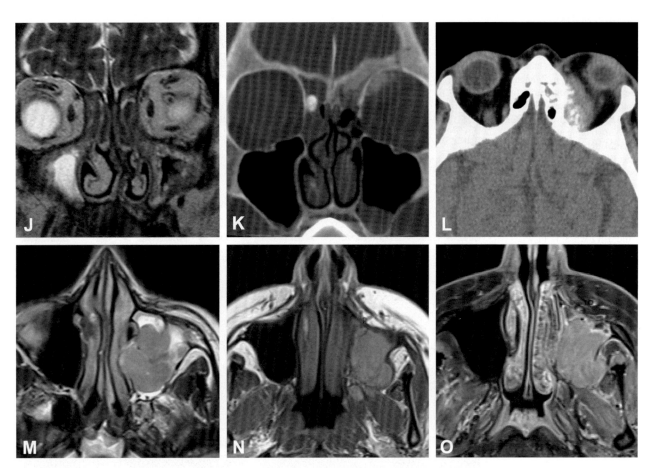

◘ **Abb. 2.60** (*Fortsetzung*) **I, J** bei Prostatakarzinom – die hypointensen Schleimhautareale erinnern an eine granulomatöse Entzündung bzw. an ein T-/NK-Lymphom; **K, L** bei Prostatakarzinom – ohne Kenntnis des Primums kann man ein Osteosarkom vermuten (Nebenbefund: kleines Siebbeinosteom rechts); **M–O** bei malignen Melanom, ähnlich einem Kieferhöhlentumor unklarer Dignität und Art. **A, G, I, K** CT koronar; **B, J** MRT T2-w koronar; **C** MRT T1-w KM FS koronar; **D, L** CT axial; **E** MRT T2-w FS axial; **F** MRT T1-w KM axial; **H** MRT T1-w KM koronar; **M** MRT T2-w axial; **N** MRT T1-w axial; **O** MRT T1-w KM FS axial

240   Kapitel 2 · Nasennebenhöhlen, vordere und zentrale Schädelbasis

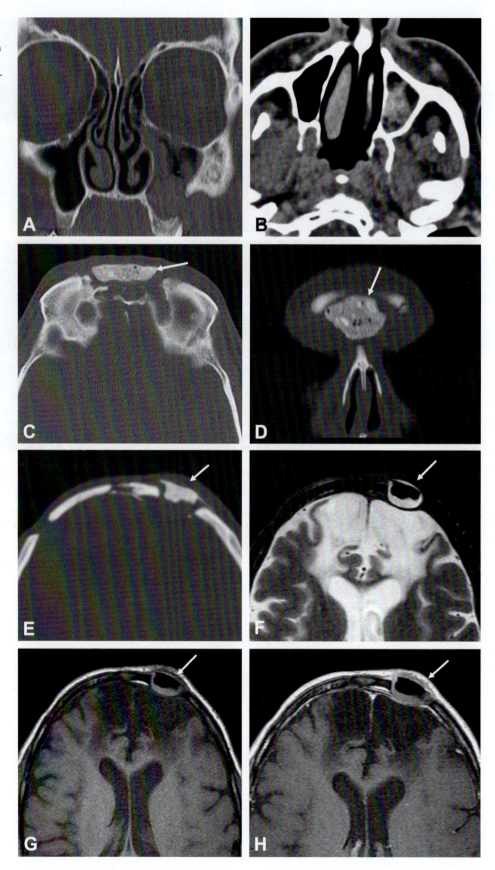

Abb. 2.61 A–H. Postoperative Bildgebung. **A, B** Im Erstbefund V. a. blutenden Tumor in linker Kieferhöhle, es handelte sich jedoch bei Z. n. Zahnchirurgie um einen iatrogenen Defekt und Tamponadenmaterial. **C, D** bzw. **E–H** Zwei Patienten mit Vorwölbung an der Stirn nach Mittelgesichtstrauma. Es liegt kein „frei schwebendes" oder avitales Knochenstück vor, sondern es handelt sich um eine Kalottenplastik mit Palacos (*Pfeile*). **A, D** CT koronar; **B, C, E** CT axial; **F–H** MRT axial: **F** T2-w FS; **G** T1-w; **H** T1-w KM

2.8 Postoperative Bildgebung

Eine effiziente Interpretation posttherapeutischer Bilder erfordert Kenntnisse darüber, was (Entzündung, Tumor, Trauma) und wo therapiert wurde, ob eine Rekonstruktion und wenn ja, mit welchen Materialien sie erfolgte und wann die Therapie durchgeführt wurde. Liegen diese Informationen nicht vor, kann es zu Fehleinschätzungen kommen (Abb. 2.61). Indikationen zur posttherapeutischen Bildgebung sind:
— Dokumentation des Ausgangszustands nach Abklingen der Wundheilung (3 Monate postoperativ) für Verlaufskontrollen bei malignen Tumoren; bei zu frühen Kontrollen können reaktive postoperative Veränderungen als Tumorrest fehlgedeutet werden (Abb. 2.62A, B) – MRT am besten geeignet

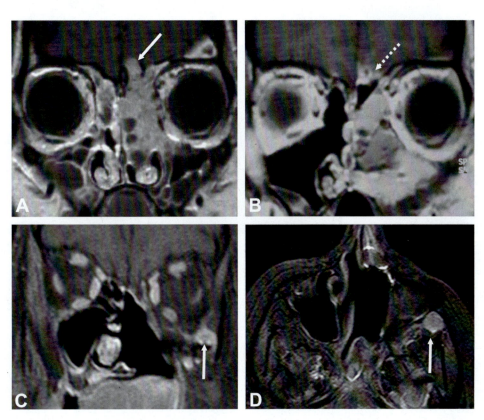

Abb. 2.62 A–M. Postoperative Bildgebung. **A, B** Malignes Schwannom im Cavum nasi mit umschriebenem Duradurchbruch (*Pfeil*) – operativ keine Hirninfiltration. Zu frühe Kontrolle 14 Tage postoperativ (**B**). Noch nicht abgeklungenes reaktives Enhancement intrakraniell (*gepunkteter Pfeil*). Deckung der Operationshöhle durch Lappen. **C, D** Zustand nach „midfacial degloving" bei malignem Melanom im linken Cavum nasi und in der Kieferhöhle (Patient aus Abb. 2.55D–F). Bei Kontrolle nach 9 Monaten Rezidiv (*Pfeile*) im ehemaligen Tumorrandbereich. ▶

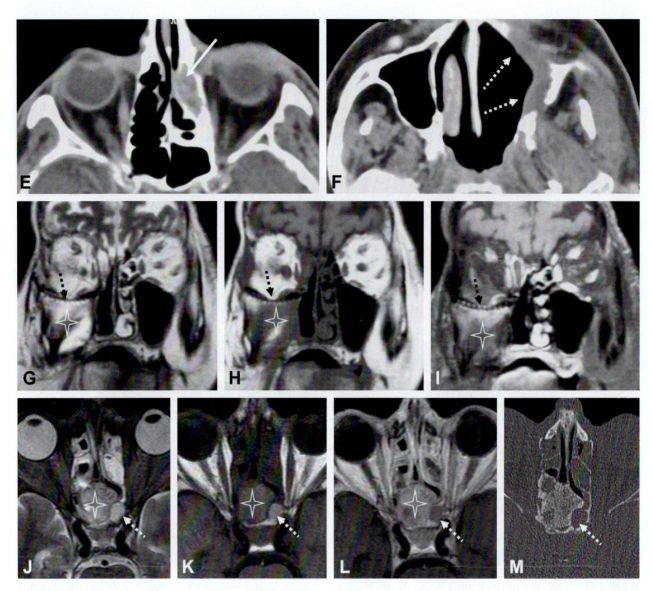

Abb. 2.62 (*Fortsetzung*) **E, F** Zustand nach Caldwell-Luc-Operation bei adenoid-zystischem Karzinome der linken Kieferhöhlen vor 5 Jahren. Wenig KM-anreichernde, glatte Narbe in der Kieferhöhle (*gepunktete Pfeile*). Im Siebbein deutlich KM-anreichernde, knotige raumfordernde Läsion (*Pfeil*), die einem Rezidiv entspricht. **G–I** Titan mesh (*gepunktete Pfeile*) und normales Lappentransplantat (*Sterne*) 2 Jahre nach Resektion eines malignen fibrösen Histiozytoms (nach heutiger Klassifikation undifferenziertes pleomorphes Sarkom) der Kieferhöhle. **J–M** Zwei Jahre nach Therapie eines dritten Rezidivs eines neuroendokrinen Karzinoms wurde anhand der MRT ein erneutes Rezidiv (*Sterne*) vermutet; die CT deckt eine Ossifikation auf (**M**). Angrenzend liegt eine kleine Mukozele vor (*gepunktete Pfeile*). **A–D, G–L** MRT: **A, B** T1-w KM koronar; **C, I** T1-w KM FS koronar; **D, J** T2-w FS axial; **G** T2-w koronar; **H** T1-w koronar; **K** T1-w axial; **L** T1-w KM axial; **E, F** CT KM axial; **M** CT axial

2.8 · Postoperative Bildgebung

– Verlaufskontrollen zum Re-Staging maligner Tumoren: zunächst 2-mal halbjährlich, dann jährlich – MRT am geeignetsten (◘ Abb. 2.62C, D, G–I; ◘ Abb. 2.63); CT mit KM alternativ bei nicht ausreichend kooperationsfähigen Patienten (◘ Abb. 2.62E, F), bei therapeutisch bedingter Ossifikation liefert die CT spezifischere Aussagen (◘ Abb. 2.62J–M)

– Verlaufskontrollen bei benignen Tumoren – in Abhängigkeit von Größe und Resektabilität individuell unterschiedlich
– Dokumentation der Materiallage nach Trauma oder Rekonstruktion nach Resektion größerer Knochenteile aufgrund chronischer Entzündungen – häufig durch konventionelle Röntgenaufnahmen, nach

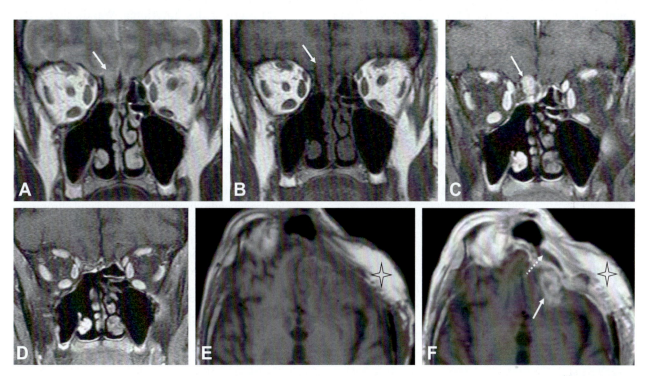

◘ **Abb. 2.63 A–F.** Postoperative Bildgebung. **A–D** Rezidiv (*Pfeile* in **A–C**) eines Ästhesioneuroblastoms 2 Jahre nach endonasaler Tumorchirurgie. **E, F** Abszess (*gepunkteter Pfeil*) und Rezidiv (*Pfeil*) am Rand des Lappentransplantats (*Sterne*) nach Resektion eines Stirnhöhlenkarzinoms (Patient aus ◘ Abb. 2.53E). MRT: **A** T2-w koronar; **B** T1-w koronar; **C, D** T1-w KM FS koronar, **E** T1-w axial, **F** T1-w KM axial

komplizierter Rekonstruktion auch mittels CT (◘ Abb. 2.64)
- Akute postoperative Komplikationen (Blutungen, Entzündungen, Liquorrhö; ▶ Abschn. 2.6.5)
- Persistenz oder erneute Beschwerden nach Entzündungschirurgie

In der Entzündungschirurgie hat sich – basierend auf Erkenntnissen zur mukoziliaren Clearance der NNH und durch Einführung endoskopischer Operationstechniken – ein grundlegender Wandel von der radikalen Schleimhautausräumung hin zur schleimhauterhaltenden, funktionellen, endoskopisch gestützten NNH-Chirurgie vollzogen. Da dem Radiologen auch heute noch Patienten mit Folgezuständen der früher durchgeführten NNH-Operationen begegnen, sollen auch diese kurz vorgestellt werden.

2.8.1 Verlassene bzw. nur noch selten durchgeführte Operationen

Hierbei handelt es sich um Methoden mit extranasalem Zugang.

Caldwell-Luc-Operation
- Von George W. Caldwell (1834–1918) und Henri Luc (1855–1925) unabhängig voneinander beschriebene transorale Technik
- Bis in die 1970er Jahre Standardoperationsmethode bei chronischer Rhinosinusitis
- Heute nur noch selten im Rahmen von Tumorresektionen durchgeführt
- Fensterung der Kieferhöhle über den Mundvorhof (Fossa canina) – oft auch inferiore Antrostomie mit Resektion der unteren medialen Kieferhöhlenwand
- Entfernung der gesamten Schleimhaut des Sinus maxillaris
- Folgen (◘ Abb. 2.65):
  - Fibrosierung des anterioren Wanddefekts, Reepithelisierung mit minderwertiger Schleimhaut
  - reaktive Knochensklerosierung – nur selten Überbrückung des anterioren Wanddefekts
  - Obliterierung von Sinusabschnitten
  - Schrumpfung der Kieferhöhle durch Veränderung der Druckverhältnisse – Oberkieferdeformierung, Absinken des Orbitabodens
  - z. T. Synechien/Membranen mit Abschottung besonders des Recessus lateralis – hier Mukozelenentwicklung möglich
- Bildgebende Differenzialdiagnosen:
  - fortbestehende chronische Sinusitis und chronische Wandentzündung – nur in Zusammenhang mit klinischem Befund interpretierbar
  - Kieferhöhlenhypoplasie: fehlender Wanddefekt
  - „Silent Sinus" (▶ Abschn. 2.6.2): keine OP in der Anamnese
  - fibröse Dysplasie, ossifizierendes Fibrom, Morbus Paget: auf Knochen begrenzt, Kieferhöhle nicht verkleinert

2.8 · Postoperative Bildgebung

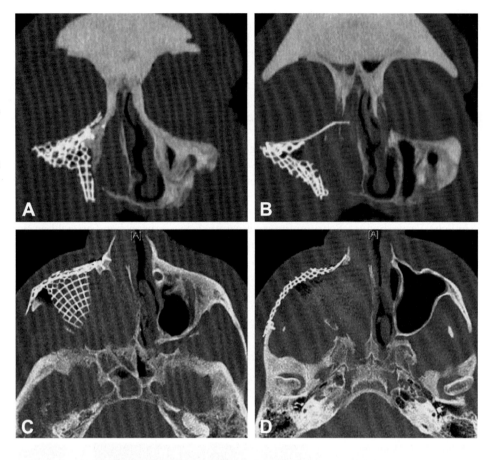

◘ **Abb. 2.64 A–D.** Postoperative Bildgebung. CT-Dokumentation der Lage von zwei Titan-mesh-Einlagen bei Z. n. Maxillateilresektion wegen chronischer Osteomyelitis. Die Darstellung in Form von Maximumintensitätsprojektionsdünnschichten (**A, B** koronar; **C, D** axial) ermöglicht im Vergleich zu dünnschichtigen multiplanaren Rekonstruktionen eine bessere Übersicht

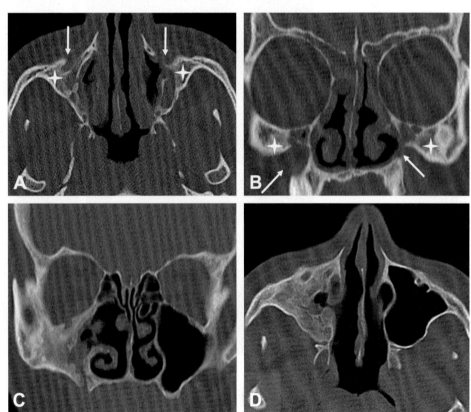

◘ **Abb. 2.65 A–D.** Zustand nach Caldwell-Luc-Operation. **A, B** Wanddefekt im Zugangsweg (*Pfeile*), Wandsklerose (*Sterne*), stark verkleinerte Kieferhöhlen und abgesenkter Orbitaboden nach beidseitiger Operation. **C, D** Chronische Osteomyelitis nach Caldwell-Luc, die, wenn die Kieferhöhlenverkleinerung nicht beachtet wird, als Morbus Paget oder fibroossäre Läsion fehlinterpretiert werden kann. Die Kieferhöhle ist beinahe vollständig sklerosiert und der Zugangsweg knöchern überbrückt. CT: **A, D** axial; **B, C** koronar

Operation nach Kilian
Ähnliche Vernarbungs-, Schrumpfungs-, Reepithelisierungs- und ossäre Prozesse wie bei Operationen nach Caldwell-Luc (Abb. 2.66A, B):
- transfazialer Zugang zu Siebbeinzellen, Stirn- und Keilbeinhöhle
- bogenförmiger Schnitt zwischen Nasenwurzel und Augenwinkel
- Perforation des Os nasale, Erweiterung der Öffnung, Zugang zu den genannten NNH
- Gefahr der Bildung einer Stirnhöhlenmukozele

Operation nach Ritter-Jansen
Ähnliche Vernarbungs-, Schrumpfungs-, Reepithelisierungs- und ossäre Prozesse wie bei Operationen nach Caldwell-Luc (Abb. 2.66C, D):
- transfazialer Zugang zur Stirnhöhle
- Wegnahme des Stirnhöhlenbodens

Beck-Bohrung
Ähnliche Vernarbungs-, Schrumpfungs-, Reepithelisierungs- und ossäre Prozesse wie bei Operationen nach Caldwell-Luc.
- transfazialer Zugang zur Stirnhöhle
- Durchbohrung des Os frontale

Operation nach Riedel
Ähnliche Vernarbungs-, Schrumpfungs-, Reepithelisierungs- und ossäre Prozesse wie bei Operationen nach Caldwell-Luc (Abb. 2.66C).
- Nur noch von historischem Interesse
- Abtragung von Stirnhöhlenvorderwand und -boden sowie Bedeckung der Stirnhöhlenhinterwand mit Weichteilen der Stirn

Indikationen für die transorale (Caldwell-Luc-Operation) und transfaziale (Kilian-, Jansen-Ritter- und Beck-Operation) NNH-Chirurgie sind pathologische Prozesse, welche durch einen endonasalen Zugang nicht ausreichend erreichbar sind. Insgesamt wird eine extranasale Operationstechnik heute nur noch bei < 10 % der NNH-Eingriffe angewandt.

2.8.2 Endonasale NNH-Chirurgie

Transnasale Zugangswege werden zu NNH, Tränenwegen, Orbita einschließlich Sehnerv sowie vorderer und zentraler Schädelbasis genutzt.
- Verwendung eines starren Endoskops mit Lichtquelle und Optik

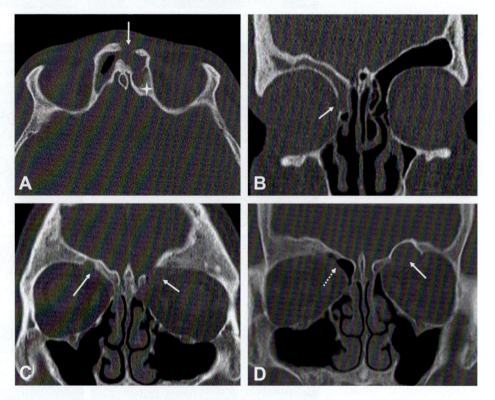

Abb. 2.66 A–D. Zustand nach transfazialen Zugängen zur Stirnhöhle. **A, B** Unterschiedliche Patienten, transfazialer Zugang nach Kilian mit typischem Wanddefekt (*Pfeile*) und umschriebener Wandsklerose (*Stern*). **C** Z. n. Riedel- und Ritter-Jansen-Operationen. Beidseits obliterierte Stirnhöhlen mit fehlendem Boden (*Pfeile*). **D** Z. n. Ritter-Jansen-Operation beidseits: rechts fehlender Stirnhöhlenboden (*gepunkteter Pfeil*), links Ausbildung einer Mukozele (*Pfeil*). CT: **A** axial; **B–D** koronar

2.8 · Postoperative Bildgebung

- Indikationsspektrum seit Einführung ständig erweitert:
  - Sinusitis (◘ Abb. 2.67A–C) einschließlich Mukozelendrainage (◘ Abb. 2.67D)
  - Tränenwegschirurgie
  - Orbitadekompression bei endokriner Orbitopathie (◘ Abb. 2.67E)
  - Optikusdekompression nach Trauma
  - Verschluss von Liquorfisteln
  - Resektion ausgewählter benigner und zunehmend auch maligner Tumoren

Der funktionellen NNH-Entzündungschirurgie liegt folgende Erkenntnis zugrunde: In den NNH findet ein aktiver, auf die natürlichen Ostien hin gerichteter Zilientransport statt. Werden bei chronischen Entzündungen die Ostien erweitert, verbessern sich Ventilation und Drainage und die erkrankte Schleimhaut kann regenerieren. Das Resektionsausmaß hängt von Ausdehnung und Lokalisation des Entzündungsprozesses ab und kann folgende Strukturen umfassen:

- Infundibulotomie ohne und mit Resektion von Muschelanteilen (◘ Abb. 2.67A, B)

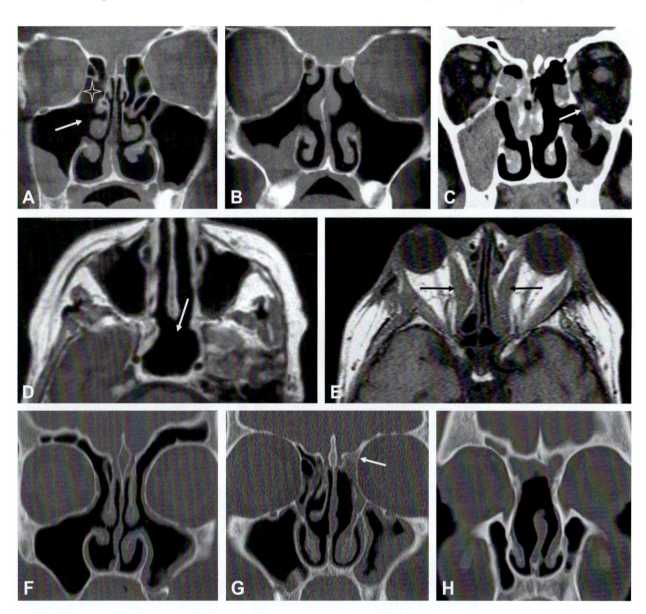

◘ **Abb. 2.67 A–H.** Zustand nach endonasaler NNH-Chirurgie. **A** Infundibulotomie (*Pfeil*) und Ausräumung des anterioren Ethmoids (*Stern*). **B** Infundibulotomie beidseits, Resektion der mittleren Nasenmuschel und Ausräumung des Ethmoids bei chronischer Rhinosinusitis. **C** Doppelbilder nach endonasaler Operation verursacht durch eine Verletzung des Orbitabodens (*Pfeil*). **D** Zustand nach transseptaler Eröffnung der Keilbeinhöhlenvorderwand (*Pfeil*) und Drainage einer Mukozele. **E** Zustand nach Orbitadekompression bei endokriner Orbitopathie mit Vorwölbung von orbitalen Weichteilen in das Ethmoid (*Pfeile*). **F** Weite Drainagewege nach beidseitiger Infundibulotomie und Draf-II-Operation mit Entfernung von Zellen im Recessus frontalis. **G** Nach Draf II fortbestehenden Beschwerden; Narben und Osssifikation (*Pfeil*) im Recessus frontalis. **H** Narbenbildung nach Schaffung einer gemeinsamen Stirnhöhle mit Drainage in die Nasenhaupthöhle (Draf III). **A, B, F** DVT koronar; **C, G, H** CT koronar; **D, E** MRT axial: **D** T1-w KM; **E** T1-w

- Resektion der lateralen Wand einer großen Concha bullosa media
- Resektion der Bulla ethmoidalis
- Abtragung von Agger-nasi-Zellen
- Erweiterung des Recessus frontalis, Stirnhöhleneröffnung (Draf I–III Operationen, Abb. 2.67F–H)
- Zugang zur Keilbeinhöhle, einschließlich transseptaler Hypophysenchirurgie

Nach erfolgreicher Entzündungschirurgie erfolgen in der Regel keine bildgebenden Kontrollen. Entsprechend finden sich selten komplett reguläre postoperative Bilder. Bei sinunasaler Polyposis sind die Patienten nicht selten mehrfach voroperiert (Abb. 2.68).

2.8.3 „Midfacial degloving"

- Form der Tumorchirurgie (Abb. 2.62B–I)
- Erweiterter sublabialer und transnasaler Zugang
- Zugang zu den tieferen Mittelgesichtsregionen wie Nasenhöhle, NNH, Nasopharynx, retromaxillärer Raum, vordere Schädelbasis und Clivus
- Nach verschiedenen Inzisionsschnitten werden die Mittegesichtsweichteile von Oberlippe, Wange und Haut der Nase einschließlich Flügelknorpel zusammenhängend von ihrer knöchernen Unterlage abgehoben, nach kranial verlagert und Knochenteile entnommen, um in die Tiefe des Mittelgesichts vorzudringen
- Nach der Tumorentfernung werden temporär entfernte Knochenteile wieder adaptiert und Weichteile zurückverlagert
- Vorteile:
  - keine äußerlich sichtbaren Narben
  - sehr guter Einblick in das Operationsgebiet, falls erforderlich auch bilateral
- Grenzen:
  - lateral: Processus coronoideus der Mandibula
  - dorsal: ACI beim Durchtritt durch die Schädelbasis
  - basal: harter Gaumen

2.9 Kieferläsionen

In diesem Kapitel werden Läsionen des Ober- und Unterkiefers aufgeführt, die im Rahmen der HNO-Bildgebung als Zufallsbefund auffallen oder bei entsprechenden Beschwerden Patienten zum HNO-Arzt führen können. Die Gliederung erfolgt hier entsprechend der Röntgenmorphologie.

2.9.1 Kieferzysten

Zysten sind die häufigsten zufallsbefundlich entdeckten Kieferläsionen. Sie können auf dem Boden von Entzündungen (z. B. radikuläre Zyste, paradentale Zyste), dyson-

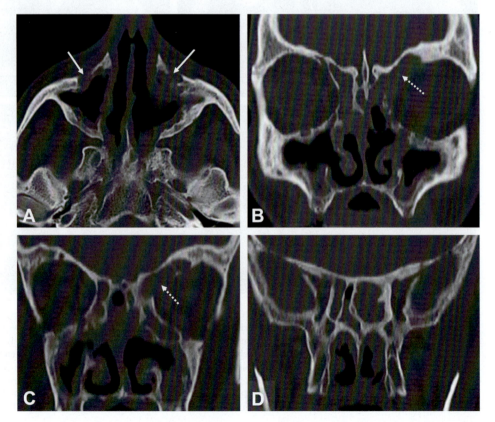

Abb. 2.68 A–D. Zustand nach mehrfachen NNH-Operationen bei sinunasaler Polyposis. Defekte nach Caldwell-Luc-Operation (*Pfeile*), Ritter-Jansen-Operation (*gepunktete Pfeile*) und endonasaler Siebeinausräumung. Fortbestehende polypoide Schleimhautschwellung, ausgeprägte Wandsklerose. CT: **A** axial; **B–D** koronar

togenetisch (z. B. follikuläre Zyste, laterale parodontale Zyste), posttraumatisch oder postoperativ (Residualzyste) entstehen. Unabhängig von deren Ursache werden sie in odontogene (z. B. follikuläre Zyste, Eruptionszyste, laterale parodontale Zyste) und die deutlich seltener vorkommenden nichtodontogenen (z. B. fissurale Zyste) Zysten differenziert. Bezüglich der in der Zahnmedizin und Mund-Kiefer-Gesichtschirurgie üblichen Nomenklatur wird auf weiterführende Literatur verwiesen.

Radikuläre Zyste

Radikuläre Zysten, auch periapikale Zysten genannt, stellen die häufigste Zystenart im Kiefer dar. Sie entwickeln sich aus einem periapikalem Granulom, das zumeist auf der Basis einer nichtbehandelten Karies entsteht, indem sich entzündliches Gewebe zystisch transformiert. Radikuläre Zysten sind oft klein (5–10 mm), können aber auch eine beträchtliche Größe erreichen (◘ Abb. 2.44D–F), rupturieren oder sich superinfizieren und eine Sinusitis maxillaris (◘ Abb. 2.36J–L) verursachen.

Bildgebende Befunde
— Scharf begrenzte Osteolyse mit z. T. sklerotischem Randsaum um eine Zahnwurzel (◘ Abb. 2.69)
— Größeren Zysten können die angrenzende Kortikalis ausdünnen und/oder „bone remodeling" aufweisen (◘ Abb. 2.69B–D)
— Dichte- und Signalverhalten entsprechend einer Zyste, kein KM-Enhancement

Differenzialdiagnosen
— Granulome, wobei die periapikale Entzündung (◘ Abb. 2.69G) Vorläufer einer radikulären Zyste ist; in der Nativbildgebung ist eine Differenzierung z. T. sehr schwer bis nicht möglich; entzündliches Gewebe reichert KM an
— Andere Kieferzysten: die Einordnung erfolgt über eine genaue Lageanalyse in Bezug zum Zahn
— Tumorbedingte Osteolyse: zumindest partielle KM-Anreicherung

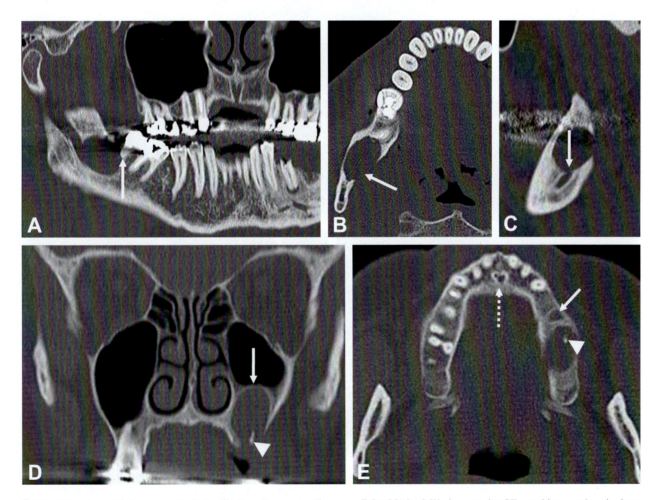

◘ **Abb. 2.69 A–J.** Kieferzysten. **A–C** Radikuläre Zyste um die Wurzel des Zahns 48 (*Pfeil* in **A**) mit lingualseitigem Kortikalisdurchbruch (*Pfeil* in **B**) und Arrosion des Canalis mandibulae (*Pfeil* in **C**). **D, E** Sich in die Kieferhöhle vorwölbende radikuläre Zyste ausgehend von Zahn 26, der 2 Wochen vor der CT extrahiert wurde, mit „bone remodeling" (*Pfeil* in **D**). Kleiner zentraler Wurzelspitzenrest (*Pfeilspitzen*). Kleine Residualzyste (*Pfeil* in **E**) nach Extraktion vor 25 Jahren. Canalis incisivus (*gepunkteter Pfeil*). ▶

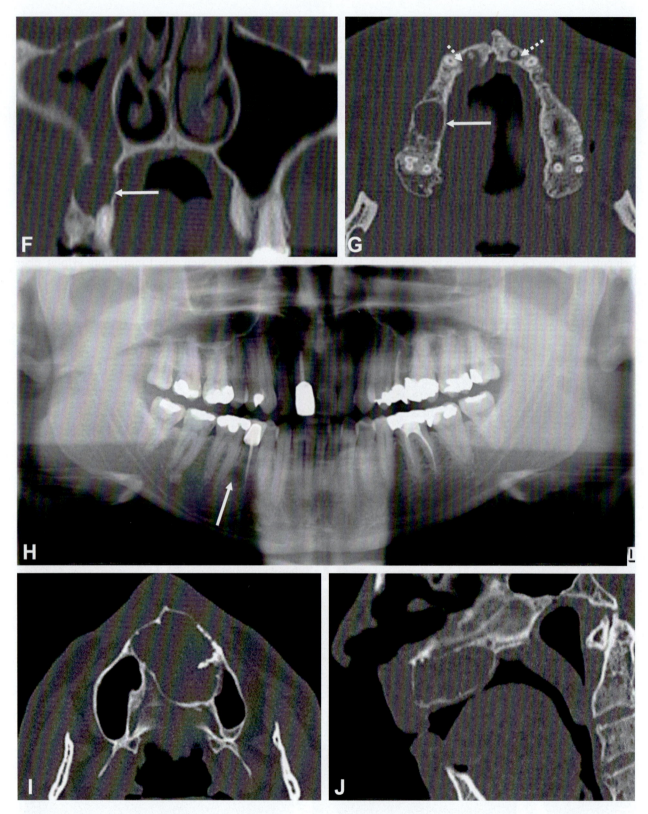

Abb. 2.69 (*Fortsetzung*) **F, G** Radikuläre Zyste (*Pfeile*) im rechten Oberkiefer, chronische Sinusitis maxillaris, periapikale Entzündung im Bereich von Zahn 11 und 21 (*gepunktete Pfeile*). **H** Laterale paradentale Zyste (*Pfeil*) an Zahn 45. **I, J** Große Residualzyste im Oberkiefer nach OP. **A–G, I, J** CT: **A** Panoramaschicht; **B, E, G, I** axial, **C** schräg-sagittal, **D, F** koronar, **J** sagittal; **H** Orthopantomogramm

2.9 · Kieferläsionen

Laterale paradentale Zyste
Zyste im Bereich des Zahnhalses oder lateral der Zahnwurzel (Abb. 2.69H) als Folge einer Zahnfleischtaschenentzündung. Sie ist vorwiegend an den Molaren anzutreffen.

Residualzyste
Residualzysten sind zystisch imponierende Areale nach Zahnextraktion (Abb. 2.69E, I, J).

Follikuläre Zyste
Follikuläre Zysten entstehen um die Krone eines nicht durchgebrochenen Zahnes (Abb. 2.70A–C) und können sehr groß werden. Es wird davon ausgegangen, dass ihre Genese eine Entwicklungsfehlbildung, keine Entzündung ist. Unter den entwicklungsbedingten Zysten kommen sie am häufigsten vor.

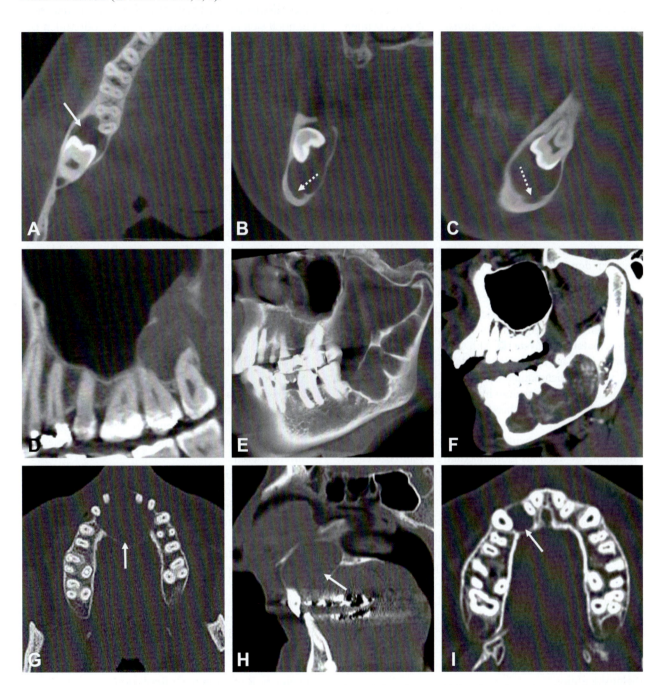

Abb. 2.70 A–I. Kieferzysten. **A–C** Follikuläre Zyste (*Pfeil*) um den retinierten dritten 3. Molar im rechten Unterkiefer mit Arrosion des Canalis mandibulae (*gepunktete Pfeile*). **D–F** Drei Fälle eines keratozystischen odontogenen Tumors: in **D** im Oberkiefer mit Auseinanderdrängen der letzten beiden Molaren und Einbruch in die Kieferhöhle, in **E** im Unterkiefer mit Tochterzysten, in **F** mit heterogener Darstellung im Weichteilfenster. **G, H** Große nasopalatinale Zyste (*Pfeile*). **I** Laterale fissurale Zyste (*Pfeil*). **A–E** DVT: **A** axial, **B** koronar, **C, D** sagittal, **E** sagittale MIP; **F–I** CT: **F, H** sagittal; **G, I** axial. *MIP* Maximumintensitätsprojektion

Keratozystischer odontogener Tumor (früher Keratozyste)
Bei dieser dritthäufigsten odontogen „Zysten"-Art handelt es sich um Entwicklungsstörungen der Zahnleiste (◘ Abb. 2.70D–F). Der Tumor wächst aggressiv, verdrängt benachbarte Zähne und zeigt eine hohe Rezidivrate nach Operation. Er kann multilokulär auftreten und Tochterzysten aufweisen. Es besteht eine Assoziation mit dem Gorlin-Goltz-Syndrom (Basal-Zell-Nävus-Syndrom). Im Weichteilfenster ist zu erkennen, dass es sich um keine typische zystische Läsion handelt (◘ Abb. 2.70F). In etwa 50 % der Fälle klagen die Patienten über Schmerzen infolge eines lokal aggressiven Wachstums.

Eruptionszyste
Eruptionszysten werden auch als Durchbruchzysten bezeichnet. Es ist eine zystische Läsion oberhalb eines im Durchbruch begriffenen Zahnes. Sie werden von manchen Autoren zu den follikulären Zysten gezählt.

Laterale parodontale Zyste
Sie zählen zu den epithelialen, entwicklungsbedingten Zysten. Sie entwickelt sich an einem gesunden Zahn zwischen den Wurzeln.

Nichtodontogene Zysten
Hierzu zählen Zysten, die sich im dem Kieferknochen benachbarten Gewebe entwickeln. Am bekanntesten ist die **nasopalatinale Zyste** (◘ Abb. 2.70G, H), die sich aus Epithelresten im Ductus nasopalatinus (Canalis incisivus), in dem gleichnamige Nerven und Gefäße verlaufen, entwickelt. Sie liegt median im Oberkiefer.

Zwischen dem seitlichen Schneidezahn und Eckzahn im Oberkiefer im Verschmelzungsbereich von lateralem und medialem Nasenwulst ist die **laterale fissurale Zyste** zu finden, die auch als globumaxilläre Zyste bezeichnet wird (◘ Abb. 2.70I).

Solitäre Knochenzyste
Solitäre (hämorrhagische, einfache, traumatische) Knochenzysten resultieren nach einem Trauma des Unterkiefers mit intramedullärer Einblutung und anschließender Resorption. Sie kommen meist im hinteren Teil des Unterkiefers vor und können etwas irregulär begrenzte Ränder aufweisen. Teilweise ist der Unterkieferkortex ausgedünnt.

Pseudozyste
Pseudozysten sind Hohlräume im Knochen ohne Epithelauskleidung.

2.9.2 Solide und solid-zystische Läsionen

In diesem Abschnitt werden solide und solid-zystische Läsionen aufgeführt, die in der Röntgenbildgebung mit überwiegend osteolytischen Veränderungen einhergehen. Am häufigsten liegen entzündliche Läsionen zugrunde, selten Tumoren.

Periapikale und marginale Entzündungen
Es handelt sich um Entzündungen im periodontalen Bereich, bei denen sich im chronischen Stadium Granulomgewebe ausbildet.

- **Bildgebende Befunde**
- Im chronischen Stadium umschriebene, scharf begrenzte Osteolyse an der Zahnwurzelspitze (periapikal) oder am Zahnhals (marginal); im angrenzenden spongiösen Knochen z. T. reaktive Sklerosierungen im Sinne einer sklerosierenden Osteitis (umschriebene Form der chronischen Osteomyelitis); (◘ Abb. 2.71A–C)
- Periapikale Granulome sind meist klein, können im Einzelfall jedoch eine beträchtliche Größe erreichen (◘ Abb. 2.71D–F)
- Im frühen akuten Stadium sind im Röntgenbild noch keine Veränderungen sichtbar
- Granulomgewebe reichert KM an
- Periapikale Zementdysplasie; Sonderform, selbstlimitierend: zunächst scharf begrenzte Osteolyse um die Wurzelspitze des Zahns (häufig Frontzähne), im weiteren Verlauf zunehmende Sklerose mit umgebender Aufhellung

- **Differenzialdiagnosen**
- Radikuläre bzw. laterale paradentale Zysten – nativ-radiologisch ohne Kenntnis des zahnärztlichen Befundes schwierig bis nicht von Granulomen zu differenzieren
- Bei größeren Granulomen: benigne Tumoren (s. Differenzialdiagnosen bei Riesenzellgranulom)
- Bei periapikaler Zementdysplasie im Spätstadium: chronische Osteomyelitis

Riesenzellgranulom
Das Riesenzellgranulom des Kiefers ist eine vermutlich traumatisch bedingte Läsion (nicht endgültig geklärte Ätiologie und Histogenese). Es wird daher auch als reparatives Granulom bezeichnet und ist histologisch nicht vom braunen Tumor bei Hyperparathyreoidismus (HPT) zu differenzieren ist. Am häufigsten kommt es bei Mädchen und jungen Frauen im vorderen Unterkiefer vor und neigt zu Rezidiven nach Resektion.

2.9 · Kieferläsionen

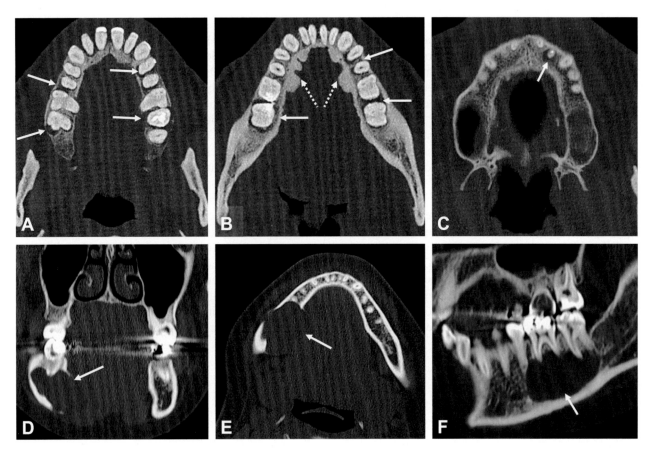

Abb. 2.71 A–F. Entzündlich bedingte solide Läsionen. **A, B** Marginale Entzündung bei Parodontitis. Scharf begrenzte Osteolysen (*Pfeile*) um mehrere Zähne des Ober- (**A**) und Unterkiefers (**B**). Bei Zahn 37 und 47 liegt eine sklerosierende Osteitis vor. Torus mandibulae beidseits (*gepunktete Pfeile*). **C** Kleines periapikales Granulom (*Pfeil*). **D–F** Großes periapikales Granulom (*Pfeile*) angrenzend an die Zahnwurzel 46/47. Stark ausgedünnte linguale und bukkale kortikale Lamelle. Der Canalis mandibulae ist innerhalb der Läsion nicht abgrenzbar. CT: **A–C, E** axial; **D** koronar; **F** sagittal

- **Bildgebende Befunde**
- Osteolyse (◐ Abb. 2.72A, B) mit variablem Erscheinungsbild im Randbereich: scharf oder unscharf begrenzt, keine Randsklerosierung; mehrfach gekammertes, honigwabenartiges Aussehen möglich
- z. T. Kortikalisunterbrechung oder „bone remodeling"
- KM-Enhancement, kein charakteristisches Signalverhalten im MRT
- Befunde sind nicht diagnoseweisend

- **Differenzialdiagnosen**
- Braune Tumoren: bildgebend keine Differenzierung möglich (laborchemische HPT-Diagnostik erforderlich)
- Weitere Tumoren: bei glattrandiger Osteolyse keine sichere Abgrenzung gegenüber benignen (◐ Abb. 2.72C, D), bei unscharf begrenzter Osteolyse gegenüber malignen Tumoren und Metastasen möglich
- Zysten, Granulome anderer Genese

Cherubismus

Beim Cherubismus liegt eine autosomal-dominante Erkrankung vor, bei der es zum zystischen Umbau des Os mandibulare und Os maxillare (◐ Abb. 2.73) mit symmetrischer Auftreibung der Kieferwinkel („engelähnliches" Aussehen; hebräisch Cherub = Engel) kommt. Die Erkrankung tritt im Kindesalter auf, limitiert sich selbst und heilt aus. Histologisch zeigt sich eine zell- und kollagenfaserreiche Knochenmarkwucherung, auch riesenzellhaltige Granulome werden gefunden.

Aneurysmatische Knochenzyste

Seltene, expansiv wachsende, gutartige Knochenläsion der 1. und 2. Lebensdekade. Sie kann als primäre Läsion oder sekundär in Begleitung einer Neoplasie oder nichtneoplastischen Läsion auftreten (s. auch ◐ Abb. 2.48G–L). Die aneurysmatische Knochenzyste besteht aus blutgefüllten Hohlräumen, die durch z. T. dicke, bindegewebige Septen unterteilt sein kann. Im Mittelgesichtsbereich ist sie zu 90 % im Unterkiefer lokalisiert. Die Diagnose wird bioptisch gesichert.

2.9 · Kieferläsionen

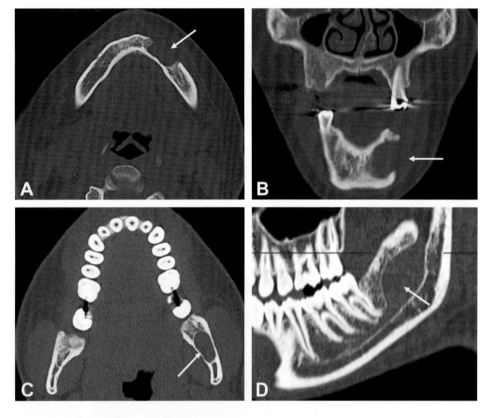

◘ Abb. 2.72 A–D. Tumor-bedingte Osteolysen. A, B Riesenzellgranulom im anterioren Corpus mandibulae (*Pfeile*). C, D Intraossäres Schwannom des N. alveolaris inferior (*Pfeile*) mit typischer scharf berandeter, randsklerosierter Aufweitung des Nervenkanales. CT: A, C axial; B koronar; D sagittal

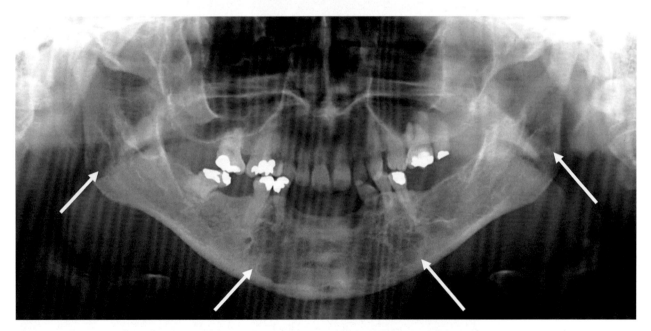

◘ Abb. 2.73 Cherubismus. Seifenblasenartige, osteolytische Läsionen in der Mandibula (*Pfeile*). Orthopantomogramm

- **Bildgebende Befunde**
- CT/DVT (◘ Abb. 2.74A, B): scharfrandige Osteolyse, ausgedünnte Kompakta, z. T. „bone remodeling"
- MRT (◘ Abb. 2.74C, D): KM-aufnehmende Septen; Spiegelbildungen im zystischen Anteil gelten als charakteristisch, sind aber nicht immer vorhanden

- **Differenzialdiagnosen**
- Singuläre Knochenzyste (s. oben)
- Ameloblastom (s. unten)
- Andere sehr seltene odontogene Tumoren – die Diagnose wird jeweils histologisch gestellt:
  - ameloblastisches Karzinom
  - Pindborg-Tumor (Osteolyse im Alveolarkamm mit unregelmäßigen Verkalkungszonen)
  - Adenomatoidtumor (vorwiegend an den Eckzähnen des Ober- und Unterkiefers, inhomogen zystische Läsion mit Verlagerung der Zähne und stippchenartigen Verkalkungen)

Ameloblastom

Zumeist benigner, langsam, lokal aggressiv wachsender Tumor, der sich aus versprengten zahnschmelzbildenden Zellen entwickelt und häufig im hinteren Anteil des Unterkiefers entsteht. Mit ca. 18 % ist er der häufigste odontogene Tumor. Die maligne Variante ist sehr selten und kann weder bildgebend noch histologisch von der benignen unterschieden werden. Ihre Diagnose wird bei Auftreten von Metastasen (z. B. in der Lunge) gestellt.

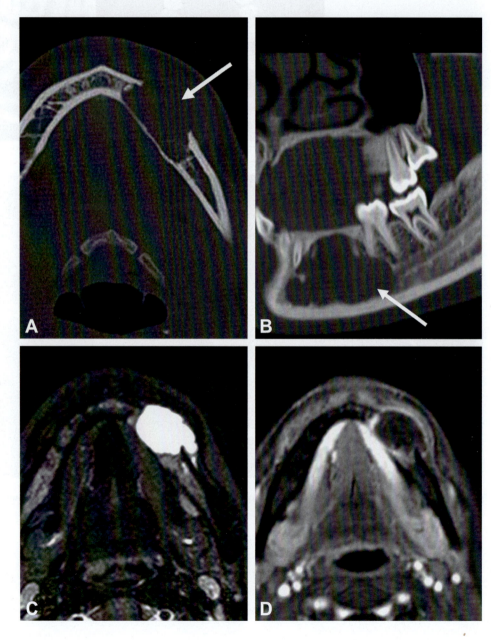

◘ **Abb. 2.74 A–D.** Aneurysmatische Knochenzyste (*Pfeile*). Keine charakteristischen Spiegel. **A** CT axial; **B** CT sagittal; **C** MRT T2-w FS axial; **D** MRT T1-w KM FS axial

- **Bildgebende Befunde**
- Oft sehr große Läsion
- CT/DVT (◘ Abb. 2.75A, B): Auftreibung des betroffenen Knochens, seifenblasenartige Struktur gilt als charakteristisch; Assoziation mit follikulären Zysten und retinierten Zähnen möglich
- MRT (◘ Abb. 2.75C–E) – weniger charakteristisch: sich aus soliden, deutlich KM-anreichernden Arealen und multiplen Zysten zusammensetzender Tumor

- **Differenzialdiagnosen**

Die Differenzierung erfolgt jeweils histologisch:
- Aneurysmatische Knochenzyste
- Andere sehr seltene odontogene Tumoren (s. o.)

Primäres intraossäres Karzinom

Plattenepithelkarzinom mit schlechter Prognose, welches meist im hinteren Anteil des Unterkiefers primär aus versprengten Epithelzellen entsteht und anfangs keinen

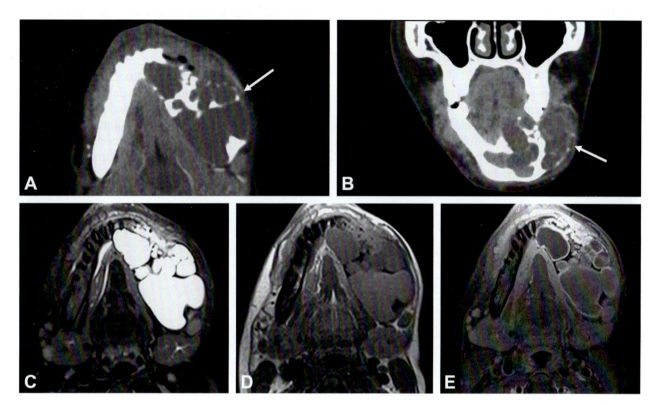

◘ **Abb. 2.75** A–E. Ameloblastom. Expansiv, blasige raumfordernde Läsion (*Pfeile*) im Corpus mandibulae links mit teils zystischer, teils solider Komponente. Die solide Komponente nimmt typischerweise kräftig Kontrastmittel auf. **A, B** CT KM: **A** axial, **B** koronar; **C–E** MRT axial: **C** T2-w FS, **D** T1-w, **E** T1-w KM FS

Kontakt zur Mundschleimhaut hat. Es metastasiert in Lymphknoten und Lunge. Charakteristische Bildbefunde (Abb. 2.76A–C) existieren nicht.

Odontogene Sarkome

Unter odontogenen Sarkomen fasst man eine Reihe sehr seltener, maligner Sarkome zusammen wie das ameloblastische Fibrosarkom, ameloblastische Fibrodentino-, Fibroodontosarkom und das odontogene Karzinosarkom. Sie weisen keine charakteristischen Bildbefunde auf (Abb. 2.76D).

2.9.3 Läsionen erhöhter Knochendichte

Läsionen mit (überwiegend) erhöhter Knochendichte kommen im Kiefer wesentlich seltener vor als zystische oder solid-zystische Läsionen. Zugrunde liegen können sowohl chronische Entzündungen (Abb. 2.71B; Abb. 2.79A, B; ▶ Abschn. 3.4.1), zumeist benigne Tumoren oder tumorähnliche Läsionen, die durch die CT/DVT spezifischer einzuordnen sind als durch die MRT und teilweise schon in anderen Kapiteln dargestellt wurden:

— Osteom (▶ Abschn. 2.7.3): rundliche, glatt begrenzte, im CT/DVT hyperdense, intraossäre Läsion (Abb. 2.77A–C), z. T. auch als Kompaktainsel bezeichnet
— Fibröse Dysplasie (▶ Abschn. 1.8.7; ▶ Abschn. 2.7.4)
— Ossifizierendes Fibrom (▶ Abschn. 2.7.4): bevorzugt im Kiefer lokalisiert (Abb. 2.77D)
— Morbus Paget (▶ Abschn. 2.7.5)

Oft sind diese Läsionen Zufallsbefunde, seltener fallen sie durch eine schmerzlose Knochenauftreibung auf.

Odontom

Das Odontom gilt als häufigste knochendichte raumfordernde Läsion im Kieferbereich. Es ist benigne, wird als Fehlbildung des Zahnkeims betrachtet, die sich zumeist bei der 2. Dentition entwickelt, kann aus verschiedenen Anteilen bestehen (Dentin, Schmelz, Zahnpulpa, Zement) und wird oft als Zufallsbefund in der 2. Lebensdekade entdeckt.

2.9 · Kieferläsionen

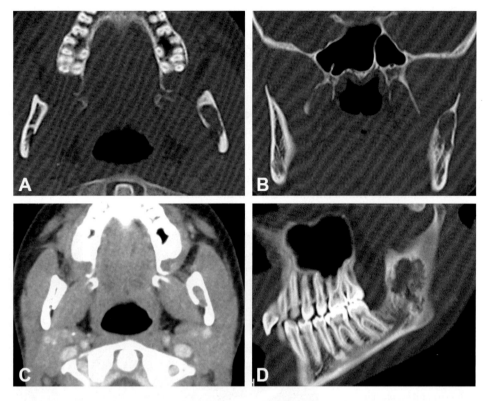

Abb. 2.76 A–D. Intraossäre maligne Tumoren. **A–C** Intraossäres Karzinom. Unspezifische Osteolyse im Ramus mandibulae mit Ausdünnung der Kortikalis, im Weichteilfenster (**C**) nicht zystisch. **D** Odontogenes Sarkom des Unterkiefers mit unspezifischer, unscharf begrenzter Osteolyse im Angulus mandibulae. CT KM: **A, C** axial; **B** koronar; **D** sagittal

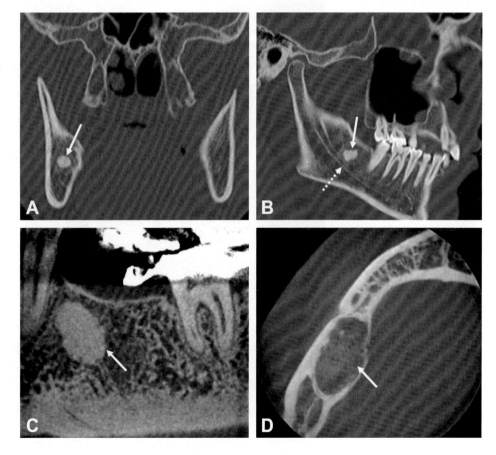

Abb. 2.77 A–D. Kieferläsionen mit erhöhter Dichte. **A–C** Osteome. Glatt begrenzte Läsion mit sklerotischer Binnenstruktur (*Pfeile*), in **A** und **B** unmittelbar kranial des Canalis mandibulae (*gepunkteter Pfeil*). **D** Ossifizierendes Fibrom mit sklerosiertem Absetzungssaum zum normalen Knochen (*Pfeil*). **A** CT koronar; **B** CT sagittal; **C, D** DVT: **C** sagittal, **D** axial

Bildgebende Befunde
CT/DVT (◘ Abb. 2.78A–C): dem Osteom ähnliche, hyperdense Läsion mit Bezug zu einem Zahn oder bei einem impaktierten Zahn, z. T. hypodenser Randsaum.

Differenzialdiagnosen
Eine eindeutige Differenzierung kann jeweils nur durch die Histologie erfolgen, die aber bei asymptomatischen Zufallsbefunden in der Regel nicht gewonnen wird.
— Osteom, kein Bezug zum Zahn
— **Zementoblastom (früher Zementom):** seltene, gutartige Neubildung des Zahnzements meist um die Wurzel des ersten Molaren, sehr dichter, scharf markierter Herdbefund, oft symptomlos (◘ Abb. 2.78E, F).
— **Osteoidosteom** (◘ Abb. 2.78D): sehr selten im Kiefer lokalisiert, bei Fehlen des zentralen Nidus nur anhand der typischen Symptomatik (nächtliche Schmerzen) korrekt zu vermuten
— **Odontogenes Myxoidfibrom** (◘ Abb. 2.78G–J): seltener benigner odontogener Tumor, häufig Verkalkungen, deutliche KM-Anreicherung

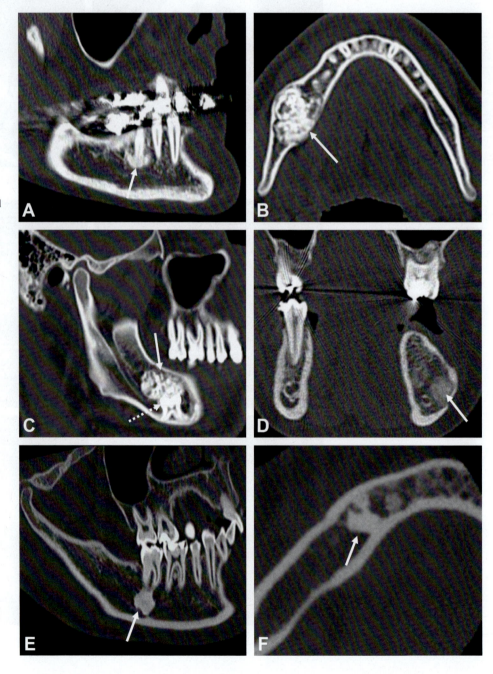

◘ **Abb. 2.78** A–J. Kieferläsionen mit erhöhter Dichte. **A–C** Odontome, **A** mit zementartiger Verdichtung um die Spitze einer Zahnwurzel (*Pfeil*) **B, C** mit aufgelockerterer Struktur (bestehend aus Schmelz, Dentin, Zement und Zahnpulpa; *Pfeile*) an einem impaktierten Zahn (*gepunkteter Pfeil*). **D** Osteoidosteom (*Pfeil*), starke Schmerzen, kein Nidus. **E, F** Zementoblastom mit homogener Verdichtung wie Kompakta assoziiert zur Wurzel eines Molaren. ▶

2.9 · Kieferläsionen

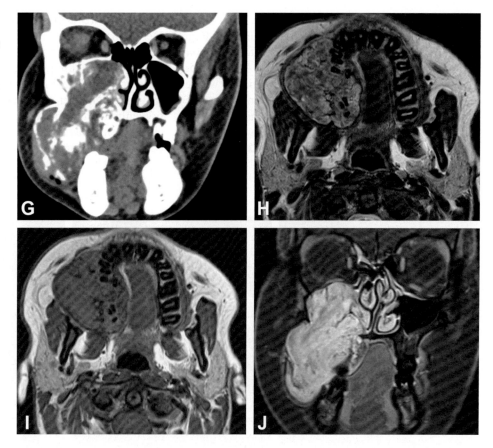

◘ **Abb. 2.78** (*Fortsetzung*) **G–J** Seit Jahren bekannter, expansiv wachsender Tumor des Oberkiefers mit ausgedehnten Verkalkungen und deutlicher KM-Anreicherung, histologisch odontogenes Myxoidfibrom. **A–E, G** CT: **A, C, E** sagittal; **B** axial; **D, G** koronar; **F** DVT axial; **H–J** MRT: **H** T2-w axial, **I** T1-w axial, **J** T1-w KM FS koronar

Torus mandibulae

Erworbene, oft beidseitig auftretende, in der Regel asymptomatische, umschriebene Hyperostosen lingualseitig an der Mandibula oberhalb des Ansatzes des M. mylohyoideus, die klinisch diagnostiziert werden und in der Bildgebung ein Zufallsbefund darstellen (◘ Abb. 2.71B; ◘ Abb. 2.79C). Weniger häufig sind sie auch am harten Gaumen beidseits der Gaumennaht zu finden und werden dann **Torus palatinus** (◘ Abb. 2.79D, E) genannt.

Sinus lift im Oberkiefer

Der Sinus lift ist eine Operationsmethode, um ein zu geringes Knochenangebot im seitlichen Oberkiefer vor geplanter Zahnimpalantatoperation auszugleichen. Hierfür wird Eigenknochen, Fremdknochen oder synthetisches Knochenersatzmaterial zwischen dem Kieferhöhlenboden und der Schleimhaut des Sinus maxillaris eingebracht. Das Material wächst ein und bietet ausreichend Halt für Implantate. Die Veränderungen dürfen im CT-Bild nicht mit einem chronisch entzündlichen Prozess verwechselt werden (◘ Abb. 2.79F).

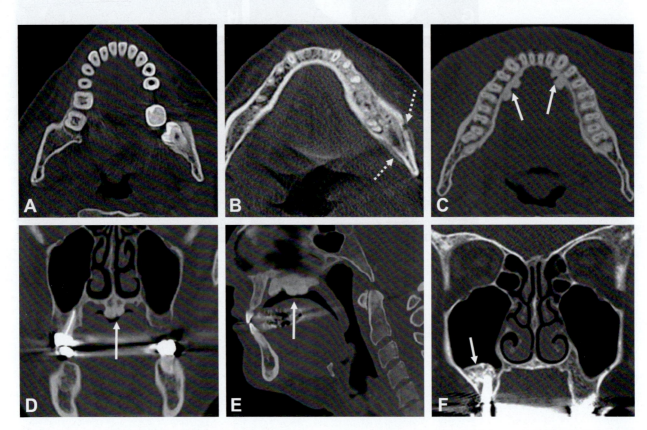

◘ **Abb. 2.79** A–F. Weitere Läsionen erhöhter Dichte. **A, B** Auftreibung des Corpus mandibulae links mit Verdichtung des Markraums sowie periostale Reaktion (*gepunktete Pfeile*) infolge einer chronischen Osteomyelitis bei ausgeprägter Karies (**A**). **C** Torus mandibulae beidseits (*Pfeile*), Zufallsbefund bei einer Hals-CT. **D, E** Ausgeprägter Torus palatinus (*Pfeile*), Zufallsbefund bei Staginguntersuchung. **F** Sinus lift im rechten Oberkiefer (*Pfeil*) CT: **A–C** axial; **D, F** koronar; **E** sagittal

Weiterführende Literatur (Auswahl)

Greschus S, Albert F, Eichhorn KWG (2017) Bildgebung der Nasennebenhöhlen und der Frontobasis. HNO 65(6):490–503

Untersuchungstechniken

Arbeitsgemeinschaft Kopf-Hals der Deutschen Röntgengesellschaft. CT- und MRT-Protokolle. www.drg.de

Dammann F (2007) Bildgebung der Nasennebenhöhlen (NNH) in der heutigen Zeit. Radiologe 7:576–583

Dammann F, Bootz F, Cohnen M et al (2014) Bildgebende Verfahren in der Kopf-Hals-Diagnostik. Dtsch Ärztebl 111:417–423

Greess H, Lell M, Römer W et al. (2002) Indikation und Aussagekraft von CT und MRT im Kopf-Hals-Bereich. HNO 50:611–625

Anatomische Strukturen in der Bildgebung

Hofmann E (2005) Anatomie der Nase und der Nasennebenhöhlen im sagittalen Computertomogramm. Klin Neuroradiol 15:258–226

Lang J (1988) Klinische Anatomie der Nase, Nasenhöhle und Nebenhöhlen. Thieme, Stuttgart New York

Lund VJ, Stammberger H, Fokkens WJ et al (2014) European position paper on the anatomical terminology of the internal nose and paranasal sinuses. https://www.researchgate.net/publication/261600937

Rumboldt Z, Castillo M, Smith JK (2002) The palatovaginal canal: Can it be identified on routine CT and MR imaging? AJR 179:267–272

Wormald PJ, Hoseman W, Callejas C et al (2016) The international frontal sinus anatomy classification (IFAC) and classification of the extent of endoscopic frontal sinus surgery (EFSS). Int Forum Allergy Rhinol 6(7):677–696

Normvarianten

Baranano CF et al (2009) Sternberg's canal: fact or fiction? am j rhinol allergy 23:167–171

Earwaker J (1993) Anatomic variants in sinonasal CT. Radiographics 13:381–415

Haetinger RG, Navarro JAC, Liberti EA (2006) Basilar expansion of the human sphenoidal sinus: an integrated anatomical and computerized tomography study. Eur Radiol 16:2092–2099

Huang BJ, Lloyd KM, DelGaudio JM et al (2009) Failed endoscopic sinus surgery: Spectrum of CT findings in the frontal recess. Radiographics 29:177–195

Keros P (1962) Über die praktische Bedeutung der Niveauunterschiede der Lamina cribrosa des Ethmoids. Z Laryngol Rhinol Otol 41:808–813

Kösling S, Wagner F, Schulz HG et al. (1993) Knöcherne Variationen im koronaren Nasennebenhöhlen-CT. Röfo 159:506–510

Koitschev A, Simon C, Löwenheim H et al (2006) Management and outcome after internal carotid artery laceration during surgery of paranasal sinuses. Acta Oto-Oaryngologica 126:730–738

Laine F, Smoker W (1992) The ostiomeatal unit and endoscopic surgery: anatomy, variations, and imaging findings in inflammatory diseases. Am J Roentgenol 159:849–885

Sievers KW, Greess H, Dobritz M et al (2000) Paranasal sinuses and nasopharynx CT and MRI. Eur J Radiol 33:185–202

Şirikci A, Bayazit YA, Bayram M et al (2000) Variations of sphenoid and related structrues. Eur Radiol 10:44–48

Unal B, Bademci G, Bilgili YK et al (2006) Risky anatomic variations of sphenoid sinus for surgery. Surg Radiol Anat 28:195–201

Zimmermann K, Heider C, Kösling S (2007) Anatomie und Normvarianten in der Schnittbildgebung. Radiologe 47:584–590

Zinreich J (1998) Functional anatomy and computed tomography imaging of the paranasal sinuses. Am J Med Sci 316:2–12

Fehlbildungen

Barkovich AJ, Vandermarck P, Edwards MS et al. (1991) Congenital nasal masses: CT and MR imaging features in 16 cases. Amj Neuroradiol 12:105–116

Faust RA, Phillips CD (2001) Assesment of congenital bony nasal obstruction by 3-dimensional CT volume rendering. Int J Pediatr Otorhinolaryngol 61:71–75

Restrepo S, Martinez F, Herrera A et al (2004) Nasal glioma. Ear Nose Throat J 83:88–89

Vanzieleghem BD, Lemmerling MM, Vermeersch HF et al (2001) Imaging studies in the diagnostic workup of neo-natal nasal obstruction. J Comput Assist Tomogr 25:540–549

Mittelgesichtstrauma

Buitrago-Tellez CH, Schilli W, Bohnert M et al (2002) A comprehensive classification of craniofacial fractures: Postmortem and clinical studies with two- and three-dimensional computed tomography. Injury 33:651–668

Dammert S, Funke M, Merten HA et al (2002) Multislice helical CT (MSCT) for mid-facial trauma: Optimization of parameters for scanning and reconstruction. Fortschr Röntgenstr 174:874–879

Michel O (2021) Nasengerüstfrakturen erkennen und zielführend versorgen. HNO-Nachrichten 51:34–39

Pingoud R, Moehrlen U (2007) Die konventionelle radiologische Nasenbeinaufnahme – sinnvoll oder überflüssig? Fallvorstellungen mit Literaturübersicht. Unfallchirurg: 110, 183–186

Salvolini U (2002) Traumatic injuries: imaging of facial injuries. Eur Radiol 12:1253–1261

Schubert J (2007) Therapie von Mittelgesichtsfrakturen. Radiologe 47:598–605

Tommer G, Kösling S, Nerkelun S et al (1997) Darstellbarkeit von Orbita-Fremdkörpern in der CT. Ist die Fremdkörperübersicht noch sinnvoll? Fortschr Röntgenstr 166:487–492

Zajaczek JEW, Rodt T, Keberle M (2007) Mitten ins Gesicht: Moderne bildgebende Diagnostik beim Gesichtsschädeltrauma. Radiologe 47:591–597

Entzündungen

Baumann I, Koitschev A, Dammann F (2004) Preoperative imaging of chronic sinusitis by multislice computed tomography. Eur Arch Otorhinolaryngol 261:497–501

Baumgartner K, Bösmüller H, Heckl S et al (2021) Bildgebung der rhino-orofazialen Mukormykose „Black turbinate"-Zeichen und andere vergleichbare Merkmale. Fortschr Röntgenstr 193:361–365

Choi YR, Kim J, Min HS et al (2018) Acute invasive fungal rhinosinusitis: MR imaging features and their impact on prognosis. Neuroradiol 60:715–723

Deutsch PG, Whittaker J, Prasad S (2019) Invasive and non-invasive fungal rhinosinusitis – a review and update of the evidence. Ann Univ Mariae Curie Sklodowska [Med] 55:319. https://doi.org/10.3390/medicina55070319

Greess H, Lell M, Römer W et al. (2002) Indikation und Aussagekraft von CT und MRT im Kopf-Hals-Bereich. HNO 50:611–625

Illner A, Davidson HC, Harnsberger HR et al (2002) The silent sinus syndrome: clinical and radiographic findings. Am J Roentgenol 178:503–506

Mack MG, May A, Bisdas S et al. (2007) Bildgebung bei entzündlichen Erkrankungen der Nasennebenhöhlen. Radiologe 47:606–612

Pakalniskis MG, Berg AD, Policeni BA et al (2015) The many faces of granulomatosis with polyangiitis: a review of the head and neck imaging manifestations. Am J Roentgenol 205:W619–W629

Tumoren und tumorähnliche Erkrankungen

Bajaja MS, Pushker N (2002) Inverted papilloma invading the orbit. Orbit 21:155–159

Bisdas S, Fetscher S, Feller AC et al (2007) Primary B cell lymphoma of the sphenoid sinus: CT and MRI characteristics with correlation to perfusion and spectroscopic imaging features. Eur Arch Otorhinolaryngol 264:1207–1213

Brandwein MS, Rothstein A, Lawson W et al (1997) Sinonasal melanoma. A clinicopathologic study of 25 cases and literature metaanalysis. Arch Otolaryngol Head Neck Surg 123:290–296

Cakmak O, Ergin NT, Aydin MV (2002) Isolated sphenoid sinus adenocarcinoma: a case report. Eur Arch Otorhinolaryngol 259:266–268

Dammann F, Pereira P, Laniado M et al (1999) Inverted papilloma of the nasal cavity and the paranasal sinuses: using CT for primary diagnosis and follow-up. Am J Radiol 172:543–548

Das S, Kirsch CF (2005) Imaging of lumps and bumps in the nose: a review of sinonasal tumours. Cancer Imaging 9:167–177

Kim EY, Kim HJ, Chung SK et al (2008) Sinonasal organized hematoma: CT and MR imaging findings. Am J Neuroradiol 29:1204–1208

Kösling S, Knipping S, Stoevesandt D (2007) Tumoren und tumorähnliche Erkrankungen. Radiologe 47:613–620

Korolkowa O, Osuch-Wojcikiewicz E, Deptala A et al (2004) Extramedullary plasmacytoma of the head and neck. Otolaryngol Pol 58:1009–1012

Park YK, Ryu KN, Park HR et al (2003) Low-grade osteosarcoma of the maxillary sinus. Skelet Radiol 32:161–164

Richtig E, Regauer S, Jakse R et al (2002) Primary sinunasal melanomas. Clinical aspects, therapy and follow-up. Hautarzt 53:106–113

Wittekind C (2020) TNM-Klassifikation maligner Tumoren. Wiley-VCH, Weinheim (8. Auflage 2017, Korrigierter Nachdruck mit allen Ergänzungen der UICC aus den Jahren 2017 bis 2019)

Postoperative Bildgebung

Nemec S, Formanek M, Czerny C (2007) Postoperative Bildgebung der Nasennebenhöhlen. Radiologe 47:621–627

Schick B, Plinkert P, Zenner H (2004) Minimalinvasive endonasale Chirurgie: Vielzahl von Therapiemöglichkeiten. Dtsch Ärztebl 101:496–505

Schick B, Steigerwald C, el Rahman el Tahan A, Draf W (2001) The role of endonasal surgery in the management of frontoethmoidal osteomas. Rhinology 39:66–70

Kieferläsionen

Abrahams JJ (1999) Dental-CT bei pathologischen Veränderungen im Bereich des Kiefers. Radiologe 39:1035–1043

Damann F (2013) DVT in der Radiologie. Radiol Up2date 13:161–184

Dunfee BL, Sakai O, Pistey R et al (2006) Radiologic and pathologic characteristics of benign and malignant lesions of the mandible. Radiographics 26:1751–1768

Ettl T, Driemel O, Reichert T (2008) Aneurysmatische Knochenzyste des rechten Kondylus. Zahnärztl Mitt 98(8):42–45

Greess H, Lehner B, Neukam FW et al (2002) Symmetrische Wangenschwellung. Radiologe 42:569–570

Kress B, Gottschalk A, Schmitter M et al (2004) Benigne Erkrankungen des Unterkiefers im MRT. Fortschr Röntgenstr 176:491–499

Kumar V, Sagheb K, Kämmerer P (2011) Adenomatoider odontogener Tumor. Zahnärztl Mitt 101(5):46–48

Kunkel M, Reichert T (2005) Pindborg Tumor (verkalkender epithelialer odontogener Tumor) im Oberkiefer. Zahnärztl Mitt 95:62–63

Minowa K, Sakakibara N, Yoshikawa K et al (2007) CT and MRI findings of intraosseous schwannoma of the mandible: a case report. Dentomaxillofac Radiol 36(2):113–116

Reichert T, Kunkel M (2004) Benignes Zementoblastom des Unterkiefers. Zahnärztl Mitt 23:50

Schirmer I, Reichhart PA (2007) Chirurgische Verlaufskontrolle eines adenomatoid odontogenen Tumors (AOT) im Unterkiefer: Ein Fallbericht. Mund Kiefer Gesichts Chir 11:291–294

Slootweg PJ (2008) Maxillofaziales Skelett und Zähne. In: Cardesa A, Mentzel T, Rudolph P, Slootweg PJ (Hrsg) Pathologie: Kopf-Hals-Region, Weichgewebstumoren, Haut. Springer, Berlin, S 121–152

Stern A, Green J (2012) Sinus lift procedures: an overview of current techniques. Dent Clin North Am 56:219–233

Yonetsu K, Bianchi J, Troulis M et al (2001) Unusual CT appearance in an odontogenic keratocyst of the mandible: case report. Am J Neuroradiol 22:1887–1889

Mundhöhle und Pharynx

Prof. Dr. med. Michael Lell

Inhaltsverzeichnis

3.1 Untersuchungstechnik – 266

3.2 Anatomische Strukturen und Normvarianten in der Bildgebung – 270

3.3 Fehlbildungen – 282

3.4 Entzündungen – 284

3.5 Tumoren und tumorähnliche Erkrankungen – 295

3.6 Posttherapeutische Bildgebung – 341

Weiterführende Literatur (Auswahl) – 356

© Der/die Autor(en), exklusiv lizenziert an Springer-Verlag GmbH, DE, ein Teil von Springer Nature 2024
S. Kösling, F. Bootz (Hrsg.), *Bildgebung HNO-Heilkunde*,
https://doi.org/10.1007/978-3-662-68343-9_3

Pharynx und Mundhöhle sind der Inspektion und Endoskopie unmittelbar zugänglich, sodass die Mehrheit der Erkrankungen bereits durch klinische Untersuchungen aufgedeckt werden kann. Karzinome sind die weitaus häufigste Indikation zur Bildgebung in diesem Bereich. Die zentrale Aufgabe von CT und MRT besteht darin, die Tiefenausdehnung, die Beteiligung zervikaler Kompartimente sowie die Infiltration von Knochen, Knorpel, Gefäßen und Nerven abzuschätzen, da dies allein klinisch nicht ausreichend gelingt. Zur Verlaufskontrolle bei Chemo-/Immuntherapie ist die Schnittbildgebung unabdingbar, ebenso in der postoperativen Situation, da Narbenbildung und Lappenplastiken die klinische Beurteilung des ehemaligen Tumorbetts erschweren oder gar unmöglich machen. Vor der Therapieentscheidung im interdisziplinären Tumorboard sind neben den patientenspezifischen Informationen folgende tumorspezifische Informationen erforderlich: histologisches Ergebnis der Probebiopsie, HPV-/EBV-Status, Tumorausdehnung, Infiltrationstiefe, Tumorwachstum entlang von Gefäßen und Nerven sowie Lymphknoten- oder Fernmetastasierung.

3.1 Untersuchungstechnik

Außer bei funktionellen Schluckstörungen, die nicht Gegenstand dieses Buches sind, werden konventionelle Röntgenverfahren in der Diagnostik von Erkrankungen der Mundhöhle und des Pharynx nicht mehr eingesetzt. Mit dem sog. Röntgenbreischluck (Pharyngografie) lassen sich Stenosen, (postoperative) Fisteln und Divertikel rasch diagnostizieren. Bei Verdacht auf Aspiration oder Perforation sollte die Untersuchung mit wasserlöslichem nichtionischem KM durchgeführt werden, in allen anderen Fällen mit Bariumsulfat.

Die Sonografie wird insbesondere zur Beurteilung der Halslymphknoten eingesetzt und hat hier einen hohen Stellenwert (▶ Kap. 6). Für die Darstellung pharyngealer Tumoren ist sie aufgrund anatomischer Gegebenheiten (enge Nachbarschaft zu luft- und knochenhaltigen Räumen) weniger gut geeignet.

3.1.1 CT

Die CT hat sich in den letzten Jahren stetig weiterentwickelt. Mehrzeilenspiral-CT-(MZCT-)Geräte mit 16–320 Zeilen sind nunmehr Standard. Zunehmend kommen auch die spektrale Bildgebung und eine neue Detektorentechnologie („photon-counting" statt „energy integrating") zum Einsatz, hierdurch ist zum einen eine höhere Auflösung, zum anderen eine bessere Klassifizierung unterschiedlicher Gewebearten möglich. Die aktuelle Leitlinie „Qualitätssicherung in der Computertomographie" der Bundesärztekammer empfiehlt für die Kopf-Hals-Bildgebung die Verwendung von CT-Geräten mit mindestens 16 Schichten pro Rotation, eine Rotationszeit ≤ 0,5 s, eine Röhrenspannung von 80–100 kV sowie die Akquisition mit sehr dünner Schichtkollimation (≤ 1 mm). Die Bildrekonstruktion wird mit einer Schichtdicke ≤ 1 mm empfohlen, sekundäre Rekonstruktionen in axialer, koronarer und sagittaler Schichtführung mit einer Schichtdicke von 3 mm. Ein Vorteil der CT liegt in der kurzen Untersuchungszeit (< 10 s), insbesondere in der Notfalldiagnostik und bei fortgeschrittenen Tumoren mit eingeschränkter Kooperationsfähigkeit des Patienten. Des Weiteren können mittels CT feine knöcherne Strukturen besser als in der MRT dargestellt werden. Automatische Vorwahl der Röhrenspannung, leistungsfähige Röhren im Niedrig-kV-Bereich, automatische Röhrenstromanpassung („automatic exposure control", AEC) sowie moderne Bildrekonstruktionsverfahren wie iterative und KI-basierte Bildrekonstruktion haben zu einer Reduktion der Strahlenexposition bei gleichzeitiger Verbesserung der Bildqualität geführt.

Im Einzelnen sollte bei der Untersuchung beachtet werden:

- Bei der Patientenlagerung Schultern herunterziehen lassen, Ausrichtung der Bissebene parallel zur Scanebene
- Planung am seitlichen Übersichtsbild: der Untersuchungsumfang sollte sich von der zentralen Schädelbasis bis zum oberen Mediastinum erstrecken und beide Regionen einschließen
- Untersuchung in Dünnschichttechnik
- Primäre i.v.-Kontrastierung mit 0,3–0,4 g Jod/kg KG (entspricht ca. 75–100 ml KM [300–350 mg Jod/ml]), Flussrate von 2–3 ml/s – dabei auf eine ausreichende Startverzögerung („delay") achten (80–100 s), um eine gute Kontrastierung von Tumor und Lymphknoten (LK) zu erzielen.
- Kein KM: bei der Darstellung knöcherner Fehlbildungen oder der Suche nach Fremdkörpern
- Rekonstruktion von axialen, koronaren und ggf. sagittalen Bildern aus dem Primärdatensatz im Weichteilkern – Darstellung der Bilder mit einer Fenstereinstellung von ca. 350/50 HU (Weite/Mitte) – unter Beachtung einer seitensymmetrischen Ausrichtung in einer Schichtdicke von maximal 3 mm
- Zweite Rekonstruktion im Knochenkern – Fenstereinstellung: 4000/700 HU (Weite/Mitte) – zur hochauflösenden Darstellung knöcherner Strukturen
- Bei vaskulären Läsionen oder zur Planung mikrovaskulär anastomosierter Lappenplastiken kann eine CT-Angiografie (CTA) in arterieller Phase in speziellen Fällen (voroperierte Patienten) erforderlich sein
- Die Untersuchung sollte während ruhiger Atmung erfolgen, bei Prozessen der Mundhöhle kann die Untersuchung mit „aufgeblasenen Wangen" die Detektion oberflächlicher Läsionen verbessern

▫ Tab. 3.1 fasst wesentliche CT-Untersuchungsparameter zusammen.

3.1 · Untersuchungstechnik

Tab. 3.1 CT-Untersuchungstechnik für Pharynx, Larynx und Mundhöhle (Hals-CT)

CT-Parameter	16–320 MDCT
Spannung	80–100 (120) kV
Stromstärke	160 eff. mAs (Beachtung der diagnostischen Referenzwerte)
Schichtdicke der Akquisition	0,5–1 mm
Normierter Pitch	≤ 1,0
Rotationszeit	≤ 0,5 s
Rekonstruierte Schichtdicke	Aus dünnschichtigen axialen Volumendatensätzen (≤ 1 mm) im Weichteil- bzw. Knochkern
	axial, koronar, sagittal: 3 mm (Weichteile)
	2 mm (Knochen)
	Rekonstruktionsinkrement 75 % der Schichtdicke
Rekonstruiertes FOV	Angepasst an anatomische Gegebenheiten (axial ≤ 250 mm)
Kontrastmittelgabe	0,3–0,4 g Jod/kg KG (max. 45 g); entspricht ca. 75–100 ml Kontrastmittel (300 mg Jod/ml); Verzögerung 80–100 s
Strahlenschutzmittel	Falls möglich sektorielle mAs-Absenkung, sonst keine

3.1.2 MRT

Die MRT empfiehlt sich aufgrund ihrer hohen Weichteildifferenzierung und der Option, durch Diffusions- und Perfusionsbildgebung zusätzlich funktionelle Informationen zu gewinnen. Ein perineurales Tumorwachstum, ein Befall der Meningen oder des Zerebrums sowie eine Infiltration des Knochenmarks lassen sich hochsensitiv nachweisen. Metallische Zahnartefakte beeinträchtigen die Bildqualität oft weniger als bei der CT (◘ Abb. 3.1).

Geeignet und klinisch verbreitet sind MRT-Geräte mit Feldstärken von 1,5–3 T. Die Sequenzparameter sind für das jeweilige Gerät zu optimieren. Die Wahl der Spulen bzw. deren Kombination hängt vom vorhandenen Gerätetyp und der Lage der Läsion ab, wobei die Verwendung von Oberflächenspulen obligat ist. Zum Einsatz kommen Kopf- und Halsspulen, ggf. auch kleine Ringspulen zur hochauflösenden Diagnostik oberflächennaher Läsionen (sog. MR-Mikroskopie). Zur Lokalisation eines pathologischen Prozesses ist zunächst eine dickschichtige koronare Suchsequenz (≤ 5 mm) über den gesamten Hals empfehlenswert. Fettunterdrückte T2-w Sequenzen (aufgrund der homogeneren Fettsättigung auch „short TI inversion recovery" (STIR) oder „turbo inversion recovery magnitude"(TIRM)) haben dabei den Vorteil, sowohl Lymphknoten als auch die meisten pathologischen Läsionen hyperintens hervortreten zu lassen. Danach sollte die Untersuchung gezielt dünnschichtiger (≤ 3 mm) in axialer Schnittführung mit T2-w und T1-w Sequenzen vor und nach Kontrastmittelgabe fortgeführt werden. Bei Mittellinienprozessen, besonders an Nasopharynx und Zungengrund, können zusätzliche sagittale Bilder hilfreich sein. Nach Kontrastmittelgabe sind die T1-w Sequenzen mit Fettsättigungstechniken einer Subtraktionstechnik vorzuziehen, sofern das jeweilige MRT-Gerät eine homogene Fettunterdrückung gewährleistet, bei Metallartefakten durch Implantate und Zahnsanierung ist die Subtraktionstechnik die

3.1 · Untersuchungstechnik

Abb. 3.1 A–F. Zahnfüllungsartefakte in CT und MRT. **A** stark ausgeprägt im CT. **B, C** Kaum störend in der MRT: sowohl auf nativem T1-w (**B**) als auch auf fettgesättigtem T1-w Bild mit KM (**C**). **D** Metallartefakte beeinträchtigen die Beurteilung der Mundhöhle und des Lymphabstromgebiets. **E** Durch eine zusätzliche gekippte Spirale oder Sequenz kann die Diagnostik verbessert werden. **A, D** CT KM axial; **B, C** MRT: **B** T1-w nativ, **C** T1-w KM FS; **E** CT schrägaxial; **F** CT Topogramm mit markiertem Schichtpaket für ergänzende schräge Bilder

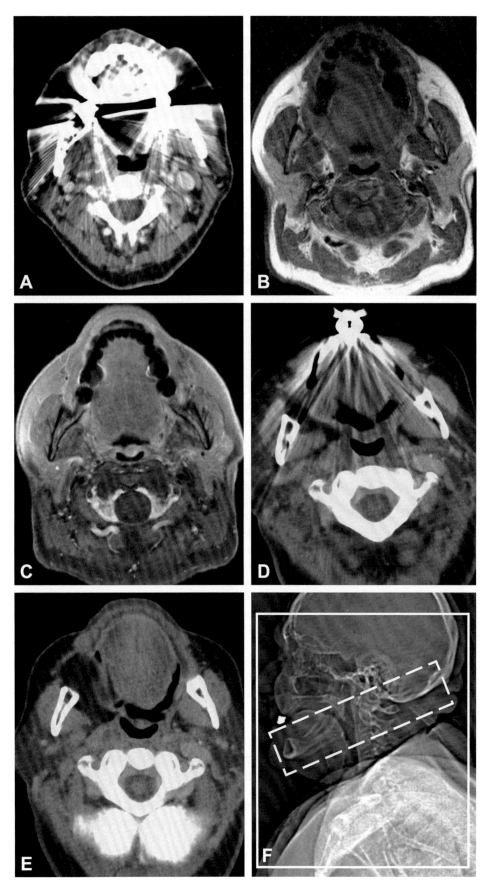

robustere Variante. ◘ Tab. 3.2 fasst wesentliche MRT-Untersuchungsparameter entsprechend den Empfehlungen der Arbeitsgemeinschaft Kopf-Hals der Deutschen Röntgengesellschaft (▶ www.drg.de) zusammen.

Zur Reduktion der Untersuchungszeit bieten sich Fast-Spinecho Sequenzen (FSE, TSE) an. Eine weitere Verkürzung der Messzeit ist durch Verwendung eines rechteckigen „field of view" (FOV) sowie durch Anwendung paralleler Bildgebungsverfahren zu erzielen. Auch 3D-Gradientenechosequenzen können verwendet werden. Diese haben kurze Akquisitionszeiten bei guter räumlicher Auflösung, sind den Spinechosequenzen jedoch bezüglich Artefaktanfälligkeit und Weichteilkontrast unterlegen.

Die Abbildung vaskulärer Tumoren ist durch eine kontrastgestützte hochauflösende MR-Angiografie in arterieller KM-Phase oder besser durch eine kontrastgestützte hochauflösende dynamische MR-Angiografie (sog. 4D MRA) zu ergänzen.

3.1.3 PET-CT und PET-MRT

Mit der Positronenemissionstomografie (PET) können Stoffwechselvorgänge dargestellt werden. Die PET wird ausschließlich als Hybridverfahren in Kombination mit der CT, zwischenzeitlich auch mit der MRT betrieben. Die Vorteile der funktionellen und morphologischen Bildgebung werden damit vereint. Die ^{18}F-FDG-PET/CT wird gemäß den aktuellen Leitlinien nicht in der Primärdiagnostik der lokalen Ausdehnung eines bekannten Tumors empfohlen. Leitlinienkonforme Indikationen zur PET/CT sind die Abklärung lokoregionär fortgeschrittener Tumoren vor funktionseinschränkenden Therapiemaßnahmen zum Ausschluss von Fernmetastasen, Steigerung der Sensitivität beim Lymphknoten-Staging (insbesondere zur Entscheidung hinsichtlich einer „neck dissection"), der Verdacht auf ein Tumorrezidiv, welcher mit CT oder MRT nicht zu klären ist, und die Suche nach einem Primum bei Lymphknotenmetastasen eines unbekannten Karzinoms („cancer of unknown primary", CUP).

Der Gemeinsame Bundesausschuss (G-BA) hat 2017 beschlossen, die PET/CT beim CUP, bei fortgeschrittenen Kopf-Hals-Tumoren sowie bei Rezidivverdacht eines Larynxkarzinoms in den Leistungskatalog der GKV aufzunehmen.

Neben der ^{18}F-FDG kommen weitere, spezifischere Tracer wie ^{11}C-Methionin (zerebraler Tumorbefall versus Strahlennekrose) oder ^{18}F-3,4-Dihydroxyphenylalanine (DOPA; Paragangliome) zum Einsatz.

Die CT- (oder MRT) Daten sollten nicht nur zur Schwächungskorrektur und zur anatomischen Lokalisierung verwendet werden, sondern als diagnostisches CT (oder MRT) mit Kontrastmittelgabe und entsprechend angepasstem FOV durchgeführt werden.

3.2 Anatomische Strukturen und Normvarianten in der Bildgebung

Der Pharynx ist ein sich von der Schädelbasis bis auf Höhe des Ringknorpels erstreckendes, schlauchförmiger Gebilde aus Mukosa, Submukosa, lymphatischem Gewebe sowie der Fascia pharyngobasilaris (oberer Anteil) bzw. den quergestreiften Mm. constrictores (mittlerer und unterer Anteil). Bezogen auf seine Verbindung zu Nase, Mundhöhle bzw. Kehlkopf ergibt sich eine etagenartige Gliederung in Naso-, Oro- und Hypopharynx. Alternativ zu dieser Etagennomenklatur wird auch eine Einteilung in suprahyoidal und infrahyoidal verwendet. Die Kenntnis der anatomischen Bezirke, Unterbezirke und Grenzen der einzelnen Etagen ist wichtig, weil sie typische Entstehungsorte von Tumoren darstellen, der jeweilige Tumor danach benannt (z. B. Tonsillen-, Zungengrundkarzinom) wird und gezielt im Schnittbild gesucht werden muss. Die Etagenanatomie ist Grundlage für die konkrete Einteilung der Tumoren und Basis für die T-Kategorisierung gemäß Union Internationale Contre le Cancer (UICC). Mit der 8. Auflage der TNM-Klassifikation wurden gegenüber der 7. Auflage etliche grundlegende Änderungen eingeführt: Bei der Beurteilung des Primums der Mundhöhle die Tiefeninfiltration („depth of invasion", DOI), beim Oropharynx die HPV-Assoziation (bzw. p16-Positivität als Surrogatparameter) und bei der Beurteilung der Lymphknotenmetastasen das Kriterium der Kapselüberschreitung („extranoal extention", ENE) beim p16-negativen Karzinom, darüber hinaus eine neue Lymphknotenklassifikation beim p16-positiven Karzinom. Auf die Besonderheiten der neuen TNM-Klassifikation wird an entsprechender Stelle näher eingegangen.

Überschreiten Läsionen die Pharynxgrenzen und dehnen sich in die Tiefe aus, wird zur Beschreibung der Ausdehnung die Raum-Nomenklatur (Synonym: Kompartiment-Nomenklatur) verwendet oder es wird die entsprechende anatomische Fossa angegeben:

- Parapharyngealraum
- Retropharyngealraum
- Prävertebralraum
- Mastikatorraum
- Parotisloge
- Karotisloge
- Fossa temporalis
- Fossa infratemporalis
- Fossa pterygopalatina

Diese Räume werden an anderer Stelle beschrieben (▶ Kap. 6).

Tab. 3.2 MRT-Untersuchungstechnik für Pharynx, Larynx und Mundhöhle (Hals-MRT)

Sequenz	Bemerkungen
T2-w „inversion recovery"	– Suchsequenz
	– Lymphknotenbeurteilung
	– Zentrale Schädelbasis bis Jugulum
	– Koronar
	– Schichtdicke: 3–5 mm
	– 256er- bis 512er-Matrix
Fast-/ Spinecho, T1-w nativ ohne FS	– Adaptiert an Lokalbefund
	– Axial (und koronar bei raumfordernder Läsion der Mundhöhle)
	– Schichtdicke: ≤ 3 mm
	– 256er- bis 512er-Matrix
Fast-Spinecho, T2-w mit FS oder T2-w „inversion recovery"	– Adaptiert an Lokalbefund
	– Axial
	– Schichtdicke: ≤ 3 mm
	– 256er- bis 512er-Matrix
Fast-/Spinecho, T1-w[1] KM FS[2]	– Adaptiert an Lokalbefund
	– Axial und koronar (und sagittal bei raumfordernder Läsion des Nasopharynx)
	– Schichtdicke: ≤ 3 mm
	– 256er- bis 512er-Matrix

1 bei wenig kooperationsfähigen Patienten parallele Bildgebungstechniken und schnelle Gradientenechos Sequenzen
2 Fettsättigung (FS), wenn technisch möglich – alternativ: Subtraktion

3.2.1 Nasopharynx

Der Nasopharynx (veraltet Epipharynx) ist die oberste Pharynxetage. Nach vorn besteht eine offene Verbindung zum Cavum nasi. Der Nasopharynx (◘ Abb. 3.2) weist folgende Grenzen auf:
- Kranial: Schädelbasis (**1**) – Basiokziput und -sphenoid
- Kaudal: weicher Gaumen (**2**)
- Ventral: Choanen (**3**)
- Dorsal: Retropharyngealraum und prävertebrale Muskulatur (**4**) – M. capitis longus
- Lateral: Parapharyngealraum (**5**) und Processus pterygoideus (**6**)

Zum Nasopharynx zählen:
- Nasopharyngeale Mukosa (**7**) und Submukosa mit lymphatischem Gewebe, akzessorische Speicheldrüsen und Notochordreste
- M. levator veli palatini (**8**)
- M. tensor veli palatini (**9**; lateral der Fascia pharyngobasilaris – s. unten)
- Torus tubarius (**10**; begrenzt den Eingang in die Tuba Eustachii – Verbindung zum Mittelohr)
- Tonsilla pharyngea (**11**)
- Fascia pharyngobasilaris (radiologisch nicht sichtbar, spannt sich zwischen Schädelbasis und Oberrand des M. constrictor pharyngis superior aus) – weist seitlich eine Lücke, den Sinus Morgagni, für den Durchtritt von Tuba Eustachii und M. levator veli palatini auf → „Schwachstelle" für die Ausdehnung von Karzinomen

Eine weitere Schwachstelle für die Ausdehnung von Karzinomen ist das Foramen lacerum, das dorsolateral am Nasopharynxdach innerhalb des Ansatzes der Fascia pharyngobasilaris liegt.

Die Seitenwand weist zwei Recessus auf, die im Normalfall seitensymmetrisch zur Abbildung kommen:
- Ostium pharyngeum: Öffnung der Tuba Eustachii (**12**)
- Recessus pharyngeus lateralis (**13**): Rosenmüller-Grube

Nach der UICC werden folgende anatomische Bezirke und Unterbezirke unterschieden:
- Dach und Hinterwand
- Seitenwand einschließlich Rosenmüller-Grube
- Nasale Fläche des weichen Gaumens

3.2 • Anatomische Strukturen und Normvarianten in der Bildgebung

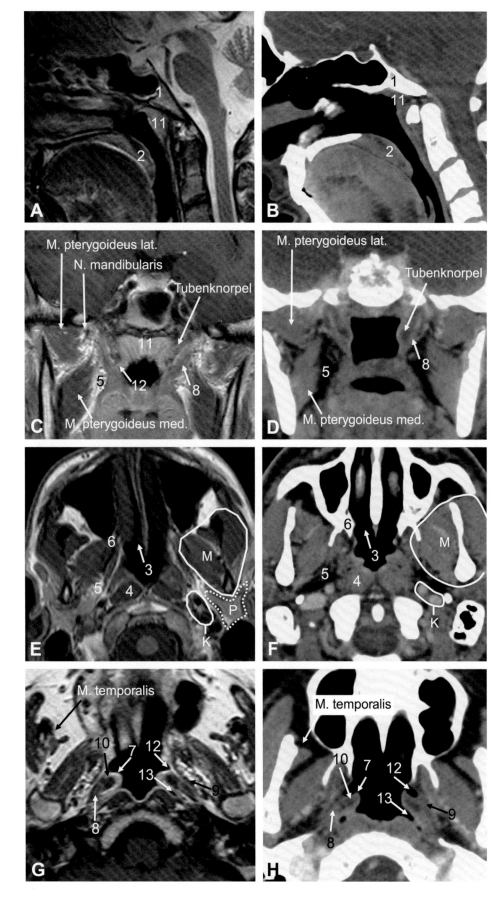

Abb. 3.2 A–H. Anatomie des Nasopharynx im sagittalen (**A, B**), koronaren (**C, D**) und axialen Schnittbild (**E–H**). **A** MRT T2-w; **B**, **D**, **F**, **H** CT KM; **C**, **G** MRT T1-w KM; **E** MRT T1-w. Ziffern bezeichnen anatomische Strukturen; Erläuterungen s. Text (▶ Abschn. 3.2.1). *K* Karotisloge; *M* Mastikatorraum; *P* Parotisloge

Normvarianten und Pseudoläsionen

- Prominentes lymphatisches Gewebe (sog. Adenoide; ◘ Abb. 3.3A–C):
  Beginnend in der Pubertät bildet sich die Rachenmandel mit zunehmendem Alter zurück und ist normalerweise jenseits des 30.–40. Lebensjahrs im Schnittbild nicht mehr nachweisbar – bei Persistenz kann im Erwachsenenalter die Abgrenzung gegenüber einem Tumor schwierig sein, wobei das sicherste Differenzierungszeichen eine durchgehend nachweisbare Septierung (◘ Abb. 3.3C) ist (DWI wenig hilfreich, da normales lymphatisches Gewebe aufgrund seiner hohen Zelldichte eine eingeschränkte Diffusion aufweist; ▶ Abschn. 3.5.2; ◘ Abb. 3.24A) → in Zweifelsfällen Entnahme einer Gewebeprobe zur histologischen Klärung
- Seitenasymmetrie des Venenplexus im Mastikatorraum (◘ Abb. 3.3D, E):
  sollte nicht mit einer entzündlichen oder tumorösen Läsion verwechselt werden
- Rachendachhypophyse (Erdheim):
  kranial der Rachenmandel kann akzessorisches Hypophysengewebe als Rest der Rathke-Tasche verbleiben (sehr selten)

3.2 · Anatomische Strukturen und Normvarianten in der Bildgebung

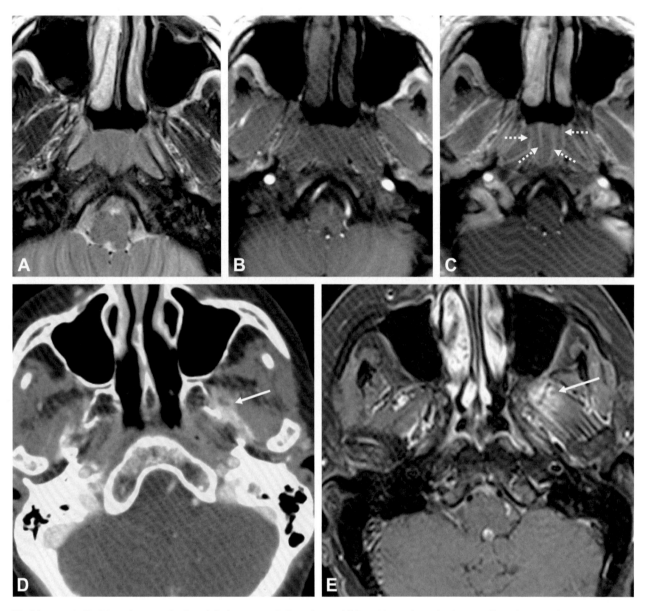

Abb. 3.3 A–E. Nasopharyngeale Pseudoläsionen. **A–C** Prominente Adenoide als Zufallsbefund bei einer 17-Jährigen, typische, in Längsrichtung verlaufende Septierung (*Pfeile*); **D, E** Links stärker ausgebildeter Venenplexus in der Mastikatorloge (*Pfeile*). **A–C, E** MRT axial: **A** T2-w, **B** T1-w, **C** T1-w KM, **E** T1-w KM FS; **D** CT KM axial

3.2.2 Oropharynx

Der Oropharynx (◘ Abb. 3.4) ist die dorsal der Mundhöhle gelegene Pharynxetage mit folgenden angrenzenden Räumen/Strukturen:
- Kranial: Nasopharynx
- Kaudal: Kehlkopf, Hypopharynx
- Ventral: Mundhöhle
- Dorsal: Retropharyngealraum und prävertebrale Muskulatur
- Lateral: Parapharyngealraum

Zum Oropharynx zählen:
- Oropharyngeale Mukosa (**1**) und Submukosa (enthält lymphatisches Gewebe und akzessorische Speicheldrüsen)
- Hinteres Zungendrittel (Zungengrund; **2**) – die Grenze zum mittleren Zungendrittel bilden die im Sulcus terminalis liegenden Papillae circumvallatae (im Schnittbild ist die Grenze nicht direkt erkennbar)
- Palatum molle (**3**; besteht aus einer Aponeurose, in die die Mm. tensor et levator veli palatini einstrahlen, außerdem aus Fett und akzessorischen Speicheldrüsen)
- Uvula (**4**)
- Gaumenbögen: vorderer mit M. palatoglossus (**5**), hinterer mit M. palatopharyngeus (**6**)
- Tonsilla palatina (**7**; liegt in der Fossa tonsillaris zwischen den Gaumenbögen)
- Mm. constrictor pharyngis superior et medius (**8**)
- Valleculae epiglotticae (**9**) und linguale Oberfläche der Epiglottis (tiefster Punkt des Oropharynx)

Nach der UICC werden folgende anatomische Bezirke und Unterbezirke unterschieden:
- Vorderwand: Zungengrund und Valleculae
- Seitenwand: Tonsillen, Fossa tonsillaris, Gaumenbögen, Glossotonsillarfurche (◘ Abb. 3.4C)
- Hinterwand (◘ Abb. 3.4A): von Höhe Atlasbogens bis Boden der Valleculae
- Obere Wand: orale Fläche des weichen Gaumens, Uvula

3.2 • Anatomische Strukturen und Normvarianten in der Bildgebung

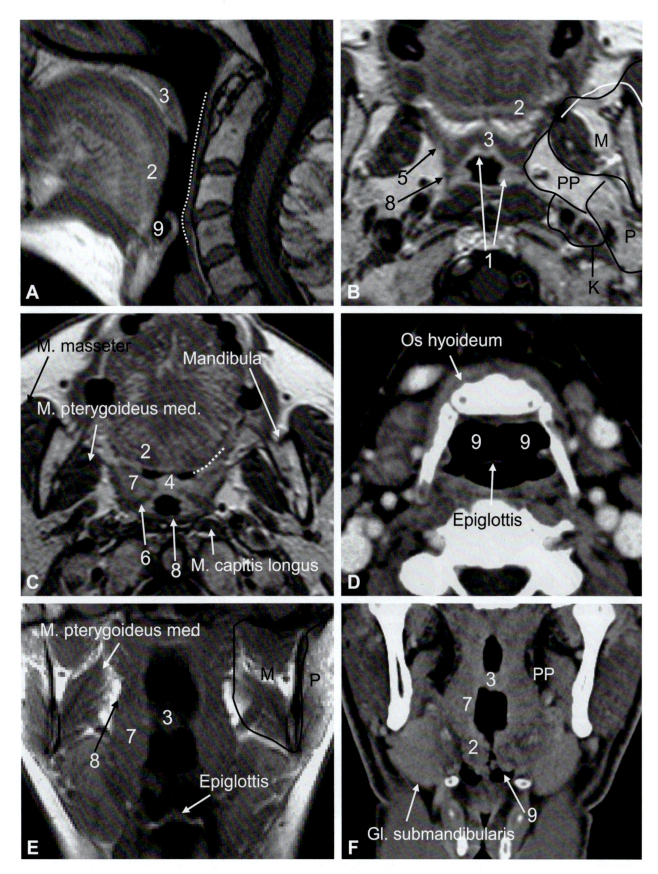

● **Abb. 3.4 A–F.** Anatomie des Oropharynx im sagittalen (**A**), axialen (**B–D**) und koronaren (**E, F**) Schnittbild. Strukturen des Oropharynx, angrenzende Räume und benachbarte Strukturen. Die *gepunktete Linie* markiert in **A** die Oropharynxhinterwand, in **C** die glossotonsillare Furche. **A–C, E** MRT: **A, E** T1-w, **B, C** T1-w KM; **D, F** CT KM. Ziffern bezeichnen anatomische Strukturen; Erläuterungen s. Text (▶ Abschn. 3.2.2). *K* Karotisloge; *M* Mastikatorraum; *P* Parotisloge; *PP* Parapharyngealraum

- **Normvarianten und Pseudoläsionen**
- Hypertrophes lymphatisches Gewebe (◘ Abb. 3.5) des Waldeyer-Rachenrings (Rachen-, Gaumen- und Zungengrundtonsillen): bei Kindern am kräftigsten, mit zunehmenden Alter Atrophie – bei Persistenz und Asymmetrie kann im Erwachsenenalter die Differenzierung gegenüber einem Tumor schwierig sein → in Zweifelsfällen bioptische Klärung
- Retropharyngeal verlaufende A. carotis interna (ACI) oder A. carotis communis (ACC; ▶ Abschn. 6.5.1, ◘ Abb. 6.57)
- Benigne Verkalkungen in lymphatischem Gewebe (◘ Abb. 3.5A, B): meist Folge abgelaufener Entzündungen, in den Gaumenmandeln auch als Tonsillensteine bezeichnet

3.2.3 Hypopharynx

An den Hypopharynx (◘ Abb. 3.6) als unterste Pharynxetage grenzen folgende Räume bzw. Strukturen:
- Kranial: Oropharynx
- Kaudal: Ösophagus
- Ventral: Kehlkopf
- Dorsal: Retropharyngealraum und prävertebrale Muskulatur
- Lateral: Schildknorpelinnenseite und die (im CT-/MRT-Bild nicht klar abgrenzbare) Membrana thyreohyoidea

Zum Hypopharynx werden neben dem M. constrictor pharyngis inferior (**1**) die Mukosa und die Submukosa folgender, nach UICC bezeichneter Bezirke gezählt:
- Sinus piriformis (**2**)
- Hypopharynxvorderwand (Postkrikoidregion; **3**) – von Höhe Aryknorpel bis Unterrand des Ringknorpels
- Hypopharynxhinterwand (**4**) – von der Höhe des Zungenbeins bis Unterrand des Ringknorpels

Im Normalfall liegen Hypopharynxvorder- und -hinterwand einander an, sodass sie im Schnittbild häufig schlecht zu differenzieren sind. Die Entfaltung der Sinus piriformis gelingt mittels Valsalva-Manöver.

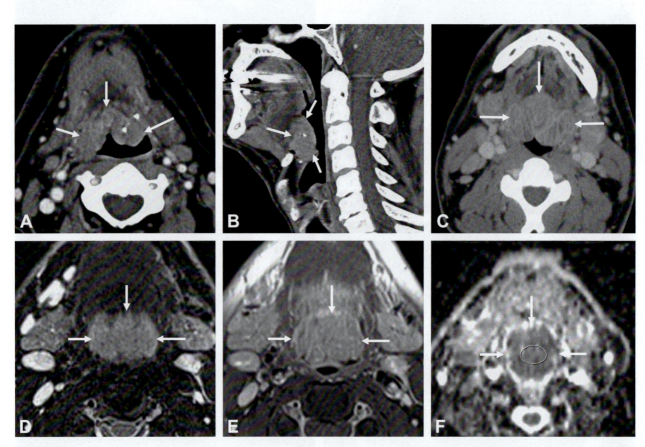

◘ **Abb. 3.5** **A–F.** Hypertrophes lymphatisches Gewebe im Zungengrund (*Pfeile*). **A, B** Bei einem 62-Jährigen mit vereinzelten Verkalkungen (histologisch gesichert). **C** Massive Zungengrundhyperplasie (histologisch gesichert) als Zufallsbefund bei einem 35-Jährigen. KM-aufnehmende Septen innerhalb der Läsion, keine Tiefeninfiltration. **D–F** Das Pharynxlumen deutlich einengender Befund bei einem 46-Jährigen, erhöhte SI in T2-w, mäßige Kontrastmittelaufnahme, Hypointensität auf der ADC-Karte (ADC-Wert $0{,}87 \times 10^{-3}$ mm/s^2). **A–C** CT KM: **A, C** axial, **B** sagittal; **D–F** MRT axial: **D** T2-w FS, **E** T1-w KM FS, **F** ADC-Karte mit ROI. *ADC* „apparent diffusion coefficient"; *ROI* „region of interest". **A, B** Mit freundlicher Genehmigung von S. Kösling, Halle

3.2 · Anatomische Strukturen und Normvarianten in der Bildgebung

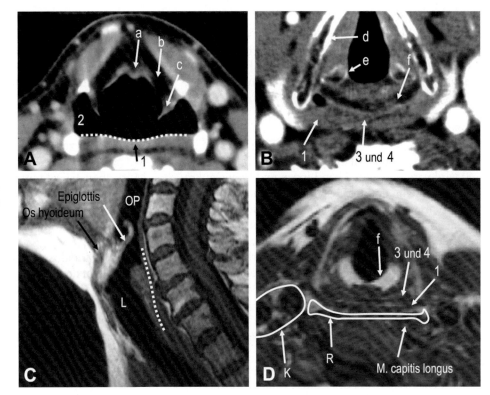

■ **Abb. 3.6 A–D.** Anatomie des Hypopharynx. Strukturen des Hypopharynx, ventral gelegene Larynxstrukturen und angrenzende Räume. Die *gepunktete Linie* markiert in **A** und **C** die Hypopharynxhinterwand. **A, B** CT KM axial, **C** MRT T1-w sagittal, **D** MRT T1-w axial. Ziffern bezeichnen anatomische Strukturen; Erläuterungen s. Text (▶ Abschn. 3.2.3). *a* Epiglottiswurzel; *b* präepiglottisches Fettgewebe; *c* aryepiglottische Falte; *d* Schildknorpel; *e* Aryknorpel; *f* Ringknorpel; *K* Karotisloge; *L* Larynx; *OP* Oropharynx; *R* Retropharyngealraum

▪ **Pseudoläsion**
Kollabierter Sinus piriforimis (◨ Abb. 3.7): kann – besonders bei einseitigem Vorkommen – eine kleine Raumforderung vortäuschen → bei Zweifel Wiederholung der Untersuchung während eines Valsalva-Manövers.

3.2.4 Mundhöhle

Die vor dem Oropharynx gelegene Mundhöhle (◨ Abb. 3.8) wird vorn und lateral von Lippen und Wangen, kranial von Nasenhaupt- und Kieferhöhlen und kaudal vom unter dem Mundboden liegenden Platysma sowie subkutanem Fettgewebe begrenzt. Sie umfasst nach UICC folgende anatomische Bezirke und Unterbezirke:

- Mundschleimhaut von Ober- und Unterlippe, Wange, Trigonum retromolare (**1**), Sulcus buccomandibularis (**2**) und Sulcus buccomaxillaris (**3**)
- Processus alveolaris maxillae (**4**; oberer Alveolarfortsatz) mit Gingiva
- Processus alveolaris mandibulae (**5**; unterer Alveolarfortsatz) mit Gingiva
- Harter Gaumen (**6**)
- Vordere zwei Drittel der Zunge: Rücken, Rand, Unterseite
- Mundboden

Das Trigonum retromolare ist die Schleimhautregion hinter dem letzten Molaren, die einen fibrösen Strang, die pterygomandibuläre Raphe (**7**), bedeckt. In dieser Region verlässt der N. alveolaris inferior als stärkster Ast des N. mandibularis die Mandibula und zieht entlang seines Leitmuskels, des M. pterygoideus medialis, nach kranial – bei Karzinomen dieser Region ist stets auf eine perineurale Tumorausdehnung zu achten.

In der Zunge wird die innere (intrinsische) Muskulatur (**8**), die nicht an Skelettanteilen ansetzt und aus longitudinalen, transversalen sowie vertikalen Fasern besteht, von der äußeren (extrinsischen) Muskulatur unterschieden. Zu Letzterer zählen:

- M. genioglossus (**9**) – zwischen linkem und rechtem Muskelbauch liegt mittig das fetthaltige Septum sublinguale (**10**)
- Mm. hyoglossus und styloglossus (**11**) – im axialen Bild ähnlicher Verlauf, nicht eindeutig zu differenzieren
- der M. palatoglossus (vorderer Gaumenbogen) wird ebenfalls zu den äußeren Zungenmuskeln gezählt

Quergestreifte Muskeln bilden den Hauptbestandteil des Mundbodens:

- M. mylohyoideus (**12**): Hauptmuskel
- M. geniohyoideus (**13**)
- Venter anterior des M. digastricus (**14**)

Das Corpus mandibulae (**15**) bildet den knöchernen Rahmen des Mundbodens. Anterior im Sublingualraum (**16**) liegen neben der Speicheldrüse (Gl. sublingualis), Fett sowie das neurovaskuläre Bündel (A. und V. lingualis, N. hypoglossus – **17**). Nach kaudal wird er vom M. mylohyoideus begrenzt, nach dorsal geht er in den Submandibularraum über.

3.2 · Anatomische Strukturen und Normvarianten in der Bildgebung

281 3

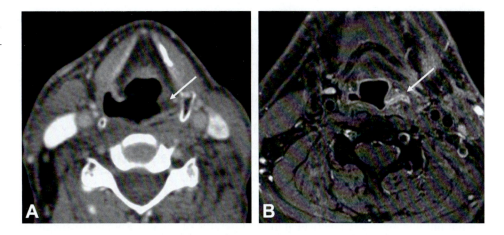

■ **Abb. 3.7 A, B.** Kollabierter Sinus piriformis (*Pfeile*). Dieser kann einen Tumor vortäuschen. **A** CT KM axial, **B** MRT T1-w KM FS axial

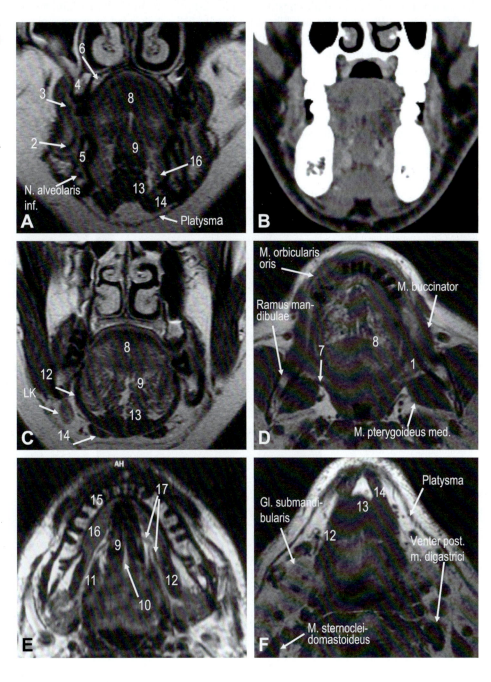

■ **Abb. 3.8 A–F.** Anatomie der Mundhöhle im koronaren (**A–C**) und axialen (**D–F**) Schnittbild. Strukturen der Mundhöhle und Umgebung. **A, B** Korrespondierende Schnittlage in CT und MRT zum Methodenvergleich hinsichtlich der Abgrenzbarkeit von Strukturen. **A, C, E** MRT T2-w; **B** CT KM; **D, F** MRT T1-w. *Ziffern* bezeichnen anatomische Strukturen (Erläuterungen s. Text; ▶ Abschn. 3.2.4)

3.3 Fehlbildungen

Zu Fehlbildungen von Pharynx und Mundhöhle im engeren Sinne zählen die Choanalatresie, Pharynxdivertikel, nasopharyngeale Zephalozelen (Raritäten) und Spaltbildungen. Des Weiteren können raumfordernde Läsionen kongenitalen Ursprungs wie die Tornwaldt-Zyste (▶ Abschn. 6.4.1), venöse (▶ Abschn. 6.4.5) und lymphatische (▶ Abschn. 6.4.6) Malformationen, Dermoide und Epidermoide (▶ Abschn. 6.4.7) sowie Schilddrüsenreste entlang des Ductus thyreoglossus hinzugezählt werden. Letztere werden bei den Tumoren und tumorähnlichen Läsionen (▶ Abschn. 3.5.4) abgehandelt. Eine sehr seltene Entität mit nur wenigen Fallberichten in der Literatur ist der „hairy polyp", ein Fehlbildungstumor mit Hauptmanifestation im Pharynx, der sich klinisch polypähnlich präsentiert und histologisch aus hautähnlichem Gewebe mit Haarfollikeln (Dermoid) besteht (◘ Abb. 3.9A, B).

Bei den Gaumenspalten werden Lippen-Kiefer-Gaumen-Spalten, Kiefer-Gaumen-Spalten und isolierte Spalten des weichen Gaumens unterschieden. Sie sind direkt sichtbar oder liegen unter einer intakten Schleimhaut. Eine Vielzahl von Spaltbildungen kann bereits intrauterin mittels Ultraschall diagnostiziert werden. Bei älteren Kindern ermöglicht die CT eine exzellente Darstellung der knöchernen Defekte (◘ Abb. 3.9C, D) – sie ist präoperativ die Bildgebung der Wahl.

Häufiger werden Form- oder Größenabweichungen der Uvula beobachtet: Uvula vergrößert (Obstruktion der Atemwege möglich), gespalten, gedoppelt, gestielt oder nicht angelegt – sind eher als Normvarianten zu bezeichnen.

3.3.1 Choanalatresie

Die Choanalatresie ist ein Verschluss der Choanen, der ein- oder beidseitig auftreten kann. Dieser Verschluss kann knöchern, membranös oder gemischt sein, die rechte Seite ist häufiger als die linke betroffen. Ursächlich wird eine persistierende Membrana bucconasalis diskutiert. Die Häufigkeit liegt bei ca. 1:8000 Geburten, Mädchen sind etwa doppelt so häufig betroffen wie Jungen. In bis zu 2/3 der Fälle ist die Choanalatresie mit weiteren Fehlbildungen, z. B. dem CHARGE-Syndrom (◘ Tab. 1.3), assoziiert.

Eine beidseitige Choanalatresie bedarf einer sofortigen chirurgischen Intervention, häufig in Form einer Intubation, da das Neugeborene, bedingt durch den Kehlkopfhochstand, nicht ausreichend durch den Mund

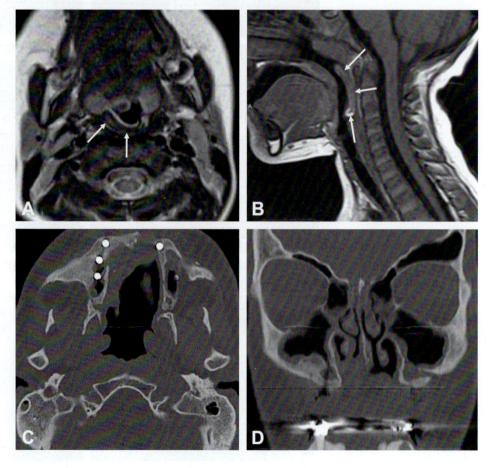

◘ **Abb. 3.9 A–D.** „Hairy polyp" (**A, B,** *Pfeile*) und Lippen-Kiefer-Gaumenspalte nach Versorgung mit Implantaten (**C, D**). **A, B** Schalenförmige Läsion an der Hinterwand von Naso- und Oropharynx mit intermediärem T1- und T2-Signal und geringen Fettanteilen, histologische Diagnose. **C, D** Fehlende Anlage der knöchernen Gaumenplatte. Nebenbefundlich Pneumatisationshemmung des Mastoids beidseits, unvollständig verknöcherte Maxillaosteotomie. **A** MRT T2-w axial, **B** MRT T1-w sagittal; **C** CT axial; **D** CT koronar. **A, B** Mit freundlicher Genehmigung von S. Kösling, Halle

3.3 · Fehlbildungen

atmen kann. Um eine Nasenatmung und ungestörte Nahrungsaufnahme zu ermöglichen ist eine frühzeitig chirurgische Intervention notwendig. Die einseitige Choanalatresie sollte nach Möglichkeit nicht vor dem 4.–6. Lebensjahr operiert werden, als optimaler Operationszeitpunkt wird das 6.–12. Lebensjahr gesehen.

- **Klinische Befunde**
- Beidseitige Choanalatresie: Ruhezyanose, die beim Schreien verschwindet (sog. paradoxe Zyanose)
- Einseitige Choanalatresie: kann primär klinisch stumm verlaufen und lediglich durch einseitigen Ausfluss aus dem betreffenden Nasenloch auffällig werden
- Bei der Spiegeluntersuchung fehlende Kondensation der Ausatemluft
- Sondierung des Nasenrachens über die Nase gelingt nicht

- **Diagnosesicherung**
- Klinisch

- **Stellenwert der Bildgebung**
- Differenzierung zwischen knöcherner, gemischter und membranöser Atresie (entscheidet das operative Vorgehen) – CT als Methode der Wahl
- Ausschluss weiterer Fehlbildungen

- **CT-Befunde**
- Einengung der Choane(n)
- Verschluss der Choane(n) durch Knochenplatte oder Membran (◘ Abb. 3.10)
- Verdickter Vomer, evtl. mit Maxilla fusioniert
- Mediale Auslenkung der dorsalen Maxilla

- **Bildgebende Differenzialdiagnosen**
- Keine (eindeutige Diagnose)

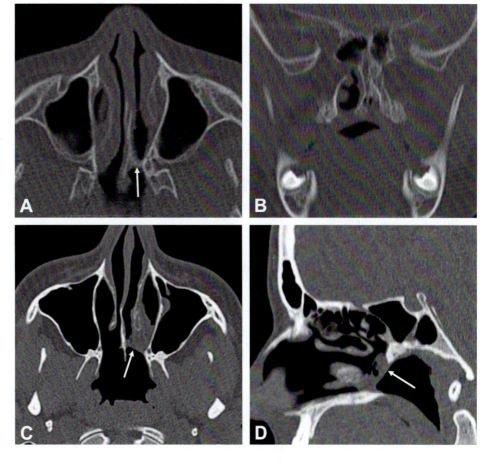

◘ Abb. 3.10 A–D. Einseitige Choanalatresie. A, B Die linke Choane ist schlitzförmig eingeengt, der Vomer verdickt, die Maxilla links dorsal nach medial gerichtet. Zwischen Vomer und Maxilla liegt eine feine knöcherne Platte (*Pfeil*). C, D Membranöse(r) Choanalstenose/-verschluss links (*Pfeile*) bei einer 18-Jährigen mit Z. n. beidseitiger Choanalatresie bei Geburt. CT: A, C axial; B koronar, D sagittal

3.3.2 Pharynxdivertikel

Beim Pharynxdivertikel kommt es zur Ausstülpung von Schleimhaut durch die Pharynxmuskulatur (Pseudodivertikel). Am häufigsten handelt es sich um ein Zenker-Divertikel an der Hypopharyxhinterwand im Bereich der pharyngoösophagealen Grenze zwischen Pars obliqua und Pars fundiformis des M. cricopharyngeus (Kilian-Dreieck). Wesentlich seltener sind die höher, entlang der seitlichen Pharynxwand gelegenen lateralen Divertikel. Beide Divertikelarten haben eine angeborene Komponente (Zenker-Divertikel: Hypertrophie der Pars fundiformis des M. cricopharyngeus; laterales Divertikel: Hemmungsfehlbildung), entwickeln sich jedoch erst im höheren Lebensalter durch Pulsation (Zenker-Divertikel) und zusätzliche Traktion (seitliches Divertikel) zum Divertikel.

- **Klinische Befunde**

Abhängig von der Divertikelgröße (bei kleinen lateralen Divertikeln wenig Symptome):
- Ruminieren und Regurgitieren des Speisebolus; Schluckstörung
- Aspiration
- Foetor ex ore
- Globus- und Fremdkörpergefühl
- Heiserkeit

- **Diagnosesicherung**
- Konventionelle Pharyngografie mit Bariumsulfat

- **Stellenwert der Bildgebung**
- Divertikelnachweis; Darstellung von Größe, Ausdehnung und Divertikelhals;
- Brombart-Klassifikation:
  - Stadium I: dornenförmig, 2–3 mm;
  - Stadium II: keulenförmig, 7–8 mm;
  - Stadium III: sackförmig nach kaudal hängend, > 10 mm;
  - Stadium IV: Kompression der Speiseröhre, Behinderung der Boluspassage
- Bei großem Zenker-Divertikel: präoperativ Ausschluss/Nachweis einer A. lusoria (CT/MRT)

- **Bildgebende Befunde**
- Pharyngografie: sich nach dorsokaudal erstreckender, KM-gefüllter Sack (Abb. 3.11A, K, L)
- CT, MRT: Zenker-Divertikel als luft- oder flüssigkeitsgefüllte raumfordernde Läsion dorsolateral vom Ösophagus (Abb. 3.11B–F, H–J)

- **Bildgebende Differenzialdiagnosen**
- In der Pharyngografie eindeutiger Befund
- Im Schnittbild Verwechslung mit raumfordernden Läsionen möglich (Abb. 3.11D–F, H–J)

- **Wichtige Punkte**
- Die Schnittbildgebung wird nicht zum Divertikelnachweis durchgeführt – hier in der Regel Zufallsbefund; bei nicht eindeutiger Zuordnung Pharyngografie zur Klärung durchführen
- Nur größere Zenker-Divertikel sind im Schnittbild erkennbar

3.4 Entzündungen

Entzündungen von Mundhöhle und Pharynx, hervorgerufen durch Viren, Bakterien oder Pilze, sowie traumatische, chemische, thermische oder radiogene Schädigungen werden klinisch diagnostiziert und ohne Bildgebung therapiert. Indikationen zur Schnittbildgebung bestehen bei Abszessverdacht sowie in der Kontrolle nach chirurgischer Intervention. Hierfür sind sowohl CT als auch MRT geeignet, bei Kindern sollte der MRT der Vorzug gegeben werden. Wichtig ist bei der Fragestellung nach dem Vorliegen eines Abszesses die Beurteilung der kaudalen Ausdehnung parapharyngeal und retropharyngeal, um einen Senkungsabszess mit mediastinaler Beteiligung sicher zu erkennen und der sofortigen Therapie zuzuführen. Ausgangsort dieser Abszesse sind der Mundboden und Submandibularraum (dentogene und sialogene Abszesse), die Tonsillenregion sowie der Retropharyngealraum.

3.4.1 Mundbodenphlegmone und -abszess

Fortgeleitete bakterielle Entzündungen (dentale Infektionen, Sialadenitis bei Sialolithiasis) sind die häufigsten Ursachen eines Abszesses oder einer Phlegmone des Mundbodens. Die Phlegmone ist durch eine diffuse Ausdehnung granulozytärer Infiltrate in Weichteilstrukturen gekennzeichnet. Beim Abszess kommt es zur Gewebeeinschmelzung, die im reifen Stadium von einer Kapsel umgeben ist. Unbehandelt kann sich aus einer Phlegmone ein Abszess entwickeln. Weitere Ursachen primär im Mundboden lokalisierter Entzündungen sind penetrierende Traumata und einschmelzende LK. In ca. 20 % der Fälle ist die Ursache nicht identifizierbar.

Abb. 3.11 A–L. Zenker-Divertikel (*weiße Pfeile*). **A** KM-gefüllter Sack mit Verlagerung und Einengung des Ösophagus (Brombart IV). **B, C** Lufthaltige Formation prävertebral. **D** Verwechslung mit Ösophagustumor möglich. **E, F** Speiseretention in einem großen Zenker-Divertikel. **G** Endoskopische Darstellung: Divertikel dorsal, Ösophagus (*schwarzer Pfeil*) schlitzförmig ventral. **H–L** Im CT Struktur ähnlich einem Tumor; eindeutige Diagnose im Breischluck. **A, K, L** Pharyngografie mit Bariumsulfat; **B–F, H–J** CT KM: **B, D, E, H** axial; **C, F, I** koronar; **J** sagittal. **D** Mit freundlicher Genehmigung von S. Kösling, Halle. **G** Mit freundlicher Genehmigung von F. Bootz, Bonn

3.4 · Entzündungen

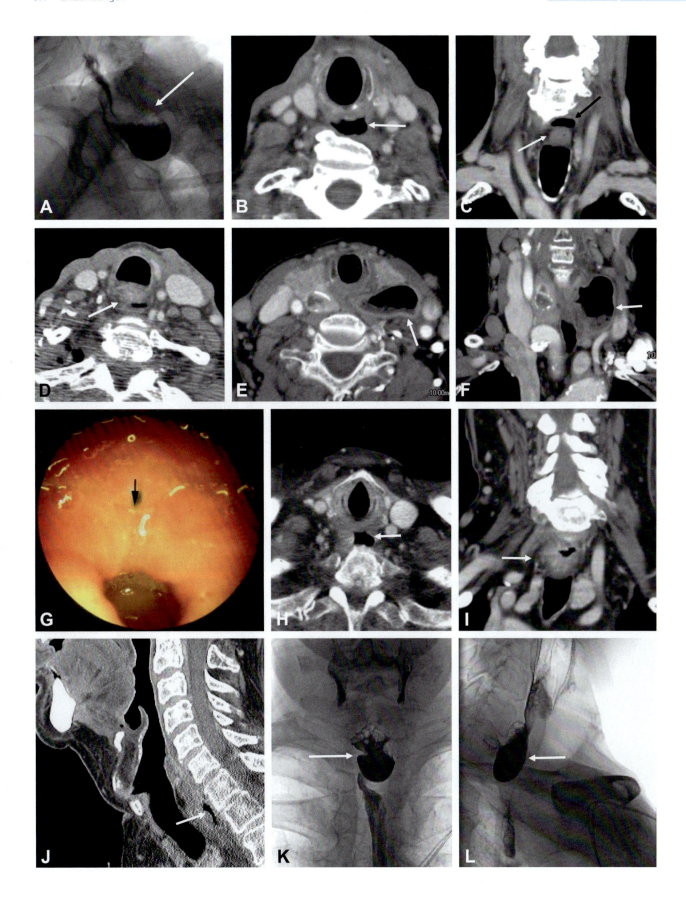

Eine besonders schwere Form der Mundbodenentzündung stellt die Ludwig-Angina dar, bei der es im Gefolge einer Zahnbehandlung (Extraktion, Wurzelbehandlung) zu einer phlegmonösen Entzündung mit Einschmelzungen im Sublingual- und Submandibularraum kommt (◘ Abb. 3.12A–C).

- **Klinische Befunde**
- Dysphagie
- Dysphonie
- Palpatorisch harte Mundbodenschwellung mit starker Druckschmerzhaftigkeit und Überwärmung
- Fieber
- Kieferklemme
- Leukozytose mit Linksverschiebung

- **Diagnosesicherung**
- Klinische Befunde und Bildgebung

- **Stellenwert der Bildgebung**
- Abszessnachweis, insbesondere im Rahmen der Notfalldiagnostik (CT mit KM als Methode der Wahl, Sonografie und MRT ebenfalls geeignet)
- Ausdehnungsbeurteilung
- Differenzierung zwischen Abszess und Phlegmone
- Darstellung von Komplikationen (eine Osteomyelitis lässt sich mittels MRT sensitiver und früher nachweisen als mittels CT)

- **Bildgebende Befunde**
- Phlegmone:
  – diffuse, streifig-ödematose Veränderungen des Fettgewebes; CT: Dichteanhebung; MRT: in T1-w niedrige, in T2-w hohe SI (◘ Abb. 3.12)
  – Platysma- und Hautverdickung
  – Verdickung angrenzender Muskeln
  – diffuse KM-Anreicherung

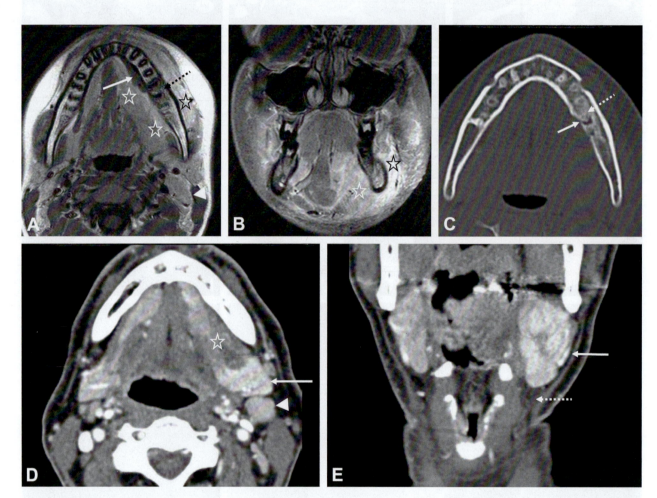

◘ **Abb. 3.12 A–E.** Mundbodenphlegmonen. **A–C** Ludwig-Angina nach Wurzelbehandlung von 37 bei einem 12-Jährigen (klinisch V. a. Osteosarkom). Auftreibung und KM-Anreicherung der Strukturen im Sublingual-, Submandibular- und Mastikatorraum (*Sterne*), umschriebene Abszessformation (*Pfeil* in A), Fistel (kortikaler Defekt, *Pfeil* in C) mit angrenzender Marksklerosierung (*gepunkteter Pfeil* in C) bzw. Verlust des Fettsignals im Knochenmark (*gepunkteter Pfeil* in A) als Zeichen einer Osteomyelitis sowie reaktiv vergrößerter LK in Level II (*Pfeilspitze*). **D, E** Bei akuter Sialadenitis vergrößerte, verstärkt KM aufnehmende Gl. submandibularis links (*Pfeile*), ödematöse Auftreibung der Strukturen im Submandibularraum (*Stern*), Dichteanhebung im Fettgewebe (*gepunkteter Pfeil*), reaktiv vergrößerter LK (*Pfeilspitze*). **A** MRT T1-w KM axial; **B** MRT T1-w KM FS koronar; **C** CT axial; **D, E** CT KM: **D** axial, **E** koronar. Mit freundlicher Genehmigung von S. Kösling, Halle

3.4 · Entzündungen

- Abszess:
  - umschriebene, zum Teil polylobulierte oder mehrkammerige Flüssigkeitsansammlung; CT: hypodens mit Rand-Enhancement (◘ Abb. 3.13A–D); MRT: in T2-w hohe, in T1-w niedrige SI, KM-anreichernde Kapsel, zentrale Flüssigkeit mit eingeschränkter Diffusion (niedriger ADC-Wert; ◘ Abb. 3.13G–I)
  - selten Lufteinschlüsse
  - im fortgeschrittenen Stadium KM-aufnehmender Randwall
  - Submandibularraum, Ausbreitung in anterolaterale Halsweichteile und Mediastinum möglich
- LK-Vergrößerungen im Drainagegebiet

- Osteomyelitis (als Komplikation):
  - CT permeative Osteolyse – auch Markraumsklerosierung, fokale Kortikalisunterbrechung, Sequesterbildung (selten), periostale Reaktion (◘ Abb. 3.12C; ◘ Abb. 3.13E, F)
  - MRT: niedrige SI (T1-w) im Knochenmark, mäßige bis deutliche KM-Anreicherung (◘ Abb. 3.14)

Bildgebende Differenzialdiagnosen
- Phlegmone: mesenchymaler Tumor – bei Fehlen einer dentogenen bzw. sialogenen Ursache und nicht eindeutiger Entzündungskonstellation im Einzelfall schwierige Differenzierung

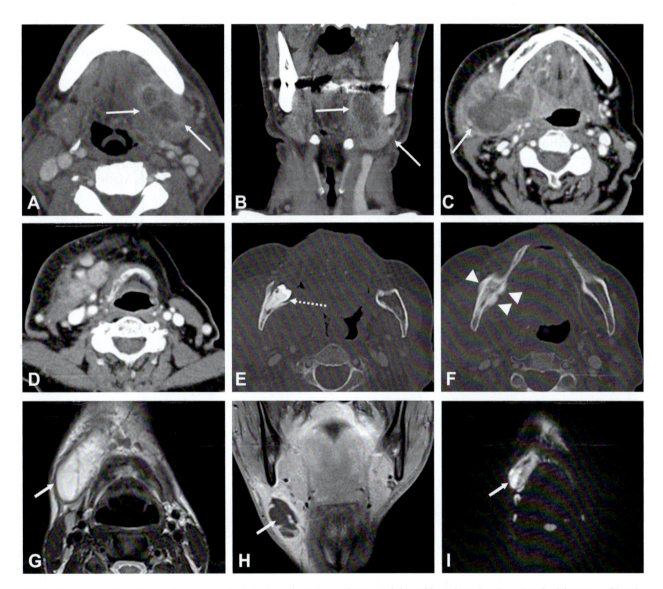

◘ **Abb. 3.13 A–I.** Mundbodenabszesse. **A, B** Bei abszedierender Sialadenitis Demarkation von Eiteransammlungen und kräftig KM-aufnehmenden Abszessmembranen (*Pfeile*). **C–F** Mundbodenabszess (*Pfeil*) dentogenen Ursprungs bei retiniertem kariösen Zahn 48 (*gepunkteter Pfeil*). Periostale Reaktion (*Pfeilspitzen*) und umschriebene Marksklerosierung im Sinne einer Osteomyelitis. **G–I** Mundbodenabszess (*Pfeile*) unklarer Ursache. Enge Lagebeziehung zur Gl. submandibularis, die selbst nicht entzündlich verändert ist. Die Flüssigkeitsansammlung weist eine Diffusionsrestriktion auf. **A–F** CT KM: **A, C–F** axial, **B** koronar; **G–I** MRT: **G** T2-w axial, **H** T1-w KM FS koronar, **I** DWI (b = 1000 Bild) axial. **C–I** Mit freundlicher Genehmigung von S. Kösling, Halle

- Abszess: einschmelzender Tumor, differentes klinisches Bild, geringere Umgebungsreaktion
- Ranula (▶ Abschn. 5.6.9): zystische, dünnwandige raumfordernde Läsion im Sublingualraum, keine entzündliche Umgebungsreaktion (◘ Abb. 3.15; ◘ Abb. 5.42)
- Lymphatische Malformation (▶ Abschn. 6.4.6; ◘ Abb. 5.43C): multilokuläre, dünnwandige Zysten mit fibrösen Septen, mäßige KM-Aufnahme der Septen, evtl. Spiegelbildung innerhalb der Zysten nach Einblutung, häufig mehrere Räume betroffen

■ **Wichtige Punkte**
- Der sichere Abszessnachweis erfordert KM
- Mundbodenabszesse weisen nicht immer eine klassische Abszesskapsel auf
- T1-w vor KM besonders sensitiv für Knochenmarkveränderungen (Osteomyelitis)
- Multiplanare Rekonstruktionen (MPR) in mehreren Raumebenen erleichtern die Abschätzung der Gesamtausdehnung

3.4.2 Retropharyngealabszess

Auslöser für eine Abszessbildung im Retropharyngealraum können eine eitrige Lymphadenitis, eine fortgeleitete Zahninfektion, Tonsillitis, Pharyngitis, eine sich nach ventral ausdehnende Spondylodiszitis oder eine von pharyngeal ausgehende Fremdkörperpenetration sein. Die meisten nichttraumatisch bedingten Retropharyngealabszesse treten bei Kindern in den ersten 4 Lebensjahren auf, meist durch eine eitrige Lymphadenitis. Bei Erwachsenen liegt häufiger eine traumatische oder iatrogene Ursache zugrunde. Selten kann der Retropharyngealabszess eine Komplikation nach Adenotomie bei Kindern sein, wonach sich in Ausnahmefällen ein Grisel-Syndrom (Torticollis atlantoepistrophealis) entwickeln kann. Erreger sind meist Streptokokken und Staphylokokken. Bei lymphogen bedingten Abszessen kann man 4 Stadien unterscheiden (s. u.). Der Einsatz der Bildgebung erfolgt meist erst im 3. und 4. Stadium.

■ **Klinische Befunde**
- Fieber und Schüttelfrost bis septisches Krankheitsbild
- Leukozytose mit Linksverschiebung
- Schluck- und Halsschmerzen mit Nahrungsverweigerung
- Prallelastische oder fluktuierende Vorwölbung der Schleimhaut der Rachenhinterwand

■ **Diagnosesicherung**
- Bildgebung

■ **Stellenwert der Bildgebung**
- Abszessnachweis, insbesondere im Rahmen der Notfalldiagnostik (CT mit KM als Methode der Wahl, MRT ebenfalls geeignet)
- Ausdehnungsbeurteilung
- Darstellung von Komplikationen (Mediastinitis)
- Ausschluss/Nachweis einer Spondylodiszitis als Abszessursache

3.4 · Entzündungen

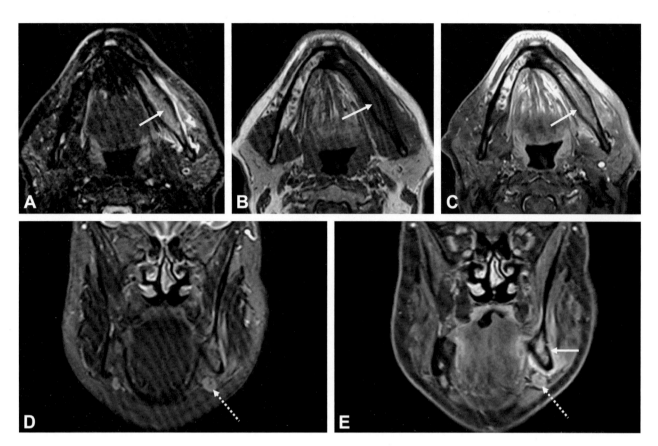

◘ **Abb. 3.14 A–E.** Unterkieferosteomyelitis (*Pfeile*) nach Zahnentfernung. Entzündliche Verdickung des Platysma und der Kaumuskulatur, reaktiv vergrößerte Lymphknoten (*gepunktete Pfeile*). MRT: **A** T2-w FS axial, **B** T1-w axial, **C** T1-w KM FS axial, **D** STIR koronar, **E** T1-w KM FS koronar

◘ **Abb. 3.15 A, B.** Ranula als Differenzialdiagnose zum Mundbodenabszess. Zystische, dünnwandige Raumforderung im Sublingualraum (*Pfeile*). CT KM: **A** axial, **B** koronar

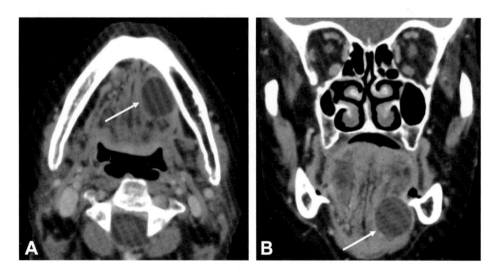

Bildgebende Befunde

— Vier Stadien einer lymphogenen Abszessesentwicklung:
  – Lymphadenopathie: vergrößerte LK (LK sind nur im supra-, nicht im infrahyoidalen Retropharyngealraum vorhanden) mit erhaltener Binnenarchitektur (reaktive Lymphadenopathie)
  – eitrige Lymphadenitis: vergrößerte, im CT zentral hypodense, im MRT in T2-w hyperintense LK; KM-Aufnahme und umgebendes Ödem im Retropharyngealraum (◘ Abb. 3.16A)
  – Retropharyngeale(r) Phlegmone/Abszess: bei Phlegmone diffuse Verdickung des Retropharyngealraumes (> 75 % des a.-p.-Durchmessers eines Wirbelkörpers) mit vermehrter KM-Aufnahme (◘ Abb. 3.16B); bei Abszess Ausbildung einer die Flüssigkeitsansammlung umgebenden, KM-aufnehmenden Abszessmembran (◘ Abb. 3.16C–F; ◘ Abb. 3.17)
— Infrahyoidale retropharyngeale Abszesse: oft angedeutet hufeisenförmig konfiguriert (◘ Abb. 3.16C)
— Beachte: Einengung der Luftwege
— Komplizierter Abszess: Senkungsabszess bis ins Mediastinum möglich

3.4 · Entzündungen

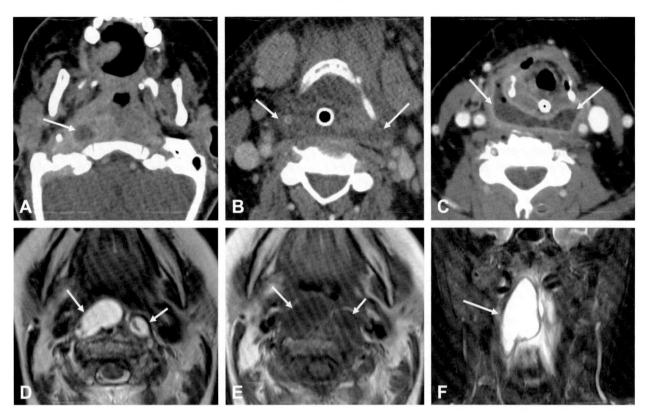

Abb. 3.16 A–F. Stadien der Abszessentwicklung. **A** Eitrige Lymphadenitis; vergrößerter, zentral hypodenser Lymphknoten (*Pfeil*). **B** Retropharyngeale Phlegmone, noch kein Abszess erkennbar (*Pfeile*). **C** Reifer retropharyngealer Abszess mit Rand-Enhancement (*Pfeile*). **D–F** Retropharyngeale Abszessformation (*Pfeile*). **A–C** CT KM axial; **D–F** MRT: **D** T2-w axial, **E** T1-w axial, **F** T2-w FS koronar. **C** Mit freundlicher Genehmigung von S. Kösling, Halle

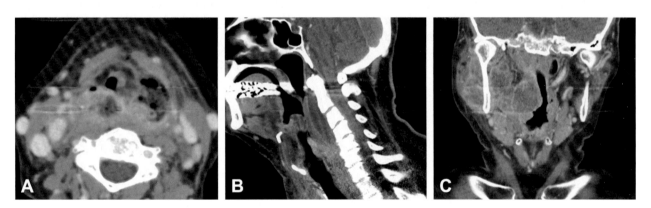

Abb. 3.17 A–C. Unterschiedlich reife Abszesse. **A** Phlegmone und Abszess mit Lufteinschlüssen (geringes Rand-Enhancement) bis in den Viszeralraum reichend. **B** Deutlicher erkennbare Abszessmembran. **C** Reife, raumfordernde Abszesse mit ausgeprägtem Rand-Enhancement in mehreren Halskompartimenten. CT KM: **A** axial, **B** sagittal, **C** koronar

- **Bildgebende Differenzialdiagnosen**
- Nicht abszessbedingtes retropharyngeales Ödem bei akuter V.-jugularis-interna-Thrombose (◘ Abb. 3.18A), als Operationsfolge („neck dissection") oder nach Radiatio
- Prävertebraler Abszess (◘ Abb. 3.18B, C): hinter dem Retropharyngealraum gelegen, kann in diesen durchbrechen
- Akute Tendinitis des M. longus colli: Kalzifikationen am Sehnenansatz (HWK 1–2) sind diagnoseweisend, aber nicht immer vorhanden, Schwellung und Signalsteigerung (T2-w) prävertebral, reaktive Flüssigkeitsansammlung im Retropharyngealraum (◘ Abb. 3.18D–F)
- Differenzialdiagnosen zur Lymphadenitis: retropharyngeale LK-Metastasen bei Plattenepithelkarzinomen im Kopf-Hals-Bereich (insbesondere Nasopharynxkarzinom) sowie bei Melanomen und Lymphomen (◘ Abb. 3.18G)

- **Wichtige Punkte**
- Nachgewiesener Retropharyngealabszess: Notfallbefund mit sofortige therapeutischer Intervention
- (Seltene) akute Tendinitis des M. longus colli selbstlimitierend; Verwechslungsgefahr mit Abszess – bei akuter Tendinitis Entzündungsparameter nur leicht erhöht
- Für Therapieentscheidung Differenzierung eitrige Lymphadenitis und Phlegmone (konservative, antibiotische Therapie) vs. Abszess (chirurgische, transorale/externe Drainage) und komplizierter Abszess (externe Drainage, ggf. Thorakotomie) wichtig

3.4.3 Tonsillar- und Peritonsillarabszess

Ein Tonsillar- bzw. Peritonsillarabszess stellt eine Komplikation einer akuten Tonsillitis dar, die insbesondere bei älteren Kindern und jungen Erwachsenen auftritt und meist durch Streptokokken, Staphylokokken oder Haemophilus influenzae ausgelöst wird. Beim Tonsillarabszess bleibt die Abszessbildung auf die Tonsille beschränkt, beim Peritonsillarabszess wird die Grenze der Tonsille überschritten; der Abszess breitet sich zunächst im Bindegewebe zwischen Tonsille und M. constrictor pharyngis aus. In diesem Stadium können beide Abszessformen bildgebend schlecht voneinander unterschieden werden. Eine weitere Ausdehnung des Peritonsillarabszesses in tiefere Räume lässt sich eindeutig diagnostizieren.

- **Klinische Befunde**
- Akute Tonsillitis: Schluckbeschwerden, Speichelfluss, Kopfschmerzen, Fieber
- Peritonsillar- oder Tonsillarabszess: erneuter Fieberanstieg trotz Antibiotikatherapie, einseitig erhebliche Schluckbeschwerden, Stiche in das Ohr, kloßige Sprache, Kieferklemme
- Leukozytose mit Linksverschiebung

- **Diagnosesicherung**
- Klinischer Befund und Bildgebung

- **Stellenwert der Bildgebung**
- Nachweis und Lokalisation von Einschmelzungen (CT mit KM als Methode der Wahl, MRT ebenfalls geeignet)
- Ausdehnungsbeurteilung
- Darstellung von Komplikationen (Mediastinitis)

3.4 · Entzündungen

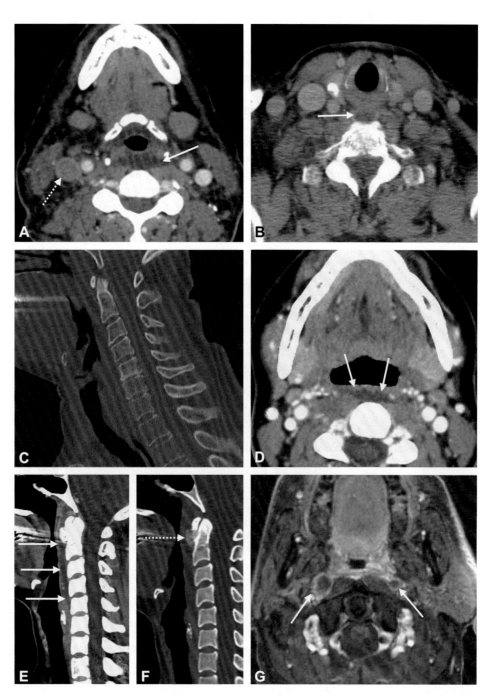

◻ **Abb. 3.18 A–G.** Differenzialdiagnosen zum retropharyngealen Abszess bzw. dessen Vorstufen. **A** Retropharyngeales Ödem (*Pfeil*) bei einem Patienten mit V.-jugularis-interna-Thrombose (*gepunkteter Pfeil*). **B, C** Kleiner prävertebraler Abszess (*Pfeil*) bei Spondylodiszitis. **D–F** Akute Tendinitis des M. longus colli mit Verkalkungen am Muskelansatz (*gepunkteter Pfeil*) und retropharyngealer Flüssigkeitsansammlung (*Pfeile*). **G** Zentral eingeschmolzene Lymphknoten der lateralen retropharyngealen Gruppe (*Pfeile*) bei einem Patienten mit Nasopharynxkarzinom. **A–F** CT KM: **A, B, D** axial, **C, E, F** sagittal; **G** MRT T1w KM FS axial. **D–F** Mit freundlicher Genehmigung von S. Kösling, Halle

- **Bildgebende Befunde**
- Einseitig vergrößerte Tonsille mit Flüssigkeitsansammlung – CT: hypodens; MRT: hyperintens (T2-w) bzw. hypointens (T1-w), randständige KM-Anreicherung (◘ Abb. 3.19A–D, G)
- Umgebendes Weichteilgewebe ödematös und unscharf abgrenzbar
- Asymmetrische Verlegung der Luftwege
- Vergrößerte, häufig unscharf begrenzte, zum Teil eingeschmolzene LK mit entzündlicher Umgebungsreaktion
- Mögliche Ausdehnungsrichtungen bei Peritonsillarabszess:
  - Parapharyngeal- und Retropharyngealraum (◘ Abb. 3.19C, E, G) – evtl. Ausdehnung in das Mediastinum
  - Mundboden (◘ Abb. 3.19F)
  - entlang der Pharynxseitenwand in supralaryngeale Strukturen (◘ Abb. 3.19G)
  - über den vorderen Zervikal- oder Viszeralraum in das Mediastinum (◘ Abb. 3.19H–J)

- **Bildgebende Differenzialdiagnosen**
- Tonsillenkarzinom mit zentraler Nekrose und ggf. Lymphknotenmetastasen
  - klinische Entzündungskonstellation beachten

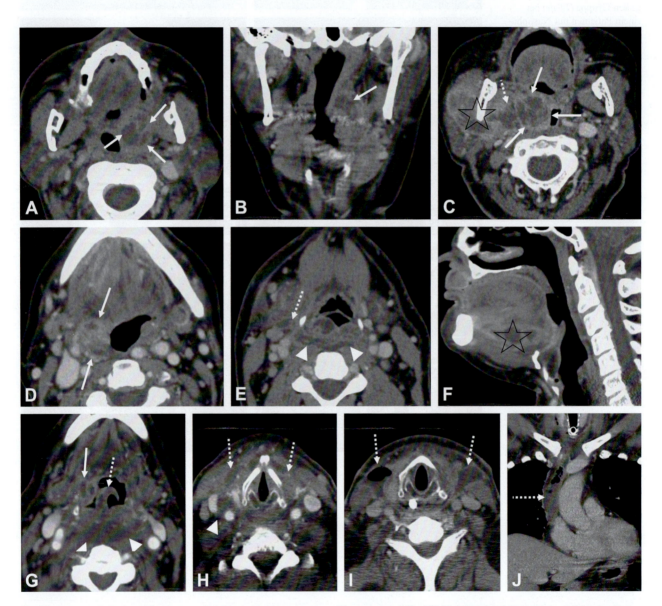

◘ **Abb. 3.19** A–J. Peritonsillarabszesse (*Pfeile*): **A, B** mit geringem Rand-Enhancement in der linken Tonsille und Vorwölbung in den Oropharynx; **C** mit Ausbreitung in den Parapharyngeal- (*gepunkteter Pfeil*) und Mastikatorraum (*Stern*); **D–F** mit Ausbreitung in den Parapharyngeal- (*gepunkteter Pfeil*) und Retropharyngealraum (*Pfeilspitzen*) sowie Mundboden (*Stern*); **G–J** Mitbeteiligung des Viszeralraums einschließlich Epiglottis (*gepunktete Pfeile*), des Retropharyngealraums (*Pfeilspitzen* in **G**) und der Karotisloge (*Pfeilspitze* in **H**). 2 Wochen nach Tonsillektomie, Drainagetherapie und Antibiose (**I, J**) Restabszesse (*gepunktete Pfeile* in **I**) und mediastinaler Senkungsabszess (*Pfeil* in **J**). CT KM: **A, C–E, G–I** axial, **B, J** koronar, **F** sagittal

3.5 • Tumoren und tumorähnliche Erkrankungen

- ohne klares klinisches Bild bei umschriebener Einschmelzung im Einzelfall Abgrenzung gegenüber Tumor schwierig bis unmöglich
- Lymphom:
  - meist keine Infiltration tiefer liegender Kompartimente, meist keine zentrale Nekrose
- Retentionszyste (Abb. 3.20):
  - zystische Läsion in der Tonsille ohne Umgebungsreaktion und ohne LK-Vergrößerung, differentes klinisches Bild, Zufallsbefund

■ **Wichtige Punkte**
- Ein Abszess kann sich rasch entwickeln (aktuelles CT/MRT!)
- Abszessausdehnung in das Mediastinum ist ein Notfallbefund mit sofortigem therapeutischem Interventionsbedarf

3.5 Tumoren und tumorähnliche Erkrankungen

Es gibt nur wenige Tumorentitäten, die von Strukturen der Mundhöhle und des Pharynx ausgehen. Da diese Regionen der Sicht des HNO-Arztes, des Zahnarztes oder MKG-Chirurgen gut zugängig sind, kommt der Patient bereits mit der entsprechenden Verdachtsdiagnose oder gar der histopathologisch gesicherten Diagnose zur Bildgebung. Die Ausdehnungsbestimmung und die Stadieneinteilung sowie der Ausschluss von Zweittumoren sind die Aufgabe des Radiologen. Basierend auf dem histologischen Ergebnis der Probeexzision, dem Befund von Panendoskopie und Radiologie wird im interdisziplinären Tumorboard die Therapiestrategie festgelegt: Resektion, Radio(chemo)therapie oder Kombinationen; Zugangswahl, Ausmaß einer chirurgischen Resektion und der anschließenden Rekonstruktion.

3.5.1 Juveniles Nasenrachenfibrom

Obwohl insgesamt selten, ist das juvenile Nasenrachenfibrom (Synonym: juveniles Angiofibrom) die häufigste benigne Neoplasie des Nasopharynx. Es ist ein stark vaskularisierter, nicht gekapselter Tumor mesenchymalen Ursprungs, der lokal invasiv und destruierend wächst, jedoch nicht metastasiert. Der Tumor tritt ausschließlich bei männlichen Kindern und jungen männlichen Erwachsenen zumeist zwischen dem 14. und 25. Lebensjahr auf. Die Therapie der Wahl ist die komplette chirurgische Entfernung nach vorheriger DSA mit eventueller Embolisation. Ist dies nicht möglich, werden nichtresektable – z. B. intrakranielle – Anteile adjuvant bestrahlt.

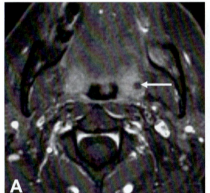 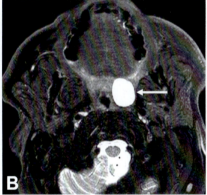 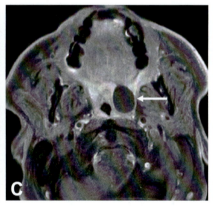

Abb. 3.20 A–C. Retentionszyste (*Pfeile*) in der linken Tonsilla palatina (unterschiedliche Patienten in **A** bzw. **B, C**). MRT axial: **A, C** T1w KM FS; **B** T2-w FS

- **Klinische Befunde**
- Einseitige nasale Obstruktion (90 %)
- Nasenbluten (60 %)
- Nasale Sprache, Anosmie, Rhinorrhö, Proptosis, Paukenerguss
- Rhinoskopie: derber, rot schimmernder Tumor, der wegen hoher Blutungsgefahr nicht biopsiert werden sollte (◘ Abb. 3.21A)

- **Diagnosesicherung**
- Bildgebung unter Beachtung demografischer und klinischer Angaben

- **Stellenwert der Bildgebung**
- Diagnosesicherung: MRT aufgrund des jugendlichen Alters zu bevorzugen, inklusive MR-Angiografie (contrast-enhanced MRA, CE-MRA)
- Darstellung der Tumorausbreitung
- DSA: beidseitige Selektivdarstellung von ACI, A. carotis externa (ACE) und A. vertebralis mit evtl. präoperativer Embolisation arterieller Zuflüsse („feeder")

- **Bildgebende Befunde**
- Vom Foramen sphenopalatinum ausgehende, früharteriell stark KM-anreichernde raumfordernde Läsion (◘ Abb. 3.21) mit Ausbreitung in Nasopharynx, Nasenhaupthöhle und Fossa pterygopalatina sowie später auch in Nasennebenhöhlen, Mastikatorraum, Orbita und mittlere Schädelgrube
- CT: Arrosion der zentralen Schädelbasis
- MRT: intermediäre SI in T1-w, intermediäre bis leicht hyperintense SI in T2-w, geschlängelte und punktförmige Signalauslöschungen („flow voids"; ◘ Abb. 3.21E)
- MRA:
  – dilatierte ACE und A. maxillaris
  – Tumorgefäße können aufgrund ihres geringen Durchmessers dem Nachweis entgehen
- DSA:
  – kräftige kapilläre KM-Anflutung aus erweiterten Ästen der ACE (meist A. maxillaris und A. pharyngea ascendens; ◘ Abb. 3.21D)
  – Zuflüsse von der Gegenseite möglich
  – bei Ausdehnung in die Schädelbasis und den Sinus cavernosus weitere Zuflüsse aus der ACI

3.5 · Tumoren und tumorähnliche Erkrankungen

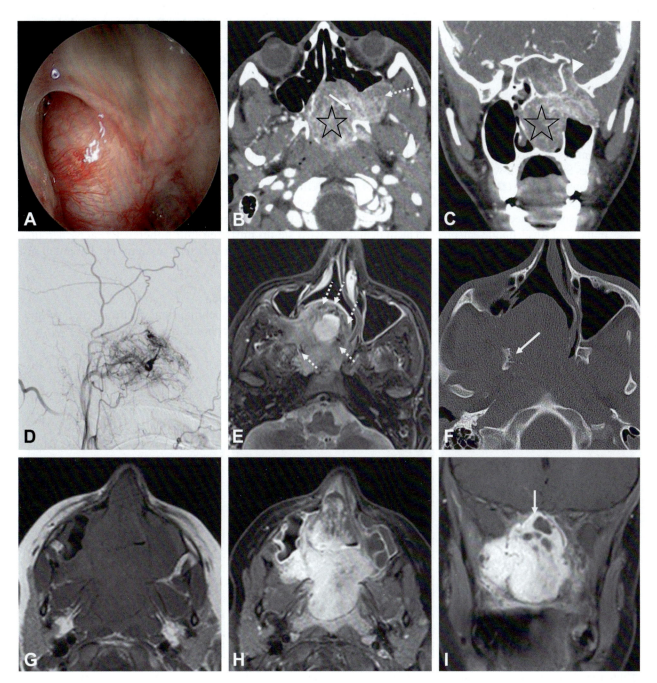

Abb. 3.21 A–I. Juvenile Nasenrachenfibrome. **A** 13-Jähriger mit Nasenrachenfibrom im endoskopischen Bild durch die Nasenhaupthöhle. **B–D** 13-Jähriger mit stark vaskularisierter raumfordernder Läsion in Nasopharynx und hinterem Cavum nasi (*Sterne*), Aufweitung des Foramen sphenopalatinum (*Pfeil*), Einbruch in Fossa pterygopalatina (*gepunkteter Pfeil*), Kieferhöhle, Masikatorraum, Keilbeinhöhle und Orbitatrichter (*Pfeilspitze*); typisches angiografisches Bild vor Embolisation (**D**). **E, F** 14-Jähriger, gut erkennbare „flow voids" (*gepunktete Pfeile*) repräsentieren arterielle Gefäße. In T2-w kann die signalärmere Raumforderung gut gegen die angrenzende stärker hyperintense Schleimhaut abgegrenzt werden. Im Navigations-CT (**F**) Arrosionen am Proc. pterygoideus (*Pfeil*). **G–I** Großer Tumor mit Durchsetzung der Nasenhaupthöhle. Durch Ostienverlegung kommt es zu Schleimhautschwellungen in beiden Kieferhöhlen. Infiltration des Mastikatorraums und der zentralen Schädelbasis (*Pfeil*) – keine meningeale Infiltration. **A** Endoskopie; **B** CT KM axial; **C** CT KM koronar; **D** DSA der ACE, seitlicher Strahlengang; **E** MRT T2-w FS axial; **F** CT axial; **G–I** MRT: **G** T1-w axial, **H** T1-w KM FS axial; **I** T1-w KM FS koronar. **A** Mit freundlicher Genehmigung F. Bootz, Bonn. **D** Mit freundlicher Genehmigung A. Dörfler, Erlangen

298   Kapitel 3 · Mundhöhle und Pharynx

- **Bildgebende Differenzialdiagnosen**
- Hyperplastische Rachenmandel (▶ Abschn. 3.5.2; ◘ Abb. 3.3A–C; ◘ Abb. 3.23; ◘ Abb. 3.3A–C):
  - geringeres Enhancement, septierte Raumforderung am Nasopharynxdach ohne Infiltration (Differenzialdiagnose z. T. klinisch (nicht radiologisch) schwierig)
- Antrochoanalpolyp (▶ Abschn. 3.5.3; ◘ Abb. 3.25):
  - allenfalls geringe, randständige KM-Aufnahme, hohes Signal in T2-w, keine Infiltration
- Rhabdomyosarkom: (◘ Abb. 3.22; ▶ Abschn. 6.4.15):
  - kräftige, meist inhomogene KM-Aufnahme ohne „flow voids"; niedrigerer Altersgipfel; Ausgangspunkt und Ausdehnung entsprechen nicht dem/der des juvenilen Nasenrachenfibroms

- **Wichtige Punkte**
- Für Therapieplanung exakte Analyse angrenzender Öffnungen der Schädelbasis (Vorzugswege für die Tumorausbreitung) sowie des Tumorbezugs zu ACI und Sinus cavernosus nötig
- Aufgrund charakteristischer Lokalisation, Geschlechts- und Alterspräferenz sowie Bildmorphologie sichere Einordnung juveniler Nasenrachenfibrome möglich

3.5.2 Hyperplastische Rachenmandel

Eine hyperplastische Rachenmandel (Synonyme: adenoides Polster, adenoide Vegetation) kann ohne Symptomatik und Krankheitswert im Sinne einer Pseudoläsion (▶ Abschn. 3.2.1) oder als typische Erkrankung des Kindesalters vorliegen, die bei chronischer Symptomatik, Infektion, schlafbezogenen Atmungsstörungen und Mittelohrerguss eine klinische Diagnose darstellt und ohne Bildgebung einer operativen Entfernung zugeführt wird. Zu beachten ist, dass eine Tonsillenhyperplasie im Kindesalter zunächst eine physiologische Reaktion des lymphatischen Systems darstellt. Selten wird sie im mittleren und höheren Erwachsenenalter vorgefunden. Gehäuft tritt sie dann bei Patienten mit HIV-Infektion auf.

- **Klinische Befunde**
- Nasenatmungsbehinderung, chronische Mundatmung, Rhinophonia clausa (Näseln)
- Schnarchen
- Schlafstörungen
- Paukenerguss
- Rezidivierende Infekte

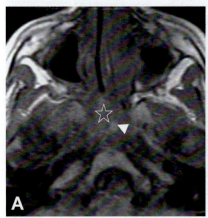 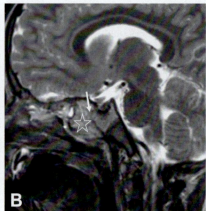 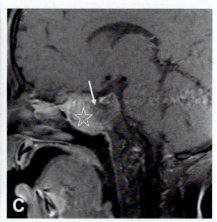

◘ **Abb. 3.22** A–C. Rhabdomyosarkom (*Stern*) als Differenzialdiagnose zum juvenilen Nasenrachenfibrom: submuköse Raumforderung mit kleiner Einblutung (*Pfeilspitze*), inhomogen hyperintens in T2-w, mäßige KM-Anreicherung, Infiltration des Os sphenoidale (*Pfeile*). A–C MRT: **A** T1-w axial, **B** T2-w sagittal, **C** T1-w KM FS sagittal

3.5 · Tumoren und tumorähnliche Erkrankungen

- **Diagnosesicherung**
- Bei Kindern klinische Diagnosestellung
- Bei Erwachsenen engmaschige Kontrolle, insbesondere in Kombination mit Serotympanon; Nasopharynxkürretage mit histologischer Abklärung

- **Stellenwert der Bildgebung**
- In der Regel Zufallsbefund in CT/MRT – keine Indikation zur Bildgebung
- Bei klinischem Tumorverdacht (Erwachsene) erlauben die Bildcharakteristika oft eine artdiagnostische Zuordnung, jedoch keinen sicheren Ausschluss eines Karzinoms oder Lymphoms

- **Bildgebende Befunde**
- Symmetrisch ausgebildete raumfordernde Läsion an der oberen Nasopharynxhinterwand, die sich in das Lumen vorwölbt, keine Tiefeninfiltration aufweist und ein Dichte-, SI- bzw. Kontrastierungsverhalten wie lymphatisches Gewebe aufweist – charakteristisch ist eine Septierung, die sich nach i.v.-KM-Gabe vom umgebenden geringen Enhancement abhebt
- CT: septales Enhancement oft nicht nachweisbar
- MRT: muskelisointens in T1-w, erhöhte SI in T2-w, septales Enhancement oft abgrenzbar (◘ Abb. 3.23), Diffusionsrestriktion (◘ Abb. 3.24A)

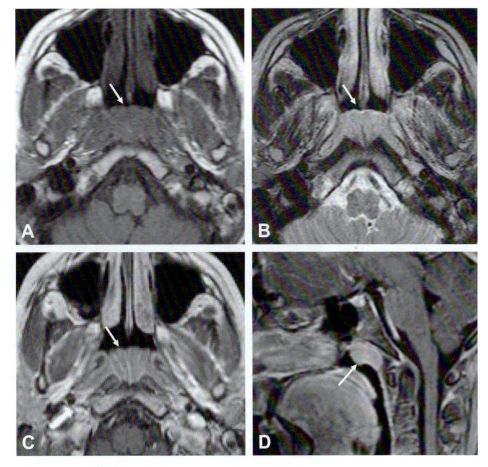

◘ **Abb. 3.23 A–D.** Hyperplastische Rachenmandel (*Pfeile*). Symmetrische Vorwölbung im Bereich von Hinterwand und Dach des Nasopharynx mit deutlicher Anreicherung der Septen (**C**). MRT: **A** T1-w axial, **B** T2-w axial, **C** T1-w KM axial, **D** T1-w KM FS sagittal

- **Bildgebende Differenzialdiagnosen**
- Isolierte Lymphominfiltration des Nasopharynx:
  - Erwachsene (meist > 40 Jahre) betroffen
  - kein septales Enhancement
  - Wachstum zum Teil asymmetrisch (Abb. 3.24B)
  - mittels CT Unterscheidung schwierig bis nicht möglich
- Nasopharynxkarzinom, Metastase (Abb. 3.24C, D):
  - Erwachsene betroffen
  - nasopharyngeale Metastasen sind Raritäten
  - oft asymmetrisches Ausbreitungsmuster mit Tiefeninfiltration
  - Karzinom in der Regel mit pathologisch vergrößerten LK (retropharyngeal) vergesellschaftet
  - knöcherne Arrosionen in fortgeschrittenen Stadien
  - in frühem Tumorstadium bei Fehlen pathologisch vergrößerter LK keine Differenzialdiagnostik möglich

- **Wichtige Punkte**
- Die hyperplastische Rachenmandel des Kindesalters stellt keine Indikation zur Bildgebung dar
- Im Erwachsenenalter ist in Zweifelsfällen (v. a. beim Vorliegen eines Serotympanons) eine histologische Abklärung anzustreben

3.5.3 Antrochoanalpolyp

Der Antrochoanalpolyp ist eine Sonderform der Polyposis sinuum und hat wie diese eine entzündlich-allergische Genese. Er kommt hauptsächlich bei Teenagern und junge Erwachsenen vor. Meist handelt es sich um einen solitären, gestielten Polypen mit Ursprung in der Kieferhöhle, der die gesamte ipsilaterale Nasenhaupthöhle sowie den Nasopharynx ausfüllen kann und operativ entfernt wird (Abb. 3.25A). Ethmoidochoanale und sphenochoanale Polypen sind sehr selten.

- **Klinische Befunde**
- Einseitig behinderte Nasenatmung
- Paukenerguss
- Endoskopisch glatt begrenzte, glasige nasale raumfordernde Läsion

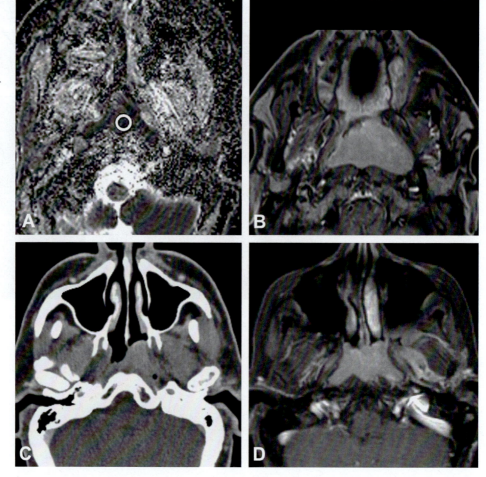

Abb. 3.24 A–D. Diffusionsgestörte hyperplastische Rachenmandel (A) und Differenzialdiagnosen (B–D). Alle Patienten im Alter zwischen 30 und 40 Jahren. A ADC-Wert von $0{,}58 \times 10^{-3}$ mm/s². B B-Zell-Lymphom. C Metastase. D Karzinom. A MRT ADC-Karte mit ROI, B, D MRT T1-w KM FS axial, C CT KM axial. *ADC* „apparent diffusion coefficient"; *ROI* „region of interest". A Mit freundlicher Genehmigung von S. Kösling, Halle

3.5 · Tumoren und tumorähnliche Erkrankungen

- **Diagnosesicherung**
- Klinisch-endoskopische Diagnosestellung
- Endgültige Diagnosesicherung durch Histologie

- **Stellenwert der Bildgebung**
- Native CT mit Rekonstruktion koronarer und axialer Bilder zur präoperativen Planung
- In unklaren Fällen Beitrag zur Diagnosefindung

- **Bildgebende Befunde**
- Oft große, expansiv wachsende, hantelförmige raumfordernde Läsion mit allenfalls peripherem Rand-Enhancement, die das Kieferhöhlenantrum ausfüllt, das Infundibulum ethmoidale deutlich aufweitet, über die Nasenhaupthöhle bis in den Nasopharynx reichen kann (◘ Abb. 3.25)
- Woakes-Syndrom: seitliche Verdrängung der Orbitae und Auftreibung der knöchernen Nasenpyramide durch expansives Polypenwachstum
- CT: hypodense Läsion, etwas höhere Dichtewerte als Wasser, selten Knochenumbau (Remodeling; ◘ Abb. 3.25B)
- MRT: hohe SI in T2-w, etwas höhere SI als Wasser in T1-w (◘ Abb. 3.25C–E)
  - Ältere Polypen weisen aufgrund fibrotischer Umbauvorgänge höhere Dichtewerte (ca. 20–35 HE) und eine niedrigere SI in T2-w auf

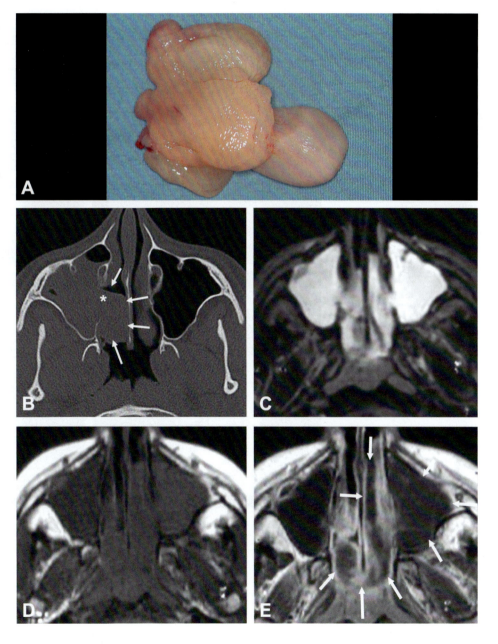

◘ **Abb. 3.25** A–E. Antrochoanalpolypen. **A** Resektionspräparat. **B** Rechts gelegener Antrochoanalpolyp, nasaler Anteil durch *Pfeile* markiert, stark erweitertes Infundibulum (*Stern*), subtotale Verschattung des Sinus maxillaris. **C–E** Links gelegener Antrochoanalpolyp, bis in den Oropharynx reichend, in **E** durch *Pfeile* markiert; in T1-w etwas stärker hyperintens als die Sekretretention in rechter Kieferhöhle. Als Nebenbefund prominentes adenoides Polster. **A** Fotodokumentation; **B** CT axial; **C–E** MRT axial: **C** T2-w, **D** T1-w, **E** T1-w KM. **A** Mit freundlicher Genehmigung F. Bootz, Bonn. **C–E** Mit freundlicher Genehmigung S. Kösling, Halle

- **Bildgebende Differenzialdiagnosen**
- Invertiertes Papillom (◘ Abb. 3.26):
  - späterer Altersgipfel
  - von seitlicher Nasenwand ausgehend
  - vaskularisierte Läsion
  - „girlandenförmiges" oder „zerebriformes" Bild nach KM-Gabe
  - intermediäre SI in T2-w
- Juveniles Angiofibrom (◘ Abb. 3.21):
  - starkes arterielles Enhancement mit „flow voids"
  - nicht von der Kieferhöhle ausgehend
- Nasales Gliom (◘ Abb. 2.24):
  - sehr seltene intranasale raumfordernde Weichteilläsion mit Verbindung zur Schädelbasis
  - in Kieferhöhle allenfalls Retentionserscheinungen

3.5.4 Ektopes Schilddrüsengewebe

Während der fetalen Entwicklung deszendiert die Schilddrüse von ihrem Ursprungsort, dem Foramen caecum, zu ihrem Zielort prätracheal. Während des Deszensus können Schilddrüsenreste entlang des Ductus thyreoglossus, über den die Schilddrüse mit dem Zungengrund in Verbindung steht, zurückbleiben. Ektopes Schilddrüsengewebe im Zungengrund wird als Zungengrundschilddrüse bezeichnet. Knotige Veränderungen, Zysten und Kalzifizierungen können wie bei einer Struma loco typico vorliegen, selten kommt es zu karzinomatösen Transformationen (▶ Abschn. 6.4.3; ◘ Abb. 6.28).

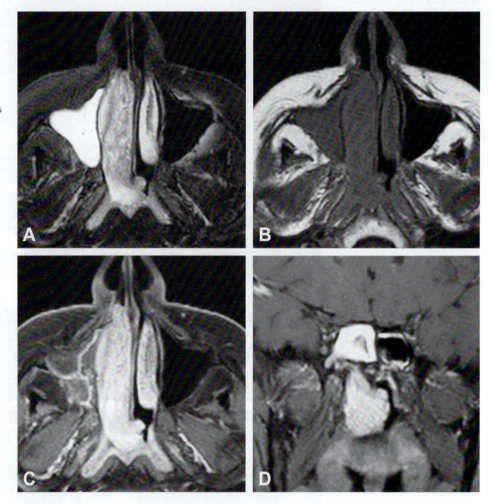

◘ **Abb. 3.26** A–D. Invertiertes Papillom als Differenzialdiagnose zum Antrochoanalpolyp. Tumor in rechter Nasenhaupthöhle mit deutlicher, girlandenförmiger KM-Aufnahme, Sekretretention und Schleimhautschwellung im Sinus maxillaris und sphenoidalis durch Verlegung der Ausführungsgänge. A–D MRT: A T2-w FS axial, B T1-w axial, C T1-w KM FS axial, D T1-w KM FS koronar

3.5 • Tumoren und tumorähnliche Erkrankungen

- **Klinische Befunde**
- Häufig asymptomatisch
- Dysphagie bei großer Zungengrundschilddrüse
- Selten Hypothyreose

- **Diagnosesicherung**
- Bildgebung

- **Stellenwert der Bildgebung**
- Zufallsbefund in CT/MRT der Kopf-Hals-Region
- Bei indizierter CT/MRT zur Abklärung einer entsprechenden raumfordernden Läsion artdiagnostischer Hinweis möglich
- Schilddrüsenszintigrafie: Methode der Wahl zur Detektion ektopen Schilddrüsengewebes sowie zum Nachweis von weiterem funktionsfähigen Schilddrüsengewebe vor Resektion

- **Bildgebende Befunde**
- Median oder paramedian, meistens im, aber auch unter dem Zungengrund lokalisierte raumfordernde Läsion mit gleichem Dichte-, SI- bzw. Kontrastierungsverhalten wie Schilddrüsengewebe
- CT: aufgrund des erhöhten Jodgehalts nativ hyperdens, deutliche KM-Anreicherung (Abb. 3.27A, B)
- MRT: erhöhte SI in T1-w und T2-w im Vergleich zur Zungenmuskulatur (Abb. 3.27C, D)
- ^{123}Jod-Szintigramm: hoher „uptake" in der Läsion

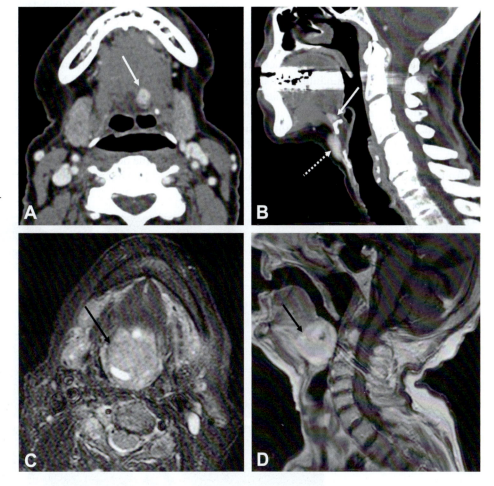

Abb. 3.27 A–D. Ektopes Schilddrüsengewebe. **A, B** Entlang des Ductus thyreoglossus supra- (*Pfeile*) und infrahyoidal (*gepunkteter Pfeil*); Zufallsbefund. **C, D** Große Zungengrundstruma (*Pfeile*) mit kleinzystischen Anteilen bei einer 91-Jährigen mit Schluckstörungen, fehlendes Schilddrüsengewebe im Visceralraum. **A** CT KM axial, **B** CT KM sagittal; **C** MRT T2-w FS axial, **D** MRT T1-w KM sagittal. **C, D** Mit freundlicher Genehmigung S. Kösling, Halle

- **Bildgebende Differenzialdiagnosen**
- Zungengrundkarzinom (◘ Abb. 3.28A):
  - geht von der Mukosa oder bei adenoid-zystischen Karzinomen von der Submukosa aus
  - weniger kräftiges Enhancement
  - oft pathologisch vergrößerte LK
- Hyperplastische Zungengrundtonsille (◘ Abb. 3.28B, ◘ Abb. 3.5)
  - geringere KM-Anreicherung
- Mesenchymale Tumoren (◘ Abb. 3.28C):
  - selten

- **Wichtige Punkte**
- Im Viszeralraum oft kein Schilddrüsengewebe vorhanden
- Keine pathologisch veränderten LK

3.5.5 Karzinome

In allen Etagen des Pharynx und in der Mundhöhle ist das Karzinom die weitaus häufigste maligne Neoplasie mit deutlichem Überwiegen des Plattenepithelkarzinoms vor dem Adenokarzinom und dem adenoid-zystischen Karzinom. Karzinome kommen nahezu ausschließlich im Erwachsenenalter vor. Wichtigste Risikofaktoren sind Tabak- und Alkoholkonsum. Ein syn- oder metachrones Auftreten wird bei Kopf-Hals-Karzinomen häufiger beobachtet als in übrigen Körperregionen (◘ Abb. 3.29; ◘ Abb. 3.41). Infektionen mit humanen Papillomaviren (HPV) sind weitere Risikofaktoren und spielen eine wichtige prognostische Rolle.

In der Mehrzahl der Fälle werden Karzinome bei der klinischen Untersuchung entdeckt und als solche eingestuft. Die Hauptaufgabe der Bildgebung besteht nicht in der artdiagnostischen Zuordnung, sondern in der Ausbreitungsdiagnostik zur Therapieplanung. Bei zervikaler LK-Schwellung und klinisch unbekanntem Primärtumor („cancer of unknown primary") müssen Nasopharynx, Zungengrund, Tonsillen und Sinus piriformis sorgfältig hinsichtlich eines möglichen Primums untersucht werden.

Karzinome der Mundhöhle, des Oro- und Hypopharynx werden, wenn möglich, reseziert. Stadienabhängig erfolgt eine zusätzliche Radio- bzw. Radio-Chemotherapie. Beim Nasopharynxkarzinom ist die Radiotherapie das Therapieverfahren der Wahl, in fortgeschrittenen Fällen kombiniert mit einer Chemotherapie. Große LK-Metastasen sollten jedoch operativ entfernt werden.

Anhand der TNM-Klassifizierung der UICC werden die endoskopischen und radiologischen Ergebnisse zu einer klinischen Kategorie (cTNM) zusammengeführt. Für das Nasopharynxkarzinom unterscheidet sich die LK-Klassifizierung (N-Kategorie) von derjenigen der Karzinome der übrigen Pharynxetagen. Die T-Klassifizierung ist in Abhängigkeit von der Lokalisation unterschiedlich.

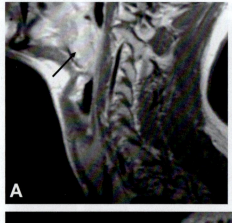
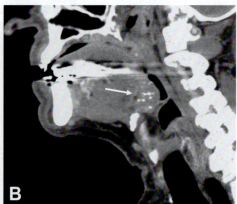
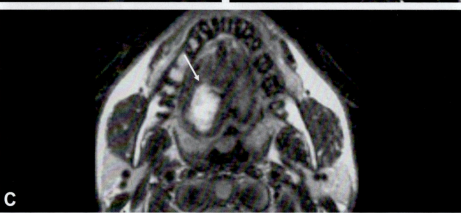

◘ Abb. 3.28 A–C. Differenzialdiagnose zu ektopem Schilddrüsengewebe (*Pfeile*). Raumfordernde Läsionen in ähnlicher Lokalisation: A adenoid-zystisches Karzinom; B hyperplastische Zungengrundtonsille mit Tonsillensteinen; C Fibrom. A MRT T1-w KM sagittal; B CT KM sagittal; C MRT T2-w axial. A, C Mit freundlicher Genehmigung S. Kösling, Halle

3.5 · Tumoren und tumorähnliche Erkrankungen

Für alle Karzinomlokalisationen gilt:

- **Diagnosesicherung**
- Histologie
- Bestimmung des EBV-Status bei Nasopharynxkarzinoms
- Bestimmung des HPV-Status bei Oropharynxkarzinom
- Bestimmung von EBV- und HPV-Status beim CUP

- **Stellenwert der Bildgebung**
- Ausbreitungsdiagnostik
- Bei klinisch unklarer Dignität artdiagnostische Hinweise
- Therapieplanung und -monitoring

- **Bildgebende Befunde**
- Keine karzinomspezifischen Charakteristika
- Von der Schleimhaut oder den Schleimhautdrüsen ausgehende, solide raumfordernde Läsion mit folgenden Ausbreitungswegen:
  - oberflächlich: mukös, submukös
  - tief:
    - in benachbarte Fettgeweberäume
    - entlang von Muskelfaszien und Periost
    - später Arrosion der Kortikalis
    - spät Infiltration von Muskulatur und Knochenmark
    - entlang neurovaskulärer Strukturen
- Raumfordernde Läsion:
  - muskelisodens, muskelisointens in T1-w, mittlere SI in T2-w, unterschiedliches Enhancement (maximaler Kontrast zur Umgebung oft spät, bis ca. 2 min post injectionem)
  - in frühen Tumorstadien nur umschriebene Weichteilasymmetrie
  - in höheren Tumorstadien Zunahme nekrotischer Areale
  - bei Ulzeration Lufteinschluss im Tumor möglich
- Schnittbildkriterien für LK-Metastasen: ▶ Abschn. 6.4.17

- **Wichtige Punkte**
- Wichtig für Therapieplanung:
  - Bezug des Tumors/der LK-Metastase zu Karotisloge (ACI, ACC, V. jugularis interna, Hirnnerven), Schädelbasis, Unter- und Oberkiefer
  - Mittellinienüberschreitung bei Mundboden- und Zungenkarzinomen
  - Ausmaß an Nekrosen (Strahlentherapie)
  - Hinweise auf perineurale Tumorausdehnung (▶ Abschn. 3.5.6)
- Genauigkeit der bildgebenden T-Kategorisierung steigt mit der Tumorgröße (kleine, oberflächlich wachsende Tumoren sind schlecht bzw. zum Teil gar nicht nachweisbar)
- MRT bei niedrigeren T-Kategorien sensitiver
- Tumorabgrenzung (Größenbestimmung) in lymphatischem Gewebe und bei Begleitentzündung oft nicht eindeutig möglich – CT hier unterlegen
- Differenzierung eines Tumorkontakts zu Muskeln und Gefäßen von beginnender Infiltration oft nicht eindeutig möglich – fehlende Fettlamelle und Ausmaß der Gefäßummauerung sind unzuverlässige Zeichen
- LK-Beurteilung mit falsch-positiven (vergrößerte, einschmelzende LK durch Entzündung) und falsch-negativen (kleine, inkomplett metastatisch befallene LK; Mikrometastasen nicht nachweisbar) Ergebnissen behaftet – PET-CT bietet hier den Vorteil einer höheren Sensitivität

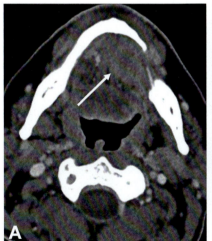 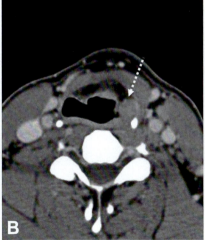 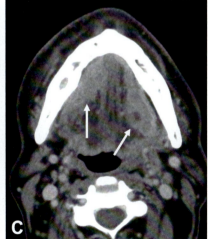

Abb. 3.29 A–C. Synchrones Auftreten von Plattenepithelkarzinomen. **A, B** Karzinom des Mundbodens (*Pfeil*) und Hypopharynx (*gepunkteter Pfeil*). **C** Synchrone bilaterale Mundbodenkarzinome (*Pfeile*). A–C CT KM axial. **A, B** Mit freundlicher Genehmigung S. Kösling, Halle

Nasopharynxkarzinome

Karzinome des Nasopharynx sind in der westlichen Hemisphäre selten (0,25–0,5 % aller Malignome). Mit etwa 70 % dominiert das Plattenepithelkarzinom. Eine Besonderheit ist der relativ hohe Anteil an Epstein-Barr-Virus-assoziierten undifferenzierten Karzinomen (Synonyme: lymphoepitheliales Karzinom, Schmincke-Regaud-Tumor), die eine bessere Prognose und eine höhere Strahlensensibilität aufweisen. Zum Zeitpunkt der Diagnosestellung liegen in einem hohen Prozentsatz LK-Metastasen vor, und zwar oft beidseits retropharyngeal sowie in den Levels II–V (LK-Leveleinteilung Tab. 6.2) bis supraklavikulär (Abb. 3.31B, E, F) – ein Bezug zu Tumorgröße und Tumorkategorie besteht nicht. Die Angaben zu Fernmetastasen in Knochen, Lunge oder Leber variieren zwischen 5 und 41 %. Zur Einteilung der T- und N-Kategorien Tab. 3.3; Tab. 3.4; Abb. 3.30; Abb. 3.31.

Tab. 3.3 T-Klassifizierung maligner Nasopharynxneoplasien (außer malignes Lymphom und Melanom) nach Union Internationale Contre le Cancer (Version 8)

Kategorie	Ausdehnung
Tx	Primärtumor kann nicht eingeordnet werden
T0	Kein Nachweis eines Primärtumors
Tis	Carcinoma in situ
T1	Auf Nasopharynx begrenzt oder Ausdehnung auf Oropharynx und/oder Nasenhöhle (NH) ohne parapharyngeale Invasion
T2	Mit parapharyngealer Infiltration und/oder Invasion des M. pterygoideus medialis oder lateralis und/oder der prävertebralen Muskulatur
T3	Knocheninfiltration: Schädelbasis, Halswirbel, Proc. pterygoideus, NNH
T4	Intrakranielle Ausbreitung und/oder Befall von Hirnnerven, Hypopharynx, Orbita, Gl. parotidea und/oder Infiltration jenseits der lateralen Oberfläche des M. pterygoideus lateralis

Tab. 3.4 Klinische N-Klassifizierung maligner Nasopharynxneoplasien (außer malignes Lymphom und Melanom) nach Union Internationale Contre le Cancer (Version 8)

Kategorie	Ausdehnung
NX	Regionäre LK können nicht beurteilt werden
N0	Keine regionären LK-Metastasen
N1	Unilaterale Metastase(n) in Hals-LK und/oder uni- oder bilaterale Metastase(n) in retropharyngealen LK, ≤ 6 cm, oberhalb des Krikoidunterrandes
N2	Metastasen in bilateralen LK, ≤ 6 cm, oberhalb des Krikoidunterrandes
N3	Metastase(n) in LK, > 6 cm und/oder unterhalb des Krikoidunterrandes

LK Lymphknoten

3.5 · Tumoren und tumorähnliche Erkrankungen

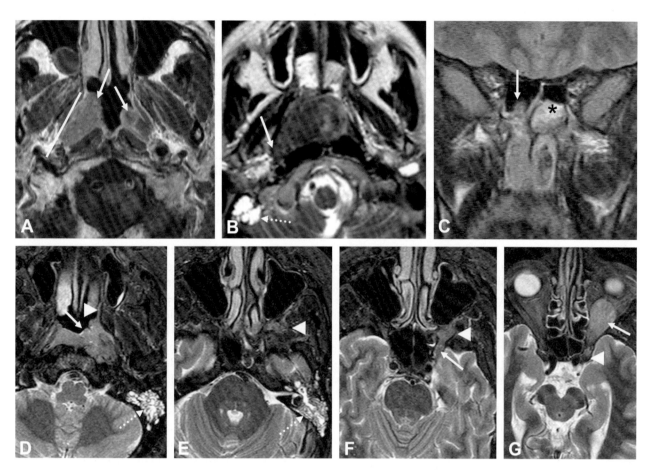

◘ **Abb. 3.30 A–G.** Nasopharynxkarzinome: T-Staging. **A** Zwei oberflächlich wachsende (*Pfeile*), von der Rosenmüller-Grube ausgehende T1-Plattenepithelkarzinome. Die *Linie* (von Lamina medialis des Processus pterygoideus zur lateralen Wand der A. carotis interna) markiert den Verlauf der radiologisch nicht sichtbaren Fascia pharyngobasilaris, die bei T1-Tumoren nicht überschritten sein darf. **B** Ausdehnung in den parapharyngealen Raum als T2-Kriterium (*Pfeil*), mukoepidermoides Karzinom. **C** Einbruch in die Keilbeinhöhle als ein T3-Kriterium (*Pfeil*), lymphoepitheliales Karzinom. Linksseitig entzündliche Veränderungen in der Keilbeinhöhle (*Stern*). **D–G** Ein von der Nasopharynxseitenwand ausgehender Tumor (*Pfeil* in **D**, undifferenziertes Karzinom) dehnt sich oberflächlich in Richtung des Foramen sphenopalatinum aus (*Pfeilspitze* in **D**), infiltriert die Fossa pterygopalatina (*Pfeilspitze* in **E, F**), wächst perineural (T4-Kriterium) entlang des N. maxillaris in den Sinus cavernosus vor (*Pfeil* in **F**), hat seine Tumorhauptmasse in der Orbitaspitze (*Pfeil* in **G**, weiteres T4-Kriterium) und beginnt über die Fissura orbitalis superior (*Pfeilspitze* in **G**) in die mittlere Schädelgrube vorzuwachsen. Flüssigkeitsretention in Mastoid und Mittelohr als Zeichen der Tubenbelüftungsstörung (*gepunktete Pfeile*). MRT: **A** T1-w KM axial, **B** T2-w axial, **C** T2-w koronar, **D–G** T2-w FS axial. (Aus Kösling et al. 2009)

- **Klinische Befunde**
- Angesichts Symptomarmut nicht selten erst in fortgeschrittenen Stadien diagnostiziert
- Frühzeichen: Nasenbluten, Nasenatmungsbehinderung, Paukenerguss durch Tubenverlegung (kann erstes Zeichen sein)
- LK-Schwellung
- Spätzeichen: Kopfschmerzen, Hirnnervenausfälle

- **Bildgebung**
- MRT als zu bevorzugende Methode, da bessere Tumorabgrenzbarkeit (◘ Abb. 3.30; ◘ Abb. 3.31C versus D), sensitiver bei Aufdeckung einer perineuralen und meningealen Tumorausbreitung sowie einer Hirn- und Knochenmarkinfiltration
- CT alternativ bei nicht kooperationsfähigen Patienten und MRT-Kontraindikationen – deckt kortikale Arrosionen besser auf, diese sind jedoch für Therapieplanung beim Nasopharynxkarzinom weniger relevant

- **Ausgangsorte**
- Rosenmüller-Grube – am häufigsten; oft mit Flüssigkeitsretention im Schläfenbein verbunden (◘ Abb. 3.30A, B, D; ◘ Abb. 3.31C–E)
- Dach und Hinterwand – seltener (◘ Abb. 3.31A, B)
- Nasopharyngeale Seite des weichen Gaumens – Rarität

- **Ausbreitungswege**
- Oberflächlich mukös oder submukös in Nasopharynx, Nasenhaupthöhle oder Oropharynx (◘ Abb. 3.30A, B, D; ◘ Abb. 3.31E)
- Tiefeninfiltration:
  – in den Parapharyngealraum – frühzeitig durch Sinus Morgagni (◘ Abb. 3.30B), später Durchbruch der Fascia pharyngobasilaris (◘ Abb. 3.31B, C, D) –, von hier aus in Mastikatorraum und Karotisloge sowie über Letztere selten durch Foramen jugulare und Canalis n. hypoglossi in die hintere Schädelgrube
  – durch das Foramen sphenopalatinum (geringer Widerstand) in die Fossa pterygopalatina (◘ Abb. 3.30E, F) und von hier aus über die Fissura orbitalis inferior in die Orbitaspitze (◘ Abb. 3.30G) und weiter über die Fissura orbitalis superior in die mittlere Schädelgrube → Befall von Meningen und Hirn
  – über das Foramen rotundum entlang des N. maxillaris in den Sinus cavernosus (◘ Abb. 3.30F)
  – über den Canalis pterygoideus entlang des N. Vidianus in die Felsenbeinspitze
  – über die freie laterale Öffnung in den Mastikatorraum (◘ Abb. 3.31B, ◘ Abb. 3.32E, F) – hier Infiltration der Kaumuskulatur und Ausdehnung entlang des N. mandibularis durch das Foramen ovale (◘ Abb. 3.31B) in die mittlere Schädelgrube → Befall von Meningen und Hirn
  – direkte Infiltration der zentralen (Keilbeinhöhle) und posterioren Schädelbasis (relativ frühzeitig bei Nasopharynxdachkarzinomen; ◘ Abb. 3.30C; ◘ Abb. 3.31A) sowie durch das Foramen lacerum in die Felsenbeinspitze
  – spät durch die Fascia pharyngobasilaris in den Retropharyngealraum bzw. durch die prävertebrale Faszie in die prävertebrale Muskulatur (◘ Abb. 3.31C, D)

3.5 • Tumoren und tumorähnliche Erkrankungen

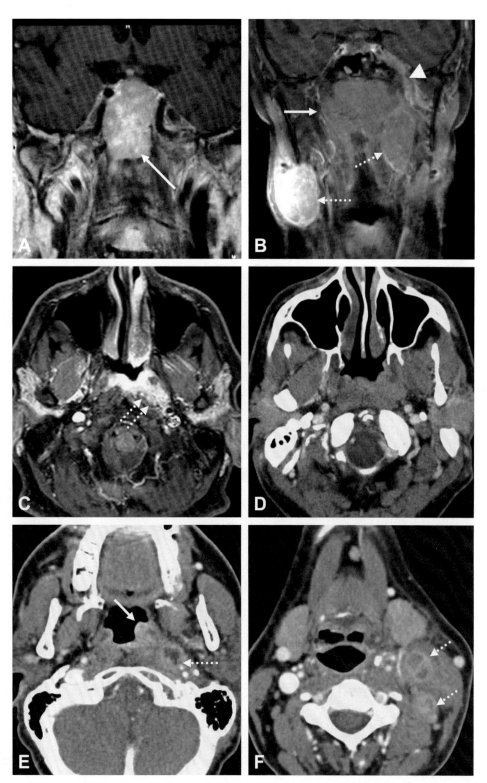

Abb. 3.31 A–F. Nasopharynxkarzinome: T- und N-Staging. **A** Plattenepithelkarzinom vom Nasopharynxdach (*Pfeil*) durch die Keilbeinhöhle in die Sella und den Sinus cavernosus wachsend – cT4; ein ähnliches Bild kann bei einem invasiven Hypophysenadenom gefunden werden. **B** Plattenepithelkarzinom mit Infiltration des Mastikatorraums (*Pfeil*) und perineuralem Wachstum entlang des N. mandibularis durch das Foramen ovale in den Sinus cavernosus (*Pfeilspitze*), bilaterale Lymphknotenmetastasen (*gepunktete Pfeile*) – cT4N2. **C, D** Infiltration der prävertebralen Muskulatur (*gepunktete Pfeile,* cT2) und Tumorausläufer zur A. carotis interna im MRT leichter erkennbar als im CT. **E–F** Kleines Plattenepithelkarzinom (*Pfeil,* cT1) mit mehreren unilateralen Lymphknotenmetastasen oberhalb des Ringknorpels (*gepunktete Pfeile,* cN1). **A–C** MRT: **A** T1-w KM koronar, **B** T1-w KM FS koronar, **C** T1-w KM FS axial; **D–F** CT KM axial. **A, B, E, F** aus Kösling et al. 2009

- **Bildgebende Differenzialdiagnosen**
- Lymphatische Hyperplasie:
  - in der Regel jüngere Patienten (< 30 Jahre) betroffen
  - meist symmetrische Vergrößerung der Rachenmandeln mit Darstellung einer Septierung nach KM-Gabe (◘ Abb. 3.23; ◘ Abb. 3.3A–C) – keine Tiefeninfiltration
- Maligne Lymphome:
  - meistens liegt ein NHL (◘ Abb. 3.32A, B; ◘ Abb. 3.24B) vor; ein extranodales Hodgkin-Lymphom ist eine Rarität (◘ Abb. 3.32C)
  - diffuse Infiltration lymphatischen Gewebes mit in der Regel homogener KM-Anreicherung
  - überwiegend submuköse Ausdehnung ohne Tiefeninfiltration
  - schlecht von oberflächlich wachsendem Nasopharynxkarzinom zu unterscheiden
  - selten isoliert extranodal, häufig Kombination mit multiplen, vergrößerten, expansiv wachsenden LK
  - Diagnosestellung durch Histologie
- Speicheldrüsentumoren:
  - seltene raumfordernde Läsionen im Nasopharynx, ausgehend von submukös liegenden kleinen Speicheldrüsen (◘ Abb. 3.30B, ◘ Abb. 3.32D–F)
  - bildmorphologische Beurteilung entspricht den in ▶ Abschn. 5.6 dargestellten Kriterien
  - Diagnosestellung durch Histologie

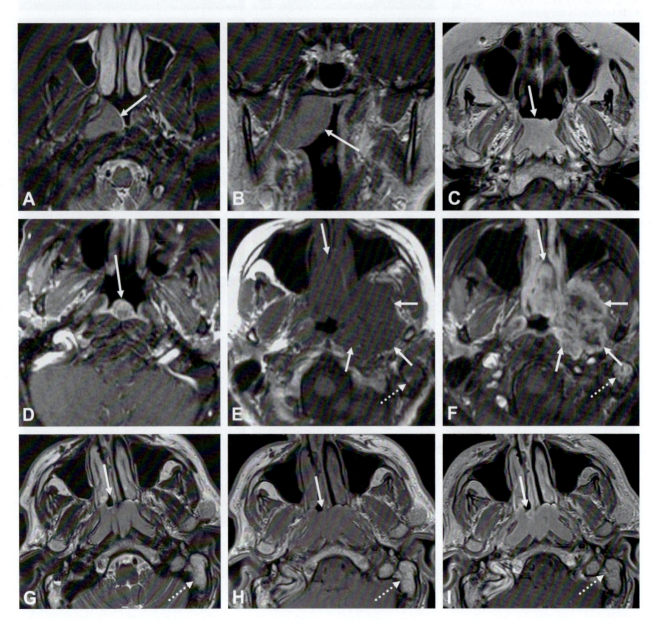

◘ **Abb. 3.32 A–R.** Differenzialdiagnosen (*Pfeile*) zum Nasopharynxkarzinom, jeweils histologisch gesichert. **A, B** Follikuläres B-NHL. **C** Hodgkin-Lymphom. **D** Pleomorphes Adenom. **E, F** Adenoid-zystisches Karzinom, Infiltration von Mastikator- und Prävertebralraum sowie Karotisloge (cT4). **G–I** Malignes Melanom der Schleimhaut. ▶

3.5 · Tumoren und tumorähnliche Erkrankungen

- Weitere Tumoren:
  - im Nasopharynx absolute Raritäten (◘ Abb. 3.32G–I), bei Kindern an Rhabdomyosarkom denken (◘ Abb. 3.22)
  - Diagnosestellung durch Histologie
- Unspezifische oder spezifische Entzündungen:
  - deutlich seltener als Nasopharynxkarzinome – können diese imitieren (◘ Abb. 3.32J–R)
  - Diagnosestellung durch Histologie

Mundhöhlenkarzinome

Lippenkarzinome (zu 95 % ist die Unterlippe betroffen) sind früh erkennbar, so dass noch keine Tiefeninfiltration (Knochenarrosion überwiegend an der bukkalen Seite des Alveolarkamms, Destruktion des Unterkiefers, perineurales Wachstum entlang der Nn. mentalis und alveolaris inferior) vorliegt. Daher erfolgt eine Bildgebung vergleichsweise selten. Weitere häufige Lokalisationen sind Zunge und Mundboden (jeweils ca. 20 %). Zu beachten ist, dass das hintere Drittel der Zunge (dorsal der Papillae vallatae) dem Oropharynx zugerechnet wird. Von den übrigen Bezirken und Unterbezirken (▶ Abschn. 3.2.4) gehen deutlich seltener Karzinome aus. Leukoplakien und frühe Tumorstadien sind bei der Mundhöhleninspektion gut erkennbar, können der Schnittbilddiagnostik jedoch vollständig entgehen. In 30–60 % der Fälle liegen zum Zeitpunkt der Diagnosestellung LK-Metastasen in den Levels I–III vor, bei Zungenkarzinomen

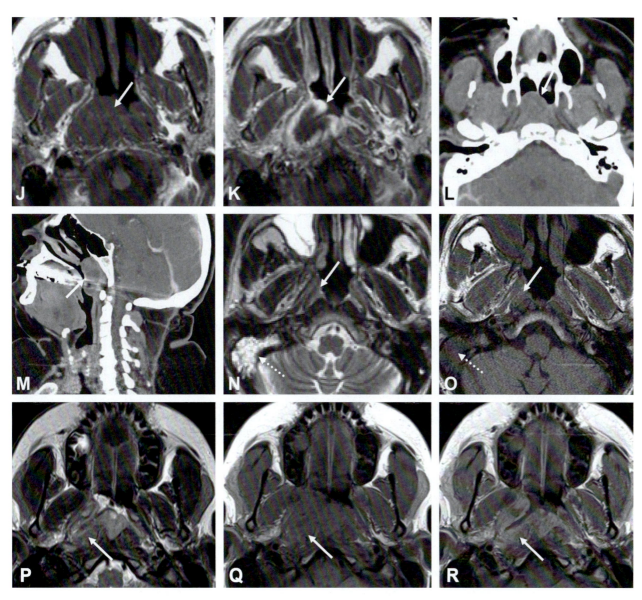

◘ Abb. 3.32 (*Fortsetzung*) J, K Aspergillose mit zentralen Nekrosearealen. L, M und N, O Chronisch unspezifische Entzündung. P–R Akute Pharyngitis. In einigen Fällen Sekretstau im Schläfenbein (*gepunktete Pfeile*). A, C–K, N–R MRT axial: A T2-w FS axial, C, I, K, R T1-w KM, D, F T1-w KM FS, E, H, J, O, Q T1-w, G, N, P T2-w; B MRT T1-w KM koronar; L, M CT KM: L axial, M sagittal. C, G–I, L–O Mit freundlicher Genehmigung S. Kösling, Halle

oft bilateral. Zur Einteilung der T- und N-Kategorien ◘ Tab. 3.5; ◘ Tab. 3.6; ◘ Abb. 3.33 bis ◘ Abb. 3.41. Die cT- und cN-Klassifikation entsprechen den jeweiligen p-Klassifikationen.

- **Klinische Befunde**
- Ulzerierende oder exophytisch wachsende Schleimhauttumoren, die leicht bluten und äußerst druckschmerzhaft sind
- Nahrungsaufnahme und Artikulation können eingeschränkt sein
- Kieferklemme (Spätzeichen) – deutet auf eine Infiltration der Kaumuskulatur hin
- Fixierte Zunge bei Infiltration der äußeren Zungenmuskeln
- Sialadenitis der Gl. submandibularis bei anteriorem Mundbodenkarzinom durch Gangobstruktion
- LK-Schwellung

- **Bildgebung**
- MRT: bei Tumoren der Mundhöhle und niedrigen Tumorstadien zu bevorzugen (bessere Tumorabgrenzbarkeit, sensitiver bei Aufdeckung perineuraler Tumorausbreitung und Knochenmarkinfiltration, dentale Metallartefakte nicht oder deutlich weniger störend)
- CT: alternativ, insbesondere bei nicht oder wenig kooperativen Patienten – primär oder zusätzlich bei Tumoren mit Verdacht auf umschriebene kortikale Arrosionen an Unter- oder Oberkiefer

◘ **Tab. 3.5** Klinische T-Klassifizierung maligner Neoplasien der Lippe und Mundhöhle (außer malignes Lymphom und Melanom) nach Union Internationale Contre le Cancer (Version 8)

Kategorie		Ausdehnung
Tx		Primärtumor kann nicht eingeordnet werden
T0		Kein Nachweis eines Primärtumors
Tis		Carcinoma in situ
T1		Tumor ≤ 2,0 cm in größter Ausdehnung und maximale Invasionstiefe ≤ 5 mm
T2		Tumor ≤ 2 cm in größter Ausdehnung und maximale Invasionstiefe 5–10 mm, oder > 2 cm, aber < 4 cm in größter Ausdehnung und maximale Invasionstiefe ≤ 10 mm
T3		Tumor > 2 cm aber ≤ 4 cm und maximale Invasionstiefe > 10 mm, oder Tumor > 4,0 cm in größter Ausdehnung oder maximale Invasionstiefe > 10 mm
T4	a	Lippe: Tumor infiltriert durch Kortikalis, den N. alveolaris inferior, in Mundboden oder in Haut (Kinn, Nase)
		Mundhöhle: Tumor infiltriert durch kortikalen Knochen der Maxilla oder Mandibula, oder infiltriert in Kieferhöhle oder Gesichtshaut
	b	Tumor infiltriert den Mastikatorraum, Processus pterygoideus oder die Schädelbasis oder umschließt die A. carotis interna

Die oberflächliche Erosion des Knochens oder eines Zahnfachs durch den Primärtumor der Gingiva berechtigt nicht zur Einordnung des Tumors in Kategorie T4a oder T4b. Im Gegensatz zur 7. Ausgabe der TNM-Klassifikation wurde die Infiltration der extrinsischen Zungenmuskulatur in der 8. Ausgabe bei Mundhöhlenkarzinomen aus der Kriterienliste gestrichen.

◘ **Tab. 3.6** Klinische N-Klassifizierung maligner Neoplasien von Mundhöhle, Oro- und Hypopharynx (außer malignes Lymphom, Melanom und p16-positives Oropharynxkarzinom) nach Union Internationale Contre le Cancer (Version 8)

Kategorie		Ausdehnung
Nx		Regionale LK können nicht beurteilt werden
N0		Keine LK-Metastasen
N1		Metastase(n) in solitärem ipsilateralem LK ≤ 3 cm ohne ENE
N2	a	Metastase(n) in solitärem ipsilateralem LK > 3 cm aber ≤ 6 cm ohne ENE
	b	Metastasen in multiplen ipsilateralen LK ≤ 6 cm ohne ENE
	c	Metastasen in bilateralen/kontralateralen LK ≤ 6 cm ohne ENE
N3	a	Metastase(n) in LK > 6 cm ohne ENE
	b	Metastase(n) in solitärem/multiplem LK **mit** ENE

LK Lymphknoten; *ENE* „extranodal extension" (Kapselüberschreitung). ENE wird definiert durch den klinischen Befund einer Hautinfiltration, eines Nervenbefalls, oder einer Fixierung des Lymphknotens an Muskulatur oder umgebendem Gewebe. Lymphknoten in der Mittellinie werden zu den ipsilateralen Lymphknoten gezählt.

3.5 · Tumoren und tumorähnliche Erkrankungen

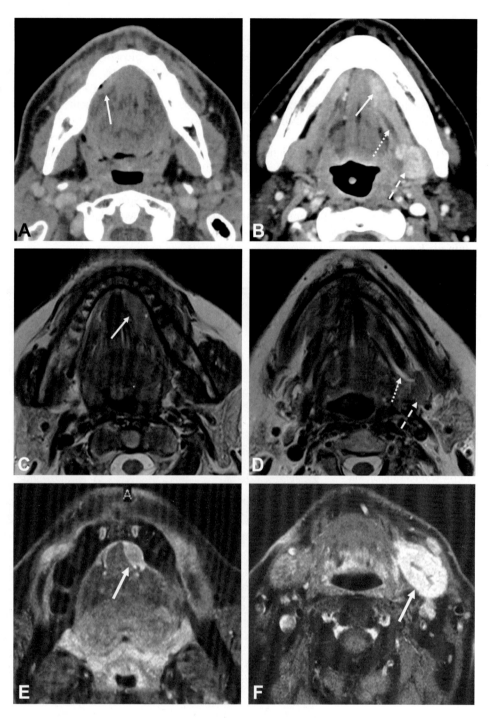

Abb. 3.33 A–F. Kleine Plattenepithelkarzinome im anterioren Mundboden (T1-/T2-Kategorie). **A** Geringe Asymmetrie (*Pfeil*), kleiner Lufteinschluss im Tumorulkus. **B–D** Umschriebene Gewebevermehrung bzw. leicht verstärkte KM-Aufnahme im anterioren Mundboden links (*Pfeile*), erweiterter Wharton-Gang (*gepunktete Pfeile*), deutliche Schwellung der Gl. submandibularis (*gestrichelte Pfeile*). **E, F** Gut abgrenzbarer Tumor (*Pfeil* in **E**) mit Infiltration der Caruncula sublingualis, deutliche Stauungssialadenitis (*Pfeil* in **F**). Im MRT bessere Erkennbarkeit des Tumors. **A, B** CT KM axial; **C–F** MRT axial: **C, D** T2-w, **E, F** T1-w KM FS axial. **E, F** Mit freundlicher Genehmigung von S. Kösling, Halle

Mundbodenkarzinome
- Oberflächliche muköse oder submuköse Ausdehnung in mundbodenbedeckender Schleimhaut (◘ Abb. 3.33; ◘ Abb. 3.34)
- Ausdehnung in Sublingualraum:
  - Verschluss des Wharton-Gangs (Stauungssialadenitis zum Teil besser erkennbar als der Tumor – wenn einseitig ohne Steinnachweis, immer an anteriores Mundbodenkarzinom denken; ◘ Abb. 3.33)
  - Infiltration des lingualen neurovaskulären Bündels
  - Übergang auf Submandibularraum (◘ Abb. 3.34A, C)
- Infiltration der Mundbodenmuskulatur (◘ Abb. 3.34B, D), Ausdehnung entlang des M. stylohyoideus in die Karotisloge möglich
- Übergriff auf Zunge (die Infiltration äußerer Zungenmuskeln ist kein T4-Kriterium mehr), Sulcus glossotonsillaris und Zungengrund
- Relativ frühzeitig Mandibulainfiltration ((◘ Abb. 3.35A, B) – eine umschriebene kortikale Erosion ist noch kein T4-Kriterium (T4a: Infiltration durch Kortikalis hindurch; ◘ Abb. 3.35C, D)
- Perineurale Ausdehnung entlang des N. alveolaris inferior in das Knochenmark der Mandibula, in den Mastikatorraum und durch das Foramen ovale in die mittlere Schädelgrube (◘ Abb. 3.53)
- Spät direkter Übergriff auf M. pterygoideus medialis (Mastikatorraum)

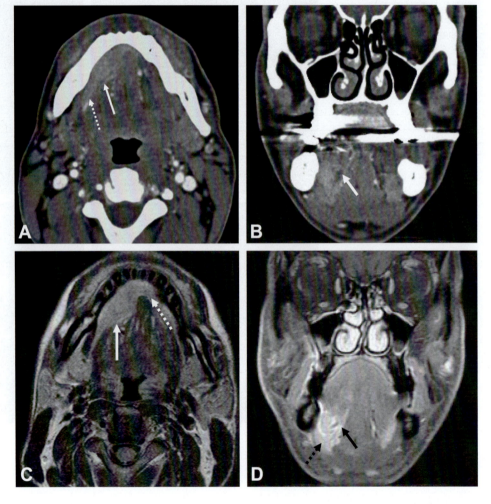

◘ **Abb. 3.34 A–D.** Plattenepithelkarzinom des Mundbodens (*Pfeile*), Ausdehnung in den Submandibularraum (*gepunkteter Pfeil* in **A**), größte Ausdehnung > 2 cm und < 4 cm daher T2-Kategorie. Mittellinienüberschreitung (*gepunkteter Pfeil* in **C**) und Infiltration des M. mylohyoideus (*gepunkteter Pfeil* in **D**) sind im MRT besser erkennbar als im CT. **A, B** CT KM: **A** axial, **B** koronar; **C, D** MRT: **C** T2-w axial, **D** T1-w KM FS koronar. Mit freundlicher Genehmigung von S. Kösling, Halle

3.5 • Tumoren und tumorähnliche Erkrankungen

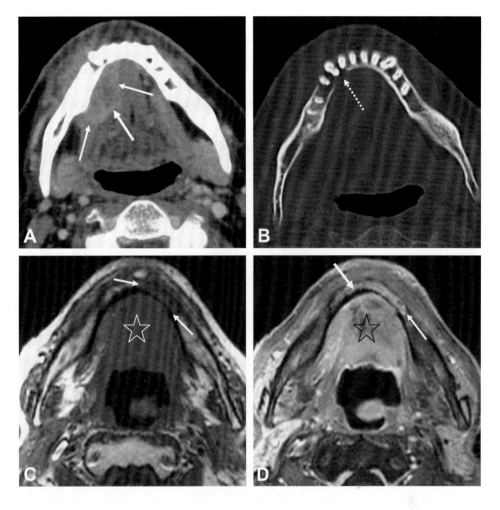

Abb. 3.35 A–D. Fortgeschrittene Mundbodenkarzinome. **A, B** Gute Tumorabgrenzbarkeit im Mundboden (*Pfeile*), Defekt an der lingualen Kortikalis (*gepunkteter Pfeil*) – die Ausdehnung im Knochenmark ist im CT nicht gut zu beurteilen. **C, D** Tumoröse Durchsetzung beinahe des gesamten Mundbodens (*Sterne*), Verlust des Fettsignals im anterioren Unterkiefer links (*Pfeile* in **C**) mit deutlicher KM-Aufnahme (*Pfeile* in **D**) als Zeichen einer Knochenmarkinfiltration (T4a-Kriterium). **A** CT KM axial; **B** HR-CT axial; **C** MRT T1-w axial; **D** MRT T1-w KM FS axial

Zungenkarzinome

- Die Infiltrationstiefe ist ein pathohistologischer Parameter, bei dem die Infiltrationstiefe unterhalb der vermuteten Ebene der Basalmembran der Mukosa bestimmt wird – bei einem klinisch nur gering exophytisch wachsenden Tumor entspricht der Kurzachsendurchmesser ungefähr der Infiltrationstiefe (Abb. 3.36A)
- Am häufigsten vom lateralen Zungenrand ausgehend
- Oft deutlich KM anreichernd; bei Zahnlosigkeit und verstärktem Fettgehalt der Zunge (oft bei älteren Patienten) gut im CT beurteilbar (Abb. 3.36B, C)

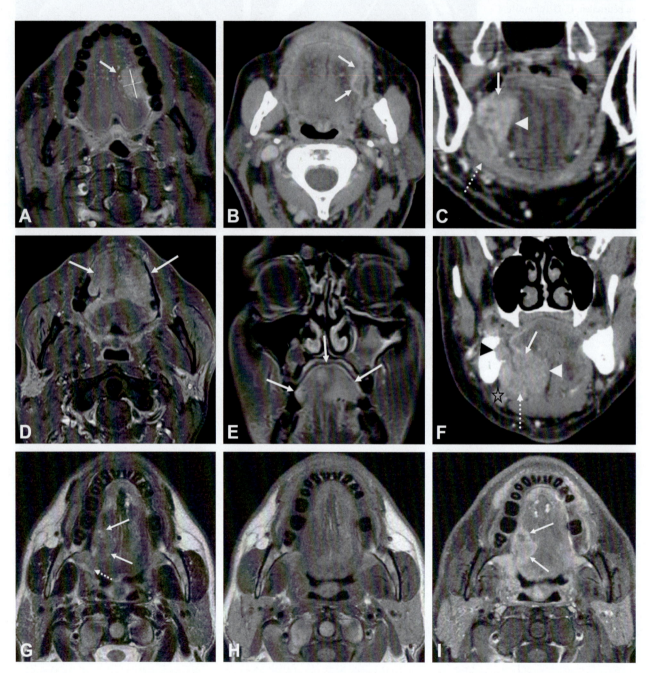

Abb. 3.36 A–I. Plattenepithelkarzinome der Zunge (*Pfeile*). **A** Zungenrandkarzinom in einer größten Ausdehnung (*Linie*) von ca. 19 mm und einem Kurzachsendurchmesser (*gepunktete Linie*) von ca. 13 mm, aufgrund letzterem Befund T3-Kategorie. **B** Kleines, bei Zahnlosigkeit im CT gut abgrenzbares Zungenrandkarzinom. **C** Zungenkarzinom mit Ausdehnung in die inneren Zungenmuskeln (*Pfeilspitze*) und den Mundboden (*gepunkteter Pfeil*). **D, E** Diffuse Infiltration des Zungenkörpers, T3-Kategorie. **F** Zungenrandkarzinom mit Infiltration von Mm. mylohyoideus (*gepunkteter Pfeil*), genioglossus (*weiße Pfeilspitze*) und Mandibula (*schwarze Pfeilspitze*), Lymphknotenmetastase (*Stern*) in Level IB; cT4aN1. **G–I** Karzinom des Zungenunterrandes mit Ausdehnung auf den Vorderrand des Arcus palatoglossus (*gepunkteter Pfeil*). **A, D, E, G–I** MRT: **A, D, I** T1-w KM FS axial, **E** T1-w KM FS koronar, **G** T2-w axial, **H** T1-w axial; **B** CT KM axial, **C, F** CT KM koronar

3.5 · Tumoren und tumorähnliche Erkrankungen

- Ausdehnung in die innere Muskulatur des Zungenkörpers (Mittellinie beachten), Übergreifen auf Zungengrund, Sulcus glossotonsillaris, Gaumenbögen und Fossa tonsillaris (◘ Abb. 3.36C–I)
- Ausdehnung in die äußeren Zungenmuskeln und auf den Mundboden – von dort weitere Ausbreitung wie beim Mundbodenkarzinom

Karzinome der Mundschleimhaut

Karzinome der Mundschleimhaut weisen je nach Unterbezirk, von dem sie ausgehen, Besonderheiten auf:

- Karzinome des Trigonum retromolare:
  - kleine Karzinome werden hier häufig übersehen – MRT sensitiver als CT (◘ Abb. 3.37A–C)
  - Nähe zum Austritt des N. alveolaris inferior aus dem Foramen mandibulare – frühzeitig antegrade oder retrograde perineurale Tumorausdehnung möglich
  - Ausbreitung entlang der pterygomandibulären Raphe in Submandibularraum, Mundboden und Mastikatorraum
  - Mandibulainfiltration

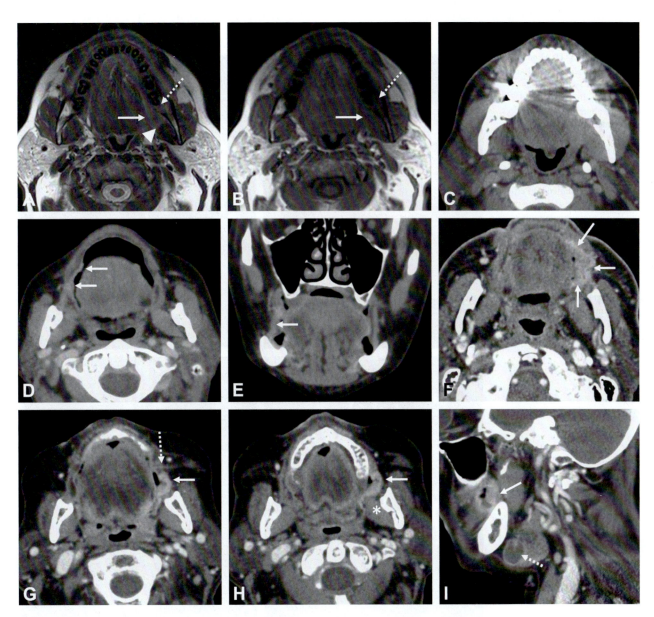

◘ **Abb. 3.37 A–I.** Plattenepithelkarzinome der Mundschleimhaut (*Pfeile*). **A–C** Karzinom im Trigenum retromolare mit Infiltration des M. pterygoideus medialis (*Pfeilspitze*) und der Mandibula (*gepunktete Pfeile*); cT4a. Der Tumor selbst und seine Ausdehnung in Weichteile und Knochen sind mittels MRT wesentlich besser erkennbar als in der CT. **D–F** Wangenschleimhautkarzinome. **D, E** Flacher, in seinen Grenzen schwierig exakt einschätzbarer Tumor; cT1. **F** Besser abgrenzbarer Tumor mit Infiltration des M. buccinator; pT2. **G–I** Karzinom im Sulcus buccomaxillaris. Der Tumor infiltriert M. buccinator und bukkales Fettgewebe. M. pterygoideus medialis (*Stern*), Mandibula und Stenon-Gang (*gepunkteter Pfeil* in **G**) werden erreicht, jedoch nicht infiltriert. Lymphknotenmetastase im Level IB ipsilateral (*gepunkteter Pfeil* in **I**). **A, B** MRT axial: **A** T2-w, **B** T1-w; **C–I** CT KM: **C, D, F–H** axial; **E** koronar; **I** sagittal. **F** Mit freundlicher Genehmigung von S. Kösling, Halle

- Wangenkarzinome:
  - selten
  - Aufblasen der Wangen während Bildakquisition verbessert Tumorabgrenzbarkeit (nur im CT möglich)
  - Ausbreitung im bukkalen Fettgewebe, Infiltration von mimischer Muskulatur und Haut (◘ Abb. 3.37D–F)
  - später: Mandibula- oder Maxilla- sowie Kaumuskelinfiltration
- Karzinome des Sulcus buccomandibularis bzw. des Sulcus buccomaxillaris (◘ Abb. 3.37G–I):
  - seltene Karzinomentstehungsorte
  - Ausbreitung in Wange, Kaumuskulatur, Maxilla oder Mandibula
  - am Oberkiefer Obstruktion (später Infiltration) des Stenon-Gangs möglich

Karzinome des harten Gaumens
- Sehr seltener Karzinomentstehungsort
- Etwa 50 % der Karzinome sind hier adenoid-zystische Karzinome (◘ Abb. 3.38), der Rest Plattenepithelkarzinome
- Darstellung kleiner Tumoren schwierig, zum Teil nur diskrete Asymmetrie nachweisbar
- Koronare/sagittale Bilder empfehlenswert

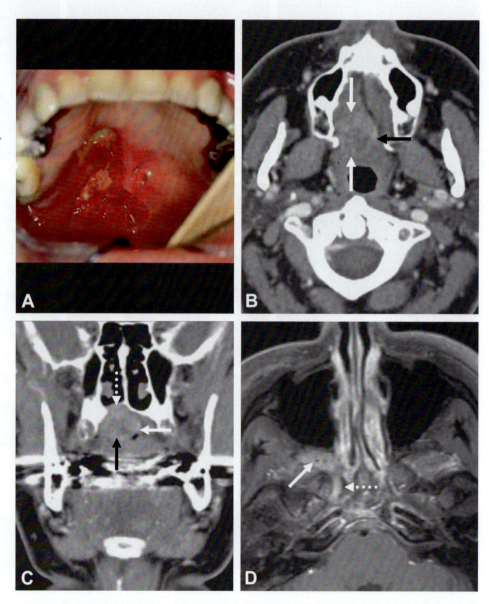

◘ Abb. 3.38 A–D. Adenoidzystische Karzinome des harten Gaumens. A Fotodokumentation. B, C Im axialen Bild schlecht abgrenzbare raumfordernde Läsion, ausgehend von der Schleimhaut des harten Gaumens (*Pfeile*) mit Durchbruch in die Nasenhaupthöhle (*gepunkteter Pfeil*) und Übergriff auf weichen Gaumen. D Perineurale Tumorausdehnung in die Fossa pterygopalatina (*Pfeil*) und den Canalis pterygoideus (*gepunkteter Pfeil*). B, C CT KM: B axial, C koronar; D MRT T1-w KM FS axial. A Mit freundlicher Genehmigung von F. Bootz, Bonn. B–D Mit freundlicher Genehmigung von S. Kösling, Halle

3.5 · Tumoren und tumorähnliche Erkrankungen

- Bei Nachweis knöcherner Arrosionen (CT Methode der Wahl) Resektion des befallenen Knochens und plastische Deckung
- Infiltration des Processus alveolaris maxillae, später Durchbruch in Kieferhöhle
- Durchbruch durch harten Gaumen in Nasenhaupthöhle (◘ Abb. 3.38C)
- Ausdehnung in weichen Gaumen und Trigonum retromolare
- Über Nn. palatini perineurale Ausdehnung in Fossa pterygopalatina (◘ Abb. 3.38D)

Karzinome des oberen bzw. unteren Alveolarfortsatzes

- Von der Zahnfleischschleimhaut (Gingiva) ausgehend
- Im klinischen Sprachgebrauch auch als Ober- bzw. Unterkieferkarzinome bezeichnet
- Bei diesen Karzinomen ist es von Wichtigkeit, das Vorliegen einer Knocheninfiltration und deren Ausmaß sowie am Unterkiefer den Bezug zum N. alveolaris inferior zu beurteilen (◘ Abb. 3.39; ◘ Abb. 3.40)
- In fortgeschrittenen Stadien Ausdehnung in Kiefer- und Nasenhaupthöhle sowie in Wange bzw. Mundboden und Zunge (◘ Abb. 3.39G–I; ◘ Abb. 3.41)

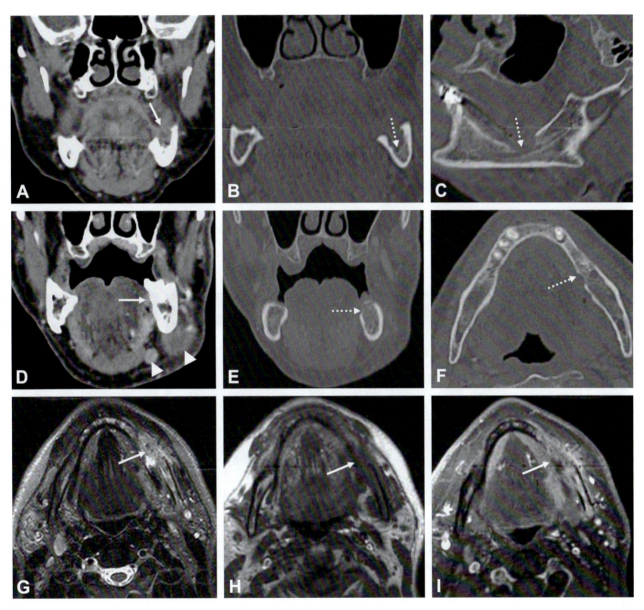

◘ Abb. 3.39 A–I. Plattenepithelkarzinome des Unterkiefers (*Pfeile*). A–C Kleiner Tumor mit Einbruch in die Mandibula (pT4a) und Arrosion des Canalis mandibulae (*gepunktete Pfeile*). D–F Kleiner Tumor mit umschriebener Mandibulaarrosion (*gepunktete Pfeile*) – kein T4-Kriterium; zwei Lymphknotenmetastasen in Level IB (*Pfeilspitzen*). G–I Knochendestruktion und langstreckige Knochenmarkinfiltration, Infiltration von Mm. mylohyoideus und digastricus sowie Platysma; cT4a. A–F CT KM: A, B, D, E koronar, C schräg-sagittal, F axial; G–I MRT axial: G T2-w FS, H T1-w, I T1w KM FS. A–F Mit freundlicher Genehmigung von S. Kösling, Halle

- **Bildgebende Differenzialdiagnosen**
- Abszess (Mundboden, Zunge, Wange; ◘ Abb. 3.42A–E):
  - differentes klinisches Bild
  - wenn nicht bekannt, Differenzialdiagnostik im Einzelfall sehr schwierig oder nicht möglich
  - häufig stärkere Umgebungsreaktion
- Osteomyelitis (◘ Abb. 3.42F–I):
  - häufig dentogenen Ursprungs
  - ausgeprägte Weichteilschwellung und Einbezug der Nervenscheiden können malignen Prozess vortäuschen
  - Knochenverdickung und verstärkte Sklerosierung sprechen gegen ein Malignom
  - Unterkiefer kann Manifestationsort (auch erster) bei chronisch rekurrierender multifokaler Osteomyelitis (CRMO) sein
  - in Zweifelsfällen histologische Klärung, insbesondere bei Kindern und Jugendlichen (Differenzialdiagnosen: Osteosarkom, Ewing-Sarkom)
- Osteonekrose (durch Bisphosphonat oder radiogen induziert; ◘ Abb. 3.67):
  - Anamnese (Medikamente, Zeitpunkt einer Bestrahlung) hilfreich

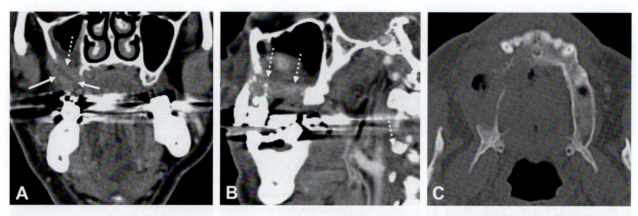

◘ **Abb. 3.40** A–C. Plattenepithelkarzinom des Oberkiefers (*Pfeile*). Einbruch in die Kieferhöhle (*gepunktete Pfeile*) – T4-Kriterium, gute Demarkierung gegenüber entzündlicher Schleimhautschwellung im Sinus maxillaris. CT KM: **A** koronar, **B** sagittal, **C** axial. Mit freundlicher Genehmigung von S. Kösling, Halle

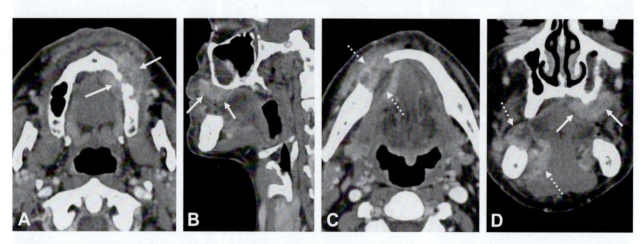

◘ **Abb. 3.41** A–D. Synchrones Auftreten von Plattenepithelkarzinomen (cT4a) im oberen (*Pfeile*) und unteren (*gepunktete Pfeile*) Alveolarfortsatz. Komplette Destruktion des jeweiligen Alveolarfortsatzes, Ausdehnung des Oberkieferkarzinoms auf die Schleimhaut des harten Gaumens sowie in das bukkale Fettgewebe mit Infiltration der mimischen Muskulatur; Mundboden- und Wangeninfiltration durch das Unterkieferkarzinom. CT KM: **A**, **C** axial, **B** sagittal, **D** koronar. Mit freundlicher Genehmigung von S. Kösling, Halle

3.5 · Tumoren und tumorähnliche Erkrankungen

- Osteolysezonen oft diffuser verteilt (Mark, lingualer und bukkaler Kortex)
- angrenzend geringere Weichteilreaktion
- in Zweifelsfällen histologische Klärung
— Tumoren der kleinen Speicheldrüsen (harter Gaumen, Wange):
  - pleomorphes Adenom (◘ Abb. 3.43F, G; Bildcharakteristika: ▸ Abschn. 5.6.1): scharf begrenzt, keine LK-Vergrößerung
- adenoid-zystisches Karzinom (◘ Abb. 3.38): bildgebend nicht zu differenzieren
- Diagnosestellung durch Histologie
— Non-Hodgkin-Lymphom (◘ Abb. 3.43A–C):
  - muskelisodens
  - intermediäre SI in T2-w
  - homogene geringe KM-Anreicherung
  - meist kein infiltratives Wachstum
  - Diagnosestellung durch Histologie

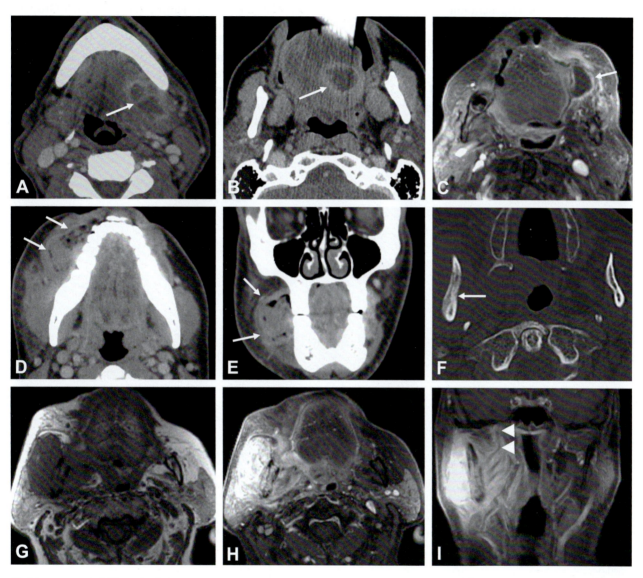

◘ **Abb. 3.42 A–I.** Differenzialdiagnosen (*Pfeile*) zu Mundhöhlenkarzinomen. **A** Mundbodenabszess, rein bildmorphologisch nicht eindeutig von einem zentral nekrotischen Karzinom zu differenzieren. **B** Zungenabszess, der fehlende Oberflächenkontakt spricht gegen ein Karzinom. **C** Wangenabszess – zentrale Eiteransammlung, relativ schmale KM-anreichernde Abszessmembran bei rundlicher Konfiguration – ungewöhnlich für ein Karzinom, deutliches perifokales Ödem. **D, E** Wangenabszess mit Detritus. **F–I** Unterkieferosteomyelitis. Weichteilschwellung innerhalb der Mastikatorloge. Teilweise lytischer, teilweise sklerotischer Knochenumbau (**F**) mit Verlust des Fettsignals im Markraum (**G**). Atrophie der Kaumuskulatur auf der Gegenseite. Die verstärkte KM-Anreicherung entlang des N. mandibularis (*Pfeilspitzen* in **I**) darf nicht als perineurale Tumorausdehnung fehlinterpretiert werden. **A, B, D–F** CT KM: **A, B, D, F** axial, **E** koronar; **C, G–I** MRT: **C, H** T1-w KM FS axial, **G** T1-w axial, **I** T1-w KM FS koronar

- Venöse Malformation (▶ Abschn. 6.4.5; ◻ Abb. 3.43D, E):
  - in T2-w höhere SI als Karzinome
  - Artdiagnose meist bekannt
  - Bildgebung zur Ausdehnungsbeurteilung
- Schwannom (▶ Abschn. 1.8.1; ▶ Abschn. 6.4.8):
  - im Mundhöhlenbereich sehr selten (eher im Mastikatorraum oder in der Karotisloge)
  - gut abgrenzbare, kräftig KM-aufnehmende raumfordernde Läsion
  - evtl. zystische Degeneration
  - im Verlauf von Nerven
  - keine malignen Sekundärzeichen
  - Diagnosestellung durch Histologie
- Weitere Tumoren:
  - in der Mundhöhle Raritäten (◻ Abb. 3.43H–L)
  - Diagnosestellung durch Histologie

Oropharynxkarzinome

Mehr als 90 % der Oropharynxkarzinome sind Plattenepithelkarzinome. In Zungengrund und weichem Gaumen kommen wesentlich seltener auch adenoid-zystische Karzinome vor. Adenokarzinome sind im Oropharynx selten. Als Entstehungsorte dominieren mit > 80 % die Fossa tonsillaris (Tonsilla palatina, Gaumenbögen, Glossotonsillarfurche) und der Zungengrund, gefolgt vom weichen Gaumen mit der Uvula (ca. 13 %). Oropharynxhinterwand- und Vallecula-Karzinome sind selten. Zum Zeitpunkt der Diagnosestellung weisen Oropharynxkarzinome, insbesondere Tonsillenkarzinome, zu 60–76 % LK-Metastasen in den Levels II, III (und V) auf. Bei Karzinomen der Hinterwand und des weichen Gaumens (bilateraler Befall!) sind häufig auch retropharyngeale LK betroffen.

Aufgrund des unterschiedlichen Therapieansprechens und der unterschiedlichen Prognose gibt es

3.5 · Tumoren und tumorähnliche Erkrankungen

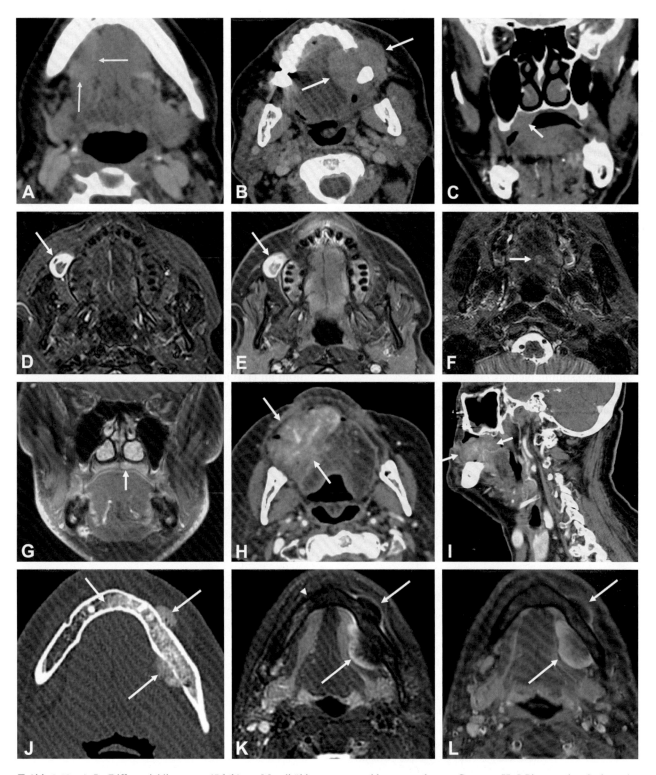

Abb. 3.43 A–L. Differenzialdiagnosen (*Pfeile*) zu Mundhöhlenkarzinomen. **A** NHL des Mundbodens – diskrete KM-Aufnahme und Asymmetrie im Spatium sublinguale. **B** Großzelliges B-NHL des Alveolarkamms mit Knocheninvasion. **C** Follikuläres NHL des Gaumens. **D, E** Venöse Malformation der Wange mit hoher SI in T2-w und kräftiger KM-Aufnahme. **F, G** Kleines pleomorphes Adenom subkutan am harten Gaumen. **H, I** Pleomorphes Sarkom der Zunge. **J–L** Osteosarkom des linken Unterkiefers. **A–C, H, I** CT KM: **A, B, H** axial, **C** koronar, **I** sagittal; **D–G, K–L** MRT: **D, F, K** T2-w FS axial, **E, L** T1-w KM FS axial, **G** T1-w KM FS koronar; **J** HR-CT axial. *NHL* Non-Hodgkin-Lymphom. **H, I** Mit freundlicher Genehmigung von S. Kösling, Halle

für HPV-assoziierte Oropharynxkarzinome mit einer Überexpression von p16 (p16-positive Oropharynxkarzinome) und Oropharynxkarzinome ohne Virusassoziation (p16-negative Oropharynxkarzinome) unterschiedliche Klassifikationen. Der Unterschied bezüglich der T-Kategorie ist gering. Hier werden lediglich die T4a- und T4b-Kriterien der p16-negativen Oropharynxkarzinome zu einer T4-Kategorie für p16-positive Oropharynxkarzinome vereinigt, ansonsten liegen identische Kriterien vor (Tab. 3.7). Die N-Kategorien beim p16-negativen Oropharynxkarzinom entsprechen denjenigen der Mundhöhle (Tab. 3.6); die der p16-positiven sind in (Tab. 3.8) dargestellt (Abb. 3.44; Abb. 3.45; Abb. 3.46; Abb. 6.55E, F). Des Weiteren entsprechen die cN-Kriterien nicht den pN-Kriterien beim p16-positiven Oropharynxkarzinom. Zum Zeitpunkt der Bildgebung ist der p16-Status sehr oft nicht bekannt. Es wird dann zunächst von p16-Negativität ausgegangen.

- **Klinische Befunde**
- Zungengrund- und Tonsillenkarzinome können lange klinisch stumm bleiben
- In 50–60 % der Fälle sind LK-Metastasen (Halsschwellung) das wegweisende primäre Symptom
- Einseitige Schluckbeschwerden, lokale Schmerzen, Odynophagie, Dysphagie, Otalgie und Trismus sind Spätzeichen
- Bei großen Tumoren pharyngeale Obstruktion, Rhinophonia clausa und Stridor

- **Bildgebung**
- MRT: Methode der Wahl, insbesondere bei Karzinomen des weichen Gaumens bzw. bei dessen Einbezug durch Karzinome anderer Ausgangspunkte (mögliche Ausdehnung in Schädelbasis besser abschätzbar) und bei Vorliegen von nicht entfernbarem metallischen Material im dentalen Bereich
- CT: geeignet zur Ausbreitungsdiagnostik als Alternative zur MRT, insbesondere bei MRT-Kontraindikationen, nicht kooperationsfähigen und unruhigen Patienten

Karzinome der Tonsillenregion
- Häufig als Tonsillenkarzinom zusammengefasst (Abb. 3.44)
- Nach dem Larynxkarzinom zweithäufigstes Karzinom im HNO-Bereich
- Darstellung kleiner, in den Krypten gelegener Tumoren oft sehr schwierig oder unmöglich (Abb. 3.44A, B)

Tab. 3.7 Klinische T-Klassifizierung des p16-negativen Oropharynxkarzinoms nach Union Internationale Contre le Cancer (Version 8)

Kategorie		Ausdehnung
Tx		Primärtumor kann nicht eingeordnet werden
T0		Kein Nachweis eines Primärtumors
Tis		Carcinoma in situ
T1		Tumor ≤ 2 cm in größter Ausdehnung
T2		Tumor > 2 cm, aber ≤ 4 cm in größter Ausdehnung
T3		Tumor > 4 cm in größter Ausdehnung oder Infiltration der lingualen Epiglottis
T4	a	Infiltration von: Larynx, extrinsischer Zungenmuskulatur, Lamina medialis des Proc. pterygoideus, hartem Gaumen oder Unterkiefer
	b	Infiltration von: M. pterygoideus lateralis, Lamina lateralis Proc. pterygoideus, Schädelbasis oder Umschließen der ACI

Beachte: Im Gegensatz zum Mundhöhlenkarzinom ist beim Oropharynxkarzinom der Befall der extrinsischen Zungenmuskulatur weiterhin relevant und führt zur T4a- (p16-negatives Oropharynxkarzinom) bzw. T4-Kategorie (p16-positives Oropharynxkarzinom).

Tab. 3.8 Klinische N-Klassifizierung des p16-positiven Oropharynxkarzinoms nach Union Internationale Contre le Cancer (Version 8)

Kategorie	Ausdehnung
Nx	Regionale LK können nicht beurteilt werden
N0	Keine LK-Metastasen
N1	Metastase(n) in ipsilateralen LK ≤ 6 cm
N2	Metastasen in kontra- und bilateralen LK ≤ 6 cm
N3	Metastase (n) in LK > 6 cm

3.5 · Tumoren und tumorähnliche Erkrankungen

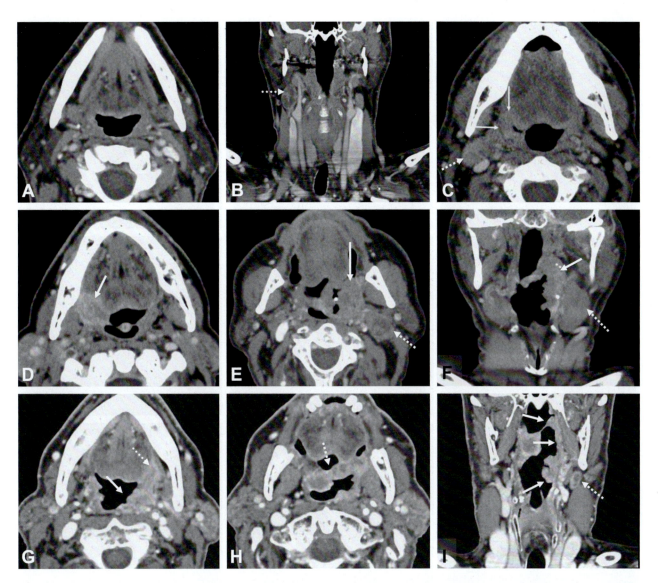

● **Abb. 3.44 A–R.** Plattenepithelkarzinome der Tonsille (*Pfeile*). **A, B** Karzinom (pT1pN1) rechts, im CT ist nur die unilaterale Lymphknotenmetastase (*gepunkteter Pfeil*) sichtbar. **C** Schüsselförmiges, gering KM-aufnehmendes T1-Karzinom, Lymphknotenmetastase in Level IIA (*gepunkteter Pfeil*). **D** Kräftig KM-aufnehmendes Karzinom (cT2) mit Ausdehnung in den Sulcus glossotonsillaris bis zur Mandibula ohne Kortikalisarrosion. **E, F** T2-Karzinom mit ipsilateralem Lymphknotenmetastasenkonglomerat (*gepunktete Pfeile*). **G–I** Großflächig wachsendes Karzinom (cT3) mit Infiltration des weichen Gaumens (*gepunkteter Pfeil* in **H**) – hier Mittellinienüberschreitung. Wachstum im Sulcus glossotonsillaris (*gepunkteter Pfeil* in **G**) und entlang der Pharynxwand (**I**) nach kranial in den Nasopharynx; Lymphknotenmetastase in Level IIA (*gepunkteter Pfeil* in **I**). ▶

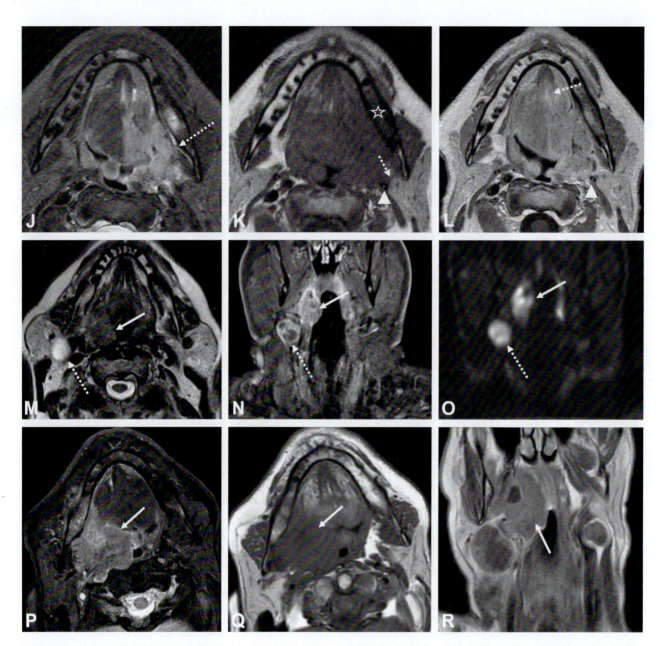

Abb. 3.44 (*Fortsetzung*) **J–L** T4b-Karzinom links. Infiltration von Parapharyngeal-, Mastikator- (M. pterygoideus medialis; *gepunkteter Pfeil* in **J**) und Karotisraum (Lumeneinengung der A. carotis interna als Hinweis für eine Gefäßinfiltration – T4b-Kriterium, *Pfeilspitzen*), Palatum molle, Zungengrund, Mundboden und M. genioglossus (*gepunkteter Pfeil* in **L**); Kontakt zur Gl. parotidea (*gepunkteter Pfeil* in **K**). Knochenmarkinfiltration der Mandibula (*Stern*) bei erhaltener Kortikalis, hinweisend auf ein perineurales Tumorwachstum durch das Foramen mandibulae in den Markraum. **M–O** Umschriebenes Oropharynxseitenwandkarzinom mit Lymphknotenmetastase im Level IIA (*gepunktete Pfeile*). **P–R** In den Mastikatorraum infiltrierendes Oropharynxseitenwandkarzinom mit bilateralen Lymphknotenmetastasen: bei p16-Negativität cT4acN2c; bei p16-Positivität cT4cN2. **A–I** CT KM: **A, C–E, G, H** axial; **B, F, I** koronar; **J–R** MRT: **J, P** T2-w FS axial, **K, Q** T1-w, **L** T1-w KM axial, **M** T2 axial, **N** T1-w KM FS koronar, **O** DWI koronar, **R** T1-w KM koronar. **A, B, G–L** Mit freundlicher Genehmigung von S. Kösling, Halle

3.5 · Tumoren und tumorähnliche Erkrankungen

- Ausbreitungswege:
  - mukös und submukös auf Oropharynxseiten- und -hinterwand (Abb. 3.44E–I, M–O)
  - nach lateral in Parapharyngeal- und später Mastikatorraum (Abb. 3.44J–L, P–R)
  - über den vorderen Gaumenbogen nach anterior-inferior in den Sulcus glossotonsillaris (Abb. 3.44D, G) sowie in Zungengrund und Mundboden (später perineurale oder direkte Mandibulainfiltration; Abb. 3.44J–L) bzw. nach kranial in den weichen (Abb. 3.44E, F, H, I) und später in den harten Gaumen (von hier aus wie unten dargestellt)
  - über den hinteren Gaumenbogen auf die Pharynxhinterwand (tiefe Halsfaszie sehr selten infiltriert)

Karzinome des Zungengrunds

- Mittellinienbezug wichtiger Aspekt bei der Befunderhebung
- Neigung zur Ulkusbildung (Abb. 3.45F–L)
- Ausbreitungswege:
  - wenn vorhanden, in hyperplastisches Gewebe des Zungengrunds – hier schlechte Abgrenzbarkeit (Abb. 3.45C, I, K)
  - Valleculae und Epiglottis (häufig submuköse Ausdehnung), später Larynx und Hypopharynx
  - intrinsische Zungenmuskulatur
  - äußere Zungenmuskeln
  - Mundboden (Abb. 3.45B, F–L)
  - Tonsillenloge (Abb. 3.45J)

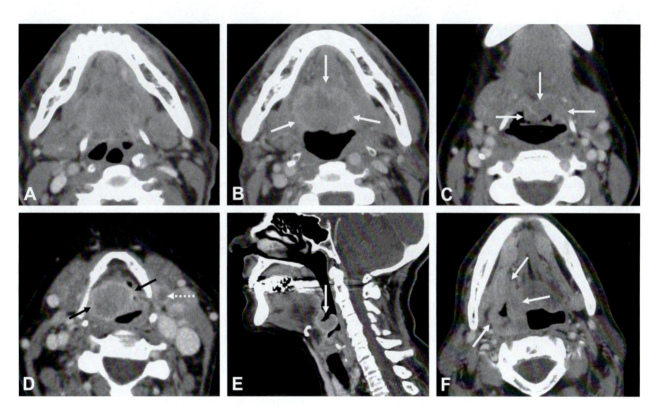

Abb. 3.45 A–L. Plattenepithelkarzinome des Zungengrunds (*Pfeile*). **A** Schlechte Demarkierung eines die Mittellinie überschreitenden T2-Tumors im Standard-Hals-CT. **B** In schräg-axialer CT (~120 s nach Beginn der KM-Gabe) gute Tumorabgrenzung. **C** Schlechte Abgrenzbarkeit eines die Mittellinie überschreitenden, nur wenig KM aufnehmenden Tumors gegen angrenzendes lymphatisches Gewebe der Zungengrundtonsille. **D, E** T3-Vallecula-Karzinom mit Infiltration der lingualen Epiglottis (zählt zum Oropharynx). Kleine, zentral nekrotische Lymphknotenmetastase in Level III (*gepunkteter Pfeil*). **F** Infiltration der Pharynxseiten- und -hinterwand. ▶

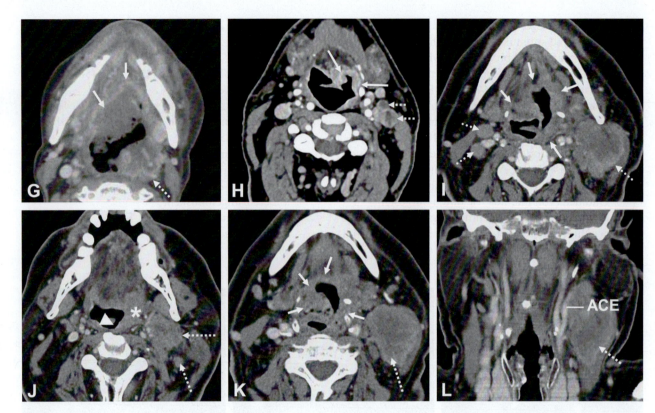

Abb. 3.45 (*Fortsetzung*) **G** Mittellinienüberschreitendes, zentral zerfallendes Tumorulkus, Infiltration beider vaskulärer Bündel der Zunge und der linken Karotisloge (*gepunkteter Pfeil*) mit Ummauerung und hochgradiger Stenosierung von ACI und ACE (T4b-Kriterium). **H** Flächig wachsender Tumor in Zungengrund und Vallecula links mit kleinen zentral nekrotischen Lymphknotenmetastasen im Level III (*gepunktete Pfeile*). **I–L** Sich tief in den Mundboden erstreckendes Tumorulkus. Mittellinienüberschreitung, schlechte Abgrenzbarkeit zum lymphatischen Zungengrundgewebe, Ausdehnung auf Tonsillenregion (*Stern*) und Oropharynxhinterwand (*Pfeilspitze*). Bilaterale Lymphknotenmetastasen (*gepunktete Pfeile*). LK-Konglomerat links mit z. T. unscharfer Randbegrenzung und Infiltration des M. sternocleidomastoideus (beides Zeichen eines LK-Kapseldurchbruchs) sowie partielles Umschließen der ACE. CT KM: **A, C, D, F–K** axial; **B** schräg-axial; **E** sagittal; **L** koronar. *ACE* A. carotis externa; *ACI* A. carotis interna. **I–L** Mit freundlicher Genehmigung von S. Kösling, Halle

Karzinome des weichen Gaumens

- Beste Prognose von allen Oropharynxkarzinomen aufgrund des hohen Anteils an gut differenzierten Karzinomen
- Ausbreitungswege:
  - Übergreifen auf Gegenseite, Gaumenbögen, Tonsillenloge (Abb. 3.46D, E, J, K) und harten Gaumen, später auf die Kieferhöhle
  - lateral Infiltration von Parapharyngealraum sowie später Karotisloge und Mastikatorraum – von Letzterem direkter Durchbruch in die mittlere Schädelgrube oder perineurale Ausdehnung entlang des N. mandibularis über das Foramen ovale in den Sinus cavernosus, hier Befall der Hirnnerven III–VI sowie der Meningen und des Ganglion trigeminale möglich (Abb. 3.46H–O)
  - Ausdehnung in den Nasopharynx: submukös oder über M. tensor veli palatini/M. levator veli palatini (Abb. 3.46L)

- **Bildgebende Differenzialdiagnosen**
- Lymphatische Hyperplasie (Zungengrund, Tonsille; Abb. 3.47A; Abb. 3.5):
  - auf Mukosaraum beschränkt, keine Tiefeninfiltration, keine Ulkusbildung
  - oft symmetrisch ausgeprägt
  - häufig mehrere Anteile des Waldeyer-Rachenrings betroffen

3.5 · Tumoren und tumorähnliche Erkrankungen

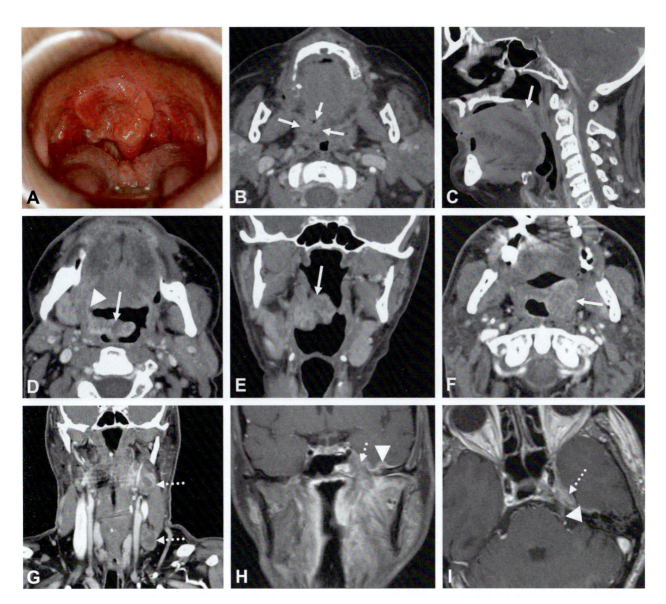

Abb. 3.46 A–O. Plattenepithelkarzinome des weichen Gaumens (*Pfeile*). **A** Fotodokumentation. **B, C** Fokale verstärkte KM-Anreicherung bei einem T1-Tumor. **D, E** Komplett den weichen Gaumen durchsetzender T2-Tumor bis in die Tonsillenloge (*Pfeilspitze*) reichend. **F–I** Lokal begrenzter Tumor (cT2), jedoch multiple Lymphknotenmetastasen (*gepunktete Pfeile* in **G**) bis in die Supraclaviculargrube. 6 Monate nach Laserresektion des Tumors, „neck dissection" beidseits und Radiatio (**H, I**): diffuses postradiogenes Enhancement im Mastikatorraum, perineurale Tumorausdehnung durch das Foramen ovale in den Sinus cavernosus (*gepunkteter Pfeil* in **H**), Befall des Ganglion Gasseri (*gepunkteter Pfeil* in **I**), Enhancement des N. trigeminus (*Pfeilspitze* in **I**), meningealer Befall (*Pfeilspitze* in **H**). ▶

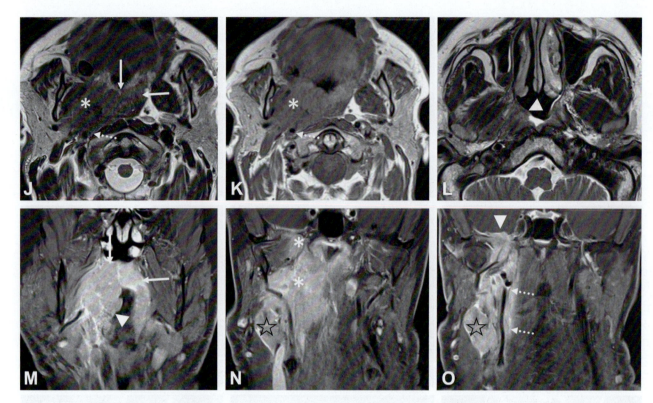

Abb. 3.46 (*Fortsetzung*) **J–O** T4b-Tumor, Ausdehnung auf die Tonsillenloge (*Pfeilspitze* in **M**), den Nasopharynx (*Pfeilspitzen* in **L**), Infiltration des Parapharyngeal- und Mastikatorraums (*weiße Sterne*) sowie der Karotisloge (*gepunktete Pfeile* in **J, K, O**), Ausdehnung durch das Foramen ovale in die mittlere Schädelgrube – hier meningealer Befall (*Pfeilspitze* in **O**); Lymphknotenmetastasen in Level IIA (*schwarze Sterne*). **B–G** CT KM: **B, D, F** axial; **C** sagittal; **E, G** koronar; **H–O** MRT: **H, M–O** T1-w KM FS koronar, **I** T1-w KM axial, **J, L** T2-w axial, **K** T1-w axial. **A** Mit freundlicher Genehmigung von F. Bootz, Bonn. **F–O** Mit freundlicher Genehmigung von S. Kösling, Halle

- LK-Vergrößerung möglich
- keine eindeutigen Kriterien zur Unterscheidung von exophytisch wachsenden Tumoren – im Zweifelsfall histologische Sicherung
- Non-Hodgkin-Lymphom (Abb. 3.47B, C):
  - muskelisodens
  - intermediäre SI in T2-w
  - homogene, geringe KM-Anreicherung
  - meist kein infiltratives Wachstum
  - keine eindeutigen Kriterien zur Unterscheidung, Diagnosestellung durch Histologie
- Tumoren der kleinen Speicheldrüsen (Abb. 3.47D, Abb. 5.31E–H):
  - pleomorphes Adenom (Bildcharakteristika: ▶ Abschn. 5.6.1): scharf begrenzt, keine LK-Vergrößerung
  - adenoid-zystisches Karzinom: bildgebend nicht zu differenzieren
  - Diagnosestellung durch Histologie
- Akute Entzündung mit Einschmelzung (Abb. 3.47E–H):
  - anderes klinisches Bild
  - wenn klinisches Bild nicht eindeutig, Diagnosesicherung durch Histologie

- Sonstige Tumoren (mesenchymale oder neuroendokrine Tumoren; Abb. 3.47I–R):
  - selten bis extrem selten im Oropharynx vorkommend
  - in der Regel submukös gelegen
  - Bildgebung zur Ausdehnungsbeurteilung
  - Diagnosestellung durch Histologie
  - kleine, oberflächlich gelegene Tumoren können sich dem bildgebenden Nachweis entziehen (benigne werden oft ohne Bildgebung abgetragen; Abb. 3.47A)
- Pseudotumor bei Hypoglossusparese: Asymmetrie durch Dorsalverlagerung des Zungengrunds, später fettige Degeneration und Atrophie der Zungenmuskulatur (Abb. 3.47S, T)
- Pseudoläsion bei Schleimretention in der Vallecula – in Zweifelsfällen Wiederholung der Untersuchung in Läsionshöhe nach Abhusten, in E-Phonation oder modifiziertem Valsalva-Manöver (Abb. 3.47U)
- Vaskuläre Low-flow-Malformationen (▶ Abschn. 6.4.5, ▶ Abschn. 6.4.6):
  - hohe SI in T2-w (höher als Karzinome)
  - meist Artdiagnose bereits klinisch bekannt
  - Bildgebung zur Ausdehnungsbeurteilung

3.5 · Tumoren und tumorähnliche Erkrankungen

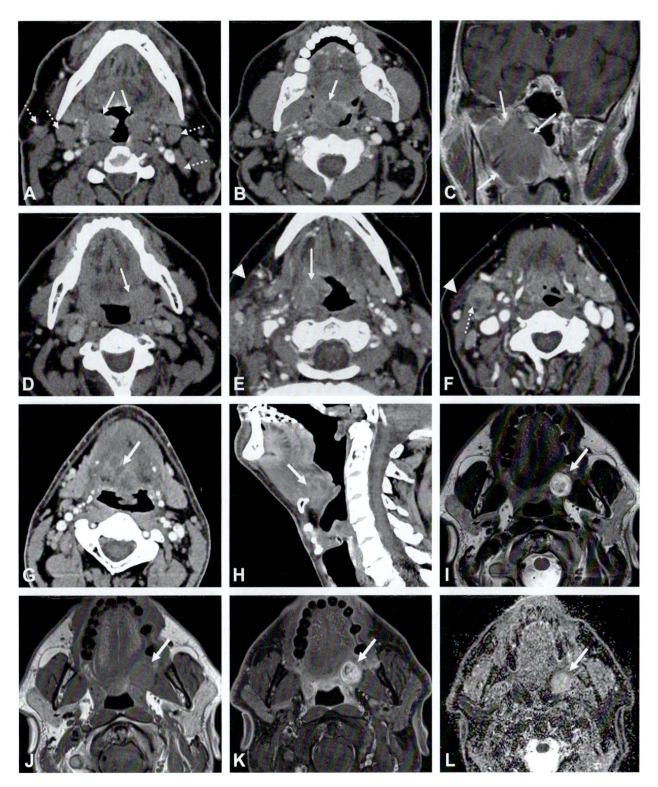

◘ Abb. 3.47 A–U. Differenzialdiagnosen (*Pfeile*) zu Oropharynxtumoren. **A** Tonsillenhyperplasie beidseits, mehrere vergrößerte LK (*gepunktete Pfeile*). Die zusätzlich an der rechten Tonsille vorliegenden, zwei kleinen Fibrome sind im CT nicht abgrenzbar. **B** Hochmalignes NHL des weichen Gaumens, kein LK-Befall. **C** Immunozytom (NHL), den weichen Gaumen, Parapharyngeal- und Mastikatorraum infiltrierend. **D** Adenoid-zystisches Karzinom im Bereich der Tonsillenloge, bildmorphologisch nicht vom Plattenepithelkarzinom zu unterscheiden. **E, F** Leicht inhomogene, vergrößerte Tonsille; vergrößerte LK mit Einschmelzung (*gepunkteter Pfeil*) bei akuter Tonsillitis. Bei fehlendem klinischen Entzündungshinweis Deutung als Malignom möglich. Fettgewebeinduration und Platysmaverdickung (*Pfeilspitzen*) sind diskrete Entzündungshinweise. **G, H** Abszedierende Zungengrundtonsillitis, auch diese ist ohne Kenntnis einer Entzündungskonstellation als Malignom interpretierbar. **I–L** Submuköse, glatt begrenzte raumfordernde Läsion im linken vorderen Gaumenbogen, bildmorphologisch (ADC-Wert: $1,9 \times 10^{-3}$ mm^2/s) wurde an ein pleomorphes Adenom der kleinen Speicheldrüsen gedacht, histologisch lag ein Schwannom vor. ▶

332   Kapitel 3 · Mundhöhle und Pharynx

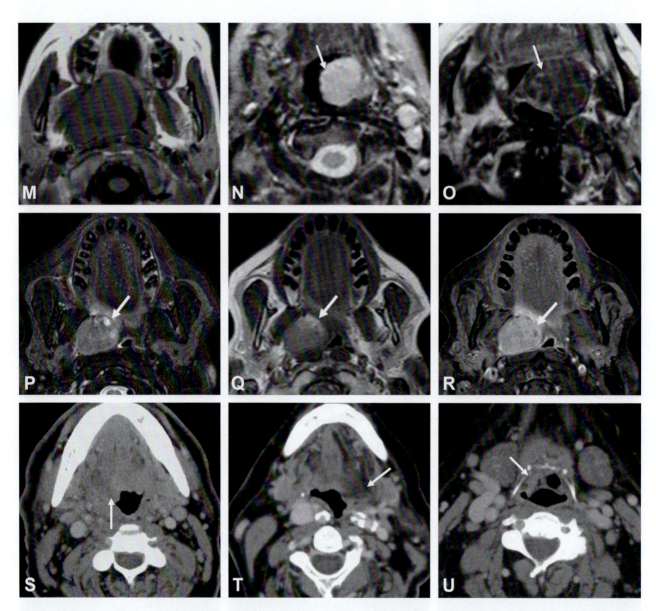

◘ **Abb. 3.47** (*Fortsetzung*) **M** Rhabdomyosarkom bei einem 42-Jährigen. **N, O** Karzinoidmetastase in linken Tonsilleloge. **P–R** Metastase eines malignen Melanoms in der rechten Oropharynxseitenwand; vorgewölbte, aber intakte Schleimhaut; erhöhte T1-SI weist auf Melanin oder Blut hin. **S** Hypoglossusparese rechts mit Dorsalverlagerung des Zungengrundes, wodurch der Eindruck einer Raumforderung entsteht; diskrete Dichteminderung der Zunge durch fettige Degeneration. **T** Länger bestehende Hypoglossusparese links mit fettiger Atrophie der Zungenmuskulatur. Retropharyngealer Verlauf der A. carotis rechts mit Vorwölbung der Pharynxhinterwand. **U** Schleimretention in rechter Vallecula, die eine Raumforderung vortäuscht. **A, B, D–G, S–U** CT KM axial, **H** CT KM sagittal; **C, I–R** MRT: **C** T1-w KM koronar; **I, N** T2-w axial, **J, M, Q** T1-w axial, **K, R** T1-w KM FS axial, **L** axiale ADC-Karte, **O** T1-w KM axial, **P** T2-w FS axial. *NHL* Non-Hodgkin-Lymphom. *ADC* „apparent diffusion coefficient". **A–C, E, F, I–O** Mit freundlicher Genehmigung von S. Kösling, Halle

Hypopharynxkarzinome

Mehr als 95 % aller Hypopharynxkarzinome sind Plattenepithelkarzinome. Bei Postkrikoidkarzinomen kann eine Assoziation mit dem Plummer-Vinson-Syndrom bestehen. Hypopharynxkarzinome gehen zu ca. 70–80 % vom Sinus piriformis aus und metastasieren frühzeitig. Bei Diagnosestellung liegen in 75 % der Fälle LK-Metastasen in den Levels II–V vor. Karzinome der Vorderwand (postkrikoidale Karzinome) sind selten, solche der Hinterwand sehr selten. Als Besonderheit metastasieren postkrikoidale Karzinome zuerst in Level III. Hypopharynxkarzinome breiten sich oft submukös aus. Die Einteilung der N-Kategorien entspricht derjenigen der Mundhöhle (◘ Tab. 3.6). Die Kriterien der T-Kategorie sind in ◘ Tab. 3.9 zusammengestellt (s. auch ◘ Abb. 3.48; ◘ Abb. 3.49; ◘ Abb. 3.50). Die Beurteilung der Stimmlippenbeweglichkeit als ein Kriterium für die Zuordnung der T-Kategorie erfolgt klinisch.

- **Klinische Befunde**
- Lange klinisch stumm
- Globusgefühl, Brennen im Hals, Dysphagie, Odynophagie sowie Schmerzen, die zum Ohr ziehen
- Heiserkeit (Befall des N. laryngeus recurrens (selten), der Aryknorpel oder des paraglottischen Raumes mit Stimmlippenfixierung)
- Zervikale LK-Metastasen: häufiges Erstsymptom
- Untersuchungsverfahren der Wahl zur Tumordetektion: Spiegeluntersuchung und Endoskopie (in Narkose)

- **Bildgebung**
- Bei schlecht einsehbarem Sinus piriformis kann eine Schnittbilduntersuchung vor geplanter Panendoskopie richtungsweisend sein
- CT:
  - bevorzugte Methode für Ausbreitungsbeurteilung
  - aufgrund sehr kurzer Untersuchungszeit besonders für Patienten mit Dyspnoe (Larynxbefall) geeignet
  - bei Schwierigkeiten der differenzialdiagnostischen Abgrenzung eines umschriebenen Sinus-piriformis-Karzinoms von einem kollabierten Sinus piriformis Wiederholung der Untersuchung in Tumorhöhe mit Valsalva-Manöver oder I-Phonation
- MRT: nur bei gut kooperationsfähigen Patienten geeignet

◘ **Tab. 3.9** Klinische T-Klassifizierung maligner Neoplasien des Hypopharynx (außer malignes Lymphom und Melanom) nach Union Internationale Contre le Cancer (Version 8)

Kategorie		Ausbreitung
Tx		Primärtumor kann nicht eingeordnet werden
T0		Kein Nachweis eines Primärtumors
Tis		Carcinoma in situ
T1		Tumor auf einen Unterbezirk des Hypopharynx begrenzt und/oder ≤ 2,0 cm in größter Ausdehnung
T2		Tumor infiltriert mehr als einen Unterbezirk des Hypopharynx oder einen benachbarten Bezirk oder misst > 2,0 cm, aber ≤ 4,0 cm in größter Ausdehnung; keine Fixierung des Hemilarynx
T3		Tumor misst > 4,0 cm in größter Ausdehnung oder Tumor mit Fixierung des Hemilarynx oder Infiltration der Mukosa des Ösophagus
T4	a	Tumor infiltriert Nachbarstrukturen, z. B. Schild- und Ringknorpel, Zungenbein, Schilddrüse, Ösophagus, zentrale Weichteile des Halses
	b	Tumor infiltriert die prävertebrale Faszie, umschließt die A. carotis oder infiltriert das Mediastinum

Die zentralen Weichteile des Halses schließen die gerade Halsmuskulatur und das subkutane Fett ein. Unterbezirke des Hypopharynx sind Hypopharynxvorderwand (Postkrikoid), Sinus piriformis und Hypopharynxhinterwand.

Karzinome des Sinus piriformis
- Ausbreitungswege (◘ Abb. 3.48; ◘ Abb. 3.49):
  - submukös in Hinter- und Vorderwand sowie in aryepiglottische Falte
  - in paraglottischen Raum (Stimmlippenfixierung), präepiglottisches Fettgewebe und Zungengrund
  - Schildknorpelarrosion – zunächst von innen, später Durchbruch
  - Übergriff auf Taschenfalte, Aryknorpel und superioren Ringknorpel, später auf die Glottis
  - Infiltration von prälaryngealer Muskulatur und lateralen Halsweichteilen
  - sehr spät Infiltration der prävertebralen Muskulatur und Übergang auf den Ösophagus

334 Kapitel 3 · Mundhöhle und Pharynx

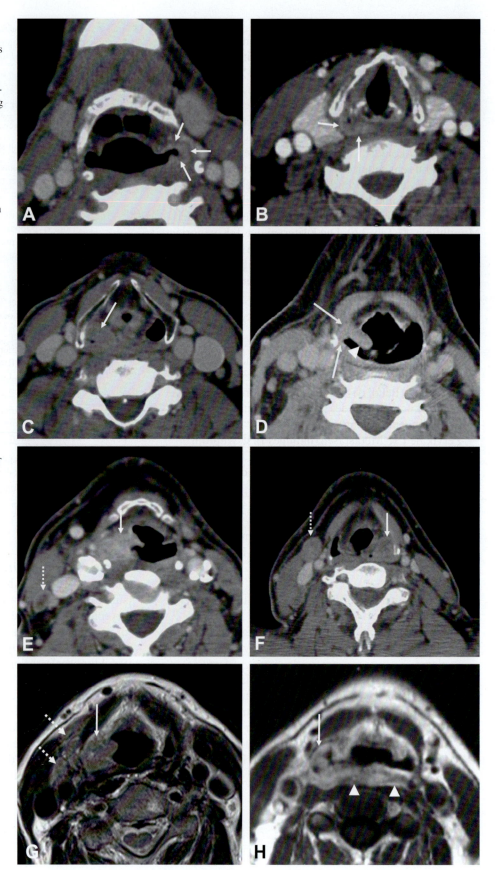

Abb. 3.48 A–H. Plattenepithelkarzinome des Hypopharynx. **A** Auf den Sinus piriformis beschränkte Mukosaverdickung (*Pfeile*); cT1. **B** Mukosaverdickung im Apex des Sinus piriformis (*Pfeile*); cT1. **C, D** Verlegung des rechten Sinus piriformis durch den Tumor (*Pfeile*), linker Sinus piriformis ist entfaltet. Klinisch keine Fixation des Hemilarynx. Untersuchung mit Valsalva-Manöver (**D**) mit besserer Ausdehnungsbeurteilung: Infiltration der aryepiglottischen Falte (*Pfeilspitze*; ihre Hinterwand zählt zum Hypopharynx), die Hypopharynxhinterwand ist nicht infiltriert; cT2. **E** Sinuspiriformis-Karzinom (*Pfeil*) mit ipsilateraler Lymphknotenmetastase (*gepunkteter Pfeil*). **F** Sinus-piriformis-Karzinom links (*Pfeil*) mit kontralateraler Lymphknotenmetastase (*gepunkteter Pfeil*). **G** Sinus-piriformis-Karzinom rechts (*Pfeil*) mit suspekten ipsilateralen Lymphknoten (*gepunktete Pfeile*). **H** Sinus-piriformis-Karzinom (*Pfeil*) mit Ausdehnung auf die Hypopharynxhinterwand bis zur Gegenseite (*Pfeilspitzen*), cT2. **A–F** CT KM axial; **G** MRT T2-w axial, **H** MRT T1-w KM axial. **B, H** Mit freundlicher Genehmigung von S. Kösling, Halle

3.5 · Tumoren und tumorähnliche Erkrankungen

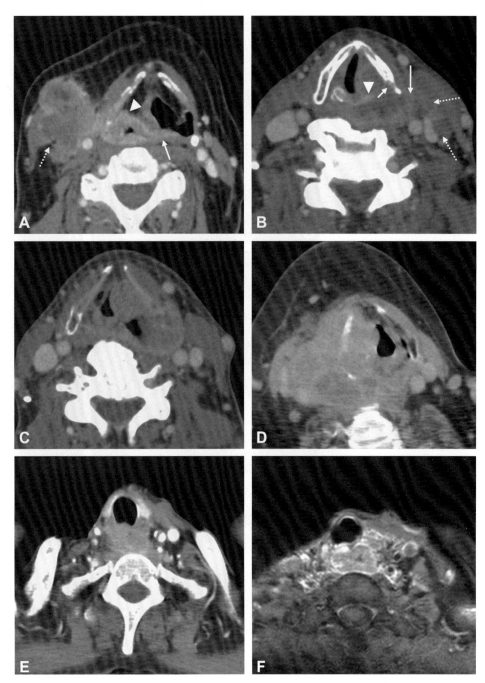

Abb. 3.49 A–J. Plattenepithelkarzinome des Hypopharynx. **A** Befall von Sinus piriformis und Hinterwand (*Pfeil*), Infiltration des paraglottischen Fettgewebes (*Pfeilspitze*; cT3). Große, unscharf begrenzte ipsilaterale Lymphknotenmetastase (*gepunkteter Pfeil*) mit Infiltration des M. sternocleidomastoideus im Sinne eines Kapseldurchbruchs (cN3b). **B** Einbruch in den Larynx, Arrosion des Schild- (*kurzer Pfeil*) und Ringknorpels (*Pfeilspitze*), Durchbruch in die lateralen Halsweichteile (*langer Pfeil*); Lymphknotenmetastasen (*gepunktete Pfeile*). Stimmlippenstillstand links; cT4a. **C** Larynxinfiltration, Schildknorpeldestruktion und Durchbruch in die lateralen Halsweichteile; cT4a. **D** Destruktion von Schild- und Ringknorpel und Ummauerung der A. carotis communis; cT4b. **E, F** Infiltration des proximalen Ösophagus, T4a-Kriterium.

336   Kapitel 3 · Mundhöhle und Pharynx

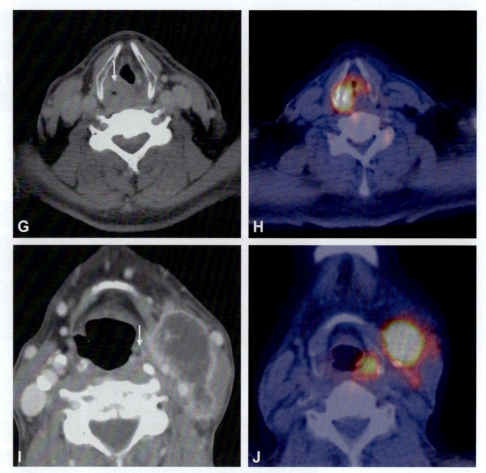

Abb. 3.49 (*Fortsetzung*) **G, H** KM CT vs. PET-CT: mit beiden Methoden eindeutige Darstellung des T2-Hypopharynxkarzinoms (*Pfeil*). **I, J** KM CT vs. PET-CT: kleines T1-Sinus-piriformis-Karzinom (mit N3b-Lymphknotenmetastase). Das Primum (*Pfeil*) ist im PET-CT wesentlich besser zu identifizieren. **A–E, G, I** CT KM axial; **F** MRT T1-w KM FS axial; **H, J** ^{18}FDG-PET-CT

3.5 · Tumoren und tumorähnliche Erkrankungen

Karzinome der Postkrikoidregion
- Ausgangsort (Hypopharynxvorderwand) endoskopisch besser erkennbar – im Schnittbild liegen Hypopharynxvorder- und -hinterwand hinter dem Larynx dicht aufeinander
- Konvexe hintere Tumorgrenzfläche deutet indirekt auf Ausgang von der Hypopharynxvorderwand hin (◘ Abb. 3.50A–D)
- Verlagerung des Kehlkopfs nach vorn, Ary- und Ringknorpelinfiltration von dorsal
- Übergriff auf den Sinus piriformis beidseits, später auf den Ösophagus

Karzinome der Hypopharynxhinterwand
- Ausdehnung zunächst submukös in den Sinus piriformis (◘ Abb. 3.50G, H)
- Häufig flaches, kraniokaudales Wachstum entlang der Pharynxhinterwand (◘ Abb. 3.50E, F), später Übergang auf den Ösophagus
- Spät Einbruch in Retropharyngeal- und Prävertebralraum

Bildgebende Differenzialdiagnosen
- Pseudoläsion: kollabierter Sinus piriformis (◘ Abb. 3.7) – in Zweifelsfällen Wiederholung der Untersuchung in Läsionshöhe in E-Phonation oder mit Valsalva-Manöver
- Non-Hodgkin-Lymphom (◘ Abb. 3.51A):
  - isolierter Hypopharynxbefall sehr selten
  - muskelisodens in T1-w
  - intermediäre SI in T2-w
  - homogene, meist geringe KM-Anreicherung
  - meist kein infiltratives Wachstum
  - Diagnosestellung durch Histologie
- Retropharyngealer Abszess (◘ Abb. 3.16D, ◘ Abb. 3.17 A):
  - anderes klinisches Bild
  - beim „reifen" Abszess kräftig KM-aufnehmende Abszessmembran, zentrale Einschmelzung (hypointens in T1-w, hyperintens in T2-w), perifokale streifige Verdichtungen („dirty fat")
  - bei nicht eindeutigem klinischenm Bild ist die bildgebende Artdiagnostik nicht immer zweifelsfrei möglich
- Vaskuläre Low-flow-Malformation (▶ Abschn. 6.4.5; ▶ Abschn. 6.4.6; ◘ Abb. 3.51B–D):
  - hohe SI in T2-w (höher als bei Karzinomen)
  - meist Artdiagnose bereits klinisch bekannt
  - Bildgebung zur Ausdehnungsbeurteilung
- Tumoren der kleinen Speicheldrüsen:
  - im Hypopharynx Raritäten
  - Diagnosestellung durch Histologie

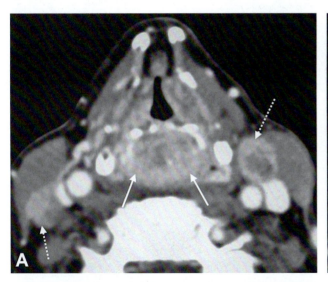 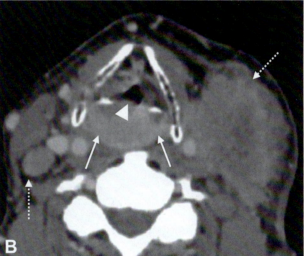

◘ **Abb. 3.50 A–H.** Plattenepithelkarzinome des Hypopharynx. **A** Raumfordernde Läsion hinter dem Larynx (*Pfeile*). Klinisch keine Larynxfixation – postkrikoidales Karzinom (cT2). Lymphknotenmetastasen im Level III (*gepunktete Pfeile*). **B** Postkrikoidales Karzinom (*Pfeile*; cT4a). Klinisch Larynxfixation, bildgebend Infiltration der Larynxhinterwand (*Pfeilspitze*). Lymphknotenmetastasen im Level III (*gepunktete Pfeile*; cN3b). ▶

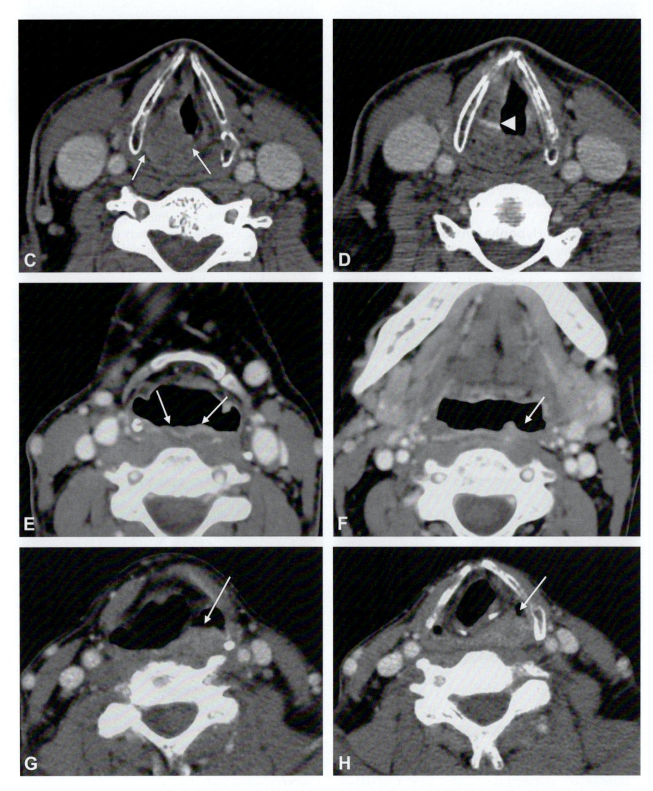

Abb. 3.50 (*Fortsetzung*) **C, D** Rechtsbetontes postkrikoidales Karzinom (*Pfeile*) mit Übergriff auf den Larynx, Ventralverlagerung des Aryknorpels (*Pfeilspitze*), klinisch fixierter Hemilarynx; cT3. **E, F** Endoskopisch gut, bildgebend schlecht abgrenzbares Karzinom, das sich im Schleimhautniveau über 7 cm entlang der Hypo- und Oropharynxhinterwand (*Pfeile*) erstreckt; cT3. **G, H** Umschriebenes Hypopharynxhinterwandkarzinom (*Pfeile*), das sich in den Sinus piriformis ausdehnt und den Larynx links nach vorn verlagert, jedoch nicht infiltriert. Klinisch keine Larynxfixation; cT2. CT KM axial. Mit freundlicher Genehmigung von S. Kösling, Halle

3.5 · Tumoren und tumorähnliche Erkrankungen

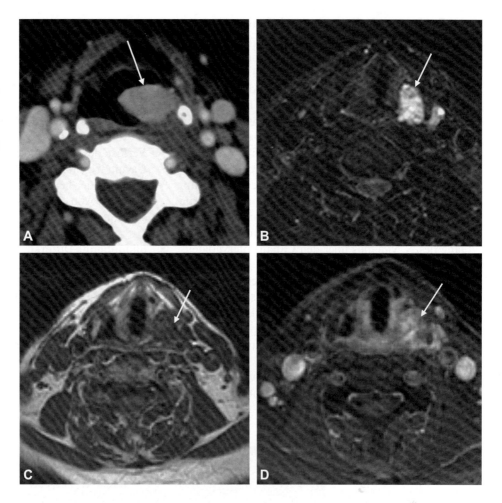

◘ **Abb. 3.51 A–D.** Differenzialdiagnosen zu Hypopharynxkarzinomen – jeweils bei Spiegeluntersuchung entdeckte Raumforderung im Sinus piriformis (*Pfeile*), in **B–D** bläulich schimmernd. **A** Deutlich KM-anreichernd, histologisch: Immunozytom. **B–D** Venöse Malformation. **A** CT KM axial; **B–D** MRT axial: **B** T2-w FS, **C** T1-w, **D** T1-w KM FS. Mit freundlicher Genehmigung von S. Kösling, Halle

3.5.6 Perineurale Tumorausdehnung

Grundsätzliches zur perineuralen Tumorausdehnung wurde bereits beschrieben (▶ Abschn. 1.8.10). Schlüsselregionen für Pharynx und Mundhöhle sind:
- Mastikatorraum (Infiltration durch Tumoren des Nasopharynx und des weichen Gaumens): Wachstum entlang des N. mandibularis (V$_3$) über das Foramen ovale nach intrakraniell
- Fossa pterygopalatina (Einbezug durch Nasopharynxtumoren über das Foramen sphenopalatinum oder durch Tumoren des harten Gaumens über die Canales nervi palatini): Wachstum entlang des N. maxillaris (V$_2$) über das Foramen rotundum oder entlang des N. vidianus über den Canalis pterygoideus nach intrakraniell
- Unterkiefer (Infiltration durch Tumoren des Mundbodens und des retromolaren Dreiecks): Wachstum entlang des N. alveolaris inferior (stärkster Ast von V$_3$) in den Mastikatorraum (weiter wie oben beschrieben) oder in das Knochenmark der Mandibula

Die Detektion einer perineuralen Tumorausdehnung ist schwierig, das periphere Wachstum entzieht sich oft dem Nachweis.

- **Bildgebende Befunde**
- Erweiterung von Fossa pterygopalatina, Foramen ovale/rotundum, Canalis pterygoideus – Fettverlust in den Kanälen (◘ Abb. 3.52A, B; ◘ Abb. 3.53D; ◘ Abb. 3.30 F; ◘ Abb. 3.38D; ◘ Abb. 3.46H)
- Volumenzunahme des betroffenen Nervs, gesteigerte KM-Aufnahme (MRT wesentlich sensitiver; ◘ Abb. 3.52B; ◘ Abb. 3.38D; ◘ Abb. 3.46H)
- Verlust des Flüssigkeitssignals bei Infiltration des Cavum trigeminale (◘ Abb. 3.52D; ◘ Abb. 3.46H, I)
- Atrophie der betroffenen Muskelgruppe im Spätstadium (◘ Abb. 3.53), gesteigerte KM-Aufnahme im subakuten Stadium

- **Bildgebende Differenzialdiagnosen**
- Nervales Enhancement bei Entzündung (◘ Abb. 3.42I) – Zusammenschau sämtlicher klinischer, bildgebender und ggf. histologischer Befunde, Foramina selten erweitert
- Pseudoläsion: Vortäuschen eines nervalen Enhancements durch variabel ausgebildeten Venenplexus im Mastikatorraum (◘ Abb. 3.3D, E), Fehlen eines Primärtumors
- Tumordurchbruch – verschiedene maligne oder benigne Tumoren durchbrechen oder infiltrieren die

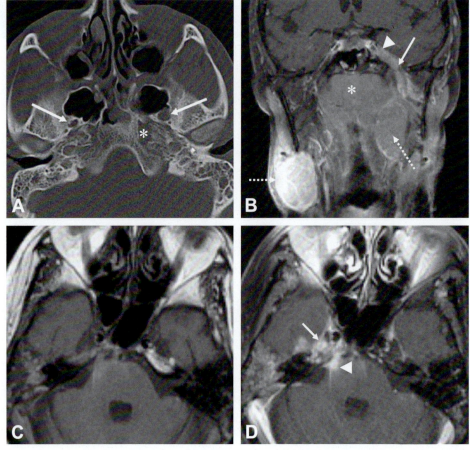

◘ **Abb. 3.52** A–D. Perineurales Tumorwachstum. **A** Asymmetrie der Foramina ovalia (*Pfeile*) mit Aufweitung links bei einem Nasopharynxkarzinom. Zusätzlich aufgeweitetes Foramen lacerum (*Stern*) infolge eines direkten Durchbruchs. **B** Aufweitung des linken Foramen ovale durch verdickten, KM anreichernden N. mandibularis (*Pfeil*) bei einem Nasopharynxkarzinom (*Stern*) mit Infiltration der Mastikatorloge, Ausdehnung in den Sinus cavernosus (*Pfeilspitze*), Lymphknotenmetastasen beidseits (*gepunktete Pfeile*). **C, D** Tumorabsiedelung im Ganglion trigeminale (*Pfeil*) und Wachstum entlang des N. trigeminus (*Pfeilspitze*) in Richtung Pons. Infiltration von Meningen, mesialem Temporallappen sowie Felsenbeinspitze bei einem Nasopharynxkarzinom; Begleitentzündung im Schläfenbein als Folge der Tubenverlegung. **A** HR-CT axial; **B–D** MRT: **B** T1-w KM FS koronar, **C** T1-w axial, **D** T1-w KM FS axial

3.6 • Posttherapeutische Bildgebung

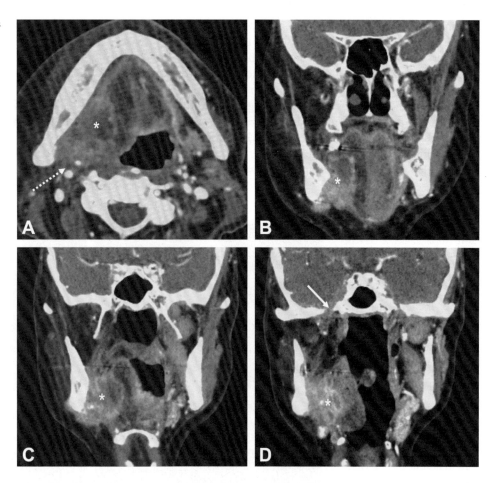

◨ **Abb. 3.53 A–D.** Perineurales Tumorwachstum. Submukös wachsendes Adenokarzinom (*Sterne*) des Mundbodens der T4b-Kategorie mit Infiltration der Karotisloge (*gepunkteter Pfeil*), Ausdehnung entlang von N. alveolaris inferior (nicht direkt nachweisbar) und N. mandibularis (*Pfeil*) in den Sinus cavernosus. Beinahe komplette Atrophie der Kau-, Zungen- und Mundbodenmuskulatur infolge Parese der Hirnnerven V$_3$ und XII. CT KM: **A** axial, **B–D** koronar. Mit freundlicher Genehmigung von S. Kösling, Halle

Schädelbasis, vorzugsweise zunächst entlang von Schwachstellen (z. B. Foramen lacerum), was keine perineurale Ausdehnung darstellt

3.6 Posttherapeutische Bildgebung

Die Schnittbildgebung ist im Rahmen der posttherapeutischen Kontrolle maligner Tumoren ein wichtiges Verfahren zur Aufdeckung von Resttumoren oder Rezidiven sowie zur Planung einer gezielten Probenentnahme aus suspekten Arealen. Tumorrezidive können in bis zu 40 % der Fälle früher erkannt werden als mittels klinischer Untersuchung. Einschränkungen gelten für Veränderungen im Schleimhautniveau, die mittels klinisch-endoskopischer Untersuchung sicherer beurteilt werden können. 3–4 Monate nach Therapieende ist die Wundheilung abgeschlossen, Lappenplastiken sind eingewachsen, und das radiogene Ödem ist rückläufig. Daher eignet sich dieser Zeitpunkt für eine Basisuntersuchung. Weitere bildgebende Kontrollen sind bei unauffälligem klinischem Verlauf zunächst halb-, nach 2 Jahren jährlich sinnvoll.

Die Entscheidung, welches Verfahren einzusetzen ist, hängt von der ursprünglichen Tumorlokalisation und von patientenbedingten Faktoren ab. Am Nasopharynx ist die MRT zu bevorzugen. Im Mundhöhlen- und Oropharynxbereich muss abgewogen werden, inwieweit Zahnfüllungen, Implantate und Rekonstruktionsplatten zu Artefakten führen. Rekonstruktionsplatten aus Titan verursachen sowohl bei der CT als auch bei der MRT kaum Artefakte. Wenn zu erwarten ist, dass die Patienten die längere MRT-Untersuchungszeit nicht tolerieren (oft nach Therapie von Larynx- und Hypopharynxkarzinomen), ist die CT vorzuziehen. Obwohl die MRT durch die verbesserte Weichteildifferenzierung sensitiver ist, bleibt die Differenzierung von vitalem und avitalem Tumorgewebe einerseits und Granulationsgewebe andererseits mit beiden Methoden schwierig – Verlaufsbeurteilungen erhöhen die Sicherheit. Die PET liefert zusätzlich metabolische Informationen, wodurch die Differenzierung zwischen Narbe und Rezidiv (höherer Glukosestoffwechsel) erleichtert wird – die PET sollte jedoch nur kombiniert als PET-CT oder PET-MRT eingesetzt werden, um eine exakte anatomische Lokalisierung zu ermöglichen. Der Wert der Diffusions- (DWI) und Perfusionsbildgebung (PWI) bei dieser Fragestellung ist noch nicht abschließend geklärt; optimale Bildqualität vorausgesetzt, kann die DWI wichtige differenzialdiagnostische Hinweise geben.

Die derzeit hauptsächlich im Rahmen von Studien adjuvant eingesetzte immunmodulierende Therapie erschwert die bildgebende Beurteilung des Therapieeffektes deutlich und erfordert oft Kontrollen in engeren Zeitabständen. Zu beachten sind Effekte wie Pseudoprogress (durch Entzündungsreaktion und Nekrotisierung, am stärksten nach 1–2 Monaten, danach rückläufig; bei Kopf-Hals-Karzinomen selten vorkommend), Hyperprogress (Tumorvergrößerung um den Faktor 2, bei Kopf-Hals-Karzinomen häufiger als Pseudoprogress) und die Detektion vormals okkulter Läsionen.

Unabhängig von der Therapieform sind für eine korrekte Bildinterpretation notwendig:
- Vergleich mit der prätherapeutischen Schnittbildgebung
- Informationen zu Art und Zeitpunkt therapeutischer Maßnahmen
- Kenntnisse des posttherapeutischen Normalbilds

3.6.1 Normale postoperative Veränderungen

Veränderungen durch Tumorresektion
- Bei ausschließlicher Resektion je nach Ausmaß unterschiedlich ausgeprägter Defekt mit konsekutiver

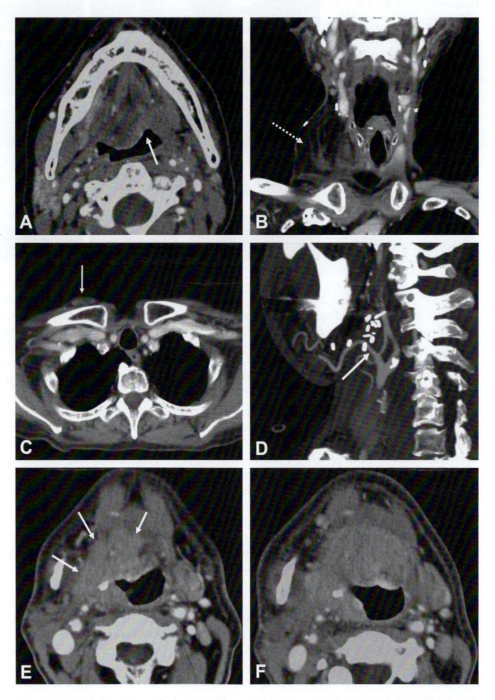

Abb. 3.54 A–F. Postoperative Normalbilder. **A** Gewebedefekt (*Pfeil*) bei Z. n. Resektion eines Oropharynxkarzinoms links – dadurch Prominenz des rechten Zungengrundes. **B, C** Z. n. Pektoralis-major-Lappen und „neck dissection" beidseits, Vorwölbung des fettig degenerierten Lappens (*gepunkteter Pfeil*) rechts zervikal, ventral der Clavicula ist der Lappenstiel (*Pfeil*) erkennbar. **D** Z. n. freiem Osteomyokutanlappen, auf die A. carotis externa nach Abgang der A. pharyngea ascendens End-zu-End mikrovaskulär anastomosierte Transplantatarterie (*Pfeil*). **E, F** Im Bildvergleich nach 2 Monaten (**F**) rückläufige KM-Anreicherung in muskulären Lappenanteilen (*Pfeile*) bei Z. n. Oropharynxkarzinomresektion und Lappenplastik. CT KM: **A, C, E, F** axial, **B** koronar, **D** dünnschichtige MIP einer CTA. *MIP* Maximumintensitätsprojektion. **A, E, F** Mit freundlicher Genehmigung von S. Kösling, Halle

Asymmetrie (Normalanatomie der Gegenseite kann als Raumforderung/Tumor fehlinterpretiert werden; ◘ Abb. 3.54A)
— Bei Resektionen mit Rekonstruktion unter Umständen ipsilaterales Gewebeplus. Es stehen verschiedene Rekonstruktionsoptionen zur Verfügung:
  – gestielte Lappen (z. B. Pectoralis-major-Lappen): benötigt keine mikrovaskuläre Anastomose, wird in einem subkutanen Tunnel über die Klavikula nach kranial geführt (◘ Abb. 3.54B, C)
  – freie Lappen (u. a. Radialis-, Oberarm-, Oberschenkellappen; „anterolateral thigh", ALT): werden mikrovaskulär an Äste der ACE (Aa. thyreoidea superior, facialis) anastomosiert (◘ Abb. 3.54D)
  – Osteomyokutanlappen (Peroneus-, Beckenkamm- und Skapulalappen): Wiederherstellung der knöchernen Integrität der Mandibula nach kontinuitätsunterbrechender Unterkieferresektion, um eine Implantat- oder Prothesenversorgung zu ermöglichen (◘ Abb. 3.55)
- „Pharynxschlauch" (◘ Abb. 3.56A):
  – Wiederherstellung der Schluckstraße nach Pharynx(teil)resektion – Defektdeckung auch durch Lappenplastiken (Pektoralis- oder Radialislappen)
  – bei intraluminaler Faltenbildung → Fehlinterpretation als intraluminales Rezidiv möglich (◘ Abb. 3.61E, F)
- Jejunuminterponate bei längerstreckigen Pharynxdefekten (◘ Abb. 3.56B):
  – geringere Morbiditäts- und Mortalitätsrate als die bei der Kopf-Hals-Chirurgie sehr selten eingesetzten Koloninterponaten (◘ Abb. 3.56C)
  – tolerieren postoperative Radiatio besser als Koloninterponate
  – werden zunehmend durch Radialislappen ersetzt (◘ Abb. 3.56D–F)

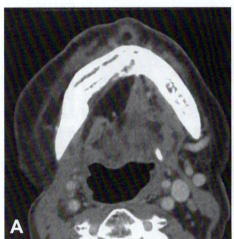 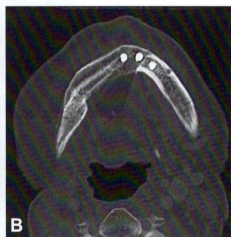

◘ **Abb. 3.55 A, B.** Postoperatives Normalbild bei eingeheiltem Osteomyokutanlappen und Osteosynthesematerial. Z. n. Resektion eines anterioren Mundbodenkarzinoms mit Unterkieferteilresektion. **A, B** CT KM axial: **A** Weichteilfenster, **B** High-resolution-Modus

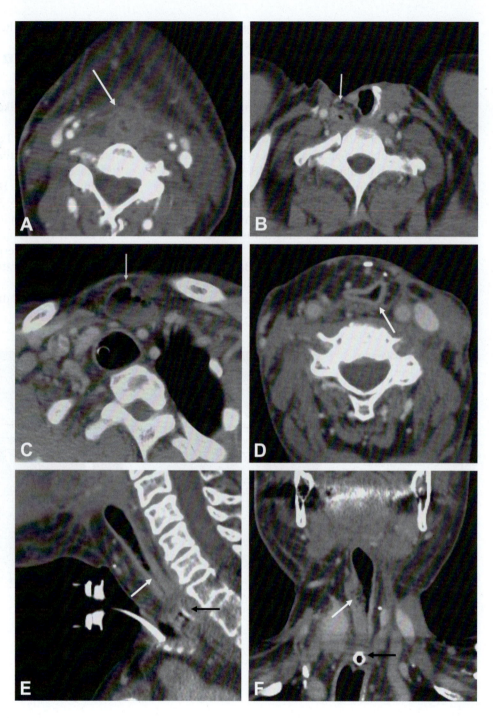

Abb. 3.56 A–F. Postoperative Normalbilder. **A** Rekonstruktion der Schluckstraße durch Pharynxschlauch (*Pfeil*). Eine Woche nach Resektion eines Hypopharynxkarzinoms mit Laryngektomie, postoperativ Resthämatom und Lymphödem. **B** Jejunuminterponat (*Pfeil*) und Kehlkopfteilresektion rechts. **C** Koloninterponat (*Pfeil*) bei einem Patienten mit Ösophagusatresie, Nebenbefund: Trachealkanüle, Thoraxdeformität bei Skoliose. **D–F** Rekonstruktion des Pharynx mittels Radialislappen (*weiße Pfeile*) bei kombinierter Larynx- und Pharynxresektion (Salvage-Operation). Versorgung mit Trachealkanüle und Stimmprothese (*schwarze Pfeile*). CT KM: A–D axial, E sagittal, F koronar

- Transplantate sind gekennzeichnet durch:
  - unterschiedlichen Anteil an subkutanem Fett- und Muskelgewebe – Letzteres kann über Monate verstärkt KM anreichern (Abb. 3.54E, F)
  - Plus an Gewebe auf der betroffenen Seite (Abb. 3.54B)
  - zunehmende fettige Degeneration und Atrophie der Muskulatur durch Denervierung, insbesondere bei freien Transplantaten (Abb. 3.57A–C)
  - Narbenbildung entlang der Transplantatränder mit strangförmiger KM-Aufnahme, die 6–12 Monate lang anhalten kann
- Stimmprothesen:
  - nach Laryngektomie zwischen Ösophagus und Trachea eingesetzt
  - Schleimhautreizungen und -entzündungen sowie selten auftretende Fistelungen → endoskopische, ggf. auch bioptische Sicherung (Abb. 3.58) der Dignität

3.6 · Posttherapeutische Bildgebung

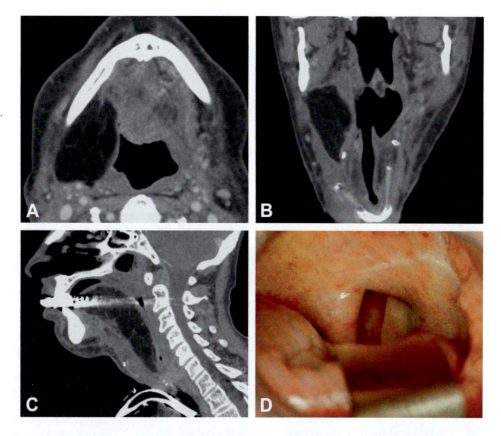

Abb. 3.57 A–D. Postoperative Normalbilder. **A, B** Lappenplastik zur Defektdeckung nach Resektion eines Orohypopharynxkarzinoms rechts. Fettige Lappendegeneration. **C** Z. n. Glossektomie; Rekonstruktion mittels Lappenplastik. **D** Unterarmlappen zur Rekonstruktion der Oropharynxseitenwand. **A–C** CT KM: **A** axial, **B** koronar, **C** sagittal. **D** Fotodokumentation. **D** Mit freundlicher Genehmigung von F. Bootz, Bonn

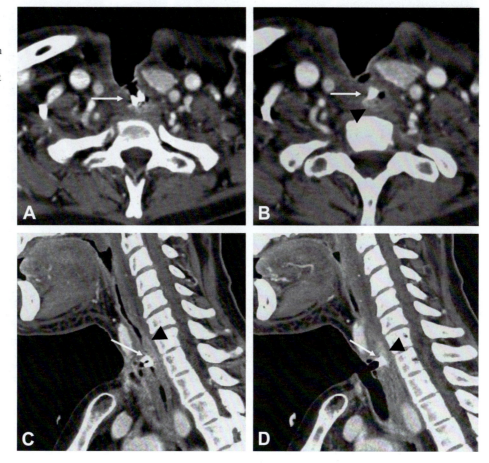

Abb. 3.58 A–D. Stimmprothese (*Pfeile*). Z. n. Laryngektomie und Radiatio bei Hypopharynxkarzinom. Umschriebene, in ihrer Dignität bildgebend nicht sicher einzuschätzende, verstärkt KM-anreichernde Schleimhautschwellung im Ösophagus (*Pfeilspitzen*) – klinisch kein Rezidiv. CT KM: **A, B** axial, **C, D** sagittal. Mit freundlicher Genehmigung von S. Kösling, Halle

Veränderungen durch Lymphknotenresektion

- Lymphknotenresektion („neck dissection") je nach Tumorstadium ein- oder beidseitig mit unterschiedlicher Radikalität:
  - radikale „neck dissection": Entfernung der Lymphknoten in den Levels I–V sowie des N. accessorius, der Gl. submandibularis, des M. sternocleidomastoideus und der V. jugularis interna (Abb. 3.59A, B)
  - erweiterte radikale „neck dissection" (Abb. 3.59C):
    - Entfernung weiterer LK-Stationen sowie von extralymphatischem Gewebe (z. B. Haut, Platysma, Schilddrüse, Gl. parotidea)
    - bei fortgeschrittener, kapselüberschreitender Metastasierung
    - selten Lappenplastik zur Defektdeckung erforderlich

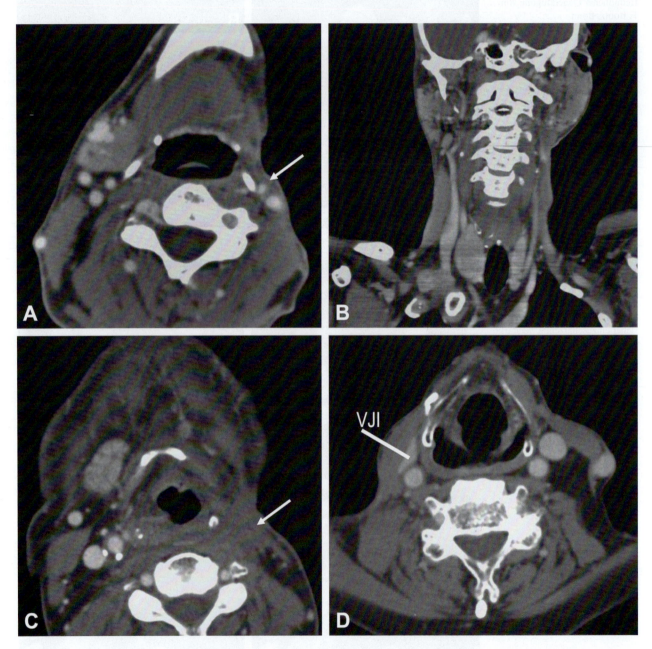

Abb. 3.59 A–F. Postoperative Normalbilder. **A, B** Z. n. radikaler ND. Fehlen der Gl. submandibularis, der VJI und des M. sternocleidomastoideus links, Vernarbung entlang der Karotisloge (*Pfeil*). **C** Z. n. erweiterter radikaler ND mit Resektion der A. carotis communis links, tiefer Gewebedefekt und breite Narbenplatte (*Pfeil*) im Resektionsbereich. **D** Bei Z. n. modifizierter (funktioneller) ND rechts ist kaum mehr Fettgewebe im posterioren Zervikalraum verblieben. M. sternocleidomastoideus und VJI sind erhalten. ▶

3.6 · Posttherapeutische Bildgebung

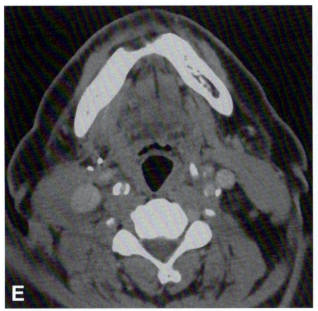 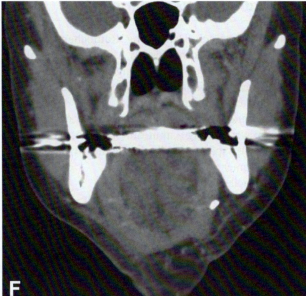

Abb. 3.59 (*Fortsetzung*) **E**, **F** Z. n. selektiver ND links (Gl. submandibularis wurde entfernt, Lymphknotenmetastasen in Level I–II ausgeräumt) und modifizierter ND rechts – deutlich ausgeprägtere postoperative Veränderungen rechts. CT KM: **A**, **C–E** axial, **B**, **F** koronar. *ND* „neck dissection"; *VJI* V. jugularis interna

- modifiziert radikale „neck dissection": Entfernung der Lymphknoten in den Levels I–V, Erhaltung einer oder mehrerer extralymphatischer Strukturen (s. radikale „neck dissection"; Abb. 3.59D)
- selektive „neck dissection": Erhaltung einiger LK-Level (Abb. 3.59E, F)
    - supraomohyoidale „neck dissection": Entfernung der Lymphknoten in den Levels I und II sowie der Gl. submandibularis
    - laterale „neck dissection": Entfernung der LK-Levels II–IV

- Aufgehobene Halssymmetrie bei radikaler „neck dissection" und besonders bei (selten durchgeführter) erweiterter radikaler „neck dissection"
- Subtilere Veränderungen nach modifizierter und selektiver „neck dissection": Volumenminderung von Fetträumen, verminderte Abgrenzbarkeit von Muskeln, Verdickung von Haut und Subkutangewebe, Abflachung der Kontur
- Schiefhals und eingeschränkte Mobilität durch Vernarbungen, insbesondere bei adjuvanter Bestrahlung

3.6.2 Radiogene Veränderungen

Veränderungen nach Bestrahlung, Radiochemotherapie oder alleiniger Chemotherapie (◘ Abb. 3.60) sind abhängig vom Zeitpunkt der Bildgebung nach Therapieende und in ihrer Ausprägung interindividuell variabel. Oft zu beobachtende Befunde sind:

- Verdickung von Haut und Platysma (◘ Abb. 3.61)
- Mukosaverdickung – akut durch Mukositis (◘ Abb. 3.61A–D), später durch chronisches Mukosaödem (nicht immer vorhanden)
- Interstitielles Ödem:
    - verursacht streifige Verdichtung des subkutanen Fettgewebes („dirty fat")
    - akute Phase: resultiert aus akuter Entzündung des bestrahlten Gewebes innerhalb der ersten 2 Wochen mit Endotheldysfunktion und verstärkter Flüssigkeitsextravasation – Verstärkung durch Endothelproliferation (kann zu mikrovaskulärer Obstruktion führen) möglich (◘ Abb. 3.61A–E, G)
    - chronische Phase: Fibroblasteneinsprossung mit zunehmender Gewebefibrosierung (◘ Abb. 3.61F) oder Ödemrückgang durch Kollateralenbildung von Kapillar- und Lymphgefäßen (◘ Abb. 3.61H)
    - in Ausprägung sehr variabel, abhängig von der Bestrahlungsdosis und der Größe des Bestrahlungsfeldes
    - kann über 6 Monate bis zu 2 Jahre deutlich ausgeprägt sein, bei Z. n. „neck dissection" durch Verlust der Lymphgefäße oft verstärkt und prolongiert
- Ehemaliger Tumor:
    - komplette Tumorrückbildung mit Wiederherstellung der Symmetrie (◘ Abb. 3.62A, B)

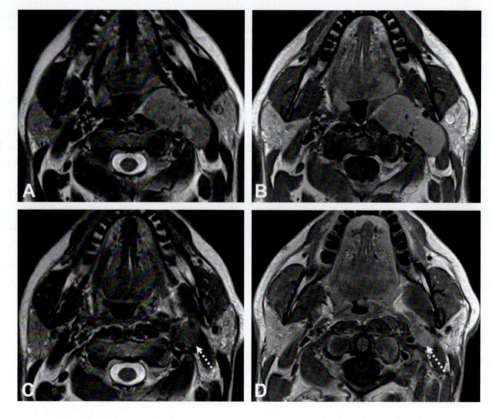

◘ **Abb. 3.60** **A–D.** 3 Monate nach Chemotherapie (**C, D**) eines lymphonodal metastasierten p16-positiven Tonsillenkarzinoms (**A, B**) links. Der Primärtumor ist vollständig zurückgebildet, die Lymphknotenmetastase im Level II deutlich größenregredient (*gepunktete Pfeile*). MRT axial: **A, C** T2-w axial, **B, D** T1-w KM

3.6 · Posttherapeutische Bildgebung

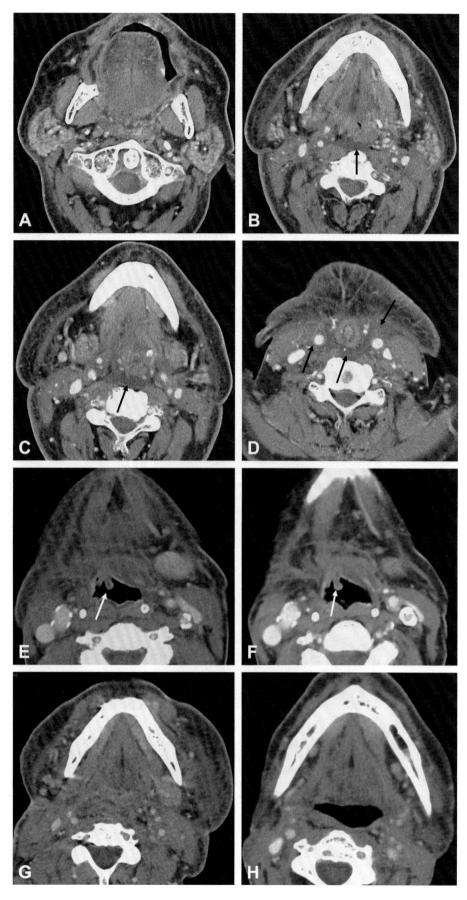

■ **Abb. 3.61 A–H.** Postradiogene Veränderungen. **A–D** Stark ausgeprägte Veränderungen 5 Monate nach Therapieende (Z. n. Laryngektomie, laterale „neck dissection" beidseits, Radiochemotherapie bei Hypopharynxkarzinom): Haut- und Platysmaverdickung, subkutanes Ödem („dirty fat"), Flüssigkeitsstraßen in verschiedenen Räumen (*Pfeile*), Mukosaverdickung (KM-anreichernd) mit Verlegung des Pharynx- und Neopharynxlumens, stark KM-anreichernde Speicheldrüsen im Sinne einer akuten (radiogenen) Sialadenitis. **E, F** Interstitielles Ödem und Platysmaverdickung 3 Monate nach Therapieende (**E**); nach 15 Monaten Rückbildung (**F**) – verstärkte Fettgewebezeichnung jetzt im Sinne einer chronischen interstitiellen Fibrose; intraluminale Falten (*Pfeile*). **G, H** Nach Abschluss der Radiatio (**G**) Haut- und Platysmaverdickung, akutes interstitielles Ödem, Mukositis und Sialadenitis; Rückbildung mit weitgehender Wiederherstellung normaler anatomischer Verhältnisse 3 Jahre nach Radiatio (**H**). CT KM axial. **A–F** Mit freundlicher Genehmigung von S. Kösling, Halle

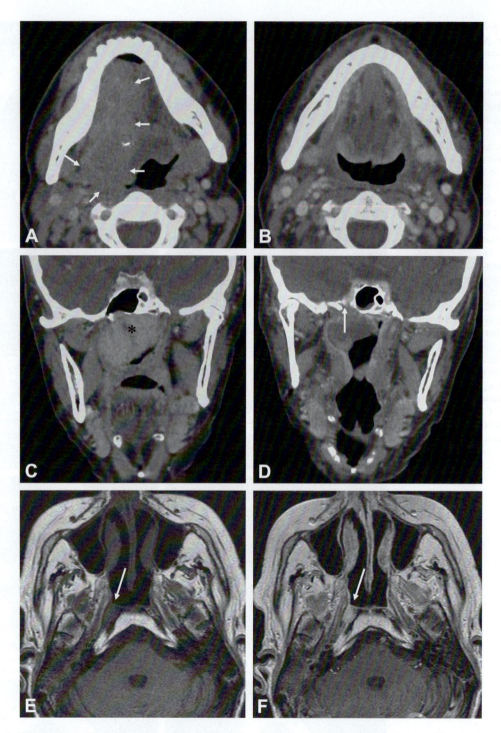

Abb. 3.62 A–I. Postradiogene Veränderungen. **A, B** Oropharynx-/Mundbodenkarzinom (*Pfeile*) der T4a-Kategorie vor (**A**) und 3 Monate nach (**B**) Radiochemotherapie. Wiederherstellung der Symmetrie der Halsweichteile bei kompletter Remission. **C, D** Nasopharynxkarzinom (*Stern*) mit Destruktion des Keilbeinhöhlenbodens (**C**); 6 Wochen nach Beendigung der Radiatio nur geringe Größenabnahme des Tumors bei deutlich verminderter KM-Aufnahme (**D**) – im Resektionspräparat fanden sich noch vereinzelte vitale Tumornester; erweitertes Foramen lacerum durch Tumorinfiltration (*Pfeil*). **E, F** Umschriebene, deutlich KM-anreichernde Gewebeplatte im Recessus lateralis (*Pfeile*) bei Z. n. Therapie eines Nasopharynxkarzinoms. Befundkonstanz seit Jahren, am ehesten Granulationsgewebe entsprechend. ▶

- inkomplette Rückbildung (● Abb. 3.62C, D)
- Rückbildung mit Persistenz von Granulationsgewebe (über Jahre möglich; ● Abb. 3.62E, F) oder fibrotischer Umwandlung avitaler Tumorreste
- Reossifizierung ehemals durch den Tumor zerstörter knöcherner Strukturen: Fehleinschätzung durch die MRT möglich, die CT liefert hier sicherere Informationen (● Abb. 3.62G–I)
- Ehemalige LK-Metastasen: komplette Rückbildung, Verkleinerung, zystische oder fibrotische Umwandlung (● Abb. 3.63)
- Zunächst Sialadenitis (● Abb. 3.61A–C), später Atrophie der Speicheldrüsen
- Atrophie des lymphatischen Gewebes
- Denervierung: sowohl radiogen als auch operativ bedingt möglich (Kau-, Zungen- und Mundbodenmuskulatur)

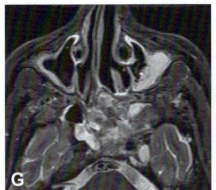
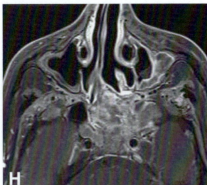
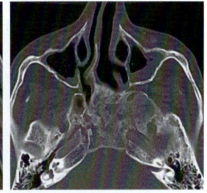

● **Abb. 3.62** (*Fortsetzung*) **G–I** Reossifizierung der Schädelbasis (kein Tumorrest oder -rezidiv) 3 Jahre nach Radiatio eines die Schädelbasis destruierenden Nasopharynxkarzinoms. Die CT liefert in diesem Fall spezifischere Informationen. **A–D, I** CT KM: **A, B, I** axial, **C, D** koronar; **E–H** MRT axial: **E** T1-w, **F** T1-w KM, **G** T2-w FS, **H** T1-w KM FS. **E–I** Mit freundlicher Genehmigung von S. Kösling, Halle

● **Abb. 3.63** **A–D.** Postradiogene Veränderungen. **A, B** Lymphknotenkonglomerat bei CUP-Syndrom vor (**A**) und 4 Jahre nach Bestrahlung (**B**), fibrotisches Residuum. **C, D** Verkleinerung einer Lymphknotenmetastase (*Pfeile*) unter Bestrahlung – nach 5 Monaten (**D**) noch deutliche randständige KM-Anreicherung. CT KM axial. *CUP* „cancer of unknown primary". Mit freundlicher Genehmigung von S. Kösling, Halle

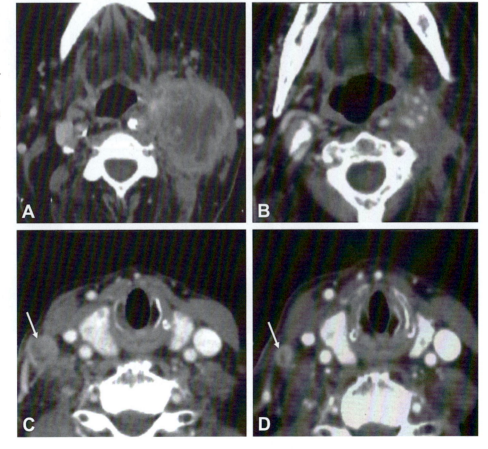

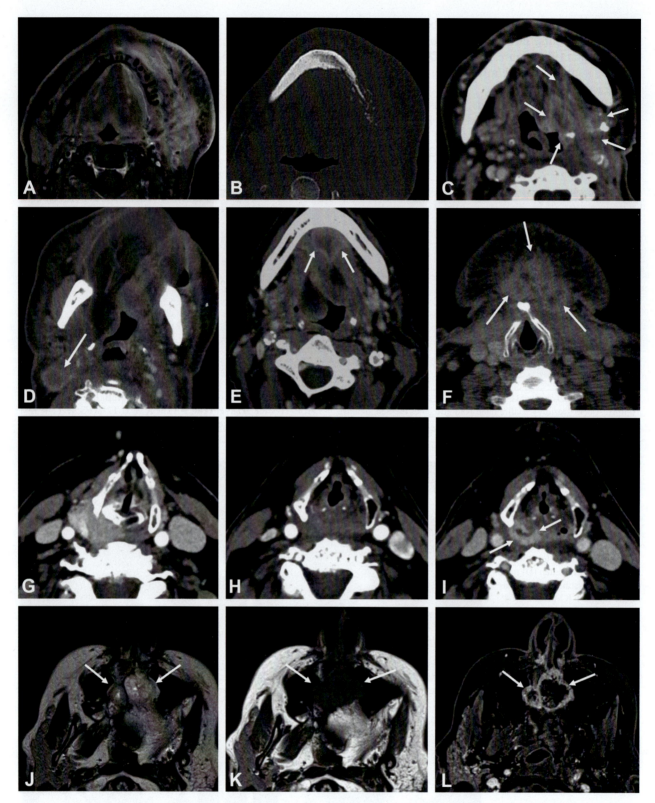

Abb. 3.64 A–L. Pathologische posttherapeutische Veränderungen. **A, B** Ausgedehntes Rezidiv eines Wangenkarzinoms mit Mandibuladestruktion. **C** Lokalrezidiv (*Pfeile*) in Zungengrund und Mundboden nach Radiochemotherapie eines Oropharynxkarzinoms. **D** Ausgeprägtes Lymphödem nach kurativer Radiochemotherapie. Lokale Tumorkontrolle mit Fibrose im ehemaligen Tumorbett (Oropharynxseitenwand rechts), fettige Degeneration der rechten Zungenhälfte bei Hypoglossusparese; aber: Lymphknotenrezidiv (*Pfeil*). **E** Tumorrezidiv im anterioren Mundboden (*Pfeile*). **F** Primäre Radiatio bei Mundbodenkarzinom, Frührezidiv (*Pfeile*) innerhalb von 3 Monaten. Ausgeprägtes Lymphödem. **G–I** Hypopharynxkarzinom rechts (**G**). Kein Tumorrest/-rezidiv 1 Jahr nach kurativer Radiochemotherapie (**H**). Nach einem weiteren Jahr Rezidiv (**I**; *Pfeile*). **J–L** Z. n. Resektion, Rekonstruktion und Radiatio bei adenoid-zystischem Karzinom. Tumorrezidiv (*Pfeile*) am Gaumen unmittelbar am Lappenrand. **A, J–L** MRT axial: **A, L** T1-w KM FS, **J** T2-w, **K** T1-w; **B–I** CT KM axial

3.6.3 Pathologische posttherapeutische Befunde

- Lokale Rezidive:
  - übliche Tumorkriterien: raumfordernde Läsion, vermehrte KM-Aufnahme, Unterbrechung vorgegebener anatomischer Strukturen, Verlegung von Fettspatien (◘ Abb. 3.64A–C, E, I)
  - Erkennbarkeit aufgrund postoperativer Veränderungen erschwert
- Rezidive im Lappenrandbereich (!) bzw. am Rand des ehemaligen Tumors suchen (◘ Abb. 3.64J–L, ◘ Abb. 3.65C)
- Erneute lymphogene Metastasierung (◘ Abb. 3.64D):
  - gleiche Kriterien wie für primäre LK-Metastasen
  - in atypischen Lokalisationen
  - besonders für kleine LK-Metastasen Vergleich mit Voruntersuchung wichtig
- Kutane Metastasierung:
  - klinische Diagnose, Bildgebung zur Beurteilung der Tiefenausdehnung
  - nicht selten am Tracheostomarand (◘ Abb. 3.65A, B, D)
- Ulzerationen, Abszesse, Fisteln: durch fokale Entzündungen an den durch die Radiatio vorgeschädigten Schleimhäuten – bildmorphologisch zum Teil nicht von Rezidiven zu unterscheiden (◘ Abb. 3.66)
- Radiogene Osteonekrose:
  - Knochendemineralisations- und Osteolysezonen, im Intervall (typische Latenzzeit ein bis drei Jahre) nach Bestrahlung auftretend

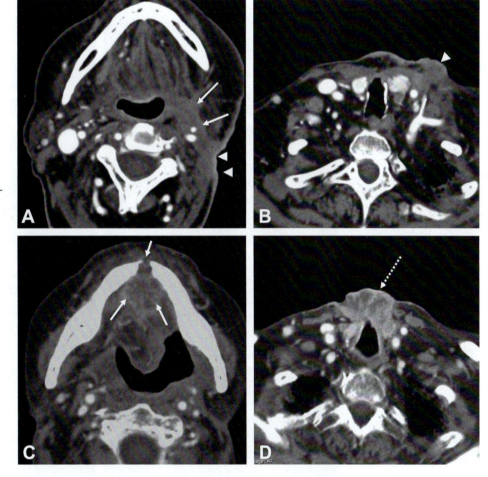

◘ **Abb. 3.65 A–D.** Pathologische posttherapeutische Veränderungen. **A, B** Kutane Metastasierung (*Pfeilspitzen*) bei Z. n. Operation und Radiochemotherapie eines Oropharynxkarzinoms, lokale Tumorkontrolle mit Fibrose im ehemaligen Tumorbett (*Pfeile*). **C, D** Z. n. mehrfacher Operation und Radiatio eines Zungengrundkarzinoms, jetzt Rezidiv im ehemaligen Tumorrandbereich (*Pfeile*) und große Metastase am Tracheostoma (*gepunkteter Pfeil*). CT KM axial. Mit freundlicher Genehmigung von S. Kösling, Halle

- Mandibula am häufigsten und früher als übrige Knochen betroffen
- wenn angrenzend kein Tumorrezidiv, Artdiagnose möglich (◘ Abb. 3.67A–F)
- wichtige Differenzialdiagnosen:
  - Osteomyelitis mit dentalem Fokus: oft starke Schwellung angrenzender Weichteile (◘ Abb. 3.12C; ◘ Abb. 3.13E, F; ◘ Abb. 3.14; ◘ Abb. 3.42F–I)
- Bisphosphonat-assoziierte Kiefernekrose (Medikamentenanamnese; Mandibula am häufigsten betroffen, stadienabhängiges unterschiedliches Erscheinungsbild, Canalis mandibulae erhalten; ◘ Abb. 3.67G–I)
- Tumorrezidiv mit Knocheninfiltration/Metastase

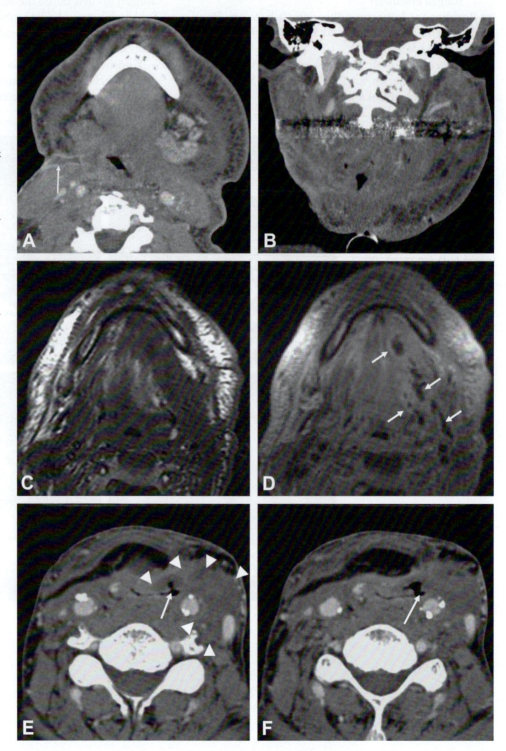

◘ Abb. 3.66 A–F. Pathologische posttherapeutische Veränderungen. A, B Z. n. Tumorresektion und postoperativer Radiochemotherapie; ausgeprägte Halsphlegmone mit Abszedierung und spontaner Drainage über eine Fistel (*Pfeil*). C, D Gewebeplatte mit deutlichem Enhancement und mehreren Fistelgängen (*Pfeile*) im Mundboden bei Z. n. Operation eines Oropharynxkarzinoms und Bestrahlung; bildgebend eher als entzündlich eingeschätzt, histologisch: Plattenepithelkarzinom. E, F Z. n. Laryngektomie, Pharynxteilresektion, Lappenplastik, „neck dissection" beidseits sowie Radiatio bei Hypopharynxkarzinom. Fistel (*Pfeile*) umgeben von hypodensem, sich in die lateralen Halsweichteile und Karotisloge ausdehnendem Gewebe (*Pfeilspitzen*), histologisch: Plattenepithelkarzinom. A, E, F CT KM axial; B CT KM koronar; C MRT T1-w axial; D MRT T1-w KM axial. C–F Mit freundlicher Genehmigung von S. Kösling, Halle

3.6 · Posttherapeutische Bildgebung

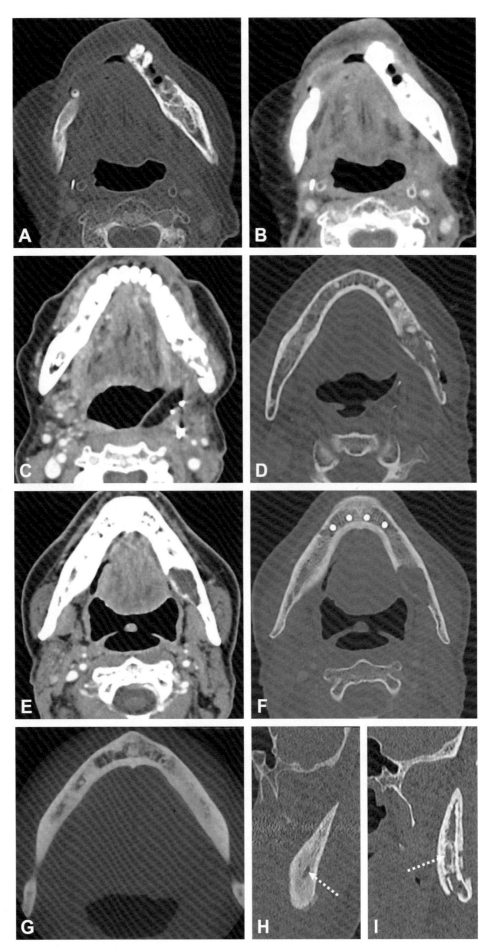

Abb. 3.67 **A–I.** Osteoradionekrose (**A–F**) und Differentialdiagnose (**G–I**). **A, B** Schmerzen am Unterkiefer links 2 Jahre nach Tumorresektion und Radiatio. Osteodestruktion und diffuser, teils lytischer, teils sklerotischer Markraumumbau im Sinne einer Radionekrose. Geringe begleitende KM-Aufnahme an der Schleimhaut. **C, D** Infizierte Osteoradionekrose im linken Kieferwinkel mit umgebendem Entzündungsgewebe (Z. n. Tumortonsillektomie, Radialislappen und adjuvanter Radiotherapie). Kein Tumorrezidiv. **E, F** Neue Osteolyse ohne angrenzende tumorsuspekte Strukturen im linken Unterkiefer 2 Jahre nach kurativer Radiochemotherapie eines Mundbodenkarzinoms. **G–I** Bisphosphonat-assoziierte -Kiefernekrose bei Prostatakarzinom (**G, I**) bzw. Osteoporose (**H**). **G** Frühstadium mit fokaler Zunahme der Spongiosadichte, Arealen vergröberter Spongiosa und schlechter Abgrenzbarkeit von Kortikalis zu Spongiosa. **H** Fortgeschrittenes Stadium mit Markraumsklerosierung und zarten periostalen Reaktionen. **I** Heterogenes Bild des Spätstadiums mit knöchernen Substanzdefekten, Sequestrierung und pathologischer Fraktur. Auch in fortgeschrittenen Stadien ist der Canalis mandibulae erhalten (*gepunktete Pfeile*). **A–F** CT KM axial; **G** DVT axial; **H, I** CT koronar. **C–I** Mit freundlicher Genehmigung von S. Kösling, Halle

Weiterführende Literatur (Auswahl)

Untersuchungstechnik

AWMF-Leitlinien: Lippenkarzinom, Mundhöhlenkarzinom, Malignome der Nase und Nasennebenhöhlen, Diagnostik, Therapie und Nachsorge des Oro- und Hypopharynxkarzinoms. https://register.awmf.org/de/leitlinien

(2022) Leitlinie der Bundesärztekammer zur Qualitätssicherung in der Computertomographie. https://doi.org/10.3238/arztebl.2022.LL_Qualitätssicherung_Computertomographie

Verwendung von Patienten-Strahlenschutzmitteln bei der diagnostischen Anwendung von Röntgenstrahlung am Menschen. Empfehlung der Strahlenschutzkommission. http://www.ssk.de

Anatomische Strukturen und Normvarianten in der Bildgebung

Lell MM, Greess H, Hothorn T et al (2004) Multiplanar functional imaging of the larynx and hypopharynx with multislice spiral CT. Eur Radiol 14:2198–2205

Mukherji SK (2003) Pharynx. Specific anatomy. In: Som PM, Curtin HD (Hrsg) Head and neck imaging, 4. Aufl. Mosby, St. Louis, S 1466–1473

Nemec SF, Krestan CR, Noebauer-Huhmann IM et al (2009) Radiologische Normalanatomie des Larynx und Pharynx sowie bildgebende Techniken. Radiologe 49:8–16

Smoker WRK (2003) The oral cavity. Normal anatomy. In: Curtin HD, Som PM (Hrsg) Head and neck imaging, 4. Aufl. Mosby, St. Louis, S 1378–1386

Surov A, Ryl I, Bartel-Friedrich S et al (2015) Diffusion weighted imaging of nasopharyngeal adenoid hypertrophy. Acta Radiol 56:587–591

Fehlbildung

Adler KL (1948) Zum seitlichen Pharynxdivertikel. Eur Arch Otorhinolaryngol 155:288–302

Curtin HD (2003) The larynx. Miscellaneous conditions. In: Som PM, Curtin HD (Hrsg) Head and neck imaging, 4. Aufl. Mosby, St. Louis, S 1682–1684

Glastonbury CM (2004) Visceral space. Zenker diverticulum. In: Harnsberger HR (Hrsg) Diagnostic imaging. Head and neck. Amirsys, Salt Lake City, S 11–12

Petkovska L, Petkovska I, Ramadan S et al (2007) CT evaluation of congenital choanal atresia: our experience and review of the literature. Australas Radiol 51:236–239

Smith JK, Castillo M, Mukherji S et al (1995) Imaging of nasopharyngeal atresia. Am J Neuroradiol 16:1936–1938

Teng Y, Xian Z, Han S et al (2019) Pharyngeal hairy polyps. Case series and literature report. Medicine 98:5

Entzündungen

Berghaus A, Rettinger G, Böhme G (1996) Hals-Nasen-Ohren-Heilkunde. Hippokrates, Stuttgart

Chong VF, Fan YF (2000) Radiology of retropharyngeal space. Clin Radiol 55:740–748

Glastonbury CM (2004) Retropharyngeal space. Infection & inflammation. In: Harnsberger HR (Hrsg) Diagnostic imaging. Head and neck. Amirsys, Salt Lake City, S III-9–8–14

Hudgins PA (2004) Tonsillar abscess. In: Harnsberger HR (Hrsg) Diagnostic imaging. Head and neck. Amirsys, Salt Lake City, S III:1, 6

Kösling S (2008) Oral cavity: Inflammatory diseases. In: Baert A (Hrsg) Encyclopedic reference of diagnostic imaging. Springer, Berlin Heidelberg New-York Tokio, S 1415–1418

Schraff S, McGinn JD, Derkay CS (2001) Peritonsillar abscess in children: a 10-year review of diagnosis and management. Int J Pediatr Otorhinolaryngol 57:213–218

Schramm D, Glien A, Kösling S (2013) Prävertebrale Tendinitis – eine seltene Differentialdiagnose zum prävertebralen Abszess. Fortschr Röntgenstr 185:167–169

Tumoren und tumorähnliche Läsionen

Brierley JD, Gospodarowicz MK, Wittekind C (Hrsg) (2016) TNM classification of malignant tumours, 8. Aufl. Wiley

Dubrulle F, Souillard R, Hermans R (2007) Extension patterns of nasopharyngeal carcinoma. Eur Radiol 17:2622–2630

Glastonbury CM (2020) Critical changes in the staging of head and neck cancer. Radiol Imaging Cancer 2(1):e190022

Harnsberger HR (Hrsg) (2004) Diagnostic imaging. Head and neck. Pharyngeal mucosal space. Armirsys, Salt Lake City

Jansen L, Moratin J, Waldmann A et al (2021) Oral and pharyngeal cancer: incidence, mortality, and survival in Germany. Bundesgesundheitsblatt Gesundheitsforschung Gesundheitsschutz 64:941–950

Johnson DE, Burtness B, Leemans CR et al (2020) Head and neck squamous cell carcinoma. Nat Rev Dis Primers 6(1):92

Kösling S, Knipping S, Hofmockel T (2009) Bildgebung bei Erkrankungen des Nasopharynx. Radiologe 49:17–26

Lell M, Greess H, Hothorn T et al (2004) Multiplanar functional imaging of the larynx and hypopharynx with multislice spiral CT. Eur Radiol 14:2198–2205

Leitlinienprogramm Onkologie (Deutsche Krebsgesellschaft, Deutsche Krebshilfe, AWMF): S3-Leitlinie Diagnostik und Therapie des Mundhöhlenkarzinoms, Langversion 3.0, 2021, AWMF Registernummer: 007/100OL. https://www.leitlinienprogramm-onkologie.de/leitlinien/mundhoehlenkarzinom/. Zugegriffen: 10. Okt. 2022

Lydiatt W, O'Sullivan B, Patel S (2018) Major changes in head and neck staging for 2018. Am Soc Clin Oncol Educ Book 38:505–514

Patel S, Bhatt AA (2019) Thyroglossal duct pathology and mimics. Insights Imaging 10:12. https://doi.org/10.1186/s13244-019-0694-x

Schick B, Kahle G (2000) Radiological findings in angiofibroma. Acta Radiol 41:585–593

Takashima S, Ueda M, Shibata A (2001) MR imaging of the lingual thyroid. Comparison to other submucosal lesions. Acta Radiol 42:376–382

Posttherapeutische Bildgebung

Alberti A, Lorini L, Ravanelli M et al (2022) New challenges in evaluating outcomes after immunotherapy in recurrent and/or metastatic head and neck squamous cell carcinoma. Vaccines 10:885. https://doi.org/10.3390/vaccines10060885

Connor SEJ, Burd J, Sivarasan N et al (2021) MRI in head and neck cancer following chemoradiotherapy: what is the optimal delay to demonstrate maximal response? Eur Radiol 31:9273–9286

Hermans R, Pameijer FA, Mancuso AA et al (2000) Laryngeal or hypopharyngeal squamous cell carcinoma: can follow-up CT after definitive radiation therapy be used to detect local failure earlier than clinical examination alone? Radiology 214:683–687

Grodde TA (2016) Bisphosphonat-assoziierte Kiefernekrose (BONJ) im Dental-CT. https://nbn-resolving.org/urn:nbn:de:bsz:15-qucosa-215530 (Dissertation)

Hoppe RT, Williams J, Warnke R et al. (1978) Carcinoma of the nasopharynx – the significance of histology. Int J Radiat Oncol Biol Phys 4:199–205

Mukherji SK, Weadock WJ (2002) Imaging of the post-treatment larynx. Eur J Radiol 44:108–119

Ng SH, Liu HM, Ko SF et al (2002) Posttreatment imaging of the nasopharynx. Eur J Radiol 44:82–95

Weiterführende Literatur (Auswahl)

Nomayr A, Lell M, Sweeney R et al. (2001) MRI appearance of radiation-induced changes of normal cervical tissues. Eur Radiol 11:1807–1817

Surkin MI, Lawson W, Biller HF (1984) Analysis of the methods of pharyngoesophageal reconstruction. Head Neck Surg 6:953–970

Larynx

Prof. Dr. med. Holger Greess, Prof. Dr. med. Michael Lell

Inhaltsverzeichnis

4.1 Schnittbilduntersuchungstechnik – 360

4.2 Anatomische Strukturen – 362

4.3 Entzündungen – 366

4.4 Tumoren und tumorähnliche Erkrankungen – 372

4.5 Posttherapeutische Bildgebung – 393

4.6 Stimmlippenlähmung – 397

4.7 Trauma – 399

4.8 Erworbene Trachealstenose – 403

Weiterführende Literatur (Auswahl) – 406

© Der/die Autor(en), exklusiv lizenziert an Springer-Verlag GmbH, DE, ein Teil von Springer Nature 2024
S. Kösling, F. Bootz (Hrsg.), *Bildgebung HNO-Heilkunde*,
https://doi.org/10.1007/978-3-662-68343-9_4

4.1 Schnittbilduntersuchungstechnik

Die klinische Untersuchung des Larynx, insbesondere mithilfe der starren (90°) und der flexiblen Endoskopie, ermöglicht eine Beurteilung der Mukosa und der Funktion des Larynx. Damit sind frühzeitig pathologische Schleimhautveränderungen und eine Beeinträchtigung der Stimmlippenbeweglichkeit erkennbar. Submuköse Veränderungen entgehen in ihrer Gesamtausdehnung allerdings der klinischen Untersuchung. Sie lassen sich jedoch mittels Schnittbilddiagnostik erfassen. Wesentliche Domänen der Schnittbilddiagnostik sind:
- Beurteilung der Tiefenausdehnung pathologischer Prozesse
- Erkennung einer Mitbeteiligung des Larynxskeletts
- Erfassung einer extralaryngealen Ausdehnung
- Erkennung pathologischer Lymphknoten

Das Zusammenführen der erhobenen Befunde aus Endoskopie und Schnittbildgebung ist unerlässlich.

In der Traumadiagnostik ist die CT zur Detektion von Larynxfrakturen erforderlich. CT und MRT sind in der Diagnostik und Therapieplanung von Erkrankungen des Larynx etabliert und für die Operationsplanung inzwischen unverzichtbar.

Für die Schnittbilddiagnostik des Larynx sind sowohl die Mehrzeilen-CT (MZCT) als auch die MRT geeignet. Die MZCT ermöglicht über multiplanare Rekonstruktionen (MPR) anatomisch hochauflösende Bilder in allen Raumebenen. Die MRT-Diagnostik sollte an einem leistungsstarken Hochfeld-MRT-Gerät (1,5 oder 3 T) mit paralleler Bildgebung durchgeführt werden. Diese Gerätespezifikation gestattet eine geringe Untersuchungszeit des Larynx. Infolgedessen werden Bewegungsartefakte minimiert. Im Folgenden werden die jeweiligen Untersuchungstechniken kurz skizziert. Die Aussagekraft von CT und MRT ist bei kooperationsfähigen Patienten vergleichbar. Die MRT bietet den Vorteil einer höheren Weichteilauflösung, ist jedoch durch die längere Akquisitionszeit anfälliger für Bewegungsartefakte.

4.1.1 CT

- Planung am seitlichen Übersichtsbild (Topogramm)
- Für die Untersuchung sollte der Kopf diskret rekliniert und der Hals in leichter Hyperextension positioniert sein → Anhebung des Larynx, Vermeidung von Bildartefakten durch die Schultern (Schultern nach unten ziehen lassen)
- Axialer dünnschichtiger Volumendatensatz vom Zungengrund (Höhe 4. Halswirbelkörper) bis distal des Krikoids (Höhe 6.–7. Halswirbelkörper); bei Malignomverdacht erweiterte Untersuchungsregion gesamter Hals (s. ▶ Abschn. 3.1.1)
- Die Untersuchung erfolgt nach i.v.-Injektion eines jodhaltigen KM (300–350 mg Jod/ml) – auf eine native Bildgebung kann in der Regel verzichtet werden
- Die Kollimation sollte ≤ 1 mm betragen – je dünner die kollimierten Schichten sind, desto höher ist die anatomische Auflösung in der Z-Achse und desto besser die Qualität der MPR
- Die Bilddaten werden kontinuierlich im Spiralmodus akquiriert
- Die Schichtdicke der rekonstruierten Bilder variiert zwischen 2 und 3 mm
- Das „field of view" beträgt ca. 14–16 cm
- Die axialen Bilder werden parallel zu den Stimmlippen rekonstruiert, die koronaren senkrecht zu diesen und die sagittalen senkrecht zur Hypopharynxhinterwand
- Routinemäßig sollten seitensymmetrische axiale und koronare Bilder rekonstruiert werden – sagittaler Bilder bedarf es zur Beurteilung einer möglichen retropharyngealen Ausdehnung von Malignomen des Larynx oder des Hypopharynx und zur Beurteilung des Prävertebralraums
- Die Untersuchung wird in flacher Atmung durchgeführt (◘ Abb. 4.1A, D, G)
- Eine Untersuchung in I-Phonation ermöglicht die bessere Beurteilung der Ventrikel sowie diskret auch des Sinus piriformis und der aryepiglottischen Falte (◘ Abb. 4.1B, E, H)
- Eine Untersuchung während eines modifizierten Valsalva-Manövers (Aufblasen der Wangen) erlaubt eine deutlich präzisere Darstellung des Sinus piriformis sowie der Postkrikoidregion (◘ Abb. 4.1C, F, I)
- Die Bilder werden im Weichteilfenster (Fensterweite: ca. 350–450 HE; Fenstermitte: ca. 60–80 HE) analysiert – da der Larynx etwa ab dem 20. Lebensjahr zunehmend ossifiziert, sollte man die Bilder bei Fragestellungen zum Kehlkopfskelett auch im Knochenfenster (Fensterweite: ca. 3200 HE; Fenstermitte: ca. 700 HE) betrachten

Die Untersuchungsparameter hängen stark von der Gerätespezifikation ab, weshalb hierfür auf entsprechende Angaben in den Empfehlungen der Arbeitsgemeinschaft Kopf-Hals der Deutschen Röntgengesellschaft (▶ www.drg.de) verwiesen wird (s. auch ▶ Abschn. 3.1.1).

4.1.2 MRT

Auf eine detaillierte Angabe von Sequenzparametern wird verzichtet, da diese stark von der Gerätespezifikation abhängig sind und obendrein zwischen den Herstellern variieren. Das Untersuchungsprinzip wird im Folgenden dargelegt und ist aktualisiert den Empfehlungen der Arbeitsgemeinschaft Kopf-Hals der Deutschen Röntgengesellschaft (▶ www.drg.de) zu entnehmen.

4.1 · Schnittbilduntersuchungstechnik

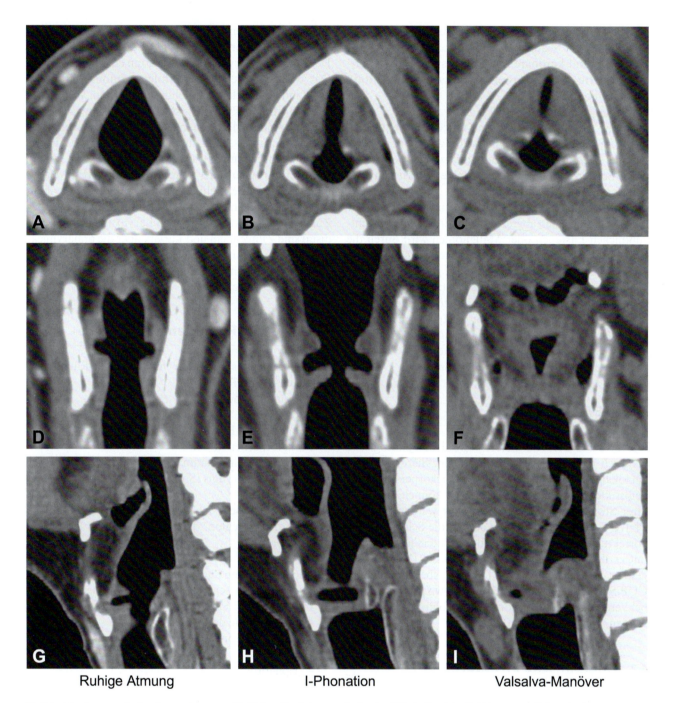

Abb. 4.1 Laryngeale Strukturen in unterschiedlichen Funktionszuständen im CT. **A–C** axiale, **D–F** koronare, **G–I** sagittale MPR. *MPR* Multiplanare Rekonstruktionen. (Aus Lell et al. 2004)

Die Untersuchung sollte, wenn möglich, an einem 1,5- oder 3-T-Ganzkörper-MRT-Gerät unter Verwendung einer Mehrkanal-Array-Halsspule durchgeführt werden. Ultraschnelle Gradienten verbessern die MRT am Larynx deutlich, eine parallele Bildgebung verringert die Untersuchungszeit.

Das Untersuchungsprotokoll sollte folgende Sequenzen enthalten:

- Koronare fettsaturierte T2-w Sequenz, z. B. STIR („short tau inversion recovery")-Sequenz, Schichtdicke 5 mm zur Beurteilung der zervikalen Lymphknoten
- DWI als Single-shot-echoplanar-imaging(SS-EPI)-Sequenz mit zwei b-Werten (b = 0 und b = 800 oder 1000) und „ADC maps" (automatisch generiert durch die MR Software)

- Axiale T2-w Sequenz, Schichtdicke 3 mm
- Axiale T1-w Sequenz, Schichtdicke 3 mm
- Axiale und koronare kontrastverstärkte T1-w fettsaturierte Sequenz (optional zusätzlich sagittal), Schichtdicke 3 mm

Während der Akquisition der einzelnen Sequenzen sollte der Patient nach Möglichkeit nicht schlucken und in Ruhe flach atmen. Die Schichtführung der einzelnen MRT-Sequenzen erfolgt korrespondierend zu den Projektionsebenen der CT.

Mithilfe der nativen T1-w Sequenzen lässt sich die Anatomie am besten abgrenzen. Die Erkennung von entzündlichen Läsionen oder Malignomen wird durch die Anwendung von T1-w fettsaturierten Sequenzen nach KM-Gabe deutlich erleichtert. Dies gilt insbesondere für eine mögliche Infiltration des knorpeligen bzw. ossifizierten Larynxskeletts. Die Kombination diagnostischer MR-Kriterien einschließlich von Diffusionsmerkmalen erlaubt eine verbesserte Unterscheidung zwischen Tumor, peritumoraler Entzündung, Narbe und Larynxknorpelveränderungen (z. B. Tumorinfiltration).

4.1.3 PET-CT

Die 18-FDG-PET/CT liefert sowohl morphologische als auch metabolische Informationen. Sie ermöglicht ein lokales Tumorstaging und ein Ganzkörpers-Staging. Selbst kleine, unerkannte Karzinome können aufgrund ihrer Stoffwechselaktivität detektiert werden. Bei der PET/CT sollte die CT neben der für die Schwächungskorrektur erforderlichen Low-dose-Untersuchung auch mit i.v. Kontrastmittelgabe und regulärer Dosis durchgeführt werden. Die PET/CT kann insbesondere beim CUP-Syndrom („carcinoma of unknown primary") und bei Verdacht auf ein Tumorrezidiv erfolgreich eingesetzt werden.

4.2 Anatomische Strukturen

Der Kehlkopf ist nicht starr im Hals fixiert, sondern durch eine elastisch-muskulöse Gurtung verschieblich aufgehängt. Der physiologische Bewegungsspielraum des Larynx beträgt in Längsrichtung bis zu 4 cm, in der sagittalen Ebene bis zu 2 mm. In der transversalen Ebene ist kein Bewegungsspielraum feststellbar. Die physiologische Bedeutung des Larynx beruht auf seiner Leistung als Stimmbildner sowie als Pförtner für die oberen Luftwege und den Ösophaguseingang. Folglich imponieren Erkrankungen und Verletzungen der Kehlkopfregion als Stimmstörungen mit Heiserkeit, Schluckbeschwerden sowie Aspiration und Atemstörungen.

Die Larynxgröße ist alters- und geschlechtsabhängig. Beim erwachsenen Mann weist der Larynx im Mittel eine Länge von ca. 7 cm auf, in Höhe der Prominentia laryngea eine Breite von ca. 4 cm und eine Tiefe von ca. 3 cm. Der weibliche Larynx ist ungefähr um ein Drittel kleiner. Das Wachstum des Larynx erfolgt hormonabhängig. In der Kindheit wächst der Kehlkopf langsam, vom 5. Lebensjahr bis zur Pubertät sistiert das Größenwachstum, und während der Pubertät macht der Larynx einen deutlichen Wachstumsschub durch, wodurch sich die Kinder- zur Erwachsenenstimme wandelt.

Über die Membrana thyreohyoidea und den M. thyreohyoideus ist der Schildknorpel mit dem Zungenbein verbunden, wodurch sich die muskuläre Fixierung des Zungenbeins funktionell auf den Larynx überträgt. Nach distal sind Zungenbein und Larynx über die prälaryngealen Muskeln (Mm. thyreohyoideus, sternothyreoideus, sternohyoideus, omohyoideus) mit dem Sternum und der Skapula verbunden.

4.2.1 Räume, Regionen und Bezirke

Anatomisch lässt sich der Larynx in folgende Räume und Regionen unterteilen:
- Supraglottische Region
- Glottis
- Subglottische Region
- Paraglottischer Raum
- Präepiglottischer Raum
- Ventriculus laryngis (Sinus Morgagni)

Angrenzend finden sich der Sinus piriformis und die postkrikoidale Region, die anatomisch zum Hypopharynx gehören.

- **Supraglottische Region**
- Die supraglottische Region beginnt an der kranialen Oberfläche der Stimmlippen und reicht oben bis zum kranialen Ende der Epiglottis
- Folgende anatomische Strukturen werden hier angetroffen:
  – Epiglottis
  – Plicae aryepiglotticae
  – Taschenfalten (Plicae vestibulares, falsche Stimmlippen)
  – Ventrikel (Vestibulum laryngis, Sinus Morgagni)
  – kraniale Hälfte der Aryknorpel

- **Glottis**
- Die Glottisebene ist die Ebene der Stimmlippen und beinhaltet folgende anatomische Strukturen:
  – Plicae vocales (Stimmlippen)
  – anteriore und posteriore Kommissur
  – kaudale Hälfte der Aryknorpel (Processus vocalis)
  – kraniale Hälfte des Ringknorpels
  – Articulatio cricoarytaenoidea

4.2 • Anatomische Strukturen

- **Subglottische Region**
- Die subglottische Region beginnt am Unterrand der Stimmlippen und reicht bis ca. 1 cm kaudal in die proximale Trachea
- Dort findet sich die kaudale Hälfte des Ringknorpels

- **Paraglottischer Raum**
- Inhalt: Fettgewebe, Fasern des M. thyreoarytaenoideus
- Lage: vom Unterrand des Schildknorpels bis zur Epiglottis
- Grenzen:
  - kaudal: M. thyreoarytaenoideus
  - ventrolateral: Schildknorpel
  - medial: Membrana quadriangularis, die nach distal in die Membrana fibroelastica übergeht, um dann kaudal in den Conus elasticus zu münden
  - dorsal: Sinus piriformis (Hypopharynx)
  - kranial: Plica aryepiglottica und Oberrand des Schildknorpels
- Verbindungen:
  - kaudal: zum paratrachealen Fettgewebe
  - ventrolateral: am Unter- und Oberrand des Schildknorpels zum extralaryngealen Fettgewebe (bevorzugter Ausbreitungsweg von Tumoren und Entzündungen)

- **Präepiglottischer Raum**
- Inhalt: Fettgewebe und Lymphgefäße
- Lage: bogenförmig um die Epiglottis
- Grenzen:
  - dorsal: Epiglottis
  - ventral: Zungenbein, Membrana thyreohyoidea, Schildknorpel
- Verbindungen: beidseits zum paraglottischen Raum
- Endoskopisch nicht einsehbar

- **Ventriculus laryngis (Sinus Morgagni)**
- Raum zwischen Taschenfalten und Stimmlippen

- **Postkrikoidregion**
- Zählt zum Hypopharynx und ist dessen Vorderwand
- Stellt den Mukosaüberzug des Ringknorpels dar

In der Klassifikation der Union Internationale Contre le Cancer (UICC) werden am Larynx folgende anatomische Bezirke und Unterbezirke unterschieden, die im Schnittbild bei der Lokalisations- und Ausdehnungsbeschreibung maligner Tumoren zu berücksichtigen sind:
- Supraglottis:
  - suprahyoidale Epiglottis (linguale und laryngeale Oberfläche)
  - aryepiglottische Falte
  - Arytaenoidgegend (Region zwischen und endolaryngeal um die Aryknorpel)
  - infrahyoidale Epiglottis
  - Taschenfalten
- Glottis:
  - Stimmlippen
  - vordere Kommissur
  - hintere Kommissur
- Subglottis

4.2.2 Schnittbildanatomie

Im Folgenden sind die einzelnen anatomischen Strukturen aufgeführt, die in der CT- oder MRT-Bildgebung erkennbar sind (◘ Abb. 4.2; ◘ Abb. 4.3):
- Kehlkopfskelett:
  - **1** Kehldeckel (Epiglottis) – aus elastischem Knorpel
    - **1.1** freier Knorpel (◘ Abb. 4.2A; ◘ Abb. 4.3D)

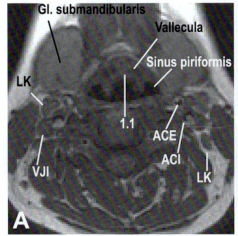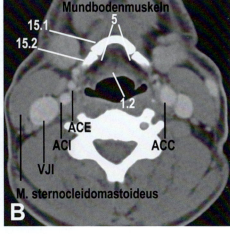

◘ Abb. 4.2 A–J. Anatomie des Larynx im axialen Schnittbild (*links* jeweils MRT T1-w, *rechts* jeweils CT). A–F Supraglottische Ebenen. ▶

Abb. 4.2 (*Fortsetzung*)
G, H Glottische Ebene. **I, J** Subglottische Ebene. *Ziffern* bezeichnen anatomische Strukturen; Erläuterungen ▶ Abschn. 4.2.2. *ACC* A. carotis communis; *ACE* A. carotis externa; *ACI* A. carotis interna; *LK* Lymphknoten; *VJI* V. jugularis interna

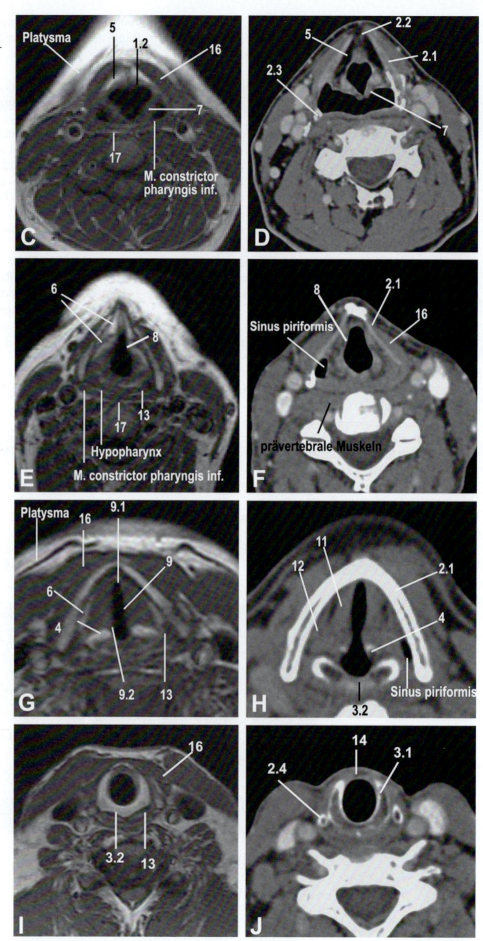

- **1.2** Epiglottiswurzel – bindegewebig mit dem Schildknorpel verbunden (Abb. 4.2B, C; Abb. 4.3D)
- **2** Schildknorpel (Cartilago thyreoidea) – aus hyalinem Knorpel
  - **2.1** Lamina dextra/sinistra (Abb. 4.2D, F, H; Abb. 4.3B)
  - **2.2** Incisura thyreoidea superior (Abb. 4.2D)
  - **2.3** Cornu superius (Abb. 4.2D)
  - **2.4** Cornu inferius (Abb. 4.2J)
- **3** Ringknorpel (Cartilago cricoidea) – aus hyalinem Knorpel
  - **3.1** Arcus cartilaginis cricoidea: ventraler und lateraler Anteil (Abb. 4.2J; Abb. 4.3B, D)
  - **3.2** Lamina cartilaginis cricoidea: dorsal gelegene hohe Ringknorpelplatte (Abb. 4.2H, I; Abb. 4.3C)
- **4** Aryknorpel (Cartilago arytaenoidea): paarig dem Ringknorpel aufsitzende Stellknorpel aus hyalinem Knorpel (Abb. 4.2G, H; Abb. 4.3D)

— Fettgeweberäume:
- **5** präepiglottisches Fettgewebe (Abb. 4.2B–D; Abb. 4.3C)
- **6** paraglottischer Raum (Abb. 4.2E, G; Abb. 4.3B)

— Falten:
- **7** aryepiglottische Falte (Plica aryepiglottica): Schleimhautfalte über dem gleichnamigen Muskel, vom Aryknorpel bis zum lateralen Epiglottisrand ziehend (Abb. 4.2C, D)
- **8** Taschenfalte (Plica vestibularis): durch das Lig. vestibulare hervorgerufen, trennt das Vestibulum laryngis (supraglottischer Endolarynx bis zur Taschenfalte) vom Ventriculus laryngis (Abb. 4.2E, F; Abb. 4.3A)
- **9** Stimmfalte oder -lippe (Plica vocalis):
  - durch das Lig. vocale hervorgerufen (kein eigenständiges Band, sondern oberer Rand des Conus elasticus)
  - Abgrenzung der vorderen (**9.1**) und hinteren Kommissur (**9.2**) in Stimmlippenhöhe (Abb. 4.2G, H; Abb. 4.3A)

— Ventriculus laryngis (**10**): zwischen Stimm- und Taschenfalte, am besten im koronaren Bild abgrenzbar (Abb. 4.3A)

— Kehlkopfmuskeln: von den zahlreichen Kehlkopfmuskeln sind folgende (innerviert durch den N. laryngeus recurrens) gut abgrenzbar:
- **11** M. vocalis (Abb. 4.2H):
  - in Stimmlippenhöhe
  - verläuft vom Aryknorpel zur ventralen Innenseite des Schildknorpels
  - ändert durch seine Spannung die Schwingung der Stimmlippe
- **12** M. thyreoarytaenoideus: ähnliche Verlaufsrichtung wie M. vocalis, lateral von diesem (Abb. 4.2H)

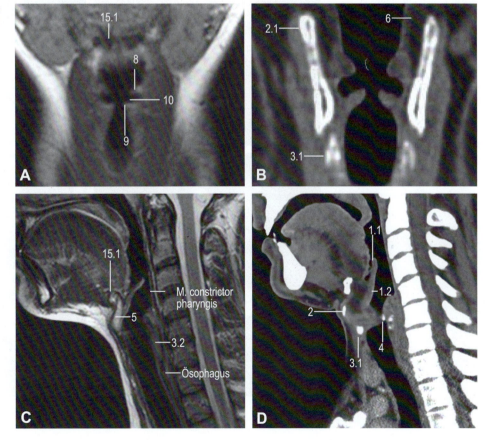

Abb. 4.3 A–D. Anatomie des Larynx im koronaren (**A, B**) und sagittalen Schnittbild (**C, D**). **A** MRT T1-w; **B, D** CT; **C** MRT T2-w. *Ziffern* bezeichnen anatomische Strukturen; Erläuterungen ▶ Abschn. 4.2.2

- **13** M. cricoarytaenoideus posterior: vom Aryknorpel zur dorsalen Fläche der Lamina des Ringknorpels ziehend (Abb. 4.2E, G, I)
- Bänder:
  - Membrana thyreohyoidea: spannt sich vom Zungenbein zum Oberrand des Schildknorpels, auf Routinebildern nicht abgrenzbar
  - **14** Lig. cricothyreoideum medianum: vertikales Band median zwischen Ring- und Schildknorpel (Abb. 4.2J)

Folgende anatomische Strukturen gehören nicht im engeren Sinne zum Larynx, sind jedoch mit ihm assoziiert oder liegen in dessen unmittelbarer Nähe:
- **15** Zungenbein (Os hyoideum):
  - **15.1** Corpus ossis hyoidei (Abb. 4.2B; Abb. 4.3A, C)
  - **15.2** Cornu majora (Abb. 4.2B)
  - Cornu minora, auf Routinebilder nur inkonstant erkennbar
- **16** Prälaryngeale Muskeln – die vom Zungenbein nach kaudal ziehenden Muskeln (infrahyoidale Muskeln: Mm. thyreohyoideus, sternothyreoideus, sternohyoideus, omohyoideus) sind im Schnittbild in Kehlkopfhöhe nicht differenzierbar und werden daher als prälaryngeale Muskeln zusammengefasst (Abb. 4.2C, F, G, I)
- **17** Retropharyngealer Raum (Abb. 4.2C, E):
  - beherbergt Fettgewebe
  - liegt zwischen dem M. constrictor pharyngis und der tiefen Halsfaszie des M. longus colli

4.3 Entzündungen

Entzündliche Erkrankungen des Larynx können infektiöse oder nichtinfektiöse Ursachen haben. Es kommt zu einer Mukosaschwellung, klinisch charakterisiert durch Heiserkeit, Stimmverlust und Husten sowie teilweise auch Schluck- und Atemstörungen. Eine Bildgebung ist nur in Einzelfällen sinnvoll. Die meisten Entzündungen des Larynx (eine akute Laryngitis ist viraler, seltener bakterieller Natur) werden klinisch diagnostiziert. Eine Bildgebung kann vor einer Laryngoskopie zur Festlegung der Biopsiestelle erforderlich sein (wenn eine maligne Erkrankung ausgeschlossen werden soll). Eine

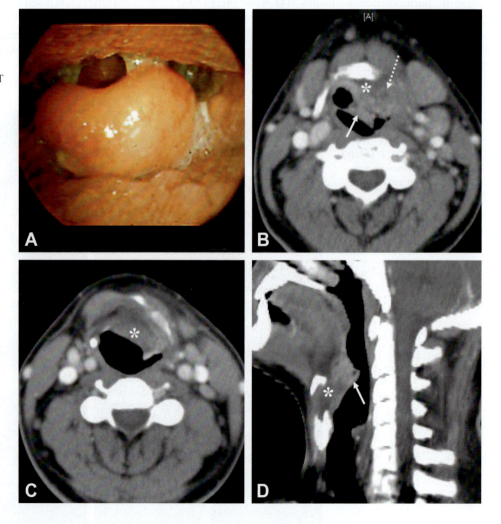

Abb. 4.4 A–D. Epiglottitis. Ödem der Epiglottis (*Pfeile*) und des präepiglottischen Fettgewebes (*Sterne*). Beginnende Abszedierung (*gepunkteter Pfeil*). **A** Spiegelbefund. **B–D** CT KM: **B, C** axial, **D** sagittal. **A** Mit freundl. freundlicher Genehmigung von F. Bootz, Bonn. **B–D** Mit freundlicher Genehmigung von S. Kösling, Halle

4.3 · Entzündungen

sehr seltene CT- oder MRT-Indikation ist der Nachweis einer Larynxbeteiligung (besonders am Knorpel) bei bekannten Grunderkrankungen (rheumatoide Arthritis, Granulomatose mit Polyangiitis, Sarkoidose).

4.3.1 Epiglottitis und Epiglottisabszess

Die Epiglottitis ist eine seltene, lebensbedrohliche Notfallerkrankung, die vornehmlich im Kindesalter zwischen dem 2. und dem 6. Lebensjahr, aber auch bei Erwachsenen auftreten kann und meistens durch Haemophilus influenzae Typ B ausgelöst wird.

- **Klinische Befunde**
- „Kirschrote", stark geschwollene Epiglottis (◘ Abb. 4.4A)
- Stark schmerzhafte Dysphagie, kloßige Aussprache
- Stridor und Luftnot bis hin zur kompletten Obstruktion der oberen Luftwege
- Hohes Fieber

- **Diagnosesicherung**
- Klinisch-endoskopische Untersuchung in Intubationsbereitschaft

- **Stellenwert der Bildgebung**
- Nachweis/Ausschluss einer Abszedierung (CT als Methode der Wahl)
- Darstellung der Abszessausdehnung

- **CT-Befunde**
- Verdickung und Schwellung der Epiglottis im Sinne eines Epiglottisödems (◘ Abb. 4.4B–D)
- Ödem (Dichteanhebung) im präepiglottischen und paraglottischen Fettgewebe (◘ Abb. 4.4B–D; ◘ Abb. 4.5)
- Hypodense Zonen (zum Teil mit Rand-Enhancement) innerhalb des Ödems entsprechen einer beginnenden Abszedierung
- Abszess: zunächst im präepiglottischen/supralaryngealem Raum, später Einbezug von Mundboden, prälaryngealer Muskulatur, Submandibularloge, Karotisloge und Retropharyngealraum möglich (◘ Abb. 4.5)

- **Bildgebende Differenzialdiagnosen**
- Karzinom: anderer klinischer Befund
- Akute Laryngitis: keine Tiefenausdehnung, keine Einschmelzung

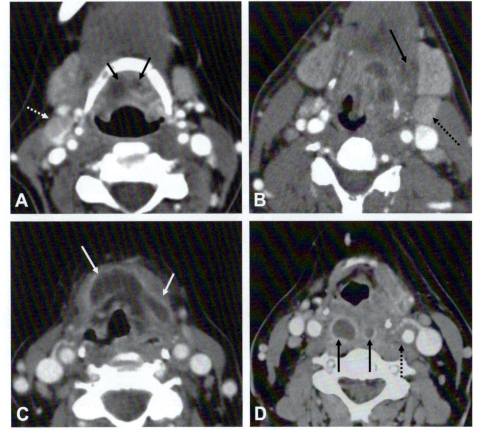

◘ **Abb. 4.5 A–D.** Abszessentwicklung bei Epiglottitis (4 verschiedene Patienten). **A** Abszess im präepiglottischen Fettgewebe (*Pfeile*), eingeschmolzener Lymphknoten im Level IIa (*gepunkteter Pfeil*). **B** Einbezug der Submandibularloge (*Pfeil*), reaktiv vergrößerter Lymphknoten (*gepunkteter Pfeil*). **C** Einbezug der prälaryngealen Muskulatur (*Pfeile*). **D** Einbezug von Karotisloge (*gepunkteter Pfeil*) und Retropharyngealraum (*Pfeile*). CT KM axial. Mit freundlicher Genehmigung von S. Kösling, Halle

- **Wichtige Punkte**
- Klinische Diagnose

4.3.2 Granulomatöse Entzündungen

Eine Beteiligung des Larynx bei granulomatösen Entzündungen (Tuberkulose, Sarkoidose, Granulomatose mit Polyangiitis, Syphilis) ist insgesamt sehr selten. Jedoch gewinnt die Larynxtuberkulose bei immunsupprimierten Patienten zunehmende Bedeutung. Sie ist die häufigste extranodale Manifestation im Kopf-Hals-Bereich und entsteht durch bronchogene, hämatogene oder lymphogene Aussaat.

- **Klinische Befunde**
- Dyspnoe, Dysphonie, Dysphagie
- Laryngoskopie:
  - mukosale Hyperämie und Verdickung
  - noduläre Schleimhautveränderungen
  - Ulzera bei Tuberkulose, Granulomatose mit Polyangiitis und Syphilis

- **Diagnosesicherung**
- Biopsie
- Tuberkulose: Kulturen zum Nachweis säurefester Bakterien
- Syphilis: Erregernachweis (Treponema pallidum)

- **Stellenwert der Bildgebung**
- Bildgebung ist unspezifisch, Nachweis von Knorpeldestruktionen
- Tumor oft nicht sicher auszuschließen

- **Bildgebende Befunde**
- Diffuse oder nodulär verdickte laryngeale Schleimhaut (MRT: in T1-w hypointens, in T2-w hyperintens, Signalsteigerung in T1-w nach KM-Gabe) mit und ohne Infiltration des präepiglottischen Raums (◘ Abb. 4.6)
- Perichondritis
- Erhalt des Larynxskeletts bei Tuberkulose und Syphilis, bei Sarkoidose und Granulomatose mit Polyangiitis Knorpeldestruktion
- Begleitende Lymphadenopathie bei Tuberkulose:
  - multiple vergrößerte Lymphknoten (LK) mit KM-Enhancement und zentraler Nekrose
  - LK aber auch muskelisointens/-isodens
  - Verkalkungen v. a. nach Therapie

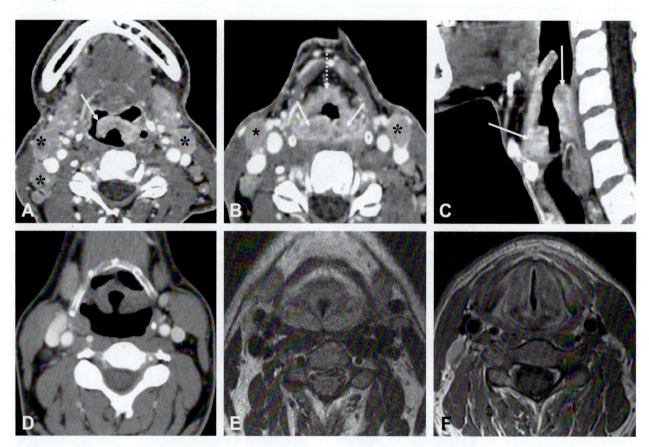

◘ **Abb. 4.6 A–F.** Granulomatöse Entzündungen des Larynx. **A–C** Tuberkulose. Diffuse Mukosaverdickung des Larynx (*Pfeile*), Infiltration des präepiglottischen Fettgewebes (*gepunkteter Pfeil*), Lymphadenopathie (*Sterne*). **D–F** Larynxsarkoidose. Symmetrisch ausgeprägtes, deutliches Ödem der Supraglottis und Glottis, keine Knorpelbeteiligung. 28-jähriger, sonst gesunder Patient, histologisch wiederholt granulomatöse Entzündungsreaktion, Ausschlussdiagnose, keine sonstigen Manifestationen. **A–D** CT KM: **A, B, D** axial, **C** sagittal; **E, F** MRT axial: **E** T2-w, **F** T1-w KM. **D–F** Mit freundlicher Genehmigung von S. Kösling, Halle

4.3 · Entzündungen

- **Bildgebende Differenzialdiagnosen**
- Plattenepithelkarzinom – insbesondere bei der Tuberkulose ähneln der Primärbefund und begleitende zentral hypodense LK dem Bild eines Plattenepithelkarzinoms
- Chronische Entzündungen anderer Genese (s. auch ◘ Abb. 4.24A, B): unspezifische Entzündungen (◘ Abb. 4.7) seltener mit Lymphadenopathie verbunden, Pilzbesiedelungen (◘ Abb. 4.8) nur histologisch diagnostizierbar

- **Wichtige Punkte**
- Bei Entzündung meist beidseitiger Larynxbefall
- MRT hinsichtlich Larynxskelettveränderungen sensitiver
- Beachtung der Thorax- und Nasennebenhöhlenbildgebung
- Kenntnis der Grunderkrankung

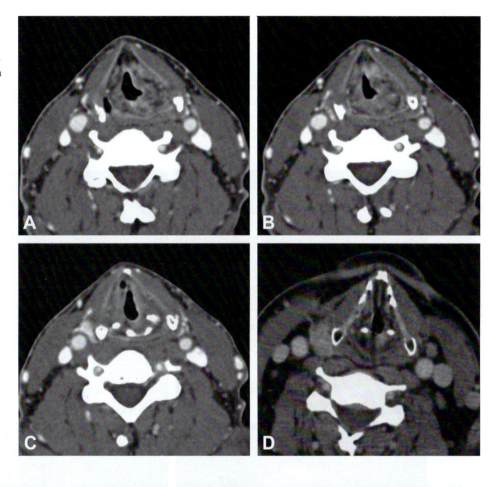

◘ **Abb. 4.7** A–D. Chronische Laryngitis mit diffuser Schleimhautschwellung. **A–C** Histologisch chronisch granulierende Entzündung. **D** Chronisch unspezifische Entzündung. CT KM axial. Mit freundlicher Genehmigung von S. Kösling, Halle

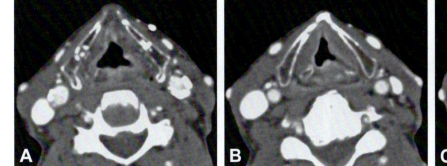
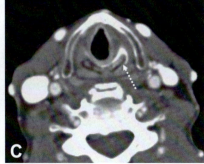

◘ **Abb. 4.8** A–C. Chronische Laryngitis. Diffuse Schleimhautschwellung, betont an der endolaryngealen Hinterwand, umschriebene reaktive Ringknorpelsklerose (*gepunkteter Pfeil*). Histologisch Nachweis von Cladosporium cladosporioides, einer Schimmelpilzart. CT KM axial. Mit freundlicher Genehmigung von S. Kösling, Halle

4.3.3 Larynxbeteiligung bei Kollagenosen

Kollagenosen, bei denen der Larynx befallen sein kann, sind die rheumatoide Arthritis und der Lupus erythematodes. Die Larynxbeteiligung manifestiert sich in erster Linie durch eine Arthritis der Articulatio cricoarytaenoidea bis hin zur Gelenkfixation. Darüber hinaus kann Lupus erythematodes mit einer Chondritis einhergehen. Die laryngeale Beteiligung bei rheumatoider Arthritis reicht in der Literatur von 13–75 %, symptomatisch davon sind aber nur etwa ein Viertel. Bei der rheumatoiden Arthritis kann ein tumorähnliches Bild vorgetäuscht werden. Rheumaknötchen können im subhyoidalen Bereich und der Postkrikoidregion auftreten.

- **Klinische Befunde**
- Heiserkeit und Dysphonie

- **Diagnosesicherung**
- Klinisches Bild, endoskopischer Befund (Einschränkung der Stimmlippenbeweglichkeit, Schleimhautknötchen)
- Laborparameter, Antikörpernachweis
- Bei rheumatoider Arthritis konventionelle Bildgebung der typischerweise häufig betroffenen Gelenke

- **Stellenwert der Bildgebung**
- Untergeordnete Rolle
- Erkennung der Larynxbeteiligung
- Feststellung des Destruktionsausmaßes

- **Bildgebende Befunde**
- CT: irreguläre Sklerosen (Verdichtung) und Erosionen in der Articulatio cricoarytaenoidea
- MRT:
    – Gelenkveränderungen in T1-w hypointens, Enhancement nach KM-Gabe
    – Gelenkveränderungen in T2-w hyperintens

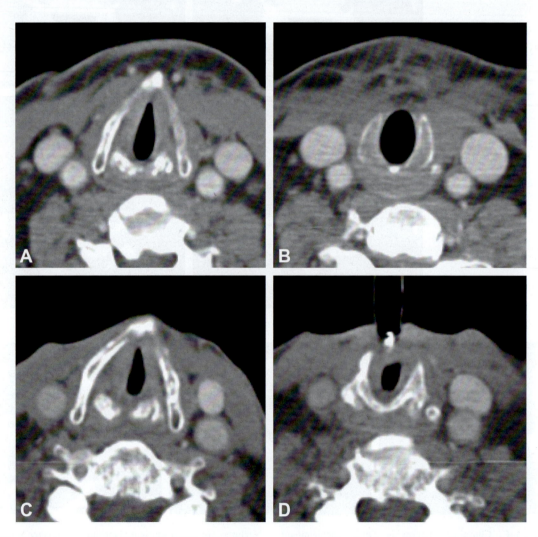

Abb. 4.9 A–D. Iatrogene Chondritis (**C, D**). **A, B** Patient mit Zungengrundkarzinom (nicht abgebildet), normaler prätherapeutischer Kehlkopfbefund. **C, D** 4 Jahre nach kurativer Radiochemotherapie und Langzeittracheostomie Zeichen einer Chondritis insbesondere am Ringknorpel. CT KM axial. Mit freundlicher Genehmigung von S. Kösling, Halle

- **Bildgebende Differenzialdiagnosen**
- Rezidivierende Polychondritis:
  - seltene Entzündung unklarer Ätiologie, die knorpelige Strukturen von Ohr, Nase, Larynx, Trachea und Gelenken befällt
  - zunächst Weichteilödem um den Knorpel herum (hyperintens in T2-w), dann Auftreibung des Knorpels, später Sklerose und Destruktion, zum Teil auch Weichteilverkalkungen
- Plattenepithelkarzinom, insbesondere bei der rheumatoiden Arthritis
- Iatrogen (radiogen, durch Langzeitbeatmung) ausgelöste Chondritis: Veränderungen wie bei Polychondritis, aber andere Anamnese (Abb. 4.9)

- **Wichtige Punkte**
- Dünnschichtung für Feindetails an der Articulatio cricoarytaenoidea notwendig
- Kenntnis der Grunderkrankung

4.3.4 Refluxlaryngitis

Eine Refluxlaryngitis tritt bei ausgeprägter gastroösophagealer Refluxkrankheit häufig auf. Der saure Magensaft verursacht eine Entzündung insbesondere des dorsalen Bereichs des Larynx.

- **Klinische Befunde**
- Chronische Heiserkeit, chronischer Husten, Dysphagie, Globusgefühl
- Laryngoskopie: Ödem und Rötung, Schleimhautulzerationen überwiegend in der Postkrikoidregion

- **Diagnosesicherung**
- Klinischer Befund
- Laryngoskopie, ph-Metrie im Ösophagus

- **Stellenwert der Bildgebung**
- In der Regel keine Indikation zur Schnittbildgebung

- **Bildgebende Befunde**
- Unspezifisch
- Ödematöse Schwellung der Schleimhaut im dorsalen Bereich des Larynx (Abb. 4.10A)

- **Bildgebende Differenzialdiagnosen**
- Akute oder chronische Laryngitis anderer Genese z. B. radiogen (Abb. 4.10B)
- Quincke-Ödem: akutes klinisches Ereignis (▶ Abschn. 4.3.5)

- **Wichtige Punkte**
- Bessere Einschätzung der Entzündungsausbreitung mittels Endoskopie

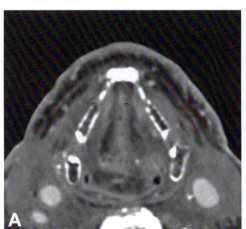

Abb. 4.10 A, B. Laryngitis bei Reflux (A) und radiogen ausgelöst (B). Ödematöse laryngeale Schleimhaut mit verstärkter KM-Anreicherung und zirkulärer Lumeneinengung. CT KM axial. B Mit freundlicher Genehmigung von S. Kösling, Halle

4.3.5 Hereditäres Angioödem

Das angioneurotische Ödem ist durch Episoden erhöhter Kapillarmembranpermeabilität mit vermehrter Flüssigkeit im extravasalen Raum gekennzeichnet, wodurch sich Ödeme der Haut und der Schleimhaut des oberen Luftwegs- oder Gastrointestinaltrakts bilden. Es ist mit verschiedenen Erkrankungen, z. B. C1-Esterase-Inhibitor-Mangel, sowie allergischen Reaktionen gegenüber Arznei- und Nahrungsmitteln, z. B. Azetylsalizylsäure, Angiotensin-Converting-Hormon und jodhaltigen Kontrastmitteln, assoziiert. Es kann aber auch idiopathisch auftreten.

- **Klinische Befunde**
- Reizhusten, Luftnot bis hin zum Ersticken bei fulminantem Larynxödem
- Kreislaufreaktionen bis hin zum Schock

- **Diagnosesicherung**
- Klinisch: Hautbild mit Urtikaria, Quincke-Ödem und Schleimhautschwellungen

- **Stellenwert der Bildgebung**
- Schnittbilddiagnostik nur bei nicht eindeutiger klinischer Situation indiziert
- Im Rahmen der Notfalldiagnostik CT als Methode der Wahl

- **Bildgebende Befunde**
- Hypodens verdickte laryngeale Schleimhaut (Ödem), Lumenverlegung (Abb. 4.11)
- Zum Teil interstitielle Flüssigkeitseinlagerung mit Haut- und Platysmaverdickung

- **Bildgebende Differenzialdiagnosen**
- Akute Laryngitis/Epiglottitis, insbesondere radiogener Natur: anderer klinischer Befund

- **Wichtige Punkte**
- In der Regel klinische Diagnosestellung; Medikamentenanamnese

4.4 Tumoren und tumorähnliche Erkrankungen

Tumoren und tumorähnliche Erkrankungen stellen die Hauptindikation zur Schnittbilddiagnostik des Larynx dar. Mittels Endoskopie kann die Schleimhautoberfläche exzellent beurteilt und gezielt biopsiert werden. Die Tiefeninfiltration von Tumoren ist jedoch nur durch Schnittbildverfahren exakt beurteilbar. Sowohl die CT als auch die MRT können Lokalisation, Größe und Tiefenausdehnung einer Läsion zuverlässig darstellen.

4.4.1 Laryngozele

Laryngozelen sind Aussackungen des Ventriculus laryngis angeborener oder erworbener (wesentlich häufiger) Genese. Sie kommen als innere oder äußere Laryngozele vor, wobei die äußere eine Mischform aus beiden ist. Die innere Laryngozele liegt im paraglottischen Raum, die äußere verlässt ihn durch die Membrana thyreohyoidea nach lateral und dehnt sich zwischen Schildknorpeloberkante und Zungenbeinunterkante in den Submandibularraum aus. Gehäuft kommt die erworbene Laryngozele bei Glasbläsern, Blasinstrumentenspielern und Patienten mit chronischem Husten vor, verursacht durch einen erhöhten intraglottischen Druck. Seltener wird sie durch Obstruktion des Ventriculus laryngis (postentzündlich, posttraumatisch, postoperativ, tumorös) hervorgerufen. Laryngozelen können luft-, flüssigkeits- oder selten bei entzündlicher Komplikation auch eitergefüllt sein. Letztere werden Pyolaryngozelen genannt. Symptomatische Laryngozelen werden, wenn möglich, endoskopisch-laserchirurgisch entfernt.

- **Klinische Befunde**
- Kleine innere Laryngozelen sind oft symptomlos, größere führen zu Heiserkeit, Stridor und Atemstörungen/Luftnot
- Äußere Laryngozelen: zervikale raumfordernde Läsion, Dysphagie, Stridor, Halsschmerzen
- Vergrößerung äußerer Laryngozelen bei Valsalva-Manöver

4.4 · Entzündungen

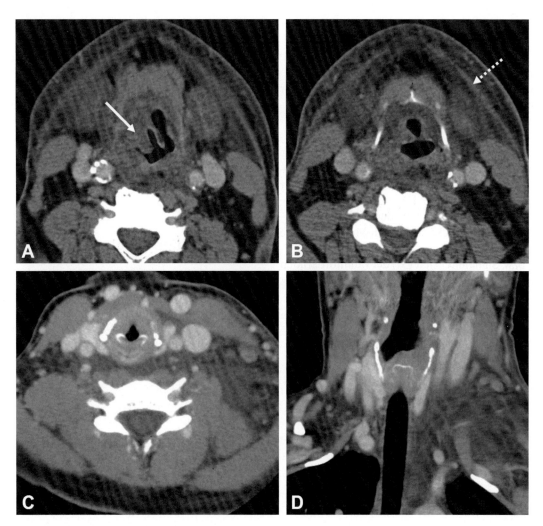

Abb. 4.11 A–D. Angioneurotische Ödeme. **A, B** ausgelöst durch Einnahme von Azetylsalizylsäure. Klinisch akute Schwellung von Mittelgesicht, Uvula, Pharynxseitenwänden und Epiglottis – Frage nach Mundbodenabszess. Ausgedehntes Mukosa- und interstitielles Ödem mit diffuser Dichteanhebung im Halsfettgewebe. Einbezug von Epiglottis (*Pfeil* in **A**) und Platysma (*gepunkteter Pfeil* in **B**), kein Abszess. **C, D** Akute Flüssigkeitseinlagerung im posterioren Zervikalraum (rechtsbetont) bis ins Mediastinum und Kehlkopfödem, unter Kortison rasch rückläufig. CT KM: **A–C** axial, **D** koronar. Mit freundlicher Genehmigung von S. Kösling, Halle

- **Diagnosesicherung**
- Bildgebung

- **Stellenwert der Bildgebung**
- Diagnosesicherung, Ausdehnungsbestimmung für Operationsplanung
- CT als Methode der Wahl, MRT ebenfalls möglich

- **Bildgebende Befunde**
- Dünnwandige, flüssigkeits- oder lufthaltige, homogene raumfordernde Läsion in charakteristischer Lage (Abb. 4.12A–C, E–H)
- Zum Teil zarte KM-Aufnahme der Wand
- Bei Pyolaryngozele dicke, deutlich KM-anreichernde Wand (Abb. 4.12D)
- Dichte bzw. Signalintensität (SI) der raumfordernden Läsion vom Zeleninhalt abhängig

- **Bildgebende Differenzialdiagnosen**
- Mediane Halszyste (▶ Abschn. 6.4.3)
- Zysten anderer Genese (Abb. 4.12G, I): Retentionszysten am Kehlkopf meist anterior der Epiglottis
- Laterales Pharynxdivertikel (▶ Abschn. 3.3.2)
- Abszess: Umgebungsreaktion, selten in exakt der gleichen Lage wie eine Laryngozele

- **Wichtige Punkte**
- Koronare Bilder hilfreich bei der Klärung der Lokalisation

4.4.2 Stimmlippenpolyp

Der Stimmlippenpolyp ist eine meist einseitige, gutartige epitheliale Läsion am freien Stimmlippenrand, am häufigsten des vorderen Drittels, von breitbasiger, kugeliger oder gestielter Erscheinung. Stimmlippenpolypen werden endoskopisch abgetragen.

4.4 · Tumoren und tumorähnliche Erkrankungen

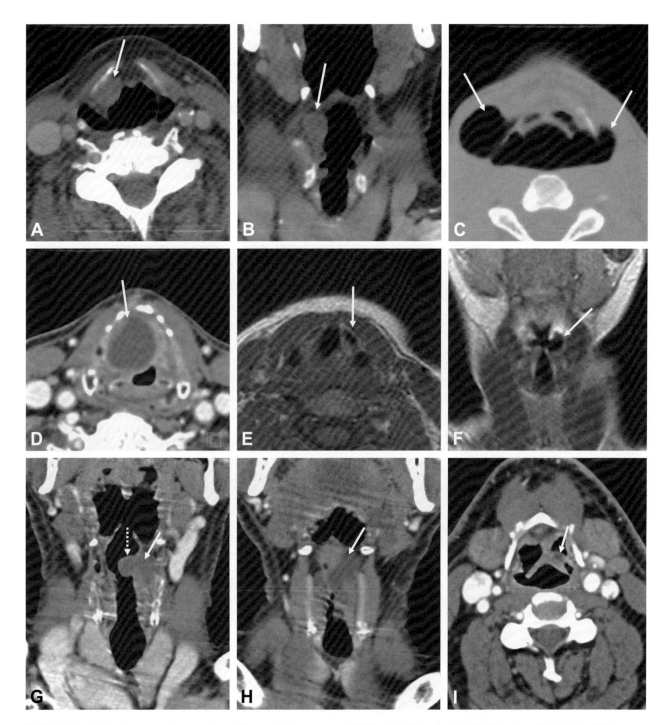

Abb. 4.12 A–I. Laryngozelen und Differenzialdiagnosen. **A, B** Flüssigkeitsgefüllte raumfordernde Läsion im paraglottischen Raum (*Pfeile*) im Sinne einer inneren Laryngozele. **C** Beidseitige, luftgefüllte äußere Laryngozelen (*Pfeile*) bei einem Trompeter. **D** Innere Laryngozele mit dicker, KM-anreichernder Wand im Sinne einer Pyolaryngozele (*Pfeil*). **E, F** Kleine, luftgefüllte innere Laryngozele (*Pfeile*) als Zufallsbefund. **G, H** Neben einer flüssigkeitsgefüllten inneren Laryngozele (*Pfeile*) liegt eine submuköse Zyste vor (*gepunkteter Pfeil*). **I** Kleine Retentionszyste (*Pfeil*) an der Epiglottis. **A–D, G–I** CT KM: **A, C, D, I** axial (**C** Darstellung im Lungenfenster); **B, G, H** koronar; **E** MRT T1-w axial; **F** MRT T1-w KM koronar. **C, E–I** Mit freundlicher Genehmigung von S. Kösling, Halle

- **Klinische Befunde**
- Stimmveränderung, Heiserkeit
- Hustenreiz

- **Diagnosesicherung**
- Laryngoskopie

- **Stellenwert der Bildgebung**
- Keine Indikation zur Bildgebung, kann laryngoskopisch besser eingeschätzt werden (◘ Abb. 4.13E)
- Zufallsbefund bei Untersuchung aus anderer Indikation

- **Bildgebende Befunde**
- Glatt begrenzte, zum Teil polypoide raumfordernde Läsion ohne wesentliche KM-Aufnahme an charakteristischer Stelle (◘ Abb. 4.13A–C)

- **Bildgebende Differenzialdiagnosen**
- Papillom:
  – durch humane Papillomaviren hervorgerufener, gutartiger epithelialer Tumor, der an allen plattenepithelialen Schleimhäuten vorkommen kann (◘ Abb. 4.13D)

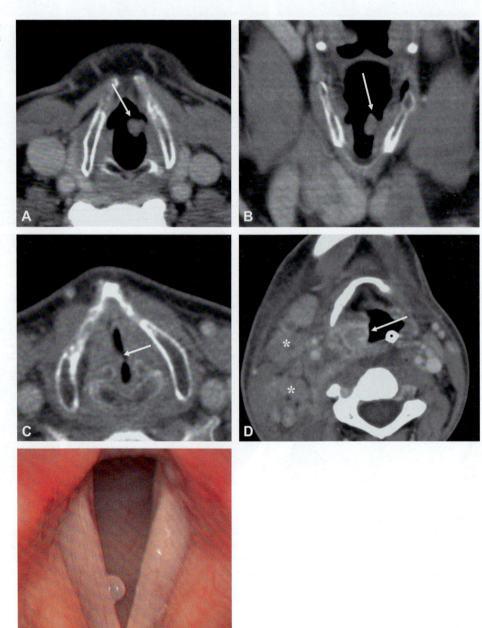

◘ **Abb. 4.13** A–E. Benigne epitheliale raumfordernde Läsionen des Larynx. **A, B** Gestielter Stimmlippenpolyp (*Pfeile*) ohne erkennbare KM-Anreicherung. **C** Winzige Erhabenheit (*Pfeil*) am Stimmlippenrand: kleiner Polyp. **D** Exophytisches Papillom, das Larynxlumen einengend (*Pfeil*). Entzündlich bedingte Lymphadenopathie (*Sterne*). **E** Spiegelbefund eines Stimmlippenpolypen. CT KM: A, C, D axial; B koronar. E Mit freundlicher Genehmigung von F. Bootz, Bonn

4.4 · Tumoren und tumorähnliche Erkrankungen

- bei Lage an der Stimmlippe nicht von einem Stimmlippenpolypen zu differenzieren
- Stimmlippenkarzinom: in frühen Stadien keine sichere Differenzierung möglich

- **Wichtige Punkte**
- Laryngoskopische Diagnosestellung

4.4.3 Vaskuläre Raumforderungen

Vaskuläre Anomalien werden nach der ISSVA-Klassifikation (letzte Revision 2018) in vaskuläre Tumoren (benigne: z. B. Hämangiom; maligne: z. B. Angiosarkom) und vaskuläre Malformationen (z. B. venöse Malformation, arteriovenöse Malformation, lymphatische Malformation) eingeteilt. Am Larynx sind Hämangiome (Charakteristika: ▶ Abschn. 6.4.4) sehr selten. Sie treten bevorzugt glottisch bis subglottisch im 1. Lebensjahr in ihrer Progressionsphase in Erscheinung. In dieser Lokalisation ist die bei Hämangiomen aufgrund einer hohen spontanen Regression empfohlene Beobachtung oft nicht möglich und zunächst eine Therapie mit Betablockern erforderlich. Ebenfalls sehr selten sind in dieser Region vaskuläre Malformationen (▶ Abschn. 6.5.5, ▶ Abschn. 6.5.6) anzutreffen (am häufigsten liegen dann venöse Malformationen vor), die nicht selten erst im Erwachsenenalter manifest werden.

- **Klinische Befunde**
- Stridor, Luftnot
- Heiserkeit, Phonationsstörung
- Dysphagie

- **Diagnosesicherung**
- Bei venösen Malformationen laryngoskopisch leicht zu erkennende, bläulich erscheinende raumfordernde Läsion

- **Stellenwert der Bildgebung**
- Beurteilung der Größen- und v. a. der Tiefenausdehnung
- MRT als Methode der Wahl

- **Bildgebende Befunde**
- S. auch ▶ Abschn. 6.5.5 bis ▶ Abschn. 6.5.6
- Muköse oder submuköse raumfordernde Läsion (in T1-w muskelisointens, in T2-w hyperintens), die eine erhebliche Tiefenausdehnung aufweisen kann; mit Ausnahme von lymphatischen Malformationen oft deutliche KM-Anreicherung
- Bei vaskulären Malformationen (Ausnahme: lymphatische Malformationen) sind z. T. kräftige zu- bzw. abführende Gefäße nachweisbar (◘ Abb. 4.14) – zur Differenzierung zwischen High- und Low-flow-Malformation zeitaufgelöste MR-Angiografie oder DSA notwendig
- Arteriovenöse Malformationen weisen „signal voids" auf (◘ Abb. 4.14A)
- Im Erwachsenenalter entdeckte vaskuläre Malformationen stellen sich aufgrund von fettigen Einlagerungen, Fibrosen, Thrombosen und Kalzifikationen in der Bildgebung häufig inhomogen dar (◘ Abb. 4.15A–C)

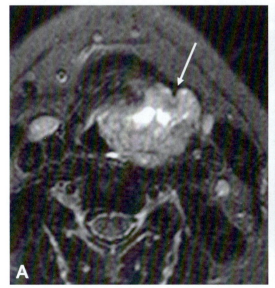 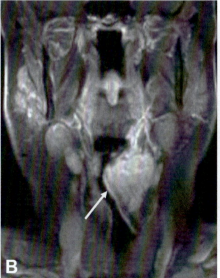 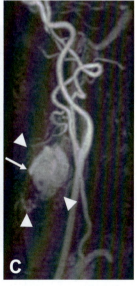

◘ **Abb. 4.14** **A–C.** Arteriovenöse Malformation (*Pfeile*). Große, sich vom Larynx in den Hypopharynx erstreckende raumfordernde Läsion mit inhomogenem Signal, zarten, signallosen Linien in T2-w, starkem KM-Enhancement und zahlreichen kleinen „feeder" (*Pfeilspitzen*) in der Umgebung. **A** MRT T2-w FS axial; **B** MRT T1-w KM FS koronar; **C** KM-gestützte MR-Angiografieder Umgebung. **A** MRT T2-w FS axial; **B** MRT T1-w KM FS koronar; **C** KM-gestützte MR-Angiografie

- **Bildgebende Differenzialdiagnosen**
- Differenzierung zwischen Hämangiom und venöser Gefäßmalformation anhand singulärer MRT nicht immer möglich
- Seltene raumfordernde Läsionen mit hohem T2-Signal und deutlicher KM-Anreicherung, DD nur histologisch möglich (◘ Abb. 4.15D–F)
- Angiosarkom bei großer raumfordernder Läsion: am Larynx extrem selten, differenter klinischer Befund

- **Wichtige Punkte**
- Laryngoskopischer Befund ist bei venösen Malformationen in der Regel diagnoseweisend
- Genaue Beurteilung der Gefäßversorgung und Abschätzung von Interventionsmöglichkeiten bei arteriovenösen Malformationen nur mittels DSA möglich

4.4.4 Lipom

Lipome (Charakteristika: ▶ Abschn. 6.4.13) treten am Larynx sehr selten auf. Kleine Lipome sind in der Regel Zufallsbefunde. Lediglich symptomatische Lipome werden chirurgisch behandelt.

- **Klinische Befunde**
- In Abhängigkeit von der Größe zunächst asymptomatisch, dann sich langsam entwickelnder Stridor, Heiserkeit und Atemnot
- Laryngoskopisch submuköse raumfordernde Läsion

- **Diagnosesicherung**
- CT oder MRT mit typischem Dichte- bzw. Signalverhalten

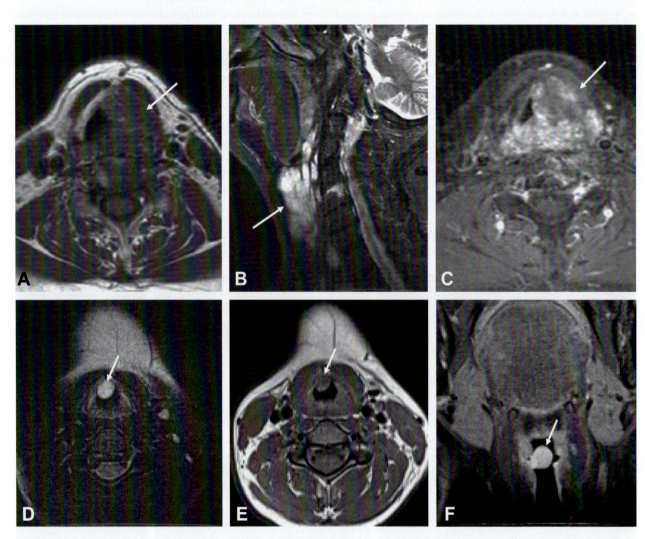

◘ **Abb. 4.15** A–F. Venöse Malformation und DD (*Pfeile*). A–C Große, sich laryngeal, hypopharyngeal sowie in die prälaryngeale Muskulatur erstreckende raumfordernde Läsion mit deutlich inhomogenem Signal nach KM-Gabe als Zeichen einer partiellen Thrombo- bzw. Fibrosierung, bildmorphologisch nicht sicher von einem Hämangiom differenzierbar. D–F Kleine, sich an der anterioren Kommissur ins Lumen vorwölbende, deutlich KM anreichernde raumfordernde Läsion (in der T1-Dynamik steiler Kurvenanstieg mit langem Plateau – nicht abgebildet). Histologisch: inflammatorischer myofibroblastärer Tumor. MRT: **A, E** T1-w axial, **B** T2-w FS sagittal, **C** T1-w KM FS axial, **D** T2-w FS axial, **F** T1-w KM FS koronar. **D–F** Mit freundlicher Genehmigung von S. Kösling, Halle

4.4 · Tumoren und tumorähnliche Erkrankungen

- **Stellenwert der Bildgebung**
- Nachweis der lipomatösen raumfordernden Läsion
- Ausdehnungsbeurteilung
- Ausschluss eines Liposarkoms

- **Bildgebende Befunde**
- S. auch ▶ Abschn. 6.4.13
- Fettäquivalentes Verhalten in MRT (T1-w signalreich, nach FS signalarm) und CT (hypodens, negative HE; ◘ Abb. 4.16A, B)
- Keine KM-Aufnahme

- **Bildgebende Differenzialdiagnosen**
- Liposarkom: rascheres Wachstum, teilweise KM-Aufnahme (◘ Abb. 4.16C, D)

- **Wichtige Punkte**
- Bei bildgebend nicht sicherem Ausschluss eines Liposarkoms Wachstumstendenzeinschätzung, ggf. mittels kurzfristiger Kontrolle

4.4.5 Chondrom

Chondrome sind langsam expansiv wachsende, benigne, knorpelproduzierende Tumoren, die sich vom Knochen, vom Knorpel oder ektop auch aus knorpelfreiem Gewebe entwickeln können. Am Larynxskelett zählen sie zu den sehr seltenen Tumoren. Sie gehen überwiegend von der hinteren Lamina des Ringknorpels, am zweithäufigsten vom Schildknorpel aus. Chondrome können in jedem Lebensalter auftreten, das Erwachsenenalter ist jedoch bevorzugt. Zunächst weiten sie den Knorpel auf. Nach Erreichen einer gewissen Größe durchbrechen sie das Perichondrium und dehnen sich in das umgebende Gewebe aus. Larynxchondrome sollten operativ entfernt werden. Um eine Laryngektomie zu vermeiden, kann auch eine Teilresektion des langsam wachsenden Tumors angezeigt sein. In solchen Fällen ist eine intensive Nachsorge durch Endoskopie und Bildgebung anzustreben.

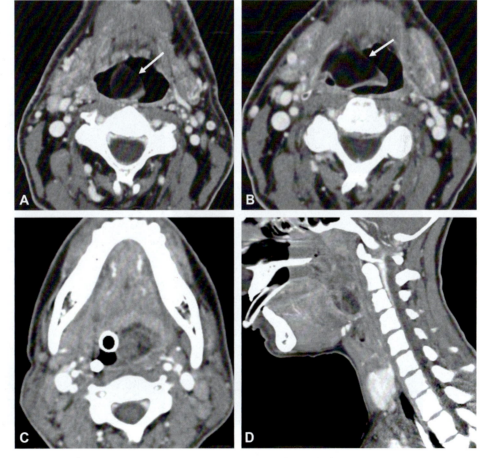

◘ **Abb. 4.16 A–D.** Lipomatöse Epiglottistumoren. **A, B** Lipom (*Pfeile*). Der Tumor ist aufgrund seiner Dichte, der fehlenden KM-Anreicherung und der glatten Begrenzung mittels CT artdiagnostisch sicher zuzuordnen. **C, D** Liposarkom. Neben fetthaltigen auch KM-anreichernde Anteile. Die Diagnose wird histologisch gestellt. CT KM: **A–C** axial, **D** sagittal. Mit freundlicher Genehmigung von S. Kösling, Halle

- **Klinische Befunde**
- Langsam zunehmende Heiserkeit und Dyspnoe, evtl. Dysphagie
- Laryngoskopisch submuköse, harte raumfordernde Läsion

- **Diagnosesicherung**
- Histologie

- **Stellenwert der Bildgebung**
- Ausdehnungsbestimmung

- **Bildgebende Befunde**
- Glatt begrenzte raumfordernde Läsion mit sehr geringer KM-Anreicherung (◘ Abb. 4.17A, B)

- CT: typisch, jedoch besonders bei kleinen raumfordernden Läsionen nicht immer vorhanden sind chondroide Matrixverkalkungen (◘ Abb. 4.17C, D)
- MRT: in T1-w hypointens, in T2-w starke Signalanhebung

- **Bildgebende Differenzialdiagnosen**
- Larynxskelettbefall bei generalisierten Knochenerkrankungen (extrem selten; ◘ Abb. 4.18A)
- Chondrosarkom: keine sichere Differenzierung möglich
- Amyloidose (◘ Abb. 4.18B):
  - am Larynx sehr selten
  - extrazelluläre Amyloidablagerungen, bevorzugt supraglottisch

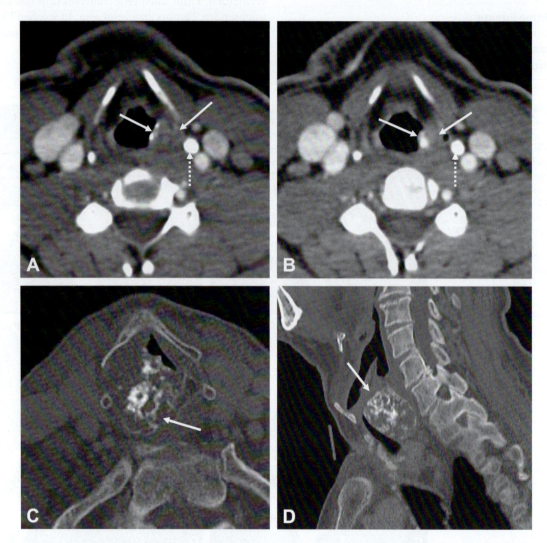

◘ **Abb. 4.17** A–D. Larynxchondrome (*Pfeile*). A, B Klinisch kleine, harte raumfordernde Läsion in der Region des linken Aryknorpels. Im CT glatt begrenzte raumfordernde Läsion mit sehr geringer, intratumoral bandförmiger KM-Anreicherung und randständigen Verkalkungen. Prominenteres Cornu superius des Schildknorpels links (*gepunktete Pfeile*). Der linke Aryknorpel (nicht abgebildet) war normal. Histologisch Knorpelgewebe. C, D Vom Ringknorpel ausgehendes Chondrom mit typischen popkornartigen Verkalkungen. CT KM: A, B axial im Weichteilalgorithmus; C HR axial; D HR sagittal. *HR* „high resolution". A, B Mit freundlicher Genehmigung von S. Kösling, Halle

- umschriebene, homogene raumfordernde Läsion oder diffuse Weichteilinfiltration, isodens/isointens zur Muskulatur
- kein KM-Enhancement
- Kalzifikationen möglich
- Diagnosestellung mittels Histologie
■ Rezidivierende Polychondritis

■ **Wichtige Punkte**
■ Bei harter raumfordernder Läsion mit hohem Signal in T2-w, sehr geringem KM-Enhancement und popkornartigen Verkalkungen muss an einen chondrogenen Tumor gedacht werden

4.4.6 Larynxkarzinom

Das Larynxkarzinom ist der häufigste maligne Tumor der Kopf-Hals-Region. Zu etwa 90 % handelt es sich dabei um Plattenepithelkarzinome, die restlichen 10 % sind Adenokarzinome, Lymphome, kleinzellige Karzinome, Melanome und Sarkome. Rauchen und Alkohol sind die bedeutendsten Risikofaktoren des Plattenepithelkarzinoms. Larynxkarzinome werden durch die klinisch-endoskopische Untersuchung entdeckt und bezüglich ihrer Dignität eingeordnet. Zur exakten Bestimmung der Tiefenausdehnung, der Beurteilung der Knorpelinfiltration, der extralaryngealen Ausbreitung und der N-Kategorie ist die Schnittbildgebung unerlässlich. Sie ist Voraussetzung für eine gezielte, stadiengerechte Therapieplanung (s. S3-Leitlinie „Diagnostik, Therapie und Nachsorge des Larynxkarzinoms"):
■ Stimmerhaltende Methoden: transorale Tumorresektion, primäre Radio(chemo)therapie
■ Partielle oder totale Laryngektomie, ggf. mit adjuvanter Radio(chemo)therapie

Die derzeit zur Ausdehnungsbestimmung am häufigsten eingesetzte bildgebende Methode ist die CT. Prinzipiell kann auch bei kooperativem Patienten die MRT gewählt werden – mit dem Nachteil der längeren Untersuchungszeit, aber dem Vorteil des Einsatzes der Diffusionswichtung.

Entsprechend ihrem Entstehungsort unterteilt man Larynxkarzinome in supraglottische, glottische und subglottische Karzinome. Kleine Karzinome können bildgebend sehr gut den einzelnen anatomischen Bezirken und Unterbezirken zugeordnet werden. Bei größeren Karzinomen deutet das Punctum maximum der Tumormasse bzw. das typische Ausbreitungsmuster auf den Entstehungsort hin. Karzinome, die alle Larynxetagen durchsetzen, werden klinisch als transglottische Karzinome bezeichnet.

■ **Diagnosesicherung**
■ Stets histologisch

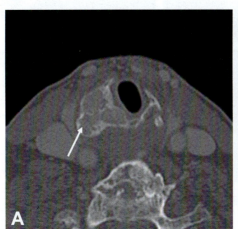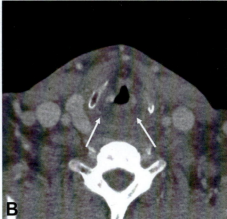

Abb. 4.18 A, B. Differenzialdiagnose zum Larynxchondrom (*Pfeile*). **A** Seit Jahrzehnten bekannte Ostitis fibrosa mit multiple Knochentumoren. Chondromähnlicher Befall des Ringknorpels. **B** Diffuses nicht KM-anreicherndes Gewebeplus bei Larynxamyloidose. CT KM axial. **A** Mit freundlicher Genehmigung von S. Kösling, Halle

382 Kapitel 4 · Larynx

- **Stellenwert der Bildgebung**
- Ausdehnungsbestimmung, Knorpelinfiltration
- Allgemeine bildgebende Kriterien von Karzinomen: ▶ Abschn. 3.5.5

- **Bildgebende Zeichen einer Knorpelinfiltration**
- Ein wichtiges Kriterium der Therapieplanung ist die Frage, ob und in welchem Umfang Knorpel infiltriert ist (bei einer Knorpelinfiltration verschlechtert sich das Outcome einer Radiochemotherapie)
- CT:
  – ausgedehnte Knorpelinfiltrationen: gut detektierbar (◨ Abb. 4.19A–D)
  – kleine, umschriebene (beginnende) Infiltrationen: aufgrund der hohen Variabilität und der Asymmetrie der Knorpelossifikation deutlich schwieriger bis nicht exakt einschätzbar
  – sichere Kriterien:
    – extralaryngeale Ausdehnung des Tumors durch den Knorpel hindurch
    – deutlich erkennbare Knorpelerosion
    – umschriebene Knorpelzerstörung (Lyse)

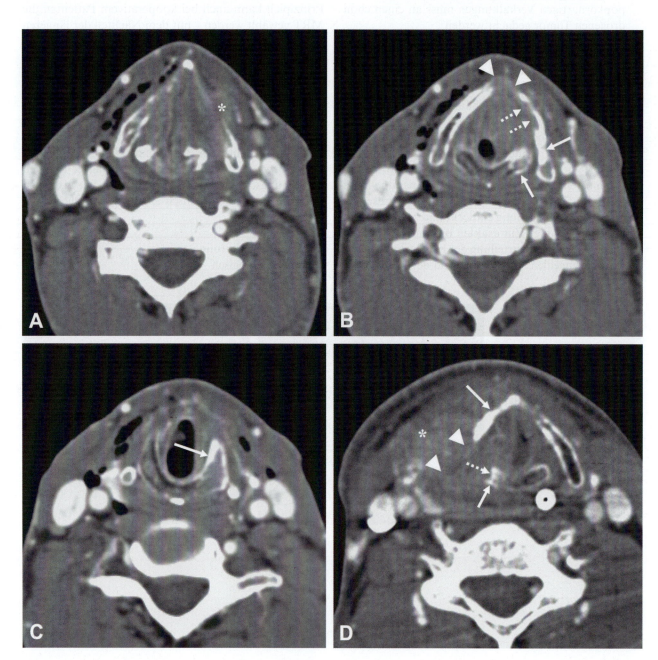

◨ **Abb. 4.19** A–F. CT- und MR-Zeichen einer Knorpelinfiltration: extralaryngeale Ausdehnung (*Sterne*), Lyse (*Pfeilspitzen*), Erosion (*gepunktete Pfeile*), Sklerose (*Pfeile* in **B–D**), Signalverhalten wie Tumor im MRT (*Pfeile* in **E, F**). Jeweils weit fortgeschrittene, alle Larynxetagen durchsetzende Karzinome (T4a-Kategorie). **A–D** CT KM axial. ▶

- unsicheres CT-Kriterium: umschriebene, verstärkte Knorpelverdichtung, die Sklerose genannt wird; sie kann auch durch eine entzündliche Begleitreaktion bedingt sein
- MRT:
  - hinsichtlich Knorpelabnormitäten sensitiver als CT, jedoch höherer Anteil an falsch-positiven Einschätzungen
  - Kriterien der Knorpelinfiltration:
    - SI in T2-w und DWI (◘ Abb. 4.19F) wie Tumor
    - meist T2-intermediär und diffusionsgestört; entzündliches peritumorales Gewebe zeigt hingegen eine höhere SI in T2-w und keine Diffusionsrestriktion
  - SI-Abnahme in T1-w – bei älteren Patienten mit fetthaltigem ossifiziertem Knorpel besser erkennbar
  - KM-Enhancement wie Tumor (◘ Abb. 4.19E), meist moderat; peritumorale Entzündung weist stärkere KM-Anreicherung auf

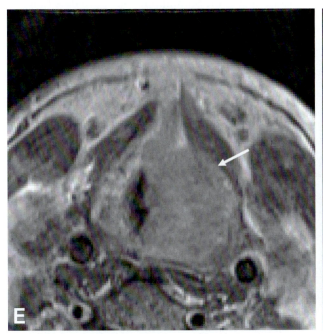 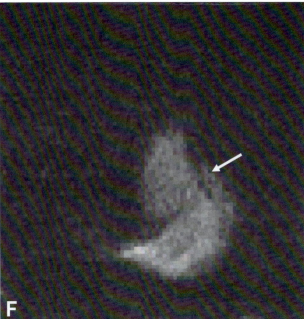

◘ **Abb. 4.19** (*Fortsetzung*) **E, F** MRT axial: **E** T1 KM, **F** DWI b = 800. Mit freundlicher Genehmigung von S. Kösling, Halle

Supraglottische Larynxkarzinome

Supraglottische Karzinome entstehen oberhalb der Stimmlippen: an der Epiglottis, an der aryepiglottischen Falte sowie in der Arytaenoidgegend bzw. der Taschenfalte. Ihr Anteil unter den Larynxkarzinomen beträgt etwa 30 %. Oft werden sie im fortgeschrittenen Stadium diagnostiziert, da sie zunächst keine klinischen Symptome verursachen. Die supraglottische Region zeichnet sich durch zahlreiche lymphatische Kanäle und Verbindungen aus. Entsprechend häufig sind bei der Diagnosestellung LK-Metastasen vorhanden (40–60 %) – es besteht eine positive Korrelation mit der Tumorkategorie. Epiglottiskarzinome weisen oft beidseits LK-Metastasen auf. Fernmetastasen, meist in die Lunge, sind selten. Zur Einteilung der T- und N-Kategorien s. Tab. 4.1 und Tab. 4.2. Die Einschätzung der Stimmlippenbeweglichkeit als ein Kriterium für die T-Kategorie erfolgt klinisch.

- **Klinische Befunde**
- Halsschmerzen, Heiserkeit
- Dysphagie, Nahrungsaspiration
- Hals-LK-Schwellung

- **Bildgebende Befunde**
- Zeitige Ausdehnung in den präepiglottischen und paraglottischen Raum
- Knorpelinfiltration erst in fortgeschrittenen Stadien

Epiglottiskarzinom
- Ausgewählte Befunde: Abb. 4.20A–C
- Suprahyoidale Epiglottiskarzinome neigen zu exophytischem Wachstum – zum Teil Ulzerationen und Amputation der freien Epiglottis
- Ausdehnung in Valleculae, Zungengrund, präepiglottischen Raum, aryepiglottische und Taschenfalte sowie spät in die Stimmlippe – infrahyoidale Epiglottiskarzinome dehnen sich eher als suprahyoidale in den präepiglottischen Raum, in die anteriore Kommissur und bis nach subglottisch aus

Karzinome der aryepiglottischen Falte
- Ausgewählte Befunde: Abb. 4.20D
- Exophytisch oder infiltrativ wachsend
- Ausdehnung in paraglottischen Raum und Sinus piriformis (Unterscheidung zwischen Sinus-pirifomis- und aryepiglottischen Karzinomen kann schwierig sein)

Tab. 4.1 T-Klassifizierung supraglottischer Karzinome nach Union Internationale Contre le Cancer

Kategorie		Ausdehnung
Tx		Primärtumor kann nicht eingeordnet werden
T0		Kein Nachweis eines Primärtumors
Tis		Carcinoma in situ
T1		Tumor auf einen Unterbezirk der Supraglottis begrenzt, normale Stimmlippenbeweglichkeit
T2		Tumor infiltriert Mukosa von mehr als einem benachbarten Unterbezirk der Supraglottis oder der Glottis oder eines Areals außerhalb der Supraglottis (z. B. Zungengrundschleimhaut, Vallecula, mediale Wand des Sinus piriformis), ohne Larynxfixation
T3		Tumor auf den Larynx begrenzt, mit Stimmlippenfixation, und/oder Tumor mit Infiltration der postkrikoidalen Region und/oder des präepiglottischen Gewebes und/oder mit geringfügiger Erosion des inneren Schildknorpelkortex
T4	a	Tumor infiltriert durch den Schildknorpel und/oder breitet sich außerhalb des Larynx aus, z. B. in Trachea, Schilddrüse, Ösophagus, Halsweichteile inklusive äußere Zungenmuskulatur oder gerade Halsmuskulatur
	b	Tumor infiltriert den Prävertebralraum oder mediastinale Strukturen oder umschließt die A. carotis

Tab. 4.2 N-Klassifizierung laryngealer Karzinome nach Union Internationale Contre le Cancer

Kategorie		Ausdehnung
Nx		Regionale LK können nicht beurteilt werden
N0		Keine LK-Metastasen
N1		Metastase(n) in solitärem ipsilateralen LK, < 3,0 cm in größter Ausdehnung, ohne extranodale Ausbreitung
N2	a	Metastase(n) in solitärem ipsilateralen LK, > 3,0 cm, aber < 6,0 cm in größter Ausdehnung, ohne extranodale Ausbreitung
	b	Metastasen in multiplen ipsilateralen LK, < 6,0 cm in größter Ausdehnung, ohne extranodale Ausbreitung
	c	Metastasen in bilateralen oder kontralateralen LK, < 6,0 cm in größter Ausdehnung, ohne extranodale Ausbreitung (LK in der Mittellinie gelten als ipsilateral)
N3	a	Metastase(n) in LK, > 6,0 cm in größter Ausdehnung, ohne extranodale Ausbreitung
	b	Metastase(n) in einem einzelnen oder multiplen LK, klinisch mit extranodaler Ausbreitung

LK Lymphknoten

4.4 · Tumoren und tumorähnliche Erkrankungen

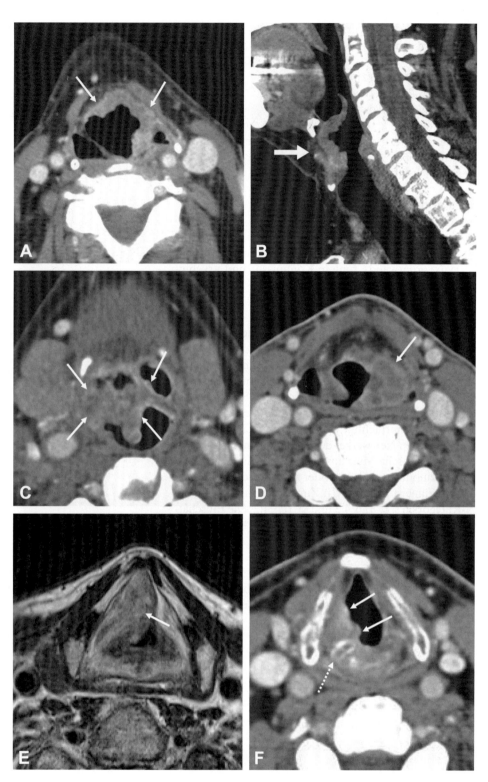

◨ **Abb. 4.20 A–F.** Supraglottische Larynxkarzinome (*Pfeile*).
A, B Karzinom der infrahyoidalen Epiglottis links. Mittellinienüberschreitung, Infiltration des präepiglottischen Raums (T3-Kriterium) und Einbezug der aryepiglottischen Falte. **C** Exophytisches Karzinom der suprahyoidalen Epiglottis mit Übergang auf die rechte Vallecula, klinisch keine Larynxfixation (T2-Kategorie). **D** Kleines, diffus die aryepiglottische Falte durchsetzendes Karzinom (T1-Kategorie). **E** Karzinom der rechten Taschenfalte mit Ausdehnung in den para- und präepiglottischen Raum, keine Knorpelinfiltration; rechte Stimmlippe fixiert (T3-Kategorie). **F** Exophytisches Karzinom mit Punctum maximum in der rechten Arytaenoidgegend. Verdacht auf Aryknorpelinfiltration bei verstärkter Sklerosierung (*gepunkteter Pfeil*). Klinisch Stimmlippe teilfixiert (T2-Kategorie). CT KM **A, C, D, F** axial; **B** sagittal. **E** MRT T2 axial. **C–F** Mit freundlicher Genehmigung von S. Kösling, Halle

- Infiltration des arykrikoidalen Gelenks möglich
- Später Einbezug von Taschenfalte und Stimmlippe

Taschenfaltenkarzinome
- Ausgewählte Befunde: ◘ Abb. 4.20E
- Häufig submukös wachsend
- In Höhe der aryepiglottischen Falte Ausdehnung in den paraglottischen Raum oder Ausdehnung in die Stimmlippe
- Später Infiltration der Subglottis

Karzinome der Arytaenoidgegend
- Ausgewählte Befunde: ◘ Abb. 4.20F
- Frühzeitiger Einbezug des arykrikoidalen Gelenks
- Ausdehnung in postkrikoidale Region (Hypopharynxvorderwand), hintere Kommissur und aryepiglottische Falte

Glottische Karzinome

Glottische Karzinome entstehen auf Höhe der Stimmlippen: an den Stimmlippen sowie an der vorderen bzw. hinteren Kommissur. Mit ca. 60 % sind glottische Karzinome die häufigsten Larynxkarzinome. Bevorzugt kommen sie am freien Rand des vorderen Stimmlippendrittels vor. Sie fallen frühzeitig auf, da die Stimmfunktion rasch beeinträchtigt wird. Aufgrund eines geringen lymphatischen Netzwerkes der Stimmlippenebene erfolgt eine lymphatische Metastasierung erst dann, wenn sich die Karzinome nach supra- oder subglottisch ausdehnen – dann zumeist in Level III. Zur Einteilung der T- und N-Kategorien s. ◘ Tab. 4.3 und ◘ Tab. 4.2. Die Einschätzung der Stimmlippenbeweglichkeit als ein Kriterium für die T-Kategorie erfolgt klinisch.

- **Klinische Befunde**
- Heiserkeit – eine über 6 Wochen bestehende Heiserkeit muss hinsichtlich des Vorliegens eines Karzinoms abgeklärt werden

◘ **Tab. 4.3** T-Klassifizierung glottischer Karzinome nach Union Internationale Contre le Cancer

Kategorie		Ausdehnung
Tx		Primärtumor kann nicht eingeordnet werden
T0		Kein Nachweis eines Primärtumors
Tis		Carcinoma in situ
T1		Tumor auf Stimmlippe(n) begrenzt (kann auch vordere oder hintere Kommissur befallen), normale Stimmlippenbeweglichkeit
	a	Tumor auf eine Stimmlippe begrenzt
	b	Tumorbefall beider Stimmlippen
T2		Tumor breitet sich auf Supraglottis und/oder Subglottis aus und/oder eingeschränkte Stimmlippenbeweglichkeit
T3		Tumor auf Larynx begrenzt, mit Stimmlippenfixation, und/oder Invasion und/oder der paraglottischen Räume mit geringfügiger Erosion des inneren Schildknorpelkortex
T4	a	Tumor infiltriert durch den Schildknorpel und/oder breitet sich außerhalb des Larynx aus, z. B. in Trachea, Schilddrüse, Ösophagus, Halsweichteile inklusive äußere Zungenmuskulatur oder gerade Halsmuskulatur
	b	Tumor infiltriert den Prävertebralraum oder mediastinale Strukturen oder umschließt die A. carotis

- **Bildgebende Befunde**
- Invasiv oder exophytisch wachsende raumfordernde Läsion in der Stimmlippenebene
- Kleine Tumoren der T1-Kategorie weisen zum Teil ein gegenüber der Umgebung kaum differentes KM-Aufnahmeverhalten auf und sind nur durch eine leichte Stimmlippenasymmetrie zu erkennen, während sie laryngoskopisch sehr gut detektierbar sind (◘ Abb. 4.21C)

4.4 • Tumoren und tumorähnliche Erkrankungen

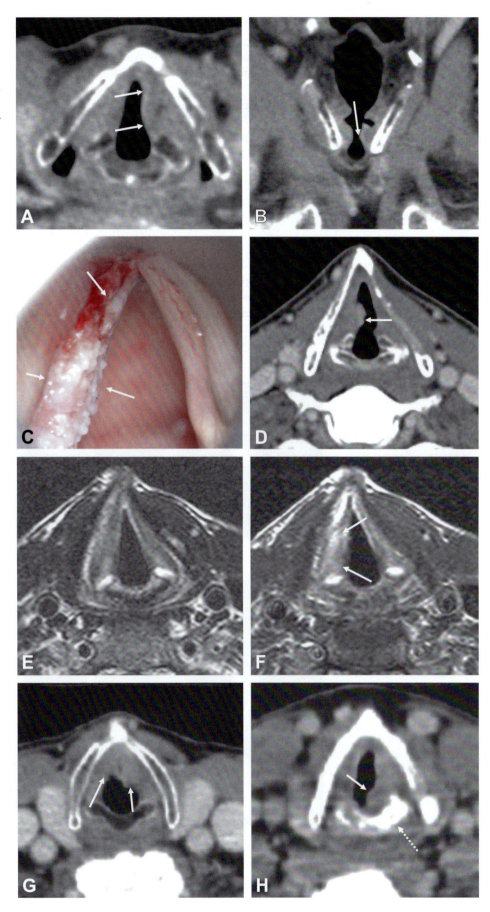

Abb. 4.21 A–H. Glottiskarzinome (*Pfeile*). **A–C** Im CT lediglich leichte Stimmlippenasymmetrie ohne eindeutige Tumorabgrenzbarkeit, laryngoskopisch breitflächig wachsendes Karzinom bei regelrechter Stimmlippenbeweglichkeit (T1a). **D** Verstärkt KM-anreichernde, exophytische raumfordernde Läsion in Stimmlippenmitte bei freier Stimmlippenbeweglichkeit, einem T1a-Glottistumor entsprechend. **E, F** Auch im MRT schwierig abzugrenzender T1a-Glottistumor. **G** Karzinom der anterioren Kommissur mit Stimmlippenfixation (T3-Kategorie). **H** Umschriebene raumfordernde Läsion, ausgehend von der hinteren Kommissur, mit Ringknorpelinfiltration (*gepunkteter Pfeil*). **A, D, G, H** CT KM axial; **B** CT KM koronar; **C** Laryngoskopiebild; **E** MRT T2-w axial; **F** MRT T1-w KM axial. **D–H** Mit freundlicher Genehmigung von S. Kösling, Halle

Stimmlippenkarzinome
- Ausgewählte Befunde: ◘ Abb. 4.21A–F; ◘ Abb. 4.22
- Mukosale Ausdehnung über die anteriore Kommissur zur Gegenseite oder entlang der gesamten Stimmlippe
- Spätere Ausdehnung nach lateral über den M. vocalis in den paraglottischen Raum
  - Schildknorpel wird von hier aus erst spät infiltriert, eher erfolgt eine Ausdehnung entlang des Schildknorpels nach kranial in die Supra- oder nach kaudal in die Subglottis (◘ Abb. 4.22)
  - subglottische Ausdehnung auf koronaren Bildern besser einschätzbar (◘ Abb. 4.22D)

Karzinome der vorderen Kommissur
- Ausgewählte Befunde: ◘ Abb. 4.21G
- Ausdehnung beidseits auf die Stimmlippen
- Oft frühzeitiges Durchbrechen zwischen den Schildknorpelplatten in die anterioren Halsweichteile oder direkte Schildknorpelinfiltration

Karzinome der hinteren Kommissur
- Ausgewählte Befunde: ◘ Abb. 4.21H
- Ausdehnung nach kranial in die Arytaenoidgegend mit Infiltration des arykrikoidalen Gelenks und Ausdehnung nach kaudal in die dorsale Subglottis
- Infiltration der Lamina des Ringknorpels
- Spät Übergriff auf die Hypopharynxvorderwand bzw. den Ösophaguseingang

Subglottische Karzinome
Subglottische Karzinome sind selten (ca. 5–10 % aller Larynxkarzinome). Sie gehen von der Mukosa unterhalb der Stimmlippen aus. Unterbezirke werden hier nicht differenziert. Subglottische Karzinome werden meist erst im fortgeschrittenen Stadium diagnostiziert. Zu diesem Zeitpunkt können bereits die Stimmlippen infiltriert sein, weshalb es zum Teil schwierig ist, sie von in die Subglottis einwachsenden Glottiskarzinomen zu unterscheiden. Zur Einteilung der T- und N-Kategorien ◘ Tab. 4.4 und ◘ Tab. 4.2. Die Einschätzung der Stimmlippenbeweglichkeit als ein Kriterium für die T-Kategorie erfolgt klinisch.

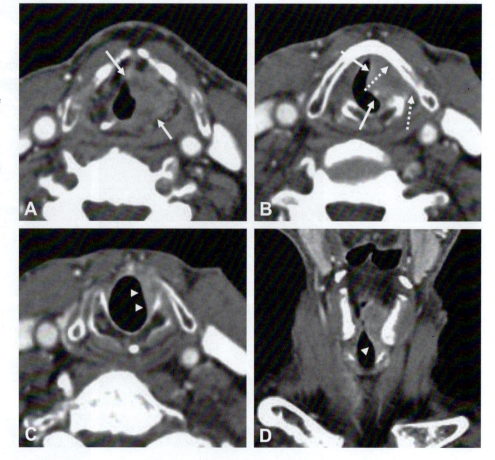

◘ **Abb. 4.22 A–D.** Von der linken Stimmlippe ausgehendes transglottisches Karzinom der T3N0-Kategorie (*Pfeile*). Der Tumor durchsetzt den paraglottischen Raum und reicht bis an den Schildknorpel heran (*gepunktete Pfeile*). Eine eindeutige Knorpelinfiltration ist jedoch nicht erkennbar. Subglottischer Anteil (*Pfeilspitzen*) im koronaren Bild besser abgrenzbar. CT KM: **A–C** axial, **D** koronar. Mit freundlicher Genehmigung von S. Kösling, Halle

- **Klinische Befunde**
- Dyspnoe durch Atemwegseinengung
- Heiserkeit bei Stimmlippeninfiltration

- **Bildgebende Befunde**
- Häufig bilaterale oder zirkumferente raumfordernde Läsion, exophytisch oder invasiv wachsend
- Frühzeitige Ringknorpelinfiltration
- Ausdehnung nach anterior durch die Membrana cricothyreoidea in die Halsweichteile/Schilddrüse, nach inferior in die Trachea und nach kranial in die Stimmlippen (◘ Abb. 4.23)

◘ **Tab. 4.4** T-Klassifizierung subglottischer Karzinome Karzinome nach Union Internationale Contre le Cancer

Kategorie		Ausdehnung
Tx		Primärtumor kann nicht eingeordnet werden
T0		Kein Nachweis eines Primärtumors
Tis		Carcinoma in situ
T1		Tumor auf die Subglottis begrenzt
T2		Tumor dehnt sich auf eine oder beide Stimmlippen aus, normale oder eingeschränkte Stimmlippenbeweglichkeit
T3		Tumor auf den Larynx begrenzt, mit Stimmlippenfixation
T4	a	Tumor infiltriert den Krikoid- oder Schildknorpel und/oder breitet sich außerhalb des Larynx aus, z. B. in Trachea, Schilddrüse, Ösophagus, Halsweichteile inklusive äußere Zungenmuskulatur oder gerade Halsmuskulatur
	b	Tumor infiltriert den Prävertebralraum oder mediastinale Strukturen oder umschließt die A. carotis

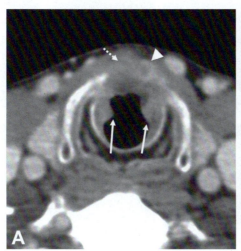 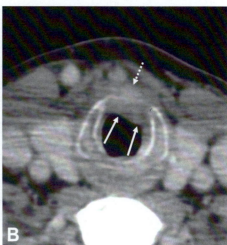

◘ **Abb. 4.23** A, B. Beidseitig sich in der vorderen Subglottis ausdehnende Karzinome (*Pfeile*), jeweils T4a-Kategorie. Durchbruch in die vorderen Halsweichteile (*gepunktete Pfeile*), in A durch den unteren Schildknorpel, in B durch die Membrana cricothyreoidea. Kleine Lymphknotenmetastase in Level VI (*Pfeilspitze*). CT KM axial. Mit freundlicher Genehmigung von S. Kösling, Halle

- **Bildgebende Differenzialdiagnosen zum Plattenepithelkarzinom des Larynx**
- Chronische spezifische oder unspezifische Entzündung: keine sichere Differenzierungsmöglichkeit (◘ Abb. 4.24A–D)
- Adenoid-zystisches Karzinom:
  - besonders subglottisch angesiedelt
  - wächst submukös
  - metastasiert selten lymphogen, sondern eher hämatogen in Lunge und Leber
  - keine sichere Differenzierungsmöglichkeit
- Non-Hodgkin-Lymphom (◘ Abb. 4.24E, F):
  - sehr selten isolierter Larynxbefall
  - glatt begrenzt, verdrängend wachsend
  - keine sichere Differenzierungsmöglichkeit
- Atypisches Karzinoid: sehr seltene, ausschließlich submukös wachsende, sehr aggressive Neoplasie mit hoher Fernmetastasierungsrate

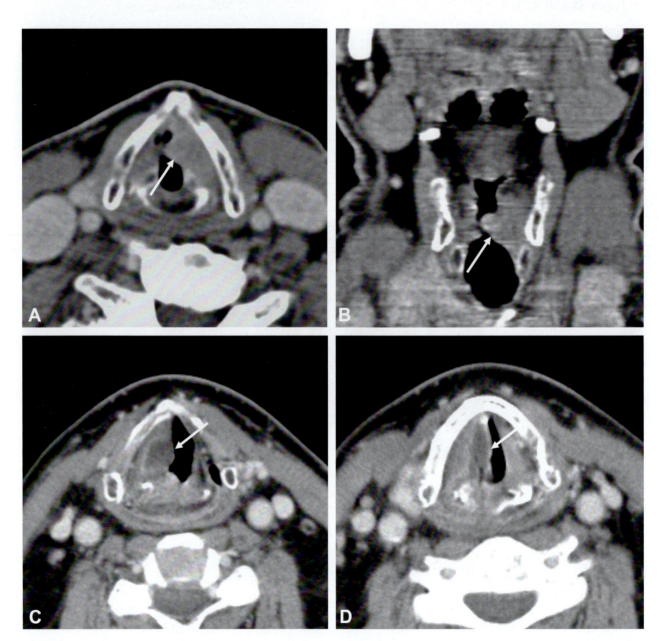

◘ **Abb. 4.24 A–F.** Differenzialdiagnosen zu Larynxkarzinomen. Jeweils transglottische raumfordernde Läsion (durch *Pfeile* markiert). Diagnosestellung durch Histologie: **A, B** „sarcoid-like lesion"; **C, D** Laryngitis mit reaktiver Plattenepithelhyperplasie. ▶

4.4 · Tumoren und tumorähnliche Erkrankungen

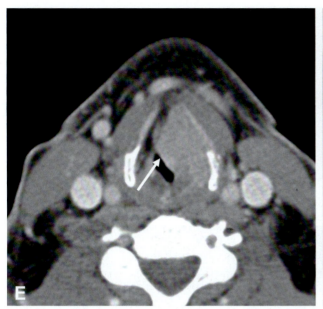 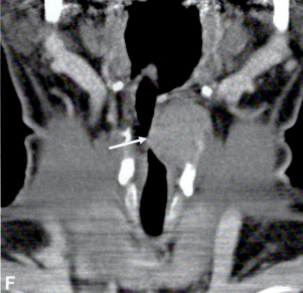

Abb. 4.24 (*Fortsetzung*) **E, F** Non-Hodgkin-Lymphom vom B-Zell-Typ. CT KM: **A, C–E** axial; **B, F** koronar. Mit freundlicher Genehmigung von S. Kösling, Halle

4.4.7 Chondrosarkom

Chondrosarkome (Charakteristika: s. ▶ Abschn. 1.8.8) kommen am Larynx sehr selten vor und gehen dann in der Regel vom Ringknorpel aus. Therapie der Wahl ist die Resektion.

- **Klinische Befunde**
- Progressive Heiserkeit, Dyspnoe, Dysphonie, Stridor
- Palpatorisch hart

- **Diagnosesicherung**
- Histologie

- **Stellenwert der Bildgebung**
- Ausdehnungsbestimmung
- Hinweis auf chondrogenen Tumor

- **Bildgebende Befunde**
- Wenig KM-anreichernde, oft große raumfordernde Läsion mit Knorpeldestruktion, meist glatt begrenzt, aber auch infiltrativ wachsend
- CT: hypodense raumfordernde Läsion mit charakteristischer chondroider Matrixverkalkung (ring-, bogenförmig, schollig, popkornartig) – Verkalkungen können auch fehlen; (◘ Abb. 4.25A–D)
- MRT: in T1-w isointens zum Muskel, in T2-w starke Signalanhebung (Ausnahme: intermediäre SI in T2-w bei aggressiven High-grade-Chondrosarkomen), mäßiges KM-Enhancement; hoher ADC-Wert bei niedriggradigen Chondrosarkomen (◘ Abb. 4.25E–H)

- **Bildgebende Differenzialdiagnosen**
- Chondrom und DD (▶ Abschn. 4.4.5): keine sichere Differenzierung möglich
- Regressiv veränderte, retropharyngeale retrolaryngeale Struma: keine Knorpelzerstörung – Differenzialdiagnostik kann im Einzelfall problematisch sein

- **Wichtige Punkte**
- Diagnoseweisend:
  – Ausgang der raumfordernden Läsion vom Knorpel
  – typische Verkalkungen – sofern vorhanden – zusammen mit der klinischen Information einer sehr harten raumfordernden Läsion

392　**Kapitel 4** · Larynx

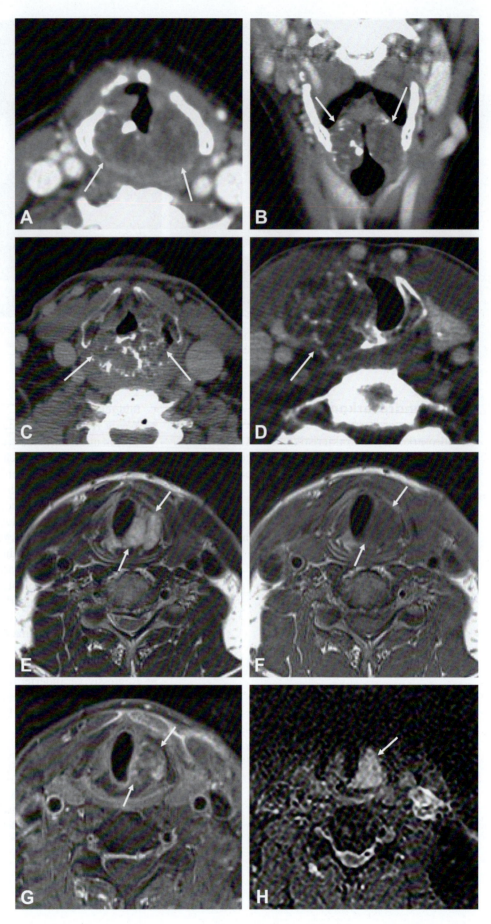

Abb. 4.25 A–H. Vom Ringknorpel ausgehende Chondrosarkome des Larynx (*Pfeile*), in **A–D** charakteristische Matrixverkalkung erkennbar: **A**, **B**, **D** gut, **C** schlecht abgrenzbarer Tumor. **E–H** Operativ belassener Tumorrest bei einem Low-grade-Chondrosarkom. Trotz Malignität weist der Tumor keine Diffusionsrestriktion auf. **A**, **C**, **D** CT KM axial; **B** CT KM koronar; **E–H** MRT axial: **E** T2-w, **F** T1-w, **G** T1-w KM FS, **H** ADC-Karte. *ADC* „apparent diffusion coefficient". **D–H** Mit freundlicher Genehmigung von S. Kösling, Halle

4.5 Posttherapeutische Bildgebung

Funktionserhaltende Therapieregimes wie eine umschriebe Tumorresektion, partielle Laryngektomie oder primäre Radiochemotherapie (meist bei ausgedehnten Tumoren) sind heute die Standardtherapie des Larynxkarzinoms. Die Therapiekontrolle sowie die frühzeitige Erkennung von Rezidiven sind wichtige Aufgaben der Schnittbilddiagnostik. Die Unterscheidung zwischen normalen posttherapeutischen Veränderungen, Rest- oder Rezidivtumor einerseits und Therapiefolgen andererseits stellt dabei eine besondere Herausforderung dar. Ein günstiger Zeitpunkt für die erste bildgebende Kontrolle liegt 3–4 Monate nach Therapieende, wenn die Wundheilung abgeschlossen ist und sich das radiogene Ödem zurückbildet hat. Weitere bildgebende Kontrollen werden bei unauffälligem klinischen Verlauf zunächst halbjährlich und nach Ablauf von 2 Jahren jährlich empfohlen.

Die CT ist die derzeit im posttherapeutischen Monitoring am häufigsten eingesetzte bildgebende Methode. Abhängig von deren Ergebnis müssen ggf. gezielt Biopsien durchgeführt werden. Die PET-CT kann über den Nachweis eines gesteigerten Fluordesoxyglukose-Uptake einen Beitrag zur besseren Differenzierung zwischen Tumor- und Narbengewebe leisten.

4.5.1 Postradiogene Veränderungen

Nach Strahlentherapie von Larynxkarzinomen kommt es dosis- und zeitabhängig zu Veränderungen der Larynxweichteile und teilweise des Knorpels. Ein postradiogenes Ödem tritt regelmäßig auf – im Verlauf entstehen ggf. Fibrosierungen sowie selten Synechien. Am Knorpel können sich eine Chondritis und eine Knorpelnekrose mit nachfolgendem Kollaps entwickeln. Diese pathologischen Veränderungen fallen bei Rauchern sowie in Kombination von Bestrahlung und Chemotherapie schwerer aus. Auch kommt es bei Patienten mit sehr großer präoperativer Tumormasse und Knorpelinfiltration häufiger zu Knorpelnekrosen. Schwere Komplikationen werden nach Radiotherapie mit einer Häufigkeit von etwa 2 % gesehen.

- **Klinische Befunde**
- Beschwerden üblicherweise 1–4 Monate nach Abschluss der Bestrahlung
- Dysphagie und Odynophagie (schmerzhafter Schluckakt)
- Bei Knorpelnekrosen: Stridor, Dyspnoe, Foetor ex ore, Aspiration

- **Bildgebende Befunde**
- Tumor bei erster bildgebender Kontrolle nach kurativer Radiatio häufig nicht mehr nachweisbar (Abb. 4.26B, H)
- Zunächst akute Mukositis mit Mukosaödem: verstärkte KM-Anreicherung der Mukosa sowie diffuse Schwellung von Mukosa, Stimmlippen und Taschenfalten (Abb. 4.10B)
- Später chronisches Kehlkopfödem möglich: persistierende diffuse Schwellung ohne verstärkte KM-Anreicherung (Abb. 4.26E; Abb. 4.28D)
- Interstitielles Lymphödem (▶ Abschn. 3.6.2) mit Verdichtung des zervikalen Fettgewebes (Abb. 4.26B, D, G)
- Rückbildung der LK-Vergrößerung (Abb. 4.26H)
- Knorpel (s. auch ▶ Abschn. 4.3.3): zunächst Auftreibung (Abb. 4.26C) – zum Teil auch Gaseinschlüsse (Abb. 4.26D) –, später Sklerose (Abb. 4.26E; Abb. 4.9D), Destruktion und Fragmentation (Abb. 4.26F; Abb. 4.27D) bis hin zum laryngealen Kollaps (Abb. 4.26G)

Abb. 4.26 A–H. Postradiogene Kehlkopfveränderungen. **A, B** Supraglottisches Larynxkarzinom vor (*Pfeile* in **A**) und nach kurativer Radiatio mit Schwellung der Mukosa und der Taschenbänder beidseits (*Pfeile* in **B**) sowie Nachweis eines interstitiellen Lymphödems mit Verdichtung des zervikalen Fettgewebes. **C** Fokale Schildknorpelauftreibung (*Pfeil*) nach kurativer Radiatio eines linksseitigen Oropharynxkarzinoms. **D** Umschriebene Gasansammlung im Schildknorpel (*Pfeil*) nach Re-Radiatio eines subglottischen Karzinomrezidivs. In der ersten posttherapeutischen Kontrolle zeigt sich außerdem ein ausgeprägtes interstitielles Ödem. **E** 1,5 Jahre nach Radiatio Ausbildung einer Aryknorpelsklerose (*Pfeil*) und mäßiges Kehlkopfödem. **F** Ausgedehnte Sklerosierung und Fragmentierung des Kehlkopfskeletts sowie Synechien (*Pfeilspitze*) als Bestrahlungsspätfolge. **G** Kehlkopfkollaps bei 2-maliger Radiatio wegen eines Hypopharynx- bzw. Zungengrundkarzinoms. **H** Diffuses Ödem der Epiglottiswurzel (*Pfeil*) ohne erkennbaren Tumorrest 9 Monate nach Therapieende bei Z. n. kurativer Radiatio eines T2N3-Epiglottiskarzinoms. Zusätzlich deutliches interstitiellen Lymphödem, stark verkleinerte Lymphknotenmetastase (*Stern*). CT KM axial. **C–H** Mit freundl. Genehmigung von S. Kösling, Halle

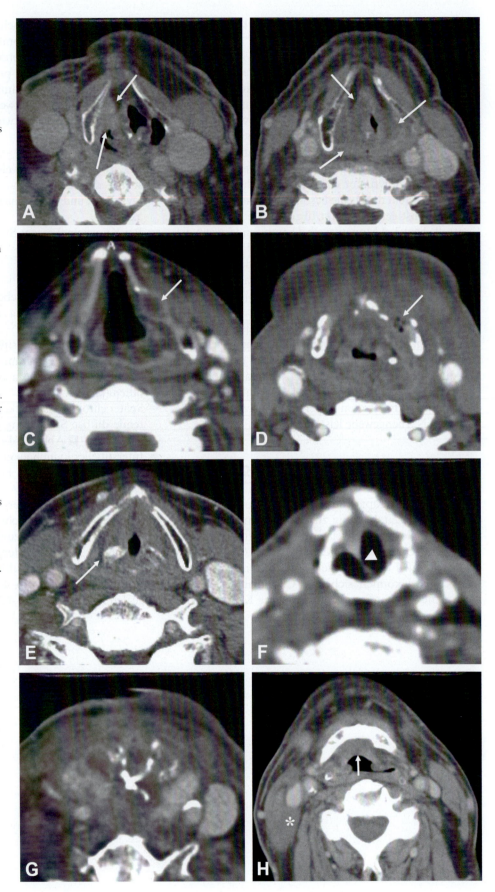

4.5.2 Postoperative Veränderungen

In Abhängigkeit von Primärbefund und operativem Vorgehen ist mit unterschiedlichen postoperativen Veränderungen zu rechnen. Bei kleinen T1-Tumoren sind Veränderungen auf die jeweilige Region begrenzt. Bei T1- bis T3-Tumoren werden häufig partielle Laryngektomien durchgeführt, sofern der Apex des Sinus piriformis frei ist und noch keine Fixation der Stimmlippe besteht. Je nach Operationsvorgehen liegt nach partieller Laryngektomie noch eine teilweise Symmetrie des Larynx vor. Bei postkrikoidalen sowie ausgedehnten T3- und T4-Tumoren wird meist eine totale Laryngektomie mit Pharynxteilresektion durchgeführt. Die Veränderungen nach „neck dissection" sind in ▶ Abschn. 3.6.1 beschrieben.

- **Klinische Befunde**
- Dysphonie, Dysphagie, Odynophagie
- Stridor, Dyspnoe
- Foetor ex ore
- Aspirationen

- **Bildgebende Befunde**
- In Abhängigkeit von der Tumorgröße unterschiedlich ausgeprägte Weichteildefekte, Asymmetrien und fehlende Anteile des Kehlkopfskeletts – Fehlinterpretation von dadurch kontralateral prominenterem Gewebe als Tumor möglich (◘ Abb. 4.27)
- Bei großen Tumoren Defektdeckung, meist durch einen Radialislappen (◘ Abb. 4.28)
- Laryngektomie: Kehlkopfentfernung, kranial blinder Verschluss der Atemwege, Anlage eines Tracheostomas – in Höhe des ehemaligen Kehlkopfes findet sich dann nur noch der Pharynx, dessen Lumen meist keine Luftfüllung aufweist (◘ Abb. 4.29; s. auch ◘ Abb. 3.60)
- Narbengewebe kann lange (ca. 18 Monate) verstärkt perfundiert zur Darstellung kommen
- Granulations- und Tumorgewebe sind nicht sicher zu differenzieren (◘ Abb. 4.27H)
- Durch Verlaufsuntersuchungen Unterscheidung zwischen regredienter Tendenz einer Narbe oder prominentem Lappengewebe (◘ Abb. 4.28A–C) und tumorös bedingter Volumenzunahme eines Rezidivs möglich

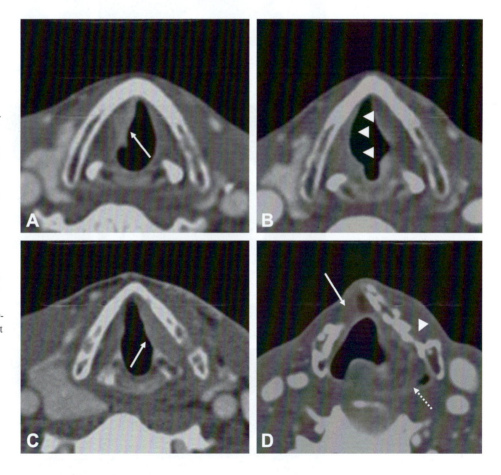

◘ **Abb. 4.27 A–H.** Postoperative Kehlkopfveränderungen. **A, B** Typischer postoperativer Defekt (*Pfeilspitzen*) bei Z. n. Chordektomie wegen eines T2-Stimmlippenkarzinoms (*Pfeil* in **A**). **C** Zustand nach Laserresektion eines T1-Stimmlippenkarzinoms und Einspritzen von Bioplastics in die linke Stimmlippe (*Pfeil*), die dadurch verdickt und leicht hyperdens erscheint. Ohne Anamnesekenntnis Fehlinterpretation des Befunds als Tumor möglich. **D–F** Zustand nach Hemilaryngektomie und postoperativer Radiatio bei supraglottischem Larynxkarzinom rechts mit Resektion der aryepiglottischen Falte, wodurch die radiogen bedingt ödematös verdickte linke aryepiglottische Falte (*gepunkteter Pfeil*) als Tumor fehlgedeutet werden kann. Veränderungen am Schildknorpel durch Operation (*Pfeile*) bzw. Radiatio (*Pfeilspitze*). ▶

396 Kapitel 4 · Larynx

◘ **Abb. 4.27** (*Fortsetzung*)
G, **H** Zustand nach Epiglottis-teilresektion und Radiatio bei T3-Epiglotiskarzinom (*Pfeile*). Klinisch fand sich bei der Ausgangsuntersuchung 3 Monate nach Therapieende eine kleine kugelige Struktur am Epiglottis-stumpfrand (*gepunkteter Pfeil*). Bildgebend ist keine Differenzierung zwischen Granulations- und Tumorgewebe möglich. CT KM axial. Mit freundlicher Genehmigung von S. Kösling, Halle

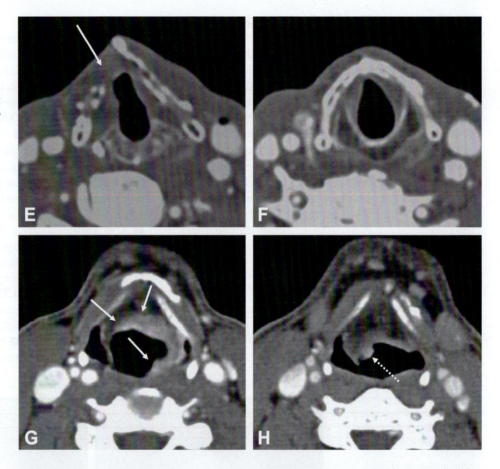

◘ **Abb. 4.28 A–D.** Posttherapeutische Kehlkopfveränderungen. Zustand nach Larynxteilresektion, Lappenplastik und Radiatio bei supraglottischem Karzinom. Im Verlauf (**A** 3 Monate, **B** 2 Jahre, **C** und **D** 4 Jahre posttherapeutisch) zunehmend weniger prominente Darstellung des Muskellappens (*Pfeile*). Chronisches Kehlkopfödem (*gepunkteter Pfeil*). CT KM axial. Mit freundlicher Genehmigung von S. Kösling, Halle

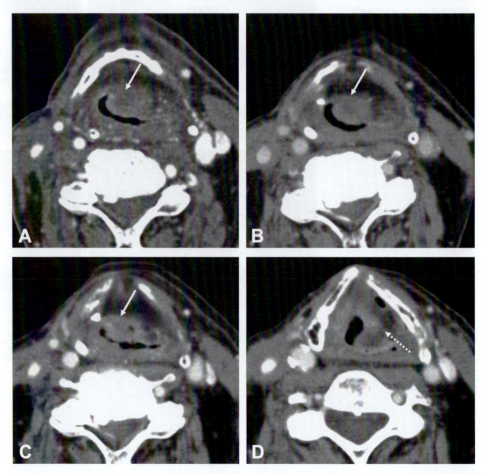

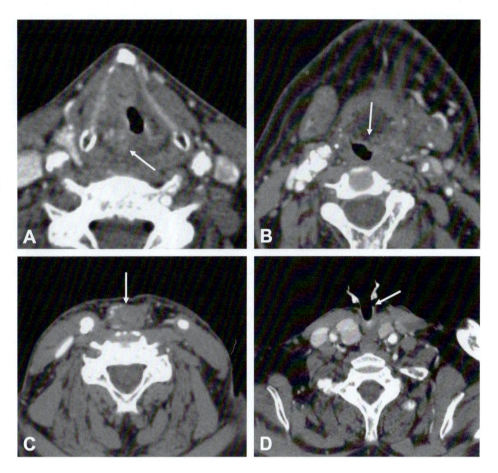

Abb. 4.29 A–D. Posttherapeutische Kehlkopfveränderungen. **A** Prätherapeutisches Bild. **B–D** Normalbild bei Z. n. Laryngektomie, Pharynxteilresektion und postoperativer Radiatio wegen eines ausgedehnten supraglottischen Karzinoms mit Einbezug der postkrikoidalen Region (*Pfeil* in **A**). Leichte Asymmetrie im Pharynxanschlussbereich (*Pfeil* in **B**), Pharynx ohne Luftfüllung in Höhe des ehemaligen Kehlkopfes (*Pfeil* in **C**), Tracheostoma (*Pfeil* in **D**). CT KM axial. Mit freundlicher Genehmigung von S. Kösling, Halle

4.5.3 Rezidive

Rezidive (Abb. 4.30) weisen die üblichen Tumorkriterien auf:
— Raumfordernde Läsion
— Vermehrte KM-Aufnahme
— Unterbrechung vorgegebener anatomischer Strukturen

Ihr Verhalten in der Bildgebung gleicht demjenigen des Primärbefunds (Abb. 4.30). Sie entstehen bevorzugt am ehemaligen Tumor- bzw. am Lappenrand.

■ Wichtige Punkte
— Genaue Kenntnis der durchgeführten Therapie (Abb. 4.27C;   Abb. 4.28)
— Kenntnis des Zeitpunkts der Therapie
— Vergleich mit früherer Bildgebung

4.6 Stimmlippenlähmung

Es handelt sich um einen Stillstand der Stimmlippen durch Denervierung des N. laryngeus recurrens. Zu den häufigsten Ursachen zählen Verletzungen des Nervs während einer Schilddrüsenoperation. Weniger häufig kommen iatrogene Verletzungen bei Bandscheibenoperationen im Halswirbelsäulenbereich, Gefäßeingriffen oder LK-Dissektionen am Hals oder Operationen am Herzen (Aortenklappe: linker N. laryngeus recurrens betroffen) vor. Weiterhin können Stimmlippenlähmungen bedingt sein durch:
— Raumfordernde Läsionen, die den N. vagus oder den N. laryngeus reccurens komprimieren oder infiltrieren (Schilddrüsen-, Ösophaguskarzinom)
— Schädigungen durch ein direktes Trauma (Schlag gegen den Hals, Intubation)
— Toxische Wirkungen (Medikamentennebenwirkungen, z. B. Vincristin)
— Entzündungen
— Sehr seltene Ursachen: Kardiomegalie, Aortenaneurysma, Karotisdissektion, Strahlentherapie des Mediastinums, multiple Sklerose, Myasthenia gravis, amyotrophe Lateralsklerose, Vertebralisdissektion mit Schlaganfall

Bei einer Reihe von Patienten lässt sich keine Ursache ermitteln (idiopathische Parese).

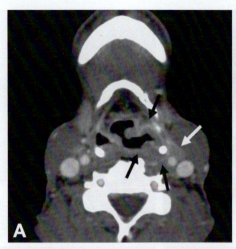 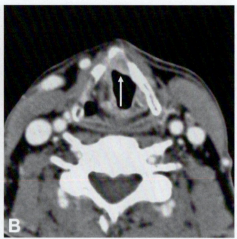

Abb. 4.30 A, B. Kehlkopfkarzinomrezidive. **A** Rezidiv eines supraglottischen Karzinoms (*schwarze Pfeile*) mit Übergriff auf den Hypopharynx und Wachstum per continuitatem in die Gefäßscheide (*weißer Pfeil*). **B** Bei Z. n. Laserresektion eines Stimmlippenkarzinoms zeigt sich an der vorderen Kommissur (Randbereich des ehemaligen Tumors) ein verstärkt KM-anreicherndes Gewebeplus; histologisch: Plattenepithelkarzinom. CT KM axial. **B** Mit freundlicher Genehmigung von S. Kösling, Halle

- **Klinische Befunde**
- Heiserkeit, Dysphonie, Aspirationen (besonders Flüssigkeiten)
- 35 % der Patienten sind asymptomatisch und haben eine normale Stimme
- 80 % der idiopathischen, toxischen oder infektiösen einseitigen Stimmlippenlähmungen sind selbstlimitierend und erholen sich innerhalb von 6 Monaten

- **Diagnosesicherung**
- Spiegeluntersuchung (Abb. 4.31F)

- **Stellenwert der Bildgebung**
- Bildgebung nicht zur Diagnosestellung der Stimmlippenlähmung, sondern zur Ursachensuche (Abb. 4.31E)
- CT des Halses und oberen Mediastinums Methode der ersten Wahl zum Nachweis/Ausschluss von Läsionen (raumfordernde Läsion, Karotisdissektion, Aneurysma) entlang von N. vagus/N. laryngeus recurrens
- MRT bei zentralen Läsionen (Medulla oblongata)

- **Bildgebende Befunde**
- Stimmlippenlähmung erkenntlich an:
  - Atrophie des M. thyreoarytaenoideus (Fetteinlagerung, Verschmälerung; Abb. 4.31B)
  - Paramedianstellung der betroffenen Stimmlippe (Abb. 4.31D, H)
  - Medianverlagerung und Verdickung der ipsilateralen aryepiglottischen Falte (Abb. 4.31A) und anteromediane Verlagerung des Aryknorpels (Abb. 4.31B, G)
  - Dilatation des ipsilateralen Sinus piriformis (Abb. 4.31A) und des ipsilateralen Ventriculus laryngis (Abb. 4.31C)

- **Bildgebende Differenzialdiagnosen**
- Innere Laryngozele
- Traumatische Aryknorpelluxation

- **Wichtige Punkte**
- Bei Ursachensuche CT-Untersuchungsumfang von Schädelbasis bis unterhalb des Aortenbogens

4.7 Trauma

Larynxverletzungen können eingeteilt werden in:
- Innere Verletzungen: mechanisch (Intubation/Endoskopie, Fremdkörper), thermisch, radiogen oder durch Verätzungen bedingt
- Äußere Verletzungen: hervorgerufen durch penetrierende (Schnitt-, Stich-, Schussverletzungen) oder stumpfe Gewalt

Häufigste Ursache stumpfer Larynxverletzungen sind Verkehrsunfälle (Anstoßen des Larynx am Lenkrad bei Auffahrunfällen – mittlerweile durch Anschnallpflicht sehr selten; Polytrauma), gefolgt von Rohheitsdelikten (Handkantenschlag oder Fußtritt), Sport- und Arbeitsunfällen sowie Erhängungsversuchen. Isolierte Larynxtraumata kommen sehr selten vor, wobei hier nicht jeder Patient der radiologischen Diagnostik zugeführt wird.

Im Folgenden wird auf das isolierte stumpfe Larynxtrauma eingegangen.

- **Klinische Befunde**
- Atemnot mit Stridor
- Husten, Hämoptyse
- Heiserkeit, Dysphonie, Stimmlippenlähmung
- Dysphagie
- Hautemphysem am Hals

Abb. 4.31 A–H. Stimmlippenlähmung. **A–E** Klinisch Rekurrensparese rechts unklarer Genese. Im CT Ursachennachweis (maligne raumfordernde Läsion der Trachea mit Infiltration des Mediastinums; *Pfeil* in **E**) und typische Zeichen einer Stimmlippenlähmung: Medialverlagerung und Verdickung der ipsilateralen aryepiglottischen Falte (*Pfeil* in **A**), Erweiterung des Sinus piriformis (*gepunkteter Pfeil* in **A**), Fetteinlagerung und Verschmälerung des M. thyreoarytaenoideus (*Pfeil* in **B**), anteromediale Verlagerung des Aryknorpels (*gepunkteter Pfeil* in **B**), Erweiterung des Ventriculus laryngis (*Pfeil* in **C**), Paramedianstellung der Stimmlippe (*Pfeil* in **D**). **F** Spiegelbefund einer Stimmlippenparese rechts mit Einwärtskippung des Aryknorpels. **G, H** Verlagerter Aryknorpel (*Pfeil* in **G**) und paramediane Stellung der Stimmlippe (*Pfeil* in **H**) bei idiopathischer Rekurrensparese rechts. **A–E, G, H** CT KM axial. **A–E, G, H** Mit freundlicher Genehmigung von S. Kösling, Halle. **F** Mit freundlicher Genehmigung von F. Bootz, Bonn

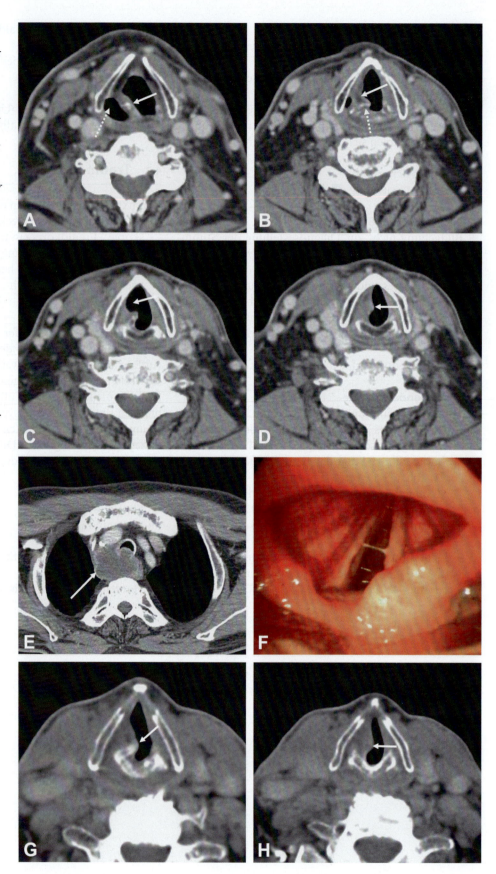

- **Diagnosesicherung**
- Anamnese und klinisch-endoskopischer Befund sind diagnoseweisend
- Frakturen können nur bildgebend nachgewiesen werden
- Schleimhautverletzungen, Glottisrisse und -hämatome werden endoskopisch dargestellt

- **Stellenwert der Bildgebung**
- Nachweis/Ausschluss von Frakturen und Fragmentdislokationen am Larynxskelett und/oder am Zungenbein zur Operationsplanung – CT als Methode der Wahl
- Dokumentation von Aryknorpelluxationen und begleitenden Weichteilverletzungen

- **Bildgebende Befunde**
- Schild- (häufiger) und/oder Ringknorpelfrakturen: isolierte, Mehrfragmente- oder Trümmerfrakturen; Fragmentdislokationen (◘ Abb. 4.32A–D, I)
- Weichteilschwellung mit Luftwegseinengung (◘ Abb. 4.32B)
- Aryknorpeldislokation, meist nach anterior mit paramedianer Glottisstellung (◘ Abb. 4.32E, F)
- Weichteilemphysem
- Spätfolgen: Kehlkopfschiefstand, Knorpellücken, Aryknorpelsklerose, Laryngozele (◘ Abb. 4.32G, H)

- **Bildgebende Differenzialdiagnosen**
- Stimmlippenlähmung nichttraumatischer Genese: differente Anamnese
- Zustand nach Larynxoperation: differente Anamnese
- Postradiogene Knorpelnekrose: differente Anamnese
- Rezidivierende Polychondritis: differente Anamnese

- **Wichtige Punkte**
- Schnittbilder sollten im Weichteil- und Knochenfenster ausgewertet werden
- MPR erleichtern die Diagnosestellung
- Mit CT meist keine Differenzierung zwischen Ödem und Hämatom möglich

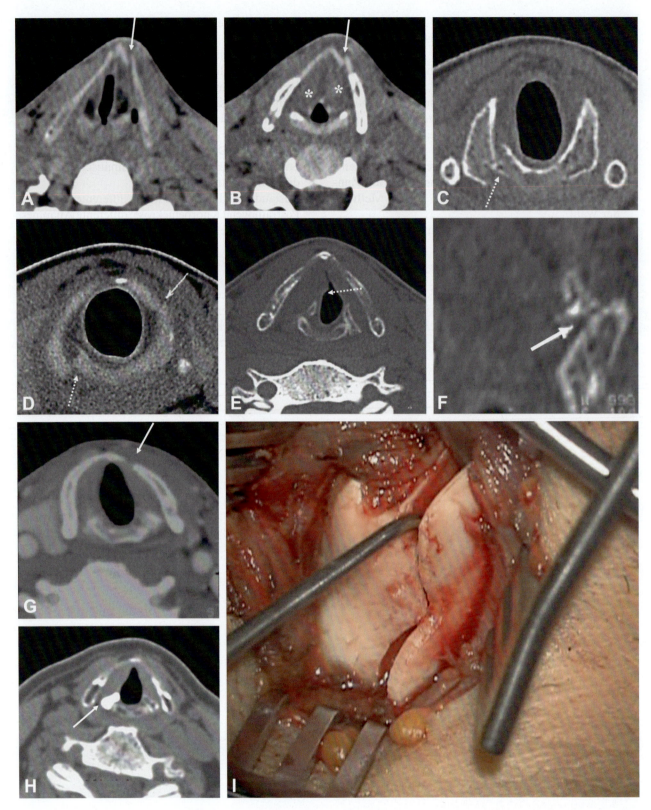

Abb. 4.32 A–I. Posttraumatische Larynxveränderungen. **A, B** Gering dislozierte Fraktur der Lamina sinistra des Schildknorpels (*Pfeile*) und Stimmlippenschwellung (*Sterne*) mit Atemwegseinengung. **C, D** Fraktur des Arcus (*Pfeil*) und der Lamina (*gepunktete Pfeile*) des Ringknorpels mit deutlicher Laminadislokation. **E, F** Dislokation des Aryknorpels nach vorn (*Pfeil*) mit konsekutiver Paramedianstellung der Stimmlippe (*gepunkteter Pfeil*). **G, H** Spätfolgen: **G** leichter Kehlkopfschiefstand und Knorpellücke (*Pfeil*); **H** Aryknorpelsklerose (*Pfeil*). **I** Operativer Situs einer Larynxfraktur. **A–E, H** CT nativ axial; **F** CT sagittal; **G** CT KM axial. **A–H** Mit freundlicher Genehmigung von S. Kösling, Halle. **I** Mit freundlicher Genehmigung von F. Bootz, Bonn

4.8 Erworbene Trachealstenose

Es handelt sich um eine Einengung der Trachea aufgrund von Veränderungen der inneren Wand (Drucknekrose, Fibrosierung, Narbenbildung), am häufigsten infolge von Langzeitbeatmung und Tracheostomie, aber auch nach Radiatio, Trauma sowie Operation oder durch Kompression von außen in Form einer Tracheomalazie (z. B. bei Struma nodosa oder durch ein aberrierendes Gefäß). Auch entzündliche Erkrankungen der Trachea (Polychondritis, Sarkoidose) können eine Stenosierung verursachen. Häufige Lokalisationen sind subglottisch in Höhe der Tubusmanschette und in der Tracheostomaregion.

Daneben kommen Trachealstenosen kongenital vor. Sie werden im frühen Kindesalter diagnostiziert.

- **Klinische Befunde**
- Dyspnoe, insbesondere bei Belastung
- Stridor
- Hämoptyse
- Giemen, Husten
- Häufung von Infektionen der oberen Luftwege

- **Diagnosesicherung**
- Tracheoskopie (Abb. 4.34E)
- Ggf. Biopsie

- **Stellenwert der Bildgebung**
- Genaue Lokalisation und Ausmaßdarstellung der Stenose, ggf. zur Operationsplanung
- Ausschluss/Nachweis einer Kompression von außen
- CT mit 2D- und 3D-Rekonstruktionen als Verfahren der Wahl
- Ggf. virtuelle Tracheoskopie (nach Langzeitbeatmung und Tracheostomie sowie bei Struma als Nativ-CT, sonst mit KM)
- MRT ebenfalls möglich

- **Bildgebende Befunde**
- Umschriebene oder diffuse, zentrische oder exzentrische Einengung der Trachea (Abb. 4.33)
- Multifokale Stenosen, besonders bei Entzündungen
- Teilweise Verdickung der Trachealwand durch entzündliches Gewebe (Abb. 4.34A–D) oder Wandverkalkungen

- **Bildgebende Differenzialdiagnosen**
- Trachealstenosen sind bildgebend eindeutig diagnostizierbar – die zugrunde liegende Ursache ist oft bekannt bzw. kann bildgebend häufig korrekt eingeschätzt werden
- Normale Engstelle in Stimmlippenhöhe – nicht mit subglottischer Stenose verwechseln → Bezug zum Kehlkopfskelett herstellen

- **Wichtige Punkte**
- Frage nach stattgehabter Intubation (insbesondere Langzeitintubation) und/oder Tracheostomie
- Ausmaßbeurteilung der Stenose und Suche nach intraluminalen Septen am besten im weiten Lungenfenster vornehmen
- Darstellung in mehreren Ebenen erleichtert die Beurteilung

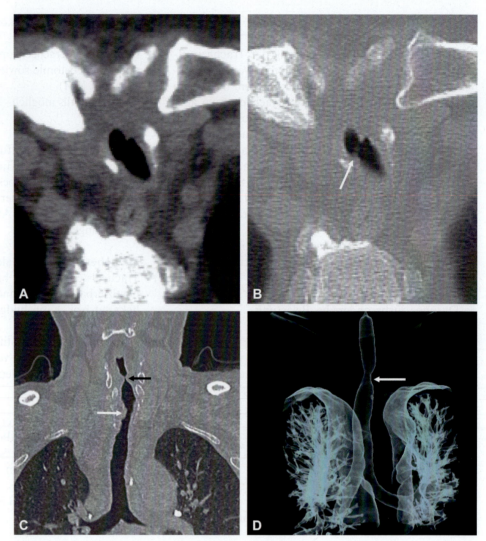

Abb. 4.33 A–D. Erworbene Trachealstenose (Z. n. Tracheostomie bei Langzeitbeatmung). Entrundung der Trachea und kurzstreckige, mäßiggradige, exzentrische Stenose (*weiße Pfeile*) mit leicht irregulärem Lumen. Die physiologische Enge in Glottishöhe darf nicht mit einer subglottischen Stenose verwechselt werden (*schwarzer Pfeil* in **C**). CT: **A** axial im Weichteilfenster; **B** axial im Lungenfenster; **C** koronare multiplanare Rekonstruktion im Lungenfenster; **D** VRT. Mit freundlicher Genehmigung von S. Kösling, Halle

4.8 · Erworbene Trachealstenose

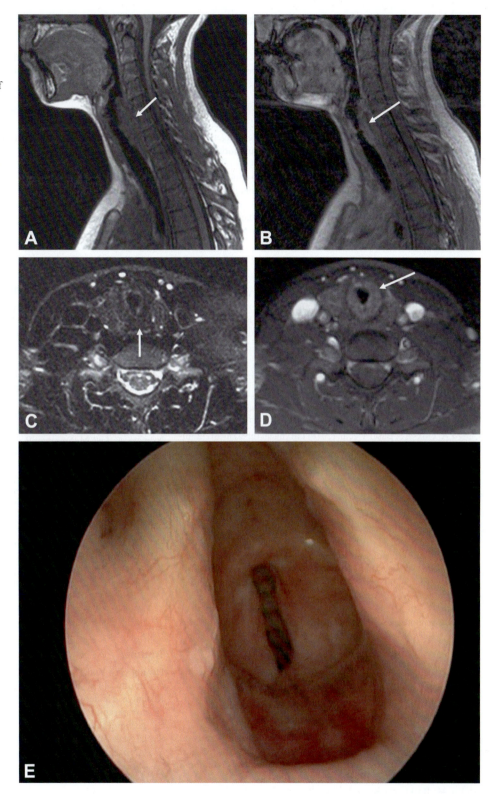

Abb. 4.34 A–E. Erworbene Trachealstenose. **A–D** Geringfügige subglottische Trachealwandeinengung durch submuköses, in beiden Wichtungen hypointenses, auch am Kehlkopf nachweisbares Narbengewebe mit geringer KM-Aufnahme (*Pfeile*). **E** Spiegelbefund einer Trachealstenose. **A** MRT T1-w sagittal; **B** MRT T1-w KM sagittal; **C** MRT T2-w FS axial; **D** MRT T1-w KM FS axial. **E** Mit freundlicher Genehmigung von F. Bootz, Bonn

Weiterführende Literatur (Auswahl)

Schnittbilduntersuchungstechnik

Baum U, Greess H, Lell M et al. (2000) Imaging of head and neck tumors – methods: CT, spiral-CT, multislice-spiral-CT. Eur J Radiol 33:153–160

Becker M, Monnier Y, de Vito C (2022) MR imaging of laryngeal and hypopharyngeal cancer. Magn Reson Imaging Clin 30:53–72

Bozzato A, Pillong L, Schick B et al. (2020) Aktuelle Bildgebung bei Diagnostik und Therapieplanung des Larynxkarzinoms. Radiologe 60:1026–1037

Greess H, Lell M, Römer W et al. (2002) Indications and diagnostic sensitivity of CT and MRI in the otorhinolaryngology field. HNO 50:611–625

Lell M, Greess H, Hothorn T et al. (2004) Multiplanar functional imaging of the larynx and hypopharynx with multislice spiral CT. Eur Radiol 14:2198–2205

Anatomische Strukturen

Braitinger S, Pahnke J (1995) MR-Atlas der HNO-Anatomie. Schattauer, Stuttgart New York

Kainberger F, Strasser G, Pokieser P et al. (1998) Bildgebende Diagnostik des Larynx. Normale Anatomie und Ausbreitungswege pathologischer Veränderungen. Radiologe 38:71–76

Entzündungen

Billich C, Schwab B (2020) Rheumatoide Arthritis des Cricoarytenoid-Gelenks: Wichtige Differenzialdiagnose bei unklaren Raumforderungen des Larynx. Laryngorhinootologie 99:237–238

Cengiz A, Göksel S, Başal Y et al. (2018) Laryngeal tuberculosis mimicking laryngeal carcinoma on ^{18}F-FDG PET/CT imaging. Mol Imaging Radionucl Ther 27:81–83

Chen JJ, Branstetter BF, Myers EN (2005) Cricoarytenoid rheumatoid arthritis: an important consideration in aggressive lesions of the larynx. AJNR 26:970–972

Fernandez P, Guyot M, Lazaro E et al. (2007) Systemic tuberculosis presenting as an epiglottic mass detected on F-18 FDG PET/CT. Clin Nucl Med 32:719–724

Fritsch P (1988) Virusinfektionen der Haut. In: Fritsch P (Hrsg) Dermatologie. Springer, Berlin Heidelberg New York Tokio, S 196–240

Glastonbury CM (2008) Non-oncologic imaging of the larynx. Otolaryngol Clin North Am 41:139–156

Iwamoto S, Sato MP, Hoshi Y et al. (2023) COVID-19 presenting as acute epiglottitis: a case report and literature review. Auris Nasus Larynx. 50:165–168

Moon WK, Han MH, Chang KH et al (1997) CT and MR imaging of head and neck tuberculosis. Radiographics 17:391–402

Voulgari PV, Papazisi D, Bai M et al (2005) Laryngeal involvement in rheumatoid arthritis. Rheumatol Int 25:321–325

Tumoren und tumorähnliche Erkrankungen

Becker M, Monnier Y, de Vito C (2022) MR imaging of laryngeal and hypopharyngeal cancer. Magn Reson Imaging Clin N Am 30:53–72

Becker M (1998) Diagnose und Stadieneinteilung von Larynxtumoren mittels CT und MRT. Radiologe 38:93–100

Becker M, Burkhardt K, Dulguerov P et al. (2008) Imaging of the larynx and hypopharynx. Eur J Radiol 66(3):460–479

Becker M, Zbären P, Delavelle J et al (1997) Neoplastic invasion of the laryngeal cartilage: reassessment of criteria for diagnosis at CT. Radiology 203:521–532

Bootz F (2020) S3-Leitlinie Diagnostik, Therapie und Nachsorge des Larynxkarzinoms. Radiologe 60:1052–1057

Bozzato A, Pillong L, Schick B et al. (2020) Aktuelle Bildgebung bei Diagnostik und Therapieplanung des Larynxkarzinoms. Radiologe 60:1026–1037

Brüning R, Sturm C, Hong C et al. (1999) Die Diagnostik der Stadien T1 und T2 des Larynxkarzinoms mit Mehrschicht-Spiral-CT. Radiologe 39:939–942

Gilad R, Milillo P, Som PM (2007) Severe diffuse systemic amyloidosis with involvement of the pharynx, larynx, and trachea: CT and MR findings. AJNR Am J Neuroradiol 28(8):1557–1578

Hermans R (2006) Staging of laryngel and hypopharyngeal cancer: value of imaging studies. Eur Radiol 16:2386–2400

ISSVA Classification of Vascular Anomalies ©2018 International Society for the Study of Vascular Anomalies. Available at "www.issva.org/classification"

Lell M, Gmelin C, Panknin C et al. (2008) Thin-slice MDCT of the neck: impact on cancer staging. AJR Am J Roentgenol 190(3):785–789

Wittekind C (2020) Larynx. In: TNM-Klassifikation maligner Tumoren, 8. Aufl. Wiley, Weinheim (Korrigierter Nachdruck 2020 mit allen Ergänzungen der UICC aus den Jahren 2017 bis 2019)

Posttherapeutische Bildgebung

Hermans R (2006) Staging of laryngeal and hypopharyngeal cancer: value of imaging studies. Eur Radiol 16:2386–2400

Lell M, Baum U, Greess H et al (2000) Head and neck tumors: imaging recurrent tumor and post-therapeutic changes with CT and MRI. Eur J Radiol 33:239–247

Lell M, Greess H, Hothorn T et al. (2004) Multiplanar functional imaging of the larynx and hypopharynx with multislice spiral CT. Eur Radiol 14:2198–2205

Mukherji SK, Weadock WJ (2002) Imaging of the post-treatment larynx. Eur J Radiol 44:108–119

Nömayr A, Lell M, Sweeney R et al. (2001) MRI appearance of radiation-induced changes of normal cervical tissue. Eur Radiol 11:1807–1817

Sievers KW (1998) Rationelle bildgebende Strategien bei Kehlkopferkrankungen. Radiologe 38:77–82

Stimmlippenlähmung

Dankbaar JW, Pameijer FA (2014) Vocal cord paralysis: anatomy, imaging and pathology. Insights Imaging 5:743–751

Myssiorek D (2004) Recurrent laryngeal nerve paralysis: anatomy and etiology. Otolaryngol North Am 37:25–44

Paquette CM, Manos DC, Psooy BJ (2012) Unilateral vocal cord paralysis: a review of CT findings, mediastinal causes, and the course of the recurrent laryngeal nerves. Radiographics 32(3):721–740

Trauma

Hwang SY, Yeak SC (2004) Management dilemmas in laryngeal trauma. J Laryngol Otol 118:325–328

Kösling S, Heider C, Heider C, Bartel-Friedrich S (2005) Computertomographische Befunde beim isolierten Larynxtrauma. Laryngorhinootologie 84:583–588

Shi J, Uyeda JW, Duran-Mendicuti A et al. (2019) Multidetector CT of laryngeal injuries: principles of injury recognition. Radiographic 39(3):879–892

Erworbene Trachealstenose

Curé J (2004) Tracheal stenosis, acquired. In: Harnsberger HR (Hrsg) Diagnostic imaging. Head and neck. Amirsys, Salt Lake City, S III–3, 14

Glastonbury CM (2008) Non-oncologic imaging of the larynx. Otolaryngol Clin North Am 41:139–156

Maeda K (2017) Pediatric airway surgery. Pediatr Surg Int 33(4):435–443

Speicheldrüsen

Prof. Dr. med. Christian Czerny

Inhaltsverzeichnis

5.1 Untersuchungstechnik – 408

5.2 Normalanatomie – 410

5.3 Entzündungen – 414

5.4 Sialolithiasis – 422

5.5 Sialadenose – 422

5.6 Tumoren und tumorähnliche Läsionen – 424

5.7 Posttherapeutische Veränderungen – 446

Weiterführende Literatur (Auswahl) – 450

© Der/die Autor(en), exklusiv lizenziert an Springer-Verlag GmbH, DE, ein Teil von Springer Nature 2024
S. Kösling, F. Bootz (Hrsg.), *Bildgebung HNO-Heilkunde*,
https://doi.org/10.1007/978-3-662-68343-9_5

Alle Speicheldrüsen – die paarig angelegten großen Kopfspeicheldrüsen und die zahlreichen kleinen Speicheldrüsen – können von einer Vielzahl von Erkrankungen befallen werden: entzündliche, infektiöse, systemisch-entzündliche, obstruktive (durch Strikturen oder Steine) und neoplastische Erkrankungen. Mittelpunkt der Bildgebung sind die insgesamt seltenen Speicheldrüsenneoplasien. Die Vielfältigkeit benigner und maligner Speicheldrüsentumoren ist größer als an anderen Organsystemen. Aufgrund der oberflächlichen Lage der großen Kopfspeicheldrüsen wird als erstes bildgebendes Verfahren in der Regel die Sonografie eingesetzt. In welchen Situationen MRT und CT weiterführende therapierelevante Informationen liefern können, ist ein wesentlicher Gesichtspunkt dieses Kapitels.

5.1 Untersuchungstechnik

Im Folgenden werden heutige Techniken, Indikationen und Möglichkeiten einzelner bildgebender Verfahren kurz erläutert.

5.1.1 Sonografie

Die Sonografie wird mit einem Linearschallkopf in hochauflösender Technik durchgeführt. Die Frequenz der Schallköpfe sollte zwischen 10 und 13 MHz liegen. Zusätzlich zur konventionellen Sonografie ist die Möglichkeit zur Doppler- oder Power-Doppleruntersuchung erforderlich. Anforderungen an eine aussagekräftige Sonografie sind:
- Standardmäßige Abbildung der großen Kopfspeicheldrüsen mit Longitudinal- und Transversalschnitten
- Erfassung des Gangsystems mit Veränderungen (Konkremente oder postentzündliche Veränderungen)
- Darstellung benachbarter oder auf die Kopfspeicheldrüsen übergreifender Prozesse
- Möglichkeit der Dopplersonografie zur Beurteilung der Gefäßversorgung von raumfordernden Läsionen bzw. Lymphknoten (LK)
- Ggf. Möglichkeit der sonografisch geführten Biopsie

Unter diesen Voraussetzungen sind eine exzellente Beurteilung der Drüsenarchitektur, eine Differenzierung in solide, zystische und gemischte Komponenten einer raumfordernden Läsion sowie eine Einschätzung diffuser entzündlicher Veränderungen möglich.

Ein Nachteil der Sonografie gegenüber anderen Schnittbildverfahren besteht in der oft nicht ausreichenden Erfassung von Strukturen des tiefen Parotisanteils. Hier muss eine weitere Abklärung mittels MRT oder Mehrzeilen-CT (MZCT) erfolgen.

5.1.2 CT, PET-CT und MRT

Die CT, heute als MZCT durchgeführt, kann im Gegensatz zur MRT kleinste Konkremente nachweisen und Verkalkungen sicher als solche identifizieren. Der Weichteilkontrast selbst ist bei der CT jedoch geringer als bei der MRT. Die CT ist daher zu favorisieren, wenn Konkremente in den großen Kopfspeicheldrüsen und ihren Ausführungsgängen sowie hierdurch hervorgerufene entzündliche oder abszedierende Prozesse abgebildet werden sollen. Die PET-CT wird mit einem Kombinationsgerät aus MZCT und Positronenemissionstomograf durchgeführt. Die CT erfolgt für die Schwächungskorrektur der PET-Daten als Low-Dose-CT und sollte KM-gestützt ergänzt werden. Vor der PET-Untersuchung wird der Tracer Fluordesoxyglukose intravenös verabreicht. Die applizierte Dosis liegt hier üblicherweise bei 5 MBq/kgKG. Bei besonderen Fragestellungen werden spezielle Tracer wie z. B. Dotadoc verwendet. In der Erfassung und Differenzierung raumfordernder Prozesse ist die MRT überlegen.

- **Kernaussagen**
- Hohe Detektionsrate mit allen Methoden – Unterscheidung zwischen benignen und insbesondere niedriggradig malignen Prozessen meist schwierig oder nicht möglich, da auch diese häufig glatt begrenzt sind
- Bei unscharfer Begrenzung und diffus infiltrierendem Wachstum, das mittels MRT am besten darstellbar ist, kann der V. a. eine maligne raumfordernde Läsion erhoben werden, insbesondere dann, wenn eine Fazialisparese besteht
- Hilfreich für Diagnosestellung: Begrenzung, Form (rundlich oder polyzyklisch), verschiedene Gewebekomponenten

- **CT**
- Dünnschichtiges Scannen im Spiralmodus in axialer Ebene
- Erstellung von axialen und koronaren multiplanaren Rekonstruktionen (rekonstruierte Schichtdicke: 3 mm bzw. bei Steinsuche auch 1 mm)
- Untersuchungsumfang: Schädelbasis bis Hyoid
- Sichere Konkrementdiagnostik erfordert Nativ-CT
- Intravenöse KM-Gabe bei Tumoren und Entzündungen obligat (100–120 ml KM mit einer Flussgeschwindigkeit von 2 ml/s)

- **MRT**
- In Abhängigkeit von der Geräteausstattung Untersuchung mit Kopfspule, Kopf-Hals-Spule (zusätzliche Erfassung der Hals-LK) oder hochauflösenden Oberflächenspulen (Nachteil: Bildgebung lokal auf Drüsen beschränkt)

5.1 · Untersuchungstechnik

- Abbildung in zwei Ebenen (axial und koronar), zum Teil auch sagittal oder parasagittal
- Untersuchungsumfang: Schädelbasis bis Hyoid
- Schichtdicke: 3 mm
- T2-w und T1-w Sequenzen (T1-w: vor und nach KM-Gabe)
- Fettunterdrückung (in T2-w und T1-w mit KM): verbessert Visualisierung pathologischer Prozesse, reduziert jedoch die Ortsauflösung
- Diffusions- und perfusionsgewichtete Bildgebung einschließlich kontrastgestützter T1-Dynamik sowie Spektroskopie werden für die Tumordifferenzierung als hilfreich angesehen, sind aufgrund der Seltenheit von Speicheldrüsentumoren bei großer Artvielfalt (in der aktuell gültigen WHO-Klassifikation sind 38 Arten gelistet) derzeit jedoch nicht endgültig evaluiert und werden noch nicht routinemäßig eingesetzt; es ist zu beachten, dass die soliden Anteile der benignen Warthin-Tumoren niedrige ADC („apparent diffusion coefficient")-Werte aufweisen
- Mittels MR-Traktografie (derzeit kein Routineverfahren) kann der intraglanduläre Verlauf des N. facialis und sein Bezug zu raumfordernden Läsionen visualisiert werden

5.1.3 Sialografie

Die konventionelle Sialografie kommt aufgrund folgender Nachteile kaum noch zum Einsatz:
- Invasive Prozedur (retrograde Kontrastierung des Gangsystems)
- Sondierung des Ausführungsgangs der Gl. parotidea (Stenon-Gang) und v. a. der Gl. submandibularis/sublingualis (Wharton-Gang) gelingt nicht immer
- Drüsenüberspritzung möglich
- Prozedur bei Vorliegen von Steinen oder Entzündungen schmerzhaft
- Bei akuter Sialadenitis kontraindiziert

Die MR-Sialografie erfasst das Gangsystem ebenfalls sehr gut. Zudem stellen sich im MRT zusätzlich das Drüsengewebe und die periglandulären Strukturen gut dar. Bei der MR-Sialografie wird das speichelgefüllte Gangsystem mit stark T2-w Sequenzen abgebildet. Zum Einsatz kommen sehr unterschiedliche Verfahren (Single-shot-, Fast-Spinecho- oder Gradientenechotechnik in 3D-Verfahren), wobei sich 3D-Verfahren durch eine bessere Ortsauflösung mit sehr guter Detailerkennbarkeit (Stenosen, Strikturen) bei jedoch deutlich längerer Untersuchungszeit auszeichnen. Eine Stimulation der Speichelsekretion verbessert die Visualisierung. Die MR-Sialografie ist nichtinvasiv, schmerzlos und besser tolerabel als die konventionelle Sialografie.

5.1.4 Feinnadelaspirationsbiopsie

- Zytologische und histologische Abklärung pathologischer Prozesse (Biopsie ist der Punktionszytologie überlegen)
- In der Regel sonografisch geführt
- Festlegung des therapeutischen Vorgehens bei Tumoren
- Keimgewinnung bei Entzündungen

5.2 Normalanatomie

Die Speicheldrüsen werden unterteilt in:
- Große Speicheldrüsen: Gll. parotidea, submandibularis, sublingualis (◘ Abb. 5.1A, B); jeweils paarig angelegt
- Kleine Speicheldrüsen: zahlreich, überwiegend in Schleimhaut der Kopf-Hals-Region, aber auch in anderen Regionen

5.2.1 Glandula parotidea

- Größte Kopfspeicheldrüse, Hauptbestandteil der Parotisloge
- Komplett umgeben vom oberflächlichen Anteil der tiefen Halsfaszie
- Oberflächlicher (Großteil der Drüse) und tiefer Anteil – Unterteilung bezieht sich auf intraglandulären Fazialisverlauf ohne reale anatomische Separierung
  - oberflächlicher Anteil: subkutan, lateral von M. masseter und aufsteigendem Unterkieferast (◘ Abb. 5.1C, D)
  - tiefer Anteil: lateral des Parapharyngealraums, ventrolateral des Processus styloideus, medial des stylomandibulären Tunnels (Raum zwischen Unterkieferast und Processus styloideus); auf axialem Bild medial einer virtuellen Linie zwischen Innenrand des aufsteigenden Unterkieferastes und medialer Zirkumferenz der V. retromandibularis (◘ Abb. 5.2)
- Stenon-Gang (◘ Abb. 5.2A; ◘ Abb. 5.3A):
  - ca. 7 cm lang
  - verlässt die Drüse im vorderen Anteil

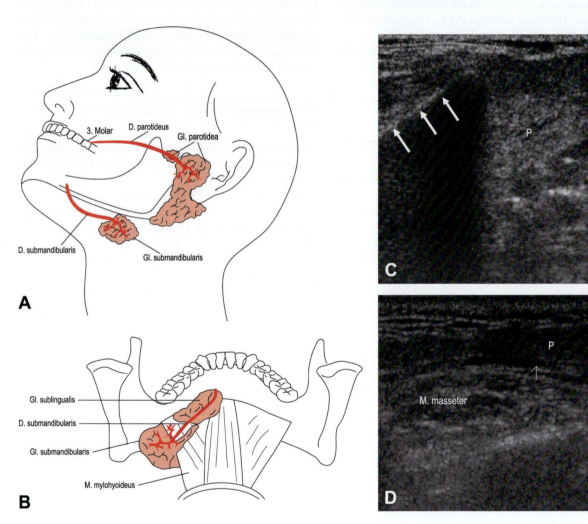

◘ **Abb. 5.1 A–D.** Große Speicheldrüsen. **A** Schemazeichnung der Gll. parotidea und submandibularis mit ihren Ausführungsgängen. **B** Schemazeichnung der Gll. submandibularis und sublingualis mit ihrem Ausführungsgang (Wharton-Gang). **C** Normale Gl. parotidea lateral des Unterkieferastes (*Pfeile*) im transversalen Sonogramm. **D** Normaler oberflächlicher Anteil der Gl. parotidea (*Pfeil*, *P*) lateral des M. masseter im transversalen Sonogramm. *P* Gl. parotidea

- verläuft im bukkalen Fettkörper lateral über den M. masseter und biegt danach scharf nach medial ab
- Mündung in der Wangenschleimhaut, etwa in Höhe des 2.–3. oberen Molaren
- Variabler Fettgehalt (▸ Abschn. 5.2.5)
- Intraglandulär finden sich 3–32 LK
- Erscheinungsbild in Bildgebung abhängig vom Fettgehalt der Drüse
- Sonografie (◘ Abb. 5.1C, D): im Vergleich zur Muskulatur oft echoreichere Textur
- CT (◘ Abb. 5.2):
  - nativ leicht hypodenser als Muskulatur, bei hohem Fettgehalt deutlich hypodenser
  - mäßiges KM-Enhancement
- MRT (◘ Abb. 5.3):
  - in T1-w und T2-w mäßig signalreich und etwas hyperintenser als Muskulatur
  - mäßiges KM-Enhancement
  - intraglandulär kleinste septenartige Strukturen, welche die Drüsenläppchen markieren

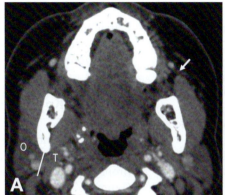
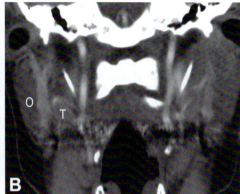

◘ **Abb. 5.2 A, B.** Normale Gl. parotidea, beidseits mit oberflächlichem (*O*) und tiefem Anteil (*T*). Der *Pfeil* in **A** markiert den Stenon-Gang, die *Linie* in **A** die virtuelle Grenze zwischen beiden Anteilen. CT KM **A** axial; **B** koronar

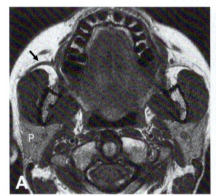
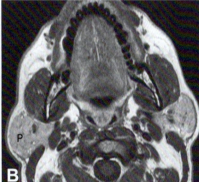
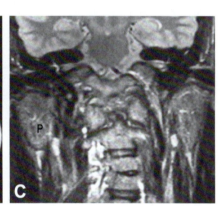

◘ **Abb. 5.3 A–C.** Normale Gl. parotidea beidseits (*Pfeil* in **A**: Ausführungsgang). **A, B** MRT T1-w axial: **A** nativ; **B** KM; **C** MRT T2-w FS koronar. *P* Gl. parotidea

5.2.2 Glandula submandibularis

- Zweitgrößte Speicheldrüse
- Umfasst den größten Teil des Submandibularraums
- Umgreift den dorsalen Rand des M. mylohyoideus
- Keine Lappen, trotzdem Einteilung in oberflächlichen und tiefen Anteil (◘ Abb. 5.4A)
    - oberflächlicher Anteil: im submandibulären Dreieck, oberflächlich des M. mylohyoideus
    - tiefer Anteil: medial des M. mylohyoideus mit Drüsenhilus
- Wharton-Gang: ca. 5 cm lang, verläuft im Sublingualraum nach vorn und mündet auf der Papilla sublingualis (Caruncula) unterhalb des freien Zungenanteils, lateral des Frenulum linguae
- Geringerer Fettgehalt als Gl. parotidea
- Keine intraglandulären LK
- Sonografie (◘ Abb. 5.4A): etwas homogener und leicht echoärmer als Gl. parotidea
- CT (◘ Abb. 5.4B, C): homogener und etwas höhere Dichte als Gl. parotidea
- MRT (◘ Abb. 5.5): geringere Signalintensität (SI) in T1-w und T2-w als Gl. parotidea in nicht fettunterdrückten Sequenzen

5.2.3 Glandula sublingualis

- Kleinste der großen Kopfspeicheldrüsen, ungefähr halb so groß wie Gl. submandibularis
- Nimmt den Großteil des Sublingualraums ein
- Liegt medial des M. mylohyoideus und lateral des M. geniohyoideus
- Drüse drainiert über ca. 20 schmale Gänge nahe der Papilla sublingualis direkt in den Mundboden – manchmal vereinigen sich diese Gänge zu einem schmalen Endgang, der in den Wharton-Gang mündet
- Geringerer Fettgehalt als Gl. parotidea
- Keine intraglandulären LK
- Darstellung in Bildgebung (◘ Abb. 5.5; ◘ Abb. 5.6) ähnlich der Gl. submandibularis, manchmal in T2-w etwas hypointenser

5.2.4 Kleine Kopfspeicheldrüsen

- Liegen in der Submukosa von Mundhöhle, Gaumen, Nasennebenhöhlen, Pharynx, Larynx, Trachea und Bronchien – hauptsächlich in der Mundhöhle und am Gaumen
- Bildgebenden Verfahren erfassen die kleinen Kopfspeicheldrüsen normalerweise nicht – lediglich im Fall des Vorliegens einer raumfordernden Läsion
- Histologie und Lokalisation einer raumfordernden Läsion weisen auf den Ausgang von den kleinen Kopfspeicheldrüsen hin

5.2 · Normalanatomie

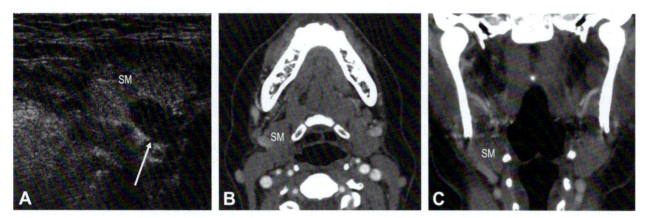

Abb. 5.4 A–C. Normale Gl. submandibularis. **A** Transversales Sonogramm mit M. mylohyoideus (*Pfeil*); **B** CT KM axial; **C** CT KM, koronar. *SM* Gl. submandibularis

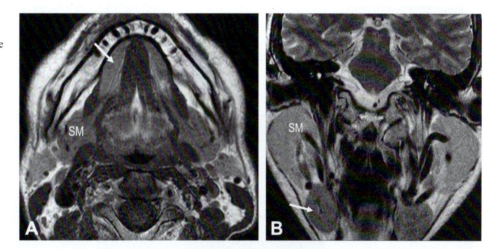

Abb. 5.5 A, B. Normale Gl. submandibularis und normale Gl. sublingualis (*Pfeile*). Beachte die unterschiedlichen Signalintensitäten von Gl. submandibularis und Gl. sublingualis. **A** MRT T1-w axial; **B** MRT T2-w koronar. *SM* Gl. submandibularis

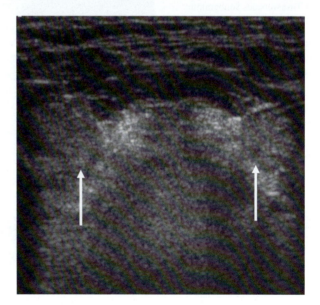

Abb. 5.6 Normale Gl. sublingualis beidseits (*Pfeile*), umgeben von echoreicherem Mundbodenfettgewebe. Transversales Sonogramm durch Mundboden und Zunge

5.2.5 Varianten

- Oft selten bis extrem selten
- Häufigste Variante: zusätzlicher oberflächlicher, anterior dem M. masseter aufliegender Parotisanteil, evtl. mit akzessorischem Gang (◘ Abb. 5.7A–C) – teilweise wird noch zwischen einem akzessorischen Lappen (ohne Verbindung zur Hauptdrüse) und einem Processus facialis der Gl. parotidea (mit Verbindung zur Hauptdrüse) differenziert
- Entwicklungsbedingtes Fehlen von Anteilen oder der gesamten großen Kopfspeicheldrüse: ein- oder beidseitig; in der Bildgebung statt der Speicheldrüse Fettgewebe in der Speicheldrüsenloge (◘ Abb. 5.7D)
- Selten Speicheldrüsenhypoplasien
- Aplasien oder Hypoplasien manchmal im Rahmen komplexer Syndrome
- Angeborene intraglanduläre Zysten
- Ektopes Speicheldrüsengewebe
- Erhöhter Fettgehalt der Gl. parotidea (◘ Abb. 5.8): häufiger bei älteren Patienten

5.3 Entzündungen

Akute Entzündungen der Speicheldrüsen sind infektiös (viral oder bakteriell) bedingt, wobei die Gl. parotidea am häufigsten betroffen ist. Die Gl. parotidea sezerniert seröses Sekret, die anderen beiden großen Kopfspeicheldrüse gemischtes, teils muzinöses Sekret, welches mehr antiinflammatorische Bestandteile enthält.

Die häufigste akute virale Entzündung der Speicheldrüsen ist Mumps. Sie wird klinisch ohne Bildgebung diagnostiziert. Wesentlich seltener können Coxsackie-, Parainfluenza- und Herpesviren eine Sialadenitis verursachen. Im Rahmen einer HIV-Infektion lösen insbesondere Epstein-Barr- oder Zytomegalieviren eine akute Speicheldrüsenentzündung aus. Wird eine Bildgebung veranlasst, zeigt sich ein wenig charakteristisches Bild (◘ Abb. 5.9A). Die betroffene Speicheldrüse ist ödematös geschwollen und weist ein gesteigertes KM-Enhancement auf (◘ Abb. 5.9B).

Chronischen Speicheldrüsenentzündungen liegen neben Infektionen auch autoimmune oder systemische Erkrankungen zugrunde. Sekundär können sie bedingt

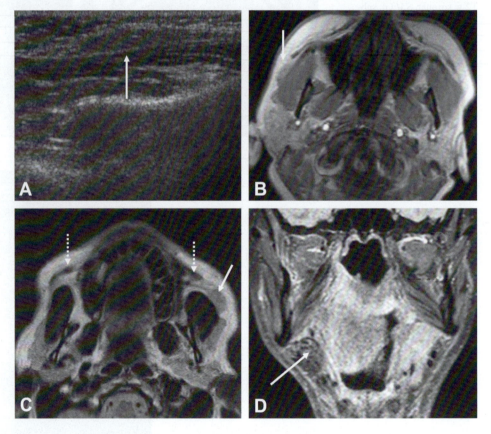

◘ Abb. 5.7 A–D. Kongenitale Speicheldrüsenvarianten. A–C Akzessorischer oberflächlicher Lappen der Gl. parotidea (*Pfeile*), in C mit akzessorischem Ausführungsgang. Stenon-Gang in C beidseits durch *gepunktete Pfeile* markiert. D Unilaterale Aplasie der Gl. submandibularis rechts mit Fettgewebe in der Submandibularregion (*Pfeil*). A Transversales Sonogramm; B MRT T1-w axial; C MRT T2-w axial; D MRT T2-w FS koronar. C Mit freundlicher Genehmigung von S. Kösling, Halle

5.3 · Entzündungen

sein, wenn die Ausführungsgänge verlegt sind – ein typisches Beispiel ist die Sialadenitis der Gl. submandibularis bei einem Mundbodenkarzinom.

5.3.1 Akute bakterielle Sialadenitis

Für die Entstehung einer akuten bakteriellen Entzündung der Speicheldrüsen ist die Reduktion (konsumierende Erkrankungen, Immunsuppression, postoperativ, Dehydratation, nach Bestrahlung) bzw. Störung der Speichelproduktion (durch Steine) prädisponierend. Die Keimbesiedlung (am häufigsten A-Streptokokken und Staphylococcus aureus) erfolgt in der Regel kanalikulär aszendierend.

■ Klinische Befunde
- Akute, stark schmerzhafte Schwellung und Rötung der Speicheldrüse
- Postprandiale Zunahme der Schwellung
- Schwellung und Rötung der Papille
- Teilweise Eiter aus Ostium ausdrückbar
- Kieferklemme möglich

■ Diagnosesicherung
- Typischer Inspektions- und Tastbefund
- Labordiagnostik
- Mikrobiologischer Keimnachweis

■ Stellenwert der Schnittbildgebung
- Detektion von Abszessformationen (mit allen Schnittbildverfahren möglich), in der Regel mittels Sonografie
- Darstellung des intra- und/oder extraglandulären Abszessausmaßes (CT oder MRT bei Verdacht auf Ausdehnung in die Tiefe)
- Nachweis einer möglicherweise zugrunde liegenden Sialolithiasis (Sonografie/CT oder MR-Sialografie)

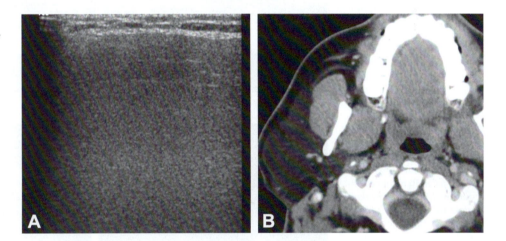

◘ Abb. 5.8 A, B. Verfettete Gl. parotidea. A Etwas plumpe, echoreichere Gl. parotidea. B Deutlich hypodense Gl. parotidea. A Transversales Sonogramm; B CT KM axial

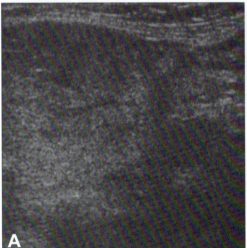
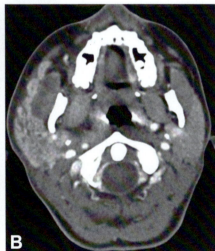

◘ Abb. 5.9 A, B. Akute virale Parotitis. A Aufgelockertes Parenchymmuster mit echoarmen Arealen. B Vergrößerte Gl. parotidea, gesteigertes Enhancement, Umgebungsödem, leichte intraglanduläre Gangerweiterungen. A Transversales Sonogramm; B CT KM axial. B Mit freundlicher Genehmigung von S. Kösling, Halle

Bildgebende Befunde
- Vergrößerung der gesamten Drüse
- Erweiterter, flüssigkeitsgefüllter Hauptgang (klinisch Eiter), zum Teil intraglanduläre Gänge sichtbar (◘ Abb. 5.10; ◘ Abb. 5.11)
- Veränderungen betreffen in der Regel die gesamte Speicheldrüse – sehr selten umschriebene Läsionen (◘ Abb. 5.12) bei von außen fortgeleiteten Entzündungen
- Sonografisch aufgelockertes, echoärmeres Muster
- LK-Vergrößerung: intraparotideal (◘ Abb. 5.12A), periglandulär (◘ Abb. 5.11A)
- Erhöhte SI in T2-w, verminderte SI in T1-w
- Verstärkte KM-Anreicherung
- Bei fortschreitender Entzündung:
  - kleinste Abszesse in der Speicheldrüse oder Konfluation zu größeren Abszessformationen mit echoarmer bis echoleerer Einschmelzung (◘ Abb. 5.13)

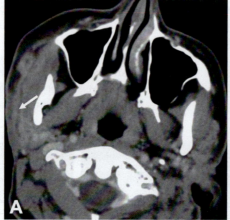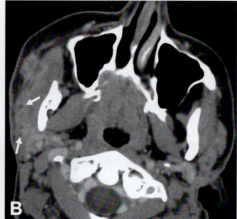

◘ **Abb. 5.10 A, B.** Akute bakterielle Parotitis rechts. Leicht stärkere KM-Anreicherung in der vergrößerten Gl. parotidea mit unscharfer Randkontur. Dichteerhöhung im angrenzenden subkutanen Fettgewebe, Duktektasie des Stenon-Ganges (*Pfeil* in **A**). Kleine intraglanduläre Hypodensitäten, die winzigen Abszedierungen oder eitergefüllten, erweiterten intraglandulären Gängen entsprechen (*Pfeile* in **B**). CT KM axial

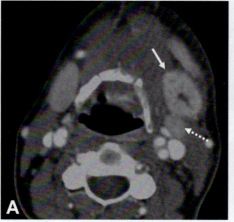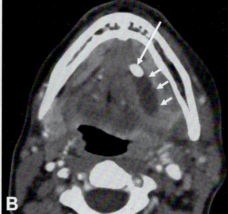

◘ **Abb. 5.11 A, B.** Akute bakterielle Entzündung der Gl. submandibularis links (*Pfeil* in **A**) bei papillennahem Konkrement (*langer Pfeil* in **B**) mit massiv gestautem Wharton-Gang (*kurze Pfeile* in **B**), umgebender Mundbodenentzündung und reaktiver Lymphknotenschwellung (*gepunkteter Pfeil*). CT KM axial. Mit freundlicher Genehmigung von S. Kösling, Halle

5.3 · Entzündungen

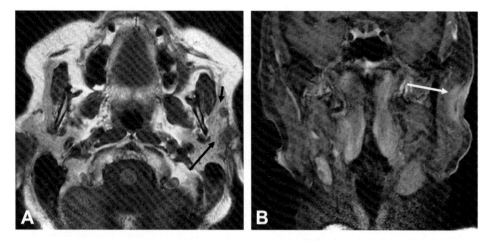

◘ Abb. 5.12 A, B. Umschriebener Entzündungsprozess in der linken Gl. parotidea (*lange Pfeile*) mit Verbindung zur Kutis und intraparotidealer Lymphknotenschwellung (*kurzer Pfeil*). A MRT T1-w axial; B MRT T1-w KM FS koronar

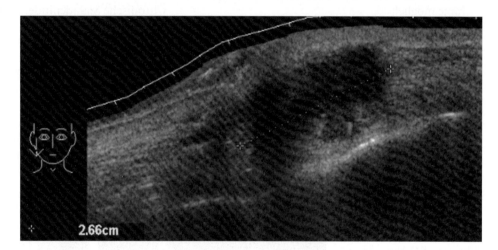

◘ Abb. 5.13 Abszessbildung im oberflächlichen Anteil der Gl. parotidea. Transversales Panoramasonogramm

bzw. zentraler Hypodensität/Hypointensität im CT/T1-w Bild und randständigem KM-Enhancement (Abb. 5.14A)
- Einbezug angrenzender Muskulatur (Abb. 5.14B) und Ausdehnung in benachbarte Räume (Gl. parotidea: Parapharyngealraum, Mastikatorraum; Gl. submandibularis: Mundboden)

■ **Bildgebende Differenzialdiagnosen**
− Bei diffuser Läsion ohne Einschmelzung: virale (keine Gangerweiterungen) oder chronische Entzündung (differenter klinischer Befund)
− Bei umschriebener Läsion ohne Einschmelzung und ohne eindeutiges klinisches Bild: Abgrenzung eines Tumors nur über Ansprechen auf antibiotische Therapie möglich
− Bei Abszess:
  - nicht tuberkulöse Mykobakteriose: oft bei Kindern, schmerzlose raumfordernde Läsion, keine oder leichte Entzündungssymptomatik, Ausbildung von Hautfisteln möglich, Erregernachweis in der Kultur (Abb. 5.14C, D)
  - Tumoreinschmelzung: in der Regel keine entzündliche Veränderung im gesamten die Einschmelzung umgebenden Drüsengewebe

− MRT:
  – hier sensitiver
  – Abszess in Diffusionsbildgebung homogen hyperintens im b=800 Bild
  – Tumoreinschmelzung: inhomogen, geringe SI

■ **Wichtige Punkte**
− Einbezug klinischer Daten (akute Schmerzen, Schwellung, Rötung, erhöhte Entzündungswerte)
− Abszessdetektion setzt bei CT/MRT intravenöse KM-Gabe voraus

5.3.2 Chronische Entzündungen

Chronische Sialadenitiden werden am häufigsten durch rezidivierende bakterielle Infektionen hervorgerufen. Sie können auch nichtinfektiös als Bestrahlungsfolge (▶ Abschn. 5.7.1), im Rahmen einer Autoimmunerkrankung (▶ Abschn. 5.3.3) und als epitheloidzellige Sialadenitis bei Sarkoidose oder deren Sonderform, dem Heerfordt-Syndrom, auftreten. Als Folge kann es zu Vernarbungen und Atrophien des Speicheldrüsengewebes kommen. Bei ca. 30 % aller chronischen Entzündungen der Gl. submandibularis (selten der Gl. parotidea)

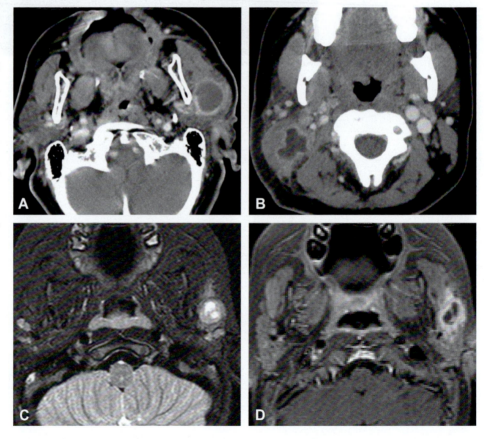

Abb. 5.14 A–D. Abszedierende Läsionen der Parotisregion. **A** Abszess im oberflächlichen Parotislappen links. **B** Periglanduläre Abszessbildung im M. sternocleidomastoideus rechts. **C, D** Indolenter, derber, nicht verschieblicher Knoten im Bereich der linken Parotis bei einem Kleinkind, keine Entzündungskonstellation. Im MRT zentral eingeschmolzene raumfordernde, leicht septierte Läsion umgeben von kräftig KM-anreicherndem Gewebe. Nach wiederholter Probeentnahme Kultur positiv auf atypische Mykobakterien. **A, B** CT KM axial; **C, D** MRT axial: **C** T2-w FS, **D** T1-w KM FS. **A, C, D** Mit freundlicher Genehmigung von S. Kösling, Halle

handelt es sich um einen sog. Küttner-Tumor, eine chronisch sklerosierende Speicheldrüsenentzündung, die eine Manifestation einer IgG 4-assoziierten Erkrankung sein kann (Abb. 5.15) – hier ist eine Diagnosesicherung durch einen erhöhten IgG 4-Serumspiegel und eine charakteristische Histologie erforderlich. Die chronisch rezidivierende Sialadenitis des Kindes- und Erwachsenenalters ist eine Entzündung des Gangsystems mit Gangstenosen und -ektasien sowie gestörtem Speichelfluss als Folge, wodurch ein Kreislauf von erneuten Schüben ausgelöst wird.

Die folgenden Ausführungen beziehen sich auf die durch rezidivierende bakterielle Infektionen ausgelöste chronische Sialadenitis.

- **Klinische Befunde**
— Rezidivierende schmerzhaften Drüsenschwellungen

- **Diagnosesicherung**
— Anamnese und klinische Untersuchung
— Speicheldrüse bei längeren Verläufen palpatorisch derb

- **Stellenwert der Schnittbildgebung**
— Bei nicht eindeutigem klinischen Befund Abgrenzung gegenüber einer Neoplasie

- **Bildgebende Befunde**
— Bei akutem Schub Veränderungen wie in ▶ Abschn. 5.3.1 beschrieben

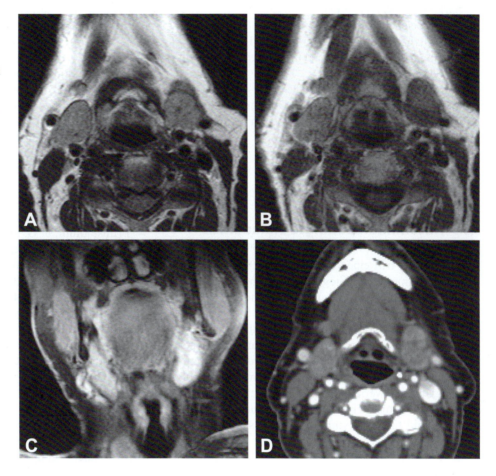

Abb. 5.15 A–D. Histologisch gesicherte chronische Entzündung der linken Gl. submandibularis bei derbem Tastbefund. Die Veränderungen sind minimal, lediglich geringfügige Umgebungsreaktion. Mäßig verstärktes, im CT inhomogenes KM-Enhancement und geringe intraglanduläre Duktektasie. **A** MRT T2-w axial; **B** MRT T1-w axial; **C** MRT T1-w KM FS koronar; **D** CT KM axial. Mit freundlicher Genehmigung von S. Kösling, Halle

- Im symptomfreien Intervall:
  - Veränderungen oft diskret – in der Regel gesamte Speicheldrüse betroffen
  - leichte Signalunterschiede im Vergleich zur gesunden Seite
  - gering bis mäßig erhöhtes Enhancement (Abb. 5.16)
- Sonografie: etwas echoreicheres, vergröbertes Parenchymmuster
- Geringere Umgebungsreaktion als bei akuter bakterieller Sialadenitis
- Im Spätstadium: Drüsenverkleinerung, geringeres Enhancement

- **Bildgebende Differenzialdiagnosen**
- Sarkoidose (Abb. 5.17):
  - an Speicheldrüsen selten
  - zusätzlich pathologisch vergrößerte LK
  - Diagnose kann nicht allein bildgebend gestellt werden
- Lymphominfiltration der Speicheldrüse – bei isolierter Speicheldrüseninfiltration kann Differenzialdiagnostik schwierig und dann nur histologisch möglich sein

- **Wichtige Punkte**
- Rezidivierende Drüsenschwellung ist diagnoseweisend

5.3.3 Autoimmun bedingte Sialadenitis

Am häufigsten tritt eine autoimmun bedingte Sialadenitis im Rahmen eines Sjögren-Syndroms auf, wobei hier v. a. die Gll. parotidea und submandibularis betroffen sind. Als primäre Form liegt das Sjögren-Syndrom unabhängig von anderen Erkrankungen vor. Bei der sekundären Form tritt es in Verbindung mit einer anderen Bindegewebeerkrankung (besonders rheumatoide Arthritis, aber auch Lupus erythematodes) auf. Bei längjährigem Verlauf besteht ein deutlich erhöhtes Risiko für das Auftreten eines MALT("mucosa associated lymphoid tissue")-Lymphoms (mukosaassoziiertes lymphatisches Gewebe).

- **Klinische Befunde**
- Trockenheit von Mund und Augen
- In der Regel bilaterale Drüsenschwellung (Abb. 5.18A)
- Weibliche Prädominanz
- Manifestation zumeist im 40.–50. Lebensjahr

- **Diagnosesicherung**
- Labormarker (Nachweis von HLA-DR-3, Vorhandensein von CD4-positiven Lymphozyten, Nachweis von Autoantikörpern) – nicht immer positiv, auch nicht spezifisch für das Sjögren-Syndrom

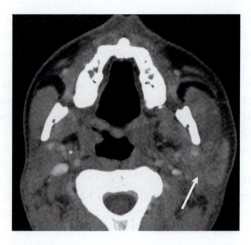

Abb. 5.16 Chronische Parotitis links (*Pfeil*). Speicheldrüsenvergrößerung und mäßiges Enhancement. CT KM axial

- Bildgebung
- Ggf. Schleimhautbiopsie – endgültige Diagnosesicherung durch histologische Untersuchung einer Gewebeprobe (myoepitheliale Sialadenitis)

- **Stellenwert der Schnittbildgebung**
- In fortgeschrittenen Stadien Beitrag zur Diagnosefindung, wobei die MRT zu favorisieren ist

- **Bildgebende Befunde**
- Abhängig vom Krankheitsstadium:
  - Frühstadium: u. U. unauffällig
  - fortgeschritteneres Stadium: vergrößerte Speicheldrüsen, miliare kleinzystische Drüsendurchsetzung, zum Teil punktförmige Verkalkungen, solide intraglanduläre Knoten (entsprechen histologisch lymphozytären Anhäufungen) möglich
  - Spätstadium: Vergrößerung zystischer Areale, verstärkt intraglanduläre Knoten
- Sonografie: multiple kleine, rundliche, eher stecknadelgroße, die Drüse durchsetzende echoarme Strukturen (Abb. 5.18B)
- CT/MRT:
  - multiple kleinste, oft punktförmig bis globulär imponierende, zystische Veränderungen (Abb. 5.18C)
  - besonders gut in T2-w erkennbar (Abb. 5.18D)
  - heterogenes, noduläres Parenchym-Enhancement (Abb. 5.18C)
- MR-Sialografie (ersetzt konventionelle Sialografie): sensitive Abbildung der zystischen Strukturen und der destruktiven Veränderungen am distalen Gangsystem

- **Bildgebende Differenzialdiagnosen**
- Sarkoidose
- Benigne lymphoepitheliale HIV-Läsionen – können Sjögren-Syndrom imitieren (Grunderkrankung beachten)
- Lymphominfiltration

5.3 · Entzündungen

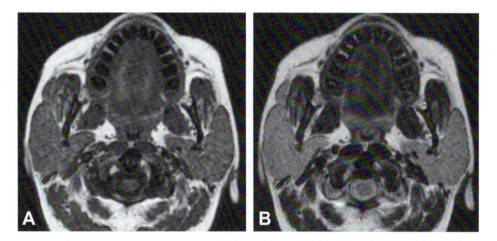

◻ **Abb. 5.17 A, B.** Sarkoidose beider Gll. parotideae. Die Diagnose wurde im Kontext sämtlicher Untersuchungsergebnisse gestellt. Histologisch lag eine granulomatöse Entzündung vor. Bildgebend zeigt sich eine bilaterale Speicheldrüsenvergrößerung. MRT axial: **A** T1-w, **B** T2-w. Mit freundlicher Genehmigung von N. Freling, Amsterdam

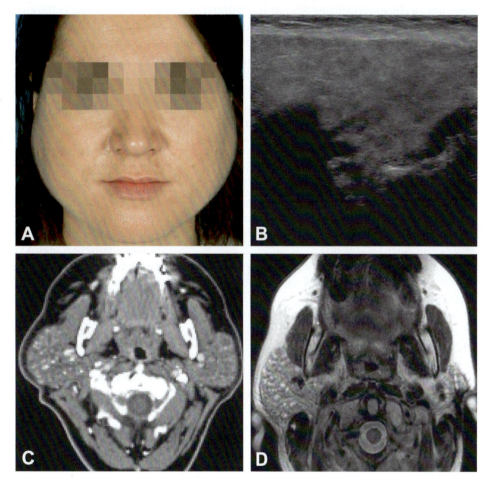

◻ **Abb. 5.18 A–D.** Morbus Sjögren. **A** Speicheldrüsenschwellung beidseits. **B** Multiple kleine echoarme Strukturen in der Gl. parotidea. **C** Fortgeschrittenes Stadium in Gl. parotidea beidseits mit sehr heterogener Erscheinung, bedingt durch kleinzystische Areale, punktförmige Verkalkungen und KM-anreichernde Knötchen. **D** Fortgeschrittenes Stadium in Gl. parotidea beidseits mit kleinen signalreichen Strukturen. **A** Fotodokumentation; **B** Transversales Sonogramm; **C** CT KM axial; **D** MRT T2-w axial. **A** Mit freundlicher Genehmigung von F. Bootz, Bonn

Wichtige Punkte
- In Analyse sämtliche klinische – auch demografische – Informationen einfließen lassen
- Bilaterale kleinzystische Veränderung sind ein bildgebendes Charakteristikum

5.4 Sialolithiasis

Steinerkrankungen führen in der Regel zu Obstruktionen von Drüsenausführungsgängen und somit zu einer Behinderung des Speichelabflusses. Als Folge des Speichelstaus kommt es häufig zu Entzündungen der betroffenen Drüse. Begünstigend für die Steinbildung ist ein sehr dickflüssiges Sekret, außerdem Sekret mit einem basischen pH-Wert, das zu einem vermehrten Ausfall von Salzen führt.

Steinerkrankungen treten zu etwa 80 % in der Gl. submandibularis, zu etwa 20 % in der Gl. parotidea und sehr bzw. extrem selten in der Gl. sublingualis sowie in den kleinen Speicheldrüsen auf. Ungefähr in 2/3–3/4 der Fälle liegen solitäre Steine vor. Am häufigsten sind Steine präpapillär im Wharton-Gang lokalisiert. Steine der Gl. parotidea finden sich meistens im Bereich des Drüsenhilus sowie im Stenon-Gang und auch hier oft präpapillär.

Klinische Befunde
- Rezidivierende schmerzhafte Drüsenschwellung – häufig mit Nahrungsaufnahme assoziiert
- Steine z. T. im Ausführungsgang palpabel
- Zeichen einer Sialadenitis
- Seltener asymptomatische Steine

Diagnosesicherung
- Typische klinische Symptomatik
- Sonografie
- Sialendoskopie

Stellenwert der Schnittbildgebung
- Steinnachweis (derzeit exakteste Methode, insbesondere bei multiplen Steinen: native CT)
- Erfassung entzündlicher Veränderungen/Komplikationen
- Visualisierung der Lage im Gangsystem vor Steinentfernung

Bildgebende Befunde
- Steine finden sich im Verlauf der Ausführungsgänge oder in der Drüse
- Sonografie: Steine echoreich, ab einer Größe von 2 mm nachweisbar, größere Steine haben einen Schallschatten (Abb. 5.19A)
- CT: Steine hyperdens (Abb. 5.19B, E; Abb. 5.11B)
- MRT: Steine signallos (Abb. 5.19C)
- MR-Sialografie: visualisiert nichtinvasiv die Lage von Konkrementen im Gangsystem (ähnlich wie Gallenwegssteine bei der MR-Cholangiografie) und bildet höhergradige Stenosen (Abb. 5.19D) ab, die prädisponierend für eine Steinentstehung oder Folge stattgehabter entzündlicher Veränderungen sein können

Bildgebende Differenzialdiagnosen
- Sjögren-Syndrom: multiple punktförmige Verkalkungen im Drüsenparenchym
- Z. n. konventioneller Sialografie mit Lipiodol – bei Überspritzung können KM-Rückstände lange im Gewebe verweilen; heute selten (asymptomatisch; Anamnese)

5.5 Sialadenose

Bei der Sialadenose handelt es sich um eine nichtentzündliche, nichtneoplastische Speicheldrüsenparenchymerkrankung, die hauptsächlich die Gl. parotidea befällt. Ätiologisch/pathogenetisch wird ein Zusammenhang mit systemischen endokrinen oder metabolischen Erkrankungen (einschließlich Diabetes mellitus und Alkoholismus) und Medikamentennebenwirkungen gesehen.

Klinische Befunde
- Rezidivierende, meist bilaterale, schmerzlose Drüsenschwellung – unabhängig von der Nahrungsaufnahme
- Fehlende Entzündungszeichen

Diagnosesicherung
- Klinische Befunde sind diagnoseweisend
- Histologische Abklärung (deutlich geschwollene Azini) selten erforderlich

Stellenwert der Schnittbildgebung
- Eher gering, weitere diagnostische Methode
- Ausschluss anderer Erkrankungen

5.5 · Sialolithiasis

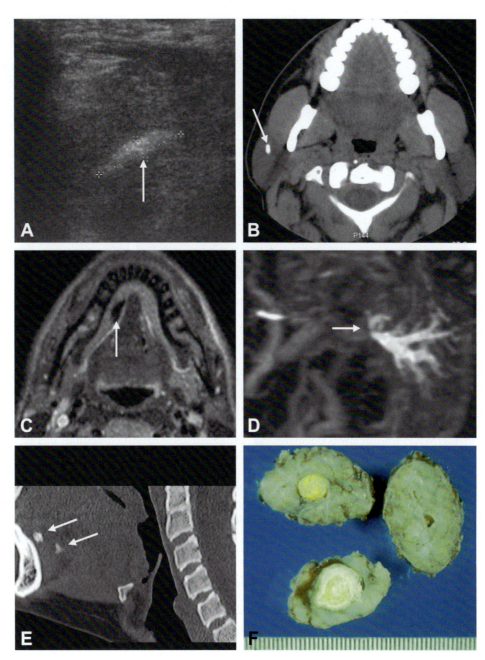

Abb. 5.19 A–F. Sialolithiasis. **A** Konkrement im Wharton-Gang (*Pfeil*). **B** Kalkdichtes Konkrement in der Gl. parotidea rechts (*Pfeil*). **C** Ovale signallose Struktur in der Region der Gl. sublingualis rechts einem Konkrement im Wharton-Gang entsprechend (*Pfeil*). **D** Abbruch des Stenon-Gangs (*Pfeil*) unmittelbar nach dem Drüsenhilus sowie vorgeschaltete deutliche intraparotideale Duktektasien. **E** Zwei Mundbodenkonkremente (*Pfeile*) mit Lage im Bereich der Ausführungsgänge der Gl. submandibularis bzw. Gl. sublingualis. **F** Stein aus der Gl. submandibularis. **A** Transversales Sonogramm; **B** CT axial; **C** MRT T2-w axial; **D** MIP einer MR-Sialografie; **E** CT sagittal; **F** Schnittpräparat. *MIP* Maximumintensitätsprojektion. **E** Mit freundlicher Genehmigung von S. Kösling, Halle. **F** Mit freundlicher Genehmigung von F. Bootz, Bonn

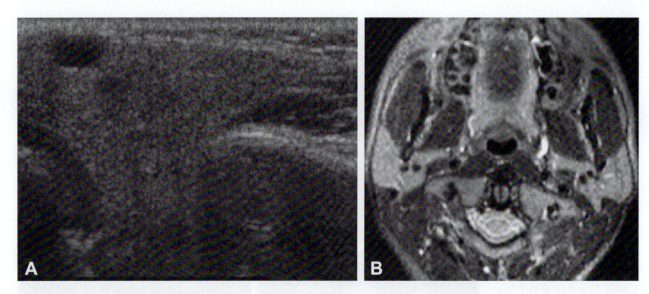

Abb. 5.20 A, B. Sialadenose (Diagnose klinisch gestellt). **A** Insgesamt etwas echoärmere Gl. parotidea. **B** Geringfügige Zeichen: leicht hyperintense, nicht verplumpte Gl. parotidea beidseits. **A** Transversales Sonogramm; **B** MRT T2-w axial

- **Bildgebende Befunde**
- Diffuse Vergrößerung der Ohrspeicheldrüsen
- Silografisch Zeichen eines entlaubten Baumes
- Sonografie: überwiegend echoärmer imponierende Drüsen
- CT/MRT: sowohl etwas ödematös (◘ Abb. 5.20) als auch fettig imponierende Drüsen

- **Bildgebende Differenzialdiagnosen**
- Normale Drüsen
- Chronische Entzündung (differente klinische Befunde)

5.6 Tumoren und tumorähnliche Läsionen

Mit ca. 3 % aller Tumoren sind Tumoren der Speicheldrüsen selten. Sie treten unterschiedlich häufig in den einzelnen Speicheldrüsen auf und zeigen in Bezug auf einzelne Speicheldrüsen eine differente Dignitätsverteilung (◘ Tab. 5.1). Am häufigsten finden sie sich in der Gl. parotidea und sind hier überwiegend benigne. Tumoren der Gl. sublingualis sind absolute Raritäten – liegt jedoch ein Tumor vor, ist er sehr wahrscheinlich maligne.

Bei malignen Speicheldrüsentumoren sind Tumorstadium, Tumorgrad und LK-Metastasierung bedeutende prognostische Faktoren. Insbesondere bei Parotismalignomen bedingt das gleichzeitige Auftreten von LK-Metastasen eine schlechte Prognose. Die Stadieneinteilung maligner Tumoren der großen Speicheldrüsen erfolgt nach der Union Internationale Contre le Cancer (◘ Tab. 5.2). Ein sehr wichtiger Faktor für Prognose und Therapieplanung ist das Vorliegen einer perineuralen Tumorausdehnung (bevorzugtes Vorkommen bei adenoidzystischen, undifferenzierten und Plattenepithelkarzinomen), die v. a. bei Tumoren der Gl. parotidea, seltener bei Tumoren der Gl. submandibularis auftreten kann.

Die meisten Speicheldrüsentumoren (Ausnahme: maligne Lymphome und kleine Lipome) werden operativ entfernt. Auch unter Zuhilfenahme moderner Verfahren kann die Bildgebung die Tumorart und auch die Dignität für den Einzelfall (◘ Abb. 5.25G–I) derzeit nicht sicher genug vorhersagen. Die Diagnosesicherung erfolgt daher stets histologisch.

5.6 · Tumoren und tumorähnliche Läsionen

Tab. 5.1 Häufigkeitsverteilung benigner und maligner Tumoren in den Speicheldrüsen

Lokalisation	Häufigkeit [%]	Dignität	
		benigne [%]	maligne [%]
Gl. parotidea	75	80	20
Gl. submandibularis	15	50	50
Gl. sublingualis	1	10	90
Kleine Speicheldrüsen	9	40	60

Tab. 5.2 TNM-Klassifikation für Karzinome großer Speicheldrüsen nach der Union Internationale Contre le Cancer

Kategorie		Ausdehnung
Primärtumor (T)		
TX		Primärtumor nicht fassbar
T0		Kein Anhalt für Primärtumor
T1		Tumor ≤ 2 cm in größter Ausdehnung, keine extraparenchymale Ausbreitung
T2		Tumor > 2 cm, aber ≤ 4 cm in größter Ausdehnung, keine extraparenchymale Ausbreitung
T3		Tumor > 4 cm in größter Ausdehnung und/oder extraparenchymale Ausdehnung
T4	a	Tumor infiltriert Haut, Mandibula, äußeren Gehörgang und/oder N. facialis
	b	Tumor infiltriert Schädelbasis und/oder Processus pterygoideus und/oder umschließt die A. carotis interna
Regionäre Lymphknoten (N)		
NX		Regionäre Lymphknoten können nicht beurteilt werden
N0		Keine regionären Lymphknotenmetastasen
N1		Metastase(n) in solitärem ipsilateralem Lymphknoten, ≤ 3 cm in größter Ausdehnung ohne extranodale Ausbreitung
N2	a	Metastase(n) in solitärem ipsilateralem Lymphknoten, > 3 cm, aber ≤ 6 cm in größter Ausdehnung ohne extranodale Ausbreitung
	b	Metastasen in multiplen ipsilateralen Lymphknoten, keiner > 6 cm in größter Ausdehnung ohne extranodale Ausbreitung
	c	Metastasen in bilateralen oder kontralateralen Lymphknoten, keiner > 6 cm in größter Ausdehnung ohne extranodale Ausbreitung
N3	a	Metastase(n) in Lymphknoten, > 6 cm in größter Ausdehnung ohne extranodale Ausbreitung
	b	Metastase(n) in einem einzelnen oder multiplen Lymphknoten, klinisch mit extranodaler Ausbreitung
Fernmetastasen (M)		
MX		Fernmetastasen können nicht beurteilt werden
M0		Keine Fernmetastasen
M1		Fernmetasten

5.6.1 Pleomorphes Adenom

Das pleomorphe Adenom ist ein benigner epithelialer Tumor mit pleomorphem Aspekt (Mischtumor), der sich aus epithelialen und modifizierten myoepithelialen Tumoranteilen sowie chondromyxoidem Stroma zusammensetzt. Es ist mit 70–80 % der am häufigsten auftretende Speicheldrüsentumor. Er findet sich zu ca. 80 % in der Gl. parotidea, zu ca. 10 % in der Gl. submandibularis, zu ca. 6 % in den kleinen Speicheldrüsen und extrem selten in der Gl. sublingualis. In der Gl. parotidea liegen 90 % aller pleomorphen Adenome im oberflächlichen Anteil. Als Eisbergtumoren werden pleomorphe Adenome bezeichnet, deren Ausdehnung im tiefen Anteil der Gl. parotidea größer ist, als klinisch vermutet wird.

Sehr selten treten pleomorphe Adenome primär multipel auf, wobei dann wesentlich häufiger maligne Tumoren (meistens Adenokarzinome) vorgefunden werden. Bei maligner Entartung zu einem Karzinom, die meist erst nach vielen Jahren auftritt, können neben LK- auch Fernmetastasen in Lunge oder Knochen auftreten.

- **Klinische Befunde**
- Knoten in einer Speicheldrüse (◘ Abb. 5.21A, ◘ Abb. 5.22A): sehr langsam entstanden, schmerzlos, palpatorisch derb, verschieblich
- Tumoren im tiefen Parotisanteil sind zunächst asymptomatisch, bei zunehmender Größe treten Kaueinschränkungen und Schluckbeschwerden auf

- **Stellenwert der Schnittbildgebung**
- Exakte Lagebestimmung (bei Gl. parotidea: oberflächlicher/tiefer Anteil) – bei Beteiligung des tiefen Lappens der Gl. parotidea und parapharyngealer Ausdehnung ist die MRT zu bevorzugen
- Arthinweis für präoperative Planung – eine intraoperative Verletzung der fibrösen Kapsel ist mit einer hohen Rezidivrate vergesellschaftet
- Bei Rezidivverdacht, Suche nach weiteren raumfordernden Läsionen und Malignitätshinweisen ist die MRT zu bevorzugen

- **Bildgebende Befunde**
- Scharf begrenzte, bei kleineren Tumoren rundliche, bei größeren Tumoren lobulierte raumfordernde Läsion mit einer Größe von einigen Millimetern bis zu mehreren Zentimetern
- Rezidive häufig multifokal mit multiplen, kleinen, clusterartigen raumfordernden Läsionen
- Sonografie: heterogene Echostruktur und dorsale Schallverstärkung (◘ Abb. 5.21B)
- CT:
  – Tumoranteile nehmen sehr different KM auf – Nebeneinander von deutlicher bis fehlender Anreicherung möglich (◘ Abb. 5.21C; ◘ Abb. 5.23E; ◘ Abb. 5.24A)
  – kleine Tumoren zeigen eine homogene KM-Aufnahme (◘ Abb. 5.24B)
  – dystrophe Verkalkungen oder zystische Areale möglich

5.6 · Tumoren und tumorähnliche Läsionen

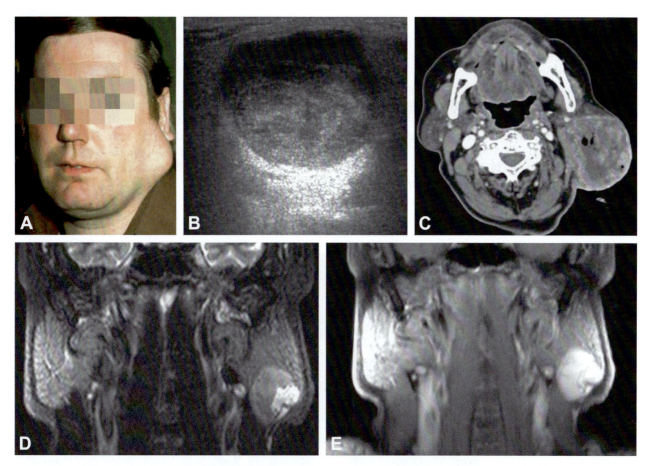

Abb. 5.21 A–E. Pleomorphe Adenome. **A** Tumor der Gl. parotidea. **B** Heteroechogene, polyzyklisch begrenzte raumfordernde Läsion im oberflächlichen Anteil der Gl. parotidea rechts mit charakteristischer dorsaler Schallverstärkung. **C** Großer vom oberflächlichen Lappen ausgehender Tumor, geringe, inhomogene KM-Anreicherung, Lufteinschlüsse aufgrund versuchter Punktion bei Abszessverdacht. **D, E** Leicht lobulierte raumfordernde Läsion im oberflächlichen Anteil der Gl. parotidea links mit Anteilen unterschiedlicher Signalintensitäten in T2-w und leicht inhomogenem Enhancement. **A** Fotodokumentation; **B** Transversales Sonogramm; **C** CT KM axial; **D** MRT T2-w FS koronar; **E** MRT T1-w KM FS koronar. **A** Mit freundlicher Genehmigung von F. Bootz, Bonn. **C** Mit freundlicher Genehmigung von S. Kösling, Halle

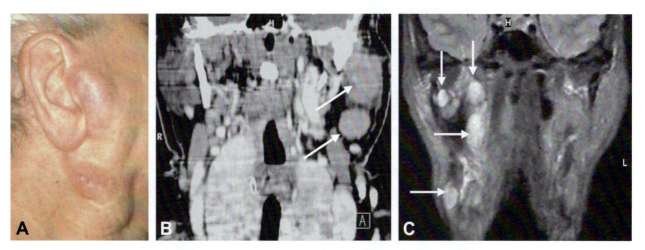

Abb. 5.22 A–C. Pleomorphe Adenome. **A** Multiple Rezidive eines pleomorphen Adenoms der Gl. parotidea. **B** Zwei Tumoren in der Gl. parotidea links (*Pfeile*): der untere, glatt begrenzte war ein pleomorphes Adenom, der obere, unscharf begrenzte ein entartetes pleomorphes Adenom. **C** Multiple, maligne entartete pleomorphe Adenome rechts (*Pfeile*). **A** Fotodokumentation; **B** CT KM koronar; **C** MRT T2-w koronar. **A** Mit freundlicher Genehmigung von F. Bootz, Bonn. **B** Mit freundlicher Genehmigung von S. Kösling, Halle

- MRT:
  - in T1-w geringere SI als umgebendes Speicheldrüsengewebe (Abb. 5.23C, F) – hyperintense Anteile (Einblutungen) möglich
  - in T2-w heterogene SI, von hypointens bis stark hyperintens variierend (Abb. 5.21D; Abb. 5.22C; Abb. 5.23A)
  - KM-Aufnahmeverhalten analog zur CT (Abb. 5.21E; Abb. 5.23D)
  - hoher ADC-Wert (Abb. 5.23B)
  - in der kontrastgestützten T1-Dynamik langsamer Kurvenanstieg ohne oder mit sehr geringem Washout

- Bei maligner Konversion eines pleomorphen Adenoms in ein Karzinom können folgende Befunde beobachtet werden:
  - großer, glatt begrenzter Tumor ohne Malignitätszeichen
  - umschriebene oder den gesamten Tumor betreffende Invasivität (unscharfer Rand, Infiltration benachbarter Strukturen/Räume; Abb. 5.22B)
  - Auftreten multipler Tumoren (Abb. 5.22C)
  - Auftreten von LK-Metastasen

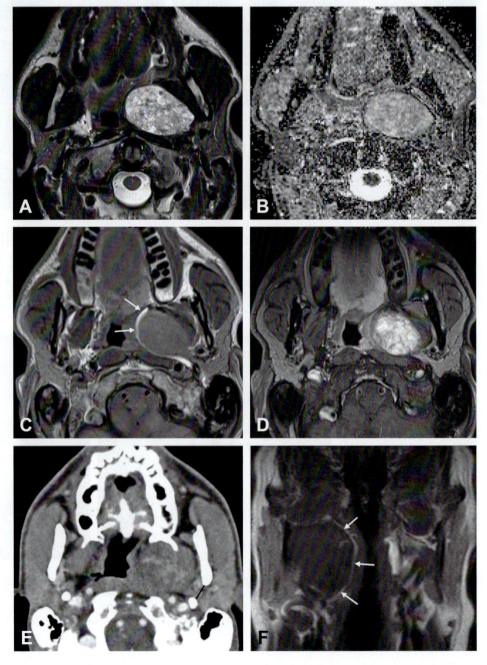

Abb. 5.23 A–F. Pleomorphe Adenome des tiefen Anteils der Gl. parotidea (A–E bzw. F unterschiedliche Patienten). Für pleomorphe Adenome charakteristisches MRT-Erscheinungsbild einschließlich des hohen ADC-Wertes von $2{,}32 \times 10^{-3}$ mm^2/s. Das Fettgewebe des Parapharyngealraums ist hochgradig komprimiert, jedoch noch als feine Linie medial der Läsion (*Pfeile*) erkennbar als Zeichen, dass sie von der Gl. parotidea ausgeht. Als weiteres Zeichen ist der stylomandibuläre Tunnel (*Linie*) aufgeweitet. A–D, F MRT: A T2-w axial, B ADC-Karte axial, C T1-w axial, D T1-w KM FS axial, F T1-w koronar; E CT KM axial. Mit freundlicher Genehmigung von S. Kösling, Halle

- **Bildgebende Differenzialdiagnosen**
- Warthin-Tumor (palpatorisch weich) – Differenzialdiagnostik im Einzelfall (insbesondere bei kleinen Tumoren) nur histologisch möglich
- Onkozytom – keine sicheren Differenzierungsmerkmale
- Niedriggradiges mukoepidermoides Karzinom – Differenzialdiagnostik im Einzelfall nur histologisch möglich
- Azinuszellkarzinom

- **Wichtige Punkte**
- Langsames Wachstum, derbe Konsistenz und leicht lobulierter, glatter Rand sprechen für ein pleomorphes Adenom – eine in jedem Fall sichere Artdiagnostik ist jedoch nicht möglich
- Eisbergtumoren (Abb. 5.23) weiten den stylomandibulären Tunnel (Raum zwischen dem Ramus mandibulae und dem Processus styloideus) auf und verlagern das Fettgewebe des Parapharyngealraums nach medial, pleomorphe Adenome des Parapharyngealraums verlagern es nach lateral (Differenzierung wichtig für Zugangsplanung)

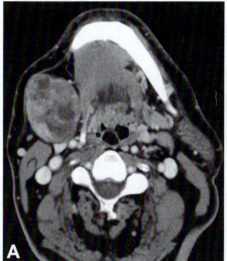 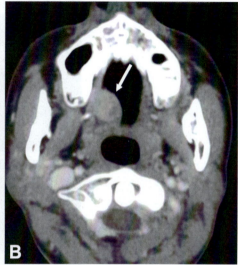

Abb. 5.24 A, B. Pleomorphe Adenome. **A** Adenom der Gl. submandibularis rechts. **B** Adenom am Gaumen rechts, von den kleinen Speicheldrüsen ausgehend (*Pfeil*). CT KM axial

5.6.2 Papilläres Zystadenolymphom

Das papilläre Zystadenolymphom (Warthin-Tumor) ist der am zweithäufigsten auftretende benigne Speicheldrüsentumor. Er findet sich fast nur in der Gl. parotidea. Sein Anteil beträgt etwa 5–15 % aller epithelialen Speicheldrüsentumoren und 5–10 % aller benignen Parotistumoren. Er weist ein charakteristisches histologisches Bild mit glandulären, papillären und zystischen Strukturen sowie im Stroma enthaltenem lymphatischen Gewebe auf. Der Tumor kommt häufiger im höheren Lebensalter (> 60 Jahre) mit männlicher Prädominanz und in vielen Fällen bilateral (metachron) vor. Eine Entartung als Karzinom oder Lymphom wird sehr selten beobachtet.

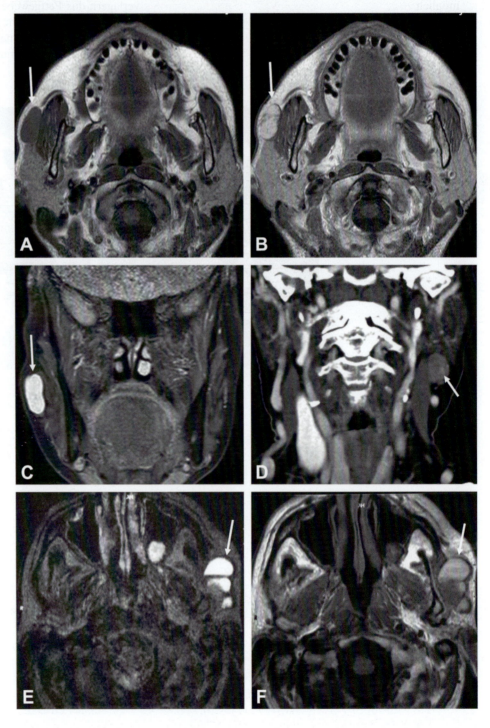

Abb. 5.25 A–I. Zystadenolymphome (*Pfeile*), oberflächlich in der Gl. parotidea (**A–F**) bzw. in beiden Anteilen (**G–I**) gelegen. Fall **A–C** mit deutlichem Enhancement. In Fall **D** bzw. **G–I** mit mäßigem Enhancement. **E, F** Mehrere, in T1-w hyperintense Zysten. ▶

5.6 · Tumoren und tumorähnliche Läsionen

◘ **Abb. 5.25** (*Fortsetzung*)
G–I Die große Tumorzyste weist einen kleinen Blut-Flüssigkeitsspiegel (*gepunktete Pfeile*), der kleine solide Anteil (*Pfeile*) eine Diffusionsrestriktion (**H**) und in der T1-Dynamik (**I**) einen malignen Kurventyp auf. **A**, **F** MRT T1-w axial; **B** MRT T1-w KM axial; **C** MRT T1-w KM FS koronar; **D** CT KM koronar; **E** MRT T2-w FS axial; **G** MRT T2-w axial; **H** DWI b = 800 axial, **I** MRT T1-Dynamik mit ROI im T1-w axialen Bild (*Kreis*) und Zeit-Intensitätskurve. **D–I** Mit freundlicher Genehmigung von S. Kösling, Halle

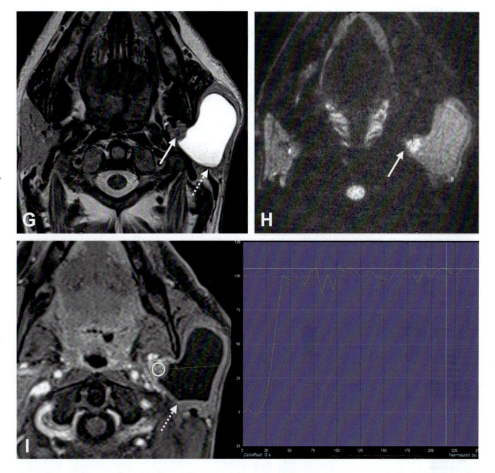

- **Klinische Befunde**
- Knoten in einer Speicheldrüse: sehr langsam entstanden, schmerzlos, palpatorisch weich (Gegensatz zum pleomorphen Adenom), verschieblich

- **Stellenwert der Schnittbildgebung**
- Exakte Lagebestimmung
- Dignitätsaussage

- **Bildgebende Befunde**
- Scharf begrenzte, rundlich bis ovale raumfordernde Läsion, meist einige Zentimeter messend
- Sonografie: typischerweise sehr echoarme raumfordernde Läsion
- CT/MRT (◘ Abb. 5.25): in Abhängigkeit von der Tumorzusammensetzung unterschiedliches Bild:
  - überwiegend solide Anteile: homogenes, mäßiges bis deutliches KM-Enhancement
  - überwiegend zystische Anteile:
    - CT: überwiegend hypodens
    - MRT: in T2-w hyperintens bis intermediär; Zysten können proteinreich oder eingeblutet sein, dann in T1-w hyperintens (◘ Abb. 5.25E, F), z. T. Blut-/Flüssigkeitsspiegel (◘ Abb. 5.25G, I) aufweisend; Diffusionsrestriktion wie bei Malignomen möglich (◘ Abb. 5.25H); in der kontrastgestützten T1-Dynamik werden ein rascher Kurvenanstieg und rasches Absinken des Intensitätsmaxiums um mehr als 30 %, gefolgt von einem langsamen Abfall als charakteristisch beschrieben [Espinoza 2013], jedoch nicht immer vorliegend (◘ Abb. 5.25I)
- Keine Verkalkungen
- PET-CT: hohes Traceruptake wie bei malignen Tumoren möglich

- **Bildgebende Differenzialdiagnosen**
- Pleomorphes Adenom (palpatorisch hart)
- Benigne lymphoepitheliale HIV-Läsionen können – wenn einzeln und unilateral vorkommend – einen Warthin-Tumor imitieren (Grunderkrankung beachten)
- Weitere Differenzialdiagnosen wie beim pleomorphen Adenom

- **Wichtige Punkte**
- Mehrere oder bilaterale zystische raumfordernde Läsionen bei einem asymptomatischen älteren Patienten legen den Verdacht auf einen Warthin-Tumor nahe

5.6.3 Weitere gutartige Tumoren und tumorähnliche Läsionen

Zu weiteren gutartigen Tumoren zählen das myoepitheliale Adenom, das Basalzelladenom und das Onkozytom (◘ Abb. 5.26) – alle sind sehr selten und weisen bildgebend keine typischen Charakteristika auf. Sie sind stets glatt begrenzt und zeigen nach KM-Gabe ein mäßiges bis deutliches Anfärbeverhalten. Falls diese Tumore am harten Gaumen liegen, können bei größeren Tumoren auch Knochenarrosionen und -ausdünnungen beobachtet werden.

Fast nur in der Gl. parotidea treten neben diesen epithelialen Tumoren auch gutartige mesenchymale Tumoren auf, z. B. Schwannome oder Neurofibrome. Sie sind sonografisch meist etwas echoärmer und scharf begrenzt und zeigen in CT (◘ Abb. 5.27A) und MRT kein charakteristisches Erscheinungsbild (◘ Abb. 5.27B). Ihr Kontrast- und Signalverhalt entspricht dem aus anderen Regionen bekannten (▶ Abschn. 1.8.1). Aufgrund ihrer extremen Seltenheit in dieser Lokalisation wird differenzialdiagnostisch an sie in der Regel nicht gedacht – es sei denn, Neurofibrome treten im Rahmen einer bekannten Neurofibromatose auf. Lipome (◘ Abb. 5.28) hingegen, die in der Regel Zufallsbefunde sind, können aufgrund ihres Dichte- und Signalverhaltens eindeutig artdiagnostisch eingeordnet werden.

Venöse und lymphatische Malformationen (früher als Hämangiome und Lymphangiome bezeichnet) sind kongenitale Gefäßfehlbildungen (▶ Abschn. 6.4.5 und 6.4.6), die man besonders bei Kindern findet. Nicht selten ist dabei die Region großer Speicheldrüsen, vornehmlich die Parotisloge, einbezogen. Ein isoliertes Auftreten in einer Speicheldrüse zählt zu den Raritäten (◘ Abb. 5.29; ◘ Abb. 5.41C, D).

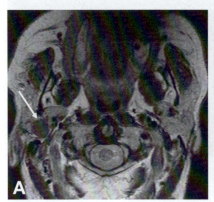
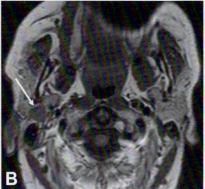
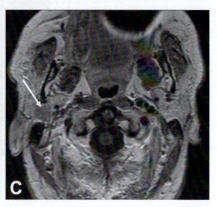

◘ **Abb. 5.26** A–C. Onkozytom in der Gl. parotidea rechts. Zufallsbefund einer glatt begrenzten, mäßig KM-anreichernden raumfordernden Läsion (*Pfeile*), in T2-w relativ hypointens. Die Diagnose wurde histologisch gestellt. MRT axial: **A** T2-w; **B** T1-w; **C** T1-w KM. Mit freundlicher Genehmigung von S. Kösling, Halle

◘ **Abb. 5.27** A, B. Fazialisschwannome in der Gl. parotidea links (*Pfeile*). **A** Glatt begrenzte, gering KM-anreichernde raumfordernde Läsion, die sich in der Verlaufsrichtung des N. facialis erstreckt. **B** Histologisch diagnostiziertes Schwannom. Die raumfordernde Läsion ist scharf begrenzt und homogen hyperintens. **A** CT KM axial; **B** MRT T2-w koronar

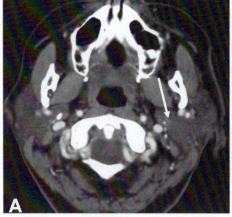
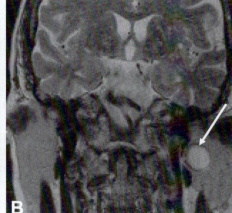

5.6 · Tumoren und tumorähnliche Läsionen

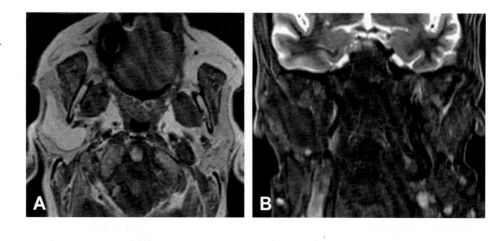

Abb. 5.28 A, B. Lipom in der Gl. parotidea rechts als Zufallsbefund mit charakteristischer Signalunterdrückung im fettgesättigten Bild (**B**). MRT: **A** T1-w axial, **B** T2-w FS koronar. Mit freundlicher Genehmigung von S. Kösling, Halle

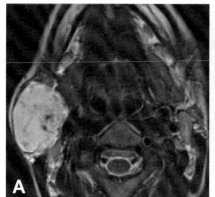
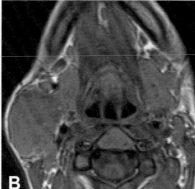
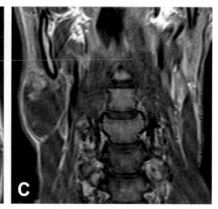

Abb. 5.29 A–C. Venöse Malformation am unteren Pol der Gl. parotidea bei einem 16-Jährigen. Charakteristisch im MRT: glatt begrenzt, hohe T2-SI, partielle KM-Anreicherung im Randbereich. MRT: **A** T2-w axial; **B** T1-w axial; **C** T1-w KM koronar. Mit freundlicher Genehmigung von S. Kösling, Halle

5.6.4 Mukoepidermoides Karzinom

Das mukoepidermoide Karzinom ist mit etwa 10–30 % der Fälle der häufigste maligne Speicheldrüsentumor, insgesamt jedoch sehr selten. Es setzt sich aus epidermoiden und schleimbildenden Zellen zusammen. Hauptsächlich (ca. 80 %) findet es sich in der Gl. parotidea und hier besonders im oberflächlichen Lappen, aber auch alle anderen Speicheldrüsen können befallen werden. Prognose, klinische Symptomatik und bildgebendes Erscheinungsbild sind vom Differenzierungsgrad des Tumors abhängig. Niedriggradige mukoepidermoide Karzinome rezidivieren und metastasieren im Vergleich zu den höhergradigen nur selten.

- **Klinische Befunde**
- Knoten in einer Speicheldrüse
  - niedriger Grad: schmerzlos, verschieblich, langsam entstanden
  - hoher Grad: schmerzhaft, nicht verschieblich, schnell entstanden
- Palpatorisch steinhart
- Insbesondere bei höhergradigen Tumoren Fazialisparese, Gesichts- und Ohrenschmerzen
- Bei höhergradigen Tumoren LK-Metastasen

- **Stellenwert der Schnittbildgebung**
- MRT Methode der Wahl
- Exakte Lage- und Ausdehnungsbestimmung
- Suche nach perineuraler Tumorausdehnung (besonders Nn. facialis und mandibularis)

- **Bildgebende Befunde**
- Niedriger Grad (Abb. 5.30A–C):
  - umschriebene, glatt begrenzte, inhomogene raumfordernde Läsion, zum Teil zystisch
  - heterogenes Signal in T2-w
- Hoher Grad (Abb. 5.30D–F):
  - unscharf begrenzte, infiltrativ wachsende raumfordernde Läsion
  - intermediäres Signal in T2-w
  - LK-Befall (jugulodigastrische Gruppe, intraparotideal)
- Nach KM-Gabe mäßig bis deutlich anreichernd
- In der kontrastgestützten T1-Dynamik werden ein rascher Kurvenanstieg gefolgt von einem langsamen Wash-out als charakteristisch für Malignome beschrieben [Espinoza 2013]

- **Bildgebende Differenzialdiagnosen**
- Niedriger Grad: in erster Linie pleomorphes Adenom, Warthin-Tumor (falls vorhanden, spricht Multifokalität am ehesten für einen Warthin-Tumor)
- Hoher Grad: andere Speicheldrüsenmalignome einschließlich Lymphominfiltrate, entzündlicher Pseudotumor (Abb. 5.30G, H)

- **Wichtige Punkte**
- Die Randbegrenzung eines Tumors ist am besten auf der nativen T1-w Spinechosequenz abschätzbar
- Lymphabflussstationen müssen ebenfalls erfasst werden

5.6 · Tumoren und tumorähnliche Läsionen

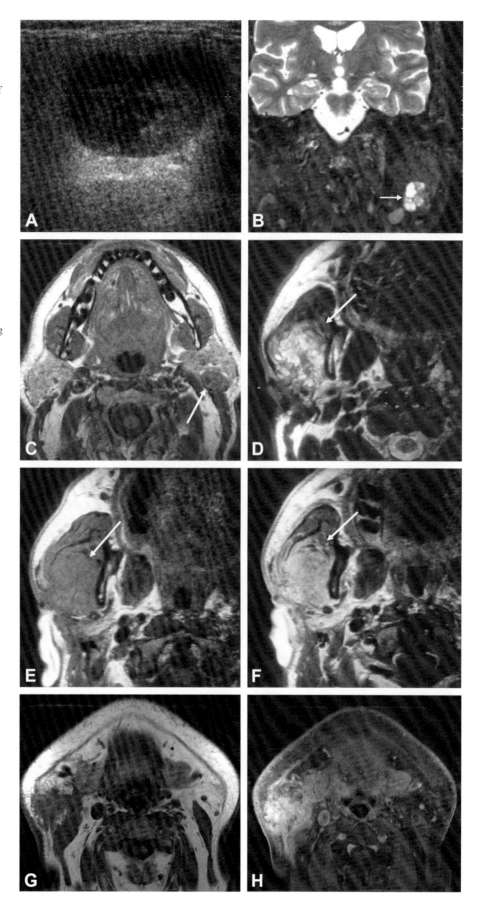

Abb. 5.30 A–H. Mukoepidermoide Karzinome und DD. **A–C** Niedriger Grad. Jeweils glatt begrenzte, heterogene raumfordernde Läsion in der Gl. parotidea links (*Pfeile*). **D–F** Hoher Grad. Unscharf begrenzte, in den M. masseter und das subkutane Fettgewebe infiltrierende raumfordernde Läsion in der Gl. parotidea rechts (*Pfeile*). **G, H** Malignomverdächtige, unscharf begrenzte, diffus infiltrierend imponierende Läsion am unteren Parotispol rechts, histologisch inflammatorischer Pseudotumor (chronische Entzündung; heute als entzündlicher myofibroblastischer Tumor bezeichnet). **A** Sonogramm; **B–H** MRT: **B** T2-w FS koronar; **C, E, G** T1-w axial; **D** T2-w axial; **F** T1-w KM axial, **H** T1-w KM FS axial. **D–F** Mit freundlicher Genehmigung von N. Freling, Amsterdam. **G, H** Mit freundlicher Genehmigung von S. Kösling, Halle

5.6.5 Adenoid-zystisches Karzinom

Das adenoid-zystische Karzinom ist ein sehr langsam wachsender maligner Tumor, der sich aus durchlöchert erscheinenden, epithelialen Zellnestern zusammensetzt, die kribrös, tubulär oder solide wachsen. Es gilt als häufigster maligner Tumor kleiner Speicheldrüsen (◘ Abb. 5.31E–H), ist aber auch in der Gl. parotidea (◘ Abb. 5.31A–D) und in der Gl. submandibularis anzutreffen. Jenseits des Kindesalters kann er in jedem Lebensalter auftreten. Auch bei diesem Tumor ist das Erscheinungsbild vom Differenzierungsgrad abhängig.

Ein Charakteristikum des adenoid-zystischen Karzinoms ist sein Wachstum entlang von Gefäßen und Nerven (perineurale Ausdehnung), was die radikale Tumorentfernung erschwert. Aufgrund seiner relativen Resistenz gegenüber Strahlen- und Chemotherapie stellt die operative Entfernung die prädominante therapeutische Option dar. Fernmetastasen in Lunge oder Knochen sind häufiger als LK-Metastasen. Perineurale Tumorausdehnung und Fernmetastasen sind wichtige prognostische Faktoren, die die Überlebensraten deutlich senken können.

- **Klinische Befunde**
- Speicheldrüsenschwellung: langsam entstanden, schmerzlos, nicht verschieblich
- Sich langsam entwickelnde Hirnnervenparesen, betroffen besonders N. facialis, sehr selten 2. (N. maxillaris) und 3. Trigeminusast (N. mandibularis), bereits auch bei kleinen Tumoren, je nach primärer Lokalisation in der Drüse

- **Stellenwert der Schnittbildgebung**
- Exakte Lage- und Ausdehnungsbestimmung einschließlich Suche nach perineuraler Tumorausdehnung (◘ Abb. 5.31C, D)
- Rezidivsuche (Rezidivierung aufgrund sehr langsamen Wachstums auch noch nach Jahren bis Jahrzehnten möglich)
- Aufgrund des höheren Weichteilkontrasts ist die MRT zur Erfassung einer perineuralen Tumorausbreitung und zur Suche nach Rezidiven die am besten geeignete Methode

- **Bildgebende Befunde**
- Nicht spezifisch
- Niedriger Grad: benigne imponierende, glatt begrenzte, KM-anreichernde raumfordernde Läsion (◘ Abb. 5.31G, H)
- Hoher Grad: unscharf begrenzte (◘ Abb. 5.31A, B, E, F), infiltrativ wachsende, KM-anreichernde raumfordernde Läsion z. T. mit kleinen nekrotischen Arealen
- Sonografie: echoarme, unscharf abgrenzbare, infiltrativ wachsende Veränderung
- MRT:
  - in T2-w intermediäre bis niedrige SI
  - oft kein erniedrigter ADC-Wert (◘ Abb. 5.31F)

- **Bildgebende Differenzialdiagnosen**
- Niedriger Grad: in erster Linie pleomorphes Adenom und Warthin-Tumor (auch bei großen Tumoren in der Regel keine Hirnnervenparesen)
- Hoher Grad: Non-Hodgkin-Lymphom, metastatischer Speicheldrüsenbefall

- **Wichtige Punkte**
- Fazialisparese spricht für Malignität
- Eine der wichtigsten Aufgaben der Bildgebung ist das frühzeitige Erfassen einer perineuralen Tumorausdehnung, dazu müssen entsprechende Hirnnervenverläufe bis in die Kerngebiete mit abgebildet sein
- Bei langsam wachsenden raumfordernden Läsionen am harten Gaumen an adenoid-zystisches Karzinom denken

5.6 · Tumoren und tumorähnliche Läsionen

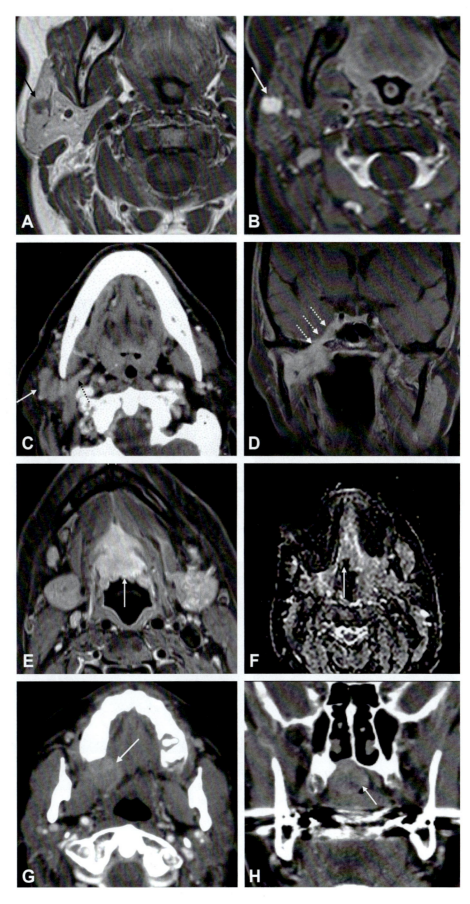

◘ **Abb. 5.31 A–H.** Adenoid-zystische Karzinome (*Pfeile*). **A, B** Trotz der geringen Tumorgröße ist bereits eine unscharfe Randbegrenzung als Malignitätshinweis (besonders im nativen T1-w Bild) erkennbar. **C** Größerer Tumor mit Infiltration der Retromandibularregion und beginnender perineuraler Ausdehnung entlang des N. auriculotemporalis (Ast des N. mandibularis; *gepunkteter Pfeil*). **D** Fortgeschrittener, den Mastikatorraum infiltrierender, deutlich KM-anreichernder Tumor, von der rechten Gl. parotidea ausgehend, mit perineuraler Ausdehnung (*gepunktete Pfeile*) entlang des N. mandibularis durch das Foramen ovale in paraselläre Strukturen. **E, F** Tief in den Mundboden infiltrierender Zungengrundtumor, kein malignomtypisch niedriger ADC-Wert (1,30 × 10^{-3} mm^2/s). **G, H** Leicht inhomogen KM-aufnehmender Tumor mit Zeichen der Druckarrosion am harten Gaumen rechts (vgls. auch ◘ Abb. 5.24B – nahezu gleiche Bildmorphologie der raumfordernden Läsionen). **A, B, D–F** MRT: **A** T1-w axial, **B, E** T1-w KM FS axial, **D** T1-w KM FS koronar, **F** ADC-Karte axial; **C, G** CT KM axial, **H** CT KM koronar. **A-C, E, F** Mit freundlicher Genehmigung S. Kösling, Halle

5.6.6 Weitere Karzinome

In erster Linie ist hier das Azinuszellkarzinom zu nennen. Es ist niedrigmaligne und setzt sich aus serös-azinär differenzierten Zellen zusammen. Sein Anteil unter den malignen Speicheldrüsentumoren beträgt ca. 10–20 %. Hauptsächlich ist der gelegentlich multinodale Tumor in der Gl. parotidea lokalisiert – hier stellt er etwa ein Drittel aller primär interparotidealen Malignome. Die zweithäufigste Lokalisation sind die kleinen Speicheldrüsen. Die Bildcharakteristika des Tumors sind unspezifisch (◘ Abb. 5.32) und oft von gutartigem Erscheinungsbild, manchmal ähnlich jenem eines pleomorphen Adenoms.

Weitere Karzinomarten, die sich wesentlich seltener als die bisher beschriebenen in den Speicheldrüsen bilden können, sind:

- Polymorphes Low-grade-Adenokarzinom (fast ausschließlich in den kleinen Speicheldrüsen)
- Nicht weiter spezifiziertes Adenokarzinom (hauptsächlich in der Gl. parotidea; ◘ Abb. 5.33, ◘ Abb. 5.34)
- Klarzellkarzinom
- Undifferenziertes Karzinom
- Plattenepithelkarzinom (sehr selten: < 1 %), nur in den großen Speicheldrüsen auftretend (◘ Abb. 5.35)

Adeno- und Plattenepithelkarzinome zeigen oft nekrotische Areale und tendieren zur Hautinfiltration (◘ Abb. 5.33B, C). Regionäre LK-Metastasen (◘ Abb. 5.35C, D) kommen in unterschiedlicher Häufigkeit vor.

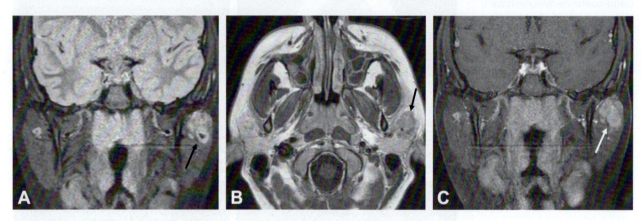

◘ **Abb. 5.32** A–C. Azinuszellkarzinom in der Gl. parotidea links (*Pfeile*). Der Tumor ist eher glatt begrenzt und weist ein heterogenes T2-Signal auf. **A** MRT T2-w FS koronar; **B** MRT T1-w KM axial; **C** MRT T1-w KM FS koronar

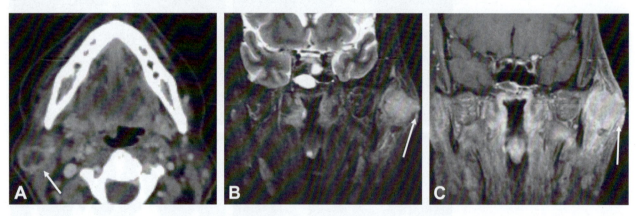

◘ **Abb. 5.33** A–C. Adenokarzinome. **A** In der Gl. parotidea rechts (*Pfeil*) etwas unscharf begrenzt, im Randbereich deutlich KM-aufnehmend. **B, C** In der Gl. parotidea links unscharf begrenzt, mit Hautinfiltration (*Pfeile*). **A** CT KM axial; **B** MRT T2-w FS koronar; **C** MRT T1-w KM FS koronar

5.6 · Tumoren und tumorähnliche Läsionen

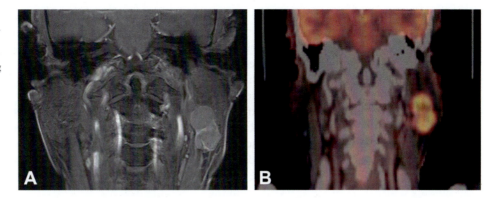

Abb. 5.34 A, B. Adenokarzinom in der Gl. parotidea links. **A** Eher glatt begrenzter Tumor mit randständigem KM-Enhancement. **B** Selbe Raumforderung mit einem deutlichen Traceruptake. **A** MRT T1-w FS KM koronar; **B** PET-CT koronar

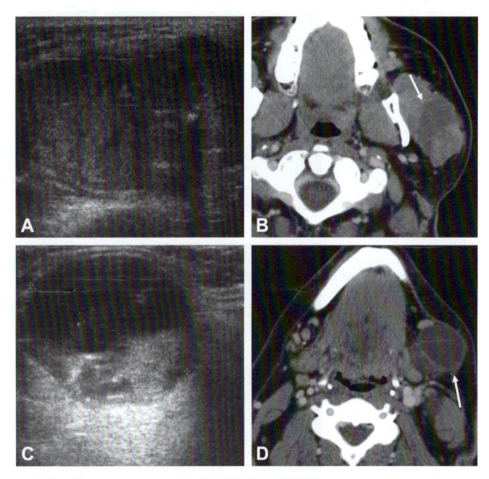

Abb. 5.35 A–D. Plattenepithelkarzinom der Gl. parotidea links mit Lymphknotenmetastase. Unscharf begrenzte raumfordernde Läsion im oberflächlichen Anteil der Gl. parotidea. **A** Sonografisch echoarm. **B** Unterschiedlich, jedoch jeweils wenig KM-anreichernde Areale und Zeichen der Infiltration des M. masseter (*Pfeil*). **C** Submandibulär links zeigt sich eine zweite raumfordernde Läsion. Stark hypoechogene und auch heteroechogene Areale sowie dorsale Schallverstärkung. **D** Lymphknotenmetastase mit hohem Nekroseanteil (*Pfeil*). **A, C** Transversales Sonogramm; **B, D** CT KM axial

5.6.7 Lymphominfiltration

Eine Lymphominfiltration der Speicheldrüsen ist sehr selten und kommt dann zu ca. 80 % in der Gl. parotidea vor. Es handelt sich dabei ausschließlich um Non-Hodgkin-Lymphome bzw. ihre mukosaassoziierte Variante in Form von MALT-Lymphomen. Am häufigsten liegt ein Mitbefall der Gl. parotidea im Rahmen eines Non-Hodgkin-Lymphoms des lymphatischen Halsgewebes vor (◘ Abb. 5.36). Ein primärer Befall der intra- und periparotidealen LK sowie eine extranodale diffuse Speicheldrüseninfiltration (◘ Abb. 5.37) sind extrem selten. MALT-Lymphome resultieren aus einer diffusen lymphozytären Infiltration von Speicheldrüsengängen und -azini.

- **Klinische Befunde**
- B-Symptomatik
- Entwicklung der Symptomatik abhängig vom Malignitätsgrad: schleichend bis rasch
- Knoten in Speicheldrüse oder Speicheldrüsenschwellung, nicht verschieblich, nicht schmerzhaft
- Schmerzlose Hals-LK-Schwellung

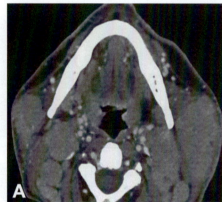
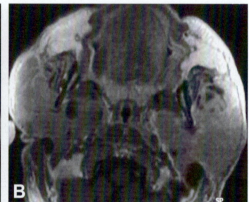

◘ **Abb. 5.36** A, B. Befall der Gl. parotidea beidseits bei MALT-Lymphom. Stark vergrößerte Lymphknoten intraparotideal, multiple und massiv vergrößerte Halslymphknoten. **A** CT KM axial; **B** MRT T1-w KM axial. *MALT* „mucosa associated lymphoid tissue"; mukosaassoziiertes lymphatisches Gewebe

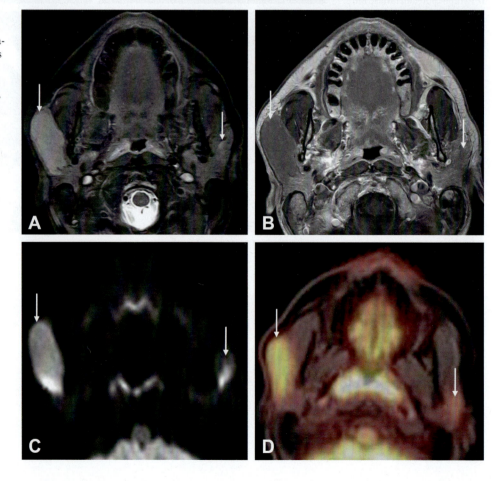

◘ **Abb. 5.37** A–D. Infiltrat (*Pfeile*) eines hochmalignen B-Zell-Lymphoms in der Gl. parotidea rechts, gering auch links (extranodaler Speicheldrüsenbefall). MRT axial: **A** T2-w FS, **B** T1-w KM, **C** DWI, b = 1000, **D** MRT-PET-Fusionsbild

Stellenwert der Schnittbildgebung
— Staging
— Bei multiplem Befall artdiagnostischer Hinweis

Bildgebende Befunde
— Singuläre oder multiple, glatt begrenzte, homogen mäßig KM-anreichernde intraparotideale raumfordernde Läsion, uni- oder bilateral – im MRT SI ähnlich wie lymphatisches Gewebe: in T2-w leicht hyperintens, in T1-w muskelisointens (● Abb. 5.36; ● Abb. 5.37), Diffusionsrestriktion (● Abb. 5.37C) – im PET hohes Traceruptake (● Abb. 5.37D)
— Beim hochmalignen Non-Hodgkin-Lymphom können nekrotische Areale in raumfordernden Läsionen auftreten
— Vergrößerung von Hals-LK
— Teilweise auch Vergrößerung von Tonsillen sowie lymphatischem Gewebe in Zungengrund und Nasopharynx

Bildgebende Differenzialdiagnosen
— Benigne intraparotideale Lymphadenopathie bei entzündlichen Prozessen der Gl. parotidea oder ihrer Umgebung (● Abb. 5.38), selten im Rahmen einer generalisierten Entzündung: differentes klinisches und paraklinisches Bild, im Zweifelsfall HR-Sonografie mit Nachweis eines normalen LK-Hilus
— Niedrigmaligner Warthin-Tumor, besonders bei Multizentrizität
— Intraparotideale LK-Metastasen (Primum in der Regel bekannt)
— Amyloidablagerung als Begleiterscheinung tumoröser, entzündlicher oder metabolischer Erkrankungen oder idiopathisch: sehr selten, gesamte Speicheldrüse betroffen (● Abb. 5.39), keine pathologisch veränderten LK

Wichtige Punkte
— Multipler Befall des lymphatischen Systems diagnoseweisend
— Auch sehr große Hals-LK in der Regel glatt begrenzt

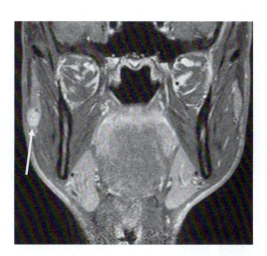

● **Abb. 5.38** Reaktiver Lymphknoten (*Pfeil*) in der Gl. parotidea rechts. MRT T1-w KM FS koronar

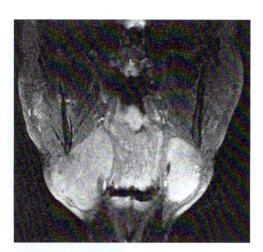

● **Abb. 5.39** Amyloidose der Gl. submandibularis beidseits. Homogene Speicheldrüsenvergrößerung rechts stärker als links; in T2-w leicht erhöhte Signalintensität. MRT T2-w FS koronar

5.6.8 Metastatische Absiedlungen

Plattenepithelkarzinome und Melanome der Kopf- und Gesichtshaut sowie der Ohrmuscheln können in LK ausschließlich der Gl. parotidea metastasieren. In diesen Fällen zeigen sich in der Ohrspeicheldrüse zunächst einzelne oder mehrere, glatt begrenzte, KM-anreichernde Knoten mit einer Größe von wenigen Millimetern bis zu einigen Zentimetern (◘ Abb. 5.40). Eine unscharfe Begrenzung spricht für eine extranodale Ausbreitung. Die Läsionen können konfluieren und in benachbarte Räume/Strukturen infiltrieren. Auf hämatogenem Weg entstandene Parenchymmetastasen sind seltener. Auch hier liegt am ehesten ein Plattenepithelkarzinom oder ein Melanom zugrunde. In der Regel ist ein Primärtumor bekannt. Eine exakte histologische Zuordnung als Grundlage für das weitere therapeutische Vorgehen ist unerlässlich. Bei unbekanntem Primum ist die PET-CT die adäquate Suchmethode.

5.6.9 Zystische Läsionen

Zysten bzw. zystische Strukturen können als angeborene oder erworbene Läsionen innerhalb der großen Kopfspeicheldrüsen und/oder periglandulär auftreten. Als Reste des ersten Kiemenbogens treten Zysten periaurikulär oder periparotideal (subkutan, im Parotis- bis Parapharyngealraum; ◘ Abb. 5.41A, B), als Reste des 2. oder 3. Kiemenbogens (laterale Halszysten) nahe der Gl. submandibularis auf (► Abschn. 6.4.2). Lymphatische Malformationen (◘ Abb. 5.41C, D) durchsetzen in der Regel mehrere Räume und können die Parotis- sowie die Submandibularloge einbeziehen (► Abschn. 6.4.6).

Erworben können intraglanduläre Zysten (meist in der Gl. parotidea) singulär oder multipel in unterschiedlicher Größe als regressive Gangzyste (◘ Abb. 5.41E), okozytäre Zyste (selten), lymphoepitheliale Zyste ohne HIV-Assoziation (◘ Abb. 5.41F) oder sog. benigne lymphoepitheliale Läsionen bei HIV-Infektion auftreten. Wesentlich häufiger finden sich zystische raumfordernde Läsionen als Ranula im Mundbodenbereich.

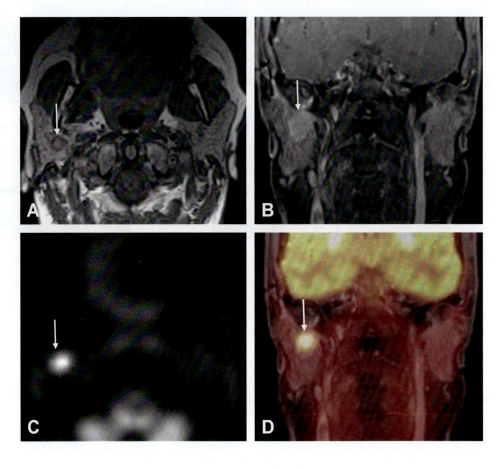

◘ **Abb. 5.40** **A–D.** Intraparotideale Metastase eines bekannten malignen Melanoms der Schläfenregion rechts (*Pfeile*). MRT: **A** T1-w axial, **B** T1-w KM FS koronar, **C** DWI, b = 1000 axial, **D** MRT-PET Fusionsbild koronar

5.6 · Tumoren und tumorähnliche Läsionen

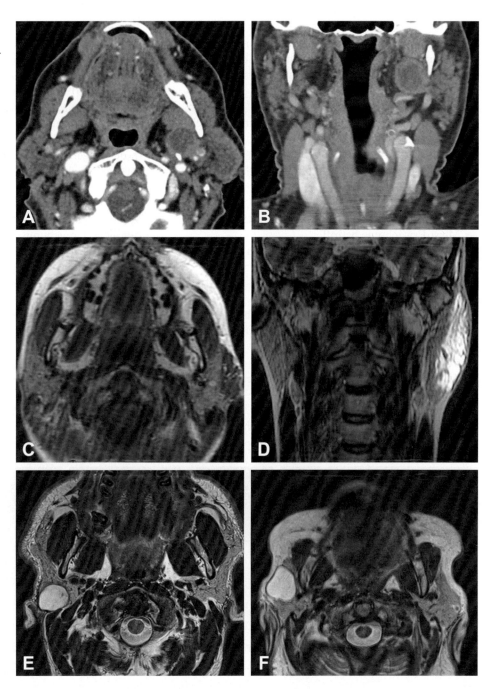

Abb. 5.41 A–F. Zystische Läsionen der Parotisloge. **A, B** Zyste des ersten Kiemenbogens links mit charkteristischer Lokalisation, Bildgebung und Histologie. **C, D** Überwiegend mikrozystische lymphatische Malformation im oberflächlichen Drüsenanteil links. **E, F** Die genaue Zuordnung der rechtsseitigen intraglandulären Zysten erfolgte histologisch: **E** regressiv veränderte Gangzyste, **F** lymphoepitheliale Zyste (keine HIV-Infektion). **A, B** CT KM: **A** axial, **B** koronar; **C–F** MRT: **C** T1-w axial, **D** T2-w koronar, **E, F** T2-w axial. Mit freundlicher Genehmigung von S. Kösling, Halle

Ranula

Bei der Ranula handelt es sich um eine muzinhaltige Retentionszyste der Gl. sublingualis oder einer kleinen Speicheldrüse im Mundboden. Man unterscheidet zwei Formen:
- Einfache Ranula (häufiger)
- Diving-Ranula (seltener, nach Ruptur einer einfachen Ranula)

Therapeutisch wird die Zyste komplett entfernt.

Klinische Befunde
- Schmerzlose Schwellung im Mundbodenbereich
- Meist Erwachsene betroffen
- Entstehung nicht selten nach Trauma oder Infektion

Diagnosesicherung
- Intraoperativ (epithelialisierte Zyste bei einfacher Ranula, Pseudozyste bei Diving-Ranula)

Stellenwert der Schnittbildgebung
- Aufgrund des typischen klinischen Befunds in der Regel kein CT/MRT notwendig
- Durch typische Lage Artdiagnostik mittels aller drei Schnittbildverfahren sicher möglich

Bildgebende Befunde
- Einfache Ranula: glatt begrenzte, zystische raumfordernde Läsion im Sublingualraum/Mundboden oberhalb des M. mylohyoideus (■ Abb. 5.42A–C, ■ Abb. 3.15)
- Diving-Ranula: zusätzliche Ausdehnung in den Submandibularraum, zum Teil bis unter den M. mylohyoideus (■ Abb. 5.42D–F)
- In der Regel allenfalls zartes Rand-Enhancement – bei Superinfektion kräftigeres Enhancement möglich

Bildgebende Differenzialdiagnosen
- Mundbodenabszess: differentes klinisches Bild, entzündliche Umgebungsreaktion
- Lymphatische Malformation: multilokuläre, multiseptierte raumfordernde Läsion, von der meist Kinder betroffen sind (■ Abb. 5.43C)
- Epidermoid (■ Abb. 5.43A, B):
  - kann in konventioneller Schnittbildgebung identisch aussehen
  - bei Lage im Sublingual- oder Submandibularraum: Diffusionsbildgebung für Differenzierung hilfreich (im Gegensatz zur Ranula stark eingeschränkte Diffusion)
- Laterale Halszyste (■ Abb. 5.43D): liegt im hinteren Submandibular-, nicht im Sublingualraum

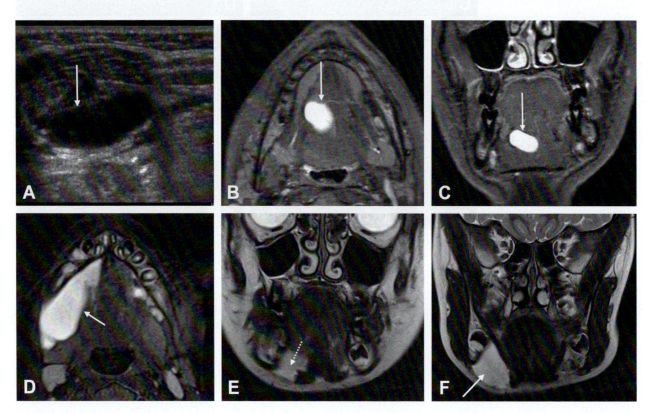

■ Abb. 5.42 A–F. Ranula. A–C Zystische Struktur (*Pfeile*) im Mundbodenbereich, einer einfachen Ranula rechts entsprechend. D–F Zystische Struktur (*Pfeile*) im rechten Sublingual- und Submandibularraum mit Durchtreten durch den M. mylohyoideus (*gepunkteter Pfeil*) im Sinne einer Diving-Ranula. A Sonogramm; B–F MRT: B, D T2-w FS axial, C T2-w FS koronar, E, F T2-w koronar. D–F Mit freundlicher Genehmigung von S. Kösling, Halle

Wichtige Punkte
— Multiplanare Schichten ermöglichen eine leichtere Erfassung und Visualisierung der typischen Lage

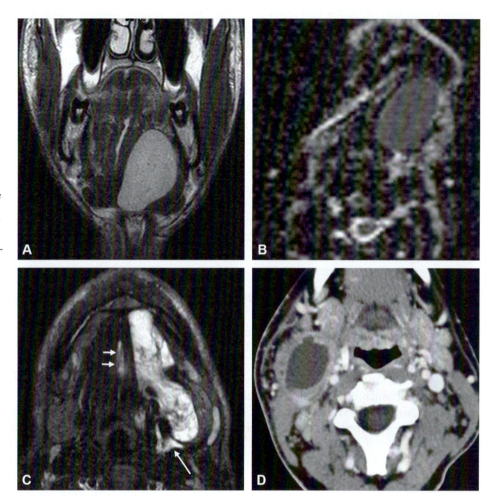

Abb. 5.43 A–D. Differenzialdiagnosen zur Ranula. **A, B** Mundbodenepidermoid, deutlich raumfordernd, in T2-w und T1-w (nicht abgebildet) zystisch imponierend, Diffusionsrestriktion (ADC-Wert $0{,}57 \times 10^{-3}$ mm^2/s). **C** Zystische, teilweise septierte raumfordernde Läsion mit Punctum maximum im linken Sublingual- und Submandibularraum, jedoch auch Ausdehnung in das Spatium sublinguale (*kurze Pfeile*) und den Parapharyngealraum (*langer Pfeil*), einer lymphatischen Malformation entsprechend. **D** Zystische raumfordernde Läsion hinter der Gl. submandibularis, lateral der Karotisloge und anteromedial des M. sternocleidomastoideus – typische Lage für eine Zyste des 2. Kiemenbogens (laterale Halszyste). **A–C** MRT: **A** T2-w koronar, **B** ADC-Karte axial, **C** T2-w FS axial; **D** CT KM axial. **A, B, D** Mit freundlicher Genehmigung von S. Kösling, Halle

5.6.10 Periglanduläre tumoröse Veränderungen

Besonders die Gll. parotidea und submandibularis können aufgrund ihrer Lage in nicht kopfspeicheldrüsenbedingte tumoröse Pathologien einbezogen werden, wobei Gefäße oder Nerven nicht selten als Leitstrukturen für Ausbreitung und Drüseninfiltration dienen. Dies können LK-Metastasen, bei denen ein Kapseldurchbruch vorliegt, und eine Infiltration durch andere maligne Prozesse aus der Nachbarschaft sein. Im Kindes- und Jugendalter muss man in erster Linie an nichtepitheliale, oft sarkomatöse Tumoren denken (◘ Abb. 5.44A). Auch maligne Knochentumoren des Unterkiefers können die Gl. parotidea sekundär mit einbeziehen und u. U. einen malignen Parotistumor vortäuschen (◘ Abb. 5.44B). Das radiologische Bild ist in der Regel uncharakteristisch. Auch hier wird die endgültige Diagnose histologisch gestellt.

5.7 Posttherapeutische Veränderungen

Einerseits können die Speicheldrüsen, insbesondere Gll. parotidea und submandibularis, aufgrund eigener Pathologien von Operationen betroffen sein. Andererseits liegen sie bei der Strahlentherapie maligner Kopf-Hals-Tumoren im Strahlenfeld. Um einen korrekten Befund zu erheben, sind Informationen über das stattgehabte therapeutische Vorgehen und dessen Zeitpunkt notwendig.

5.7.1 Strahlentherapeutisch bedingte Veränderungen

Trotz verbesserter Bestrahlungstechniken können die großen Kopfspeicheldrüsen bei kurativen Radiotherapien maligner Tumoren des Halses, der Schädelbasis und des Gesichtsschädels nicht immer ausreichend aus dem Strahlenfeld herausgehalten werden. Reaktionen in Form einer zunächst akuten, später chronischen Sialadenitis sind dann im Schnittbild nebenbefundlich erkennbar.

- **Klinische Befunde**
- Schmerzhafte Drüsenschwellung unmittelbar nach der Bestrahlung, die sich allmählich rückbildet
- Spätfolge: Mundtrockenheit

- **Bildgebende Befunde**
- Zunächst mäßige, homogene, ödematöse Drüsenschwellung (hohe SI in T2-w), verstärkte KM-Aufnahme (◘ Abb. 5.45A, B), periglanduläres Ödem
- Später Drüsenverkleinerung, Rückbildung des Ödems, geringe KM-Anreicherung als Ausdruck einer zunehmenden Atrophie und Fibrosierung (niedrige bis intermediäre SI in T2-w), u. U. vermehrte Fetteinlagerung (◘ Abb. 5.45C, D)

5.7.2 Postoperative Veränderungen

Bei der Bildgebung nach chirurgischen Prozeduren an den Speicheldrüsen geht es am häufigsten um den Nachweis bzw. Ausschluss von Tumorrezidiven, wobei an der Gl. parotidea Teil- oder Totalentfernungen vorliegen können, während die Gl. submandibularis in der Regel komplett reseziert wird. Dabei stellt die MRT aufgrund des besten Weichteilkontrasts die zu bevorzugende Methode dar.

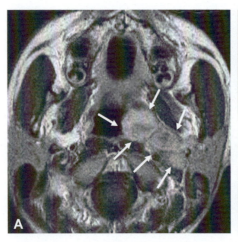 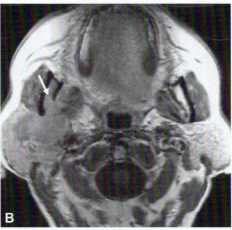

◘ **Abb. 5.44 A, B.** Einbezug der Gl. parotidea durch maligne Tumoren aus der Umgebung. **A** Polyzyklische, überwiegend glatt begrenzte, KM-anreichernde raumfordernde Läsion des Parapharyngealraums links (*Pfeile*) mit Infiltration des tiefen Anteils der Gl. parotidea – histologisch: Rhabdomyosarkom. **B** Knochenmarkinfiltration des rechten Unterkiefers (*Pfeil*) bei raumfordernder Läsion mit Punctum maximum in der Parotisloge – histologisch: Plasmozytom. **A, B** MRT T1-w KM axial

5.7 · Posttherapeutische Veränderungen

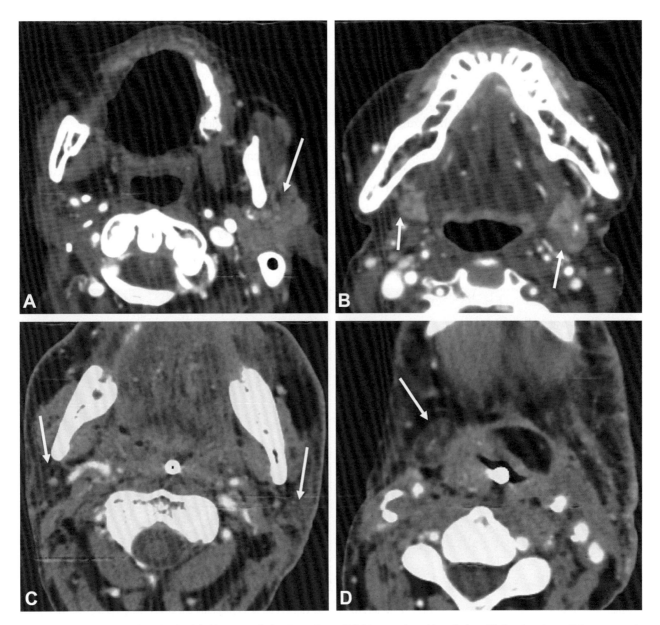

Abb. 5.45 A–D. Reaktion der Speicheldrüsen auf eine Bestrahlung. **A, B** Verstärkte KM-Anreicherung und Drüsenschwellung (*Pfeile*) in der Gl. parotidea links und der Gl. submandibularis beidseits im Sinne einer akuten Sialadenitis. **C, D** Speicheldrüsenschrumpfung (*Pfeile*), vermehrter Fettgehalt und kein erkennbares Enhancement als Therapiespätfolge (Entfernung der Gl. submandibularis links im Rahmen einer „neck dissection"). CT KM axial. **C, D** Mit freundlicher Genehmigung von S. Kösling, Halle

Die Sialendoskopie bzw. die interventionelle Sialendoskopie zur Diagnostik/Therapie von Stenosen z. B. durch Narben oder Steine sind mittlerweile etablierte Verfahren, die an vielen Zentren angeboten werden. Bei persistierenden oder erneuten Beschwerden nach derartigen Prozeduren oder nach transduktaler Steinentfernung können Sonografie und MR-Sialografie zur Ursachensuche herangezogen werden.

- **Bildgebende Befunde**
- Nach Tumorchirurgie (Vergleich mit Voruntersuchung unerlässlich):
  - komplettes oder teilweises Fehlen der Drüse in ihrer Loge (◘ Abb. 5.46)
  - Narbenbildung im Zugangsbereich und im Drüsenbett – flächig, wenig KM anreichernd, im Verlauf Schrumpfungstendenz (◘ Abb. 5.47A)
  - Tumorrezidive in der Restdrüse oder in bzw. nahe der ehemaligen Drüsenregion als neue raumfordernde Läsion (◘ Abb. 5.47) mit gleicher Bildmorphologie wie der Primärtumor
  - Rezidive pleomorpher Adenome können auch deutlich entfernt vom Ursprungstumor vorkommen und Zeichen der Entartung aufweisen (▶ Abschn. 5.6.1)
- Nach Speicheldrüsengangsintervention:
  - erneute Steinbildung
  - Strikturen (◘ Abb. 5.48)

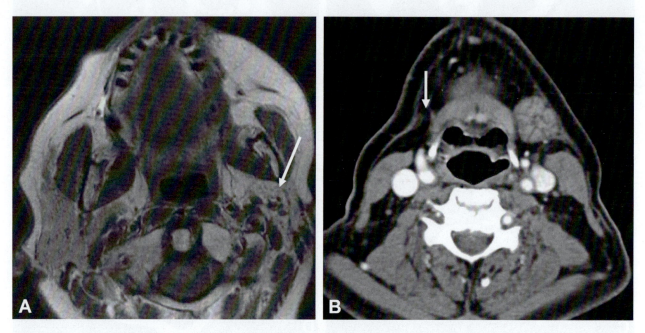

◘ **Abb. 5.46** A–B. Regulärer Befund nach: **A** Totaler Parotidektomie links (*Pfeil*) und **B** Submandibularektomie rechts (*Pfeil*). **A** MRT T1-w axial; **B** CT KM axial. **B** Mit freundlicher Genehmigung von S. Kösling, Halle

5.7 · Posttherapeutische Veränderungen

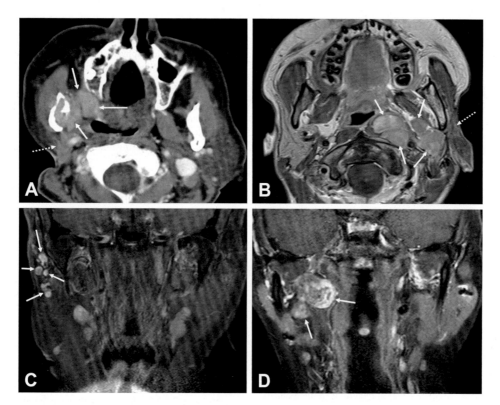

Abb. 5.47 A–D. Narben (*gepunktete Pfeile*) und Tumorrezidive (*Pfeile*). **A** Z. n. Parotidektomie rechts wegen eines Azinuszellkarzinoms vor 8 Jahren. Aktuell Narbe mit kutaner Einziehung im Drüsenbett sowie ausgedehntes Rezidiv im Mastikator- und Parapharyngealraum mit Mandibulainfiltration (CT wegen Herzschrittmacher). **B** Zustand nach Parotidektomie links wegen eines Rhabdomyosarkoms der Gl. parotidea. Angrenzend an die Narbe mehrknotiges Rezidiv im Parapharyngelraum mit Ausdehnung in die Karotisloge, den Perivertebral- und den nasopharyngealen Mukosaraum. **C** Z. n. Parotidektomie rechts wegen eines pleomorphen Adenoms. Aktuell multiple rundliche raumfordernde Läsionen in der Parotisloge im Sinne von Streurezidiven. **D** Z. n. Teilresektion der Gl. parotidea rechts wegen eines pleomorphen Adenoms. Jetzt tiefes Rezidiv im Sinne eines Eisbergtumors. **A** CT KM axial; **B–D** MRT: **B** T1-w KM axial; **C, D** T1-w KM FS koronar. **A, B** Mit freundlicher Genehmigung von S. Kösling, Halle

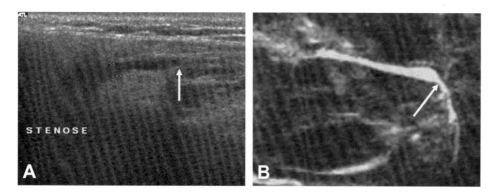

Abb. 5.48 A, B. Weitgestellter Ductus parotideus mit distaler Stenosierung (*Pfeile*). **A** Sonogramm; **B** MRT T2-w, Maximumintensitätsprojektion

Weiterführende Literatur (Auswahl)

Bradley PJ, Guntinas-Lichius O (Hrsg) (2011) Salivary gland disorders and diseases: diagnosis and management. Thieme, Stuttgart, New York
Branstetter BF (2011) Parotid space. In: Harnsberger R (Hrsg) Diagnostic imaging head and neck, 2. Aufl. Amirsys, S I-5-2–I-5-43
Kessler AT, Bhatt AA (2018) Review of the major and minor salivary glands, Part 1: Anatomy, infectious, and inflammatory processes. J Clin Imaging Sci 8:47. https://doi.org/10.4103/jcis.JCIS_45_18
Kessler AT, Bhatt AA (2018) Review of the major and minor salivary glands, part 2: neoplasms and tumor-like lesions. J Clin Imaging Sci 8:48. https://doi.org/10.4103/jcis.JCIS_46_18
Som PM, Curtin HD (Hrsg) (2011) Head and neck imaging, 5. Aufl. Mosby, St. Louis

Untersuchungstechnik

Attyé A, Karkas A, Troprès I et al (2016) Parotid gland tumours: MR tractography to assess contact with the facial nerve. Eur Radiol 26:2233–2241
Freling NJ (1994) Imaging of the salivary glands. CT and MRI. Radiologe 34:264–272
Gritzmann N, Rettenbacher T, Hollerweger A et al (2003) Sonography of the salivary glands. Eur Radiol 13:964–975
Lechner Goyaulta J, Riehma S, Neuville A et al (2011) Interest of diffusion-weighted and gadolinium-enhanced dynamic MR sequences for the diagnosis of parotid gland tumors. J Neuroradiol 38:77–89
Morimoto Y, Habu M, Tomoyose T et al (2006) Dynamic magnetic resonance sialography as a new diagnostic technique for patients with Sjogren's syndrome. Oral Dis 12:408–414
Steiner E (1994) Ultrasound imaging of the salivary glands. Radiologe 34:254–263
Weissman JL (1995) Imaging of the salivary glands. Semin Ultrasound CT MR 16:546–568

Normalanatomie

Barsotti JB, Westesson PL, Coniglio JU (1994) Superiority of magnetic resonance over computed tomography for imaging parotid tumor. Ann Otol Rhinol Laryngol 103:737–740
Dailiana T, Chakeres D, Schmalbrock P et al (1997) High-resolution MR of the intraparotid facial nerve and parotid duct. Am J Neuroradiol 18:165–172
De Ru JA, van Benthem PP, Hordijk GJ (2002) The location of parotid gland tumors in relation to the facial nerve on magnetic resonance images and computed tomography scans. J Oral Maxillofac Surg 60:992–994
Kaneda T, Minami M, Ozawa K et al (1996) MR of the submandibular gland: normal and pathologic states. Am J Neuroradiol 17:1575–1581
Martin-Duvemeuil N, Lafitte F, Chiras J (1999) Cross-sectional anatomy of the facial nerve. JBR-BTR 82:301–305
Ragbir M, Dunaway DJ, Chippindale AJ, Latimer J, Mohammed F, McLean NR (2002) Prediction of the position of the intraparotid portion of the facial nerve on MRI and CT. Br J Plast Surg 55:376–379
Sartoretti-Schefer S, Sartoretti C, Wichmann W et al (1995) Anatomy and pathology of the parotid gland. Correlation with magnetic resonance tomography. Radiologe 35:848–865
Sbarbati A, Baldassarri A, Leclercq F et al (1994) Magnetic resonance imaging of the submandibular-sublingual complex. Acta Anat (Basel) 149:63–69
Sumi M, Izumi M, Yonetsu K et al (1999) Sublingual gland: MR features of normal and diseased states. Am J Roentgenol 172:717–722

Entzündungen

Andretta M, Sfriso P, Botsios C et al (2001) Comparison of ultrasonography and sialography vs. magnetic resonance in the diagnosis of the primary Sjogren's syndrome. Acta Otorhinolaryngol Ital 21:22–31
Chalard F, Hermann AL, Elmaleh-Berges M et al (2022) Imaging of parotid anomalies in infants and children. Insights Imaging 13:27–46
Ihrler S, Steger W, Riederer A et al (1996) HIV-associated cysts of the parotid glands. A histomorphologic and magnetic resonance tomography study of formal pathogenesis. Laryngorhinootologie 75:671–676
Kleger A, Seufferlein T, Wagner M et al (2015) IgG 4-assoziierte Autoimmunerkrankungen. Dtsch Ärztebl 112:128–135
Kurucay M, Werner JO, Bösmüller H (2017) Sialadenitiden bei Granulomatose mit Polyangiitis. Fortschr Röntgenstr 189:190–192
Mandel L, Bijoor R (2006) Imaging (computed tomography, magnetic resonance imaging, ultrasound, sialography) in a case of recurrent parotitis in children. J Oral Maxillofac Surg 64:984–988
Niemela RK, Takalo R, Paakko E et al (2004) Ultrasonography of salivary glands in primary Sjogren's syndrome. A comparison with magnetic resonance imaging and magnetic resonance sialography of parotid glands. Rheumatology (Oxford) 43:875–879
Schmidt-Westhausen A, Pohle HD, Lobeck H et al (1997) HIV-associated salivary gland diseases. Review of the literature and 3 case reports. Mund Kiefer Gesichtschir 1:82–85
Sumi M, Izumi M, Yonetsu K et al (1999) The MR imaging assessment of submandibular gland sialoadenitis secondary to sialolithiasis: correlation with CT and histopathologic findings. Am J Neuroradiol 20:1737–1743

Sialolithiasis

Bowen MA, Tauzin M, Kluka EA et al (2011) Diagnostic and interventional sialendoscopy: a preliminary experience. Laryngoscope 121:299–303
Gritzmann N, Rettenbacher T, Hollerweger A et al (2003) Sonography of the salivary glands. Eur Radiol 13:964–975
Sumi M, Izumi M, Yonetsu K et al (1999) The MR imaging assessment of submandibular gland sialoadenitis secondary to sialolithiasis: correlation with CT and histopathologic findings. Am J Neuroradiol 20:1737–1743
Yousem DM, Kraut MA, Chalian AA (2000) Major salivary gland imaging. Radiology 216:19–29

Sialadenose

Bialek EJ, Jakubowski W, Zajkowski P et al (2006) US of the major salivary glands: anatomy and spatial relationships, pathologic conditions, and pitfalls. Radiographics 26:745–763
Scully C, Bag'an JV, Eveson JW (2008) Sialosis: 35 cases of persistent parotid swelling from two countries. Br J Oral Maxillofac Surg 46:468–472

Tumoren und tumorähnliche Läsionen

Bentz BG, Hughes CA, Ludemann JP et al (2000) Masses of the salivary gland region in children. Arch Otolaryngol Head Neck Surg 126:1435–1439
Berardi D, Berardi S, Scioli GB et al (2003) Tumors of the minor salivary glands located in the hard palate. Tumori 89(4 Suppl):231–232
Christea A, Waldherrc C, Hallettd R et al (2011) MR imaging of parotid tumors: Typical lesion characteristics in MR imaging improve discrimination between benign and malignant disease. Am J Neuroradiol 32:1202–1207
Espinoza S, Malinvaud D, Siauve N et al (2013) Perfusion in ENT imaging. Diagn Interv Imaging 94:1225–1240

Weiterführende Literatur (Auswahl)

El-Naggar A, Chan J, Grandis J et al (Hrsg) (2017) World Health Organization classification of head and neck tumours. Tumours of the salivary glands, 4. Aufl. International Agency for Research on Cancer, S 159–202

Goto TK, Shimizu M, Kobayashi I et al (2002) Lymphoepithelial lesion of the parotid gland. Dentomaxillofac Radiol 31:198–203

Hermans R (2021) Head and neck cancer imaging, 3. Aufl. Springer

Ikeda M, Motoori K, Hanazawa T et al (2004) Warthin tumor of the parotid gland: diagnostic value of MR imaging with histopathologic correlation. Am J Neuroradiol 25:1256–1262

Issing PR, Hemmanouil I, Wilkens L et al (2002) Long term results in adenoidcystic carcinoma. Laryngorhinootologie 81:98–105

Jang M, Park D, Lee SR et al (2004) Basal cell adenoma in the parotid gland: CT and MR findings. Am J Neuroradiol 25:631–635

Koral K, Sayre J, Bhuta S, Abemayor E, Lufkin R (2003) Recurrent pleomorphic adenoma of the parotid gland in pediatric and adult patients: value of multiple lesions as a diagnostic indicator. Am J Roentgenol 180:1171–1174

Loree TR, Tomljanovich PI, Cheney RT et al (2006) Intraparotid sentinel lymph node biopsy for head and neck melanoma. Laryngoscope 116:1461–1464

Motoori K, Ueda T, Uchida Y et al (2005) Identification of Warthin tumor: magnetic resonance imaging versus salivary scintigraphy with technetium-99m pertechnetate. J Comput Assist Tomogr 29:506–512

Schwentner I, Obrist P, Thumfart W et al (2006) Distant metastasis of parotid gland tumors. Acta Otolaryngol 126:340–345

Tavill MA, Poje CP, Wetmore RF (1995) Plunging ranulas in children. Ann Otol Rhinol Laryngol 104:405–408

Wittekind C (2020) Große Speicheldrüsen. In: TNM-Klassifikation maligner Tumoren, 8. Aufl. Wiley-VCH, Weinheim (Korrigierter Nachdruck 2020 mit allen Ergänzungen der UICC aus den Jahren 2017 bis 2019)

Posttherapeutische Veränderungen

Nomayr A, Lell M, Sweeney R, Bautz W, Lukas P (2001) MRI appearance of radiation-induced changes of normal cervical tissues. Eur Radiol 11:1807–1817

Sumi M, Izumi M, Yonetsu K, Nakamura T (1999) The MR imaging assessment of submandibular gland sialoadenitis secondary to sialolithiasis: correlation with CT and histopathologic findings. Am J Neuroradiol 20:1737–1743

Hals

Prof. Dr. Gabriele A. Krombach

Inhaltsverzeichnis

6.1   Schnittbilduntersuchungstechnik – 454

6.2   Anatomische Strukturen in der Bildgebung – 456

6.3   Entzündungen – 467

6.4   Tumoren und tumorähnliche Erkrankungen – 476

6.5   Gefäßassoziierte Veränderungen – 514

Weiterführende Literatur (Auswahl) – 521

© Der/die Autor(en), exklusiv lizenziert an Springer-Verlag GmbH, DE, ein Teil von Springer Nature 2024
S. Kösling, F. Bootz (Hrsg.), *Bildgebung HNO-Heilkunde*,
https://doi.org/10.1007/978-3-662-68343-9_6

6.1 Schnittbilduntersuchungstechnik

Die axiale CT nach intravenöser Kontrastmittelinjektion und die MRT sind Standardverfahren zur Darstellung der Strukturen des Halses. Die Untersuchungstechnik unterscheidet sich nicht von der in ▶ Kap. 3 dargestellten (▶ Abschn. 3.1.1). Gemäß den Empfehlungen der Arbeitsgemeinschaft Kopf-Hals der Deutschen Röntgengesellschaft ist bei Tumoren unterhalb des Hyoids bevorzugt die CT einzusetzen, weil die MRT in dieser Region durch Schluckbewegungen während der Untersuchung zu stark durch Bewegungsartefakte in der Bildqualität beeinträchtigt wird.

Gefäße können mittels Sonografie (◘ Abb. 6.2), MR-Angiografie (MRA; ◘ Abb. 6.1) oder CT-Angiografie (CTA; ◘ Abb. 6.3) nichtinvasiv beurteilt werden. Die zeitlich aufgelöste MRA nach intravenöser KM-Injektion erlaubt über die anatomische Darstellung hinaus die Beurteilung der Flussdynamik. Der Lagebezug pathologischer Veränderungen zu den Gefäßen kann mittels CTA und MRA dargestellt werden (◘ Abb. 6.4) und ist für die weitere Therapieplanung wichtig.

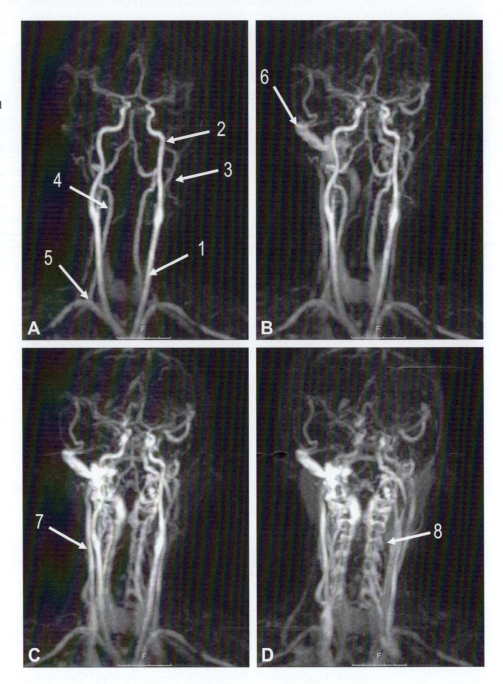

◘ **Abb. 6.1** A–D. Halsgefäßdarstellung mittels zeitlich aufgelöster MR-Angiografie nach intravenöser KM-Injektion. Nach der arteriellen Phase (A) füllen sich zunächst die zerebralen Sinus (B), anschließend die großen Halsvenen (C) und der paravertebrale Venenplexus (D). *1* A. carotis communis; *2* A. carotis interna; *3* A. carotis externa; *4* A. vertebralis; *5* A. subclavia; *6* Sinus sigmoideus; *7* V. jugularis interna; *8* paravertebraler Venenplexus

6.1 · Schnittbilduntersuchungstechnik

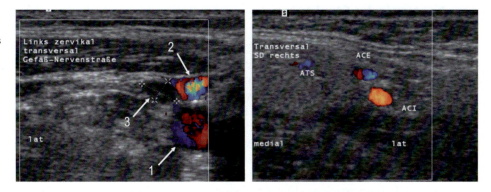

■ **Abb. 6.2** Halsgefäßdarstellung mittels farbkodierter Dopplersonografie. *1* V. jugularis interna; *2* A. carotis communis; *3* Lymphknoten; *ACE* A. carotis externa; *ACI* A. carotis interna; *ATS* A. thyreoidea superior; *lat* lateral; *SD* Schilddrüse

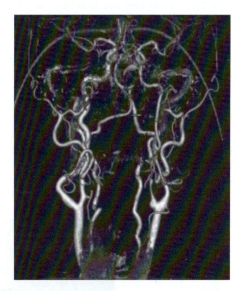

■ **Abb. 6.3** 3D-Rekonstruktion der zervikalen Arterien aus einem axialen CT-Datensatz, der nach i.v.-KM-Injektion in der arteriellen Phase mittels eines 64-Zeilen-Geräts aufgenommen wurde

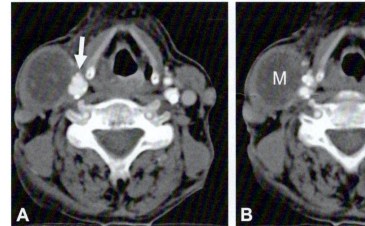
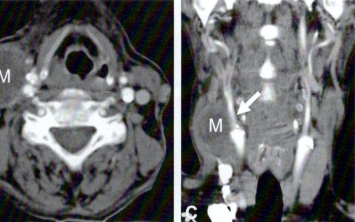

■ **Abb. 6.4** **A–C.** CT-Angiografie des Halses bei einem Patienten mit Lymphknotenmetastase eines Plattenepithelkarzinoms in Höhe der Karotisbifurkation (*Pfeil*). Die koronare Rekonstruktion zeigt den langstreckigen Lagebezug zur A. carotis in kraniokaudaler Ausrichtung. CT KM: **A**, **B** axial; **C** koronar. *M* Lymphknotenmetastase

6.2 Anatomische Strukturen in der Bildgebung

Bei der Befundbeschreibung kommen in der Regel mehrere Einteilungen zur Anwendung. Karzinome werden in erster Linie einer bestimmten Etage sowie ihren anatomischen Bezirken und Unterbezirken (▶ Kap. 3 und 4) zugeordnet. Die genaue Beschreibung der Lokalisation sowie der unmittelbar benachbarten und evtl. bereits infiltrierten Strukturen ist für die weitere Therapieplanung von entscheidender Bedeutung und eine der Hauptaufgaben bei der Befunderstellung. Für die Tiefenausdehnung von Karzinomen und die Beschreibung nichtkarzinomatöser Läsionen werden betroffene Faszienräume oder Fossae angegeben.

6.2.1 Faszienräume

Faszienräume sind am Hals mehr oder weniger separierte Räume, die durch den Verlauf der tiefen Halsfaszie (Fascia cervicalis profunda) und ihrer 3 großen Blätter – oberflächliches Blatt (Lamina superficialis), mittleres Blatt (Lamina media; Synonym: Lamina praetrachealis fasciae cervicalis), tiefes Blatt (Lamina profunda; Synonym: Lamina praevertebralis fasciae cervicalis) – aufgrund des Einscheidens der Muskulatur und des kontinuierlichen Übergangs der jeweiligen Faszien in angrenzende Faszien entstehen.

Die oberflächennah gelegene Fascia cervicalis superficialis (z. T. auch nur als „subkutanes zervikales Gewebe" bezeichnet) ist ein fettreiches Bindegewebeblatt, das oberflächliche Gefäße, Nerven, Lymphknoten (LK) und das Platysma (dünne, unter der Haut liegende Muskelplatte) enthält.

- **Oberflächliches Blatt der tiefen Halsfaszie**
- Umscheidet die Halsweichteile komplett, weiterhin den M. sternocleidomastoideus und den M. trapezius
- Geht dorsal in die Fascia nuchae über
- Befestigung:
  - kranial: Schädelbasis, Mandibula, Hyoid
  - kaudal: Manubrium sterni, Claviculae, Scapulae

- **Mittleres Blatt der tiefen Halsfaszie**
- Umscheidet Schilddrüse, Larynx, Trachea, Pharynx und infrahyoidale Muskulatur
- Nach dorsal Verbindung mit der Lamina praevertebralis

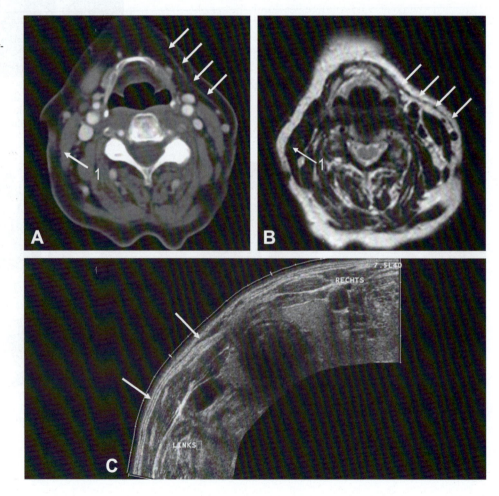

Abb. 6.5 A–C. Platysma (*Pfeile*). *1* M. sternocleidomastoideus. **A** CT KM axial; **B** korrespondierendes MRT T2-w; **C** Panoramasonogramm auf Höhe der Schilddrüse

- Nach lateral Umhüllung der Mm. omohyoidei und feste Verbindung mit der Vagina carotica (Gefäß-Nerven-Scheide) – durch Muskelzug der Mm. omohyoidei Offenhalten der Vv. jugulares internae
- Bildet Vorderwand des Retro- und Parapharyngealraums
- Befestigung:
  - kranial: Hyoid
  - kaudal: dorsaler Rand der Claviculae, Manubrium sterni – Verbindung zum Perikard

- **Tiefes Blatt der tiefen Halsfaszie**
- Umscheidet prä- und paravertebrale Muskulatur, Mm. scaleni, Mm. levatores scapulae, Grenzstrang, Nn. phrenici und Plexus cervicales et brachiales
- Ausgang vom Os occipitale (Pars basilaris)
- Vorderer Abschnitt der Lamina profunda teilt sich in:
  - Fascia alaris (bildet hintere und laterale Wand des Retropharyngealraums)
  - Fascia praevertebralis (reicht bis zum Os coccygeum)
- Dorsal Übergang in Fascia nuchae
- Kaudal Übergang in Fascia endothoracica

Die Faszien selbst sind bis auf das Platysma (◘ Abb. 6.5) radiologisch nicht darstellbar. Aus pathologisch-klinischem Blickwinkel ist die Analyse der durch die zervikalen Faszien unterteilten Räume aus folgenden Gründen sinnvoll:
- Erkrankungen breiten sich zunächst innerhalb der Faszienräume aus und können anhand physiologischer Verbindungen in benachbarte Kompartimente übertreten
- Bei unterschiedlichem Inhalt der einzelnen Faszienräume unterscheidet sich die Häufigkeitsverteilung von Läsionen in ihnen

Folgende Räume können abgegrenzt werden:

- **Mukosaraum**
- Markiert als 1 in ◘ Abb. 6.6A, B
- Entspricht annähernd dem Pharynx, wobei auch die Peritonsillarregion zum Mukosaraum zählt
- Lage: suprahyoidal, mittig
- Verbindung über Foramen lacerum nach intrakraniell
- Inhalt: pharyngeale Mukosa, Waldeyer-Rachenring, kleine Speicheldrüsen, M. levator veli palatini, M. salpingopharyngeus, Pharynxkonstriktoren, Torus tubarius
- Häufigste raumfordernde Läsionen: Entzündungen und Hyperplasien lymphatischen Gewebes, Tornwaldt- und Retentionszysten, Karzinome, maligne Lymphome

◘ Abb. 6.6 A–C. Faszienräume. A, B *1* Mukosaraum; *2* Parapharyngealraum; *3* Mastikatorraum. C *1* Viszeralraum; *2* Karotisloge; *3* retropharyngealer Raum; *4* hinterer Zervikalraum; *5* Perivertebralraum. A, B MRT T1-w KM: A axial; B koronar; C MRT T2-w axial

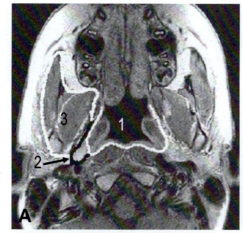
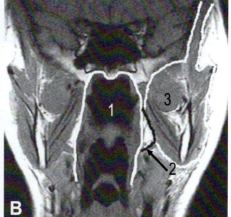
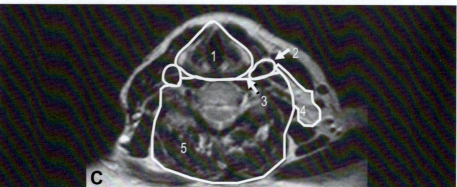

- **Parapharyngealraum**
- Markiert als 2 in ◘ Abb. 6.6A, B
- Hohe Bedeutung bei Befundanalyse, weil aus der Lage seines Fettgewebes Rückschlüsse auf den Ausgangsort einer raumfordernden Läsion gezogen werden können
- Lage: suprahyoidal, lateral von Mukosa- und Retropharyngealraum – mit Letzterem per continuitatem über eine schmale Bindegewebebrücke verbunden, kaudal Übergang in Submandibularraum
- Inhalt: Fett, lockeres Bindegewebe, ektope kleine Speicheldrüsen, A. pharyngea ascendens, A. maxillaris interna, Äste des N. mandibularis, Plexus pterygoideus
- Häufigste raumfordernde Läsionen: Tumoren der kleinen Speicheldrüsen (pleomorphe Adenome), Lipome, Entzündungen

- **Mastikatorraum**
- Markiert als 3 in ◘ Abb. 6.6A, B
- Umschlossen vom oberflächlichen Blatt der tiefen Halsfaszie
- Lage: suprahyoidal, seitlich des Parapharyngealraums, vor Parotis- und Karotisloge
- Verbindung über Foramen ovale und Foramen spinosum nach intrakraniell
- Kranialer (suprazygomatikaler) Teil: oberhalb des Jochbogens (entspricht annähernd der Fossa temporalis)
- Kaudaler (infrazygomatikaler) Teil: unterhalb des Jochbogens (entspricht annähernd der Fossa infratemporalis)
- Inhalt: Kaumuskulatur, Fett, N. mandibularis, hinterer Mandibulakörper, aufsteigender Mandibulaast einschließlich Kiefergelenk
- Häufigste raumfordernde Läsionen: dentogene Entzündungen, Osteomyelitis, mesenchymale Tumoren, venöse und lymphatische Malformationen

- **Parotisloge**
- ▶ Abschn. 5.2.1

- **Karotisloge**
- Synonym: Vagina carotica; markiert als 2 in ◘ Abb. 6.6C; ◘ Abb. 6.7
- Wird von allen 3 Hauptblättern der Fascia cervicalis profunda gebildet
- Lage: supra- und infrahyoidal, dorsal der oben genannten Räume
- Verbindung über Foramen jugulare, Karotis- und Hypoglossuskanal nach intrakraniell
- Fortsetzung in das obere Mediastinum

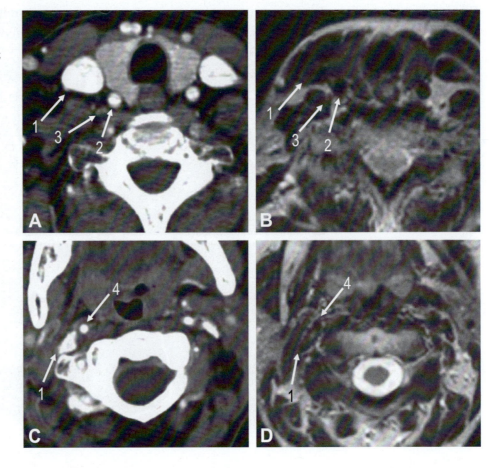

◘ Abb. 6.7 A–D. Karotisloge, infrahyoidal (A, B) und suprahyoidal (C, D). *1* V. jugularis interna; *2* A. carotis communis; *3* Lymphknoten; *4* A. carotis interna. A, C CT KM axial; B, D korrespondierende MRT T2-w

- Inhalt: A. carotis communis (ACC)/A. carotis interna (ACI), V. jugularis interna (VJI), Hirnnerven IX–XII, LK, sympathischer Plexus
- Häufigste raumfordernde Läsionen: vergrößerte LK bei LK-Erkrankungen, vaskuläre Läsionen, Paragangliome, Schwannome, Neurofibrome

- **Viszeralraum**
- Markiert als 1 in ◘ Abb. 6.6C
- Lage: infrahyoidal, mittig
- Inhalt: Larynx, Hypopharynx, zervikaler Ösophagus, Schilddrüse, Trachea, LK, N. laryngeus recurrens
- Fortsetzung in das obere Mediastinum
- Häufigste raumfordernde Läsionen: Karzinome, Chondrosarkome, Schilddrüsentumoren, Zenker-Divertikel, Laryngozelen, Abszesse

- **Retropharyngealraum**
- Synonyme: retroviszeraler Raum, Spatium colli medium; markiert als 3 in ◘ Abb. 6.6C
- Lage: supra- und infrahyoidal, mittig, hinter Mukosa- bzw. Viszeralraum, vor der Fascia alaris
- Fortsetzung in das hintere Mediastinum bis etwa auf Höhe des 4. Brustwirbels

- Inhalt: oberhalb des Hyoids LK, diskret auch Fett
- Häufigste raumfordernde Läsionen: vergrößerte LK bei LK-Erkrankungen, Abszesse, Hämatome

- **Gefährlicher Raum**
- Kann radiologisch nicht vom Retropharyngealraum differenziert werden
- Liegt hinter der Fascia alaris und vor der Fascia praevertebralis
- Fortsetzung nach kaudal bis zum Zwerchfell

- **Hinterer Zervikalraum**
- Markiert als 4 in ◘ Abb. 6.6C
- Lage: supra- und infrahyoidal zwischen M. sternocleidomastoideus und Perivertebralraum
- Inhalt: Fett, LK, Plexus brachialis, spinale Äste des N. accessorius
- Häufigste raumfordernde Läsionen: Lipome, lymphatische Malformationen, Schwannome, Abszesse, Phlegmonen, (LK-)Metastasen

- **Perivertebralraum**
- Markiert als 5 in ◘ Abb. 6.6C
- Lage: supra- und infrahyoidal, dorsal-mittig

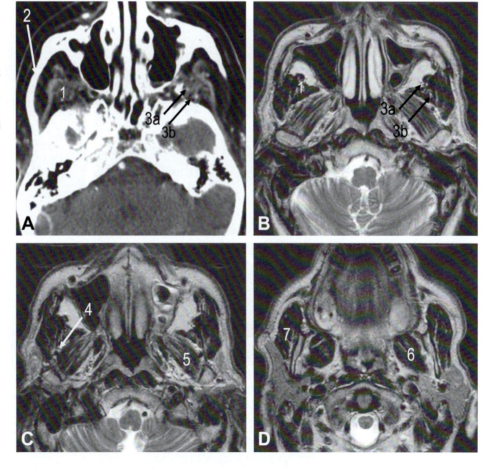

◘ **Abb. 6.8 A–D.** Fossa infratemporalis (infrazygomatikaler Mastikatorraum). *1* M. temporalis; *2* Arcus zygomaticus; *3a* anteriore tiefe A. temporalis; *3b* posteriore tiefe A. temporalis; *4* A. maxillaris; *5* M. pterygoideus lateralis; *6* M. pterygoideus medialis; *7* M. masseter. **A** CT KM axial; **B–D** MRT T2-w axial (**B** korrespondierend zu **A**)

- Inhalt: prävertebrale und paraspinale Muskulatur, Mm. scaleni, Plexus brachialis, N. phrenicus, A. und V. vertebralis
- Häufigste raumfordernde Läsionen: lymphatische Malformationen, Neurofibrome, Abszesse

6.2.2 Weitere Räume

Neben der etagen- und fasziendefinierten Anatomie werden bisher noch nicht erwähnte, teilweise aus der topografischen Anatomie bekannte Räume für die Lokalisation und Ausdehnungsbeschreibung pathologischer Strukturen verwendet. Im Wesentlichen synonym kann man für den oberen Anteil des Mastikatorraums „Fossa temporalis" und für den unteren „Fossa infratemporalis" (Abb. 6.8) verwenden.

- **Flügelgaumengrube**
- Fossa pterygopalatina; Abb. 6.9
- Lage: paramedian zwischen Kieferhöhlenhinterwand und Keilbein
- Verbindungen:
  - frei nach außen zum Bukkal- und Mastikatorraum
  - über das Foramen sphenopalatinum zu Nase und Nasopharynx
  - über das Foramen rotundum zum Sinus cavernosus/zur mittleren Schädelgrube
  - über die Fissura orbitalis inferior zur Orbitaspitze
  - über den Canalis pterygoideus zum Foramen lacerum/zur Felsenbeinspitze
  - über den Canalis palatinus major zum harten Gaumen/zur Mundhöhle
- Inhalt: Fett, Ganglion pterygopalatinum (parasympathisch), N. und A. maxillaris, Begleitvenen
- Obwohl klein und spaltförmig, ist die Fossa pterygopalatina aufgrund ihrer zahlreichen Verbindungen nach extra- und intrakraniell ein sehr wichtiger Knotenpunkt, den es insbesondere in Hinblick auf eine perineurale Tumorausdehnung (Abb. 6.9D) bei entsprechenden Tumoren sorgfältig zu analysieren gilt; sie nimmt zudem bei der Ausbreitung von Infektionen eine Schlüsselrolle ein

- **Bukkalraum**
- Formt beidseits die Wange (Abb. 6.10A)
- Lage: hinter dem M. orbicularis oris, lateral des M. buccinator, anterior des M. masseter und retromaxillär vor dem M. temporalis

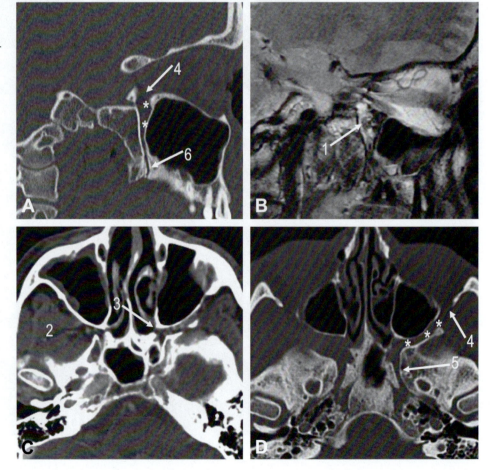

Abb. 6.9 A–D. Fossa pterygopalatina (*Sterne*) mit Ganglion pterygopalatinum (*1*) und Verbindungswegen. *2* Mastikatorraum; *3* Foramen sphenopalatinum; *4* Fissura orbitalis inferior; *5* Canalis pterygoideus; *6* Canalis palatinus major. In **D** sind die Fossa pterygopalatina und der Canalis pterygoideus rechts bei perineuraler Tumorausdehnung aufgeweitet. **A** CT sagittal; **B** MRT T2-w sagittal; **C, D** CT KM axial: **C** Weichteilfenster; **D** Knochenfenster

6.2 · Anatomische Strukturen in der Bildgebung

- Inhalt: Wangen- und retromaxillärer Fettkörper, Stenon-Gang, kleine Speicheldrüsen, A. und N. facialis, LK
- Der Bukkalraum ist nicht von einer Faszie eingegrenzt
- Häufigste raumfordernde Läsionen: Infektionen (oft dentogen bedingt), vaskuläre Malformationen, Tumoren der kleinen Speicheldrüsen

- **Sublingualraum**
- Markiert als 1 in ◘ Abb. 6.10B–D, ► Abschn. 5.2.3
- Lage: im Mundboden über dem M. mylohyoideus sowie lateral des M. geniohyoideus
- Inhalt: Gl. sublingualis, A., V. und N. lingualis, N. hyopglossus, N. glossopharyngeus, Wharton-Gang

- Der Sublingualraum ist nicht von einer Faszie eingegrenzt und geht dorsal in den Submandibularraum über, weshalb sich Erkrankungen leicht zwischen diesen Kompartimenten ausbreiten können

- **Submandibularraum**
- Markiert als 2 in ◘ Abb. 6.10C, D, ► Abschn. 5.2.2
- Lage: inferolateral des M. mylohyoideus, oberhalb des Zungenbeins
- Inhalt: Gl. submandibularis, LK, Fett, A. und V. facialis
- Dorsal geht der Submandibularraum in den Parapharyngealraum über, wodurch sich Erkrankungen per continuitatem über diese Räume bis zur Schädelbasis ausbreiten können

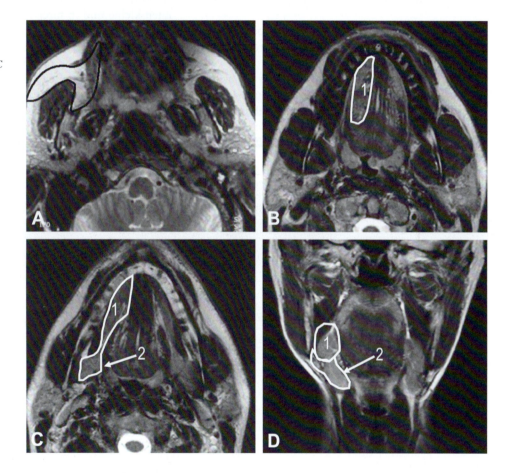

◘ **Abb. 6.10 A–D.** Weitere Räume. **A** Bukkalraum. **B–D** *1* Sublingualraum; *2* Submandibularraum. MRT T2-w: **A–C** axial; **D** koronar

6.2.3 Lymphknoten

Von den etwa 800 LK des menschlichen Körpers liegen 300 zervikal. Im Kopf-Hals-Bereich können verschiedene LK-Gruppen differenziert werden, die wichtigsten sind in ◘ Tab. 6.1 zusammengefasst. Die LK der einzelnen Gruppen stehen über Lymphbahnen miteinander in Verbindung und drainieren kaudal in die tiefe laterale Gruppe. Zwei LK-Gruppen sind von speziellem Interesse:

- Jugulodigastrische LK (im Kieferwinkel): drainieren Tonsillen, Pharynx, Mund und Gesicht – aufgrund wiederholt stattgehabter Infektionen in diesen Regionen häufig vergrößert
- Juguloomohyoidale LK (an der Kreuzung zwischen M. omohyoideus. und VJI): drainieren die Zunge

Die Gruppen 1–6 sind aufgrund der oberflächlichen Lage der Palpation gut zugänglich. Die restlichen LK entziehen sich der klinischen Diagnostik.

Neben dieser anatomischen Einteilung hat sich eine chirurgische Zugangswege berücksichtigende Leveleinteilung (◘ Tab. 6.2; ◘ Abb. 6.11A–E) etabliert, die im Laufe der Jahre mehrfach verändert wurde. Die okzipitale, die mastoidale, die retropharyngeale (◘ Abb. 6.11F) und die Parotis-LK-Gruppe haben keinen Eingang in diese Klassifizierung gefunden.

Im Vergleich zur Muskulatur sind LK in T2-w hyperintens, was besonders bei FS auffällig wird (◘ Abb. 6.12A). In der T1-w MRT und CT sind sie muskelisointens bzw. -isodens und reichern im Normalfall gering KM an (◘ Abb. 6.12B, C). Manchmal ist der Hilus als exzentrische hypodense Zone sichtbar (◘ Abb. 6.12B). Der Ultraschall stellt dieser Methode zugängliche LK mit der derzeit besten Ortsauflösung dar (◘ Abb. 6.12D) – normale LK weisen einen echoreichen Hilus (Sinuslipomatose) und dopplersonografisch einen regulären Gefäßbaum auf (◘ Abb. 6.12D, ◘ Abb. 6.13). Diese Architektur kann bei größeren Lymphknotenmetastasen aufgehoben sein (◘ Abb. 6.14A), weshalb die sonografische Diagnose erleichtert ist. Jedoch können auch kleine und in ihrer Morphologie und Architektur erhaltene Lymphknoten bereits metastatisch befallen sein (◘ Abb. 6.14C; s. auch ▶ Abschn. 6.4.17). Die Größenangaben für LK, die als normal betrachtet werden, differieren je nach Region (◘ Tab. 6.1). Retropharyngeale (Rouvière-)LK sind in der Schnittbilddiagnostik in der Regel beim Erwachsenen nicht nachweisbar. Auch metastatisch befallen LK überschreiten hier selten eine Größe von 2 cm (◘ Abb. 6.11F).

◘ Tab. 6.1 Wichtigste Lymphknotengruppen und -untergruppen der Kopf-Hals-Region. Die Größe bezieht sich jeweils auf den Kurzachsendurchmesser des LK

LK	Station	Drainagegebiet	Normale Größe [mm]
1	Okzipitale LK	Okzipitale Kopfhaut	≤ 5
2	Mastoidale LK	Parietale und hintere temporale Kopfhaut, äußeres Ohr	≤ 5
3	Parotis-LK	Parietale, vordere temporale und frontale Kopfhaut, Orbita, Glandula parotidea, äußeres Ohr	≤ 5
4	Faziale LK	Nase, Orbita	≤ 5
5	Submandibuläre LK	Orbita, Glandula submandibularis, Mundhöhle, Zunge, Nase	≤ 10
6	Submentale LK	Mundhöhle, Zunge, Kinn	≤ 10
7	Sublinguale LK	Mundboden, Zunge	≤ 10
8	Retropharyngeale LK	Hinteres Cavum nasi, Nasennebenhöhlen, Hinterwand von Naso-, Oro- und Hypopharynx, zervikaler Ösophagus	≤ 5
9	Vordere Halslymphknoten	Zervikaler Ösophagus, Larynx, Schilddrüse	≤ 5
10	Tiefe laterale Hals-LK: Jugularis-interna-LK, spinale akzessorische LK, transverse (supraklavikuläre) Hals-LK	Alle Regionen	≤ 10[1]

[1] Ausnahme: jugulodigastrische LK (≤ 12 mm)
LK Lymphknoten

Tab. 6.2 Klinische Lymphknoten-Leveleinteilung nach Union Internationale Contre le Cancer/American Joint Committee on Cancer und American Academy of Otolaryngology

Level		Anatomische LK-Gruppen	Lage
I	A	Submentale LK	Im Mundboden medial des Venter anterior des M. digasticus
	B	Submandibuläre LK	Im Mundboden lateral von Level IA, bis zur Hinterkante der Gl. submandibularis
II	A	Kraniale Jugularis-interna-LK	In der Karotisloge von der Schädelbasis bis zur Karotisbifurkation (ungefähr auf Zungenbeinhöhe)
	B	Spinale akzessorische LK	Hinter der VJI im posterioren Zervikalraum bis zum Hinterrand des M. sternocleidomastoideus
III		Mediale Jugularis-interna-LK	In der Karotisloge von der Karotisbifurkation bis zur Kreuzung zwischen M. omohyoideus. und VJI (ungefähr auf Höhe des Krikoids)
IV		Kaudale Jugularis-interna-LK	In der Karotisloge von der Kreuzung zwischen M. omohyoideus und VJI bis zur Klavikula
V		LK des posterioren Halsdreiecks	Hinter dem M. sternocleidomastoideus von der Schädelbasis bis zur Klavikula im posterioren Zervikalraum
VI		Vordere Hals-LK	Im Viszeralraum vom Hyoid bis zum Jugulum
VII		–	Unterhalb des Jugulums im oberen Mediastinum

LK Lymphknoten; VJI V. jugularis interna

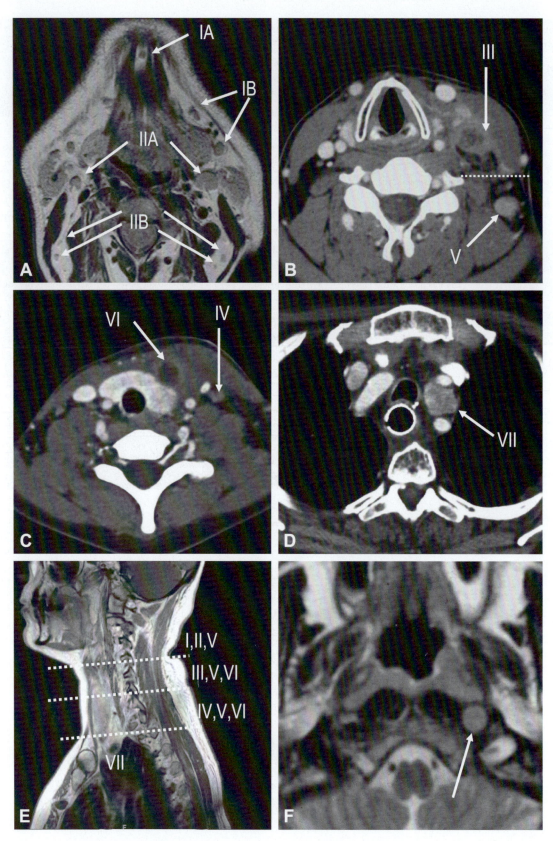

Abb. 6.11 A–F. Lymphknotenlevel (römische Ziffern nach Union Internationale Contre le Cancer/American Joint Committee on Cancer und American Academy of Otolaryngology). **A–D** Im jeweiligen Level sind beispielhaft teils normale, teils pathologische Lymphknoten durch *Pfeile* markiert. **E** Lage der Level. **F** Retropharyngeale Lymphknotenmetastase (*Pfeil*). Die *gepunktete Linie* in **B** verdeutlicht die Grenze zwischen Lymphknoten der Level II–IV und Lymphknoten des Levels V entlang der Hinterkante des M. sternocleidomastoideus. **A, F** MRT T2-w axial; **B–D** CT KM axial; **E** MRT T1-w sagittal

6.2 · Anatomische Strukturen in der Bildgebung

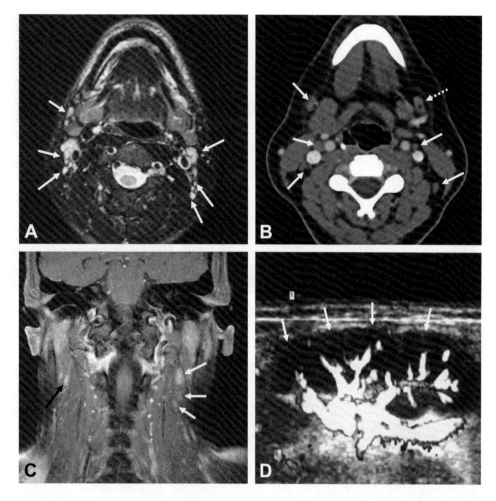

◨ **Abb. 6.12** **A–D.** Normale Lymphknoten (*Pfeile*). In **B** grenzwertig großer Lymphknoten mit exzentrisch hypodenser Zone (*gepunkteter Pfeil*). **D** Lymphknoten mit normalem Gefäßbaum. **A** MRT T2-w FS axial; **B** CT KM axial; **C** MRT T1-w KM FS koronar; **D** 13-MHz-Dopplersonogramm transversal. **D** Mit freundlicher Genehmigung von J. Müller, Leipzig

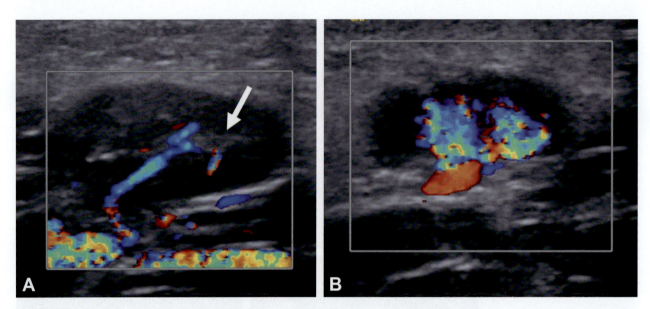

Abb. 6.13 A, B. 9-MHz-Dopplersonogramme bei Lymphadenitis colli. **A** Gering vergrößerter Lymphknoten mit durch das enthaltene Fettgewebe grauem Hilus (*Pfeil*) und regelrechter Gefäßverteilung. **B** Hyperperfundierter Lymphknoten mit in seiner Form erhaltenem Hilus

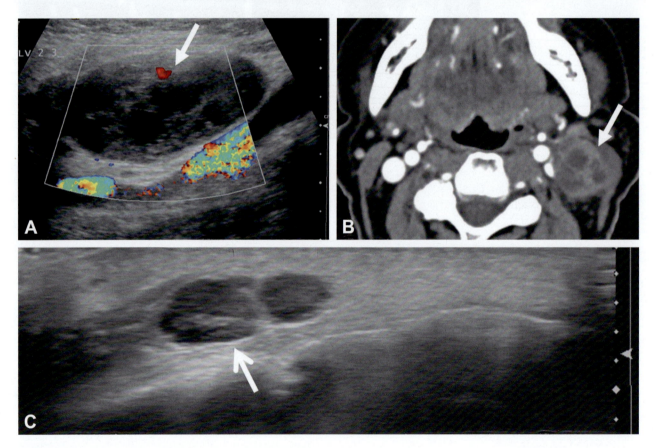

Abb. 6.14 A–C. Lymphknotenmetastasen. **A** Aufgehobene hiläre Struktur des vergrößerten Lymphknotens (*Pfeil*; Maßstab am rechten Bildrand, Abstand zwischen den Rauten jeweils 5 mm). **B** Inhomogene KM-Anreicherung (*Pfeil*). **C** Histologisch gesicherte Lymphknotenmetastasen (*Pfeil*), die kleinen Lymphknoten zeigen eine erhaltene hiläre Struktur (Maßstab am rechten Bildrand, Abstand zwischen den Rauten jeweils 2 mm). **A**, **C** 9-MHz-Sonogramm; **B** CT KM axial

6.3 Entzündungen

Blande Entzündungen am Hals werden klinisch diagnostiziert – bildgebende Verfahren sind in diesen Fällen nicht notwendig. Ein Beispiel ist die Lymphadenitis colli des Kindesalters, eine reaktive Vergrößerung lokoregionaler LK, die durch banale Infekte bedingt wird. Treten bei besonderer Keimvirulenz Einschmelzungen auf, können diese sonografisch dargestellt werden. In schweren Fällen, mit dem klinischen Bild einer Sepsis, bei Weichteilinfekten und insbesondere bei V. a. einen tief liegenden Abszess, ist die CT die Methode der Wahl, da sie rasch verfügbar ist und in sehr kurzer Zeit einen großen Untersuchungsumfang abdecken kann.

Weichteilinfektionen können sich als Erysipel, Myositis, Weichteilphlegmone, nekrotisierende Fasziitis und Abszess manifestieren. CT und MRT werden bei schweren Verlaufsformen eingesetzt, insbesondere zur Dokumentation der Tiefenausdehnung. Als Besonderheit haben Abszesse des Mastikatorraums (◘ Abb. 6.15), die zumeist von Unterkiefermolaren bzw. entsprechenden Zahnbehandlungen ausgehen, aufgrund der Umscheidung durch das oberflächliche Blatt der tiefen Halsfaszie die Tendenz, sich nach kranial auszudehnen (◘ Abb. 6.15H).

6.3.1 Parapharyngealer Abszess

Abszesse, die im Parapharyngealraum entstehen, sind sehr selten. Sie sind das Ergebnis einer LK-Einschmelzung oder entstehen de novo. Häufiger ist der Parapharyngealraum sekundär involviert, besonders bei Durchbruch einer Peritonsillitis oder als Fortleitung von Infektionen des Mundbodens. Auch ein Abszess im tiefen Parotislappen kann in den Parapharyngealraum durchbrechen. In den meisten Fällen handelt es sich um Mischinfektionen mit aeroben und anaeroben Keimen (Streptokokken, Staphylococcus aureus).

Über eine Ausdehnung in die infrahyoidalen anterolateralen Halsweichteile und ein Absinken in das Mediastinum kann als Komplikation eine Mediastinitis (Mortalität von ca. 40 %) entstehen. Bei Übergreifen der Entzündung auf die benachbarte Karotisloge drohen Gefäßkomplikationen (Thrombophlebitis/Thrombose der VJI, Lemierre-Syndrom, mykotisches Aneurysma der A. carotis). Auch ein Horner-Syndrom ist möglich.

- **Klinische Befunde**
- Schluck- und Atemstörungen durch Weichteilschwellung
- Hohes Fieber
- Kieferklemme
- Tubenbelüftungsstörungen
- Ins Ohr ausstrahlende Schmerzen
- Druckschmerzhaftigkeit des M. sternocleidomastoideus
- Rötung und Schwellung des vorderen Gaumenbogens, Verlagerung von Gaumensegel und Uvula zur Gegenseite

- **Diagnosesicherung**
- Leukozytose mit Linksverschiebung
- Bildgebung und klinischer Befund

- **Stellenwert der Bildgebung**
- Abszessnachweis, insbesondere im Rahmen der Notfalldiagnostik
- Ausdehnungsbeurteilung
- Darstellung von Komplikationen
- Kontrastgestützte CT als Methode der Wahl, MRT ebenfalls geeignet, Sonografie von eingeschränktem Nutzen (Tiefenausdehnung auch mittels Panoramasonografie nicht hinreichend beurteilbar)

- **Bildgebende Befunde**
- Abhängig vom Abszessstadium
- Raumfordernde Läsion im Parapharyngealraum (◘ Abb. 6.16A, C)
- Großer Anteil von KM-aufnehmendem Gewebe im Rand und im unmittelbar angrenzenden Gewebe möglich (◘ Abb. 6.16A, B) – zentral liquider Anteil (CT: hypodens; MRT T1-w KM: hypointens; MRT T2-w: hyperintens)
- Reaktive Vergrößerung der regionalen LK (◘ Abb. 6.16E)
- Umgebungsreaktion: entzündlich ödematöse Durchsetzung von angrenzendem Fett (CT: streifige Dichteanhebung; MRT T2-w oder T1-w-KM FS: deutliche Signalanhebung), Verdickung des Platysmas, Auftreibung angrenzender Weichteile → anatomische Strukturen nur verwaschen abgrenzbar (◘ Abb. 6.16A, B)
- Ausdehnung:
  - über offene Verbindung besonders in die Submandibularloge (◘ Abb. 6.16B) und von dort in die anterolateralen Halsweichteile
  - über mediale Verbindung in den Retropharyngealraum und von hier bis in das Mediastinum

- **Bildgebende Differenzialdiagnosen**
- Einschmelzender Tumor: differentes klinisches Bild, geringere Umgebungsreaktion

- **Wichtige Punkte**
- Die sichere Erkennung einer Einschmelzung erfordert KM – Halsabszesse weisen oft keine klassische Abszesskapsel auf (◘ Abb. 6.16D)
- Multiplanare Rekonstruktionen in mehreren Raumebenen erleichtern die Abschätzung der Gesamtausdehnung (◘ Abb. 6.16F)

Abb. 6.15 A–H. Mastikatorraumabszesse. **A, B** Die hypodense Einschmelzung ist von einem kontrastmittelanreichernden Wall aus Granulationsgewebe umgeben. Die Mandibula zeigt eine regelrechte knöcherne Struktur (**B**). **C–F** Im MRT erleichtert der Nachweis einer zentralen Diffusionsrestriktion (ADC von $0,4 \times 10^{-3}$ mm^2/s, **E**) die Abgrenzung gegenüber einem Tumor. Die Unterbrechung der signallosen Kortikalis (*Pfeile*) deutet auf eine beginnende Mitbeteiligung der Mandibula hin. Zustand nach Extraktion von Zahn 37 vor 5 Wochen. **G, H** Ausgedehnte Abszedierung bis in den kranialen (suprazygomatikalen) Mastikatorraumanteil (*Pfeil*) bei desolatem Zahnstatus. **A** CT KM axial; **B** CT koronare Rekonstruktion im Knochenfenster; **C–F** MRT: **C** T2-w axial, **D** T1-w KM FS axial, **E** ADC-Karte axial, **F** T1-w KM FS koronar (inhomogene Fettunterdrückung); **G, H** CT KM: **G** axial, **H** koronar. **C–H** Mit freundlicher Genehmigung von S. Kösling, Halle

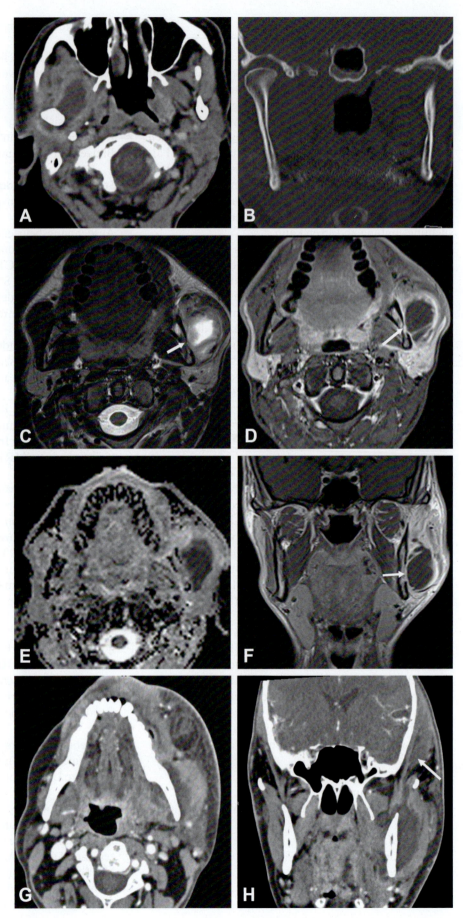

6.3 · Entzündungen

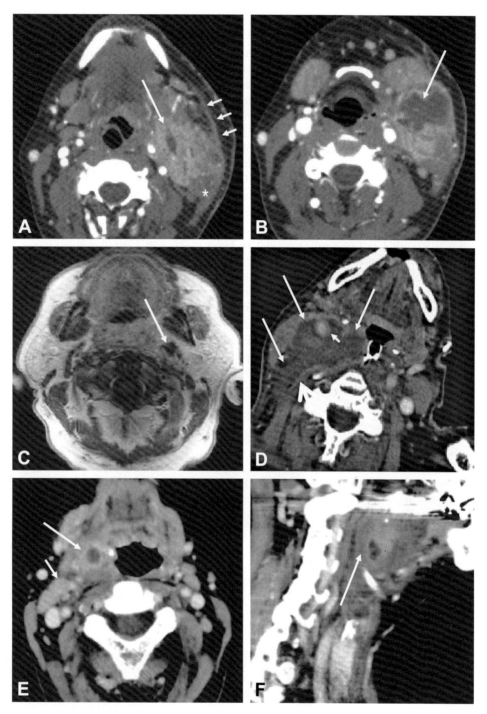

◨ **Abb. 6.16 A–F.** Parapharyngeale Abszesse. **A** Stark KM-anreicherndes Gewebe im Parapharyngealraum mit zentraler Einschmelzung (*langer Pfeil*), streifiger Dichtanhebung des angrenzenden Fettgewebes sowie Verdickung von Platysma (*kurze Pfeile*) und M. sternocleidomastoideus (*Stern*). **B** Abszessabsenken (*Pfeil*) in die Submandibularloge. **C** Einschmelzung (*Pfeil*) mit Punctum maximum im Parapharyngealraum. **D** Ausgedehnter Abszess ohne abgrenzbare Kapsel (*lange Pfeile*), der sich in mehreren Räumen ausdehnt (Mukosa-, Parapharyngeal-, hinterer Zervikalraum, Karotisloge). Aufgetriebene, wandverdickte Vene im Sinne einer Thrombophlebitis (*kurzer Pfeil*). **E, F** Peritonsillarabszess mit Ausdehnung in den Parapharyngealraum (*lange Pfeile*) und reaktiver Lymphknotenvergrößerung (*kurzer Pfeil*). **A, B, D, E** CT KM axial; **C** MRT T1-w KM axial; **F** CT KM sagittal. **A–C** Mit freundlicher Genehmigung von S. Kösling, Halle

6.3.2 Nekrotisierende Fasziitis

Die nekrotisierende Fasziitis ist eine lebensbedrohliche Erkrankung. Sie breitet sich entlang der Faszien im Gewebe aus. Durch hohe Konzentrationen von bakteriellen Toxinen kommt es zu Nekrosen der Faszien und des angrenzenden Fettgewebes. Meist entsteht durch die Keimausbreitung eine begleitende Myositis. Es wird eine durch eine Mischinfektion (Typ I) vermittelte Form von einer durch β-hämolysierende Streptokokken der Gruppe A verursachten Form (Typ II) unterschieden. Häufig werden die Erreger durch Bagatelltraumen oder im Rahmen von Operationen, einschließlich Zahnextraktionen, in das Gewebe verschleppt. Eine nekrotisierende Fasziitis kann sich auch als Folge einer Phlegmone oder eines Abszesses ausbilden. In > 50 % der Fälle bleibt die Ursache unklar. Prädisponierende Faktoren sind Diabetes mellitus, Adipositas, Alkohol- und Nikotinabusus. Unbehandelt breitet sich die nekrotisierende Fasziitis per continuitatem in das Mediastinum aus und führt zu einer Mediastinitis sowie anschließend zu einer generalisierten Sepsis und zum Tod. Die Therapie besteht in der Exzision des nekrotischen Gewebes und einer intravenösen Hochdosisantibiotikatherapie.

- **Klinische Befunde**
- Starke Schmerzen
- Fieber
- Haut livide-bläulich bis schwarz verfärbt
- Schwellung des Gewebes

- **Diagnosesicherung**
- Klinischer Befund
- Leukozytose mit Linksverschiebung, Anstieg der Konzentration des C-reaktiven Proteins und der Blutkörperchensenkungsgeschwindigkeit
- Intraoperativer Nekrosenachweis

- **Stellenwert der Bildgebung**
- Frühzeitiges Stellen der Verdachtsdiagnose
- Beurteilung der Befundausdehnung
- Differenzierung gegenüber anderen Entzündungsformen wie Abszess oder Phlegmone; eindeutige Unterscheidung von Exsudat, Eiter und Nekrose nicht immer möglich
- Postoperative Verlaufskontrolle nach Débridement und Drainageneinlage zur Darstellung eventuell noch verbliebener Verhalte
- CT als Methode der Wahl, MRT ebenfalls geeignet, Sonografie nicht geeignet

- **Bildgebende Befunde**
- Platysmaverdickung, Flüssigkeits- oder Lufteinschlüsse entlang der Faszien (◘ Abb. 6.17; ◘ Abb. 6.18; ◘ Abb. 6.19) – Flüssigkeitsansammlungen entsprechen nicht Eiter oder einem entzündlichen Exsudat, sondern nekrotischem, verflüssigten Fettgewebe (Differenzierung vor allem anhand der Lage und Ausdehnung)
- MRT T2-w FS: ödematöse Durchtränkung des Gewebes entlang der Faszien und Auftreibung von Muskeln besonders deutlich sichtbar (◘ Abb. 6.19)
- MRT T1-w: Flüssigkeitsstraßen und entzündetes Gewebe sind muskelisointens – Letzteres reichert KM an

- **Bildgebende Differenzialdiagnose**
- Phlegmone: eindeutige Differenzierung nicht immer möglich

- **Wichtige Punkte**
- Kenntnis von Krankheitsbild und Dringlichkeit der Therapieeinleitung
- Einbezug des Mediastinums in das Untersuchungsfeld obligat, da die nekrotisierende Fasziitis in vielen Fällen bei Diagnosestellung bereits von einer Mediastinitis begleitet wird

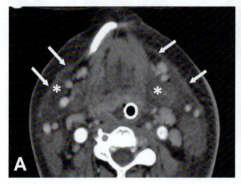 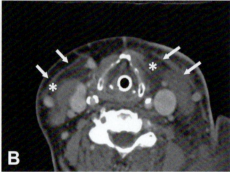

◘ **Abb. 6.17 A, B.** Nekrotisierende Fasziitis. 74-Jährige mit Diabetes mellitus. Platysmaverdickung (*Pfeile*) und Nekrosestraßen (*Sterne*). CT KM axial. Mit freundlicher Genehmigung von S. Kösling, Halle

6.3 · Entzündungen

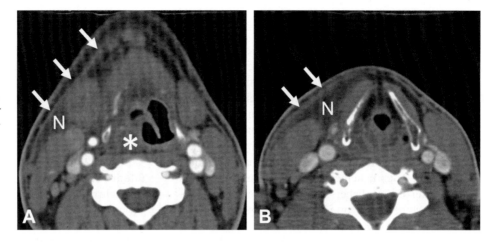

◘ **Abb. 6.18 A, B.** Nekrotisierende Fasziitis. 35-jähriger Mann mit Abszess in Höhe des Kehlkopfes (*Stern*) als Auslöser einer nekrotisierenden Fasziitis rechts zervikal. Nekrosestraßen und ödematöse Auftreibung von Platysma (*Pfeile*) und M. sternocleidomastoideus. CT KM axial. *N* Nekrosestraßen

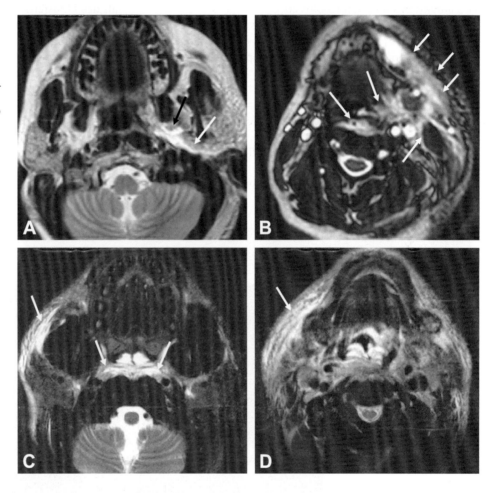

◘ **Abb. 6.19 A–D.** Nekrotisierende Fasziitis bei 2 verschiedenen Patienten (**A, B** und **C, D**). Ausbildung von Nekrosestraßen (*Pfeile*) bis nach retropharyngeal. Hyperintensität angrenzender Muskulatur im Sinne einer Myositis. MRT T2-w axial (**B–D** mit FS)

6.3.3 Lymphadenitis colli

Bei der unspezifischen Lymphadenitis colli kommt es aufgrund einer lymphogenen Keimverschleppung (Streptokokken oder Staphylokokken) aus einem Fokus im Drainagegebiet der befallenen LK, beispielsweise bei einer Tonsillitis, zu einer entzündlichen LK-Vergrößerung. Es handelt sich um eine im Kindesalter häufige Erkrankung. Als Komplikationen können LK einschmelzen und sich Retro- oder Parapharyngealabszesse bilden. Auch bei einer Virusinfektion im Rahmen eines Pfeiffer-Drüsenfiebers kommt es zu einer Lymphadenitis colli, begleitet von Hepato- und Splenomegalie. In der Regel heilt die unspezifische Lymphadenitis colli unter einer hochdosierten Antibiotikatherapie bzw. bei Virusinfektion spontan folgenlos ab.

Einer spezifischen Lymphadenitis colli können u. a. eine Tuberkulose (hämatogen postprimär oder sekundär vermittelt), Sarkoidose, Lues oder Toxoplasmose zugrunde liegen.

- **Klinische Befunde**
- Druckschmerzhaftigkeit der entzündlich vergrößerten LK
- Rötung der Haut im Bereich der betroffenen LK
- Fieber; Reduzierter Allgemeinzustand
- Bei Tuberkulose schmerzlose LK-Schwellung über längere Zeit

- **Stellenwert der Bildgebung**
- Frühzeitige Erkennung einer Einschmelzung
- Sonografie als Methode der Wahl; bei V. a. retro- oder parapharyngealen Abszess: CT oder MRT
- Ausmaßdarstellung

- **Diagnosesicherung**
- Klinischer Befund
- Leukozytose und Linksverschiebung

- **Bildgebende Befunde**
- Vermehrt nachweisbare, ovale LK, die überwiegend vergrößert sind
- Sonografie:
  - LK echoärmer als normal (Abb. 6.20A)
  - zentrales Hilusfettzeichen mit normalen Gefäßen bei nicht eingeschmolzenen LK (Abb. 6.20C)
  - Panoramasonogramm: stellt vergrößerte LK und ihren Bezug zu den benachbarten anatomischen Strukturen dar (Abb. 6.20B)
  - Einschmelzungen grenzen sich als deutlich echoärmere Areale ab (Abb. 6.20D)
- CT/MRT:
  - vergrößerte LK gleicher Densität/Intensität wie normale LK, jedoch mit stärkerer KM-Anreicherung (Abb. 6.21)
  - Einschmelzungen: nach KM-Gabe zentral hypodense/-intense Regionen

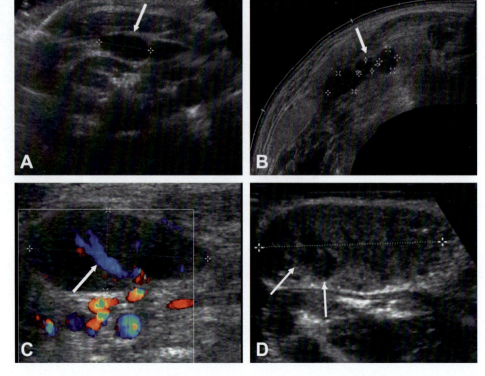

Abb. 6.20 A–D. Lymphadenitis colli. **A**, **B** Vergrößerte Lymphknoten (*Pfeile*). **C** Zentral im Hilus eintretende Gefäße (*Pfeil*) bei erhaltenem Aufbau des Lymphknotens. **D** Vergrößerter Lymphknoten (3 cm) mit umschriebener Einschmelzung (*Pfeile*). **A** Sonogramm B-Bild; **B** Panoramasonogramm; **C** farbkodiertes Dopplersonogramm; **D** Sonogramm B-Bild

6.3 · Entzündungen

- **Bildgebende Differenzialdiagnosen**
- Lymphom: im Einzelfall schwierig zu unterscheiden
- LK-Metastasen: rundlich konfiguriert, zerstörter Gefäßbaum
- Hals-LK-Schwellung bei:
  - Morbus Castleman – seltene lymphoproliferative Erkrankung assoziiert mit Herpesvirus-Typ-8-Infektion (90 % HIV-pos.), jedoch noch unklarer Ätiologie: keine Einschmelzungen, häufig zusätzlich thorakaler oder abdomineller Befall (◘ Abb. 6.21E)
  - Katzenkratzkrankheit (sehr selten)
  - granulomatösen Erkrankungen (vgl. ◘ Abb. 6.56)
  - Mononukleose: multiple, große, nichtnekrotische LK, Einbezug des Waldeyer-Rachenrings (◘ Abb. 6.21F)
  - Aids: multiple, kleine, nichtnekrotische LK, Einbezug des Waldeyer-Rachenrings

- **Wichtige Punkte**
- Aussagen zur Genese anhand der Bildgebung oft nicht möglich
- Bei Beschwerdepersistenz unter Therapie LK-Einschmelzung sonografisch ausschließen
- Ovale Form entzündlicher LK ist nur auf koronaren oder sagittalen (◘ Abb. 6.21D–F) Bildern erkennbar, da LK in der Kopf-Hals-Region entlang der großen Gefäße lokalisiert sind
- Einschmelzungen sind im CT/MRT nur nach KM-Applikation erkennbar

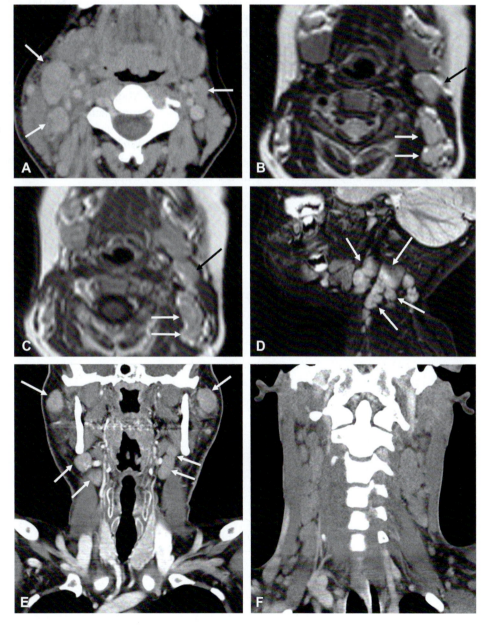

◘ **Abb. 6.21 A–F.** Lymphadenitis colli (*Pfeile*) unterschiedlicher Genese. **A** Unspezifisch vergrößerte Lymphknoten mit homogener Kontrastmittelanreicherung. **B–D** Lymphknotenschwellung bei einem 4-jährigen Kind mit Sinusitis maxillaris. **E** Morbus Castleman (histologisch gesichert), auch Parotislymphknoten sind befallen. **F** Ausgedehnte Lymphknotenschwellung bei Mononukleose (Diagnose über Blutbild und Epstein-Barr-Virus-Antikörpernachweis). **A** CT KM axial; **B–D** MRT: **B** T2-w axial, **C** T1-w KM axial, **D** T2-w FS sagittal; **E, F** CT KM koronar. **E, F** Mit freundlicher Genehmigung von S. Kösling, Halle

6.3.4 Aktinomykose

Die Aktinomykose ist eine Sonderform pyogener Infektionen, verursacht durch das zur normalen Mundflora gehörende anaerobe grampositive Bakterium Actinomyces israelii. Es kann die intakte Schleimhaut nicht überwinden und wird nur bei deren Verletzung pathogen. Klinisch kann die Aktinomykose akut oder chronisch auftreten. Bei der akuten Form kommt es kurz nach Ausheilung einer Entzündung (z. B. Peritonsillarabszess oder dentogene Infektion) zu einem erneuten Abszess oder es tritt nach einem Penetrationstrauma eine brettharte Schwellung auf. Bei der histologischen Untersuchung findet man typische Aktinomyzetendrusen (strahlenförmig angeordnete Bakterienansammlungen, umgeben von Granulozyten). Eine LK-Vergrößerung tritt meist nicht auf. Im chronischen Stadium kann es zur Fistelbildung kommen. Die Therapie besteht in der Sanierung des initial auslösenden Herdes, einer hochdosierten Antibiotikatherapie und ggf. einer chirurgischen Exzision. Die Ausheilung ist langwierig, Rezidive sind häufig. Die frühe Diagnosestellung ist wichtig, um eine Destruktion größere Gewebeabschnitte zu verhindern.

- **Klinische Befunde**
- Brettharte Schwellung durch ausgeprägte Fibrose bei diffuser Infektion
- Bräunliche bis bläulich-rote Verfärbung
- Typische Entzündungszeichen fehlen (*Cave:* Fehldeutung als Neoplasie)
- Selten LK-Vergrößerung

- **Stellenwert der Bildgebung**
- Ausdehnungsbestimmung

- **Diagnosesicherung**
- Mikrobiologischer und/oder histologischer Keimnachweis

- **Bildgebende Befunde**
- Befallenes Gewebe weist ein entzündliches, unscharf begrenztes Ödem auf – benachbarte Strukturen werden über die Grenzen von Faszien und Logen hinweg infiltriert
- Keine vergrößerten lokoregionalen LK – außer bei Mischinfektionen (Abb. 6.22D)
- Sonografie: echoarme raumfordernde Läsion (Abb. 6.22A, B)
- CT: vor und nach KM-Gabe fast muskelisodenses Gewebeplus (Abb. 6.22C, G, H)
- MRT: infiziertes Areal in T2-w hyperintens (Abb. 6.22E), in T1-w muskelisointens, außerdem mäßige KM-Anreicherung (Abb. 6.22F)

- **Bildgebende Differenzialdiagnosen**
- Maligne raumfordernde Läsion: sichere Differenzierung nicht möglich

- **Wichtige Punkte**
- Aufgrund anamnestischer Daten an Aktinomykose denken

6.3 · Entzündungen

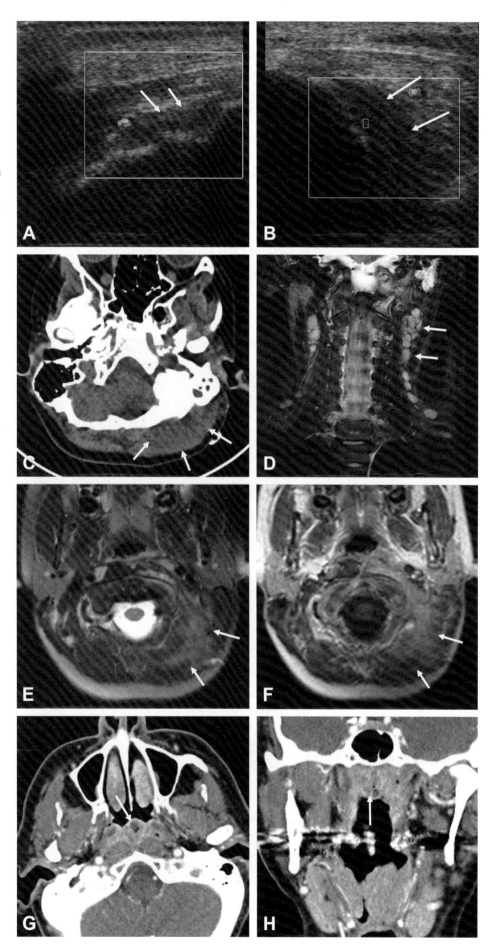

Abb. 6.22 A–H. Aktinomykose. **A–F** Gesicherte Infektion mit Streptococcus intermedius und Actinomyces israelii in der Nackenmuskulatur links. **A, B** Unscharf begrenztes, echoarmes Gewebeplus (*Pfeile*), dem Knochen direkt aufliegend. **C** Diffuse Gewebeverdickung mit diskreter, geringerer KM-Anreicherung als die Muskulatur (*Pfeile*). **D** Im Seitenvergleich mehrere, teils vergrößerte LK durch die Streptokokkenbegleitinfektion (*Pfeile*). **E, F** Unscharf begrenzte, in T2-w hyperintense, in T1-w muskelisointense raumfordernde Läsion (nicht abgebildet) mit homogener, mäßiger KM-Anreicherung (*Pfeile*). **G, H** Histologischer Nachweis von Aktinomyzesdrusen neben einer mäßigen akuten Entzündung in einer nasopharyngealen lymphofollikulären Hyperplasie (*Pfeile*). **A, B** Sonogramme in 2 Ebenen; **C, G** CT KM axial; **D** MRT T2-w FS koronar; **E** MRT T2-w FS axial; **F** MRT T1-w axial; **H** CT KM koronar. **G, H** Mit freundlicher Genehmigung von S. Kösling, Halle

6.4 Tumoren und tumorähnliche Erkrankungen

Tumoren und tumorähnliche Erkrankungen können nach mehreren Gesichtspunkten eingeteilt werden. Betrachtet man Ätiologie und Altersgipfel, ist die Einteilung in angeborene und erworbene Tumoren sinnvoll. Bei den angeborenen raumfordernden Läsionen sind die meisten Entitäten auf versprengtes embryonales Gewebe zurückzuführen. Eine weitere Einteilung ist nach der Dignität in benigne und maligne Erkrankungen möglich. Hierbei ist zu beachten, dass zervikal auch benigne Veränderungen durch Einengung benachbarter Strukturen rasch akut lebensbedrohlich werden können.

Tumoren und tumorähnliche Läsionen des Halses können auch unter dem Aspekt ihrer Lage in den Faszienräumen betrachtet werden, dies ist für die Diagnosefindung besonders hilfreich.

Im Folgenden werden die wichtigsten raumfordernden Läsionen des Halses entsprechend ihrer histologischen Zugehörigkeit dargestellt.

6.4.1 Tornwaldt-Zyste

Die Tornwaldt-Zyste, auch als „Bursa pharyngea" bezeichnet, stellt neben der adenoiden Vegetation die häufigste raumfordernde Läsion des Nasen-Rachen-Bereichs dar und ist bei bis zu 5 % aller MRT-Untersuchungen anzutreffen. Sie entsteht in der 10. Embryonalwoche durch eine Verklebung zwischen Notochord und Endoderm. Dementsprechend liegt sie in der Mittellinie zwischen beiden Mm. longus capites und ist ventral von Mukosa überdeckt. Die Tornwaldt-Krankheit (Infektion der Zyste) kann zur Abszessbildung führen und stellt eine Indikation zur chirurgischen Eröffnung bzw. Entfernung der Zyste dar.

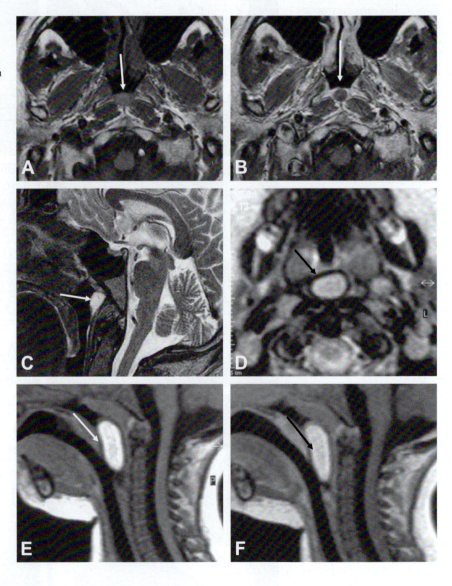

◘ Abb. 6.23 A–F. Tornwaldt-Zysten (*Pfeile*). **A–C** Typisches Erscheinungsbild mit geringer Signalintensität in T1-w bei niedrigem Proteingehalt, fehlender KM-Anreicherung und hyperintensem Signal in T2-w. **D–F** Außergewöhnlich große Zyste bei einem Kind mit Nasenatmungsbehinderung. Hohe Signalintensität in T1-w aufgrund des hohen Proteingehalts. MRT: **A**, **B** T1-w axial: **A** nativ, **B** KM; **C**, **D** T2-w: **C** sagittal, **D** axial; **E**, **F** T1-w sagittal: **E** nativ, **F** KM. **A–C** Mit freundlicher Genehmigung von S. Kösling, Halle

6.4 · Tumoren und tumorähnliche Erkrankungen

- **Klinische Befunde**
- Asymptomatischer Zufallsbefund
- Sehr große Tornwaldt-Zyste (selten): Behinderung der Nasenatmung
- Foetor ex ore bei Ruptur der Zyste
- Infektion der Zyste (Tornwaldt-Krankheit): okzipital lokalisierte Kopfschmerzen, putrides Sekret

- **Stellenwert der Bildgebung**
- Meist Zufallsbefund bei Durchführung von MRT oder CT aufgrund anderer Indikationen

- **Diagnosesicherung**
- Bildgebende Diagnosestellung

- **Bildgebende Befunde**
- Häufig wenige Millimeter, selten > 2 cm große, glatt begrenzte, zystische raumfordernde Läsion median im Mukosaraum an der Nasopharynxhinterwand

- MRT:
  – in T2-w hyperintens (◘ Abb. 6.23C, D), in T1-w bei hohem Proteingehalt hyperintens (◘ Abb. 6.23E) oder bei niedrigem Proteingehalt hypointens (◘ Abb. 6.23A)
  – KM-Anreicherung allenfalls in der Wand (◘ Abb. 6.23B)
  – bei chronisch infizierten Zysten verdickte Wand
- CT:
- hypodens
- z. T. Randanreicherung nach KM-Gabe

- **Bildgebende Differenzialdiagnosen**
- Retentionszysten: oft lateral gelegen, z. T. multipel, von der nasopharyngealen Mukosa ausgehend (◘ Abb. 6.24) oder im lymphatischen Gewebe der Tonsilla palatina gelegen

- **Wichtige Punkte**
- Eine zufällig entdeckte Tornwaldt-Zyste sollte nebenbefundlich als solche erwähnt und nicht als zystischer Tumor beschrieben werden

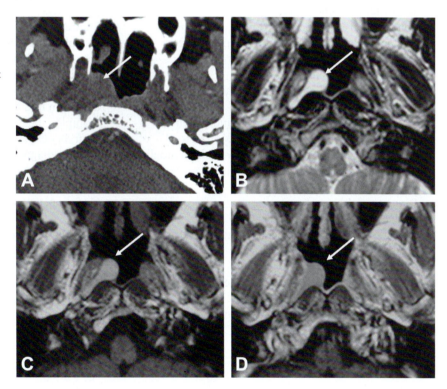

◘ **Abb. 6.24 A–D.** Nasopharyngeale Retentionszyste (*Pfeile*); in der Rosenmüller-Grube gelegen. **A** Hypodensität ohne Kontrastmittelaufnahme. **B** Hohe Signalintensität in T2-w. **C** Hohe Signalintensität bei hohem Proteingehalt in T1-w. **D** Keine Anreicherung. **A** CT KM axial; **B–D** MRT axial: **B** T2-w, **C** T1-w, **D** T1-w KM. Mit freundlicher Genehmigung von S. Kösling, Halle

6.4.2 Laterale Halszysten und -fisteln

Laterale Halszysten (geschlossen), -fisteln (beidseitig offen) und -sinus (einseitig offen) entstehen aus Resten des 2., seltener 1. oder 3. und sehr selten des 4. Kiemenbogens. Anhand der Lage kann der Ursprung bestimmt werden. In nur 3 % der Fälle kommen laterale Halszysten oder -fisteln bilateral vor. Fisteln aus Überresten des 2. Kiemenbogens münden in die Fossa supratonsillaris. Sehr selten finden sich Mündungen in den Sinus piriformis. Häufig werden Zysten, Fisteln und Sinus erst beim Jugendlichen oder jüngeren Erwachsenen auffällig, wenn sie sich vergrößern. In seltenen Fällen entstehen in lateralen Halszysten, -fisteln oder -sinus Karzinomen (branchiogene Karzinome), sie müssen jedoch immer gegenüber zystischen Metastasen differenziert werden. Therapie der Wahl ist die chirurgische Exzision. Alternativ können laterale Halszysten sklerosiert werden, hierbei ist jedoch eine histopathologische Untersuchung nicht möglich.

- **Klinische Befunde**
- Prallelastische, verschiebliche raumfordernde Läsion am Hals lateral
- Bei Fistel gelbliche Sekretion
- Schmerzhaft bei Superinfektion
- Zysten des ersten Kiemengangs: Parotisabszess

- **Stellenwert der Bildgebung**
- Darstellung von Lage und Ausdehnung zur Exzisionsplanung
- Aufdeckung von Komplikationen und Fisteln – Darstellung des Fistelverlaufs vor Exzision
- Darstellung mit allen 3 Schnittbildverfahren möglich – Sonografie bei erfahrenem Untersucher ausreichend

- **Diagnosesicherung**
- Bildgebung (Lokalisation)
- Palpationsbefund (verschieblich, prallelastisch)

- **Bildgebende Befunde**
- Singuläre zystische raumfordernde Läsion in typischer Lokalisation:
  - 1. Kiemenbogen: präaurikulär (Typ I, ◘ Abb. 6.25A), periparotideal (Typ II; ◘ Abb. 6.25B)
  - 2. Kiemenbogen: zwischen Gl. submandibularis, Karotisloge und M. sternocleidomastoideus (◘ Abb. 6.25C–H)
  - 3. Kiemenbogen: hinterer Zervikalraum (◘ Abb. 6.25I), entlang der medialen Grenze des M. sternocleidomastoideus, sehr selten lateral des Hypopharynx
  - 4. Kiemenbogen: links zwischen Spitze des Sinus piriformis und Schilddrüse (◘ Abb. 6.25J–L); meistens mit Fisteln zum Sinus piriformis
- Sonografie: echofreie oder gering echogene raumfordernde Läsion, dorsale Schallverstärkung (◘ Abb. 6.25C, K)
- CT: hypodense raumfordernde Läsion (◘ Abb. 6.25B, E–J); infizierte Zysten: Wandverdickung, ödematöse Imbibierung des umgebenden Fettgewebes (◘ Abb. 6.25E–H, J); selten partielle Wandverkalkung (◘ Abb. 6.25F)
- MRT: hyperintens in T2-w (◘ Abb. 6.25D), hypo- bis hyperintens in T1-w (◘ Abb. 6.25L); Zystenwand kann KM anreichern
- Bei sezernierenden Fisteln/Sinus zur Lokalisation KM-Füllung (◘ Abb. 6.25A) möglich

- **Bildgebende Differenzialdiagnosen**
- Lymphatische Malformation: meist in mehreren Räumen (unilokulär: Differenzierung schwierig)
- Zervikale Thymuszyste: selten; gewöhnlich lateral des Viszeralraums; kann Strukturen der Karotisloge umhüllen und bis ins obere Mediastinum reichen
- Komplett nekrotische LK-Metastase: Primum suchen; bei CUP („cancer of unknown primary") Differenzialdiagnose z. T. nur histologisch möglich
- Zystisches Vagusschwannom: raumfordernde Läsion in der Karotisloge
- Ganglioneurom: in der Karotisloge gelegen

- **Wichtige Punkte**
- Zystische raumfordernde Läsion in typischer Lage
- Nach Sklerosierung können laterale Halszysten ohne Kenntnis der therapeutischen Maßnahme bildgebend mit Tumoren oder LK-Metastasen verwechselt werden

6.4 · Tumoren und tumorähnliche Erkrankungen

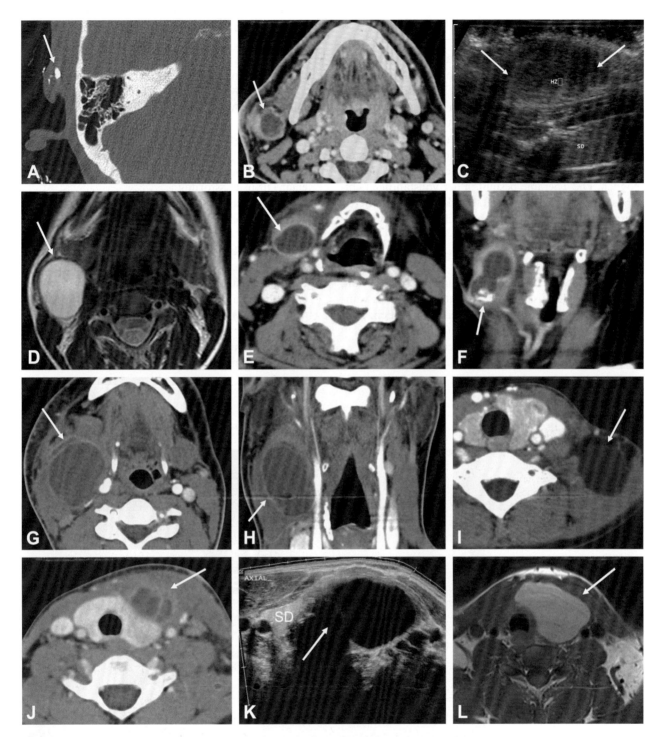

Abb. 6.25 A–L. Laterale Halszysten und -sinus (**A**) in typischer Lage (*Pfeile*). **A** Aus dem ersten Kiemenbogen hervorgehend, Typ I. Nach Sondierung mit einer stumpfen Kanüle und KM-Injektion erkennt man einen blind endenden Sinus (*Pfeil*). **B** Aus dem ersten Kiemenbogen hervorgehend, Typ II. **C** Aus dem 2. Kiemenbogen hervorgehende, scharf begrenzte raumfordernde Läsion mit geringer Echogenität und dorsaler Schallverstärkung. **D** Aus dem 2. Kiemenbogen hervorgehende, glatt begrenzte, hyperintense raumfordernde Läsion. **E, F** Aus dem 2. Kiemenbogen hervorgehende, infizierte Zyste mit verdickter, leicht irregulärer, am Boden partiell verkalkter Wand. **G, H** Aus dem 2. Kiemenbogen hervorgehende infizierte Zyste mit verdickter Wand. Die Umgebung ist ödematös imbibiert. **I** Aus dem 3. Kiemenbogen hervorgehende Zyste im hinteren Zervikalraum. **J** Aus dem 4. Kiemenbogen hervorgehende, infizierte Zyste mit verdickter Wand. **K, L** Aus dem 4. Kiemenbogen hervorgehende, echofreie bzw. T1-hyperintense Zyste links lateral der SD. **A** HR-CT axial. **B, E–J** CT KM: **B, E, G, I, J** axial; **F, H** koronar; **C, K** transversales Sonogramm; **D** MRT T2-w axial; **L** MRT T1-w axial. *HZ* Halszyste; *SD* Schilddrüse. **B, D, I** und **J** Mit freundlicher Genehmigung von S. Kösling, Halle

6.4.3 Mediane Halszysten

Mediane Halszysten (Synonym: Ductus-thyreoglossus-Zysten) sind Residuen eines nicht obliterierten Ductus thyreoglossus. Sie liegen typischerweise ventral zwischen Zungenbein und Kehlkopf, können aber auch entsprechend dem Verlauf des Ductus thyreoglossus auf der Strecke von der Zungenbasis bis zur Schilddrüse vorkommen. Bei entzündeten medianen Halszysten sind ein Durchbruch durch die Haut und eine Fistelbildung möglich. Die Therapie besteht in der vollständigen chirurgischen Exstirpation (mit Resektion des mittleren Zungenbeinteils, da der Gang durch den Zungenbeinkörper verläuft).

- **Klinische Befunde**
- Prallelastische, verschiebliche raumfordernde Läsion, die beim Herausstrecken der Zunge aufwärts wandert. Größere Zysten sind bereits von außen, aber auch intraoral sichtbar (Abb. 6.26A, B)
- Ansonsten wie laterale Halszysten

- **Diagnosesicherung**
- Bildgebung
- Klinischer Befund

- **Stellenwert der Bildgebung und bildgebende Befunde**
- Bildgebende Merkmale und Stellenwert der Bildgebung analog zu den lateralen Halszysten, jedoch Lage in der Mittellinie zwischen den geraden Halsmuskeln (Abb. 6.26C; Abb. 6.27)

- **Bildgebende Differenzialdiagnosen**
- Epidermoid; im Zweifelsfall Diffusionsbildgebung („diffusion weigthed imaging"; DWI) mit Nachweis einer Diffusionsstörung
- Gemischte Laryngozele: Ursprung im Kehlkopf, liegt nicht zwischen den geraden Halsmuskeln, sondern mehr lateral
- Komplett nekrotische LK-Metastase: in Mittellinie selten
- Ektopes, zystisch verändertes Schilddrüsengewebe einschließlich dessen Entartung: hat solide Anteile (Abb. 6.28)

- **Wichtige Punkte**
- Mediane zystische raumfordernde Läsion

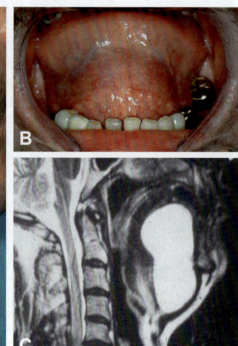

Abb. 6.26 A–C. Mediane Halszyste. **A** Bereits von außen ist in Höhe der Zyste eine Vorwölbung sichtbar. **B** Sublinguale Vorwölbung. **C** Hyperintense glatt begrenzte Läsion. **A, B** Fotodokumentation. **C** MRT T2-w sagittal. Mit freundlicher Genehmigung von F. Bootz, Bonn

6.4 · Tumoren und tumorähnliche Erkrankungen

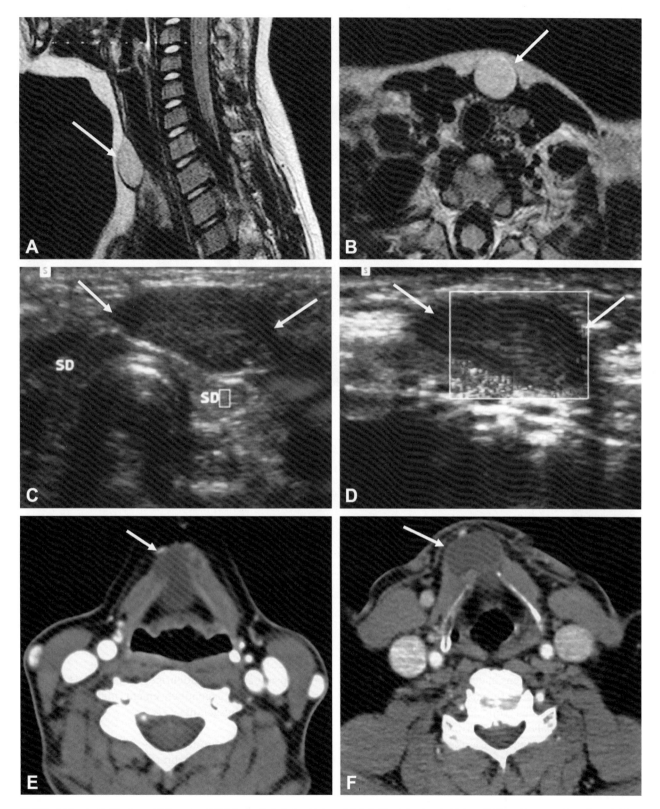

◘ **Abb. 6.27** A–F. Mediane Halszysten (*Pfeile*). **A, B** Infrahyoidal median gelegene, glatt begrenzte raumfordernde Läsion. **C** Im transversalen Bild ist die Lage in der Mittellinie ventral der SD gut erkennbar. **D** Aus der scharf begrenzten raumfordernden Läsion mit zystischem Charakter (zentral echofrei, dorsale Schallverstärkung) lässt sich kein Dopplersignal ableiten. **E** Glatt begrenzte hypodense Läsion in der Mittellinie. **F** KM-Anreicherung in der schmalen Zystenwand. **A, B** MRT T2-w: **A** sagittal, **B** axial; **C, D** Sonogramm: **C** transversal, **D** longitudinal; **E, F** CT KM axial. *SD* Schilddrüse

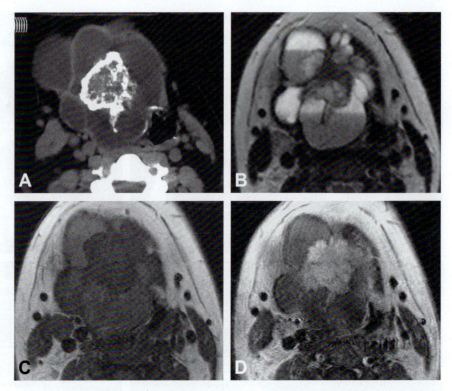

Abb. 6.28 A–D. Extrathyreoidales papilläres Schilddrüsenkarzinom. Große, median zwischen den geraden Halsmuskeln gelegene, überwiegend zystische raumfordernde Läsion mit zentraler Verkalkung und KM-Anreicherung (histologische Diagnosestellung). **A** CT axial; **B–D** MRT axial: **B** T2-w, **C** T1-w, **D** T1-w KM. Mit freundlicher Genehmigung von S. Kösling, Halle

6.4.4 Hämangiome

Hämangiome sind gutartige Tumoren des Endothels mit erhöhter Mitoseaktivität der Endothelzellen. Basierend auf Histologie, Genetik, klinischer Präsentation und Bildgebung sind in der ISSVA-Klassifikation (International Society for the Study of Vascular Anomalies; Version von 2018) 4 Hämangiomarten aufgelistet, wobei die beiden häufigsten Arten, das kongenitale bzw. infantile Hämangiom, bildgebend keine Unterschiede aufweisen. Hämangiome sind im Kindesalter die häufigsten raumfordernden Läsionen. Im Kopf-Hals-Bereich liegen Hämangiome bevorzugt (sub)kutan, oder (sub)mukös. Während kongenitale Hämangiome zum Zeitpunkt der Geburt vorhanden sind, sich schnell/teilweise oder nicht zurückbilden, erscheinen infantile meistens in den ersten Lebensmonaten, weisen zunächst ein sehr rasches, danach ein langsames Wachstum auf, gefolgt von einer Involutionsphase in bis zu 90 % der Fälle. Wegen der hohen Regressionsrate stehen Beobachtung und Fotodokumentation bei (sub)kutaner Manifestation im Vordergrund. Bei Therapienotwendigkeit werden heute oft zunächst Betablocker eingesetzt. Beide Hämangiomarten sprechen darauf gut an.

Spindelzellhämangiome (Assoziation mit Lymphödem, Mafucci- und Klippel-Trenaunay-Syndrom) präsentieren sich als kleine, (sub)kutan gelegende, rötliche Knoten, die chirurgisch exzidiert werden. Sehr selten sind epitheloide Hämangiome, die im Erwachsenenalter entstehen und eine langsame Wachstumstendenz aufweisen.

- **Klinische Befunde**
- Rötliche raumfordernde Läsion
- Farbänderung zu graurot in der Rückbildungsphase

- **Stellenwert der Bildgebung**
- Bestimmung der Tiefenausdehnung
- Die Duplexsonografie bildet oberflächlich gelegene Hämangiome gut ab, ist bildgebende Methode der ersten Wahl und Methode der Wahl für Verlaufskontrollen
- MRT für tiefer gelegene Hämangiome oder in unklaren Fällen

- **Diagnosesicherung**
- In der Regel klinische Diagnosestellung
- Biopsie bei nicht eindeutiger Abgrenzbarkeit eines Hämangioms gegenüber einem malignen Tumor (Cave: Blutungsgefahr)

- **Bildgebende Befunde**
- Umschriebene oder mehrere Räume durchsetzende, glatt begrenzte raumfordernde Läsion mit unterschiedlichem Erscheinungsbild in der Wachstums- bzw. Involutionsphase
- Farbkodierte Dopplersonografie: hyper- oder hypoechogene raumfordernde Läsion, Hypervaskularisation (Abb. 6.29A, B); geringe Vaskularisation in der Involutionsphase
- MRT: hyperintens in T2-w, isointens in T1-w, starke KM-Anreicherung, „flow voids", keine Umgebungs-

reaktion (◘ Abb. 6.29C–F); in der Involutionsphase durch Fibrose und Fetteinlagerung Mischbild in beiden Wichtungen, rückläufige KM-Anreicherung

- **Bildgebende Differenzialdiagnosen**
- Venöse Malformation (◘ Abb. 6.30; ◘ Abb. 3.51B–D; ◘ Abb. 4.15): in der Regel andere klinische Präsentation, keine „flow voids", verzögerte Kontrastierung; bei kleinen tief gelegenen Läsionen kann die Differenzierung im MRT ohne KM-Dynamik/zeitaufgelöste MRA schwierig sein
- Lymphatische Malformation: keine KM-Anreicherung
- Sarkom bei großen raumfordernden Läsionen: differenter klinischer Befund

- **Wichtige Punkte**
- Diagnosestellung Hämangiom in der Regel klinisch vor Bildgebung

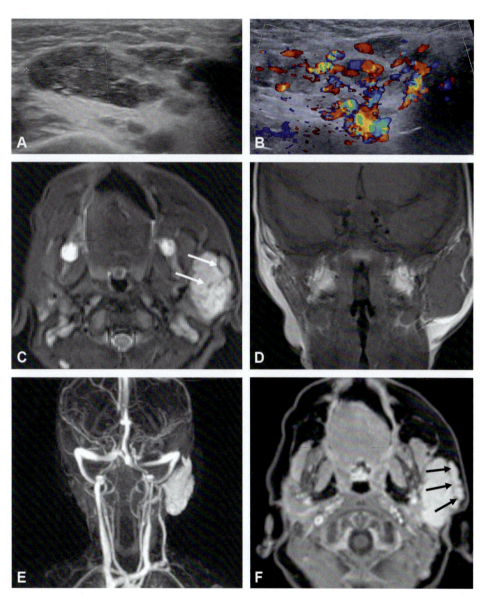

◘ **Abb. 6.29** A–F. Kongenitales (bereits bei Geburt vorhandenes) Hämangiom in der linken Parotisloge. Glatt begrenzte, sowohl im Ultraschall als auch in der MRT stark vaskularisierte raumfordernde Läsion (**B, E, F**), in T2-w hyperintens (**C**) mit Signalaussparungen (*Pfeile*), die „flow voids" entsprechen; fehlende Umgebungsreaktion. **A, B** Dopplersonografie transversal: **A** B-Bild, **B** farbkodiertes Bild; **C–F** MRT: **C** T2-w FS axial, **D** T1-w koronar, **E** zeitlich aufgelöste MRA in spätvenöser Phase, **F** T1-w KM FS axial. Mit freundlicher Genehmigung von C. Kunze, Halle

6.4.5 Venöse Malformationen

Im Gegensatz zu Hämangiomen weisen vaskuläre Malformationen keine Endothelproliferationen auf. Es handelt sich um angeborene Gefäßdysplasien, die je nach betroffener Gefäßart in kapilläre, venöse, arterielle und lymphatische Malformationen sowie Mischformen eingeteilt werden. Sie vergrößern sich in der Wachstumsphase des Betroffenen.

In der Kopf-Hals-Region dominieren venöse Malformationen, welche unter den Low-flow-Malformationen die häufigsten sind. Klinisch werden sie zumeist später im mittleren bis höheren Kindesalter auffällig, kleine auch erst im Erwachsenenalter. Sie bestehen aus einem Netzwerk dünnwandiger venöser Gefäße mit variabler Kommunikation der zu drainierenden Venen und können benachbarte Strukturen (Haut, Muskeln, Gefäße, Nerven, Knochen) involvieren. Oberflächlich gelegene venöse Malformationen werden meistens einer Sklerotherapie unterzogen. In der Vergangenheit wurden venöse Malformationen oft als (kavernöse) Hämangiome bezeichnet.

- **Klinische Befunde**
- Schwach bläuliche weiche, kompressible raumfordernde Läsion
- Vergrößerung bei Valsalva-Manöver/Vorbeugen

- **Stellenwert der Bildgebung**
- Bestimmung der Tiefenausdehnung und von Flusscharakteristika zur interdisziplinären Therapieplanung
- Duplexsonografie im Kindesalter als erstes Verfahren
- Für tiefer gelegene vaskuläre Läsionen ist die MRT inklusive zeitaufgelöster MRA Methode der Wahl

- **Diagnosesicherung**
- In der Regel klinische Diagnosestellung
- Bildgebung zur Diagnosestellung selten erforderlich

- **Bildgebende Befunde**
- Glatt begrenzte, fokale (Abb. 6.30A–D) oder diffuse, aus mehreren tubulären/kavernösen Strukturen bestehende, sich über mehrere Räume erstreckende raumfordernde Läsion (Abb. 6.30E, F)
- Ultraschall: variables Bild, im Farbdoppler kein oder sehr schwacher Fluss
- MRT: deutlich hyperintens in T2-w (Abb. 6.30A, B, E), isointens in T1-w (Abb. 6.30C), keine „flow voids", in der MRA kein arterieller Zufluss, durch langsamen Fluss verzögerte KM-Anreicherung (Abb. 6.30D, F), diagnoseweisend sind intraläsionale Phlebolithen (Abb. 6.30A, B), Thrombosierung mit fehlender KM-Anreicherung möglich
- CT: nativ leicht hyperdens, Phlebolithen leicht feststellbar

- **Bildgebende Differenzialdiagnosen**
- Hämangiom: früheres Manifestationsalter; stärker vaskularisiert, keine Phlebolithen, bei kleinen tiefliegenden Befunden kann Differenzierung schwierig sein
- Lymphatische Malformation: keine KM-Anreicherung
- Arteriovenöse Malformation (Abb. 4.14): High-flow-Malformation, zervikal selten, frühere (arterielle) Kontrastierung, zahlreiche „flow voids", DSA zur Abklärung der Zuflüsse und Embolisationsplanung
- Schwannom und andere benigne Tumoren: Verwechslungsmöglichkeit besteht bei kleinen Läsionen mit ebenfalls hohem T2-Signal und bei nicht typischer Schwannomlage
- Sarkom bei großen raumfordernden Läsionen: differenter klinischer Befund

- **Wichtige Punkte**
- Kleine tief gelegene Läsionen werden nicht selten zufallsbefundlich entdeckt und sollten zunächst bildgebend kontrolliert werden

6.4 · Tumoren und tumorähnliche Erkrankungen

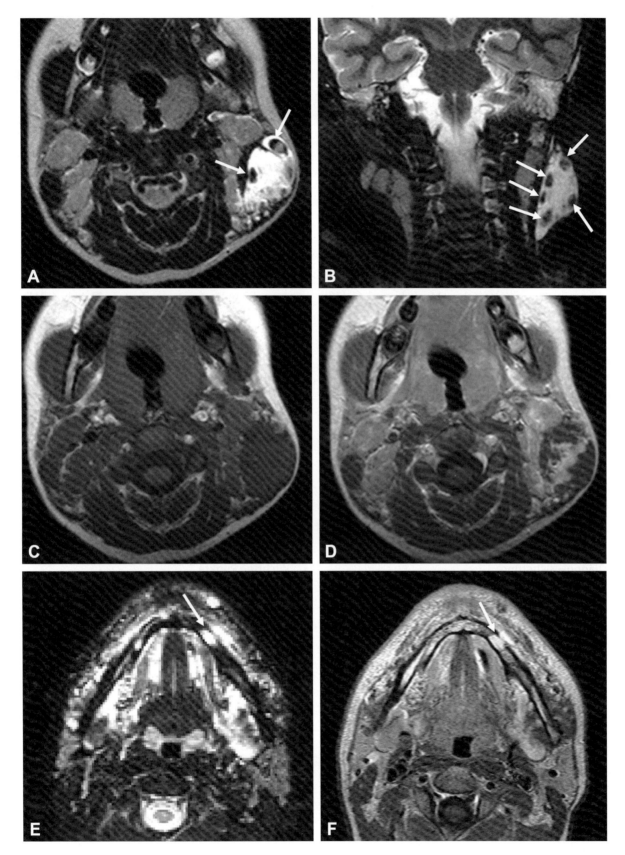

Abb. 6.30 A–F. Venöse (**A–D**) bzw. venolymphatische Malformation (**E, F**). **A–D** Fokaler Befund im M. sternocleidomastoideus links mit charakteristischen rundlichen bzw. ovalen Phlebolithen (*Pfeile*) und verzögerter KM-Anreicherung (früher als kavernöses Hämangiom bezeichnet). **E, F** Diffuser Befund in Wange und Mundboden beidseits mit Manibulabeteiligung (*Pfeile*). MRT: **A** T2-w axial **B** T2-w FS koronar, **C** T1-w axial, **D, F** T1-w KM axial, **E** T2-w FS axial. **E, F** Mit freundlicher Genehmigung S. Kösling, Halle

6.4.6 Lymphatische Malformationen

Lymphatische Malformationen (früher als Lymphangiome, bei großen Zysten als zystische Hygrome bezeichnet) sind kongenitale Fehlbildungen des Lymphsystems, die aus versprengtem Gewebe eines der 5 embryonalen Lymphsäcke entstehen. Diese aus zystischen Strukturen bestehenden Low-flow-Malformationen werden bei einer Zystengröße < 2 cm als mikrozystisch, bei > 2 cm als makrozystisch bezeichnet. Auch gemischte mikro- und makrozystische Läsionen kommen vor. Lymphangiome manifestieren sich meistens entweder bereits bei der Geburt oder im 2. Lebensjahr, da zu dieser Zeit das stärkste Wachstum des Lymphsystems zu verzeichnen ist. In späteren Jahren oder im Erwachsenenalter entdeckt, sind sie eine Rarität. Prädilektionsstelle ist das hintere Halsdreieck. Sie respektieren die anatomischen Logen nicht, sondern schieben sich zwischen Muskeln und Gefäße und zeigen in der Regel ein sehr langsames Wachstum. Es kann jedoch zu einer plötzlichen Größenzunahme kommen, wenn Einblutungen auftreten oder das lymphatische Gewebe im Rahmen von Infektionen verstärkt Flüssigkeit bildet. Fokale oberflächlich gelegene lymphatische Malformationen werden meistens sklerosiert. Bei diffuser Ausdehnung ist eine komplette Sklerotherapie oder Resektion oft nicht möglich; hohe Rezidivraten und die Möglichkeit einer Aggravation werden beschrieben.

- **Klinische Befunde**
- Schmerzlose weiche, kompressible Schwellung
- Bei oberflächlicher Lage normales Hautkolorit
- Komplikationen wie Schluckstörung und Atembehinderung bei akuter Größenzunahme

- **Diagnosesicherung**
- Bildgebung

- **Stellenwert der Bildgebung**
- Diagnosesicherung
- Darstellung der Ausdehnung
- Gute Abbildung oberflächlich gelegener Lymphangiome durch Sonografie, für tiefer gelegene ist die MRT Methode der Wahl

- **Bildgebende Befunde**
- Typisch sind multilobulierte, liquide, septierte raumfordernde Läsionen ohne KM-Aufnahme – eine schwache Rand- oder septale Anreicherung ist möglich (Abb. 6.31F)
- Sonografie: echofreie raumfordernde Läsion mit dünnen Septen (Abb. 6.31A)
- CT: hypodense raumfordernde Läsion (Abb. 6.31B, C)
- MRT:
  - in T2-w hyperintense Zysten (Abb. 6.31D, E; Abb. 6.32A, B; Abb. 5.43C)
  - in T1-w hypo- oder hyperdense Zysten in Abhängigkeit vom Proteingehalt und ggf. stattgehabten Einblutungen (Abb. 6.32C)
  - Spiegelbildungen infolge von Einblutungen gelten als charakteristisch (Abb. 6.32)

- **Bildgebende Differenzialdiagnosen**
- Hämangiom: KM-Anreicherung
- Reifer Abszess: differenter klinischer Befund, Umgebungsreaktion
- Ranula (Abb. 5.42) bei Lage im Mundboden: andere Altersverteilung, singulär zystische raumfordernde Läsion
- Epidermoid (Abb. 5.43A, B): Diffusionsstörung

- **Wichtige Punkte**
- Beschreibung der beteiligten Räume für Therapieplanung wichtig

6.4 · Tumoren und tumorähnliche Erkrankungen

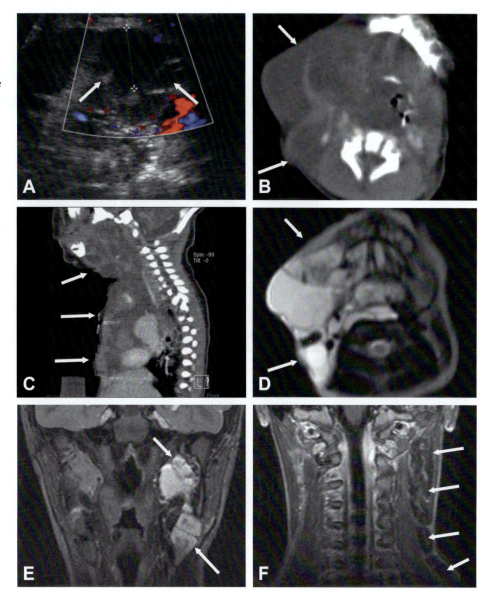

Abb. 6.31 A–F. Makrozystische lymphatische Malformationen. **A–D** Ausgedehnte multizystische raumfordernde Läsion (*Pfeile*) von der Schädelbasis bis zum Zwerchfell reichend und alle Räume des rechtsseitigen Halses sowie das vordere Mediastinum durchsetzend. Dopplersonografisch ist kein Signal ableitbar. **E, F** Zystische raumfordernde Läsion (*Pfeile*), die sich links im Parapharyngeal-, Mastikator-, Submandibular- und hinterem Zervikalraum erstreckt. **A** Farbkodiertes Dopplersonogramm; **B, C** CT KM: **B** axial, **C** sagittal; **D–F** MRT: **D** T2-w axial, **E** T2-w koronar **F** T1-w KM koronar. **E, F** Mit freundlicher Genehmigung von S. Kösling, Halle

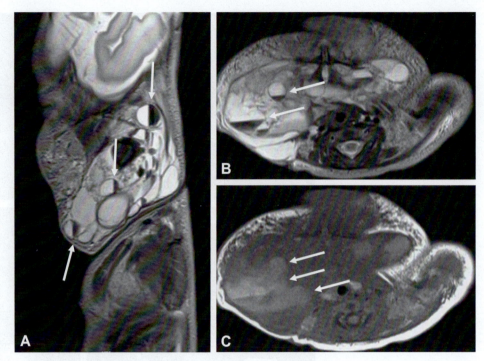

Abb. 6.32 A–C. Eingeblutete ausgedehnte makrozystische lymphatische Malformation. **A, B** Spiegelbildung in einzelnen Zysten der multipel gekammerten Läsion (*Pfeile*). **C** Korrespondierend hyperintenses T1-Signal (*Pfeile*). MRT: **A** T2-w sagittal, **B** T2-w axial, **C** T1-w axial

6.4.7 Epidermoide und Dermoide

Epidermoide und Dermoide werden meist in einem Atemzug genannt, da sich beide aus versprengtem, bereits differenziertem Gewebe (Choristie) embryonaler Spalten (ventrale und dorsale Mittellinie, Schlundfurchen) entwickeln. In den Halsweichteilen sind sie sehr selten, im subkutanen Fettgewebe des Nackens und in der Galea ein gelegentlich gesehener Zufallsbefund. Beim Epidermoid wird ektodermales, beim Dermoid zusätzlich mesenchymales Gewebe versprengt. Letzteres enthält alle Bestandteile der Haut einschließlich der Hautanhangsgebilde: Plattenepithel, Haarfollikel sowie Talg- und Schweißdrüsen. Beide Entitäten können durch Abschilferung und Retention langsam an Größe zunehmen und Dermoid- bzw. Epidermoidzysten bilden. Sie stellen benigne Teratome dar.

- **Klinische Befunde**
- Schmerzlose, weiche raumfordernde Läsion (◘ Abb. 6.33)
- Oberhalb des Hyoids lokalisiert

- **Stellenwert der Bildgebung**
- Stellung einer Verdachtsdiagnose (MRT mit DWI am besten geeignet)
- Ausdehnungsbestimmung

- **Diagnosesicherung**
- Histologie

- **Bildgebende Befunde**
- Glatt begrenzte raumfordernde Läsion mit dünner Wand – eine Fettkomponente ist in Dermoiden zu ca. 50 % nachweisbar
- Allenfalls schwache Kontrastmittelaufnahme in den Zystenwänden

- CT:
  - Epidermoide haben Flüssigkeitsdichtewerte
  - Dermoide können Flüssigkeits- oder Fettdichtewerte und dystrophe Verkalkungen aufweisen (◘ Abb. 6.34A)
- MRT:
  - Zysten in T2-w hyperintens, in T1-w hypointens (◘ Abb. 6.34C, D)
  - Dermoide sind je nach aktueller Zusammensetzung z. T. auch hyperintens in T1-w
  - Epidermoide weisen in der MRT eine Diffusionsstörung auf: im b = 1000-Bild stark hyperintens, abgesenkter ADC-Wert („apparent diffusion coefficient"; ◘ Abb. 6.34E, F)

- **Bildgebende Differenzialdiagnosen**
- Lipom: Differenzialdiagnostik bei Dermoiden mit hohem Fettanteil schwierig bis nicht möglich
- Ranula (◘ Abb. 5.42) bei Lokalisation im Mundboden: Differenzialdiagnostik ohne DWI nicht möglich
- Lymphangiom: meist mehrzystisch

- **Wichtige Punkte**
- Bei nicht nachweisbarem Fettanteil können Epidermoide und Dermoide bildgebend nicht voneinander differenziert werden
- Bei submandibulärer Lage ist die Lagebeziehung in Bezug auf den M. mylohyoideus entscheidend für die Durchführung der chirurgischen Exzision
- Fettgesättigte T1-w Bilder weisen je nach gewählten Parametern z. T. eine T2-Komponente auf, wodurch eine KM-Anreicherung vorgetäuscht werden kann (◘ Abb. 6.34B)

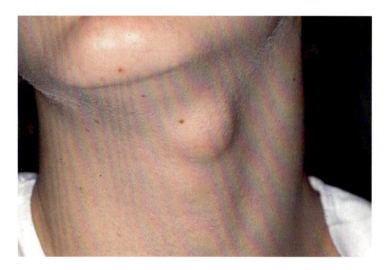

◘ **Abb. 6.33** Dermoid. Paramediane, reizlose Vorwölbung am vorderen Hals. Mit freundlicher Genehmigung von F. Bootz, Bonn

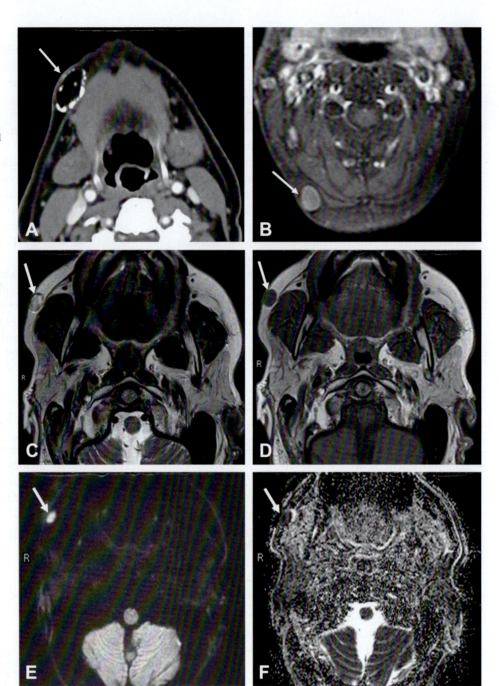

■ **Abb. 6.34** A–F. Dermoid- (A) und Epidermoidzysten (B–F) im subkutanen Fettgewebe (*Pfeile*). **A** Fetthaltiges, randverkalktes Dermoid, Nebenbefund beim Tumorstaging. **B** Vortäuschung einer KM-Anreichung durch T2-Anteil im fettgesättigten Bild eines nuchalen Epidermoids. **C–F** Typisches Epidermoid im subkutanen Fettgewebe der Wange: zystische Raumforderung mit Diffusionsstörung. **A** CT KM axial; **B–F** MRT axial: **B** T1-w KM FS, **C** T2-w, **D** T1-w, **E** DWI b = 800-Bild, **E** DWI ADC-Karte. *DWI* „diffusion weighted imaging", *ADC* „apparent diffusion coefficient". **A, C–F** Mit freundlicher Genehmigung von S. Kösling, Halle

6.4.8 Schwannome

Ein Viertel bis 45 % aller extrakranialen Schwannome kommt im Kopf-Hals-Bereich vor. Die Tumorart wurde bereits in ▶ Abschn. 1.8.1 beschrieben. In der Halsregion sind am häufigsten die in der Karotisloge verlaufenden Hirnnerven betroffen, insbesondere der N. vagus, wobei der Tumor dann in der Regel zwischen ACI/ACC und VJI liegt. Therapie der Wahl ist die vollständige chirurgische Exzision unter Berücksichtigung des Lebensalters (Vagusschwannom).

- **Klinische Befunde**
- Häufigstes Symptom: schmerzlose Schwellung
- Bei Befall eines sensorischen Nervs: Schmerzen im Versorgungsgebiet
- Bei Befall eines motorischen Nervs: Paresen (in der Regel Spätsymptom)
- In Abhängigkeit von Lage und Größe Dysphonie, Dysphagie und später auch Dyspnoe möglich

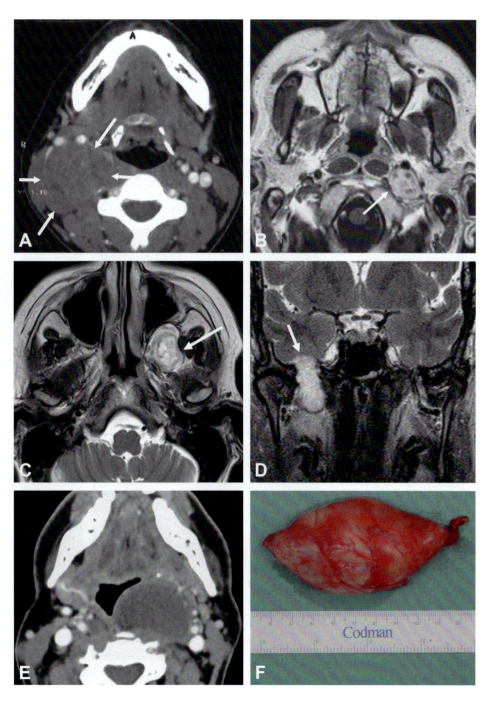

◘ Abb. 6.35 A–F. Schwannome. Glatt begrenzte raumfordernde Läsionen (*Pfeile*). **A** Lediglich geringe KM-Anreicherung in der CT. In dieser Lage ist ein Ausgang vom N. vagus sehr wahrscheinlich. **B** Deutliche KM-Anreicherung mit hypointensen Arealen in der MRT. Eine Bestimmung des betroffenen Nervs ist in dieser Lage nicht möglich. **C** Lage im Bukkal- und Mastikatorraum, histologische Diagnose. **D** Mandibularisschwannom aufgrund der Ausdehnung durch das Foramen ovale in den Mastikatorraum sehr wahrscheinlich. **E, F** Sympathikusschwannom in linker Karotisloge, die Bestimmung des nervalen Ausgangs erfolgte intraoperativ. Im OP-Präparat zeigt sich ein gekapselter Tumor. **A, E** CT KM axial; **B–D** MRT: **B** T1-w KM axial, **C** T2-w axial, **D** T2-w koronar; **F** Fotodokumentation des OP-Präparates. **A–D** Mit freundlicher Genehmigung von S. Kösling, Halle. **E, F** Mit freundlicher Genehmigung von F. Bootz, Bonn

- **Stellenwert der Bildgebung**
- Tumornachweis
- Tumorcharakterisierung bei Beachtung der Lage teilweise möglich
- Ausdehnungsbestimmung
- Sowohl MRT als auch CT kann eingesetzt werden

- **Diagnosesicherung**
- Histologie

- **Bildgebende Befunde**
- Die bildgebenden Charakteristika entsprechen den in ▶ Abschn. 1.8.1 beschriebenen (◨ Abb. 6.35)

- **Bildgebende Differenzialdiagnosen**
- Neurofibrom: differenzialdiagnostische Abgrenzung gegenüber zystisch verändertem Schwannom kann bei singulärer Läsion schwierig sein
- Ganglioneurom: benigne, aus Ganglienzellen bestehende Neoplasie sympathischer Nerven, daher im hinteren Bereich der Karotisloge gelegen (◨ Abb. 6.36A) – bei größeren Tumoren ist eine differenzialdiagnostische Abgrenzung gegenüber einem zystisch verändertem Schwannom nicht immer sicher möglich
- Paragangliom (◨ Abb. 6.36B; ◨ Abb. 6.39): kräftige arterielle Vaskularisation
- Maligner peripherer Nervenscheidentumor (◨ Abb. 6.36C, D) – von der WHO eingeführter Begriff, der die Entitäten malignes Schwannom, Neurofibrosarkom und Neurosarkom zusammenfasst (infiltratives Wachstum)
- Metastase: frühzeitig Nervenausfälle

- **Wichtige Punkte**
- Differenzialdiagnosen durch Analyse der Lage in den Faszienräumen und Bezug zu großen Gefäßen einengen
- Bei differenzialdiagnostisch schwieriger Abgrenzung gegenüber einem Paragangliom: Schwannome weisen infolge der früheren Datenakquisition in der Hals-CT im Gegensatz zur MRT eine geringe KM-Anreicherung auf (◨ Abb. 6.35A, E); alternativ kann eine KM-gestützte T1-Dynamik oder eine zeitlich aufgelöste MR-Angiografie mit Nachweis der paragangliomtypischen frühzeitigen arteriellen Anreicherung durchgeführt werden
- Zuordnung zum Ausgangsnerv z. T. möglich

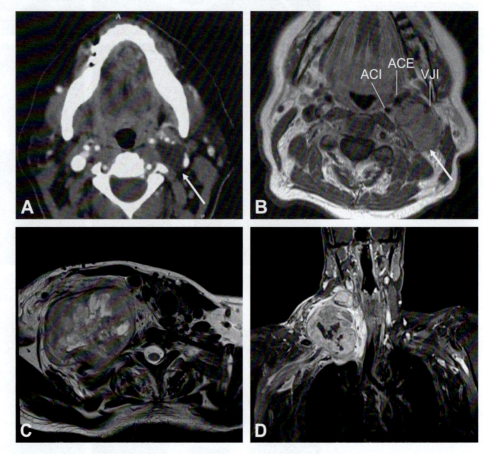

◨ Abb. 6.36 A–D. Differenzialdiagnosen zum Schwannom. A Ganglioneurom. Zystisch imponierende raumfordernde Läsion in der linken Karotisloge (*Pfeil*). Histologische Diagnosestellung. B Paragangliom (*Pfeil*), das aufgrund seines Punctum maximum hinter den Karotiden als Schwannom gedeutet wurde. C, D Großer, bildgebend heterogener, maligner peripherer Nervenscheidentumor im hinteren Zervikalraum rechts mit ausgedehnten Nekrosen und Ausdehnung entlang von Gefäßen und Nerven bis in die Axilla. A CT KM axial. B–D MRT: B T1-w axial, C T2-w axial, D T1-w KM FS koronar. *ACI* A. carotis interna; *ACE* A. carotis externa; *VJI* V. jugularis interna. Mit freundlicher Genehmigung von S. Kösling, Halle

6.4.9 Neurofibrome

Neurofibrome sind analog zu den Schwannomen gutartige Tumoren, die von den Nervenhüllen ausgehen. Histologisch sind sie durch die Beteiligung mesenchymaler Zellen des Peri- und Epineuriums (endo- und perineurale Fibroblasten) von Schwannomen zu unterscheiden. Sie besitzen keine Kapsel. Neurofibrome können lokal oder diffus wachsen und bei Neurofibromatose von Recklinghausen Typ 1 solitär (negative Familienanamnese) oder multipel auftreten.

Bei Vorliegen eines solitären Neurofibroms kann nur in 10 % der Fälle eine Neurofibromatose diagnostiziert werden. Im Kopf-Hals-Bereich sind Neurofibrome am häufigsten im Perivertebral- und hinteren Zervikalraum anzutreffen. Plexiforme Neurofibrome können am Entstehungsnerv entlang nach intraspinal oder intrakranial vorwachsen und zu einer Kompression von Strukturen des Zentralnervensystems führen. Die Entartungswahrscheinlichkeit liegt bei der Neurofibromatose Typ 1 bei 4 %.

- **Klinische Befunde**
- Kleine Neurofibrome sind klinisch inapparent
- Symptome durch Kompression umgebender Strukturen
- Café-au-lait-Flecken bei NF 1

- **Diagnosesicherung**
- Histologie
- Bildgebung bei multiplen Neurofibromen

- **Stellenwert der Bildgebung**
- Ausdehnungsbestimmung
- Verlaufskontrolle

- **Bildgebende Befunde**
- Häufig multiple, fusiform wachsende, glatt begrenzte, wenig bis mäßig KM-anreichernde raumfordernde Läsionen an peripheren Nerven (◘ Abb. 6.37B, D, F; ◘ Abb. 6.38D) – Nerv liegt oft zentral
- Sonografie: mittlere Echogenität, dopplersonografisch z. T. starke Vaskularisation (◘ Abb. 6.37A)

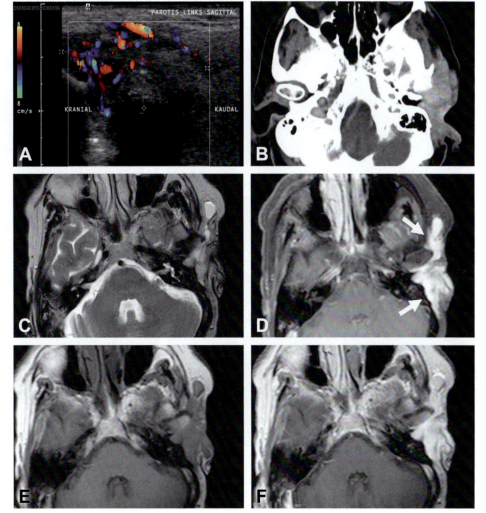

◘ **Abb. 6.37** A–F. Plexiformes Neurofibrom. Deutlich KM-anreichernde, sich konglomeratartig aus mehreren Knoten zusammensetzende raumfordernde Läsion links prä- bis retroaurikulär (*Pfeile* in **D**). Starke Vaskularisation. **A** Farbkodiertes Dopplersonogramm; **B** CT KM axial; **C–F** MRT axial: **C** T2-w, **D** T1-w KM FS, **E** T1-w, **F** T1-w KM

- CT: nativ muskeliso- oder hypodens
- MRT:
  - in T2-w signalreich (myxoides Stroma; ◘ Abb. 6.37C; ◘ Abb. 6.38A, B)
  - bei zentraler Fibrose auch Schießscheibenphänomen (peripher hyperintense, zentral geringere Signalintensität, ◘ Abb. 6.38A)
  - in T1-w muskelisointens (◘ Abb. 6.37E, ◘ Abb. 6.38C)

- **Bildgebende Differenzialdiagnosen**
- Schwannom (▶ Abschn. 6.4.8): in der Regel singuläre raumfordernde Läsion, in der MRT kräftigeres Enhancement, Nerv liegt meist exzentrisch
- Ganglioneurom: in der Karotisloge gelegen (◘ Abb. 6.36A)
- Maligne Nervenscheidentumoren (◘ Abb. 6.36C, D): unscharfe Begrenzung, stärkere Heterogenität durch Nekrosen und Einblutung, peripher betontes Enhancement – Abgrenzung schwierig bis nicht möglich, bei Malignomverdacht histologische Sicherung notwendig

- **Wichtige Punkte**
- Komplikationen durch Kompression und Entartungszeichen müssen frühzeitig erkannt werden

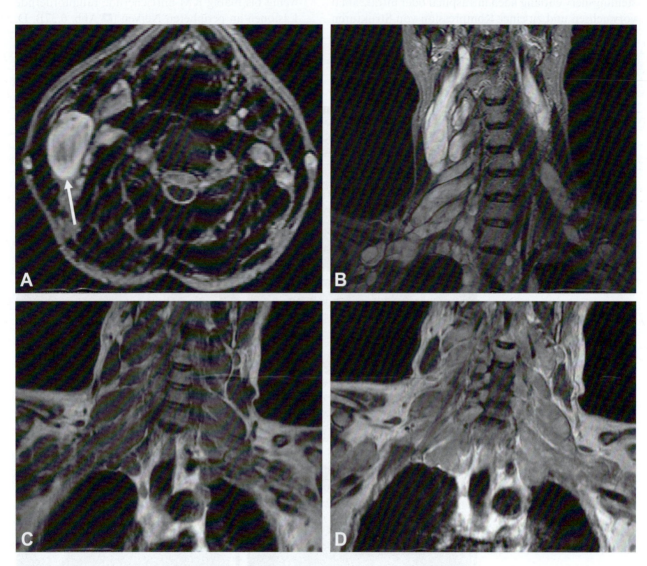

◘ **Abb. 6.38 A–D.** Multiple Neurofibrome bei Neurofibromatose Typ 1 (unterschiedliche Patienten). Multiple, teils strangartig wachsende, in T2-w hyperintense, unterschiedlich (mäßig) KM-anreichernde raumfordernde Läsionen im Perivertebral- und hinteren Zervikalraum beidseits, bis in die Axillae ziehend. In **A** Targetzeichen (*Pfeil*) erkennbar. MRT: **A** T2-w axial, **B** T2-w koronar, **C** T1-w koronar, **D** T1-w KM koronar. **A, B** Mit freundlicher Genehmigung von S. Kösling, Halle

6.4 · Tumoren und tumorähnliche Erkrankungen

6.4.10 Paragangliome

Paragangliome wurden bereits in ▶ Abschn. 1.8.2 beschrieben. Die allgemeinen und bildgebenden Charakteristika treffen auch auf die im Hals lokalisierten Paragangliome zu. Je nach Lage unterscheidet man hier Glomus-caroticum- und Glomus-vagale-Tumoren. Therapie der Wahl ist die vollständige chirurgische Entfernung der Tumoren, ggf. mit vorheriger Embolisation. Bei sehr großen und/oder ungünstig gelegenen raumfordernden Läsionen (besonders Glomus-vagale-Tumoren) oder inoperablen Patienten können Paragangliome als palliative Maßnahme bestrahlt werden.

- **Klinische Befunde**
- Schmerzlose, verschiebliche, pulsatile raumfordernde Läsion lateral im Hals
- Bei großen Tumoren Dysphagie, Dyspnoe und Stridor möglich

- **Diagnosesicherung und Stellenwert der Bildgebung**
- ▶ Abschn. 1.8.2

- **Bildgebende Befunde**
- ▶ Abschn. 1.8.2
- Glomus-caroticum-Tumoren: in der Karotisgabel, diese aufspreizend (◘ Abb. 6.39)
- Glomus-vagale-Tumoren: in der nasopharyngealen Karotisloge mit engem Bezug zum N. vagus, hinter

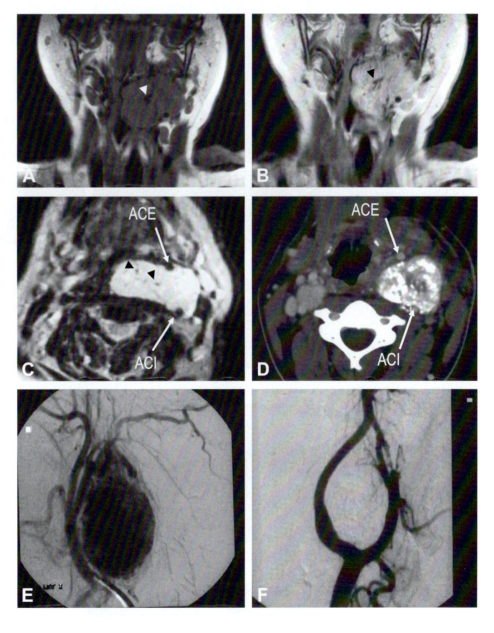

◘ **Abb. 6.39** A–F. Glomus-caroticum-Tumoren. Stark vaskularisierte raumfordernde Läsionen. **A–C** Deutliche „flow voids" (*Pfeilspitzen*) in allen MRT-Sequenzen. **D–F** Beidseitiger Glomus-caroticum-Tumor. CT nach Embolisation der linken raumfordernden Läsion sowie DSA vor und nach Partikelembolisation. **A, B** MRT T1-w koronar: **A** nativ, **B** KM; **C** MRT T2-w axial; **D** CT KM axial; **E, F** DSA seitlich. *ACE* A. carotis externa; *ACI* A. carotis interna. **D–F** Mit freundlicher Genehmigung von S. Kösling, Halle

der A. carotis interna gelegen (◉ Abb. 6.40A); seltenes (ca. 5 %) Paragangliom der Kopf-Hals-Region
- Paragangliom-Syndrom: seltene, hereditäre, autosomal dominante Erkrankung, bei der mehrere Paragangliome (◉ Abb. 6.40B–D) und auch Phäochromozytome auftreten können; humangenetische Diagnosesicherung

- **Bildgebende Differenzialdiagnosen**
- Schwannom: keine arterielle Kontrastierung, keine „flow voids"
- Deutlich kontrastmittelanreichernde LK-Metastasen (◉ Abb. 6.41)

- **Wichtige Punkte**
- Lage und starke Vaskularisation sind diagnoseweisend
- Bei differenzialdiagnostisch schwieriger Abgrenzung gegenüber einem Schwannom dynamische MRT bzw. zeitlich aufgelöste MRA (Nachweis der paragangliomtypischen frühzeitigen arteriellen Anreicherung) oder CT (geringe KM-Anreicherung beim Schwannom) empfehlenswert

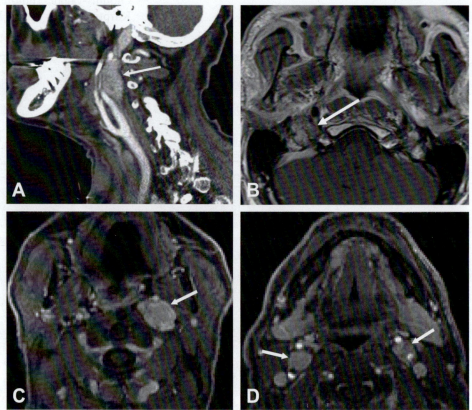

◉ **Abb. 6.40** A–D. Glomusvagale-Tumor und Paragangliom-Syndrom. **A** Zufallsbefund beim Tumor-Staging eines Larynxkarzinoms. Die stark KM-anreichernde raumfordernde Läsion (*Pfeil*) liegt für einen Glomus-caroticum-Tumor zu hoch. **B–D** Mehrere Tumoren (*Pfeile*) bei humangenetisch gesichertem Paragangliom-Syndrom: **B** Glomus jugulare, **C** Glomus vagale, **D** Glomus caroticum beidseits. **A** CT KM sagittal; **B–D** MRT axial: **B** T1-w KM, **C, D** T1-w KM FS. Mit freundlicher Genehmigung von S. Kösling, Halle

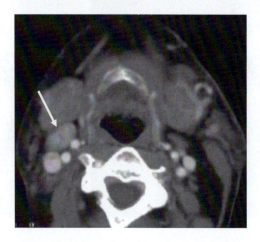

◉ **Abb. 6.41** Lymphknotenmetastase bei medullärem Schilddrüsenkarzinom. Deutlich KM-anreichernde raumfordernde Läsion nahe der Karotisbifurkation (*Pfeil*). CT KM axial. Mit freundlicher Genehmigung von S. Kösling, Halle

6.4.11 Tumoren des Parapharyngealraums

Der parapharyngeale Raum wird durch eine Aponeurose in zwei Teile geteilt, die den Processus styloideus mit dem M. tensor veli palatini verbindet. Diese beiden Kompartimente werden in einigen Klassifikationsschemata als prästyloidaler und poststyloidaler (retrostyloidaler) Raum bezeichnet. Im prästyloidalen Raum findet man meist pleomorphe Adenome, im poststyloidalen Raum Schwannome, die am häufigsten vom N. vagus oder sehr selten vom Sympathikus ausgehen. Um Verwirrungen zu vermeiden, wird hier der prästyloidale Raum Parapharyngealraum genannt und der poststyloidale Raum zur Karotisloge gezählt.

Wie bereits dargestellt sind pleomorphe Adenome die häufigsten benignen Speicheldrüsentumoren (▶ Abschn. 5.6.1). Im Parapharyngealraum entstehen sie aus ektopem Drüsengewebe, bleiben lange asymptomatisch und sind zum Zeitpunkt der Diagnosestellung in der Regel sehr groß. Präoperativ kann oft nur mittels MRT, am besten im koronaren T1-w Bild, anhand der Verlagerung des parapharyngealen Fettstreifens zwischen parapharyngealen pleomorphen Adenomen und pleomorphen Adenomen des tiefen Parotislappens unterschieden werden (◘ Abb. 6.42A–F). Ein weiteres, jedoch nicht immer vorliegendes Unterscheidungskriterium ist, dass im Vergleich zur gesunden Gegenseite der stylomandibuläre Tunnel nicht erweitert ist (vgl. ◘ Abb. 5.23). Die Differenzierung des Tumorausgangs hat Einfluss auf die Zugangsplanung.

Extrem selten liegen andere Tumoren im Parapharyngealraum vor (◘ Abb. 6.42G, H; ◘ Abb. 6.51).

- **Diagnosesicherung, Stellenwert der Bildgebung und bildgebende Befunde**
- ▶ Abschn. 5.6.1

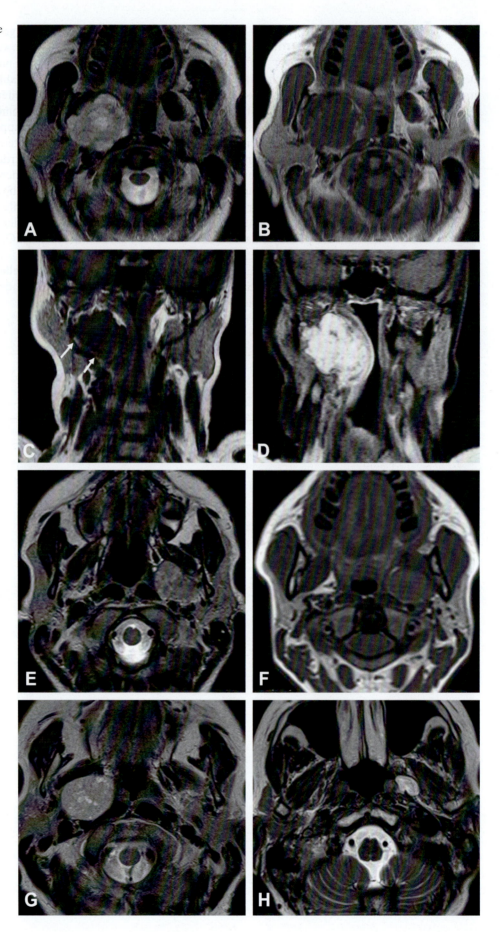

Abb. 6.42 A–H. Pleomorphe Adenome (**A–D** bzw. **E, F**) und andere Tumoren (**G, H**) des Parapharyngealraums mit jeweils operativ bestätigter Tumorlage. **A–D** Zwischen Gl. parotidea und der großen raumfordernden Läsion Nachweis eines trennenden Fettstreifens (*Pfeile* in **C**). **E, F** Bei dem kleineren Befund war ein trennender Fettstreifen auch axial erkennbar. **G** Azinuszellkarzinom, histologischer Befund. **H** Myxoides Neurofibrom, histologischer Befund. MRT: **A, E, G, H** T2-w axial, **B, F** T1-w axial, **C** T1-w koronar, **D** T1-w KM FS koronar. Mit freundlicher Genehmigung von S. Kösling, Halle

6.4.12 Fibromatosis colli

Die Fibromatosis colli ist eine nichtneoplastische Erkrankung unklarer Ätiologie des frühen Kindesalters, die vorwiegend den M. sternocleidomastoideus betrifft. Der Muskel ist dabei einseitig von unreifem fibrösem Gewebe durchsetzt.

Die aggressive Fibromatose (auch Desmoid genannt), eine sehr seltene Neubildung des Bindegewebes, die in jedem Alter auftreten kann, stellt die wichtigste Differenzialdiagnose dar. Sie entwickelt sich an Aponeurosen und wächst lokal infiltrierend, ohne zu metastasieren. Sie kann außerhalb des Zentralnervensystems praktisch jede Region befallen. Die MRT ist die bildgebende Methode der Wahl zur Ausbreitungsdiagnostik. Bei hohem Faserreichtum findet sich sowohl in T1-w als auch in T2-w ein ausgesprochen schwaches Signal, was an diese Diagnose denken lassen sollte. Das T2-Signal kann aber auch sehr heterogen sein. Ein maligner Tumor ist bildgebend nicht auszuschließen. Die Diagnose wird bioptisch/histologisch gestellt (Abb. 6.43E, F).

- **Klinische Befunde**
- Bei Lokalisation im M. sternocleidomastoideus schmerzlose Muskelverdickung und Schiefhals

- **Diagnosesicherung**
- Klinischer Befund
- Bildgebung

- **Stellenwert der Bildgebung**
- Verifizierung der klinischen Verdachtsdiagnose
- Befund ist mit allen 3 Schnittbildverfahren darstellbar – am effektivsten mittels Sonografie

- **Bildgebende Befunde**
- Sonografie: umschriebene einseitige Auftreibung des M. sternocleidomastoideus (Abb. 6.43A), dopplersonografisch Nachweis von Gefäßen (Abb. 6.43B) in der raumfordernden Läsion – hilfreich bei der differenzialdiagnostischen Abgrenzung gegenüber einem Hämatom
- MRT:
  - in T1-w und T2-w einseitig verdickter M. sternocleidomastoideus (Abb. 6.43C)
  - homogenes, im Vergleich zu gesunden Muskeln etwas kräftigeres KM-Enhancement (Abb. 6.43D)

- **Bildgebende Differenzialdiagnosen**
- Intramuskuläres Hämatom (Geburtstrauma; Abb. 6.43G)
- Echter Tumor (Sarkom: inhomogener)
- Isolierte muskuläre Lymphominfiltration (Abb. 6.43H): sehr selten als Manifestation eines Non-Hodgkin-Lymphoms; ähnliche Bildmorphologie, jedoch bei Erwachsenen auftretend

- **Wichtige Punkte**
- Kenntnis des klinischen Befunds
- Seitenvergleich hilfreich
- KM-Anreicherung entscheidend für die Abgrenzung gegenüber einem Hämatom

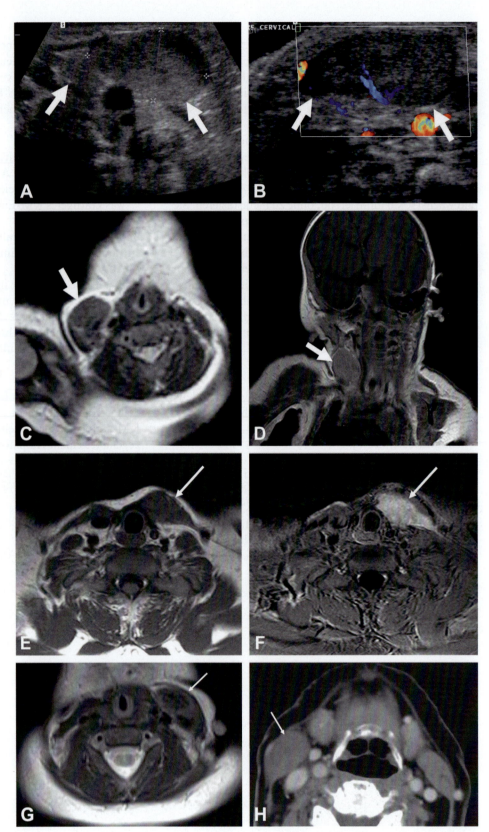

Abb. 6.43 A–H. Fibromatosis colli und Differenzialdiagnosen. **A–D** Schiefhals. Umschriebene Auftreibung des rechten M. sternocleidomastoideus (*Pfeile*) mit dopplersonografischem Gefäßnachweis und diskret stärkerer KM-Aufnahme als auf der linken Seite. **E, F** Innerhalb von 4 Monaten progrediente (**F**) fokale Auftreibung des linken M. sternocleidomastoideus (*Pfeile*) bei einem 46-Jährigen, histologisch Fibromatosis colli vom Desmoid-Typ. **G** Auftreibung des linken M. sternocleidomastoideus bei geburtlichem Hämatom. **H** Umschriebene, homogene Auftreibung des M. sternocleidomastoideus (*Pfeil*) bei einem Erwachsenen (histologisch: Non-Hodgkin-Lymphom, isolierter muskulärer Befall). **A** Transversales Sonogramm; **B** farbkodiertes Dopplersonogramm; **C–G** MRT: **C, G** T2-w axial, **D** T1-w KM koronar, **E** T1-w axial, **F** T1-w KM-Subtraktionsbild axial; **H** CT KM axial. **E, F, H** Mit freundlicher Genehmigung von S. Kösling, Halle

6.4.13 Lipome

Lipome sind gutartige Tumoren aus reifen Adipozyten. Insgesamt gehören sie zu den häufigsten mesenchymalen Tumoren. Am Hals kommen Lipome jedoch eher selten vor und befinden sich dann oft subkutan im Nacken. In den meisten Fällen sind Lipome asymptomatisch.

Der Madelung-Fetthals mit einer symmetrischen Fetteinlagerung stellt eine eigene Entität dar. Diese Erkrankung tritt gehäuft bei Alkoholismus, als paraneoplastisches Syndrom, bei virostatischer Therapie, einer HIV-Infektion oder ohne Ursache auf. Die Pathogenese ist unklar, jedoch wird eine neuronale Störung postuliert.

- **Klinische Befunde**
- Weicher, verschieblicher schmerzloser Tumor, oft bereits von außen sichtbar (◘ Abb. 6.44; wenn hart: V. a. Liposarkom)
- Langsames bzw. fehlendes Wachstum (Liposarkom: rasches Wachstum)

- **Diagnosesicherung**
- Klinischer Befund
- Bildgebung

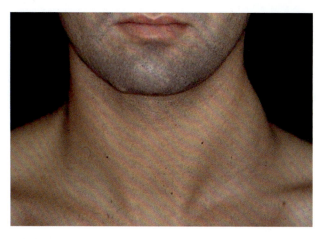

◘ **Abb. 6.44** Als Seitenasymmetrie des Weichteilmantels sichtbares Lipom links lateral. Mit freundlicher Genehmigung von F. Bootz, Bonn

- **Stellenwert der Bildgebung**
- Im klinischen Kontext erhärtet sich die Diagnosewahrscheinlichkeit

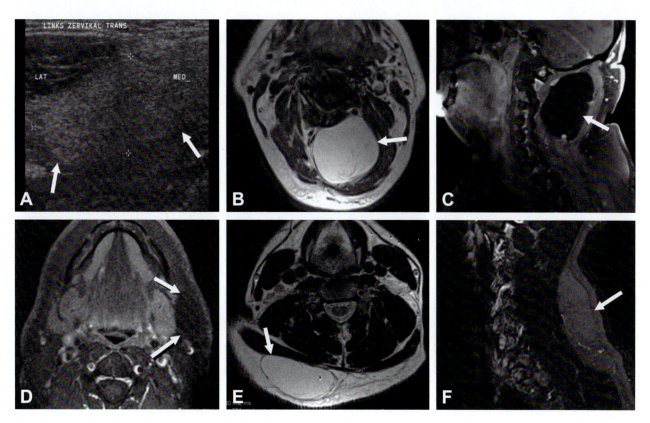

◘ **Abb. 6.45** A–F. Gekapselte Lipome (*Pfeile*). **A** Echoreich und scharf begrenzt. **B, C** In der Nackenmuskulatur in T1-w sowohl im nativen als auch fettunterdrücktem Bild gut abgrenzbar. **D, F** Bei Lage im Fettgewebe und FS schlechter erkennbar. **E** Gute Detektierbarkeit in T2-w durch Darstellung der zarten Kapsel. **A** Sonogramm; **B–F** MRT: **B** T1-w axial, **C** T1-w KM FS sagittal, **D** T1-w KM FS axial, **E** T2-w axial, **F** T2-w FS sagittal

- **Bildgebende Befunde**
- Glatt begrenzte, gekapselte oder diffuse raumfordernde Läsion, vorzugsweise im subkutanen Fettgewebe, ohne KM-Anreicherung
- CT: fettisodens (−60 bis −120 HE)
- Sonografie: echoreich (Abb. 6.45A) – manchmal nur indirekt durch die Verdrängung benachbarter anatomischer Strukturen erkennbar
- MRT: fettisointens – Signalintensität (SI) sequenzabhängig:
  - T1-w Spinecho und Fast-Spinecho: stark hyperintens, durch kurze T1-Zeit des Fettgewebes (Abb. 6.45B; Abb. 6.46E)
  - T2-w Spinecho: intermediär
  - T2-w Fast-Spinecho: hyperintens, durch Aufbrechen der J-Bindungen zwischen den langen Fettsäureketten (Abb. 6.45E; Abb. 6.46A–D)
  - FS: hypointens in T1- und T2-w (Abb. 6.45C, D, F; Abb. 6.46F)
- Nicht von einer bindegewebigen Kapsel umgebene gutartige Fettgewebevermehrungen werden bei seitenasymmetrischer Verteilung als Lipomatosis bezeichnet (Abb. 6.46A–C), bei Seitensymmetrie liegt ein Madelung-Fetthals vor (Abb. 6.46D–F)

- **Bildgebende Differenzialdiagnosen**
- Liposarkom:
  - harte raumfordernde Läsion
  - rasches Wachstum
  - ggf. Septen
  - evtl. geringe KM-Anreicherung in Anteilen des Tumors
  - Bindegewebeanteile im Tumor
  - im Einzelfall keine bildgebende Differenzialdiagnostik möglich

- **Wichtige Punkte**
- Bei Bildinterpretation klinische Präsentation beachten
- Biopsien zur Unterscheidung zwischen Lipom und Liposarkom sind bei konventionellen Färbungstechniken wenig hilfreich, da für die histologische Diagnose eines Liposarkoms aufgrund der geringen Mitoseraten pro Gesichtsfeld meist große Gewebeteile benötigt werden

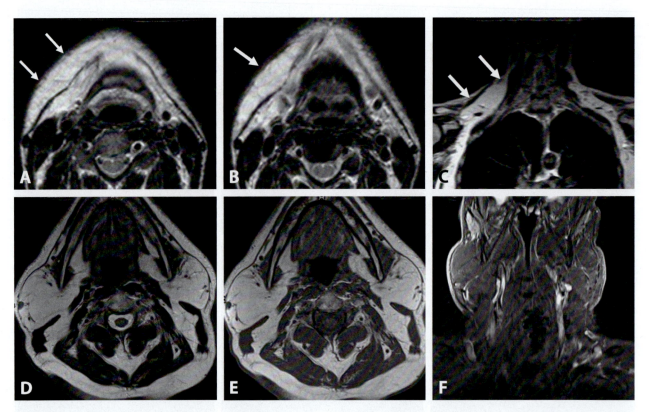

 Abb. 6.46 A–F. Lipomatosis colli (A–C) und Madelung-Fetthals (D–F). A, B Asymmetrische Fettgewebeverteilung zugunsten der rechten Seite (*Pfeile*). Im Gegensatz zum Lipom ist keine umschriebene raumfordernde Läsion nachweisbar. C Rechts zervikal vermehrtes Fettgewebe ohne bindegewebige Kapsel. D–F Diffuse, seitensymmetrische, nicht gekapselte beidseitige Fettgewebevermehrung in mehreren Räumen: Parotisloge, Parapharyngeal-, Submandibular- und posteriorer Zervikalraum. MRT: A, B, D T2-w axial, C T2-w koronar, E T1-w axial, F T2-w FS koronar. D–F Mit freundlicher Genehmigung von S. Kösling, Halle

6.4 · Tumoren und tumorähnliche Erkrankungen

6.4.14 Maligne Lymphome

Bei malignen Lymphomen (Neoplasien des lymphatischen Systems) werden 2 Hauptgruppen unterschieden:
- Hodgkin-Lymphom (synonym: Morbus Hodgkin, Lymphogranulomatose)
- Non-Hodgkin-Lymphom

Während das Hodgkin-Lymphom in der Regel lokalisiert in einer LK-Region (Hals-LK in > 50 % der Fälle primärer Manifestationsort, Beteiligung mediastinaler LK zu ca. 60 %) beginnt, kann das Non-Hodgkin-Lymphom primär LK, Mukosa, parenchymatöse Organe, Muskeln oder Knochen befallen. Das Hodgkin-Lymphom hat 2 Altersgipfel: zwischen dem 15. und 35. und nach dem 50. Lebensjahr. Das Non-Hodgkin-Lymphom tritt in der Regel im höheren Lebensalter auf. Die Inzidenz des Non-Hodgkin-Lymphoms ist bei immunsupprimierten Patienten um ein Vielfaches erhöht.

Die Basis für therapeutische Entscheidungen bildet die Einteilung maligner Lymphome entsprechend der WHO-Klassifikationen, die eine histologische Zuordnung erfordert. Non-Hodgkin-Lymphome bilden dabei eine sehr heterogene Gruppe, die sowohl niedrig- als auch hochmaligne Formen umfasst. Gemäß ihrer Ausbreitung werden sowohl Hodgkin- als auch Non-Hodgkin-Lymphome nach der Ann-Arbor-Klassifikation in entsprechende Stadien eingeteilt.

- **Klinische Befunde**
- Schmerzlose, derbe LK-Vergrößerung (bei Morbus Hodgkin verschieblich, große LK bei Non-Hodgkin-Lymphom nicht verschieblich)
- B-Symptome
- Non-Hodgkin-Lymphom: häufig Befall des Waldeyer-Rachenrings, Splenomegalie

- **Diagnosesicherung**
- Histologie (Stanzbiopsie, Lymphknotenexstirpation, keine Feinnadelaspiration)

- **Stellenwert der Bildgebung**
- Staging
- Verlaufskontrolle unter Therapie
- Bei umschriebenen Befunden Sonografie sehr gut geeignet, für ausgedehnte Befunde beim Erwachsenen CT und beim Kind MRT Methoden der Wahl

- **Bildgebende Befunde**
- Glatt begrenzte, meist homogen, z. T. deutlich vergrößerte LK ohne Infiltration benachbarter Strukturen mit gleicher Densität, Intensität und KM-Verhalten wie normale LK, die mit allen 3 Schnittbildverfahren dargestellt werden können (Abb. 6.47; Abb. 6.48)
- Beim nicht therapierten malignen Lymphom sind eingeschmolzene LK sehr selten (Abb. 6.48B)

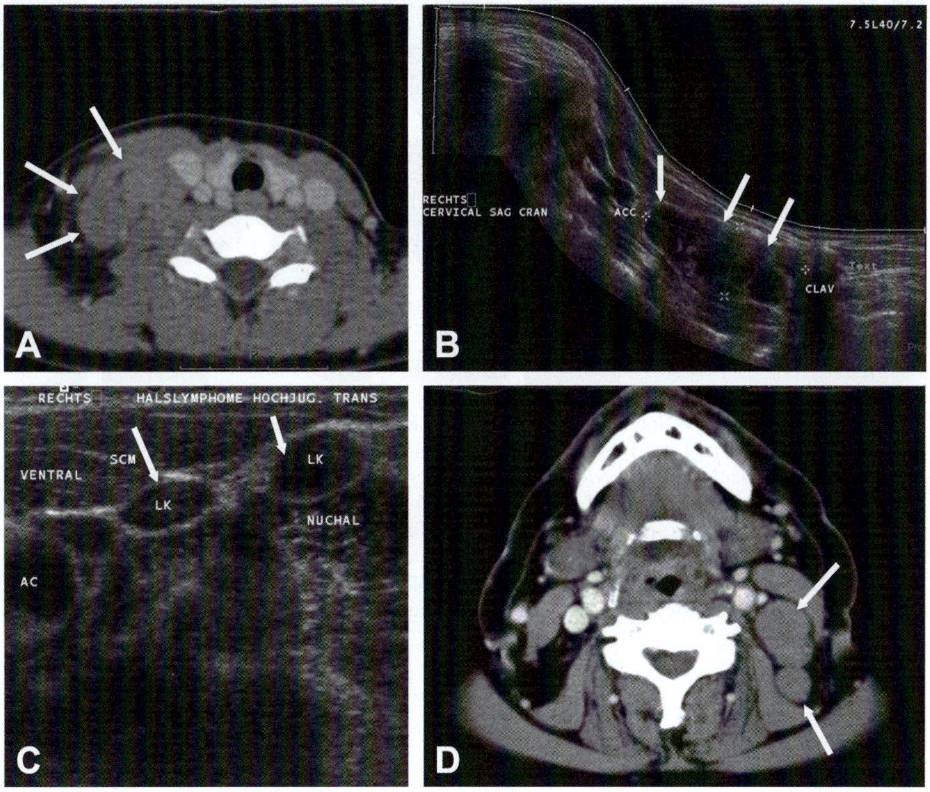

Abb. 6.47 A–D. Halslymphknotenbefall (*Pfeile*) bei Morbus Hodgkin. **A, B** Lymphknotenkonglomerat im rechten hinteren Zervikalraum bei einem Kind. **C** Einzelne, gering vergrößerte, homogen echoarme, glatt begrenzte Lymphknoten. **D** Deutlich vergrößerte Lymphknoten im linken hinteren Zervikalraum. **A, D** CT KM axial; **B** Panoramasonogramm; **C** transversales Sonogramm

- Lymphominfiltrierte LK umscheiden in der Regel Gefäße, ohne sie zu verschließen (◘ Abb. 6.48C) – differenzialdiagnostisches Kriterium bei Vorliegen einer großen raumfordernden Läsion unklaren Ursprungs
- Extranodaler Befall: Infiltrate eines Non-Hodgkin-Lymphoms in allen Organen möglich (◘ Abb. 6.48D–F; ◘ Abb. 6.43H)

- **Bildgebende Differenzialdiagnosen**
- Lymphadenitis colli: kann wie Lymphom imponieren → klinische und paraklinische Befunde hinzuziehen
- LK-Metastasen: Einschmelzungen sprechen für Metastase (insbesondere eines Plattenepithelkarzinoms) → Primumsuche

- Bei singulärem extranodalen Befall ohne LK-Vergrößerung: maligner oder benigner Tumor des befallenen Organs (Diagnosestellung oft nur histologisch möglich)

- **Wichtige Punkte**
- Klinische Befunde, Bildmorphologie und Befallsmuster (Morbus Hodgkin: kontinuierlicher Befall der LK-Stationen; Non-Hodgkin-Lymphom: diskontinuierlicher und extranodaler Befall) gestatten oft eine korrekte Verdachtsdiagnose

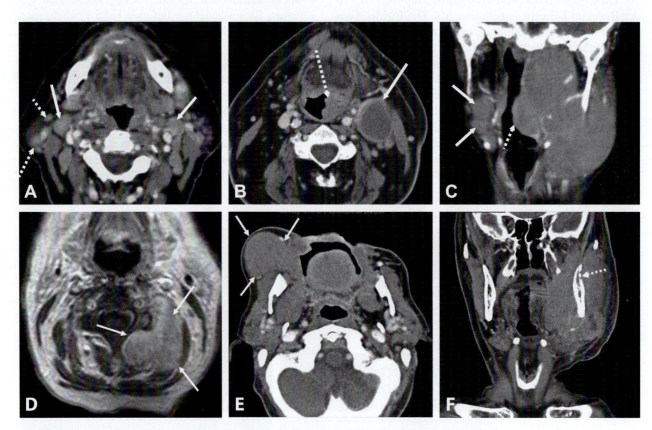

◘ **Abb. 6.48** A–F. Zervikale Non-Hodgkin-Lymphome. **A** Mäßig vergrößerte Lymphknoten im Level IIA beidseits (*Pfeile*) und kleine intraparotideale Lymphknoten (*gepunktete Pfeile*). **B** Stark vergrößerter, zentral hypodenser jugulodigastrischer Lymphknoten (*Pfeil*) sowie Gewebeplus in einer Tonsille links (*gepunkteter Pfeil*). Der Befund wurde radiologisch als Tonsillenkarzinom mit Lymphknotenmetastase gewertet. **C** Riesiges Lymphknotenkonglomerat in den Leveln II–V links, von der Schädelbasis bis zur Klavikula reichend. Vergrößerte Lymphknoten auch rechts (*Pfeile*), außerdem Einbezug der linken Tonsille (*gepunkteter Pfeil*). Die Gefäße sind umschieden, jedoch nicht komprimiert oder verschlossen. **D** Extranodaler Befall in der Nackenmuskulatur links (*Pfeile*). **E** Niedrig malignes Marginalzell-Lymphom im rechten Bukkalraum (*Pfeile*). **F** Diffuses Infiltrat eines großzelligen B-Zell-Lymphoms im linken Mastikatorraum mit Mandibulabeteiligung (*gepunkteter Pfeil*). **A, B, E** CT KM axial; **C, F** CT KM koronar; **D** MRT T1-w KM axial. **B, E, F** Mit freundlicher Genehmigung von S. Kösling, Halle

6.4.15 Rhabdomyosarkome

Das Rhabdomyosarkom zählt im Kindesalter (Altersgipfel: 6.–8. Lebensjahr) zu den häufigsten soliden extranodalen raumfordernden Läsionen im Halsbereich. Im Erwachsenenalter kommt dieser maligne Tumor sehr selten vor und hat im Gegensatz zum Kindesalter eine schlechte Prognose. Die jährliche Inzidenz beträgt 4–7 Neuerkrankungen pro 1 Mio. Kinder vor dem 15. Lebensjahr. Der Tumor nimmt seinen Ursprung entweder von pluripotenten Mesenchymzellen (häufigste Form im Kopf-Hals-Bereich im Kindesalter) oder von der quergestreiften Muskulatur. Histologisch werden dementsprechend das embryonale, das alveoläre und das pleomorphe Rhabdomyosarkom unterschieden. Die meisten Fälle treten sporadisch auf. Ein gehäuftes Vorkommen wird bei Neurofibromatose und Li-Fraumeni-Syndrom beobachtet. Mit einem Dreifachtherapieschema aus radikaler, jedoch funktionserhaltender Resektion, Chemotherapie und Bestrahlung konnte die Prognose deutlich verbessert werden.

- **Klinische Befunde**
- Sehr rasch progrediente Schwellung
- Symptome ansonsten von der Tumorlokalisation abhängig

- **Diagnosesicherung**
- Histologie

- **Stellenwert der Bildgebung**
- Lokale Ausdehnung zur Bestimmung der Resektabilität
- Staging (in > 50 % der Fälle bereits Fernmetastasen in Lunge, Skelett oder Lymphknoten)
- MRT für Lokalbefund Methode der Wahl

- **Bildgebende Befunde**
- Vorzugslokalisation am Hals: Mastikatorraum
- Aggressiv wachsende raumfordernde Läsion mit Infiltration angrenzender Knochen sowie perineuralem und bei entsprechender Lage auch perimeningealem Wachstum
- Meist unscharf begrenzt – glatte Begrenzung aber ebenfalls möglich
- Starke KM-Anreicherung
- Bei größeren Tumoren durch Einblutungen oder Nekrosen häufig inhomogenes, z. T. mehrknotiges Erscheinungsbild (◘ Abb. 6.49)
- CT: nativ muskelisodens
- MRT:
  - T2-w: im Vergleich zur Muskulatur hyperintens (◘ Abb. 6.49B; ◘ Abb. 6.50B)

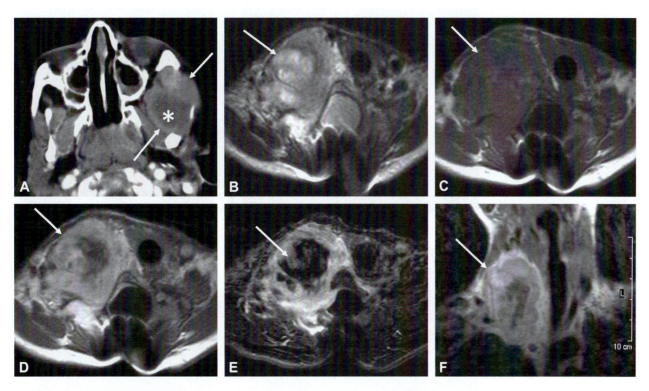

◘ **Abb. 6.49 A–F.** Zervikale Rhabdomyosarkome. **A** Kleinkind. Große, überwiegend glatt begrenzte, inhomogene raumfordernde Läsion in der linken Mastikatorloge (*Pfeile*) mit zentraler Hypodensität (*Stern*), die einer Einblutungs- oder Nekrosezone entsprechen kann. **B–F** Infiltrativ in umgebende Muskulatur und Viszeralraum wachsende, teils unscharf begrenzte, zentral inhomogene raumfordernde Läsion mit Punctum maximum im unteren rechten Zervikal- und Perivertebralraum (*Pfeile*). **A** CT KM axial; **B–E** MRT axial: **B** T2-w; **C** T1-w; **D** T1-w KM; **E** Subtraktionsbild aus **D** und **C**; **F** MRT T1-w KM koronar

- T1-w: isointens (◘ Abb. 6.49C), meist starke KM-Anreicherung (◘ Abb. 6.49D–F; ◘ Abb. 6.50C, D)

■ **Bildgebende Differenzialdiagnosen**
— Andere Sarkome, bei Lage in der Mastikatorloge insbesondere Ewing-Sarkom (keine sichere Differenzialdiagnostik möglich)
— Rhabdomyom: langsames Wachstum, glatter Rand (◘ Abb. 6.51)
— Neuroblastom: in der Karotisloge lokalisiert (◘ Abb. 6.52)

— Singuläres Neurofibrom: geringere Kontrastmittelaufnahme
— Infantiles Hämangiom in der Wachstumsphase: früheres Manifestationsalter, „flow voids"

■ **Wichtige Punkte**
— Die bildgebenden Befunde sind unspezifisch
— Bei Kindern, schnellem Wachstum, aggressiver raumfordernder Läsion und Lage in der Mastikatorloge korrekte Verdachtsdiagnose möglich

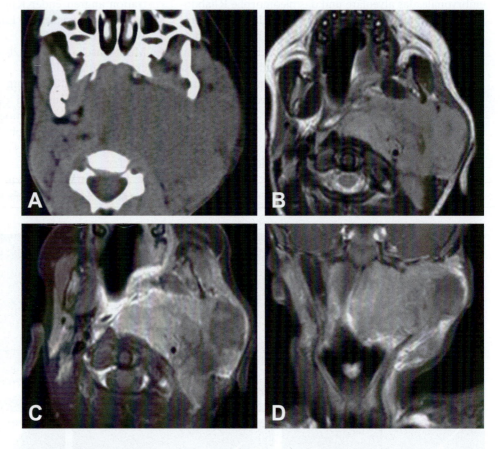

◘ **Abb. 6.50 A–D.** Zervikales Rhabdomyosarkom. **A** Native CT, der Tumor ist gering hypodens zur Muskulatur. **B** Das Rhabdomyosarkom ist in der T2-Wichtung hyperintens und reichert stark KM an (**C, D**). **A** CT axial, **B–D** MRT: **B** T2-w axial, **C** T1-w KM FS axial, **D** T1-w KM FS koronar

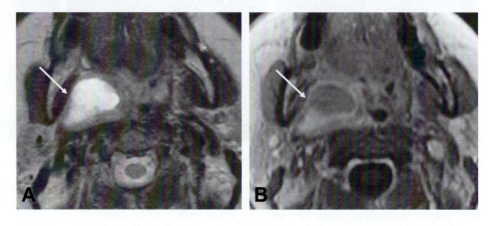

◘ **Abb. 6.51 A, B.** Rhabdomyom. Glatt begrenzte, hyperintense raumfordernde Läsion mit partieller KM-Anreicherung im rechten Parapharyngealraum (*Pfeile*). MRT axial: **A** T2-w, **B** T1-w KM. Mit freundlicher Genehmigung von S. Kösling, Halle

6.4.16 Neuroblastome

Neuroblastome sind im Kindesalter (1.–5. Lebensjahr, Altersgipfel im 2. Lebensjahr) die zweithäufigsten soliden Tumoren. Sie umfassen ein Spektrum von hochmalignen Formen mit sehr schlechter Prognose (Metastasierung in Leber, Skelett und Haut) bis hin zur spontanen Tumorregression. Eine Differenzierung gegenüber benignen Ganglioneuromen ist möglich. Neuroblastome nehmen ihren Ursprung von den Neuroblasten (Vorläuferzellen des Sympathikus) und können überall im Verlauf des sympathischen Grenzstrangs auftreten. Eine Lokalisation im Halsbereich ist sehr selten. Die Prognose hängt vom Alter des Kindes bei Diagnosestellung, dem INSS-Stadium (Internationales Neuroblastom-Staging-System; ◘ Tab. 6.3) und molekulargenetischen Faktoren ab. Die Therapie sollte bei variablem Verlauf in onkologischen Zentren erfolgen. Sie umfasst die chirurgische Exzision sowie Bestrahlung und Chemotherapie. Da lokale Neuroblastome (Stadien 1 und 4S) spontan regredient sein können, ist in diesen Fällen eine milde Chemotherapie zur Einleitung der Regression meist ausreichend.

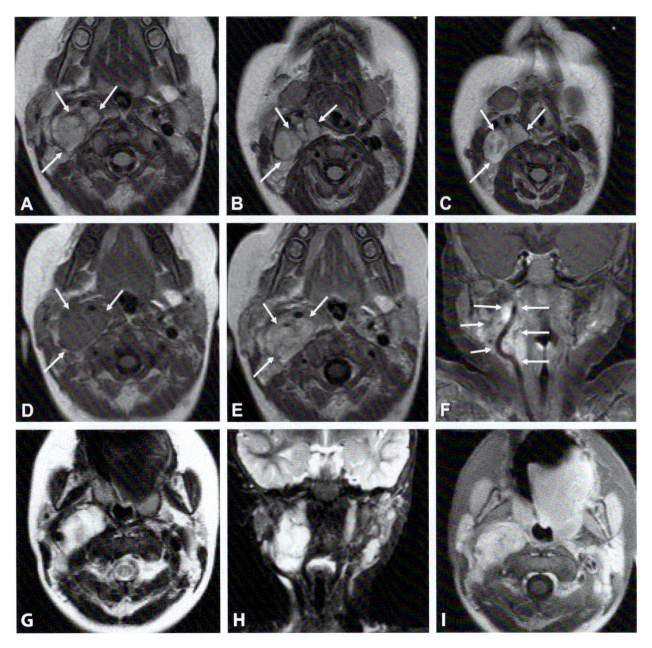

◘ **Abb. 6.52** **A–I.** Neuroblastom (**A–F**) und Differentialdiagnose (**G–I**). **A–F** 1-Jährige. Große, mehrknotig wirkende, in T2-w hyperintense, stark KM-anreichernde raumfordernde Läsion (*Pfeile*) in der rechten Karotisloge, mehrere prominente LK. **G–I** Rhabdoidtumor (histologische Diagnose) in rechter Karotisloge bei einem 2-Jährigem mit Horner-Syndrom. MRT: **A–C, G** T2-w axial, **D** T1-w axial, **E** T1-w KM axial, **F** T1-w KM FS koronar, **H** T2-w FS koronar, **I** T1-w KM FS axial. Mit freundlicher Genehmigung von S. Kösling, Halle

◘ **Tab. 6.3** INSS-Stadien. (Nach Brodeur et al. 1993)

Stadium		Merkmale
1		Tumor auf Ursprungsregion beschränkt, makroskopisch komplett entfernt, mit oder ohne mikroskopische Tumorreste, identifizierbare ipsi- und kontralaterale LK metastasenfrei (am Tumor fixierte LK können befallen sein)
2	A	Unilateraler Tumor, makroskopisch nicht komplett reseziert, identifizierbare ipsi- und kontralaterale LK metastasenfrei
	B	Unilateraler Tumor, makroskopisch komplett oder nicht komplett reseziert, ipsilaterale LK befallen
3		Tumor nicht resektabel (Mittellinie überschritten), mit oder ohne LK-Metastasen oder: Tumor resektabel, kontralaterale LK-Metastasen oder: Mittellinientumor mit bilateraler regionaler LK-Metastasierung
		Metastasen in entfernten LK-Regionen, Skelett, Knochenmark, Leber oder anderen Organen (Ausnahme: Stadium 4S)
4	S	Kinder in einem Alter von < 1 Jahr Stadium 1 oder 2 Metastasen entweder in Leber, Knochenmark oder Haut

INSS Internationales Neuroblastom-Staging-System; *LK* Lymphknoten

- **Klinische Befunde**
- Symptome durch lokales Wachstum: Schluckstörungen, Horner-Syndrom, Atembehinderung
- Bei Hormonproduktion: Hypertonus, Diarrhöen mit konsekutivem Gewichtsverlust
- In mehr als der Hälfte der Fälle unspezifische Enzephalopathie mit Entwicklungsstörungen und neurologischen Defiziten (wird einer neuroblastominduzierten Autoimmunreaktion gegen Nervenzellen zugeschrieben, Manifestation oft erst nach Entfernung des Tumors)
- Paraplegie bei Vorwachsen nach intraspinal und Myelonkompression

- **Diagnosesicherung**
- Histologie
- Bei hormonproduzierenden Neuroblastomen erhöhte Konzentrationen von Katecholaminabbauprodukten im Urin

- **Stellenwert der Bildgebung**
- Tumornachweis und Ausdehnungsbestimmung (MRT als Methode der Wahl, CT für den Nachweis subtiler Verkalkungen bei diesbezüglich nicht eindeutigem MRT-Befund)
- Staging (oft diffuse hepatische Metastasierung bei Kindern mit einem Tumor im Stadium 4S) – Technetium-99m-Methylendiphosphonat-Szintigrafie zur Metastasendetektion

- **Bildgebende Befunde**
- Am Hals von der Karotisloge ausgehende, inhomogene raumfordernde Läsion (Nekrosen, Einblutungen) mit starker KM-Anreicherung (◘ Abb. 6.52E, F)
- Gefäßumscheidung und Knochenmarkinfiltration möglich
- Sonografie: inhomogen echoreich mit kleinen Verkalkungen
- CT: 80–90 % aller Neuroblastome weisen Verkalkungen auf
- MRT:
  - T2-w: hyperintens (◘ Abb. 6.52A–C)
  - T1-w: hypo- bis muskelisointens (◘ Abb. 6.52D)
  - Kalzifikationen bilden sich in beiden Wichtungen als Signalauslöschungen ab

- **Bildgebende Differenzialdiagnosen**
- Rhabdomyosarkom: in der Regel keine Verkalkungen
- Ganglioneurom: geringere KM-Aufnahme (◘ Abb. 6.36A)
- Rhabdoidtumor: aggressiver embryonaler Tumor, der in jedem Körpergewebe enstehen kann; Vorkommen in den ersten 2 Lebensjahren; Rarität; bei Lage in der Karotisloge (◘ Abb. 6.52G–I) Differenzierung nur histologisch möglich

- **Wichtige Punkte**
- Nachkontrolle über einen langen Zeitraum (hohe Rezidivwahrscheinlichkeit auch lange nach Erstdiagnosestellung)

6.4.17 Lymphknotenmetastasen

Zervikale LK-Metastasen können von Primärtumoren der Kopf-Hals-Region sowie von in der Regel weit fortgeschrittenen Tumoren anderer Körperbereiche (am häufigsten Bronchial-, Mamma- und Ösophaguskarzinom sowie Hypernephrom und malignes Melanom) verursacht werden oder im Rahmen eines CUP auftreten.

Bei der Erstdiagnosestellung liegen bei vielen Kopf-Hals-Malignomen (sehr oft bei Plattenepithelkarzinome) bereits LK-Metastasen vor (Ausnahme: Nasennebenhöhlen- und Glottiskarzinome). Die Wahrscheinlichkeit steigt von der T1- bis zur T4-Kategorie deutlich an. Eine stadienangepasste Therapie setzt die Erfassung von LK-Metastasen und die Einordnung in die entsprechende N-Kategorie (▶ Kap. 3 und 4) im Rahmen des initialen Stagings voraus. Das Vorliegen von LK-Metastasen entscheidet über die Notwendigkeit und den Umfang einer „neck dissection".

Trotz des Einsatzes verschiedener moderner Verfahren ist die bildgebende Einschätzung insbesondere kleiner Lymphknoten derzeit noch nicht sicher genug, um generell auf eine „neck dissection" zu verzichten. Mikrometastasen können mittels Bildgebung nicht erfasst werden. Ihr Anteil liegt bei 15–25 % der schnittbildgebend als N0 klassifizierten Fälle.

Bei geeigneten Tumoren kann intraoperativ der Sentinel-LK exstirpiert werden. Die Sentinel Technik nutzt die Erkenntnis, dass der primäre Drainage-LK bei lymphogener Metastasierung nicht übersprungen wird. Ist er tumorfrei, ist davon auszugehen, dass auch die anderen LK metastasenfrei sind. Zur Identifikation des erstdrainierenden LK wird präoperativ interstitiell entweder Blaufarbstoff oder ein Radiopharmazeutikum verabreicht. Intraoperativ lässt sich der Sentinel-LK anhand der Blaufärbung bzw. mittels einer Gammasonde identifizieren und entfernen.

- **Klinische Befunde**
- Schmerzlose LK-Vergrößerung (◘ Abb. 6.53)
- Derbe LK
- Bei klinisch unauffälligem LK-Status liegen in > 25 % aller Fälle bereits LK-Metastasen vor

- **Diagnosesicherung**
- Bildgebung
- Histologie

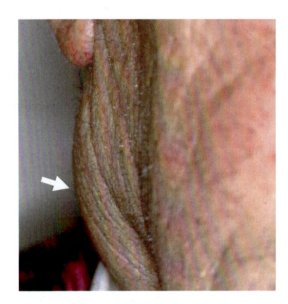

◘ **Abb. 6.53** Lymphknotenmetastase eines Plattenepithelkarzinoms des Hypopharynx (*Pfeil*). Mit freundlicher Genehmigung von F. Bootz, Bonn

- **Stellenwert der Bildgebung**
- Prä- und posttherapeutisches Staging
- Suche nach Kapselüberschreitung (schlechte Prognose, N3b-Kriterium außer bei Nasopharynx- und p-16 positiven Oropharynxkarzinomen; ◘ Abb. 6.55E, F)
- Darstellung des Bezugs der Metastasen zu den großen Blutgefäßen (VJI, ACE, ACI)
- Bei CUP → Primariussuche (^{18}F-Fluordesoxyglukose-PET/CT)
- In Abhängigkeit von der für den Primärtumor gewählten Staging-Bildgebung können LK mittels CT und konventioneller MRT mit gleicher Genauigkeit eingeschätzt werden
- Sind LK hierfür zugänglich, hat die hochauflösende Sonografie mit farbkodierter Dopplersonografie eine höhere Genauigkeit als CT/MRT und kann in zweifelhaften Fällen zusätzlich eingesetzt werden
- Postoperativ sind LK sonografisch bei fehlenden anatomischen Landmarken erschwert beurteilbar – hier sind CT und MRT zu bevorzugen
- ^{18}F-Fluordesoxyglukose-PET/CT erhöht prä- und postoperativ den Anteil richtig-positiv beurteilter LK-Metastasen, wird aber nicht routinemäßig eingesetzt

- **Bildgebende Befunde**
- Metastasenverdacht:
  - pathologisch vergrößerte (normale Größe von der Region abhängig, bezieht sich auf Kurzachsendurchmesser; ◘ Tab. 6.1), rundlich konfigurierte LK (Beurteilung am koronaren oder sagittalen Bild; ◘ Abb. 6.54; ◘ Abb. 6.55)
  - heterogene LK
  - fokal oder zentral nekrotische LK (Inhomogenitäten im Sonogramm, fehlende zentrale KM-Anreicherung im CT/MRT; ◘ Abb. 6.54; ◘ Abb. 6.55A, B) – häufiger Befund bei Plattenepithelkarzinomen; nicht jede Hypodensität entspricht jedoch einer Nekrosezone (◘ Abb. 6.55D), bei p16-positiven Oropharynx- und Schilddrüsenkarzinomen zystische Einschmelzungen im LK möglich (◘ Abb. 6.55E, F)
  - Kalzifikationen bei Schilddrüsenkarzinomen, aber auch Therapieeffekt
  - im Seitenvergleich gehäuft auftretende normal große LK im Drainagegebiet von Primärtumoren einer höheren T-Kategorie
  - Sonogramm:
    - Quotient aus Längs- und Querdurchmesser < 1
    - fehlende Sinuslipomatose (Zeichen bereits bei sehr kleinen LK-Metastasen verwertbar; ◘ Abb. 6.55A)
    - irregulärer Gefäßbaum (◘ Abb. 6.54B)
- Zeichen für Kapselüberschreitung: unscharf begrenzte LK (◘ Abb. 6.55C, E, F) – *Cave:* auch bei entzündlich veränderten LK möglich; Infiltration benachbarter Strukturen

- **Bildgebende Differenzialdiagnosen**
- Lymphom: in der Regel geringe, homogene KM-Anreicherung (Ausnahme: ◘ Abb. 6.48B)
- Lymphadenitis colli: frühzeitige, homogene, kräftige KM-Anreicherung (Ausnahme: nekrotisch veränderte LK bei Tuberkulose; ◘ Abb. 6.56A–D)
- Erweiterter Ductus thoracicus mündungsnah im linken Venenwinkel (◘ Abb. 6.56E, F): Normvariante, kann beim Karzinomstaging mit nekrotisch/zystisch transformiertem LK verwechselt werden, keine Wand abgrenzbar

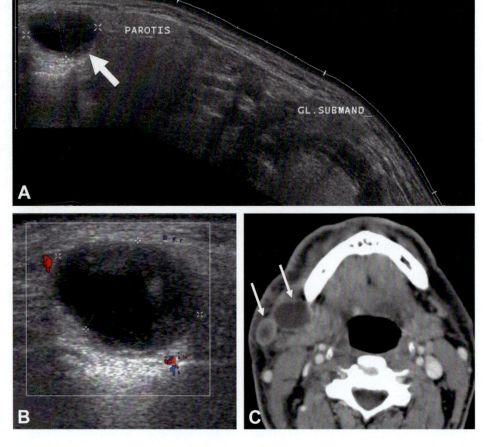

◘ **Abb. 6.54** A–C. Lymphknotenmetastasen. **A, B** Vergrößerter Parotislymphknoten (*Pfeil* in **A**) mit nekrotischen Anteilen (echofreies Areal). Geringe Vaskularisation (**B**). **C** Pathologisch vergrößerte Lymphknoten (*Pfeile*) mit unterschiedlich starker Einschmelzung Level IB. Unterschiedlich ausgeprägte, fehlende zentrale KM-Anreicherung. **A** Panoramasonogramm; **B** farbkodiertes Dopplersonogramm; **C** CT KM axial

6.4 · Tumoren und tumorähnliche Erkrankungen

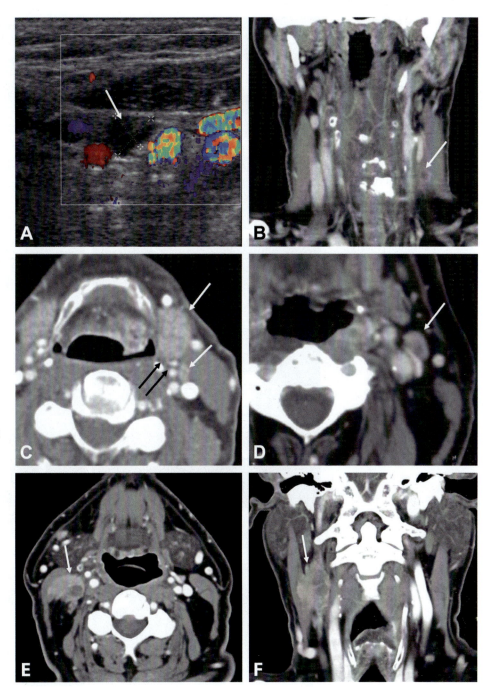

Abb. 6.55 A–F. Lymphknotenmetastasen (*weiße Pfeile*).
A, B Kleiner, nicht pathologisch vergrößerter, jedoch rundlicher Lymphknoten im Level III.
A Das fehlende Hilusfettzeichen spricht für eine Metastase.
B Zentrale Hypodensität.
C Pathologisch vergrößerter, deutlich KM-anreichernder Lymphknoten und kleiner Lymphknoten mit gleichem Kontrastierungsverhalten im Level III ohne erkennbare Nekrose. Die unscharfe Randbegrenzung (*schwarze Pfeile*) deutet auf eine Kapselüberschreitung hin. **D** Normal großer Lymphknoten mit exzentrischer Hypodensität Level IIA – histologisch: verhornende Metastase eines Plattenepithelkarzinoms ohne Nekrosen.
E, F Lymphknotenmetastasenkonglomerat im Level II rechts mit Kapselüberschreitung bei einem p16-positiven Oropharynxkarzinom, histologisch mit zystisch eingeschmolzenen Anteilen. In Kenntnis des p16-Status Änderung der N-Kategorie von N3b in N1 (Konglomerat wird als 1 Metastase gewertet).
A Farbkodiertes Dopplersonogramm; **B, F** CT KM koronar; **C–E** CT KM axial. **C–F** Mit freundlicher Genehmigung von S. Kösling, Halle

Abb. 6.56 A–F. Lymphadenitis colli bei Tuberkulose (**A–D**) und leicht erweiterter Ductus thoracicus (**E, F**) als Differenzialdiagnosen zu Lymphknotenmetastasen. **A–D** Zahlreiche, zentral nekrotische, teils vergrößerte Lymphknoten (*Pfeile*) Level IB–VI ohne Anhalt für Primärtumor. Lediglich der für ein CUP ungewöhnliche beidseitige Befall weist auf entzündlich veränderte Lymphknoten hin. **E, F** Zystische Struktur ohne abgrenzbare Wand im linken Venenwinkel (*Pfeile*). CT KM: **A–E** axial, **F** koronar. *CUP* „cancer of unknown primary". Mit freundlicher Genehmigung von S. Kösling, Halle

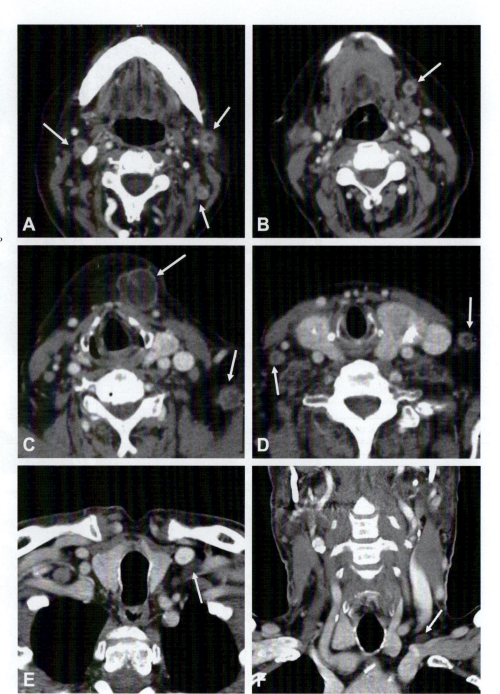

Wichtige Punkte
- LK immer in Zusammenschau mit Lage und Stadium des Primärtumors sowie Drainageweg (Tab. 6.4) beurteilen
- LK-Staging in der Kopf-Hals-Region erfolgt von der Schädelbasis bis zum Aortenbogen

Tab. 6.4 Drainagewege in Abhängigkeit von der Tumorlokalisation im Kopf-Hals-Bereich

Lage des Primarius	Drainagegebiet
Nase, Nasennebenhöhlen	Level I und II, parotideale LK
Nasopharynx	Level II, V und IV, retropharyngeale LK
Lippe und Cavum oris	Level I, bei Oberlippe zusätzlich parotideale LK
Vordere 2/3 der Zunge	Level I
Hinteres Zungendrittel und Zungenrand	Level II
Oropharynx	Level II, III und VI
Hypopharynx	Level II, III und VI
Larynx	Level II, III und IV
Kutis	Parotideale LK

LK Lymphknoten

6.5 Gefäßassoziierte Veränderungen

Gefäßassoziierte Veränderungen des Halses reichen von den häufigen und klinisch asymptomatischen Normvarianten über seltene Aneurysmen bis zu akuten Blutungen mit der Folge eines lebensbedrohlichen retropharyngealen Hämatoms.

Eine seltene, möglicherweise bei hoher Selbstlimitationsrate in ihrer Häufigkeit unterschätzte Entität ist das „transient perivascular inflammation of the carotid artery (TIPIC) syndrome", das auch als Karotidynie oder nach dem Erstbeschreiber als Fay-Syndrom bezeichnet wird. Es zeichnet sich durch akute, zumeist unilaterale, z. T. ausstrahlende Schmerzen in der Region der Karotisbifurkation bei Druckempfindlichkeit aus. Bildgebend (Ultraschall, CT oder MRT) findet sich eine fokale, exzentrische, perivaskuläre Infiltration, gelegentlich auch eine geringe Gefäßlumeneinengung.

6.5.1 Normvariante Gefäße

Gefäßnormvarianten am Hals fallen in der Schnittbilddiagnostik nur an großen Gefäßen auf und betreffen den Verlauf bzw. das Kaliber des Gefäßes. Sie sind meist Zufallsbefunde und nicht selten anzutreffen.

- **Formen**
  - Medialisierte A. carotis: partieller Verlauf von ACC oder ACI hinter dem Pharynx – die Gefäßverlagerung betrifft in der Regel den Abschnitt um die Karotisbifurkation (Abb. 6.57) und seltener die weiter kaudal gelegenen Anteile der ACC (Abb. 6.58)
  - Asymmetrischer Plexus pterygoideus: seitendifferentes Kaliber dieses venösen Plexus, der im oberen Parapharyngealraum nahe des M. pterygoideus medialis verläuft (Abb. 6.59A)
  - Asymmetrische VJI: seitendifferentes Venenkaliber (Abb. 6.59B–D) – auch einseitiges Fehlen der VJI möglich (Abb. 6.59E, F)

- **Relevanz**
  - Medialisierte A. carotis:
    – klinisch kann submuköser Tumor vorgetäuscht werden
    – potenzielle Verletzungsgefahr
    – Befund dem Überweiser unbedingt übermitteln
  - Asymmetrischer Plexus pterygoideus:
    – Tumor kann vorgetäuscht werden
    – Kenntnis dieser Normvariante, um Fehlinterpretationen zu vermeiden
    – Plexus im Verlauf verfolgen
  - Asymmetrische VJI:
    – sollte nicht mit einer Gefäßpathologie verwechselt werden
    – bei älteren Patienten auch Zeichen einer Rechtsherzinsuffizienz oder einer oberen Einflussstauung – dann nicht mehr im Sinne einer Normvariante

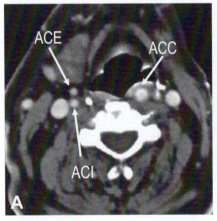 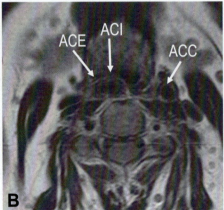 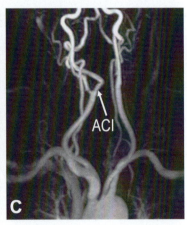

Abb. 6.57 A–C. Medialisierte Halsschlagader. Verlagerung der linken ACC (**A**) bzw. der rechten Karotisbifurkation (**B, C**) hinter den Hypopharynx. **A** CT KM axial; **B** MRT T2-w axial; **C** MR-Angiografie koronar, Maximumintensitätsprojektion. *ACC* A. carotis communis; *ACE* A. carotis externa; *ACI* A. carotis interna. Mit freundlicher Genehmigung von S. Kösling, Halle

6.5 · Gefäßassoziierte Veränderungen

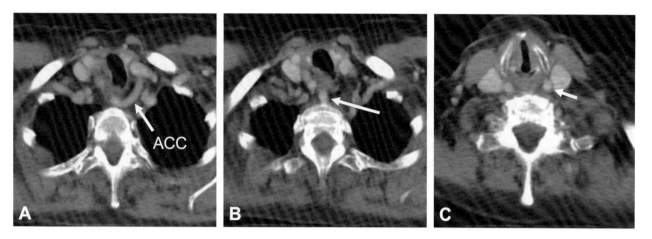

Abb. 6.58 A–C. Medialisierte ACC links (*Pfeile*). CT KM axial. *ACC* A. carotis communis

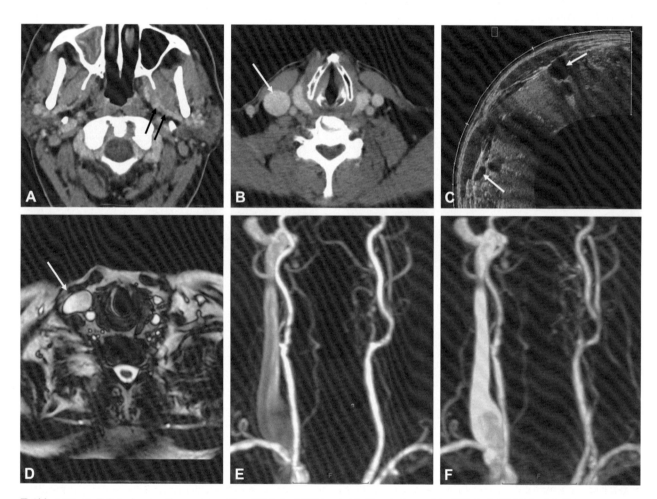

Abb. 6.59 A–F. Prominenter Plexus pterygoideus (**A**) links (*Pfeile*) und asymmetrische VJI (**B-F**). **B–D** Wesentlich kaliberstärkere VJI interna rechts (*Pfeile*). **E, F** Fehlende Kontrastierung der linken VJI bei kaliberstarker rechter VJI. **A, B** CT KM axial; **C** Panoramasonogramm; **D** MRT T2-w axial; **E, F** zeitlich aufgelöste MR-Angiografie koronar, Maximumintensitätsprojektion. *VJI* V. jugularis interna

6.5.2 Aneurysmen

Aneurysmen der ACC und der extrakraniellen Abschnitte von ACI oder ACE sind selten. In den meisten Fällen entstehen sog. mykotische Aneurysmen durch Arrosion der Gefäßwand im Rahmen einer Entzündung (Phlegmone und Abszess) oder auf dem Boden eines Tumors. Bei Stich- oder Schussverletzungen können sich Pseudoaneurysmen entwickeln. Bei HNO-ärztlichen Fragestellungen sind sie wie auch Karotisdissektionen nicht selten Zufallsbefunde.

- **Klinische Befunde**
- Pulsatile raumfordernde Läsion palpabel
- Paresen der Hirnnerven IX–XII
- Hirninfarkt durch Abschwemmung von Thromben aus dem Aneurysmasack

- **Bildgebende Befunde**
- Gefäßaussackung
- Kontrastgestützte CT: in axialer Schnittfolge Gefäßkalibersprünge (Abb. 6.60) – besser auf koronaren oder sagittalen Bildern bzw. mittels CTA abgrenzbar
- MRT: Gefäßaussackung besser als mittels CT bereits auf Nativaufnahmen abgrenzbar

- **Bildgebende Differenzialdiagnosen**
- Bei dünnschichtigen Aufnahmen und Abbildung in mehreren Ebenen eindeutiger Befund

- **Wichtige Punkte**
- Kaliberweite der Arterien auf axialen Aufnahmen beachten und ggf. Gefäßdarstellung anschließen

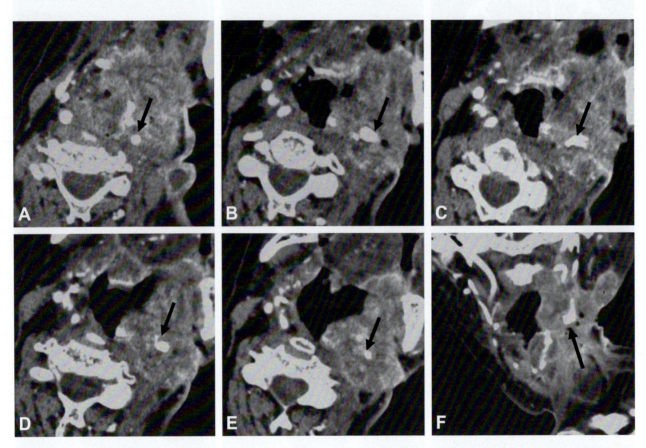

Abb. 6.60 A–F. Pseudoaneurysma der A. carotis interna (*Pfeile*) infolge Tumorarrosion bei ausgedehntem Oropharynxtumor. Bei kontinuierlicher Analyse der Gefäßseite von kaudal nach kranial (A–E) und in der koronaren multiplanaren Rekonstruktion (F) wird die umschriebene Gefäßwandaufweitung offensichtlich. CT KM axial: A–E axial, F koronar

6.5.3 Thrombophlebitis und Thrombose der V. jugularis interna

Das Lemierre-Syndrom (Synonyme: postanginale Sepsis, septische Jugularvenenthrombose, Necrobacillosis) bezeichnet eine Thrombophlebitis der VJI auf dem Boden einer zervikalen Infektion (häufig durch das anaerobe Fusobacterium necrophorum). In 97 % der Fälle treten als Komplikation pulmonale septische Embolien auf. Die Therapie besteht in einer hochdosierten i.v.-Antibiotikagabe und einer chirurgischen Sanierung des Ausgangsherds.

Die blande Thrombose der VJI ist häufig durch einen über diese Vene eingebrachten zentralen Venenkatheter bedingt. Eine seltenere Ursache ist die Kompression des Gefäßes durch eine zervikale oder mediastinale raumfordernde Läsion.

■ **Klinische Befunde**
- Vene als derber, druckschmerzhafter Strang palpabel
- Gegebenenfalls obere Einflussstauung

■ **Diagnosesicherung**
- Bildgebung

■ **Stellenwert der Bildgebung**
- Diagnosesicherung
- Bestimmung der Ausdehnung; gegebenenfalls Verlaufskontrolle

■ **Bildgebende Befunde**
- Bei frischen Thrombosen Gefäßauftreibung und unscharfe Wandbegrenzung infolge eines Ödems, bei alten Thrombosen Lumenverschmälerung und Umgehungskreisläufe
- Sonografie: bei frischer Thrombose Ausfüllung des Lumens durch den echoarmen Thrombus; fehlendes Dopplersignal
- Kontrastgestützte CT:
  – KM-Aussparung in der VJI, z. T. bis in kleine Zuflussvenen verfolgbar (◘ Abb. 6.61A–D)
  – aufgrund des Kontrasts gegenüber dem Thrombus ist im Gegensatz zu nichtthrombosierten Gefäßen eine physiologische KM-Anreicherung der Venenwand abgrenzbar
  – bei frei im Lumen flottierendem Thrombus umgibt ihn ein größeres KM-anreicherndes Areal (◘ Abb. 6.61E, F)
- MRT:
  – native Spinecho- oder Fast-Spinechosequenz: Signalerhöhung in der Vene
  – True-FISP-Sequenz („fast imaging with steady precession"): dunkle Struktur im Gefäß
- Bei Thrombophlebitis Venenwandverdickung und ödematöse Imbibierung des umgebenden Fettgewebes, in ausgeprägten Fällen Luftansammlung in der VJI als Hinweis auf eine Infektion mit gasbildenden Keimen (◘ Abb. 6.62)

■ **Bildgebende Differenzialdiagnosen**
- Flussphänomene im MRT (Thrombosen am sichersten mittels KM-gestützter venöser MRA beurteilbar)

■ **Wichtige Punkte**
- Ursachenklärung: Kompression der Vene durch raumfordernde Läsion, Thrombophlebitis bei Abszess, Z. n. Katheteranlage

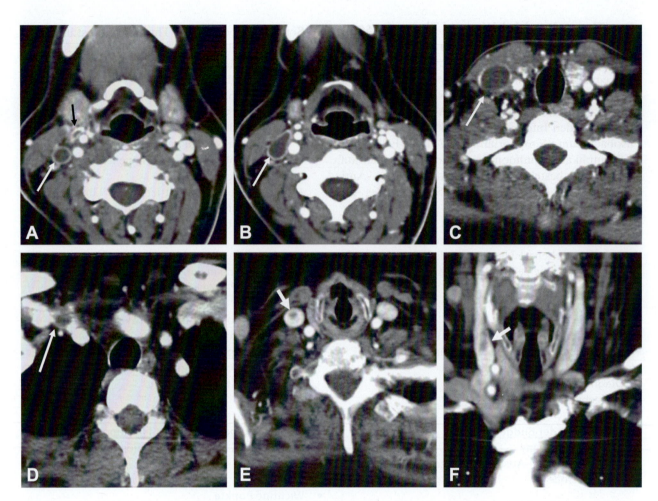

Abb. 6.61 A–F. Frische Thrombose der V. jugularis interna (*weiße Pfeile*). **A–D** Langstreckiger Thrombus. Zentrale KM-Aussparung in der aufgetriebenen Vene mit Fortsetzung in eine kleine Zuflussvene (*schwarzer Pfeil* in **A**). **E, F** Flottierender Thrombus ohne Wandkontakt. **A–E** CT KM axial; **F** CT KM koronar

Abb. 6.62 A, B. Thrombophlebitis bei Parapharyngealabszess (*Sterne*). Massiv aufgetriebene, thrombosierte V. jugularis interna mit Luftansammlung (*Pfeile* in **B**), die gegenüber dem angrenzenden Abszess schlecht abgrenzbar ist. CT KM: **A** axial, **B** koronar

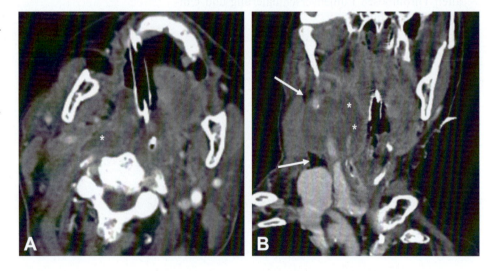

6.5.4 Retropharyngeale Hämatome

Eine Einblutung in den Retropharyngealraum tritt meist im Rahmen eines Traumas auf. Seltenere Ursachen sind Koagulopathien, Aneurysmarupturen, Infektionen und tumorbedingte Gefäßarrosionen. In sehr seltenen Fällen treten retropharyngeale Hämatome spontan auf.

Das retropharyngeale Hämatom ist ein Notfall mit der Gefahr einer akuten Atemwegverlegung und der Notwendigkeit einer sofortigen Intubation oder Tracheotomie. Durch den raumfordernden Effekt nach ventral kann sich der Stellknorpel verlagern, wodurch die Stimmlippen zusammengedrückt und die Atemwege zusätzlich verlegt werden. Retropharyngeale Hämatome können auch mit einer deutlichen Latenz zum Trauma (bis zu 24 h) auftreten.

- **Klinische Befunde**
- Halsschwellung
- Dysphonie
- Dyspnoe
- Dysphagie

- **Diagnosesicherung**
- Bildgebung

- **Stellenwert der Bildgebung**
- Diagnosesicherung im Rahmen der Notfalldiagnostik (in der Regel CT)

- **Bildgebende Befunde**
- Verbreiterung des Retropharyngealraums
- Densität und SI sind vom Hämatomalter (Hämoglobinabbaustadium) abhängig
- CT:
  - frische Hämatome haben eine Dichte von ca. 40–60 HE (Abb. 6.63A, B; Abb. 6.64) – mit zunehmendem Abbau sinkt die Dichte (Abb. 6.63C, D)
  - ältere Hämatome weisen nach KM-Gabe einen hyperdensen Randsaum auf
- MRT:
  - frische Hämatome in T1-w iso- und in T2-w hyperintens – nach mehreren Tagen in T1-w hyperintens
  - ältere Hämatome in T2-w signalarm
  - SI in T1-w meist niedrig, bei hohem Eiweißgehalt ggf. aber auch hoch

- **Bildgebende Differenzialdiagnosen**
- Bei älteren Hämatomen: Retropharyngealabszess (klinischen Befund beachten)

- **Wichtige Punkte**
- Bei V. a. frisches retropharyngeales Hämatom natives CT wichtig
- Zum Nachweis einer noch fortbestehenden Blutung im Rahmen der Notfalldiagnostik Mehrphasen-CT nach i.v.-KM-Gabe

520   Kapitel 6 · Hals

◘ **Abb. 6.63 A–D.** Retropharyngeale Hämatome mit Verbreiterung des Retropharyngealraums (*Pfeile*). **A, B** Frisches Hämatom bei Fraktur des 6. Halswirbels. **C, D** Mehrere Tage altes Hämatom bei Jugularvenenthrombose. CT: **A** axial, **B, D** sagittal; **C** KM axial

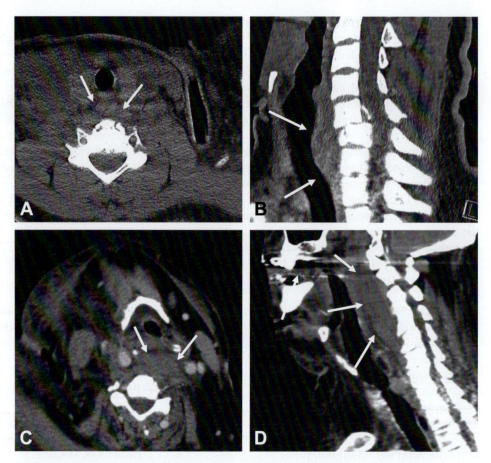

◘ **Abb. 6.64 A, B.** Ausgeprägtes retropharyngeales Hämatom (*Pfeile, Stern*) nach Hochrasanztrauma (HWS ohne Fraktur). CT KM: **A** axial, **B** sagittal

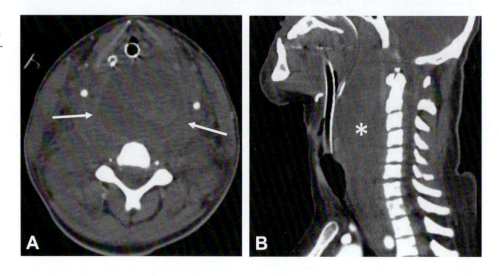

Weiterführende Literatur (Auswahl)

Chengazi HU, Bhatt AA (2019) Pathology of the carotid space. Insights Imaging 10:21. https://doi.org/10.1186/s13244-019-0704-z

Fernandes T, Lobo CJ, Castro R et al (2013) Anatomy and pathology oft he masticator space. Insights Imaging 4:605–616

Patel S, Bhatt AA (2018) Imaging of the sublingual and submandibular spaces. Insights Imaging 9:391–401

Anatomische Strukturen in der Bildgebung

Carlson GW (1993) Surgical anatomy of the neck. Surg Clin North Am 73:837–852

Davis WL, Smoker WR, Harnsberger HR (1991) Normal and diseased infrahyoid retropharyngeal, danger, and prevertebral spaces. Semin Ultrasound CT MR 12:241–256

Rajasekaran K, Krakovitz P (2013) Enlarged neck lymph nodes in children. Pediatr Clin North Am 60:923–936

Robbins KT, Clayman G, Levine PA et al (2002) Neck dissection classification update. Revisions proposed by the American Head and Neck Society and the American Academy of Otolaryngology – Head and Neck Surgery. Arch Otolaryngol Head Neck Surg 128:751–758

Silverman PM (2005) Lymph node imaging: multidetector CT (MDCT). Cancer Imaging 5(Spec No A):S57–S67

Smoker WR, Harnsberger HR (1991) Differential diagnosis of head and neck lesions based on their space of origin. 2. The infrahyoid portion of the neck. Am J Roentgenol 157:155–159

Som PM, Curtin HD (2011) Fascia and spaces of the neck. In: Som PM, Curtin HD (Hrsg) Head and neck imaging

Entzündungen

Bou-Assaly W, McKellop J, Mukherji S (2010) Computed tomography imaging of acute neck inflammatory processes. World J Radiol 23:91–96

Brose A, Krombach GA, Roller FC (2021) Das Lemierre-Syndrom als seltene Komplikation der akuten Tonsillopharyngitis. Laryngorhinootol 100:291–293

Collin J, Beasley N (2006) Tonsillitis to mediastinitis. J Laryngol Otol 120:963–966

Donà D, Gastaldi A, Campagna M et al (2020) Deep neck abscesses in children: an Italian retrospective study. Pediatr Emerg Care 37:e1358–e1365

Hansen BW, Ryndin S, Mullen KM (2020) Infections of deep neck spaces. Semin Ultrasound CT MR 41:74–84

Esposito S, De Guido C, Pappalardo M et al (2022) Retropharyngeal, parapharyngeal and peritonsillar abscesses. Children 9:618. https://doi.org/10.3390/children9050618

Hua J, Friedlander P (2021) Cervical necrotizing fasciitis, diagnosis and treatment of a rare life-threatening infection. Ear Nose Throat J 11:145561321991341. https://doi.org/10.1177/0145561321991341

Nougué H, Le Maho AL, Boudiaf M (2015) Clinical and imaging factors associated with severe complications of cervical necrotizing fasciitis. Intensive Care Med 41:1256–1263

Nurminen J, Heikkinen J, Happonen T et al (2022) Magnetic resonance imaging findings in pediatric neck infections – a comparison with adult patients. Pediatr Radiol 52:1158–1166

Park JK, Lee HK, Ha HK, Choi HY, Choi CG (2003) Cervicofacial actinomycosis: CT and MR imaging findings in seven patients. AJNR 24:331–335

Rana RS, Moonis G (2011) Head and neck infection and inflammation. Radiol Clin North Am 49:165–182

Sandner A, Borgermann J, Kösling S et al (2006) Descending necrotizing mediastinitis due to deep neck infections. Incidence and management. HNO 54:861–867

You SH, Kim B, Yang KS et al (2019) Cervical necrotic lymphadenopathy: a diagnostic tree analysis model based on CT and clinical findings. Eur Radiol 29:5635–5645. https://doi.org/10.1007/s00330-019-06155-2

Tumoren und tumorähnliche Erkrankungen

Adams A, Mankad K, Offiah C et al (2016) Branchial cleft anomalies: a pictorial review of embryological development and spectrum of imaging findings. Insights Imaging 7:69–76

Brahmbhatt AN, Skalski KA, Bhatt AA (2020) Vascular lesions of the head and neck: an update on classification and imaging review. Insights Imaging 11:19. https://doi.org/10.1186/s13244-019-0818-3

Brodeur GM, Pritchard J, Berthold F et al (1993) Revisions of the international criteria for neuroblastoma diagnosis, staging and response to treatment. J Clin Oncol 11:1466–1477

Capatina C, Ntali G, Karavitaki N et al (2013) The management of head and neck paragangliomas. Endocr Relat Cancer 20(5):R291–R305

Cappabianca S, Colella G, Pezzullo MG et al (2008) Lipomatous lesions of the head and neck region: imaging findings in comparison with histological type. Radiol Med 113:758–770

Elsholtz FHJ, Asbach P, Haas M et al (2021) Introducing the node reporting and data system 1.0 (Node-RADS): a concept for standardized assessment of lymph nodes in cancer. Eur Radiol 31:6116–6124

Ernemann U, Kramer U, Miller S et al (2010) Current concepts in the classification, diagnosis and treatment of vascular anomalies. Europ J Radiol 75:2–11

Friedrich RE, Li L, Knop J et al (2005) Pleomorphic adenoma of the salivary glands: analysis of 94 patients. Anticancer Res 25:1703–1705

ISSVA Classification of Vascular Anomalies ©2018 International Society for the Study of Vascular Anomalies Available at "www.issva.org/classification"

Jawad N, McHugh K (2019) The clinical and radiologic features of paediatric rhabdomyosarcoma. Pediatr Radiol 49:1516–1523

Khanna G, Sato Y, Smith RJ et al (2006) Causes of facial swelling in pediatric patients: correlation of clinical and radiologic findings. Radiographics 26:157–171

Lonergan GJ, Schwab CM, Suarez ES et al (2002) Neuroblastoma, ganglioneuroblastoma, and ganglioneuroma: radiologic-pathologic correlation. Radiographics 22:911–934

Matsuki T, Miura K, Tada Y et al (2019) Classification of tumors by imaging diagnosis and preoperative fine-needle aspiration cytology in 120 patients with tumors in the parapharyngeal space. Head Neck 41:1277–1281

McCarville MB (2011) Imaging neuroblastoma: what the radiologist needs to know. Cancer Imaging 11(1A):S44–S47

Meuwly JY, Lepori D, Theumann N et al (2005) Multimodality imaging evaluation of the pediatric neck: techniques and spectrum of findings. Radiographics 25:931–948

Mulliken JB, Glowacki J (1982) Hemangiomas and vascular malformations in infants and children. A classification based on endothelial characteristics. Plast Reconstruct Surg 69:412–420

Park JE, Ryu YJ, Kim JY (2020) Cervical lymphadenopathy in children: a diagnostic tree analysis model based on ultrasonographic and clinical findings. Eur Radiol 30:4475–4485

Rao AB, Koeller KK, Adair CF (1999) From the archives of the AFIP. Paragangliomas of the head and neck: radiologic-pathologic correlation. Radiographics 19:1605–1632

Robbins KT, Clayman G, Levine PA et al (2002) Neck dissection classification update: revisions proposed by the American Head and Neck Society and the American Academy of Otolaryngology-Head and Neck Surgery. Arch Otolaryngol Head Neck Surg 128:751–758

Saboo SS, Krajewski KM, Zukotynski K et al (2012) Imaging features of primary and secondary adult rhabdomyosarcoma. Am J Roentgenol 199:W694–W703

Vo KT, Matthey KK, Neuhaus J et al (2014) Clinical, biologic, and prognostic differences on the basis of primary tumor site in neuroblastoma: a report from the international neuroblastoma risk group project. J Clin Oncol 32:3169–3176

Zenk J, Bozzato A, Steinhart H et al (2005) Metastatic and inflammatory cervical lymph nodes as analyzed by contrast-enhanced color-coded Doppler ultrasonography: quantitative dynamic perfusion patterns and histopathologic correlation. Ann Otol Rhinol Laryngol 114:43–47

Gefäßassoziierte Veränderungen

Issing PR, Issing C (2019) Diagnose und Behandlung der Jugularvenenthrombose. HNO 67:469–482

Kuppalli K, Livorsi D, Talati NJ et al (2012) Lemierre's syndrome due to Fusobacterium necrophorum. Lancet Infect Dis 12:808–815

Lazott LW, Ponzo JA, Puana RB et al (2007) Severe upper airway obstruction due to delayed retropharyngeal hematoma formation following blunt cervical trauma. BMC Anesthesiol 7:2

Lecler A, Obadia M, Savatovsky J et al (2017) TIPIC syndrome: beyond the myth of carotidynia, a new distinct unclassified entity. Am J Neuroradiol 38:1391–1398

Lemierre A (1936) On certain septicaemias due to anaerobic organisms. Lancet 1:701–703

Shiba D, Hifumi T, Tomiyama K et al (2022) Traumatic retropharyngeal hematoma without spinal cord injury or spinal fracture: a retrospective multicenter analysis. Eur J Trauma Emerg Surg 31:1–8. https://doi.org/10.1007/s00068-022-02203-7

Verbeeck N, Boulanger T, Mataigne F et al (2005) Incidental sonographic finding of an extracranial internal carotid artery aneurysm confirmed by CT angiography. JBR-BTR 88:328–331

Serviceteil

Stichwortverzeichnis – 524

© Der/die Autor(en), exklusiv lizenziert an Springer-Verlag GmbH, DE, ein Teil von Springer Nature 2024
S. Kösling, F. Bootz (Hrsg.), *Bildgebung HNO-Heilkunde*,
https://doi.org/10.1007/978-3-662-68343-9

Stichwortverzeichnis

A

Abszess
- Bezold 80, 82
- epiduraler 202, 205
- Epiglottis 367
- Gl. parotidea 417, 418
- Hirn 83, 84, 202, 205
- intraorbitaler 200
- lymphogen, Phasen 290
- Mastikatorraum 467, 468
- Mundboden 284, 287, 288
- Mundhöhle 321, 323
- parapharyngealer 467, 469, 472, 518
- peritonsillärer 292, 294
- prävertebraler 292, 293
- retropharyngealer 288, 290, 291
- Senkungs- 284, 290, 294
- Speicheldrüse 415, 416, 417, 418
- subperiostaler 200, 202, 203, 206
- tonsillärer 292
- Wange 320, 321
- Zunge 320, 321

Adenoid 274, 275, 298, 301
Adenom
- Basalzell- 432
- Basalzellademon 432
- Mittelohr 68
- myoepitheliales 432
- pleomorphes
  - Mundhöhle 321, 323
  - Nasennebenhöhlen 214
  - Nasopharynx 310
  - Parapharyngealraum 429, 497, 498
  - Speicheldrüse 426, 427, 428, 429, 434, 436, 449

Adenomatoidtumor, Kiefer 256
Aerozele 210
Agger-nasi-Zellen 150, 151, 160, 248
AIDS, Halslymphknotenschwellung 473
Akrozephalosyndaktylismus 39
Aktinomykose 474, 475
Akustikusneurinom *Siehe* Schwannom, vestibuläres
Ala major, Keilbein 152
Ala minor, Keilbein 152
Alexander-Dysplasie 44
Altmann-Klassifikation, Mittelohrfehlbildung 39, 40, 41, 49
Alveolarfortsatz
- Anatomie 280
- Karzinom 319, 320

Amboss *Siehe* Incus
Ameloblastom 256, 257
Amyloidose
- Larynx 380, 381
- Speicheldrüsen 441

Aneurysma, A. labyrinthi 93
Angiofibrom, juveniles *Siehe* Nasenrachenfibrom, juveniles
Angioödem *Siehe* Lymphödem
Ann-Arbor-Klassifikation 228, 503
Anotie 38
Antrochoanalpolyp 300, 301
Antrum mastoideum 8

Apertura
- cochleae 10, 16, 46, 49
- externa 45, 48

Aquaeductus
- cochleae 10
  - Einbezug bei Tumor 93, 94, 105, 106
- vestibuli 10
  - Fehlbildung 45, 46, 47, 48

Arachnoidalzyste 108
Arcus cartilaginis cricoidea 365
Arhinie 170
Arnold-Nerv 16, 99
Arteria
- carotis communis
  - Lageabweichung, zervikal 278, 514, 515
- carotis interna
  - aberrante im Schläfenbein 26
  - Aneurysma 516
  - gefährliche Varianten in NNH 168
  - Lageabweichung, zervikal 278, 514
- labyrinthi 10, 93
  - Aneurysma 93
- stapedia persistens 28
- subarcuata 16, 17
  - Variante 28
- tympanica
  - anterior 16
  - inferior 16, 26, 27
  - posterior 12, 13

Arthritis, rheumatoide, Larynx 370
Articulatio
- cricoarytaenoidea 362
  - Arthritis 370
- incudomalleolaris 9
- incudostapedialis 9

Aryknorpel
- Anatomie 362, 363, 365
- Luxation 399, 401
- Sklerose 394, 401, 402
- Tumorinfiltration 385
- Verlagerung, Stimmlippenparese 399, 400

Aspergillose
- Nasennebenhöhlen 196, 200
- Nasopharynx 311

Ästhesioneuroblastom 226, 227, 228, 243
Atresia auris congenita 39
Atticus *Siehe* Epitympanon
Attiksporn *Siehe* Scutum
Aurikularanhängsel 38
Azinuszellkarzinom *Siehe* Karzinom

B

Barotrauma 55
Basaliom, Ohrmuschel 119
Basalzelladenom 432
Basis, Stapes 5, 9
Beck-Bohrung 246
Bell-Parese 87, 88, 118
Bezold-Abszess *Siehe* Abzess, Bezold
Black-turbinate-Zeichen 200
Blow-in-Fraktur 184, 185

Blow-out-Fraktur 184, 185
Bogengang
- Anatomie 10
- Dehiszenz 32, 33
- Fehlbildung 45, 49
- Fistel *Siehe* Fistel, Labyrinth
Borreliose 87, 88
Brombart-Klassifikation, Pharynxdivertikel 284
Bukkalraum 460, 461
Bulbus venae jugularis
- Anatomie 14
- Varianten 22, 23, 24
Bulla
- ethmoidalis 150, 152, 158, 159, 248
- galli 159, 170, 171
Bursa pharyngea *Siehe* Tornwaldt-Zyste

C

Caldwell-Luc-Operation 242, 244, 245, 246, 248
Canaliculus
- innominatus 14
- mastoideus 16
- nervi vestibularis
  - inferior 16
  - superior 16
- subarcuatus 16
  - aufgeweiteter 51, 52
  - prominenter 28, 29
- tympanicus inferior 16
  - erweiterter 26
Canalis
- basilaris medinus 35
- caroticus 14
- condylaris posterior 14
- craniopharyngealis
  - lateralis *Siehe* Sternberg-Kanal
  - persistens 35
- incisivus 180, 249, 252
- infraorbitalis 150, 158, 159, 180, 184, 185
- mandibulae 190, 249, 251, 253, 319, 354, 355
- nervi
  - cochlearis 16
  - hypoglossi 14
- opticus 152, 166
- palatinus major 460
- palatovaginalis 154
- pterygoideus 14, 152, 161, 308, 318, 340, 460
- singularis 16
- Vidianus *Siehe* Canalis pterygoideus
Cancer of unknown primary (CUP) 270, 304, 351, 478, 512
Cartilago
- arytaenoidea *Siehe* Aryknorpel
- cricoidea *Siehe* Ringknorpel
- thyreoidea *Siehe* Schildknorpel
Caruncula sublingualis 313
Cavum
- Meckeli 152, 154, 155
- nasi *Siehe* Nasenhöhle
- trigeminale *Siehe* Cavum Meckeli
Cellulae mastoideae 10
Cellulitis, orbitale *Siehe* Zellulitis, orbitale
Central bony island 46
Chemodektom *Siehe* Paragangliom
Cherubismus 254, 255
Choanalatresie 282, 283
Choanalstenose 283

Choanen 148, 272, 282, 283
Cholesteatom
- Gehörgang 63, 65, 69, 109, 112
- kongenitales 69, 70, 102
- Mittelohr 8, 66, 69, 71, 72, 73, 74
- murales 69, 70, 73, 128
- Pars-flaccida- 68, 70, 71
- Pars-tensa- 65, 68, 70, 71, 72
- Rezidir 128
- Rezidiv 128, 129, 131
Cholesteringranulom *Siehe* Cholesterolgranulom
Cholesterolgranulom 7, 65, 66, 68, 71, 76, 77, 108, 128
Chondritis
- Larynx 370, 393
Chondroblastom, Schläfenbein 116
Chondrom
- Larynx 379, 380, 381
Chondromyxoidfibrom
- Cavum nasi 215
- Schläfenbein 116
Chondrosarkom
- Larynx 380, 391, 392
- Nasennebenhöhlen 234, 235
- Schläfenbein 114, 115, 116
Chorda tympani 10, 16
Chordektomie, postoperative Veränderungen 395
Chordom 115, 116
Choristie 489
Cisterna trigemina *Siehe* Cavum Meckeli
Clivus
- Chordom *Siehe* Chordom
- Normvarianten 35
Cochlea *Siehe* Schnecke
Cochlea-Implantat 59, 85, 120, 139, 140
Cochlear bud 44
Cochlear cleft 35
Cochlear implant *Siehe* Cochlea-Implantat
Common-cavity-Fehlbildung 44, 45
Common nerve 46
Concha
- bullosa
  - inferior 170, 171
  - media 156, 157, 159, 171, 196
  - superior 170, 171
  - suprema 170
- nasalis
  - inferior 148
  - media 148
  - paradox gebogene 156, 157
  - superior 148
  - suprema 148
Contusio labyrinthi *Siehe* Labyrinth, Kontusion
Conus elasticus 363, 365
Cornu
- inferius, Schildknorpel 365
- majora, Zungenbein 366
- minora, Zungenbein 366
- superius, Schildknorpel 365, 380
Corpus ossis hyoidei 366
Crista galli 150, 170, 174, 177
Crus
- anterior, Stapes 9
- breve, Incus 8
- longum, Incus 8
- posterior, Stapes 9
CUP *Siehe* Cancer of unknown primary (CUP)

D

Dakrozystozele 172
Dehiszenz, knöcherne
- Bogengang 32, 33
- Bulbus venae jugularis 22
- Fazialiskanal 12, 22, 23, 28, 56, 80
- Felsenbeinspitze 51
- Fossa jugularis 22, 23
- Nasennebenhöhlen 161, 164, 165, 167, 168
- Paukenhöhlendach 33, 34, 51, 83, 84, 164
- Sinus sigmoideus 24
Dermalsinus, nasaler 174, 176
Dermoid
- Hals 489
- Nasennebenhöhlen 174, 176, 177
Desmoid, Hals 500
Dislokation
- Incus 60
- inkudomalleoläre 60
- PORP 130, 131
- stapediovestibuläre 60, 61
- TORP 130, 131
Diverticulum, innerer Gehörgang 20
Divertikel
- Bulbus venae jugularis 22, 23, 24
- Pharynx 266, 282, 284
- Sinus sigmoideus 24
Diving-Ranula 444
Dreieck, retromolares *Siehe* Trigonum, retromolare
Ductus
- cochlearis 124
- endolymphaticus 10
- nasolacrimalis 148
- nasopalatinus 252
- perilymphaticus 10
- semicirculares 10
- thoracicus, Normvariante 510, 512
- thyreoglossus 302, 303, 480
Ductus-thyreoglossus-Zyste *Siehe* Halszyste, mediane
Durainfiltration, bei NNH-Tumoren 223, 225
Dural tail sign 93, 102, 105, 106
Dysostosis
- craniofacialis 39
- otomandibularis 39
Dysplasie
- fibröse
  - Nasennebenhöhlen 220
  - Schläfenbein 112, 113, 114
- okuloaurikulovertebrale 39
- zervikookuloakustische 39

E

Eagle-Syndrom 53, 54
Ecchordosis physaliphora 35, 115, 116
Eisbergtumor 426, 429, 449
Emissarium mastoideum 24, 25, 26
Empyem, subdurales als Komplikation einer NNH-Entzündung 202, 205
Endolymphatic-sac-Tumor *Siehe* Tumor des endolymphatischen Sackes
Endolymphe 10
Endolymphhydrops *Siehe* Hydrops, endolymphatischer
Epidermoid
- Hals 480, 489, 490
- Mundboden 444, 445
- Nasennebenhöhlen 174, 177
- Schläfenbein 38, 107, 108
- weißes 107
Epiglottis
- Anatomie 363
- Karzinom 384
- Lipomatöser Tumor 379
- Retentionszyste 374, 375
Epiglottisabszess 367
Epiglottitis 367, 372
Epipharynx *Siehe* Nasopharynx
Epitympanon 8
Epstein-Barr-Virus 306, 414
Erdheim-Hypophyse 274
Eruptionszyste, Kiefer *Siehe* Zysten, Kiefer
Ethmoid *Siehe* Siebbeinzellen
Ewing-Sarkom, Schläfenbein 116
Exostose, Gehörgang 111, 112
Explosionstrauma 55, 57

F

Falte *Siehe* Plica
Fascia
- alaris 457, 459
- cervicalis
  - profunda 456, 458
  - superficialis 456
- endothoracica 457
- nuchae 457
- pharyngobasilaris 272, 307, 308
- praevertebralis 457, 459
Faszienräume 456
Fasziitis, nekrotisierende 467, 470, 471
Fazialisneurinom *Siehe* Schwannom, Fazialis
Fazialisparese, periphere
- entzündlich bedingte 64, 69, 74, 75, 80, 83, 87, 88
- idiopathische *Siehe* Bell-Parese
- kongenitale 28
- postoperative 130, 133
- traumatisch bedingte 55, 56, 57, 58
- tumorbedingte 89, 90, 94, 97, 98, 109, 119
Fazialisschwannom *Siehe* Schwannom, Fazialis
Felsenbeinspitze
- Flüssigkeitsretention 108
- Hämangiom, intraossäres 116
- Pneumatisation 18
- Zephalozele 108, 109
Fenestra
- cochleae *Siehe* Fenestra rotunda
- ovalis 10
- rotunda 10
- vestibuli *Siehe* Fenestra ovalis
FESS *Siehe* Nasennebenhöhlen, Chirurgie, funktionelle endoskopisch-gestützte
Fibrom
- ossifizierendes
  - Kiefer 258, 259
  - Nasennebenhöhlen 218
  - Schläfenbein 114
- Zungengrund 304
Fibromatosis colli 499, 500
Fisch-Klassifikation, Schläfenbeinparagangliom 99
Fissula ante fenestram 35, 120
Fissura
- basilaris transversa 35
- orbitalis

Stichwortverzeichnis

– inferior 152, 308, 460
– superior 152, 200, 307, 308
– petrooccipitalis 16
– petrotympanica 16
Fissur, Hyrtl- 51, 52
Fistel
– Labyrinth 57, 59, 72, 129
– laterale Halsfistel 478
– mediane Halsfistel 480
– Nasen- 174, 176, 177
– perilabyrinthäre, angeborene 51
– Perilymphfistel 125, 132, 133
– präaurikuläre 38
– translabyrinthäre, angeborene 51
Fontanelle
– hintere 164, 165, 170
– vordere 164, 165
Fonticuli 170, 171
Foramen
– caecum 176, 177
– ethmoidale
 – anterius 150
 – posterius 150
– Huschke 14
– jugulare
 – Anatomie 14
 – Seitendifferenz 20, 21
– lacerum 14, 272
– ovale 14, 152
– petrosum *Siehe* Canaliculus innominatus
– retroarticulare 25, 26
– rotundum 152
– sphenopalatinum 152
– spinosum 14, 152
 – fehlendes 28
– stylomastoideum 10, 12
– supraorbitale 150
– tympanicum *Siehe* Foramen Huschke
– Vesalii 14, 154
Foramen-jugulare-Meningeom *Siehe* Meningeom
Foramen-jugulare-Schwannom *Siehe* Schwannom
Fossa
– canina 244
– geniculata 12
– infratemporalis 460
– lacrimalis 160
– navicularis 35
– olfactoria 150
– pterygopalatina 460
– supratonsillaris 478
– temporalis 460
– tonsillaris 276
Fovea ethmoidalis 150
Foveola pharyngica 35
Fraktur
– Alveolarfortsatz 177, 178
– dentoalveoäre 178
– Gehörknöchelchen 57, 60, 61
– Jochbein 181, 182
– Jochbogen 177, 178, 181, 182
– Kehlkopf 401, 402
– Le-Fort- 179, 181
– Mandibula 177, 179, 186, 187, 190
– Mittelgesicht
 – infrazygomatikale 178, 179
 – laterale 178, 182, 183
 – Le-Fort- 178, 179, 180, 181

– Nasenskelett 146, 147, 177, 178, 180, 181, 184, 185
– Nigst- 178, 180, 181, 182, 184
– Orbita 178, 181, 182, 183, 184, 185, 186
– Sinus frontalis 186
– Smash-Fraktur 181
– Tripod- 182, 183
– Trümmerfraktur 181
– Wassmund- 180, 181
– zentrale 178, 180
– zentrolaterale 178, 181
– zygomatikomaxilläre *Siehe* Fraktur, Mittelgesicht, laterale
– Orbita 182, 183
– otobasale *Siehe* Fraktur, Schläfenbein
– pyramidale *Siehe* Fraktur, Mittelgesicht, zentrale
– Ringknorpel *Siehe* Fraktur, Kehlkopf
– Schildknorpel *Siehe* Kehlkopf
– Schläfenbein
 – gemischte 55, 57
 – Längs- 55, 56
 – Quer- 55, 57, 58
– Unterkiefer *Siehe* Fraktur, Mandibula
Fremdkörper
– Nasennebenhöhlen 192, 199
– Orbita 190, 191, 203
Functional endoscopic sinus surgery *Siehe* Nasennebenhöhlen, Chirurgie, funktionelle endoskopisch gestützte
Furche, glossotonsilläre 276, 322

G

Ganglion *Siehe* Ganglion, trigeminale
– Gasseri *Siehe* Ganglion, trigeminale
– pterygopalatinum 460
– trigeminale 154, 328, 329, 340
Ganglioneurom 492
Gaumen
– harter
 – Anatomie 280
 – Karzinom 318
– weicher
 – Anatomie 272, 276
 – Karzinom 328, 329
 – Non-Hodgkin-Lymphom 323, 331
Gaumenbogen 276, 280
Gaumenspalten 282
Gefäß-Nerven-Kontakt, Kleinhirnbrückenwinkel 28
Gehörgang *Siehe* Meatus acusticus
Gehörknöchelchen 8
– Bänder 9
– Fehlbildungen 39, 40, 41, 42, 43
– Fissur 60, 61
– Fixation 41, 42
– Fraktur 57, 60, 61
– Incus 8
– Malleus 8
– Muskeln 9
– Stapes 3, 9
Glandula
– parotidea
 – Abszess 417, 418
 – adenoid-zystisches Karzinom 436, 437
 – Adenokarzinom 438, 439
 – akzessorisches Gewebe 414
 – Anatomie 410
 – Entzündung *Siehe* Sialadenitis
 – Lymphominfiltrat 440
 – Metastase 442

- mukoepidermoides Karzinom 434, 435
- Onkozytom 432
- Plattenepithelkarzinom 438, 439
- pleomorphes Adenom 426, 427, 428
- Rhabdomyosarkom 446
- Sarkoidose 418, 420, 421
- Schwannom 432
- Sialadenose 422, 424
- Warthin-Tumor 430
- Zystadenolymphom *Siehe* Whartin-Tumor
- sublingualis
  - Anatomie 410, 412, 413
  - Läsion 444
- submandibularis
  - Amyloidose 441
  - Anatomie 412, 413
  - Entzündung *Siehe* Sialadenitis
  - pleomorphes Adenom 429
  - Sialolithiasis 422, 423

Gleichgewichtssinn *Siehe* Vestibularorgan
Gliom, nasales 170, 172, 175, 302
Globuli ossei 34, 35, 43, 122
Glomus-caroticum-Tumor 492, 495
Glomus-jugulare-Tumor 99, 100, 101, 102
Glomus-jugulotympanicum-Tumor 99, 102
Glomus-tympanicum-Tumor 99, 100, 101, 102
Glomus-vagale-Tumor 495, 496
Glossotonsillarfurche 276, 322
Glottis *Siehe* Stimmlippen
Glue ear 68, 76
Granulation
- arachnoidale 32, 33, 34, 35, 51, 164
- floride 74, 81, 86, 110, 128

Granulom
- eosinophiles 122, 123
- periapikales 249, 252, 253
- Riesenzell- 252, 255

Granulomatose mit Polyangiitis (GPA)
- Larynx 367, 368
- Schläfenbein 68, 69

Grundlamellen, Nasennebenhöhlen 150
Gusher-Phänomen 44, 45, 46, 51, 52

H

Haferzellkarzinom *Siehe* Karzinom
Hairy polyp 282
Haller-Zellen 150, 158, 159
Hals
- Abszess *Siehe* Abszess, Mastikatorraum bzw. parapharyngealer
- Anatomie 456, 457, 458, 459, 460, 461
- Dermoid 489, 490
- Entzündung *Siehe* Fasziitis, nekrotisierende bzw. Lymphadenitis colli
- Epidermoid 489, 490
- Faszienräume 456, 457, 458, 459
- Gefäße
  - Darstellung 454
  - Normvarianten 514
- Hämangiom 482, 483, 484, 506
- Hämatom, retropharyngeales 519, 520
- Lipom 501, 502
- Lipomatosis 502
- Liposarkom 501, 502
- Lymphknoten *Siehe* Lymphknoten, normale zervikale bzw. Lymphknotenmetastasen
- Madelung-Fetthals 501, 502

- Myositis 467, 470, 471
- nekrotisierende Fasziitis 467, 470, 471
- Neurofibrom 493, 494
- Paragangliom 495, 496
- perineurale Tumorausdehnung 460, 505
- pleomorphes Adenom, retropharyngeales 497, 498
- Rhabdomyosarkom 505, 506
- Schwannom 491, 492, 494, 496, 497
- Tuberkulose, Lymphknoten 472, 510, 512

Halsfaszie, tiefe
- mittleres Blatt 456
- oberflächliches Blatt 456
- tiefes Blatt 457

Halsfistel
- laterale 478
- mediane 480

Halszyste
- laterale 478
- mediane 480, 481
- Tornwaldt- 476

Hämangiom
- Hals 482, 483
- intraossäres, Felsenbeinspitze 116
- N. facialis 97, 98

Hämangioperizytom 214
Hämatom
- intrakranielles 181, 188, 189
- intramuskuläres, Hals 499, 500
- Orbita
  - Optikusscheide 190, 191
  - subperiostales 190, 191, 202
- organisiertes, Kieferhöhle 215
- retropharyngeales 514, 519, 520

Hammer *Siehe* Malleus
Heterotopie, gliale 172
Hiatus
- canalis facialis 16, 28, 29
- semilunaris 152, 158

HIV-Läsion, benigne lymphoepitheliale, Speicheldrüse 420, 431, 442
Hodgkin-Lymphom
- Hals 503
- Nasopharynx 310

Hörorgan *Siehe* Schnecke
Hörsturz 44, 48, 85, 89, 92, 95, 125
Hydrops, endolymphatischer 7, 8, 124, 125
Hygrom, zystisches 486
Hyperostose bei Meningeom 93, 94, 105, 106
Hyperplasie, lymphatische
- Nasopharynx 274, 275, 310
- Oropharynx 278

Hypoglossusparese 330, 332, 352
Hypoglossusschwannom *Siehe* Schwannom, Hypoglossus
Hypopharynx
- Anatomie 278, 279
- Karzinom *Siehe* Karzinom, Hypopharynx
- postoperative Veränderungen 349, 352

Hypotympanon 8
Hyrtl-Fissur 51, 52

I

IgG 4 assoziierte Erkrankung, Speicheldrüsen 419
Immunozytom 331, 339
Incisura thyreoidea superior 365
Incus
- Anatomie 8

- Dislokation 60, 61
- Fehlbildung 40, 41
- Nekrose 132, 133
Infundibulotomie, postoperative Veränderungen 247
Infundibulum ethmoidale 150, 152
Innenohr
- Anatomie 10, 11
- Bogengangsdehiszenz 32, 33
- Dehiszenzsyndrom *Siehe* Syndrom
- Entzündung 72, 80, 85, 86, 95
- postoperativer Zustand 126, 138, 139, 140
- Tumor 89, 91, 95, 96
Interglobularräume *Siehe* Globuli ossei
Intermediusneurinom *Siehe* Schwannom, Intermedius-
Internationales Neuroblastom-Staging-System (INSS) 507, 508

J

Jacobson-Nerv 16, 99
Jahrsdoerfer, Prognoseindex nach 38, 39
Jejunuminterponat 343, 344
Jochbein, Fraktur 181, 182
Jochbogen, Fraktur 181, 182
Jugularvenenthrombose *Siehe* Thrombose, V. jugularis interna

K

Kalottenplastik mit Palacos 240
Karotidynie 514
Karotisloge 457, 458
Karzinoid
- atypisches *Siehe* Karzinom, neuroendokrines
- Metastase, Oropharynx 332
Karzinom
- adenoid-zystisches
    - Larynx 390
    - Mundhöhle, Pharynx 304, 310, 318, 321, 330, 331
    - Nasennebenhöhlen 221, 224, 225
    - Schläfenbein 109, 110
    - Speicheldrüse 424, 436, 437
- Adenokarzinom
    - Mundhöhle, Pharynx 304, 322, 341
    - Nasennebenhöhlen 221, 225
    - Schläfenbein 109, 110
    - Speicheldrüsen 426, 438, 439
- äußerer Gehörgang 63, 109, 110
- Azinuszell- 429, 438, 449, 498
- Haferzell- 226
- Hypopharynx 333, 334, 335, 336, 337, 338
    - T-Klassifizierung 333
- Klarzell- 438
- Larynx
    - glottisches 381, 386, 387
    - N-Klassifizierung 384
    - subglottisches 381, 388
    - supraglottisches 381, 384, 385
    - T-Klassifizierung 384, 386, 389
    - transglottisches 381, 388
- lymphoepitheliales 306, 307
- metachrones 304
- Mittelohr 71, 109
- mukoepidermoides 307, 434, 435
- Mundhöhle
    - N-Klassifizierung 312
    - T-Klassifizierung 312
- Nasenhöhle und Nasennebenhöhlen
    - N-Klassifizierung 222

- T-Klassifizierung 222
- Nasopharynx
    - N-Klassifizierung 306
    - T-Klassifizierung 306
- neuroendokrines 225
- Oropharynx
    - N-Klassifizierung 324
    - T-Klassifizierung 324
- Plattenepithel-
    - Hypopharynx 304, 333, 334, 335, 337
    - Larynx 369, 381, 384, 385, 386, 387, 388, 389, 390, 398
    - Mundhöhle 304, 311, 312, 313, 314, 315, 316, 317, 318, 319, 320
    - Nasennebenhöhle 206, 221, 222, 223, 224, 225
    - Nasopharynx 304, 306, 307, 309
    - Oropharynx 304, 322, 324, 325, 326, 327, 329
    - primäres intraossäres 257, 259
    - Schläfenbein 109, 110
    - Speicheldrüse 424, 438, 439
- Schilddrüse
    - medulläres, Metastase 116, 496
    - papilläres, extrathyreoidales 482
- Speicheldrüse 434, 435, 436, 437, 438, 439
- synchrones 305, 320
Katzenkratzkrankheit, Halslymphknoten 473
Kehldeckel *Siehe* Epiglottis
Kehlkopf *Siehe* Larynx
Keilbeinhöhle
- Anatomie 148, 152
- Aspergillom 199
- fibroossäre Läsion 218
- Fraktur 188, 189
- invasive Aspergillose 200
- Karzinom 221, 223
- Meningozele 172
- Mukozele 206, 208
- Normvarianten 160, 161, 162, 163, 166, 168
- Osteom 217
- Pneumatisationstypen 162, 164
- Tumor 211, 217, 221, 227, 230
Keros-Klassifikation 166
Kette
- Gehörknöchelchen 8
- stylohyoidale
    - Bestandteile 53
    - Ossifikation 53, 54
Kiefer
- aneurysmatische Knochenzyste 254, 256
- Nekrose, bisphosphonatassoziierte 354, 355
- periapikale Entzündung/Granulom 249, 250, 252, 253
- primäres intraossäres Karzinom 257, 259
- Tumor 255, 256, 257, 258, 259, 260, 261
- Zyste 210, 248, 249, 250, 251, 252
Kiefer-Gaumen-Spalte 282
Kieferhöhle
- Anatomie 148
- Entzündung *Siehe* Nasennebenhöhlen, Entzündung
- Fraktur 178, 179, 180, 181, 183, 184, 185
- Karzinom *Siehe* Karzinom, Nasenhöhle und Nasennebenhöhle
- Non-Hodgkin-Lymphom 228, 230
- Normvarianten 158, 159, 160
- organisiertes Hämatom 215
- postoperativer Zustand 240, 241, 242, 243, 244, 245, 247, 248
- Schlungbaum-Typ 158
- Sinusitis *Siehe* Nasennebenhöhlen, Entzündung
Kilian-Dehiszenz 284
Kilian-Operation 246

Kleinhirnbrückenwinkel
- Anatomie 11
- Epidermoid 107
- Gefäß-Nerven-Kontakt 28
- Meningeom 105, 106
- postoperative Veränderung 126, 134, 136

Knalltrauma 55
Knochenmarkinfiltration 223, 315, 319, 326, 446, 508
Knochenzyste, aneurysmatische
- Mandibula *Siehe* Kiefer, aneurysmatische Knochenzyste
- Nasennebenhöhlen 218

Knorpelinfiltration, Larynx 381, 382, 383, 385, 387, 388
Knorpelreste, Schädelbasis 169
Kochlea *Siehe* Schnecke
Kollagenose, Larynx 370
Kommissur, Stimmlippe
- hintere
  - Anatomie 362, 363, 365
  - Karzinom 387, 388
- vordere
  - Anatomie 362, 363, 365
  - Karzinom 386, 387, 388, 398

Koos-Einteilung 89, 90
Körner-Septum 10
- Variante 34

Küttner-Tumor 419

L

Labyrinth
- Aplasie 44
- Einblutung 62, 85, 86, 134
- Fehlbildung *Siehe* Innenohr, Fehlbildung
- Fibrosierung 57, 59, 62, 80, 85, 134, 136
- Fistel 57, 59, 72, 129
- Fraktur 55, 57, 58, 59
- Kontusion 55, 62
- Normvarianten 32, 33
- Ossifizierung 55, 57, 58, 62, 85, 86, 134, 136, 139, 140
- Tumor *Siehe* Innenohr, Tumor

Labyrinthitis *Siehe* Innenohr, Entzündung
Lamina
- cartilaginis cricoidea 365
- cribrosa 148, 150, 152
- papyracea 150
- perpendicularis 150
- praetrachealis fasciae cervicalis 456
- praevertebralis fasciae cervicalis 456
- spiralis ossea 10, 124

Langerhans-Zell-Histiozytose 116
Lappenplastik 341, 342, 343, 345, 354, 396
Lärmtrauma 55
Laryngektomie, postoperative Veränderungen
- partielle 381, 393, 395, 396
- totale 344, 345, 349, 354, 381, 395, 397

Laryngitis
- akute 366, 367
- chronische 369
- granulomatöse 368
- radiogene 371
- Reflux 371

Laryngozele 372, 374, 375, 401, 480
Larynx
- Amyloidose 380, 381
- Anatomie 362, 363, 365, 366
- Angioödem 372, 373
- Chondritis 370, 371, 393
- Chondrom 379, 380, 391
- Chondrosarkom 380, 391
- Entzündung *Siehe* Laryngitis
- inflammatorischer myofibroblastärer Tumor 378
- Karzinom *Siehe* Karzinom, Larynx
- Knorpelsklerose
  - bei Entzündung 369, 370, 371
  - bei Tumoren 382, 383, 385
  - postradiogen 370, 393, 394
  - posttraumatisch 401, 402
- Kollagenose 370
- Perichondritis 368
- Pilzbefall 369
- postradiogenes Ödem 393, 394, 395, 396
- Pyolaryngozele 372, 374, 375
- Refluxlaryngitis 371
- sarcoid-like lesion 390
- Sarkoidose 368
- Syphilis 368
- Trauma 399, 401, 402
- Tuberkulose 368
- vaskuläre Malformation 377, 378

Le-Fort-Fraktur *Siehe* Fraktur, Mittelgesicht
Leimohr 68
Ligamentum
- cricothyreoideum medianum 366
- stylohyoideum 53, 54

Lipom
- Hals 501, 502
- innerer Gehörgang 93, 94
- intralabyrinthäres 85, 95
- Larynx 378, 379
- Speicheldrüse 424, 432

Lipomatosis colli 502
Liposarkom 379, 501, 502
Lippen-Kiefer-Gaumen-Spalte 282
Liquorfistel
- perilabyrinthäre 51, 52
- translabyrinthäre 51, 52

Liquorrhö
- Otoliquorrhö 32, 51, 55, 109
- Otorhinoliquorrhö 35
- Rhinoliquorrhö 35, 51, 166, 172, 186, 188, 189

Liquortympanon 35
Ludwig-Angina 286
Lues, Halslymphknoten 472
Lupus 370, 420
Lymphadenitis
- colli 466, 472, 473, 510, 512
- eitrige 288, 290, 291

Lymphknoten
- Drainagewege 513
- Gl. parotidea 411
- Gruppen 462
- jugulodigastrischer 462
- juguloomohyoidaler 462
- normale zervikale 462, 465
- retropharyngeale 306, 462, 464
- zervikale Leveleinteilung 462, 463, 464

Lymphknotenmetastasen 462, 464, 466, 509, 510, 511
Lymphknotenresektion *Siehe* Neck dissection
Lymphödem
- angioneurotisches 372, 373
- radiogenes 341, 348, 349, 352, 393, 394

Lymphogranulomatose *Siehe* Lymphom, Hodgkin-
Lymphom, malignes
- Hodgkin-

Stichwortverzeichnis

- Hals 503, 504
- Nasopharynx 310
- Non-Hodgkin-
  - Hals 499, 500, 503, 504
  - Hypopharynx 337, 339
  - Larynx 390, 391
  - Mundhöhle 321, 323
  - Nasennebenhöhle 202, 228, 230
  - Nasopharynx 300, 310
  - Oropharynx 330, 331
  - Schläfenbein 94, 97, 98
  - Speicheldrüse 420, 440
  - T-/NK-Zell- 228, 230

M

Macula
- sacculi 10
- utriculi 10

Madelung-Fetthals 501, 502
Malformation, vaskuläre
- arteriovenöse, Larynx 377
- lymphatische
  - Hals 486, 487, 488
  - Mundboden 445
  - Speicheldrüse 432, 442, 443
- venöse
  - Hals 483, 484, 485
  - Hypopharynx 339
  - Mundhöhle 323
  - Nasennebenhöhlen 212, 214
  - Schläfenbein 97, 98
  - Speicheldrüsen 433

Malleus
- Anatomie 8
- Band 9, 79
- Fehlbildung 40, 41
- Trauma 61

Mandibula
- Ameloblastom 256, 257
- aneurysmatische Knochenzyste 254, 256
- Cherubismus 254, 255
- Fraktur 186, 187
- Karzinom, intraossäres 257, 259
- Luxation 186, 187
- ossifizierendes Fibrom 218
- Osteomyelitis 262, 286, 287, 289, 320, 321
- Osteoradionekrose 353, 355
- Riesenzellgranulom 252, 255
- Torus mandibulae 253, 262

Mastikatorraum 457, 458
Mastoid *Siehe* Processus mastoideus
Mastoidektomie
- Indikation 126
- postoperative Veränderungen 126, 127, 128, 129, 134, 135, 139

Mastoiditis 80, 81
Mastoidpneumatisation 18
- reduzierte 40, 41, 43, 66, 67, 70, 71, 78

Matrixverkalkung, chondroide 114, 115, 234, 235, 380, 391
Maxilla
- Fraktur 178
- ossifizierendes Fibrom 218
- Osteosarkom 236, 237
- Teilresektion 245

Meatus acusticus
- externus
  - Anatomie 8

- Atresie 38, 39, 40, 41, 42, 43
- benigner Tumor 63, 66
- Cholesteatom 63, 65, 66
- Exostose 111, 112
- Karzinom 63, 109, 110
- Polyp 65, 109
- Segel 63, 66
- internus
  - Anatomie 10
  - Fehlbildung 45, 46, 50
  - Normvarianten 20, 21

Melanoblastom, Nasennebenhöhlen 230
Melanom, malignes
- Nasennebenhöhlen 226, 228, 229, 230, 232, 236, 239, 241
- Nasopharynx 310
- T-Klassifikation 228

Membrana
- cricothyreoidea 389
- fibroelastica 363
- quadriangularis 363
- thyreohyoidea 278, 366
- tympani 8

Meningeom
- Foramen jugulare 102, 104
- Hyperostose *Siehe* Hyperostose bei Meningeom
- intraossäres, Keilbeinflügel 220
- Kleinhirnbrückenwinkel 105, 106
- petroklivales 106

Meningitis, mögliche Ursache 32, 35, 51, 84, 85, 86, 164, 172, 181, 186
Meningo(enzephalo)zele
- Nasennebenhöhle 170, 172, 189
- Schläfenbein 51, 56, 129

Mesotympanon 8, 9
Metastase
- Haut 353
- Lymphknoten *Siehe* Lymphknotenmetastase
- Nasennebenhöhlen 238
- Nasopharynx 300
- Oropharynx 332
- Schläfenbein 93, 94, 104, 116, 118
- Speicheldrüse 442

Michel-Deformität 44
Midfacial degloving 241, 248
Mikrotie 38, 39
Mittelgesichtsfraktur *Siehe* Fraktur, Mittelgesicht
Mittelgesichtstrümmerfraktur 181
Mittelliniengranulom, letales 230
Mittelohr
- Adenom 68
- Anatomie 8, 9
- Entzündung *Siehe* Otitis, media
  - Komplikation 78, 80, 81, 82, 83, 84
- Epidermoid 107, 108
- Fehlbildung 28, 38, 39, 40, 41, 43
  - Altmann-Klassifikation 39, 40, 41
  - Schweregradabschätzung nach Müller 39, 41, 43
- Karzinom 70, 102, 109
- Meningeom 102
- Paragangliom 99, 100, 101

Modiolus
- Anatomie 10
- Aplasie 45, 47, 51, 52
- Hypoplasie 47

Moiré-Muster 5, 6
Mondini-Fehlbildung 45, 47
Monokelhämatom 182, 184

Mononukleose, Halslymphknoten   473
Morbus
- Albers-Schönberg   120
- Castleman, Halslymphknoten   473
- Hodgkin *Siehe* Lymphom
- Menière   124, 125
- Paget
    - Nasennebenhöhlen   206, 220, 221, 244, 245
    - Schläfenbein   114, 120, 122, 123
- Recklinghausen   493
- Sjögren   420, 421
- Wegener *Siehe* Granulomatose mit Polyangiitis (GPA)
Mukosa
- nasopharyngeale   272, 273
- oropharyngeale   276, 277
Mukosaraum   457
Mukositis, radiogene   348, 349, 371, 393
Mukoviszidose, Nasen(neben)höhlen   161, 192, 194, 196, 197
Mukozele   206, 208, 210
Müller-Einteilung der Fehlbildungen des Mittelohrs   43
Mundboden
- Abszess *Siehe* Abszess, Mundboden
- Anatomie   280, 281
- Epidermoid   444, 445
- Karzinom *Siehe* Karzinom, Mundhöhle, Mundboden
- lymphatische Malformation   288, 445
- NHL   323
- Phlegmone   286
- Ranula   288, 289, 444
Mundhöhle
- Abszess   320, 321 *Siehe auch* Mundboden, Abszess
- Anatomie   280, 281
- Karzinome *Siehe* Karzinom, Mundhöhle
- perineurale Tumorausdehnung   317, 318, 341
Mundschleimhautkarzinom   317
Musculus
- buccinator   317, 460
- capitis longus   272, 273, 277
- constrictor pharyngis   272, 276, 277, 278, 292, 366
- cricoarytaenoideus posterior   366
- cricopharyngeus   284
- digastricus   280, 319
- genioglossus   280, 281, 316, 326
- geniohyoideus   280, 281, 412, 461
- hyoglossus   280, 281
- levator scapulae   457
- levator veli palatini   272, 273, 276, 328, 457
- longus colli, Tendinitis   292, 293
- masseter   410, 411, 414, 435, 439, 459, 460
- mylohyoideus   262, 280, 314, 316, 319, 412, 413, 444, 461, 489
- omohyoideus   362, 366, 462, 463
- palatoglossus   276, 280
- palatopharyngeus   276, 277
- pterygoidus
    - lateralis   273, 324, 459
    - medialis   273, 277, 280, 314, 317, 326, 459, 514
- rectus
    - inferior   184, 185, 223, 224
    - medialis   191
- salpingopharyngeus   457
- scalenus   457, 460
- stapedius   9, 10
- sternocleidomastoideus   456, 463, 464, 471, 478, 499
- sternohyoideus   362, 366
- sternothyreoideus   362, 366
- styloglossus   280, 281
- temporalis   273, 459
- tensor
    - tympani   9, 79
    - veli palatini   272, 273, 276, 328
- thyreoarytaenoideus   363, 365
    - Atrophie   399, 400
- thyreohyoideus   362, 366
- trapezius   456
- vocalis   364, 365, 388
Muskulatur
- gerade *Siehe* prälaryngeale
- infrahyoidale *Siehe* prälaryngeale
- prälaryngeale   362, 366
- prävertebrale   272, 276
- Zunge
    - äußere   280, 281
    - innere   280, 281
Myelom, multiples   228, 230, 236
Mykobakteriose, nicht tuberkulöse   418
Myositis   467, 470, 471
Myxoidfibrom, odontogenes   260, 261
Myzetom   196

N

Nase
- Arhinie   160, 170
- Choanalatresie   282, 283
- Dermalsinus   174, 176
- Fistel *Siehe* Dermalsinus
- nasales Gliom   172, 175
Nasenhöhle
- Anatomie   148, 149
- Karzinom *Siehe* Karzinom, Nasennebenhöhlen
Nasenmuschel *Siehe* Concha, nasalis
Nasennebenhöhlen
- Anatomie   148, 149, 150, 151
- Aspergillose   196, 199, 200
- Ästhesioneuroblastom *Siehe* Ästhesioneuroblastom
- Chirurgie *Siehe auch* Caldwell-Luc-Operation
    - endonasale   243, 246, 247
    - funktionelle endoskopisch gestützte (FESS)   155, 247
    - transfaziale   246
    - transorale *Siehe* Caldwell-Luc-Operation
- Chondrom   234
- Chondrosarkom   234, 235, 236
- Dehiszenz *Siehe* Dehiszenz, Nasennebenhöhlen
- Entzündung
    - akute Rhinosinusitis   190, 192, 193
    - chronische Rhinosinusitis   192, 194, 195
    - Granulomatose mit Polyangiits   196
    - Komplikationen   200, 202, 203, 204, 205, 206, 207, 208
    - pilzbedingte Sinusitis   196, 197, 198, 199, 200
- Fehlbildung   170, 172, 174, 175, 176
- invertiertes Papillom   200, 211, 213, 302
- Karzinom *Siehe* Karzinom, Nasennebenhöhlen
- malignes Melanom   228, 229
- Metastase *Siehe* Metastase, Nasennebenhöhlen
- Morbus Paget *Siehe* Morbus Paget
- Non-Hodgkin-Lymphom *Siehe* Lymphom
- Normvarianten, gefährliche
    - Siebbein   166, 167
    - Stirnbein   166, 167
    - Varianten für den N. opticus   166, 167
    - Varianten für die A. carotis interna   168
- ossifizierendes Fibrom   218
- Osteom   216, 217, 220, 236, 239
- Osteomyelitis   204, 206, 207, 245

- Osteosarkom   220, 234
- perineurale Tumorausdehnung   223, 225
- Plasmozytom   228, 230
- Pneumatisation   148
- Polyposis   192, 194, 195, 196, 207, 248
- postnatale Entwicklung   148, 149
- Retentionszyste   157, 192, 210, 227
- Rhabdomyosarkom   232, 233
- sporadische Schleimhautschwellungen   192, 193, 194

Nasenrachenfibrom, juveniles   214, 295, 297, 298, 302
Nasenseptum *Siehe* Septum nasi
Nasensklettfraktur *Siehe* Fraktur, Mittelgesicht
Nasopharynx
- Anatomie   272, 273
- hyperplastische Rachenmandel   274, 275, 298, 299, 300, 310
- Karzinom *Siehe* Karzinom, Nasopharynx
- Metastase   300
- perineurale Tumorausdehnung   307, 308, 309, 340
- Pseudoläsion   274, 275
- Retentionszyste   477
- Tornwaldt-Zyste   476

Neck dissection   292, 346, 347, 354, 447, 509
Nervenscheidentumor, peripherer *Siehe* Schwannom
Nervus
- abducens   30
- accessorius   346, 459
- alveolaris inferior   280, 314, 317, 340, 341
   - perineurale Tumorausdehnung   314, 317, 340, 341
   - Schwannom   255
   - Trauma   190
- auriculotemporalis, perineurale Tumorausdehnung   437
- cochlearis   10
   - Aplasie   45, 46, 47, 50, 139
   - Hypoplasie   46, 50
- ethmoidalis
   - anterior   150
   - posterior   150
- facialis
   - Anatomie   10, 12, 13
   - Gefäß-Nerven-Kontakt   30
   - Hämangiom   97, 98
   - perineurale Tumorausdehnung   118, 119
   - Schwannom   97, 432
   - Trauma   57, 58
   - Variante   28, 31, 38, 43
- glossopharyngeus   16, 28, 104, 461
- hypoglossus   14, 102, 280
   - Parese   330, 332, 352
- infraorbitalis   150, 184
- intermedius   12, 13, 16, 97, 98
- laryngeus recurrens   365
   - Parese   397, 400
- lingualis   461
- mandibularis   14, 154
   - bei Osteomyelitis   321
   - perineurale Tumorausdehnung   225, 280, 308, 309, 328, 340, 341
- maxillaris   152, 161
   - perineurale Tumorausdehnung   225, 307, 340
- mentalis, perineurale Tumorausdehnung   311
- opticus   152, 162
   - Dekompression   247
   - gefährliche Varianten   166, 167
   - Trauma   190
- palatinus, perineurale Tumorausdehnung   319
- petrosus
   - major   14, 16, 118, 152

   - minor   14, 16
- phrenicus   457, 460
- supraorbitalis   150
- trigeminus   30, 88
- vagus   397, 399
- vestibulocochlearis   10, 11
- Vidianus   152, 161, 200, 308, 340
- zygomaticus   152

Neurinom *Siehe* Schwannom
Neuroblastom
- Hals   506, 507, 508
- INSS-Stadieneinteilung   508

Neurofibrom
- Hals   493, 494, 498, 506
- Speicheldrüse   432

Neurofibromatose
- Typ 1   493, 494, 505
- Typ 2   89, 93

Non-Hodgkin-Lymphom *Siehe* Lymphom, malignes
Normvarianten
- Halsgefäße   514
- Nasennebenhöhlen   154, 155, 156, 157, 158, 159, 160, 161, 163, 164
- Nasopharynx   274, 275
- Oropharynx   278
- Schläfenbein   14, 18, 19, 20, 21, 22, 23, 24, 25, 26, 27, 28, 31, 32, 34, 35
- Speicheldrüse   414

Notochordrest   35

O

Oberkieferteilresektion, postoperativer Zustand   245
Ödem
- angioneurotisches   372, 373
- interstitielles *Siehe* Lymphödem, radiogenes
- Larynx   366, 367, 371
- Mukosa-, radiogenes   348, 349, 371, 393, 394, 396
- postseptales   200, 202, 203
- präseptales   200, 202, 203
- retropharyngeales   290, 292, 293
- Speicheldrüsen   414, 415, 446

Odontom   258, 260
Odynophagie   324, 393, 395
Ohrmuschel
- Basaliom   119
- Fehlbildung   38, 39
- Karzinom   109, 110, 111

Ohrspeicheldrüse *Siehe* Gl. parotidea
Onkozytom, Speicheldrüse   429, 432
Onodi-Zellen   150, 166, 167
Oozer   45
Ophthalmoplegie   200
Optikusscheidenhämatom   190, 191
Orbita
- Dekompression, Zustand nach   247
- entzündliche sinugene Komplikationen   200, 202, 203
- Fraktur *Siehe* Fraktur, Mittelgesicht, Orbita
- Phlegmone   191, 200, 202, 203
- Zellulitis   202, 203

Oropharynx
- Anatomie   276, 277
- Karzinom *Siehe* Karzinom, Oropharynx
- Normvarianten   278
- perineurale Tumorausdehnung   326, 328, 329

Os
- ethmoidale 148, 150
- frontale 148, 150
  - Impressionsfraktur 186
  - Osteomyelitis 204, 207
- hyoideum 366
- maxillare 148, 150, 151, 152
- sphenoidale 151, 152
- temporale 8, 9, 10, 11, 12, 13, 14, 15, 16, 17

Ossikel *Siehe* Gehörknöchelchen
Osteodystrophie 120
Osteogenesis imperfecta
- Schläfenbein 120, 122, 123

Osteoidosteom, Mandibula 260
Osteom
- äußerer Gehörgang 111, 112
- Kiefer 258, 259
- Mittelohr 111, 112
- Nasennebenhöhlen *Siehe* Nasennebenhöhlen, Osteom

Osteomyelitis
- Mandibula 252, 262, 286, 287, 289, 320, 321
- Maxilla 245, 252
- Os frontale 204, 207
- Schädelbasis 63, 82, 83, 114, 129, 197

Osteomyokutanlappen, freier 342, 343
Osteonekrose 320, 353, 354, 355
Osteoradionekrose 353, 355
Osteosarkom
- Nasennebenhöhlen 220, 234, 236, 237
- Schläfenbein 116
- Unterkiefer 323

Ostitis deformans *Siehe* Morbus Paget
Ostium
- Keilbeinhöhle 151, 152
- Kieferhöhle 150, 151
- pharyngeum 272

Otitis
- externa necroticans 63, 64, 82, 109
- maligna *Siehe* Otitis externa necroticans
- media acuta 80, 81
- media chronica 18
  - epitympanalis *Siehe* Cholesteatom
  - mesotympanalis 66, 67, 70, 79

Otoliquorrhö *Siehe* Liquorrhö
Otorhinoliquorrhö *Siehe* Liquorrhö
Otosklerose 43, 120, 122, 132
Otospongiose *Siehe* Otosklerose

P

Palatum *Siehe* Gaumen
Papilla sublingualis 412
Papillom
- invertiertes *Siehe* Nasennebenhöhlen, invertiertes Papillom
- laryngeales 376

Paragangliom
- Hals 492, 495, 496
- Schläfenbein 76, 99, 100, 101, 102

Paragangliom-Syndrom 496
Parapharyngealabszess *Siehe* Abszess, parapharyngealer
Parapharyngealraum
- Abszess *Siehe* Abszess, parapharyngealer
- Anatomie 272, 273, 457, 458
- Normvariante 514
- pleomorphes Adenom 429, 497, 498
- Tumor 497

Parodontitis 195, 253

Parotidektomie, postoperativer Zustand 448
Parotitis 414, 415, 416, 418, 420
Pars
- petrosa, Schläfenbein 8
- squamosa, Schläfenbein 8
- tympanica, Schläfenbein 8
- vestibularis inferior, N. vestibulocochlearis 10
- vestibularis superior, N. vestibulocochlearis 10

Pars-flaccida-Cholesteatom *Siehe* Cholesteatom, Pars-flaccida-
Pars-tensa-Cholesteatom *Siehe* Cholesteatom, Pars-tensa-
Partial ossicular replacement prosthesis 130, 131
Paukenhöhle 8, 10
- Aplasie 42, 43
- Hypoplasie 40, 41, 42, 43

Paukenhöhlendach
- Dehiszenz 32, 33, 34, 51, 52, 83, 84
- Trauma 55, 56

Paukenröhrchen 81, 137
Pektoralis-major-Lappen 342, 343
Perilymphe 10
Perilymphfistel 60, 61, 125, 132, 133
Peritonsillarabszess *Siehe* Abszess, peritonsillärer
Perivertebralraum
- Anatomie 457, 459

Peroneuslappen 343
Petrosektomie 138
Petrositis 80
Pfeiffer-Drüsenfieber, zervikale Lymphknoten 472
Pharynx
- Anatomie 270, 272, 273, 276, 277, 278, 279
- Divertikel 282, 284, 374
- Entzündung 284
- Fehlbildung 282, 283, 284
- hairy polyp 282
- Schlauch 343, 344

Phlegmone
- Hals 354, 467, 470
- Mundboden 284, 286, 287
- Orbita *Siehe* Orbita, Phlegmone
- retropharyngeale 290, 291, 292

Pilzlaryngitis 369
Pilzsinusitis *Siehe* Nasennebenhöhlen, Entzündung, pilzbedingte Sinusitis
Pindborg-Tumor, Kiefer 256
Planum
- ethmoidale 161, 167
- sphenoidale 152

Plaques, kavitäre, Otosklerose 120
Plasmozytom
- Kleinhirnbrückenwinkel 94
- Nasennebenhöhlen 228, 230
- Speicheldrüse 446

Plattenepithelkarzinom *Siehe* Karzinom, Plattenepithel
Platysma
- Anatomie 280, 456
- bei angioneurotischem Ödem 373
- bei Entzündung 286, 470
- postradiogene Veränderungen 348, 349

Plexus
- brachialis 457, 459, 460
- cervicalis 457
- pterygoideus 458
  - asymmetrischer 274, 514, 515
- sympathicus 459

Plica
- aryepiglottica
  - Anatomie 279, 362, 363, 365

- Karzinom 384, 385
- vestibularis
    - Anatomie 362, 365
    - Karzinom 385, 386
- vocalis
    - Anatomie 362, 365
    - Karzinom *Siehe* Karzinom, Larynx, Stimmlippen

Pneumatisation
- Nasennebenhöhlen 148, 160, 161, 162, 163
- Schläfenbein 18
    - reduzierte *Siehe* Mastoidpneumatisation, reduzierte

Pneumatisationshemmung *Siehe* Mastoidpneumatisation, reduzierte
Pneumatosinus dilatans 162
Pneumatozele, intrakranielle subperiostale 18, 19
Pneumenzephalus bei Schläfenbeinfraktur 56, 57
Pneumolabyrinth 57, 58, 132, 133
Pneumozele *Siehe* Aerozele
Polychondritis 371, 381, 401, 403
Polyp
- Antrochoanal- 192, 210, 298, 300, 301, 302
- Gehörgang 65, 109
- Nasennebenhöhlen 172, 192, 194, 195, 196
- Stimmlippen 374, 376

Polyposis, sinunasale 192, 194, 195, 248
Ponticulus, Paukenhöhle 34
PORP *Siehe* Partial ossicular replacement prosthesis
Postinflammatorische meatale Fibrose (PIMF) 63, 66
Postkrikoidregion
- Anatomie 278, 279
- Karzinom 333, 337, 338

Pott's puffy tumour 206
Prävertebralraum *Siehe* Muskulatur, prävertebrale
Processus
- alveolaris
    - mandibulae 280, 281
    - maxillae 280, 281
- clinoideus anterior, pneumatisierter 166, 167
- cochleariformis 9, 10
- facialis, der Glandula parotidea 414
- frontalis
    - Os maxillare 152, 180
    - Os zygomaticum 181, 182
- lenticularis, Incus 8, 60
- mastoideus
    - Anatomie 8, 9
    - Entzündung 80, 84
    - Fraktur 55, 56
    - Pneumatisation 18, 19
- maxillaris, Os zygomaticum 182
- palatinus, Os maxillare 152
- pterygoideus, Keilbein
    - Anatomie 152, 272, 273
    - frakturiert 178, 179
    - pneumatisiert 161, 163
- pyramidalis, Schläfenbein 8
- styloideus 8, 53, 54
- temporalis, Os zygomaticum 182, 183
- uncinatus 150, 152
    - Varianten 158, 159
- zygomaticus, Os maxillare 152, 180, 182

Promontorium 8, 29
Prussak-Raum 8, 70
Pseudofraktur 16, 24, 55, 178
Pseudoläsion
- Hypopharynx 280, 281
- Nasopharynx 274, 275
- Oropharynx 278, 330, 332

Pyolaryngozele 372, 374, 375
Pyozele, Nasennebenhöhlen 205, 206

Q

Quincke-Ödem 372

R

Rachendachhypophyse 274
Rachenmandel, hyperplastische *Siehe* Nasopharynx, hyperplastische Rachenmandel
Radialislappen 343, 344, 355, 395
Radionekrose
- Hirn 134, 135
- Mandibula 320, 353, 354, 355

Ramus auricularis nervi vagi *Siehe* Arnold-Nerv
Ranula 288, 289, 444, 486
Raphe, pterygomandibuläre 280, 317
Raum
- paraglottischer
    - Anatomie 362, 363, 365
    - Karzinomausdehnung 333, 335, 384, 386, 388
- präepiglottischer
    - Anatomie 362, 363, 365
    - Karzinomausdehnung 333, 384, 385

Recessus
- epitympanicus 8
- facialis 8
- frontalis 150, 248
- infraorbitalis 158, 159
- lateralis
    - Sinus frontalis 208
    - Sinus maxillaris 244
- pharyngeus lateralis 272
- pterygoideus, Sinus sphenoidalis 161, 163
- sphenoethmoidalis 150, 152, 208
- sphenoopticus 166

Refluxlaryngitis 371
Reissner-Membran 44
Rekurrensparese 397, 400
Residualzyste *Siehe* Zyste
Retentionszyste *Siehe* Zyste
Retropharyngealabszess *Siehe* Abszess, retropharyngealer
Retropharyngealraum
- Abszess *Siehe* Abszess, retropharyngealer
- Anatomie 457, 459
- Hämatom 519, 520
- Ödem 290, 292, 293

Rezidiv
- Cholesteatom 126, 128, 129
- Hypopharynxkarzinom 352
- Larynxkarzinom 397, 398
- Mundhöhlenkarzinom 352, 353
- Nasennebenhöhlentumor 227, 237, 241, 242, 243
- Speicheldrüsentumor 427, 448, 449

Rhabdoidtumor, Hals 508
Rhabdomyom, zervikales 505, 506
Rhabdomyosarkom
- Hals 505, 506, 508
- Nasennebenhöhlen 232, 233, 236
- Nasopharynx 298
- Oropharynx 332
- Schläfenbein 102
- Speicheldrüse 443, 446, 449

Rhinobasis, tief stehende 166, 167
Rhinoliquorrhö *Siehe* Liquorrhö

Rhinosinusitis *Siehe* Nasennebenhöhlen, Entzündung
Riedel-Operation 246
Riesenzellgranulom, Mandibula 252, 255
Ringbandsklerose 39
Ringknorpel
- Anatomie 279, 364, 365
- Chondrom 379, 380
- Chondrosarkom 391, 392
- entzündlich bedingte Sklerose 369
- Fraktur 401, 402
- Infiltration 335, 387, 388, 389
- radiogene Chondritis 370
- Tumorinfiltration 382
Ritter-Jansen-Operation 246
Rosenmüller-Grube 272, 307, 308, 477
Rouvière-Lymphknoten 462

S

Sacculus 10
Saccus endolymphaticus 10, 48, 102
- Chirurgie 137, 138
- Tumor 102, 104
Salz-und-Pfeffer-Muster 100, 104
Sarcoid-like lesion, Larynx 390
Sarkoidose
- Halslymphknoten 472
- Kleinhirnbrückenwinkel 94, 105
- Larynx 367, 368, 403
- Nasennebenhöhlen 194, 196, 197
- Speicheldrüse 418, 420, 421
Sarkom
- odontogenes 258, 259
- pleomorphes 242, 323
Sauser-Fissur 35
Scala
- tympani 10, 124
- vestibuli 10, 124
Schädelbasis
- Anatomie
  - hintere 14, 15
  - vordere und zentrale 152, 153, 154, 155
- Foramina 14, 15, 152, 153, 154
- Fraktur 55, 56, 57, 58, 59, 178, 181, 188, 189
- Osteomyelitis *Siehe* Osteomyelitis, Schläfenbein
Scheibe-Dysplasie 44
Schiefhals 347, 499, 500
Schilddrüse
- ektopes Gewebe 302, 303, 480
- extrathyreoidales papilläres Schilddrüsenkarzinom 482
- medulläres Karzinom
  - Lymphknotenmetastase 496
  - Schädelbasismetastase 116
Schildknorpel
- Anatomie 279, 364, 365
- Fraktur 401, 402
- Tumorinfiltration 333, 335, 382, 388, 389
Schläfenbein
- Anatomie 8, 9, 10, 11, 12
- Chondrosarkom 114, 115
- Epidermoid 107, 108
- Felsenbeinspitzenenzephalozele 109
- Felsenbeinspitzenmeningozele 108
- fibröse Dysplasie 112, 113
- Fraktur *Siehe* Fraktur, Schläfenbein
- intraossäres Hämangiom 116
- Karzinom 109, 110

- Meningeom 93, 105, 106
- Metastase 93, 94, 102, 104, 116, 118
- Morbus Menière 124, 125
- Osteodystrophie 120
- Otosklerose *Siehe* Otosklerose
- Pacchioni-Granulation 32
- Paragangliom *Siehe* Paragangliom, Schläfenbein
- perineurale Tumorausdehnung 118, 119
- Schwannom 89, 90, 91, 92, 93, 97, 98
Schmincke-Regaud-Tumor 306
Schnecke
- Anatomie 10, 11
- Fehlbildung 44, 45, 46, 47
- Ossifizierung 136, 139, 140
Schwannom
- Alveolaris-inferior- 255
- Fazialis- 93, 97
- Foramen jugulare 102, 104
- Gaumenbogen 331
- Hals 459, 478, 491, 492, 496
- Hypoglossus- 102, 104
- Intermedius- 97, 98
- intralabyrinthäres 85, 89, 91, 95
- malignes 241, 492, 494
- Mandibularis- 491
- Mundhöhle 322
- Nasennebenhöhlen 226, 228, 241
- Speicheldrüse 432
- Sympathikus- 491
- Vagus- 478, 491, 497
- Vestibularis- 89, 90, 93, 95
Schweregradabschätzung nach Müller, Mittelohrfehlbildung 39, 41, 43
Schwerhörigkeit
- syndromale 39
- X-chromosomale 45, 47
Scutum 8
Senkungsabszess 80, 284, 290, 294
Sentinellymphknoten 509
Separation
- inkudomalleoläre 60, 61, 120, 122
- inkudostapediale 60, 61
Septum
- Körner- *Siehe* Septum, petrosquamosum
- nasi
  - Anatomie 148, 149
  - Chondromyxoidfibrom 215
  - Chondrosarkom 234
  - Destruktion 196, 197, 230
  - Deviation 156, 157
  - Fraktur 178, 179, 180
  - Perforation 170
  - venöse Malformation 212, 214
- orbitale 202
- petrosquamosum 10, 34
- sublinguale 280
Seromukotympanon 66
Serotympanon 62, 299, 300
Sialadenitis
- akute 286, 409, 414, 415
- autoimmun bedingte 420, 421
- chronische 418, 419, 420
- radiogene 349, 351, 446, 447
- stauungsbedingte bei Tumor 312, 313
Sialadenose 422, 424
Sialolithiasis 284, 422, 423

Siebbein
- gefährliches 166, 167
- Keros-Klassifikation 166
Siebbeinzellen
- Anatomie 148, 150, 151
- Fraktur 180, 181, 185
- Karzinom 222, 224, 225
  - T-Klassifizierung 222
- Mukozele 206, 208
Silent Sinus 194, 195
Sinus
- cavernosus
  - Anatomie 154, 155
  - Fistel 155, 188
  - Thrombose *Siehe* Thrombose, Sinus cavernosus
- ethmoidalis *Siehe* Siebbeinzellen
- frontalis *Siehe* Stirnhöhle
- maxillaris *Siehe* Kieferhöhle
- Morgagni
  - Larynx *Siehe* Ventriculis laryngis
  - Nasopharynx 272, 308
- petrosquamosus persistans 25, 26
- petrosus inferior 14, 16, 154
- piriformis
  - Anatomie 278, 279
  - dilatierter 399, 400
  - Karzinom *Siehe* Karzinom, Hypopharynx
  - kollabierter 280, 281, 333, 337
- septalis 161
- sigmoideus
  - Divertikel 24
  - lateralisierter 24, 42
- sphenoidalis *Siehe* Keilbeinhöhle
- tympani 8, 9
  - tiefer 34
Sinusitis *Siehe* Nasennebenhöhlen, Entzündung
Sinus lift 262
Sinuslipomatose, Lymphknoten 462
Sinusthrombose *Siehe* Thrombose, Sinus cavernosus bzw. sigmoideus
Skapulalappen 343
Smash-Fraktur 181
Spatium
- colli medianum 459
- sublinguale 323, 445
Speicheldrüsen
- Abszess 415, 417, 418
- adenoid-zystisches Karzinom 424, 436, 437
- Adenokarzinom 438, 439
- Amyloidose 441
- Anatomie 410, 411, 412, 413
- Atrophie
  - entzündlich bedingte 418
  - postradiogene 351, 446, 447
- Azinuszellkarzinom 429, 438, 449
- Duktektasie 416, 419, 423, 449
- Entzündung *Siehe* Sialadenitis
- IgG4-assoziierte Erkrankung 419
- Klarzellkarzinom 438
- kleine Kopfspeicheldrüsen 412
- Konkrement 416, 422, 423
- malignes Lymphom 420, 434, 440
- Metastase 442
- mukoepidermoides Karzinom 434, 435
- Mykobakteriose, nicht tuberkulöse 418
- Onkozytom 429, 432
- perineurale Tumorausdehnung 424, 434, 436, 437
- Plattenepithelkarzinom 438, 439
- pleomorphes Adenom 426, 427, 428, 429, 431, 434, 449, 497, 498
- Sarkoidose 418, 420, 421
- Schwannom 432
- Varianten 414, 415
- venöse Malformation 432, 433
- Warthin-Tumor 429, 430, 436, 441
- zystische Läsion 442, 443, 444
Speichelstein *Siehe* Sialolithiasis
Spina intrajugularis 14, 20, 100, 102
Stapes
- Anatomie 9
- Fehlbildung 41, 42, 43
- Fixation 39
- Fraktur 60
- Prothese 132, 133
- stapediovestibulare Dislokation 60, 61
Stapesplastik, postoperative Veränderungen 132, 133
Stauungssialadenitis 312, 313
Stellknorpel *Siehe* Aryknorpel
Stenon-Gang 410, 411
Sternberg-Kanal 164, 165
Stimmlippen
- Anatomie 362, 363, 364, 365
- Fixation 384, 386, 389
- Hämatom 399, 401
- Karzinom *Siehe* Karzinom, Larynx, glottisches
- Lähmung 397, 399, 400, 401
- Polyp 374, 376
Stimmprothese 344, 345
Stirnbein
- gefährliches 166, 167
- Osteomyelitis 204, 207
Stirnhöhle
- Anatomie 148, 150, 151
- Empyem 207
- Fraktur 180, 186, 188, 189
- Karzinom 221, 223, 225
- Mukozele 208, 246
- Normvariante 160
- Osteom 216, 217
Subglottis
- Anatomie 362, 363, 364
- Karzinom *Siehe* Karzinom, Larynx, subglottisches
- Stenose 403
Sublingualraum
- Anatomie 412, 461
- Läsionen 444
Submandibularraum
- Anatomie 412, 461
- Läsionen 429, 441, 442, 444, 445
Sulcus
- buccomandibularis 280, 281
  - Karzinom 318
- buccomaxillaris 280, 281
  - Karzinom 317, 318
- glossotonsillaris
  - Anatomie 276, 277
  - Karzinom 322
Sunburst-Zeichen 220, 236, 237
Supraglottis
- Anatomie 362, 363, 364, 365
- Karzinom *Siehe* Karzinom, Larynx, supraglottisches
Sutura
- frontonasalis 154
- frontozygomatica 154
  - Sprengung 181, 182, 183
- internasalis 154

- occipitomastoidea 16, 17
- sphenosquamosa 16, 17
- sphenotemporalis 154
- sphenozygomatica 154
- tympanomastoidea 16, 17
- tympanosquamosa 16, 17
- zygomaticomaxillaris 154

Synchondrose, sphenookzipitale 35, 36, 37

Syndrom
- Alport- 39
- Apert- 39
- Basal-Zell-Nävus- 252
- BOR- 39
- branchiootorenales 39
- Camurati-Engelmann- 39
- CHARGE- 35, 36, 39, 42, 46, 49, 282
- Cogan- 85
- Crouzon- 39
- Dehiszenz- 32
- Down- 161
- Eagle- 53, 54
- Fay- 514
- Franceschetti-Treacher-Collins- 39
- Gardener- 216
- Goldenhar- 39, 41, 42
- Gorlin-Goltz 252
- Gradenigo- 80
- Grisel- 288
- Heerfordt- 418
- Horner- 467, 507, 508
- Kartagener- 161
- Klippel-Feil- 39
- Klippel-Trenaunay- 482
- large Aquaeductus-vestibuli- LAVS 44, 45
- large endolymphatic duct and sac- LEDS 45, 48
- Lemierre- 467, 517
- Li-Fraumeni- 505
- Mafucci- 482
- McCune-Albright- 112, 113
- Miller-Fisher- 87
- Möbius- 46
- Nervenkompressions- 28
- Paragangliom- 496
- Pendred- 39
- Plummer-Vinson- 333
- Ramsey-Hunt- 87
- Refsum- 39
- Rubinstein-Taybi- 45
- Sjögren- 420, 421
- Third-window- 32
- Tolosa-Hunt 200
- transient perivascular inflammation of the carotid artery- (TIPIC) 514
- Usher- 39
- Von-Hippel-Lindau- 102
- Waardenburg- 39
- Wildervanck- 39
- Woakes- 301

Syphilis 368
- Larynx 368
- Schläfenbein 122

T

Targetzeichen, Neurofibrom 494
Taschenfalte *Siehe* Plica vestibularis
Thrombophlebitis, bei Parapharyngealabszess 467, 469, 518

Thrombose
- Sinus
  - cavernosus 200, 202, 204
  - sigmoideus 84
- V. jugularis interna 63, 64, 104, 292, 293, 467, 517, 518

Tonsilla
- palatina
  - Anatomie 276, 277
  - Hyperplasie 278, 331
- pharyngea
  - Anatomie 272, 273
  - Hyperplasie *Siehe* Rachenmandel, hyperplastische

Tonsillarabszess *Siehe* Abszess, tonsillärer

Tonsille
- adenoid-zystisches Karzinom 331
- Karzinom 324, 325, 348
- Metastase, Karzinoid 332
- Non-Hodgkin-Lymphome 504
- Retentionszyste 295

Tonsillensteine 54, 278, 304
Tornwaldt-Zyste 476, 477
TORP *Siehe* Total ossicular replacement prosthesis
Torticollis atlantoepistrophealis 288

Torus
- mandibulae 253, 262
- palatinus 262
- turbarius 272, 457

Total ossicular replacement prosthesis 130, 131
Toxoplasmose, Halslymphknoten 472

Trachea
- Polychondritis 371
- Stenose, erworbene 403, 404, 405

Tränenwege, Verletzung 190, 191
Transplantate, Mundhöhle, Pharynx 344, 345
Trapped fluid 76, 108

Trigonum retromolare
- Anatomie 280, 281
- Karzinom 317, 319

Tripodfraktur 182, 183

Trommelfell
- Anatomie 8, 9
- Epidermoid 107

Tuba
- auditiva 9, 10, 272, 273
- Eustachii *Siehe* Tuba auditiva

Tuben-Mittelohr-Katarrh
- akuter 62
- chronischer 66

Tuberkulose
- Halslymphknoten 472, 510, 512
- Larynx 368
- Schläfenbein 68

Tullio-Phänomen 133

Tumor
- benigner myofibroblastischer, Parotis 435
- des endolymphatischen Sackes 76, 102, 104
- keratozystischer odontogener 251, 252

Tumorausdehnung, perineurale
- Mundhöhle 317, 318, 340, 341
- Nasennebenhöhlen 223, 225
- Nasopharynx 307, 308, 309, 340
- Oropharynx 326, 328, 329
- Schläfenbein 118, 119
- Speicheldrüse 424, 434, 436, 437

Tumorchirurgie, Schläfenbein, postoperativer Zustand 134, 135
Tunnel, stylomandibulärer 410, 428, 429, 497

Tympanoplastik
- postoperativer Zustand 126, 130, 131
Tympanosklerose 9, 43, 78, 79

U

Unterkiefer *Siehe* Mandibula
Unterkieferköpfchen
- Fraktur 186, 187
- Luxation 186, 187
Unterkieferspeicheldrüse *Siehe* Glandula submandibularis
Unterzungenspeicheldrüse *Siehe* Glandula sublingualis
Utriculus 10
Uvula 276, 282, 322

V

Vagina carotica *Siehe* Karitisloge
Valleculae epiglottica
- Anatomie 276, 277
- Karzinom 322, 327
- Pseudoläsion 330, 332
Valvassori-Doppelring-Zeichen 120
Vena
- capitis lateralis persistens 26, 27
- jugularis interna, Thrombose *Siehe* Thrombose, Vena jugularis interna
Ventriculus laryngis
- Anatomie 362, 365
- Läsion 372, 399, 400
Vestibularisschwannom *Siehe* Schwannom, Vestibularis-
Vestibularorgan 10
Vestibulum
- Anatomie 10, 11
- Fehlbildung 44, 45, 46, 47, 49, 51, 52
- Fraktur 57, 58
Vibrant Soundbridge (VSB) 138
Viszeralraum 457, 459
Vomer, Fehlbildung 283

W

Wange
- Abszess 320, 321
- Schleimhautkarzinom 317, 318
Warthin-Tumor 409, 429, 430, 431, 434, 436, 441
Wharton-Gang
- Anatomie 410, 412, 461
- dilatiert 313, 416

X

Xanthogranulomatose, Nasennebenhöhlen 194, 196, 197

Z

Zellläsion, benigne notochordiale 35
Zellulitis, orbitale 202
Zementdysplasie, periapikale 252
Zementoblastom 220, 260
Zenker-Divertikel 284, 459
Zephalozele
- basale 170, 172, 177
- Felsenbeinspitze 108, 109
- frontoethmoidale 170
- frontonasale 170, 172, 189
- mastoidale 55, 56
- nasoethmoidale 170, 172
- nasoorbitale 170, 172
- nasopharyngeale 282
- sphenoidale 166
- sphenomaxilläre 170
- sphenoorbitale 170
- transethmoidale 170
- transselläre 170
- transsphenoidale 170
Zervikalraum, hinterer
- Anatomie 457, 459
Zoster oticus 62, 87
Zunge
- Abszess 320, 321
- Karzinom 316
- Muskulatur *Siehe* Muskulatur, Zunge
Zungenbein 362, 363, 366
Zungengrund
- adenoid-zystisches Karzinom 304, 437
- Anatomie 276, 277
- Hyperplasie 278, 304, 328
- Karzinom 327
- Schilddrüse, ektope 302, 303
- Struma 303
Zylindrom *Siehe* Karzinom, adenoidzystisches
Zystadenolymphom, papilläres *Siehe* Warthin-Tumor
Zyste
- aneurysmatische Knochenzyste
  - Kiefer 254, 256, 257
  - Nasennebenhöhlen 218
- Arachnoidal- 108
- Hals
  - laterale 478, 479
  - mediane 480, 481
- Kiefer
  - Eruptions- 249, 252
  - follikuläre 249, 251
  - laterale fissurale 251, 252
  - laterale paradentale 250, 251, 252
  - laterale parodontale 249, 252
  - nasopalatinale 251, 252
  - periapikale 249
  - radikuläre 195, 248, 249, 252
  - residuale 249, 250, 251
  - solitäre Knochenzyste 252
- lymphoepitheliale 420, 431, 442, 443
- Retentions-
  - Epiglottis 374, 375
  - Glandula sublingualis *Siehe* Ranula
  - Nasennebenhöhlen 157, 192, 210, 227
  - Nasopharynx 155, 457
  - Tonsille 295
- Speicheldrüse 442, 443, 444
- Thymuszyste, zervikale 478
- Tornwaldt- 476, 477

Printed by Wilco bv, the Netherlands